中国气象灾害大典

吉林卷

主　　编　温克刚
本卷主编　秦元明

气象出版社

图书在版编目（CIP）数据

中国气象灾害大典．吉林卷/秦元明主编．—北京：气象出版社，2008.6

ISBN 978－7－5029－4523－7

Ⅰ．中…　Ⅱ．秦…　Ⅲ．①气象灾害－气象资料－中国②气象灾害－气象资料－吉林省　Ⅳ．P429

中国版本图书馆 CIP 数据核字（2008）第 099461 号

出 版 者： 气象出版社
地　　址： 北京市海淀区中关村南大街 46 号
邮　　编： 100081
电　　话： 总编室　010－68407112　发行部　010－68409198
网　　址： http：//cmp. cma. gov. cn
E－mail： qxcbs@263. net
责任编辑： 江彦文
终　　审： 袁信轩
封面设计： 刘　扬
责任技编： 都　平
责任校对： 赵寄宇
印　　刷： 北京中新伟业印刷有限公司
装　　订： 北京恒智彩印有限公司
发 行 者： 气象出版社
开　　本： 787mm×1092mm　1/16
印　　张： 25. 25
插　　页： 6
字　　数： 646 千字
版　　次： 2008 年 8 月第 1 版
印　　次： 2008 年 8 月第 1 次印刷
印　　数： 1—3000
定　　价： 90. 00 元

ISBN 978-7-5029-4523-7

9 787502 945237 >

《中国气象灾害大典》编委会

《中国气象灾害大典》编辑部

《中国气象灾害大典·吉林卷》编委会

主　　任： 秦元明

委　　员： 刘秀花　王晓明　刘　实　宣兆民

《中国气象灾害大典·吉林卷》编写组

主　　编： 秦元明

副 主 编： 刘秀花　王晓明　刘　实　宣兆民

撰 搞 人： 刘秀花　王晓明　刘　实　宣兆民
李德恒　李德润　刘玉英　于秀晶
倪　惠　孙鸿雁

执行编辑： 刘秀花

总　　序

我国是一个季风气候特点显著的国家。季风气候有利的方面是：气候类型多样，气候资源丰富，世界上绝大多数动植物类型都能在我国生存繁衍，从而为大农业（农林牧副渔）的发展提供了宝贵的种质资源。但是，季风气候不利方面是：它的不稳定性又使我国成为气象灾害频繁发生的国家。干旱、洪涝、台风、寒潮以及冰雹、龙卷风、高温酷暑、低温冷害等对国民经济和人民生命财产安全造成严重危害，此类灾害所带来的损失约占所有自然灾害的70%，随着经济不断发展，气象灾害造成损失的绝对值越来越大。20世纪90年代全球重大气象灾害造成的损失比50年代高出10倍。我国每年因气象灾害造成的经济损失占GDP的3%～6%。天气气候的变化，气象灾害的发生是客观存在。中国几千年的文明史就是认识自然，掌握天气变化规律，与气象灾害作斗争，推动生产力向前发展的历史。早在原始社会时期，人类就学会了在各种天气气候条件下生存的本领，在殷商时期的甲骨文中就有关于气象灾害的记载，在2000多年前，黄河流域一带形成了反映季节与农事活动关系的“二十四节气”。随着生产力的发展，人类为了取得生产的主动权，更加关心天气气候的变化，在生产实践中逐渐加深了对气象变化规律的认识，学会了在复杂变化的天气气候条件下生产、生活，逐步积累了预防、抵御气象灾害的经验，从而推动了气象科学的发展。气象科学的发展离不开劳动人民的实践与智慧。

随着现代科技水平的提高与全球化趋势的发展，气候变化和气象灾害问题受到世界各国的普遍关注。由于人类对自然认识的局限性以及社会经济和科技发展水平等诸多原因，从总体上说，今后相当长的时期内气象灾害对国民经济和人民生命财产安全带来的危害仍然是难以完全避免的。但是，只要我们在规划国民经济、社会发展时坚持可持续发展的观点，依靠科技进步，充分重视气象灾害所带来的影响，加强对气象灾害规律的研究、监测和预报，立足于趋利避害，增强防灾抗灾意识，克服侥幸心理，树立长期作战的思想，人类必将在防御减轻并最终战胜气象灾害的斗争中不断前进！

编纂《中国气象灾害大典》（以下简称《大典》）正是在这样的背景下经过长期酝酿而付诸实施的。编纂《大典》旨在全面反映我国几千年来发生过的气象灾害以及劳动人民与其斗争的历史，总结历史经验，承上启下，继往开来，服务当代，有益后世。编纂《大典》既是气象文化建设的内在要求，也是社会主义精神文明建设系统工程的组成部分。《大典》把实用性放在第一位，以现代资料为重点，由近及远，详今略古，立足气象行业，面向全社会。

《大典》的问世将有助于提高全民族对气象灾害的忧患意识，加深对气象工作在经济、社会发展中的地位和作用的认识，为各级党政领导规划经济、社会发展和组织防灾减灾提供科学依据。《大典》收集了大量宝贵而翔实的资料，不仅可以为气象科研人员研究气候变化特别是短期气候预测提供基础性资料，同时也为其他学科的专家学者从事社会、经济、军事、科技、文化诸多领域的研究提供历史证据，为后人搜集整理我国劳动人民与自然作斗争的史料奠定基础。

编纂《大典》按照“大统一，小灵活”的原则，整体上分卷、章、节、目四级。全书编成若干卷，每卷单独成册，综合卷为全国性气象灾害的综述、评价；地方卷为各地具体灾害的“概述”与个例的辑录，分地区单独成卷。章按气象灾害种类划分，每卷设章数量按各地灾害种类发生的多少与频繁程度而定；节按年代划分，每章设节的多少按资料密集程度而定。章节的设定地方卷有一定的灵活性。章节之前分别撰写“绪论”和“概述”。条目是《大典》内容的基本单元，每个条目包括：灾害出现时间、地点，灾情（气象要素、造成的危害），防灾减灾措施等，编排按时间先后列出。

《大典》既是历代劳动人民的贡献积累，也是当代气象工作者集体智慧的结晶。编纂者虽然尽了很大的努力，但不足与疏漏仍在所难免，恳请读者批评指正。

《中国气象灾害大典》编委会

2005 年 3 月 23 日

凡　　例

一、《中国气象灾害大典·吉林卷》（以下称本卷），是一部全面记述吉林省古今气象灾害情况的志书，也是研究吉林省气象灾害和气象趋利避害工作的一部大型工具书。

二、体裁：本卷采用述、记、图、表、条等多种体裁，以记为主体。

三、时限：本卷上限追溯到公元 238 年，下限截止于 2000 年。

四、纪年：本卷记述历史朝代、机构、职官、地名、人名，均依当时称谓。1949 年前沿用历史纪年，括注公元纪年；1949 年起采用公元纪年，一般以公历纪实。

五、地名：沿用历史名称，附新旧地名对照表，以资核查。

六、计量单位：现代部分计量单位按 1993 年颁发的中华人民共和国国家标准 GB 3100—1993《国际单位制及其应用》，采用 1995 年颁发的中华人民共和国国家标准 GB/T 5835—1995《出版物上数字用法的规定》；古、近代部分仍沿用其原来的计量单位。

七、字体：本卷字体，一律采用国务院 1956 年公布的《汉字简化方案》中的简化字和 1964 年批准的《简化字总表》。

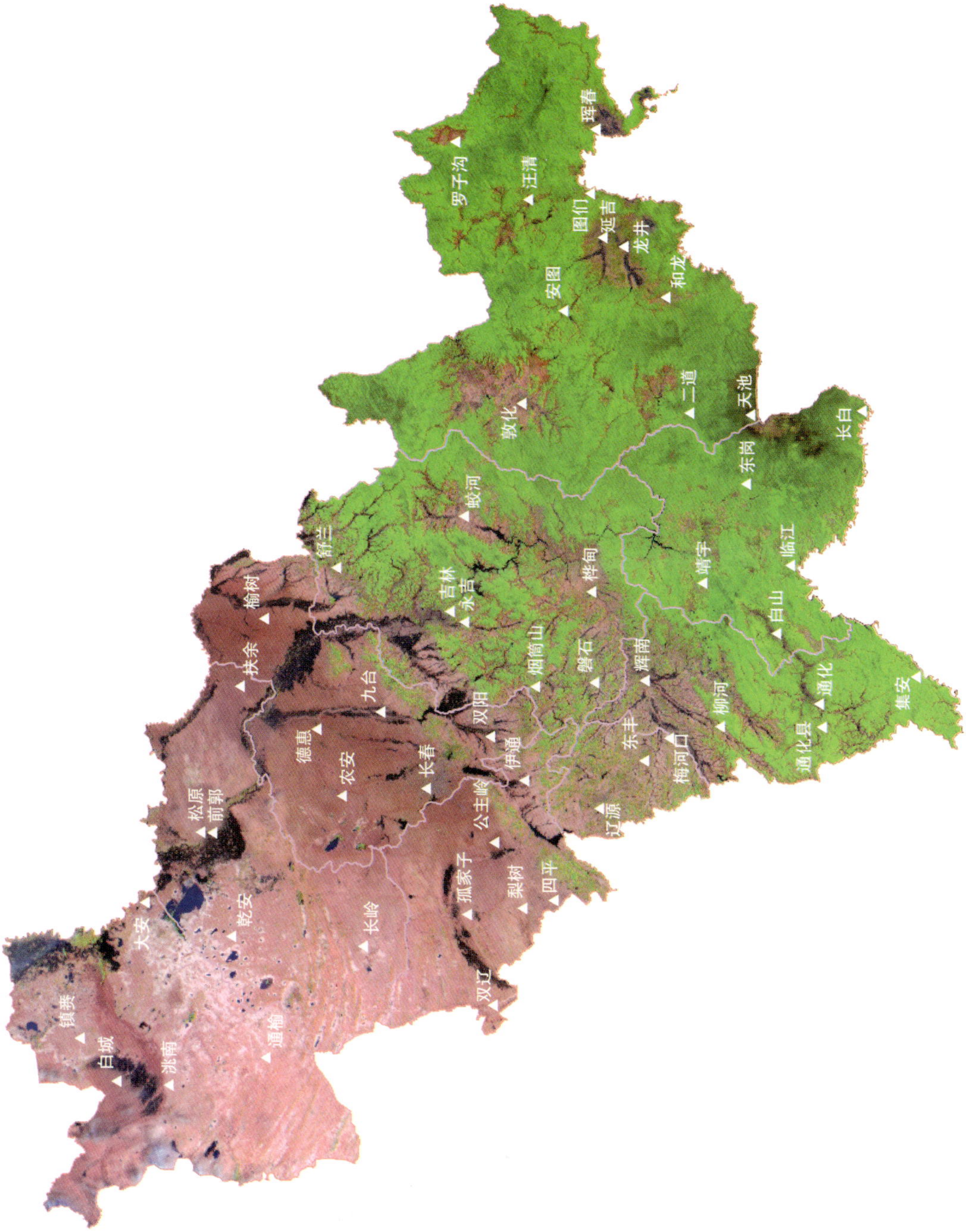
珲春
罗子沟
汪清
图们
延吉
龙井
和龙
安图
二道
天池
长白
敦化
东岗
蛟河
临江
靖宇
舒兰
桦甸
吉林
永吉
榆树
白山
扶余
烟筒山
磐石
辉南
柳河
通化
集安
九台
双阳
东丰
梅河口
通化县
德惠
农安
长春
伊通
辽源
松原
前郭
公主岭
孤家子
梨树
四平
大安
乾安
长岭
双辽
镇赉
白城
洮南
通榆

吉林省遥感影像图

1965 年 8 月，通化地区遭遇暴雨，造成泥石流灾害，以下 3 幅图为临江山区灾情实况

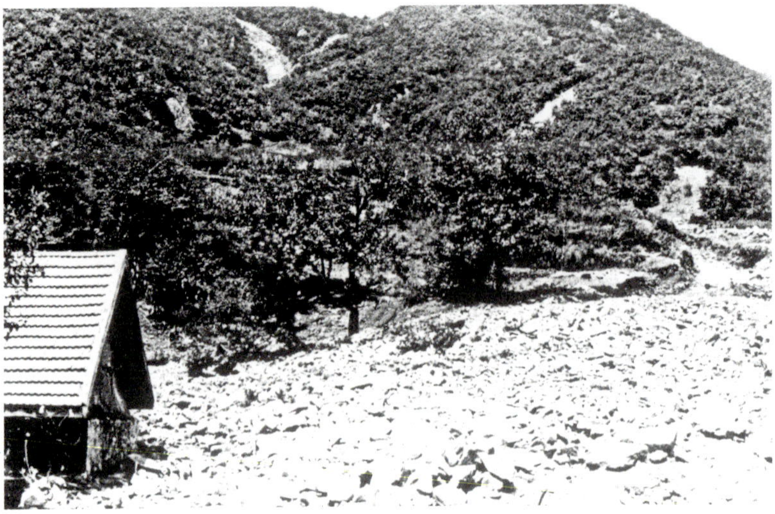

泥石流冲毁民房

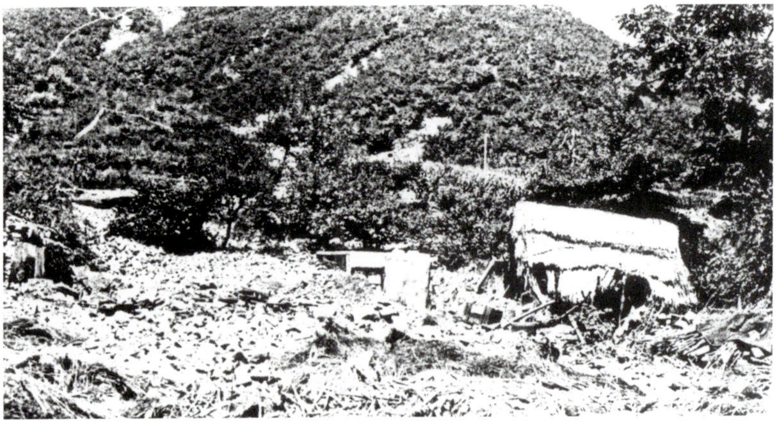

农村小学被毁

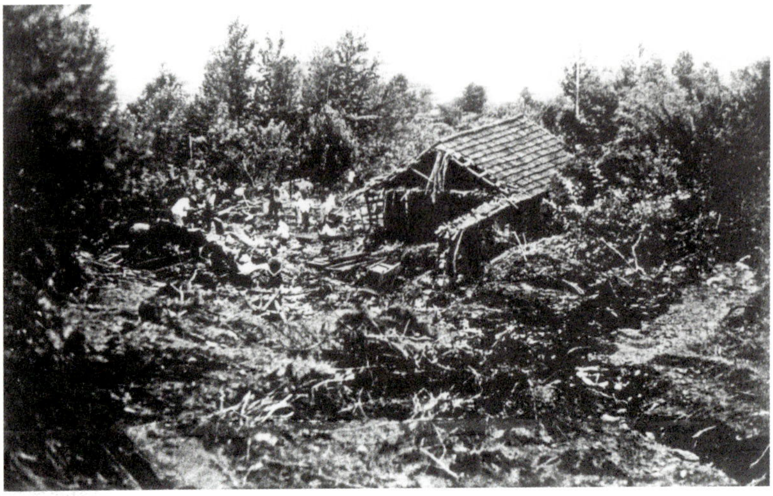

民房被冲毁 20 余间

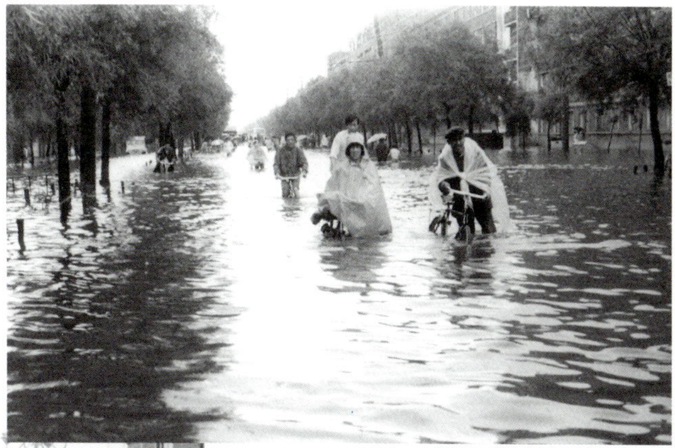

1991年长春市从20日下午2时至22日上午8时,降雨量达117毫米,造成多处积水成灾。图为长春市吉林大路一线积水情况

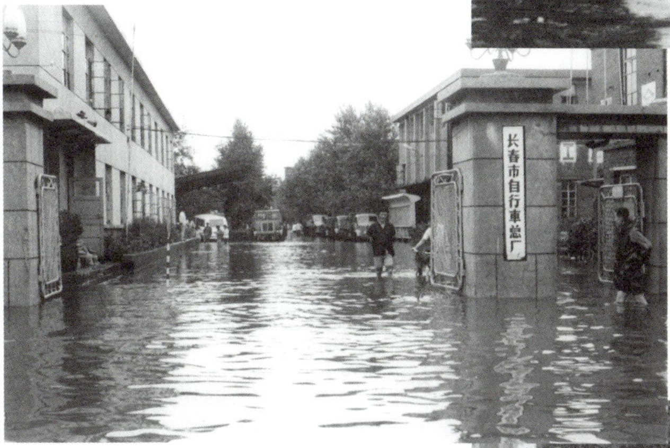

图为长春自行车总厂被淹

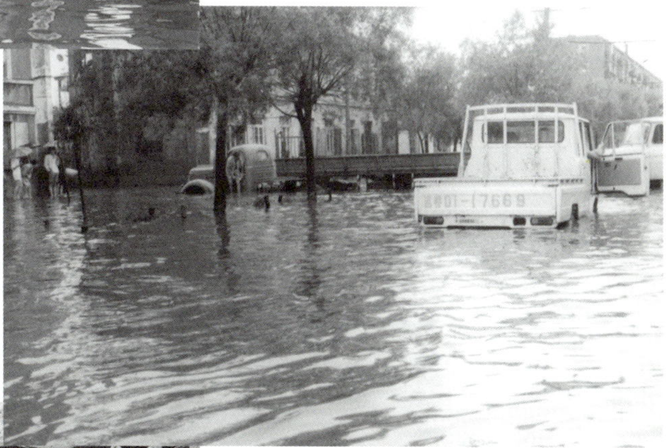

1991年7月22日，长春市区吉林大路多处积水，最深处达1米多

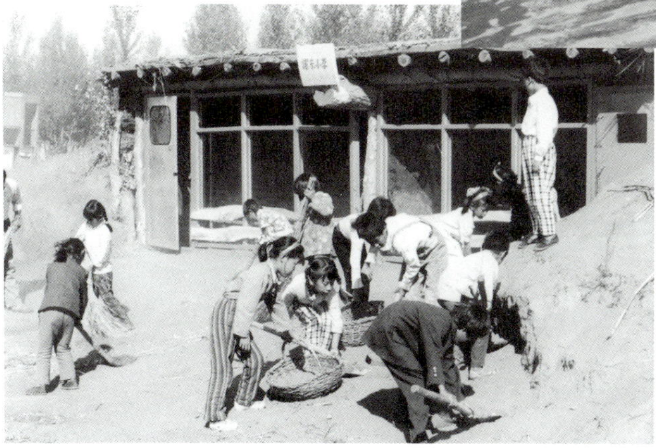

1993年6月中旬至8月上旬，吉林省通榆县遭遇特大洪水，倒塌校舍59所，3300多名学生无学可上。这是耀东乡后包根屯突击3天建起的临时学校，学生们正高兴地平整门前小操场

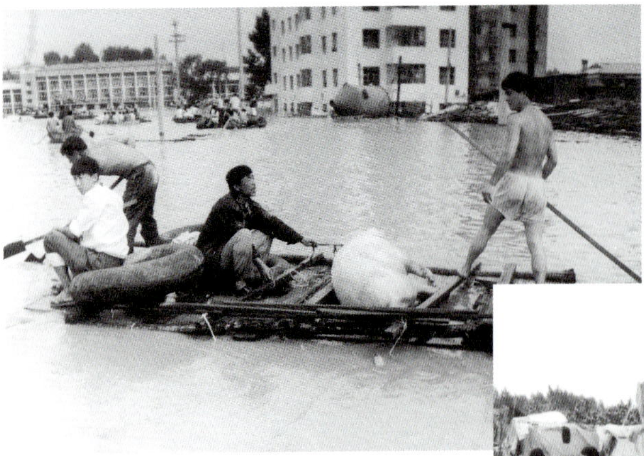

1995 年 7 月 31 日，吉林省桦甸市辉发河大堤决口，市区 85 平方千米范围内一片汪洋，三万多人被水围困。图为市民在利用木筏自救

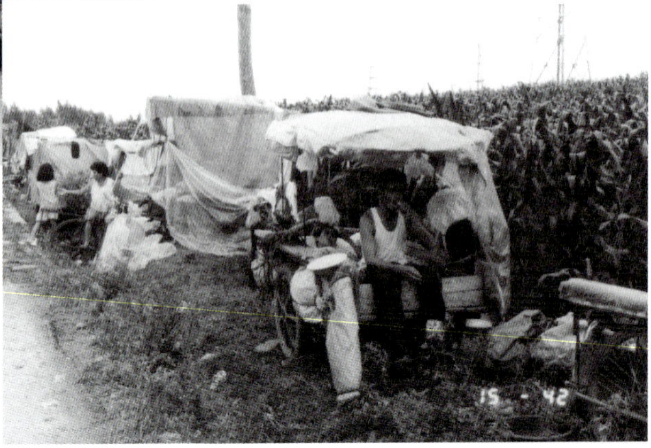

1995 年 7 月 31 日，吉林省桦甸市辉发河大堤决口，市区 85 平方千米范围内一片汪洋，三万多人被水围困。图为灾民临时搭建的住处

1995 年 7 月份开始辉发河上游及当地连降暴雨，有些地方降雨量一天多达 350 毫米，7 月 30 日晚，辉发河水位暴涨，河堤决口，洪水给这个县城及气象局带来严重损失，以下 3 幅图为灾区灾情实况

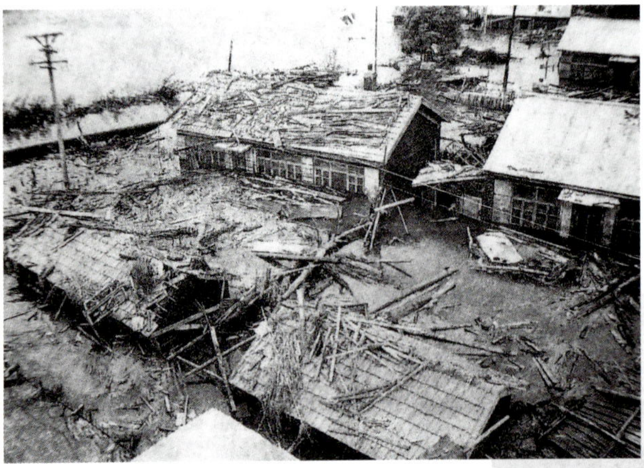

被洪水冲毁的房屋

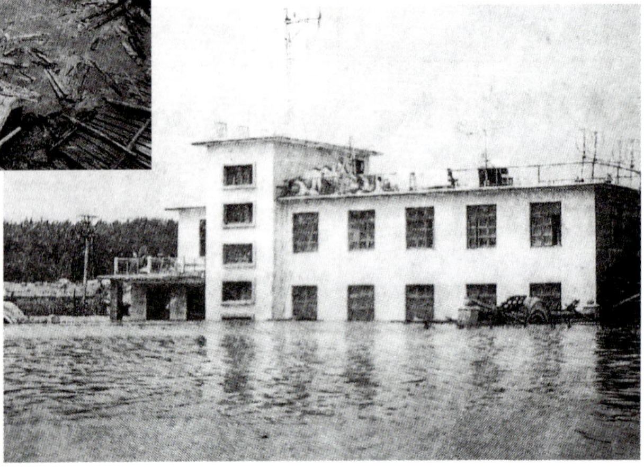

洪水淹没了气象局的一楼，三天以后，院内积水仍有 1 米多

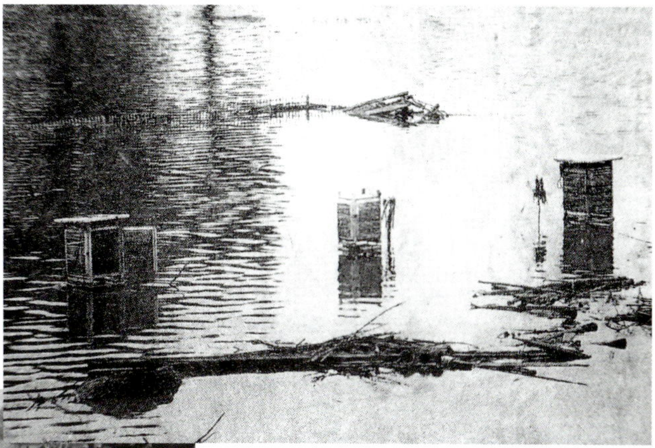

图为被洪水冲毁的气象观测场

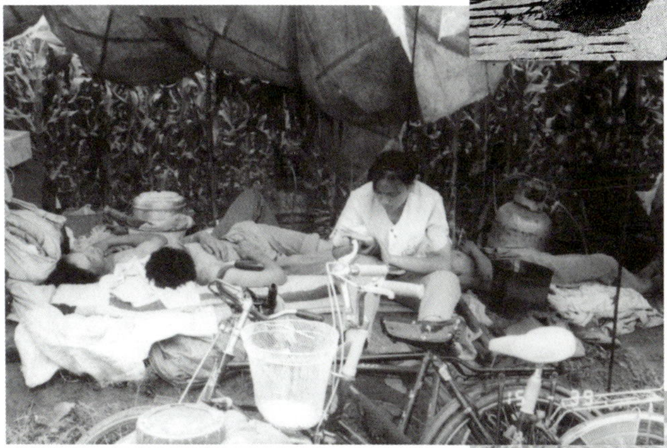

1995 年 7 月 31 日，桦甸市辉发河大堤决口，市区 85 平方千米范围内一片汪洋，三万多人被水围困。图为灾民在简陋的帐篷里休息

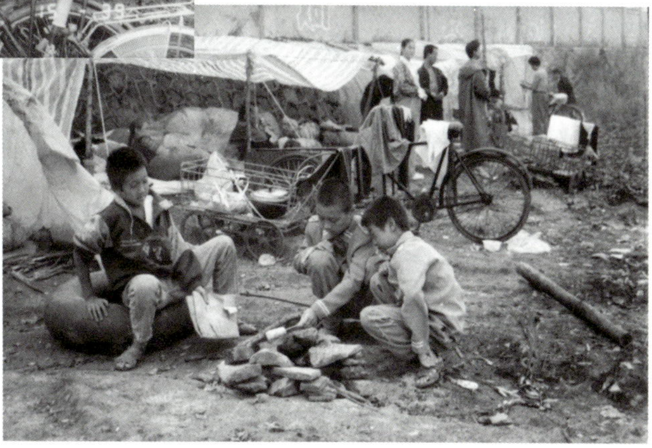

1995 年 7 月 31 日，桦甸市辉发河大堤决口，市区 85 平方千米范围内一片汪洋，3 万多人被水围困。图为灾民在临时住处烤玉米吃

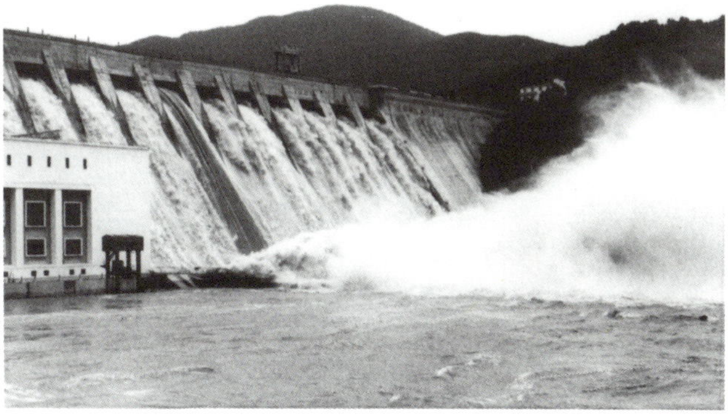

为确保丰满水库大坝和下游广大地区安全，从 1995 年 8 月 8 日 19 时 30 分起，丰满水库泄流量由 4000 立方米／秒加大到 4500 立方米／秒。这是 8 月 9 日丰满水库泄流情景

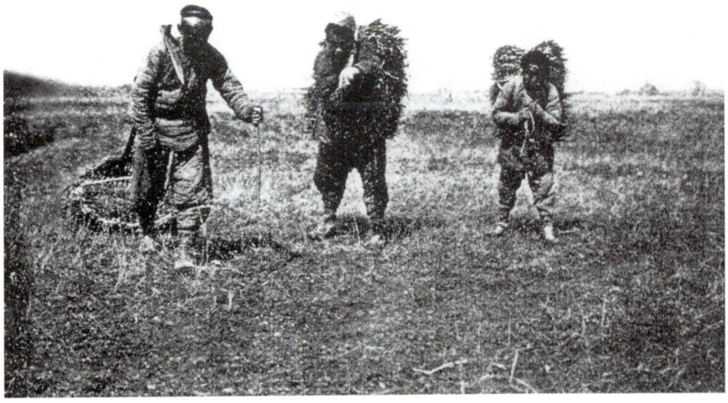

1925—1926年，白城地区连年干旱，赤地千里，寸草不生，灾民搂草喂养牛羊

5月16日早上6时15分左右，一场猛烈的狂风袭来，刚刚举办两天的“长春科技活动周”的数十米大棚被掀翻，棚内几乎所有展台被吹得七零八落。一位过路人戏谑说：“科技没干过大风”。气象部门称，风力为5级，市民感觉瞬间风力起码有7级

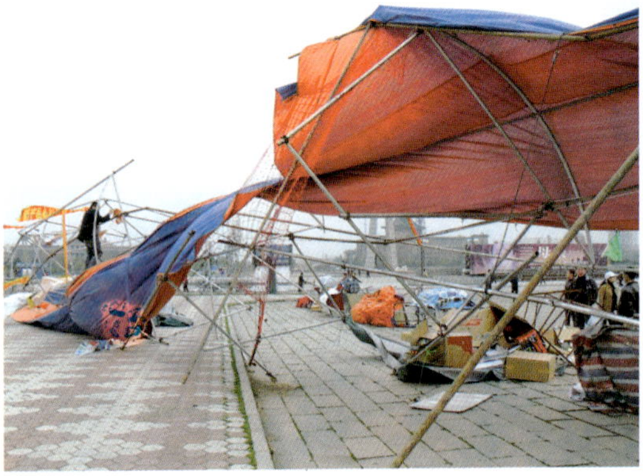

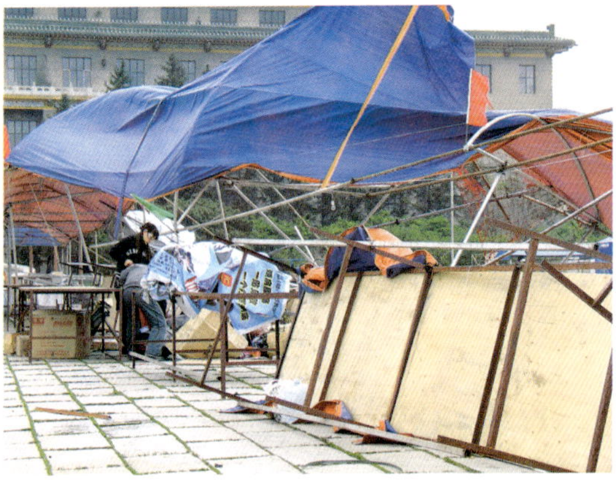

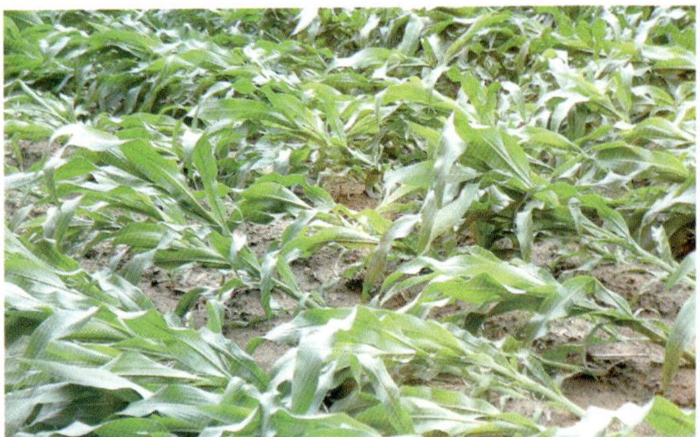

梨树县狂风袭击致玉米大面积倒伏

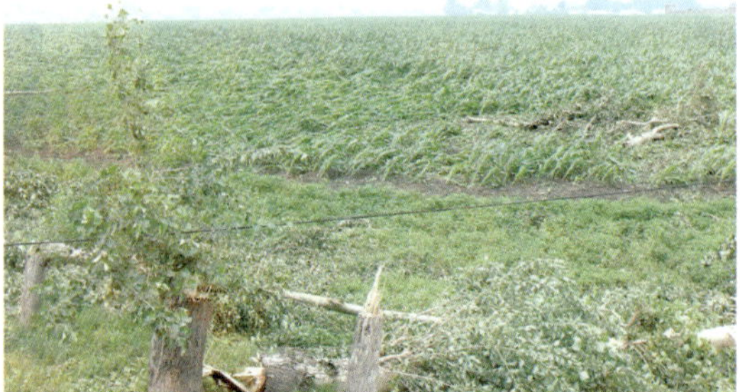

梨树县白山乡狂风致树木被刮断玉米大片倒伏

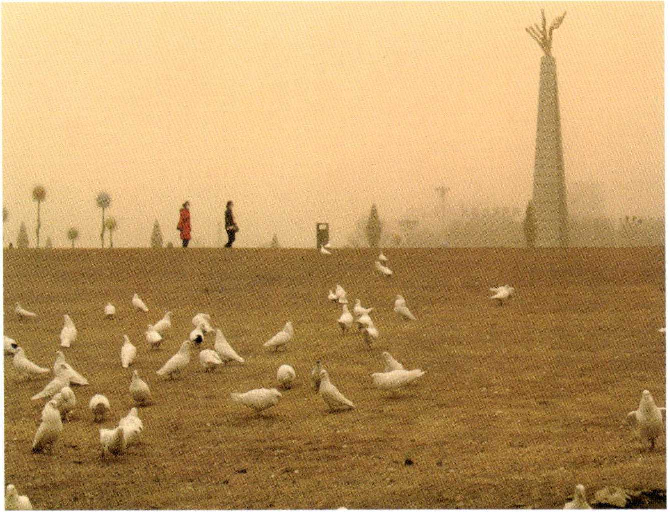

长春出现沙尘天气。图为文化广场的广场鸽在觅食

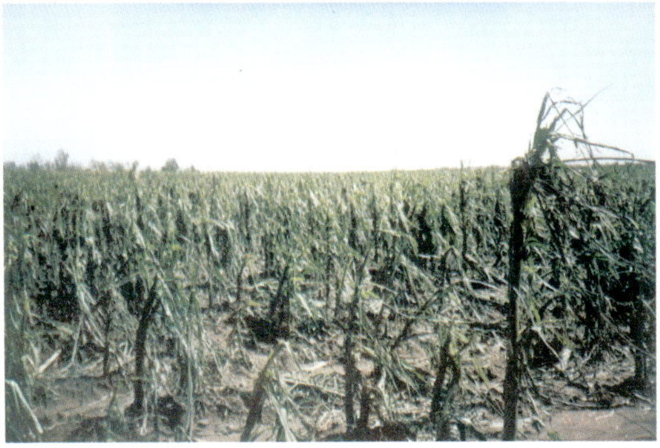

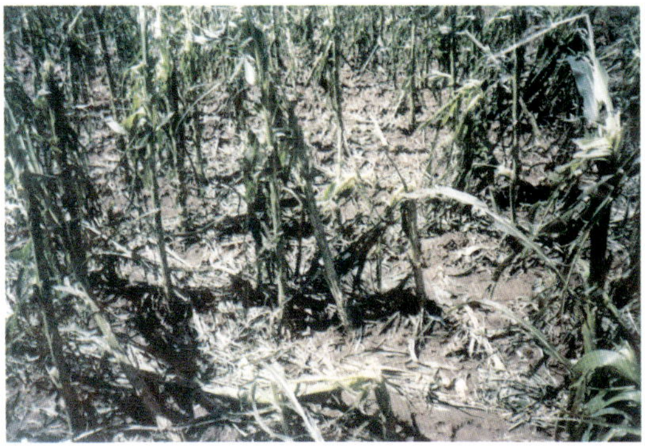

双辽境内发生强冰雹灾害，伴生大风、雷雨、等气象灾害，图为玉米地受灾情况

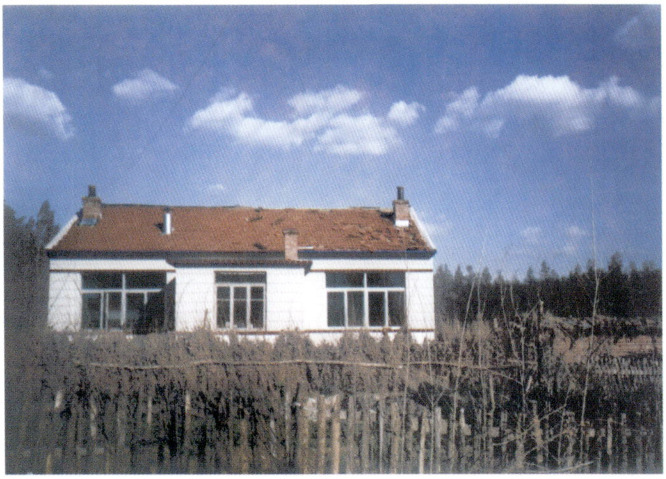

双辽境内发生强冰雹灾害，伴生大风、雷雨、等气象灾害，图为农家小屋屋瓦被大风吹坏

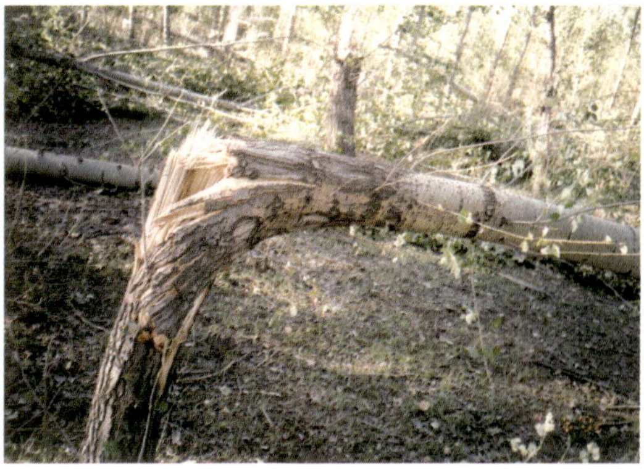

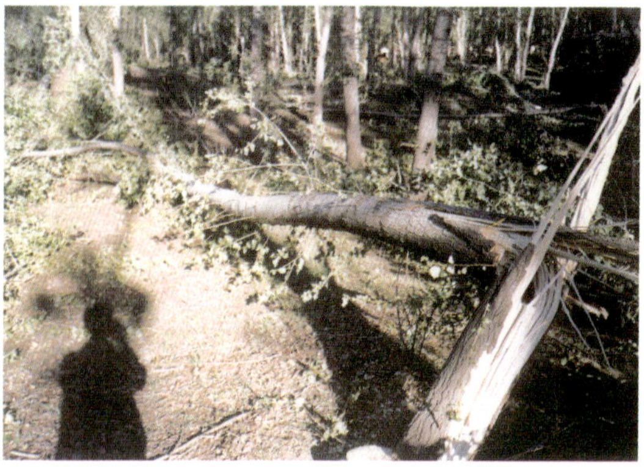

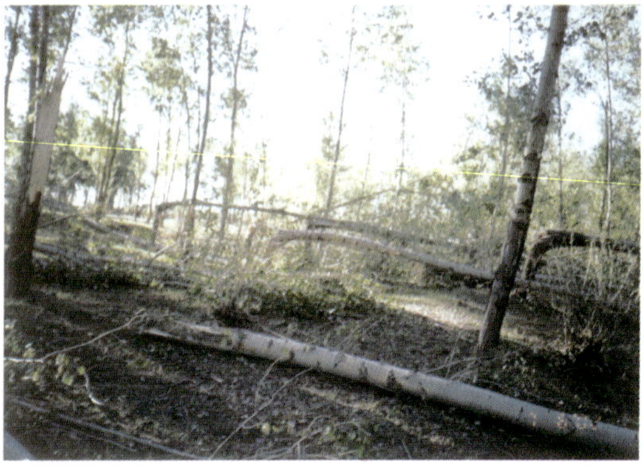

双辽境内发生强冰雹灾害，伴生大风、雷雨、等气象灾害，图为被大风吹毁的大树

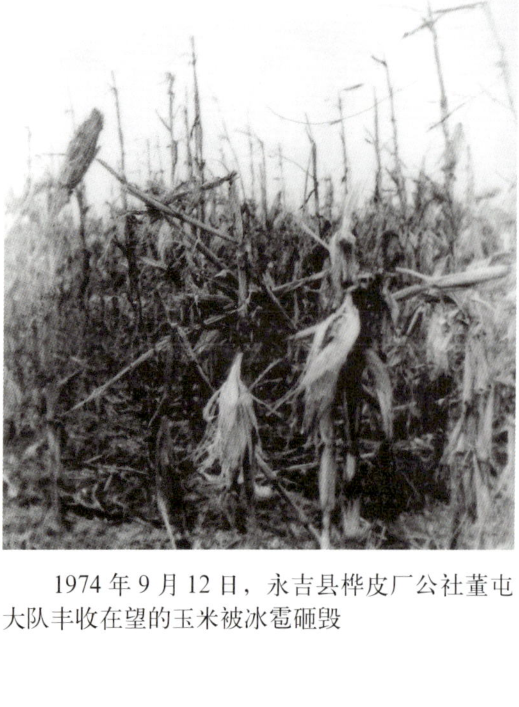

1974年9月12日，永吉县桦皮厂公社董屯大队丰收在望的玉米被冰雹砸毁

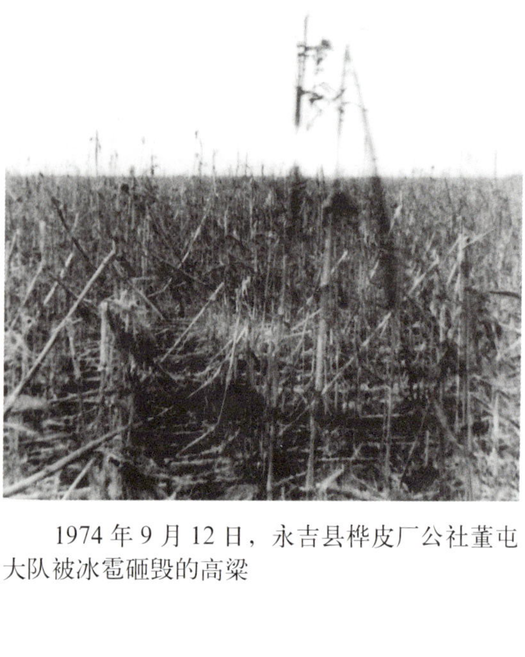

1974年9月12日，永吉县桦皮厂公社董屯大队被冰雹砸毁的高粱

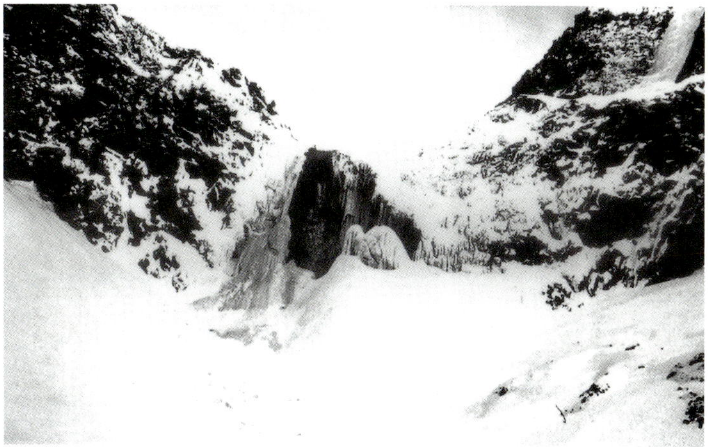

68米高的长白山天池瀑布，被暴风雪掩埋只剩下几米

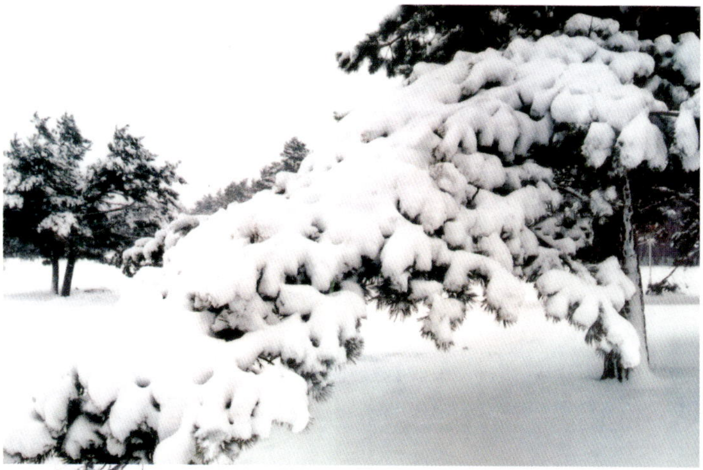

被大雪压弯的松树

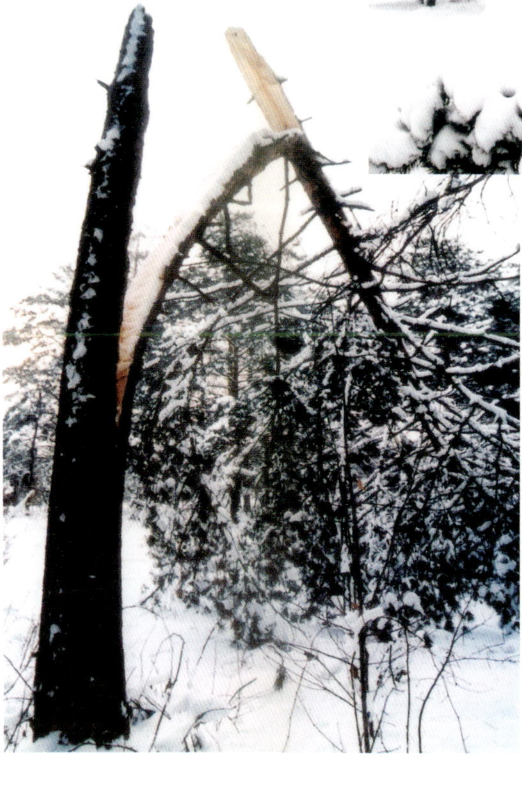

世界上只有中国长白山二道白河和加拿大独有的美人松。二道白河的美人松，被暴风雪吹倒、压折126棵，给这世界上珍贵的树种造成了严重的损害

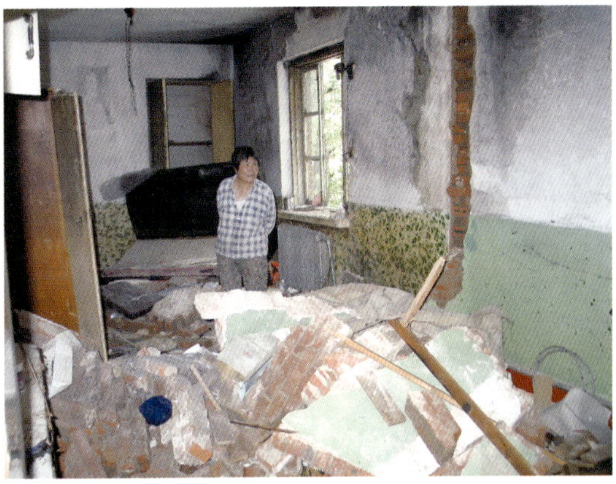

长春市机车厂宿舍居民楼遭雷击，造成墙体倒塌并引发火灾

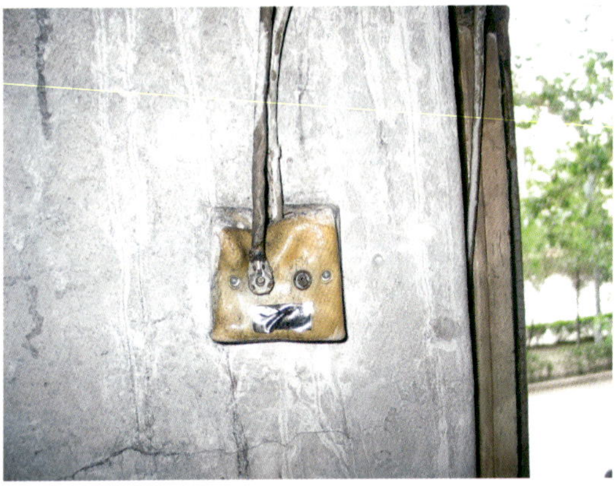

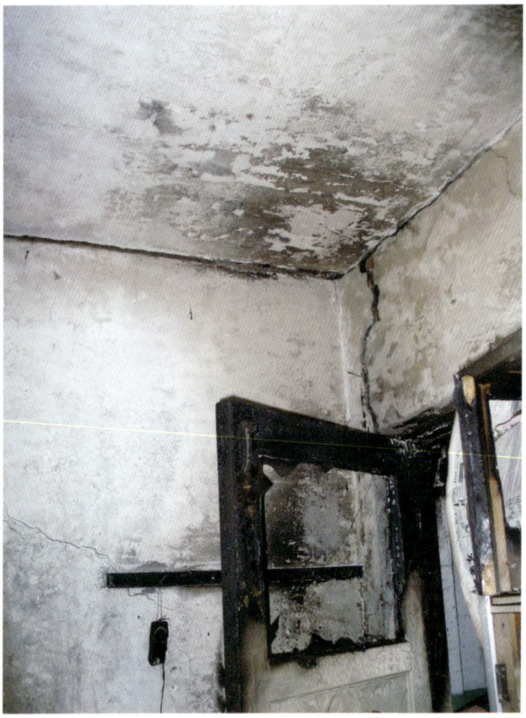

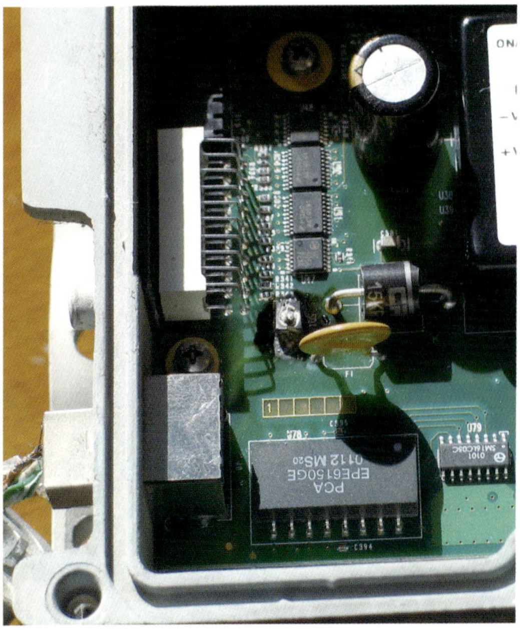

长春市朝阳区某单位信息中心远程分支微波通讯系统遭感应雷侵害被毁，后引起火灾，直接经济损失达 4 万元

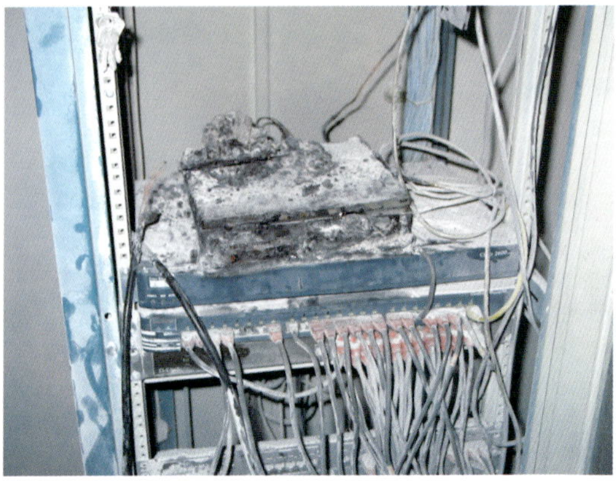

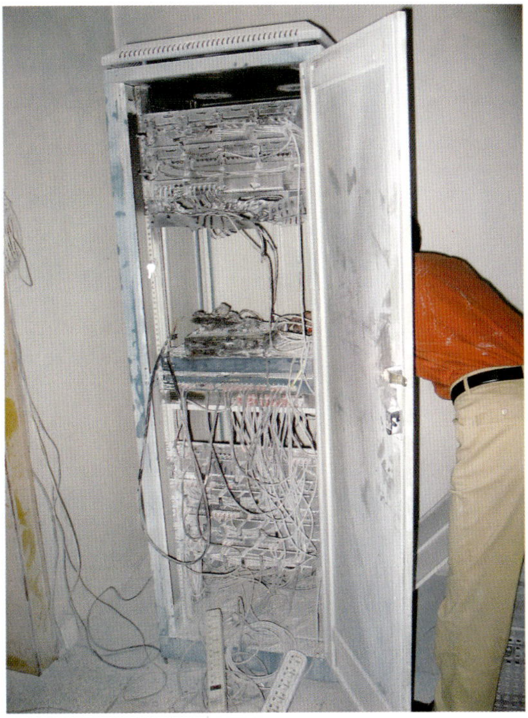

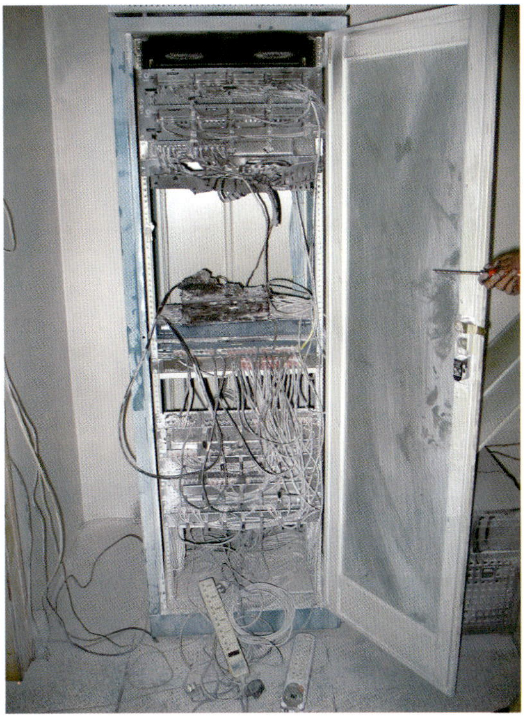

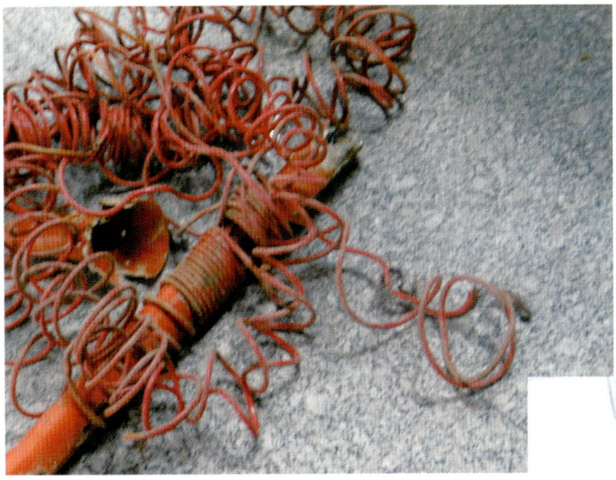

长春市某移动通讯基站遭雷击，铁塔避雷针爆炸，此次雷击殃及周围60余户居民；家电损失逾15万元，该基站直接经济损失约4万元

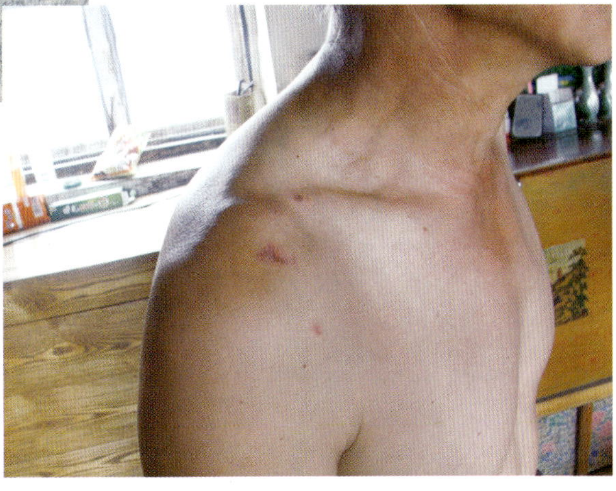

长岭县长久乡两村民在树下避雨时遭雷击，一村民当场死亡，图为另一村民右耳内耳受伤，肩部被烧伤

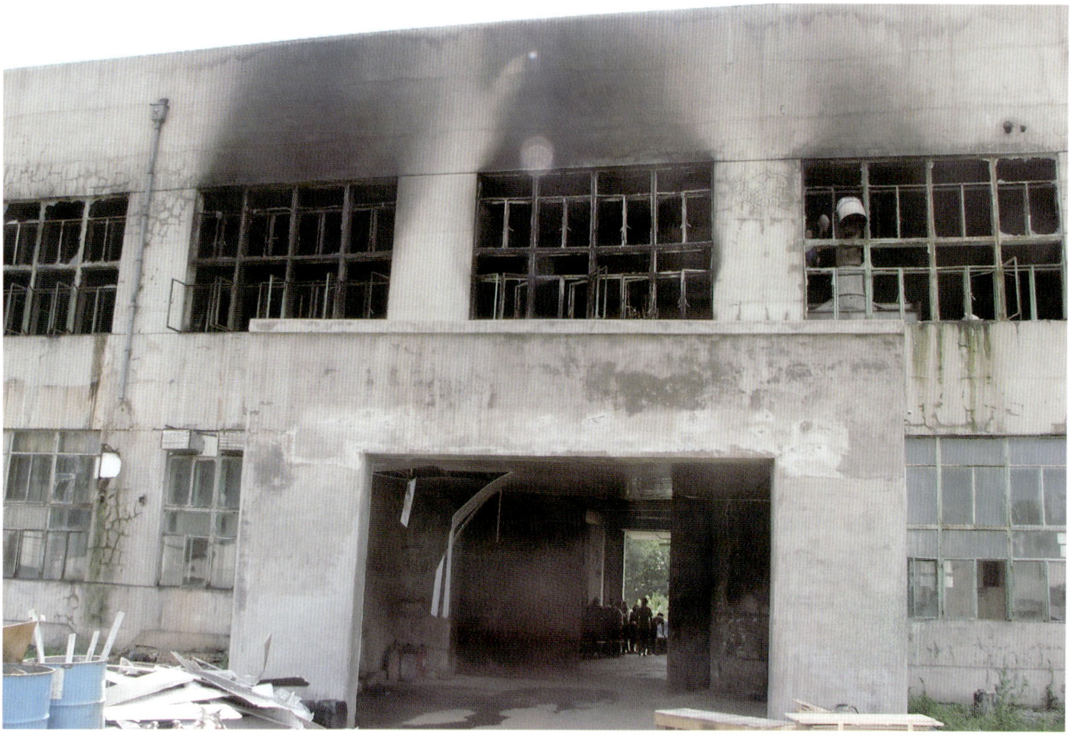

长春市某家具厂遭雷击起火

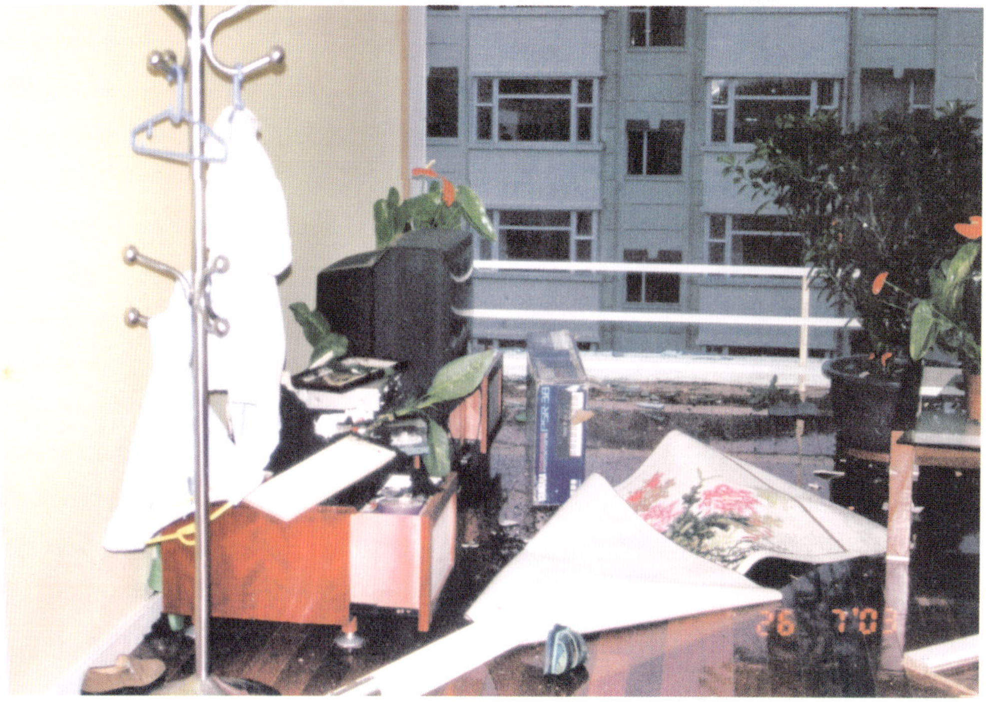

长春市长春明珠小区一住户遭雷击

目　　录

绪　论

美丽富饶的吉林大地，蕴藏着丰富的资源，素有“黑土地之乡”、“黄金玉米带”之称。早在远古时期，就有人类在吉林这块黑土地上繁衍生息，多民族聚居共处。吉林省自然景观千姿百态，人文景观独具特色。“雄山托天池，林海藏珍奇”的长白山被联合国确定为“人与自然生物圈”保留地。冰清玉洁的吉林雾凇被誉为中国四大自然奇观之一。吉林历史源远流长。从先秦开始，吉林就被历代中央政权划入行政区域管辖之下。在汉朝时就设置了郡县，唐朝的渤海及后来的辽、金、元各代也都设立府、州、县。明朝设立都司、卫所。公元 1653 年（清顺治十年）清政府设置宁古塔昂邦章京，是吉林省建置之始。公元 1662 年（清康熙元年）改称宁古塔将军。公元 1673 年（清康熙十二年），吉林建城，史称“吉林乌拉”（满语译音“沿江”之意），吉林由此得名。公元 1757 年，宁古塔将军改称吉林将军，自此以后，“吉林”由原来城邑名称扩大为行政区称谓。公元 1907 年（清光绪三十三年），正式建制称吉林省。经查阅史料，自古以来在民间就流传着一些气象谚语，积累丰富的看天经验。地方志书有自然灾害的记载，部分县有晴雨观测记录。清光绪三十四年（公元 1908 年）吉林省始于长春建立了气象观测所，有了完整的气象资料。据史料记载，吉林省气象灾害频频发生，尤以干旱、洪涝、冰雹、冷害、霜冻、风灾为多，造成的损失较大。气象灾害的发生，除了气象因素的作用外，还受地形地势和土壤地貌以及人类活动等条件影响，因此有必要对地理环境、地貌特征、河流山脉及灾害成因、影响范围、危害程度、发生规律等进行客观分析，便于在防御和减灾工作中为决策者提供科学依据。

地理环境　吉林省位于中华人民共和国东北地区的中部，在东经 121°38′～131°19′、北纬 52°～46°18′之间。全境东西长约 750 千米，南北宽约 600 千米，总面积 18.74 万平方千米，约占全国总面积的 2%，居全国第 14 位。全省辖 8 个市、1 个自治州和长白山管委会，60 个县（市、区）。吉林省处于日本、俄罗斯、朝鲜、韩国、蒙古与中国东北部组成的东北亚的腹心地带，东部与俄罗斯接壤，东南部以图们江、鸭绿江为界，与朝鲜民主主义人民共和国相望，边境线总长 1438.7 千米。其中中俄边境线 232.7 千米，中朝边境线 1206 千米。南连辽宁省，西接内蒙古自治区，北邻黑龙江省。

地形特征：吉林省东部长白山地林海茫茫，森林覆盖率在 70%以上，森林生态系统完整，生物种类十分丰富，降水丰沛，是东北亚地区最重要的碳汇之一，是生态环境的重要屏障。东中部低山丘陵生长着茂密的天然次生林和人工林，森林覆盖率较高，是松花江、鸭绿江、图们江等主要江河的发源地。全省森林覆盖率达 42.5%，列全国第六位。

中部松辽平原地势平坦，土质肥沃，农田防护林体系健全，有着发展优质农产品生产的优越条件，素有“黄金玉米带”和“大豆之乡”的美称。西部草原辽阔，湿地面积较大，有向海和莫莫格等国家级湿地保护区，地下水和过境水丰富，光、热条件适宜，是农牧业发展潜力较大的区域。

地貌形态：吉林省地势由东南向西北倾斜，呈现明显的东南高、西北低的特征。以中部大黑山为界，可分为东部山地和中西部平原两大地貌区。东部山地分为长白山中山低山区和低山丘陵区。主要平原以松辽分水岭为界，以北为松嫩平原，以南为辽河平原。中西部平原分为中部台地平原区和西部草甸、湖泊、湿地、沙地区。地貌类型种类主要由火山地貌、侵蚀剥蚀地貌、冲洪积地貌和冲积平原地貌构成。吉林省地貌形成的外应力以冰川、流水、风和其他气候气象因素的作用为主。第四纪冰川在长白山的冰川剥蚀遗迹至今仍然可见。现代流水侵蚀作用对地貌的影响很广泛，山地、丘陵、台地、平原、盆地、谷地多受侵蚀、剥蚀、堆积、冲积等综合作用，形成了各种流水地貌。流水地貌占吉林省总面积的83.5%，火山地貌占8.6%，湖成地貌占2.6%，风沙地貌约占5.2%。

山脉河流：吉林省山脉有大黑山、张广才岭、吉林哈达岭、老岭、牡丹岭等。吉林省境内有名称记载的河流有2000余条，流长在30千米以上的有221条，100千米以上的有38条。分属松花江、辽河、图们江、鸭绿江、绥芬河5个水系。吉林省境内河流分布不均。东南部长白山区河流众多，水量丰富，常年有水。松花江、图们江、鸭绿江水系发源于长白山，呈辐射状流出。西部平原区内除发源于大兴安岭的洮儿河外，乾安、通榆、长岭、前郭等县河流甚少，或无河流。

气候特征 吉林省位于北半球的中纬地带，欧亚大陆的东部，相当于我国温带的最北部，接近亚寒带，处于中国湿润的东北亚季风区和干旱的内陆区之间的气候过渡带，属于寒温带大陆性季风气候。由于长白山地与东南季风的方向直交，虽然距日本海很近，但大陆性气候仍很显著。因位于亚洲大陆东岸，受西风环流和贝加尔湖低压系统的影响，形成了显著的温带大陆性季风气候特点，四季分明，气温年、日较差大，雨热同季，干湿分明。气温四季变化显著，春季干燥风大，夏季温热多雨，秋季天高气爽，冬季寒冷漫长。

吉林省的气候复杂，生态系统类型多样。气候地域差异明显，从东南向西北由湿润气候过渡到半湿润气候再到半干旱气候，使吉林省的气温、降水、湿度、气压、霜期及气象灾害都有明显的季节变化和地域差异。东部距黄海、日本海较近，是半湿润的长白山区，气候湿润多雨；西部远离海洋而接近干燥的蒙古高原，是受气候变化和人类活动共同影响造成的生态环境脆弱区，气候干燥。吉林省气候资源的主要特征是气候资源的多样性，地区之间差异显著；农作物生长季节雨热同步，对农业生产较为有利，光照、风能资源相对充沛，热量、降水资源相对不足；气候资源和气象灾害共存，有限的气候资源常常因为时空分布不均或者因为农田水利设施条件差而转化为气象灾害。

全省大部分地区年平均气温为2～6℃。年活动积温平均在2700～3200℃·日，可以满足一季作物生长的需要。气温四季变化显著。冬季（1月）是最冷月份，全省平均气温在-11℃以下。春季（4月），中西部平原区平均气温为6～8℃，东部山地在6℃以下。夏季（7月），平原平均气温在23℃以上，东部山地在20℃以下，长白山天池一带为8℃。秋季（9月），西部平原降至6～8℃，东部山地多在6℃以下。全省气温年较差为35～42℃，日较差一般为10～14℃，夏季最小，春秋季最大，全省极端最高气温在34～38℃

间，最高（1965 年）白城为 40.6℃。年极端最低气温，长春为 -36.5℃，1970 年桦甸最低为 -45℃。

吉林省全年无霜期一般为 110～160 天。中部以西 150 天左右，东部山区 130 天左右。初霜期一般在 9 月下旬，终霜期在 4 月下旬至 5 月中旬。东部山区早，西部平原晚。长白山天池一带初霜出现在 8 月末至 9 月初，平原地区出现在 9 月下旬。西部平原终霜在 4 月下旬，中部和东部在 5 月上、中旬。全年无霜期一般为 110～160 天。中部以西 150 天左右，东部山区 130 天左右。

全省多年平均日照时数为 2259～3016 小时，夏季最多、冬季最少，西部较多、东部较少。日照百分率为 51%～65%，西部平原地区高，东部山地低。

吉林省各地年降水量一般在 400～1300 毫米，自东部向西部有明显的湿润、半湿润和半干旱的差异。东南部降水多，西部平原降水少。长白山天池的年降水量最多，为 1349 毫米，镇赉年降水量最少，为 389 毫米。这种空间分布造成中西部地区干旱频繁发生，东南部地区经常出现洪涝灾害。受季风气候影响，吉林省四季降水量以夏季最多，占全年降水量的 60%以上，对作物生长十分有利。4—5 月降水量仅占全年的 13%。因此，吉林省春旱发生频率很高，尤其西部地区有“十年九春旱”之说。

吉林省的太阳能和风能资源具有较大的开发潜力。

气象灾害　吉林省气象灾害以低温冷害、干旱、洪涝、霜冻为主，其次有冰雹及风灾。

气象灾害的发生，除了气象因素的作用外，还受地形地势和土壤地貌以及人类活动等条件影响，在同样的灾害性天气的影响下，不同地方受灾的程度亦不相同。吉林省地形呈东南高西北低及东北平原西南东北走向，地处中纬度气候脆弱带，气候影响因子多，且相互作用复杂，气候变率较大，干旱、洪涝、低温冷害、冰雹、霜冻、大风和沙尘暴等气象灾害频繁发生。特别是近年来，由于全球性的气候变暖和西部草原的破坏，土地的盐碱化和沙化逐年加重，东部地区的森林采育失调，生态失去平衡以及河流水域遭受污染等原因，吉林省自然灾害频率增加。干旱、洪涝以及突发性、致灾性天气明显增多，对工农业生产、水资源和生态环境产生严重影响。

吉林省地处北半球中纬度西风带气候区，极地冷空气是影响吉林省天气和气候变化的冷源。由于极地冰雪融化，极地冷空气势力减弱，活动范围变小，一方面导致了该省气候明显变暖。据统计，20 世纪 90 年代与 50 年代相比，全省年平均气温由 4.6℃上升为 6.5℃，平均上升 1.9℃，即全年增加积温近 700℃·日；冬季平均增温在 2～3℃。另一方面，由于极地冷空气减弱，与低纬热空气交绥减弱，致使降水减少，近十年来，全省年平均降水较 20 世纪 50 年代减少近 100 毫米，减少了 19%。气候的变暖变干使中西部干旱加剧，西部的植被荒漠化、农田草地盐渍化和沙化加剧，工农业生产和城乡居民用水紧张，湖泊、湿地缩小，河流干涸。气候变暖变干造成极端天气事件频发。暴雨、冰雹、大风、沙尘暴和高森林火险等灾害天气发生频率增大，其产生灾害造成的损失逐年增大，威胁着全省经济社会的发展，对构建和谐社会产生严重影响。

建国以来至 20 世纪 80 年代的 40 年里，松花江流域发生洪水灾害面积超过 20 万公顷的年份共 16 年，直接经济损失超过 1 亿元的有 19 年。辽河流域近百年来发生大小洪水灾害 50 余次，建国以来至 1980 年出现 7 次大范围的洪水灾害。进入 90 年代，松辽流域发生了1991、1994、1995和1998年的4次大洪水，特别是1998年嫩江、松花江发生的超历史记录的大洪水，受灾县（市）88个，受灾人口1733万，被洪水围困144万，紧急转移人口258万，进水城镇70个，积水城镇73个，淹没耕地346.2万公顷，全停产工矿企业3742个，冲毁铁路、公路、桥涵、水库等，直接经济损失480亿元。

暴雨是吉林省夏季主要的灾害性天气，随暴雨范围、暴雨强度、暴雨持续时间等不同，它不仅可引发局地洪涝、区域洪涝、大范围洪涝，还可引发山洪、山体滑坡和泥石流等地质灾害，可能造成江河决口、水库垮坝，冲毁铁路桥梁，淹没城镇村庄。据有关史志资料统计分析，吉林省在1800年以前洪水灾情比较少，平均5年发生一次水灾；1801年至1900年不仅水灾频次增加，而且水灾量级也加大，平均3.5年发生一次；1901—1990年达到平均2.8年发生一次。根据建国以来40年资料统计，吉林省水灾均发生在6—9月，而以7月下旬至8月上旬最多，约有一半发生在这个期间，其次是7月上、中旬，发生水灾的几率约占30%，第三是8月中、下旬，发生水灾的几率占12%，6月和9月发生水灾的几率占10%以下。建国以来几次特大洪水灾害（1956、1957、1985、1986、1987、1988、1989年等）都发生在7、8月间。从成灾面积分布特征来看：1951—1990年40年灾情资料统计，长春、白城、四平三个地区总成灾面积640多万公顷，占全省水灾成灾面积的84%以上，其中长春地区总成灾面积262.3万公顷，占全省的34.3%；白城地区成灾面积220万公顷，占28.7%；四平地区成灾面积157.7万公顷，占20.6%。

洪水灾害主要发生在江河下游的平坦地带，其受灾程度与各河流的地形地势有很大关系。据1950—1990年40年资料统计，洪水灾害主要是饮马河、第二松花江、东辽河、洮儿河、拉林河、辉发河等6条江河引发。上述江河洪灾面积之和占全省的84%左右，洪水灾害又主要发生在下游平原区，其成灾面积占总成灾面积的77%。

暴雪是冬季的主要气象灾害之一，常造成交通事故多发，设施农业和畜牧业都受到严重影响。吉林省暴雪灾害既可发生在春季，也可发生冬季。春季大雪经常是以雨夹雪的形式出现的，雨量和雪量不易区分，且降雪湿度及强度均较大。冬季大雪时间主要指12月至次年2月，也就是人们常说的隆冬。从20世纪50年代以来春季大雪的分布情况来看，60年代、80年代春季大雪出现的次数要高于70年代、90年代，其中80年代最多，为35次，70年代最少，为18次。暴雪不是每年冬季都有，1950—1990年40年中发生暴雪的年份占75%，年平均暴雪日为1.3天，其中60年代末至70年代初、70年代末至80年代初、90年代末至2000年代初的冬季暴雪日数相对多些，约为3天。40年中区域性暴雪的年份占80%，年平均为1.7天。

干旱是吉林省的又一主要气象灾害，对国民经济特别是粮食生产的影响极大，常造成水资源的严重缺乏、草原退化、土地沙化和农作物的大幅度减产。吉林省春、夏、秋三季都可发生旱灾，以春旱最多。吉林省春季气候干燥，降水少，大风天多，常发生春旱。1951年以来，发生严重春旱年份主要有1951、1961、1963、1966、1968、1974、1975、1984、1985、1987、1988、1993、1996年，严重春旱的发生平均频率为26%。西部地区春旱更为频繁，素有“十年九春旱”之说。夏秋季节虽然雨水较多，但较不稳定，有的年份也出现较长时期干燥少雨的情况，造成夏秋季作物干旱。1951年以来，严重的夏秋旱主要有1952、1955、1958、1963、1967、1970、1972、1977、1982、1989、1992、1997、2000年，发生平均频率为26%。

大风是吉林省春、秋季灾害性天气。在春、秋季常常盛行西南、偏西、偏北大风，其风力强、持续时间较长，带来浮尘、扬沙乃至沙尘暴等灾害性天气，大风的出现使空气湿度变小，火灾隐患增大，给人们的生活带来诸多不便，对工农业生产影响也较大。区域性大风的年平均出现次数为6.3次/年，年际变化较大，最多年份可出现21次（1977年），最少年份1次也没有（1967、1968和1991年）。从40年的区域性次数变化来看，70年代初和80年代初，从80年代后期到90年代为一个低谷，90年代后期局地大风增多，区域性大风明显减少。从春、秋两季分布情况看，春季4月的大风最多，5月次之，3月最少。

冰雹是一种突发性的局地灾害，是吉林省主要气象灾害之一。每年全省粮食作物遭受雹灾的面积达数十万至上百万公顷，减产粮食数亿至数十亿千克。根据省民政厅资料统计，1983—1992年期间，雹灾造成的粮食作物成灾面积平均每年50余万公顷，占全部自然灾害成灾面积的六分之一，平均每年减产粮食2亿多千克。吉林省每年都有冰雹天气发生，其年平均降雹87站次，冰雹发生最多的年份是1980年，为155站次；最少的年份是1994年，仅为30站次。从吉林省年降雹分布来看，60年代、70年代和80年代初均为冰雹多发期，而从80年代后期开始冰雹明显减少。降雹多的年份大多是高温的年份。从全省来看，冰雹多出现在5、6月和9月，雹灾也以6月和9月为最严重。全省冰雹年均地理分布情况，总体上来说，冰雹分布是自西北向东南呈增多的趋势，并有三个相对多雹区，第一个多雹区位于长白山的靖宇、抚松、东岗一带；第二个多雹区位于长白山西侧迎风坡的舒兰、九站和永吉一带；第三个多雹区也是位于其迎风坡的东丰、海龙附近。

霜冻灾害一般均是由寒潮降温引起的。寒潮是吉林省春秋季主要灾害性天气之一。春季寒潮出现较多的地域分布在辽源地区，白山地区北部和东部及延边地区西部。40年共出现140次寒潮，平均每年3.5次，最多的年份有7次，分别为1960、1962、1965年，最少有1次，分别为1979、1983、1993、1996、1999年。秋季寒潮地域分布在吉林地区西部，通化、白山地区北部和辽源地区东部。40年共出现195个寒潮日，平均每年4.88次，最多的年份有8次，分别为1974、1979、1997年，最少的年份有2次，分别为1962、1978年。

低温冷害是指在作物生长发育期内的某一个或几个阶段出现了低于作物正常发育所能承受的低温天气，从而使作物生长发育和产量形成受到严重影响，导致较大幅度减产的一种灾害。20世纪50年代以来，全省性的严重低温冷害发生在1954、1957、1969、1972和1976年。平均每5年就有一次全省性的严重低温冷害出现。20世纪80年代以后，吉林省作物生长季的气温进入暖周期，全省性的严重低温冷害基本没有出现，只是东部地区仍常有局地性或区域性低温冷害发生。

气象灾害是吉林省农业生产的主要障碍之一。总的来看，影响最严重的气象灾害是低温冷害，这种灾害常常面积比较大，难以有效的防御，往往造成农作物生长发育期的推迟，在吉林省无霜期比较短的情况下，农作物到秋季不能完全成熟，减产幅度大。其次是大范围的涝灾，这种灾害不仅使农作物大幅度减产，而且威胁人民生命财产的安全。干旱是吉林省发生最频繁的气象灾害，其中尤以春旱最为突出，发生频率全省平均约占54%，西部地区在80%以上。春旱一般发生在苗期，人们抗御春旱的能力相对比较强，如果苗期以后的气候条件好，还可以弥补苗期的损失，所以除了个别特别严重的春旱年之外，一般对全省农业的总产量影响不十分明显。夏旱、秋吊在吉林省发生相对较少，但是危害较重。霜冻、风灾、冰雹等气象灾害也时有发生，只是这些灾害一般受灾面积较小，对于受灾的地方常造成严重损失，而对全省的农业总产量影响不十分明显。

吉林省开发较晚，地旷人稀。据查，史籍中记载的气象灾害资料比较少，而且记载的资料既简单又不定量，主观成分较大，进行客观分析难度大。雷暴及虫灾、鼠疫等灾害，由于资料不全，不便进行客观系统分析，仅摘录附后。

防灾减灾 全省各级气象部门担负着气象灾害预警和防灾减灾的气象服务工作。各级党委和政府大力加强对气象工作的领导，不断加大投入，气象事业发展迅速。由建国前几个勉强维持工作的气象台站发展到如今65个气象台站，设有气象台10个、地面观测站54个、高空气象观测站3个、太阳辐射观测站2个、紫外线观测站9个、酸雨观测站4个、农业气象观测站22个、天气雷达观测站6个、气象卫星地面接收站8个，实现了省、地（市）有台，县（市）有站，形成了布局合理、业务全面、技术先进、装备精良的气象台站网。省气象局下辖9个市（州）气象局、54个县（市、区）气象局，直属事业业务单位有省气象台、省气候中心、省气象科学研究所（省卫星遥感中心）、省气象信息技术保障中心、省气象科技服务中心、省公众气象服务中心、省防雷中心、省人工影响天气中心。这些气象机构和单位在本行政区域内组织对重大灾害性天气的跨地区、跨部门的联合监测、预报工作，及时提出气象灾害防御措施，对重大气象灾害作出评估，为本级人民政府组织防御气象灾害提供决策依据。全省各级气象台站加强对可能影响当地的灾害性天气的监测和预报。根据防灾减灾的需要，有组织、有计划地开展人工影响天气工作，制定作业方案，管理、指导和组织实施人工影响天气作业。加强对雷电灾害防御工作的组织管理，会同有关部门指导对可能遭受雷击的建筑物、构筑物和其他设施安装的雷电灾害防护装置的检测工作。

面对气象灾害及其带来的影响，全省气象部门加强气象防灾减灾体系建设，科学应对，趋利避害，在防汛、抗旱、森林草原防火等防灾减灾工作中发挥了重要作用，促进全省经济社会又好又快地发展。

一是加强灾害性天气的监测系统建设。建设长春、延吉、长白山、蛟河、白山和白城等6个国家气候观象台，建设全省48个国家气象观测站和800个区域专业气象站、白山和延吉新一代天气雷达、四平沙尘暴观测站、长春大气成分观测站和全省雷电定位监测网，建立布局合理、功能齐全的综合气象观测体系，形成全省立体动态的气候和灾害性天气监测网络，为积极应对气候变化和气象灾害打下基础。

二是开展气候变化及气象灾害的影响评估工作。积极开展气候变暖对工农业生产、人民群众生活和各行业影响的利弊评估，为充分利用气候资源和科学应对提供科学依据。进一步加强西部地区生态环境的建设，开展退耕还林、退牧还草，保护湿地，改善局地气候，遏制正在发展的荒漠化、盐渍化和气候变暖进程。加强对气象灾害及其衍生灾害的监测和预警工作，提高预警准确率，增强灾害天气的预警发布能力，加强应对能力，有效预防气象灾害及其造成的损失，促进人与自然的和谐，为全省经济社会又好又快地发展营造和谐的环境。

三是积极开展人工影响天气工作。为抗御干旱，缓解水资源短缺，1958年人工影响天气试验首次在吉林省成功开展以来，经过近50年的建设，吉林省人工影响天气工作取得了长足发展，初步建成了飞机、火箭、高炮立体作业的人工影响天气系统，形成了开展人工增雨、增雪、消雹等多项作业指挥能力。作为防灾减灾的重要科学手段，吉林省各级政府高度重视人工影响天气工作，并将其作为促进经济社会发展的一个重要方面，优先发展；作为农业增效、农民增收的有效手段，充分运用；作为体现人类提高征服和改造自然能力的一个重要标志，重点建设。主要体现在：建立健全全省人工影响天气的组织体系；加大投入，全省购置了人工增雨飞机1架，人工增雨火箭125部，“三七”高炮161门，增雨火箭专用汽车70辆，初步形成了人工影响天气作业体系；依托气象现代化建设成果，建立了省、市、县三级人工增雨指挥体系，促进了人工影响天气工作的稳步发展。人工影响天气规模逐年扩大，据不完全统计，近五年来全省总计人工增水约52.47亿立方米，人工防雹作业对2万平方千米的农田实施了有效保护，累计减少雹灾损失达10亿元以上；人工影响天气规模逐年扩大，形成了开展人工增雨、增雪、防雹、防霜等多项作业指挥的局面，为全省工农业生产、生态环境改善及缓解水资源短缺和防灾减灾做出了积极贡献。

四是建立精细化、专业化的多轨道预报预测体系，大力提高气象防灾减灾能力。为适应防灾减灾工作的需要，吉林省气象部门积极推进业务现代化建设，全省建成了由2部新一代雷达、2部713雷达组成的天气雷达网；建成了由全省300个地面自动气象观测站构成的中尺度天气地面自动气象观测站网和50个七要素自动气象站网，建成了延吉L波段探空雷达，市（州）紫外线观测系统；新建了长春、延吉卫星遥感系统，气象综合探测能力有很大提高；依托电信部门建立了国家、省、地、县四级气象台站的气象宽带网络和卫星通信专用气象网络相结合的全省气象信息传输系统，实现了气象信息的同时广播、双向快速传输和可视传输，建立规范化、开放式、高可靠性的气象信息共享平台和快捷、高效的气象技术保障体系。引进和建成了每秒3000亿次运算的高性能并行计算机群和中尺度天气数值预报模式，开发和引进了一批天气预报成果，灾害性天气预报准确率不断提高；初步建成了气象信息手机短信发布平台、气象信息12121专线电话咨询平台、气象信息影视制作平台，气象信息发布能力和形式有很大提高。气象服务领域向深度和广度拓展。以为全省农业生产和生态省建设为重点，大力提升业务水平和服务能力，不断拓展服务领域，建立多样化、系列化、高效率的公共气象服务体系，防灾减灾气象服务效益显著。积极开展干旱监测预警和影响评估的研究和服务工作，农作物产量预测及生态监测水平明显提高。突发气象灾害预警服务及时高效，启动了气象灾害预警信号发布工作，制订完善了防灾减灾气象预警信号工作方案，明确规定了21种突发性气象灾害的分级标准和预警信号发布办法，面向社会公众发布气象灾害预警信息。不断丰富为公众服务内容，推出了健康医疗、交通气象等服务产品。吉林省气象部门与省森林防火指挥部和省国土资源厅联合发布森林草原火险预警信号及地质灾害预警信号，大力开展雷电灾害预警，加快雷电防御业务建设，趋利避害，为防御和减轻气象灾害损失提供科学依据，在防灾减灾中做出积极贡献。一大批气象台站和气象工作者被授予防灾减灾工作先进单位和先进个人，立功受奖。

畅通气象预警信息传播，扩大气象预警信息覆盖面，做好气象防灾减灾工作是构建和谐社会和新农村建设的迫切需求，全省组建了一支21899人的气象灾害信息员队伍，覆盖全省所有乡镇、行政村、社区、中小学校、卫生部门、旅游服务单位和大部分企业、厂矿、水库等部门。气象灾害信息员在气象预警信息“进村屯、进社区、进企业、进学校”的过程中起着关键性的作用。气象灾害信息员负责接收气象灾害预警信息，根据气象部门发布的预警信息，迅速将信息以各种方式通知本辖区的人员，及时展开防灾避险工作，在第一时间收集、整理并向当地气象部门报告灾情信息，协助气象部门开展灾情调查等工作。气象灾害信息员队伍的建成，使气象预警覆盖能力明显增强，将在今后的防灾减灾工作中发挥重要作用。

加强防灾减灾工作，任重道远，需要全社会广泛重视，积极参与和不懈努力。

第一章　暴 雨 洪 涝

第一节　概　　述

暴雨是吉林省夏季主要的灾害性天气，随暴雨范围、暴雨强度、暴雨持续时间等不同，它不仅可引发局地洪涝、区域洪涝、大范围洪涝，还可引发山洪、山体滑坡和泥石流等地质灾害，造成江河决口、水库垮坝、冲毁铁路桥梁、淹没城镇村庄。例如，1960 年 8 月 2—4 日，受 7 号台风影响，辽宁东部、吉林南部 3 日降雨量大于 100 毫米的面积达 11 万平方千米，出现了百年来特大洪水，共有 9 个市 25 个县 145 万人受水灾，死亡及失踪人数达 2414 人（其中吉林省 172 人），淹没耕地 28 万公顷，倒塌冲毁房屋 22 万间。又如 1909 年 7 月 24 日，吉林地区因洪灾死亡 3000 多人；1960 年 8 月 23 日，受 14 号台风影响时，仅汪清县就死亡 273 人。另外，吉林省是农业大省，暴雨洪水给农业生产和粮食产量造成的损失也是相当惨重的，由洪水灾害造成的粮食减产年均约损失 2.25 亿元，居各类自然灾害之首。

一、暴雨和区域性暴雨过程定义

以 1 日降水量≥50 毫米且小于 100 毫米称为暴雨；大于等于 100 毫米且小于 200 毫米为大暴雨；大于等于 200 毫米为特大暴雨。使用 1960—1999 年共计 40 年的 6—8 月全省 50 个站的 08—08 时降水资料。区域性暴雨标准：全省有 5 站日降水量≥50mm 的站数≥5 站，或日降水量≥50mm 的相邻站数≥3 站且有 1 站降水量≥100mm，则统计为一个暴雨日。

大于等于 200 毫米为特大暴雨。吉林省的洪涝灾害主要是由暴雨形成的。

二、暴雨洪灾特征

暴雨洪灾按其发生的地理位置、类型可分为暴雨山洪或地质灾害、平原、江河暴雨洪灾和城市暴雨灾害。

1. 暴雨山洪或地质灾害

暴雨山洪或地质灾害是指由暴雨造成的发生在山区的洪水、泥石流、滑坡等灾害。其特点是来势凶猛，突发性强，是造成人员伤亡的主要灾害之一，如 1998 年 8 月 1 日，长白山发生山体滑坡，至 3 日止，已造成 6 人死亡，24 人受伤，其中 6 人重伤。……8 月 1 日 8 时许，当来自吉林、通化等地的游客行进到长白山天池长廊第一防护段拐弯处时，龙门峰山体岩石突然滑坡，巨大的石块滚向游客，造成 4 名游客当场死亡，26 人受伤，在抢救过程中又有 2 人死亡。8 月 12 日 16 时 24 分至 23 时，受局地强对流天气的影响，通化市区出现了有历史记录以来的最强降水。6 小时降水量达 150 毫米，同时伴有电闪雷鸣和 9 级大风。这次降水主要集中在 19 时至 20 时，2 小时降水达 130 毫米。高强度的降水，大暴雨持续不停，造成山洪暴发，市区河水暴涨，周山多处发生泥石流，居民财产损失严重。这次暴雨泥石流来得突然，强度大，且发生在夜间，造成部分居民房屋毁坏，财物损失严重，个别居民的房屋和财物全部被洪水卷走或被泥石流淹埋在泥土中。

2. 平原、江河暴雨灾害

暴雨造成的平原、江河洪灾，其特点是受灾面积大，持续时间长，影响面广。如 1923 年 8 月发生两次连续的降水过程，使吉林省的第二松花江流域的伊通河及饮马河等水系发生了 1856 年以来的第三大洪水。

3. 城市暴雨灾害

城市暴雨灾害是由于降水量大、降雨急，城市排水管道不能迅速排水或城区地势处于相对低洼处易于积水造成的。如 1888 年 8 月（清光绪十四年七月），长春市南部降了一次大暴雨，伊通河中上游发生了大洪水，造成“长春一带民饥”，“吉林：秋水为灾，大田无获”，“吉林各县，六、七月雨连绵，河溢涨，田禾被淹成灾”等。1993 年 6 月 28 日夜，长春市内普降大雨，位于东风大街与宽平大路交汇处的一汽集团公司 243 栋住宅楼，由于地处低洼地带，次日凌晨 3 时，地势较高的南、北、东三个方向的积水从该楼地下室居民住宅采光井外灌入 31 户居民家中，洪水仅两三分钟就将地下室居民住宅灌满，正在梦乡中的人们还没有弄清事情原委即被洪水围困，致使 9 人死亡。有一家老少三代 4 口人均未幸免。还有一对老夫妻，已逃离现场的丈夫回头抢救老伴时，2 人同时遇难。

三、暴雨洪灾发生规律

区域性暴雨并不是每年都有，以 1950—2000 年为例，其中 1968、1974、1976、1980 年和 1983 年 5 年没有发生过此类暴雨，占 12.5%。分析这 5 年的夏季降水，吉林省均为少雨年份，而气温为正常稍低或偏低。这表明夏季低温少雨的年份此类暴雨的发生几率较小。而大于年平均次数的年份均为多雨年，即 6—8 月降水为正距平，最多的为 1995 年 9 次，而年平均为 2.4 次，因此是年平均的 3.8 倍。对 5 年滑动平均曲线进行分析，暴雨发生的次数既有 4～5 年左右的短周期又有 14 年左右的长周期。

四、暴雨的时空分布

1. 暴雨的年分布特征

图 1.1 是暴雨的年分布图。由此可见，区域性暴雨并不是每年都有，以 1960—1999 年为例，其中 1968、1974、1976、1980 年和 1983 年 5 年没有发生过此类暴雨，占 12.5%。分析这 5 年的夏季降水，吉林省均为少雨年份，而气温为正常稍低或偏低。这就提示我们夏季低温少雨的年份此类暴雨的发生几率较小。而大于年平均次数的年份均为多雨年，即 6—8 月降水为正距平，最多的为 1995 年 9 次，而年平均为 2.4 次，是年平均的 3.8 倍。对 5 年滑动平均曲线分析，暴雨发生的次数既有 4～5 年左右的短周期又有 14 年左右的长周期。

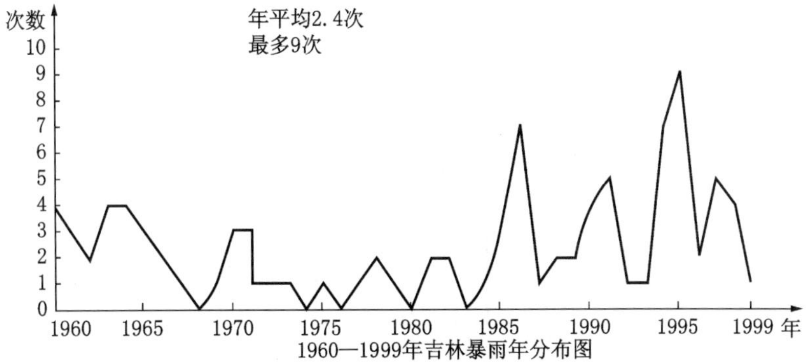

图 1.1　暴雨的年分布

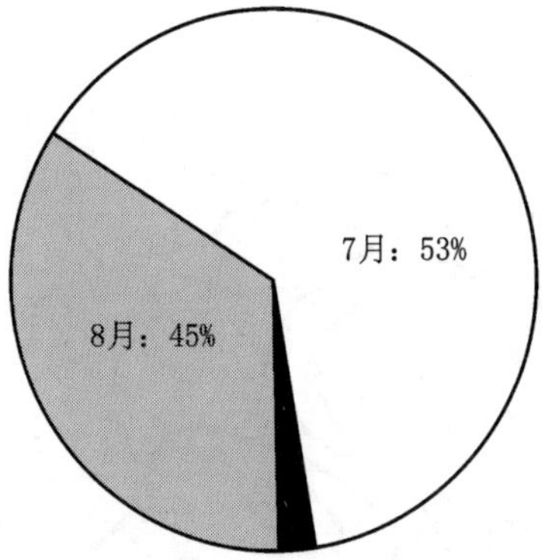

图 1.2　暴雨的月分布

2. 暴雨的旬月分布特征

暴雨主要集中于 6—8 月中，其中以 7 月最多，占 53%，8 月次之，占 45%，6 月最少，仅占 2%（图 1.2）。

暴雨的旬分布情况，由图 1.3 可见，此类暴雨主要发生在 6 月下旬至 8 月，这其中又以 7 月下旬最多占 24%，其次是 8 月上旬占 20%、7 月中旬占 17%、8 月中旬占 13%、7 月上旬和 8 月下旬各占 11%。而 7 月中旬至 8 月上旬占 63%，即暴雨主要集中于这段时间内。

3. 暴雨的空间分布

图 1.4 表示暴雨的空间分布情况，由图可见，这类暴雨具有中间多、两头少、南部多、北部少的特点。即暴雨主要发生在长春、四平地区东部、吉林地区南部、通化、白山地区的西部和北部。并有两个大值区，一个大值区位于吉林省的中部，即长白山脉两侧迎风坡的丘陵地带，且暴雨区的走向与山脉走向一致，以长春、双阳为中心。该大值区一方面与影响系统有关，另一方面也与山脉迎风坡的动力抬升作用等因素有关。另一个大值区位于吉林省的南部，即长白山脉南侧，以通化地区南部和白山地区西部为中心。该大值区主要与南来系统影响、水汽条件较好有关。但地形也起一定作用，因如果把长白山高度分为三个阶梯的话，该区位于第二阶梯，是相对于第三个阶梯的迎风坡。

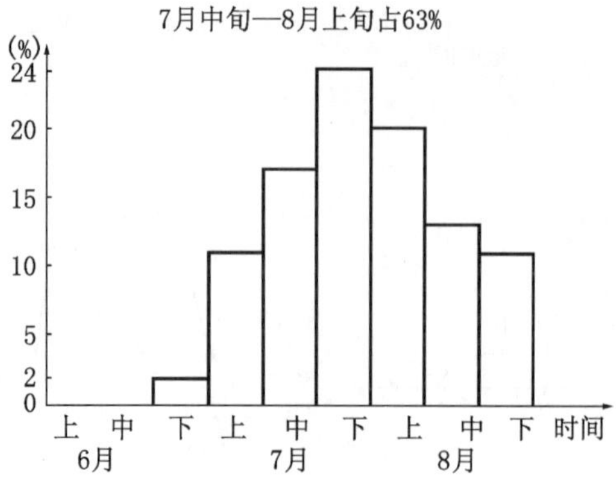

图 1.3 暴雨的旬分布

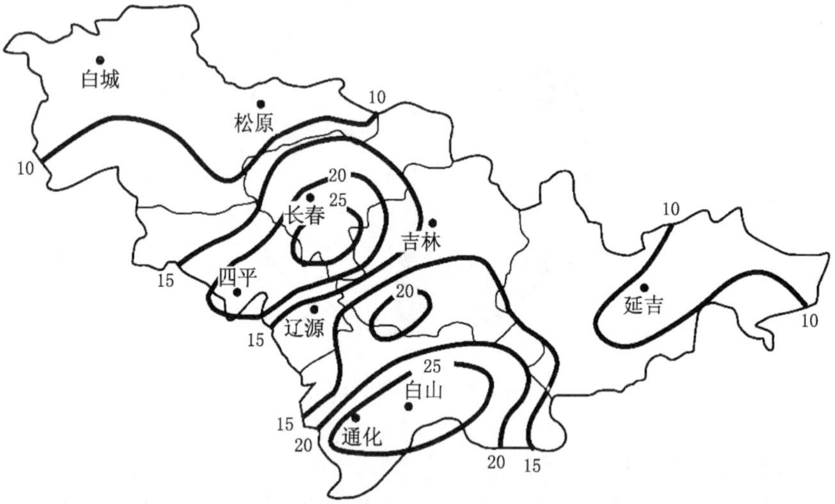

图 1.4 暴雨的空间分布情况

五、暴雨的初终日

统计 41 个站有气象记录以来到 1982 年的单站暴雨初日，中西部一般在 4 月下旬到 6 月上旬，南部地区在 5 月下旬到 6 月上旬。最晚地区为延边西部，在 7 月中下旬到 8 月上中旬。全省最早暴雨初日是 1964 年 6 月 20 日（天池）。最晚初日是 8 月 16 日（汪清）。全省大部分地区暴雨终止日期在 9 月份，松辽平原结束最早在 8 月下旬，最晚终日为 1964 年 11 月 12 日（珲春）。

六、暴雨强度

由表 1.1 可见，全省 1 小时最大降水量出现在双阳的 1991 年 7 月 22 日，达 91.9 毫米；3 小时最大降水量出现在 1998 年 8 月 13 日的通化市，达 135.4 毫米；6 小时最大降水量出现在 1994 年 8 月 6 日的扶余，达 149.0 毫米；12 小时最大降水量出现在 1994 年 8

月6日的扶余，达186.6毫米。

表1.1　吉林省雨强统计表

项　　目	1小时	3小时	6小时	12小时
最大降水量	91.9毫米	135.4毫米	149.0毫米	186.6毫米
出现时间	1991年7月22日24时	1998年8月13日20—22时	1994年8月6日06—11时	1994年8月6日03—14时
站名（站号）	双阳（54165）	通化市（54363）	扶余（54063）	扶余（54063）

七、水灾的基本规律

1. 水灾历年变化规律

据《东北、华北近五百年旱涝史料》和有关史志资料统计分析：吉林省在1800年以前洪水灾情比较小，平均5年发生1次水灾；1801—1900年不仅水灾频次增加，而且水灾量级也加大，平均3.5年发生1次；1901—1990年平均达到2.8年发生1次。

2. 水灾时间分布特性

洪灾与涝灾两种水灾都是随暴雨而变，洪、涝之间相关系数达0.8以上，据建国以来40年资料统计，吉林省水灾均发生在6—9月，而以7月下旬至8月上旬最多，全省6个地区水灾约有一半发生在这个期间，其次是7月上、中旬。发生水灾的几率约占30%，第三是8月中、下旬，发生水灾的几率占12%，6月和9月发生水灾的几率占10%以下。其中著名的几次特大洪水灾害（1956、1957、1985、1986、1987、1988、1989年等）都发生在7、8月间（见表1.2、表1.3）。

表1.2　各地区洪涝灾发发生时间统计表

地区	6月		7月上、中旬		7月下旬、8月上旬		8月中、下旬		9月	
	年数	%	年数	%	年数	%	年数	%	年数	%
白城	5	12.5～16.1	9	22.5～29.0	15	37.5～48.4	2	56.5		
长春	3	7.5～9.1	11	27.5～33.3	15	37.5～45.5	4	10.0～12.1		
四平	1	2.5～3.7	9	22.5～33.3	11	27.5～40.7	3	7.5～11.1	3	7.5～11.1
吉林	1	2.5～3.4	12	30.0～41.4	15	37.5～51.7			1	2.5～3.4
通化			5	12.5～22.7	12	30.0～54.5	5	12.5～22.7		
延边	2	5.0～10.0	2	5.0～25.0	12	30.0～60.0	3	7.5～15.0	1	2.5～5.0

表1.3　各地区特大洪灾持续时间统计表

白　城		长　春		四　平		吉　林		通　化		延　边	
起始时间	历时（天）	起始时间	历时（天）	起始时间	历时（天）	起始时间	历时（天）	起始时间	历时（天）	起始时间	历时（天）
1957.7.21	40	1956.7.1	30	1956.7.2	20	1956.7.1	40				
1985.8.1	50	1985.7.21	25	1985.7.21	30	1985.7.21	30	1985.8.1	40		
1986.7.11	20	1986.7.11	30	1986.7.11	30	1986.7.11	20	1986.7.11	70	1986.8.1	50
1988.8.21	30			1989.7.11	20			1987.8.1	20		

3. 水灾空间分布特征

（1）成灾面积分布特征：1951—1990年40年灾情资料统计，长春、白城、四平3个地区总成灾面积640多万公顷，占全省水灾成灾面积的84%以上。其中长春地区居全省之首，总成灾面积262.3万公顷，占全省的34.3%；其次是白城地区，成灾面积220万公顷，占28.7%；第三是四平地区，成灾面积157.7万公顷，占20.6%，其后是吉林、通化、延边地区之和仅125.6万公顷，只占46.4%。

洪水灾害主要发生在江河下游的平坦地带，其受灾程度与各河的地形地势有很大关系，据1950—1990年40年资料统计（见表1.4）。洪水灾害主要是饮马河、二松、东辽河、洮儿河、拉林河和辉发河等6条江河。上述江河洪灾面积之和占全省的84%左右，洪水灾害又主要发生在下游平原区，其成灾面积占总成灾面积的77%。

表1.4 1950—1990年各江河洪水灾害面积统计表

河流	40年总成灾		各阶段成灾面积（万公顷）			
	面积（万公顷）	占全省（%）	1950—1960	1961—1970	1971—1980	1981—1990
二　松	71.26	19.37	33.56	6.38	3.06	28.26
辉发河	28.23	7.67	7.64	1.35	6.14	13.11
饮马河	80.06	21.76	35.55	7.15	3.37	33.99
拉林河	36.14	9.83	14.58	5.58	0.59	15.40
东辽河	55.74	15.15	11.52	0.04	2.69	41.49
西辽河	5.45	1.47	0.59	–	0.22	4.61
洮儿河	37.11	10.09	7.65	0.54	0.70	28.22
嫩　江	15.27	4.15	3.62	3.37	0.83	7.45
松　江	5.59	1.52	1.55	0.09	0.13	3.82
浑　江	6.54	1.78	0.18	0.57	1.80	3.99
鸭绿江	3.39	0.92	0.36	0.20	0.39	2.44
图们江	15.56	4.23	4.30	0.93	1.29	9.11
牡丹江	7.55	2.05	0.66	0.27	0.06	6.56
全省	367.88	100.00				

（2）成灾频次分布：中西部4个地区发生水灾的频次基本接近。其中长春和白城为1.2～1.3年发生1次水灾，吉林和四平地区为1.4～1.5年，东部两地区较少，为1.9～2.0年发生1次水灾。发生重灾以上的几率以长春最多，为5.4年发生1次，其次是吉林为3.7年发生，白城与四平相同，均为5.0年发生1次，延边最少为10年发生1次。除延边以外，其他5个地区发生特大洪水的频次基本相同，为3～4次，延边为1次。见表1.5。

表 1.5 各地区洪水灾害重现期分析表

级别	重现期地区	白城	长春	四平	吉林	通化	延边
极	出现年数	4	3	4	3	3	1
	重现期	10	13.7	10	13.7	13.7	40
重	出现年数	8	12	8	11	6	4
	重现期	5.0	5.4	5.0	3.7	6.8	10
轻	出现年数	31	33	27	29	22	20
	重现期	1.3	1.2	1.5	1.4	1.9	2.0

八、暴雨洪灾成因分析

1. 充沛的水汽条件

降暴雨必须要水汽充沛且有源源不断的水汽输送，这是降暴雨必须具备的基本条件，对于连续性暴雨还必须要有源源不断的水汽向暴雨区输送，并在暴雨区产生水汽辐合。低空西南急流是输送水汽的最好载体，吉林省暴雨大多有低空西南急流存在。而高低空急流耦合对降暴雨更是极为有利。

2. 动力条件及不稳定能量条件

在具备了充足的水汽之外，还要有较强的垂直上升运动和大量的不稳定能量存在。另外，地形条件对降暴雨也有一定影响。

3. 形成吉林省区域暴雨的主要天气系统

暴雨，尤其是区域暴雨，都是在一定的大尺度环境背景下发生的，在高空和地面一般都有明显的天气系统相伴。经统计，区域暴雨的影响系统主要有：副高后部、台风、冷涡、大陆阻高切变和气旋类（蒙古气旋、华北气旋或河套气旋、江淮气旋），各系统所占比例见表 1.6。

表 1.6 区域暴雨影响系统所占比例

影响系统	副高后部	台风	冷涡	大陆阻高切变	蒙古气旋	华北气旋	江淮气旋	其他
所占比例%	19.4	19.4	17.3	10.2	12.2	11.2	5.1	6.1

大范围暴雨的影响系统有 40.9%是由台风造成的；有 36.4%是由副高后部造成的；这两类系统共占 77.3%。还有近 10%是受江淮气旋影响；而蒙古气旋、华北气旋、冷涡分别各占不到 5%。

大暴雨的影响系统台风仍为第一位，占 41.6%；副高后部占 30.5%；气旋类占 22.2%；冷涡占 5.6%。

由此可见，在区域暴雨、大范围暴雨、大暴雨中，台风和副高后部均为最主要的影响系统。

第二节　公元238—1839年暴雨洪涝

魏　景初二年（公元238年）　六月，会霖雨三十余日，辽水暴涨，运船自辽口径至城下。西齐起土山修橹，为发石连弩射城中。渊窘急，粮尽，人相食，死者甚多。

北魏　延兴五年（公元475年）　吉林有水，阔三里余，名速未水。

辽　大同元年（公元947年）　双辽县（双山县）：转放赈款，县境复受水灾，经转放执政赈款，水灾慰问金及赈款等，始得以救济。

辽　太平十一年（公元1031年）　梨树县大雨水，诸河横流，皆失故道。

辽　清宁六年（北宋嘉祐五年）（公元1060年）　梨树县：时辽东淫雨害稼，大发濒河壮丁完堤防。

辽　大安十年（北宋元祐七年）（公元1092年）　八年十一月丁酉，以通州潦水害稼，遣使赈之。

辽　乾统元年（公元1101年）　辽东大水。

金　天会二年（公元1124年）　海兰伊勒呼水，霖雨害稼，且为蝗所食，秋泰州潦害稼。二年四月赈上京路。乙亥，诏赎，上京路新迁江宁州户口卖身者六百余人。十月甲子诏发宁江州粟，赈泰州民被秋潦者。是年，海兰、伊勒呼水霖雨害稼且为蝗所食，秋泰州潦害稼。

金　天会十年（公元1132年）　四月庚寅闻鸭绿江，混同江（今松花江）水暴涨，命徒戍边户在混同江出粟赈之。

金　熙宗五年（公元1145年）　二月，济州（今农安）大水。

元　至元九年（公元1272年）　辽东等路水，达达部七月水，饥。

元　至元十八年（公元1281年）　春二月，以辽阳、广宁、懿、盖诸州水旱免租。

元　至元二十三年（公元1286年）　开原（今农安）路东京婆娑等处水饥。

元 至元二十九年（公元 1292 年） 闰六月，辽阳、沈州、广宁、开原（今农安）等路遭受大雨和冰雹灾害。免去上区田租七万七千九百八十八石*。

六月丙子，大宁路惠州连年旱涝，加以役繁，民饥死者五百人。

元 至元三十年（公元 1293 年） 六月丙子，大宁路惠州，连年旱涝，加以役繁，民饥死者五百人。

元 至元三十一年（公元 1294 年） 十月，辛巳，辽阳行省所属九处发生洪水。民饥，赈之。

元 元贞元年（公元 1295 年） 六月壬子，以近边役烦及水灾，免咸平府民八百户差税。

元 元贞二年（公元 1296 年） 辽阳路等大水，八月赈之。

元 大德三年（公元 1299 年） 五年七月，辽阳、大宁路水。

元 大德五年（公元 1301 年） 六月，辽阳、开原（今农安）雨水损坏农田和房屋。

辽阳省大宁路水，以粮千石赈之。

秋七月，辽阳省属境水，以粮赈之。

元 大德七年（公元 1303 年） 六月，辽阳、平滦、昌图、沈阳、开原（今农安）、大宁等路大雨，水坏田庐，男女死者一百十有九人。

元 至大元年（公元 1308 年） 开元路水。

元 皇庆元年（公元 1312 年） 六月，硕达勒达路水，松阿里江（今松花江）溢。民避居伊玛音尔岭。大宁水，达达路雨。

元 皇庆四年（公元 1315 年） 四月，辽阳、盖州雨水害稼。

元 延祐四年（公元 1317 年） 六月，辽阳、广宁、沈阳、开原等路水，坏民田。

四月，辽阳、广宁、沈阳、开原（今农安）等路境内发生大水。雨水损害了庄稼。

元 延祐五年（公元 1318 年） 六月，辽阳、广宁、沈阳、永平、开原（今农安）等路境内发生大水。

---

* 注：1 石 = 1 担 = 50 千克。

元　延祐六年（公元1319年）　六月，辽阳、广宁、沈阳、开原（今农安）等路境内河流发生洪水。坏民田，朝廷派官员查看灾情，缺粮的进行救济。

元　延祐七年（公元1320年）　九月，开原（今农安）境三条河流泛滥，淹没农田，冲坏房屋。

元　至治元年（公元1321年）　夏五月壬寅，开原（今农安）路霖雨伤稼，秋七月壬申，开元路大水。

元　至治二年（公元1322年）　九月戊戌，大宁路、硕达勒达等驿，河流发水，损伤庄稼，官府发放了救济。

元　泰定二年（公元1325年）　九月壬戌，开原（今农安）路三河溢，没农田坏庐舍。

元　泰定三年（公元1326年）　十二月，大宁路瑞州大水，坏民田五千五百顷，庐舍八百九十所，溺死者百五十人。

元　致和元年（公元1328年）　六月，开原（今农安）路水。

六月，开原（今农安）路境发生大水及大雨冰雹，灾民恢复生产的免去差役与赋税三年。

元　天历二年（公元1329年）　二年夏五月丁巳，硕达勒达路乌苏果勒千户所大水。

元　至顺元年（公元1330年）　九月丁未，辽阳行省硕达勒达路，自去夏霖雨黑龙、松阿里（今松花江）二江水溢，民无鱼为食，至是，迈拉逊一十五狗驿，狗多饿死。赈粮两月，狗死者给钞补市之。至顺元年七月，大宁保定益都诸属县及京机诸卫大司农诸屯，水没田八十余顷。

元　元统二年（公元1334年）　六月，大宁、广宁、辽阳、开原（今农安）、沈阳、懿洲水旱蝗，大饥，诏以钞二万锭遣官赈之。

明　永乐十四年（公元1416年）　七月乙未，辽东淫雨弥旬，辽河、太子河水浸没城垣屯堡。

明　宣德九年（公元1434年）　八月壬戌，辽东大水。

明　景泰二年（公元1451年）　九月乙未，赈辽东被灾州县。

明　成化十四年（公元 1478 年）　四月丁酉因水灾，减免辽左等卫上交的屯粮。夏四月，免辽东灾粮。四月丁西，以水灾。蠲定辽左等卫粮。

明　成化十五年（公元 1479 年）　二月乙亥，以辽东各衙所水灾，免折细粮一十二万六千一百石有奇。

五月停辽东岁贡人参药材。

明　成化十八年（公元 1482 年）　十一月，因水灾，免辽东二十五卫上交的屯粮，共六万七千二百余石。

明　弘治四年（公元 1491 年）　正月赈辽东。以水灾免辽东三万等衙弘治三年有差。

明　弘治七年（公元 1494 年）　五月以来淫雨连绵，淹没禾稼。六月中旬雷电大风，骤雨如注，平地水深三尺余。秋七月，义州等衙大风雨。

明　弘治八年（公元 1495 年）　四月丙申，以水灾免辽东广宁左屯等十七衙弘治七年屯粮有差。

明　正德二年（公元 1507 年）　十二月壬申，因水灾，减免辽东定辽左等二十个卫和所的屯粮差额。

明　正德十五年（公元 1520 年）　十月丙申，因遭受水灾，免去辽东的三万卫等卫及铁岭中左等所的屯粮应交粮的一半。

明　嘉靖二年（公元 1523 年）　八月金、复、海等州大雨暴水，赈恤。

明　嘉靖九年（公元 1530 年）　七月，辽东大水，平地深三尺。

明　嘉靖十四年（公元 1535 年）　四至六月，辽东大雨，连月不止，河水泛滥，平地水深一丈*多，田禾被淹没。是年发生大饥荒，免去辽东各卫所的屯粮差额。

明　嘉靖十六年（公元 1537 年）　夏，开原、宁远等处发生大水。冲坏房屋，人和畜有溺死，禾稼被淹没。

明　嘉靖三十六年（公元 1557 年）　夏，辽阳淫雨连月，庄稼被淹，城墙被冲坏。是年水灾范围较广，十二月，以水灾免辽东广宁、海州、宁远、定远、东宁、沈阳、盖州、义州、复州、三万、辽海、金州、诸卫所税粮。

---

* 注：1 丈 = 10/3 米。

明　嘉靖三十七年（公元 1558 年）　三十七年春三月，辽东大饥，人相食。

六月，辽东大水。

是年，辽阳发生大饥荒、大瘟疫、大洪水，有全家得瘟疫而死的，粮价非常昂贵，一斗米卖纹银一两，官府救济辽东饥荒。

明　嘉靖三十八年（公元 1559 年）　辽阳发生大水，军队与百姓得瘟疫而死的很多，城墙倒塌，八月份救济了辽东饥荒，十月免去辽东广宁、定辽左等二十五卫和所屯粮的差额。

明　嘉靖四十五年（公元 1566 年）　十月，丙戌，辽东遭受水灾，辽东都司、定辽等十九个卫、所的屯粮差额被免交。

明　隆庆元年（公元 1567 年）　五至七月，辽东连续阴雨，坏城墙禾黍。

明　万历十四年（公元 1586 年）　夏，辽东大雨并发生大水。九月朝廷派特使救济辽东灾害。十二月，辽东抚按会题，辽镇雨、水、风、虫相继为灾，议照被灾较重，蠲免有差。

明　万历四十一年（公元 1613 年）　九月，辽东大水。

清　康熙二十一年（公元 1682 年）　松花江附近四月大水，河渠水涨、渡桥尽行冲决。

清　康熙三十三年（公元 1694 年）　春正月运山东粮米至盛京济灾。盛京地方歉收，奉旨运山东米石至三岔口（河）以济军民。

七月壬午，渝户部、盛京等处，去岁禾稼不登，粒食艰窘。闻今年收获亦未丰稔，未火仍贵。

清　康熙三十五年（公元 1696 年）　吉林：水。

清　雍正十二年（公元 1734 年）　本年六月十三日，水泛发漫溢。平地被水冲刷，河坝土堤冲开。

清　乾隆三年（公元 1738 年）　十一月，奉天地方今年山水骤发，河水泛溢，福陵堤坝被水冲刷，应请料维修等语。

清　乾隆七年（公元 1742 年）　奉天、辽阳、年、牛庄、广宁、宁远等处秋间被水。所有未获收获之旗人应于明岁耕种时，酌量在附近旗民仓米内，照时价减等买，得旨，依议行。又：加赈奉天、承德、辽阳海城、锦县、广宁等五州县水灾饥民。

清　乾隆十一年（公元 1746 年）　奉天所属地方，六月初旬大雨连绵，承德等县山水骤发，禾稼被淹，夏麦歉收，现在正设法赈恤等。

是年，查奉属被水十州县，惟广宁地低灾重。广宁成灾约七、八、九分不等，而义州、锦县于查报后，疑被雹成灾。

清　乾隆十二年（公元 1747 年）　吉林、三姓：水。

清　乾隆十三年（公元 1748 年）　吉林、伯都纳：水。

清　乾隆十五年（公元 1750 年）　吉林：苦水、河泛滥涨溢。

清　乾隆十六年（公元 1751 年）　去岁（乾隆十五年）吉林地方雨水过多，河水涨溢，冲毁田苗，米价昂贵，每一大石价至九两多。如青黄不接时，米价再涨，穷民更觉艰难。以粮赈之。是年十二月，赈恤盛京高丽堡、旧边、句丽河、白旗堡、二道井、小黑山等六站，本年份水灾饥民有差。蠲缓盛京、辽阳、广宁、岫严、铁岭、开原、凤凰等七城本年份水灾旗民额赋，并赈恤有差。后又加赈盛京等地本年份水灾有差。

清　乾隆十九年（公元 1754 年）　赈奉天各州县灾。

清　乾隆二十一年（公元 1756 年）　吉林北部等处连年被灾歉收。

清　乾隆二十四年（公元 1759 年）　吉林、舒兰：水。

清　乾隆三十年（公元 1765 年）　吉林、三姓、打牲乌拉：大水。九月丁丑，三姓、打性乌拉、额木赫索维旗丁房屋被水冲毁一百六十四间。吉林乌拉、三姓、拉林官屯被冲一千四百十六顷。

是年，沈阳、开原附近，包括三陵大水，灾情五分至十分不等。

是年，齐齐哈尔、呼兰两处田禾被水成灾。

清　乾隆三十一年（公元 1766 年）　三月，赈盛京等十三驿饥。三月赈恤奉天盛京驿、旧边、句丽河、白旗堡、二道井、十三山、广宁、小黑山、开原、法库、严千户屯、噶布喇村、萨尔浒等十三驿，乾隆三十一年水灾、旱灾饥民蠲应征额赋，缓征蠲剩银米有差。

清　乾隆四十六年（公元 1781 年）　赈衄盛京、官庄、雪里站、通辽堡、巨流坊、白旗堡、二道境、小黑山等驿被水庄丁、驿丁、并蠲缓额征地租。

清　乾隆五十三年（公元 1788 年）　打牲乌拉：水。

奉天所属等处自六月至七月澍雨屡降，广宁等七城被水成灾，五、六分不等。本年雨水过多，奉天所属广宁等七城被灾，殊堪悯恤。

清　乾隆五十四年（公元 1789 年）　吉林、舒兰、打牲乌拉：河水溢有灾，淫雨大水，田禾被冲，免上年被灾，以四千石粮债借。

六月，雨水较多，松花江、舒兰河水溢为灾。

清　乾隆五十五年（公元 1790 年）　今年六月因雨水较大，河水漫溢，锦州、九关台旗民房屋被水，殊属可怜，穷簷口食不继，未免失所。七月，大凌河河水漫溢，锦州、九关台旗民房屋被水。

十二月，缓征盛京、广宁、辽阳、凤凰等四城乾隆五十四年水灾地公顷额赋。

清　乾隆五十六年（公元 1791 年）　三月赈恤奉天锦州、义州、牛庄、熊岳、凤凰、金州等六城并福陵、昭陵总管衙门，盛京内务府，户、工二部及瑷阳边门等处乾隆五十五年水灾旗地人户，并蠲免租银有差。

清　嘉庆三年（公元 1798 年）　吉林：水灾。

七月间，松花江水势泛涨，虽两岸低洼，田公顷被浸，并未滋漫。松花江水势虽未久盛，低洼田公顷究被浸淹，该处旗民生计，未免稍有拮据。

清　嘉庆六年（公元 1801 年）　吉林、三姓、打牲乌拉：水雹。缓征吉林、打牲乌拉本年应还粮九千七百余石。

清　嘉庆七年（公元 1802 年）　十月，赈盛京广宁、牛庄、白旗堡、小黑山、辽阳、巨流河、承德等处水灾旗民有差，并贷仔种口粮。

清　嘉庆八年（公元 1803 年）　吉林、三姓：水灾。七月吉林地方雨水过多，淹地一千六百零三垧*。吉林地灾蠲免粮四千七百石。

清　嘉庆十年（公元 1805 年）　吉林、三姓：水。

六、七月，大雨连绵，河水泛涨，盛京、承德、辽阳、广宁、海城、铁岭五州县沿河田禾被淹，秋收无望。

清　嘉庆十一年（公元 1806 年）　七月抚恤盛京承德、广宁、辽阳、海城、盖平五州县被水旗民，并给房屋修费。

清　嘉庆十五年（公元 1810 年）　七月，吉林江水陡发漫溢两岸，被淹地二万五千二百五十一垧，义他官庄地六千一百七十垧，房屋被塌一千一百二十一间。赈旗民、官庄壮丁暨站丁大小口一万九千四百零七名，蠲本年应纳义仓庄各地租粮。

---

* 注：1 垧 = 1 公顷 = 10000 平方米。

清　嘉庆十八年（公元 1813 年）　三姓：夏雨过多，以歉薄成灾。吉林：夏秋水雨过多，未成熟受重霜，收成三分。

清　嘉庆十九年（公元 1814 年）　吉林、打牲乌拉：水。

是年，辽阳、海城、广宁、承德、铁岭、盖平、开原等境内低洼地被水淹。是年，宁古塔淫雨成灾。

清　道光元年（公元 1821 年）　春二月，振巨流河等驿水灾站丁。

赈盛京巨流河、白旗堡、二道境、小黑山、广宁、高桥七驿水灾站丁。

清　道光五年（公元 1825 年）　吉林各城收成分数歉薄，今年缓征。梨树：大有年。

道光六年正月展赈奉天锦州中前所等处旗民水灾贷。

清　道光六年（公元 1826 年）　土城子：水。农安：秋八月间，长春农安，松花江水位上涨。洪水溢至下坎西王家（今小城子乡）南山脚下，地面积水达丈余深。县境内松花江流域两岸低洼地区，大片农田被水淹没，损失严重。居人庐舍均被淹没，伤人无数。

清　道光八年（公元 1828 年）　秋，奉天广宁等处大水。秋潦，八月早霜害庄稼，梨树等处亦秋潦遭霜害。是年，宁古塔、三姓等处水灾。是年，梨树：秋潦，三姓：收成四分。

清　道光九年（公元 1829 年）　九年六月己丑，贷三姓地方上年被子水仓。十月戊子，缓征宁古塔、三姓欠收额赋。

清　道光十年（公元 1830 年）　三姓：自五月初二起至十月底止雨连绵下洼之地被水淹没。高阜之处坐水，虽有穗粒多不收实。六月二十八日夜间江水又陡发溢岸，沿江一带房屋均被淹没。一八三一年一月缓蠲吉林（道光十年）四处被水新旧额赋。

清　道光十一年（公元 1831 年）　吉林四处水灾。

清　道光十二年（公元 1832 年）　三姓被灾。吉林收成六分。吉林：五、六月间亢旱。秋雨水连绵。伯都那：四分不足一分不等。

清　道光十四年（公元 1834 年）　吉林、打牲乌拉被水灾，吉林地方自五月中旬松花江上游连日阴云密布有特大雨。打牲乌拉洪水陡发溢岸，沿江房地均被淹没。

八月盛京、盖州、海城、兴京三处被水，给旗民一月口粮并房屋维修费。

清　道光十五年（公元 1835 年）　九月，吉林淫雨灾。九月蠲宁古塔旗人旧欠公义仓谷三千九百九十三石，民户旧欠地丁米折银八百二十四两。十一月缓征吉林本年旗人公义仓谷。三姓被灾。蠲三姓旗人公义仓谷一万一千七百二十三石，蠲双城堡屯丁旧欠义仓谷一千六百六十八石。

清　道光十七年（公元1837年）　吉林：三姓秋雨连绵。

清　道光十八年（公元1838年）　三姓：被灾。民户均远程人粮。

第三节　公元1840—1948年暴雨洪涝

清　道光二十六年（公元1846年）　七月，三姓地区江河水涨，城民田庐被淹。松花江水溢，坏民房，域内水深数尺。胡尔哈河、窝坑河水溢。

梨树：水。二十六年夏秋，淫雨害稼，岁歉收。

三姓地区江河水涨，城民田庐被淹。

是年，夏闰五月，三姓、松花江、胡尔哈河（今牡丹江）、窝坑河水溢，坏民房，域内水数尺。秋七月，赈三姓及宁古塔（黑龙江省宁安县）等处水灾。九月蠲三姓旗人本年公义仓谷五千二百二十石，民银七十两。蠲珲春义仓谷一百四十四石。

清　道光二十七年（公元1847年）　梨树：夏淫雨秋歉。

三姓：水。二十七年十月缓征三姓水灾额赋逋谷。

清　道光二十九年（公元1849年）　八月，给奉天、锦州被水旗民一月口粮并房屋维修费。

清　道光三十年（公元1850年）　吉林、三姓：麦收有九分。七、八月间雨水过多，不及阳晒收成四分余。

清　咸丰四年（公元1854年）　三姓、吉林：水。

清　咸丰五年（公元1855年）　三姓、吉林：水。

清　咸丰六年（公元1856年）　六月，长春夏大雨连绵，江河泛滥，淹没田庐，溺死人、畜无算。

六月，吉林、伯都纳（今扶余）、三姓、阿勒楚喀灾分别缓征，旗民仓谷丁赈。

六月，德惠县夏大雨连，江河溃溢，淹没田庐，溺死人畜无算。

六、七月间，九台县阴雨连绵，松花江水暴涨，江水出槽，大水进入吉林城，殃及九台孙家湾（石头口门）。

八月初，吉林省出现大水灾。饮马河流域水。

八月，在东北地区中部发生一场大范围的暴雨洪水，波及的主要河流有松花江、辉发河、饮马河、拉林河，以及辽河流域的东辽河和清河。暴雨中心在辉发河、辉发河口至丰满间的松花江段及拉林河一带。这场大洪水的稀遇程度，在松花江干流的吉林市至德惠县铁路桥江段、拉林河干、支流，以及饮马河中、下游河段，均为百多年来的首位洪水。据洪水调查推算，松花江丰满坝址处的洪峰流量约一万五千三百立方米/秒，拉林河下游与饮马河下游的洪峰流量分别超过六千立方米/秒与三千立方米/秒。

永吉六、七月淫雨，松花江水溢，享德河决口，水浸省城北极、致和德胜门外尽成泽国，淹没田庐无算。土城子古城在（吉林）十区松花江东岸……咸丰六年水溢，村人避难城中，数日咸得脱险。舒兰重灾。

是年，扶余县涝灾，仓谷丁银被缓征。

吉林伯都那、三姓、阿勒楚喀灾，分别缓征，旗民仓谷丁赈。

吉林、打牲乌拉：水。

咸丰六年，梨树大雨水，昭苏（台）河溢，东北一带水深三尺。

东辽河水涨。

是年，伊通大水。

七月，榆树县境内的卡岔河洪水泛滥。

六、七月间，阴雨连绵，松花江水暴涨，江水出槽，大水进入吉林城，殃及九台孙家湾（今石头口门）。

吉林、三姓大水。吉林地方自六月中旬连日阴雨，有时大雨如注，江水陡发溢淹洼地田庐。十一月缓吉林省、打牲乌拉被淹地积歉额赋，并赈饥民口粮。（这年特大水灾情况详见大水年涝灾纪实）

咸丰六年涨过一场大水，据调查分析，一八五六年八月（清咸丰六年七月），长春市发生了一场特大洪水。在第二松花江中下游、拉林河，该场洪水为是年的首位洪水。

文献记有咸丰六年夏六、七月连日阴雨，有时大雨如注，吉林地方江河泛滥，淹毁田庐，溺死人畜无数等。这场洪水大且造成灾害严重，但由于洪水发生时间距今已一百二十多年，东北地区最早雨量观测资料始于一八九八年，长春市则还要晚，系始于一九零九年，所以一八五六年没有降雨资料，暴雨成因亦不够清楚，无法更详细地进行记载。

本次洪水绘制了范围图，洪水主要发生在松花江中下游。丰满和孙家湾站二十处被排在首位。在东辽河，二龙山水库排为第四位。

清　咸丰九年（公元 1859 年）　三姓：水。

清　咸丰十一年（公元 1861 年）　十一年，赈宁古塔被水灾民。

清　同治元年（公元 1862 年）　吉林、三姓：大水。

清　同治二年（公元 1863 年）　吉林、打牲乌拉：水。

六月二十九日，榆树县阴天，直至七月二十日方晴，当年五谷、蔬菜多不收。

是年，农历六月二十九日至七月二十日，榆树县连降暴雨，农作物歉收。

清　同治四年（公元 1865 年）　八月十四日辰到纪域……贼乃分小股先致金钱堡、常家店，炮车竟陷泥淖中，贼复弃炮前进，卫抵河矣，即伊通河，适河水大涨……

清　同治五年（公元 1866 年）　吉林、扶余（伯都纳）：水。

是年，扶余县水灾，粮谷减产六成。

清　同治七年（公元 1868 年）　偏涝。

清　同治八年（公元 1869 年）　松花江涨大水。梨树：秋歉减收三分。

清　同治九年（公元 1870 年）　辽河水溢，大水平地深丈余。

清　同治十年（公元 1871 年）　三姓、梨树：水。夏辽河水溢，岁歉。

是年夏，东辽河水泛滥，梨树县农田被淹，粮食歉收，部分地块绝收。

清　同治十一年（公元 1872 年）　三姓：水。

清　光绪三年（公元 1877 年）　吉林、三姓：水，二麦收成四五分。长春收成七分。吉林属县收成五分。扶余：收成四分。光绪三年，本年九月间，三姓地方猝遭风雹，田庐被淹，旗年荡析离居，殊堪悯恻。蠲免吉林被水之三姓地方应征粮谷。

九月十四日，榆树县连降三日大雨，地里粮食生芽，上场粮食发霉捂垛，农民损失严重。

清　光绪四年（公元 1878 年）　伯都纳（扶余）：夏间阴雨连绵冲淹，实有颗粒无收地一千九百余垧。伯都纳、吉林：二麦收成五分有余。

是年，扶余县夏阴雨连绵、涝灾。一千九百余公顷土地绝收。

清　光绪五年（公元 1879 年）　柳河县：七月大水，街市被冲。

丹东：本年六月连降大雨，河水涨发，浸溢两岸被淹……秋收无望。

是年，梅河口发生水患。

是年，辉发河涨水，桦甸县受水灾。

清　光绪六年（公元 1880 年）　淫雨辽河水溢，田禾被潦，收成四分。三姓：春耕时未雨亢旱，入秋淫雨连绵未得阳晒，收成四分。吉林省地方大田收成五分有余。

围场、海龙城等处被水。所有被灾穷民着即督饬该地方官安妥抚恤。

梨树：夏，雨雹大如卵，淫雨，江河水溢，田禾被潦。

是年，辽河水溢，怀德县田禾被淹，收成四分。

清　光绪七年（公元 1881 年）　扶余：淹地二千垧颗粒不收。三姓：入秋阴雨连绵，江水暴涨冲淹上中下一千垧。梨树：光绪七年夏，水雹灾，禾稼大部受害。

清　光绪九年（公元 1883 年）　怀德县东辽河雨雹。

清　光绪十年（公元 1884 年）　吉林省偏涝。吉林：被灾。三姓：入秋之际雨连绵，收成二分。梨树县夏大雨雹。

清　光绪十一年（公元 1885 年）　吉林省大水年。伯都纳、隆科城、珠尔山、五常厅、宁古塔、三姓等地方水灾歉收，缓征旗民租赋。

通化县：十二年通化县济坝濠，十一年江水泛滥入城，县署淹没，东西南三面侪坝濠（以除之）。

是年，浑江洪水泛滥入城，冲毁民房，淹没通化县县署。

是年，长春七月（农历）十六、十九、二十一至二十四等日连日大雨如注，河水陡涨四五尺，差查四境平原高壤已渥沾洼地转虞水涝之农齐望晴。

榆树县大水灾，缓征旗民租赋。

是年，扶余：江水涨溢，水深数尺，伤损颇巨，禾稼颗粒不收。松花江水溢城，扶余县水灾歉收，缓征租赋。

是年，通化光绪十一年六月江水涨发，冲倒东西城墙三十八丈，又冲倒半城者三十丈五尺，北面冲刷歪斜者十五丈，东门城楼塌陷。

是年，丹东于六月十六日起，二十四日止，大雨滂沱，奔腾暴注，三日三也不息，江水猛涨出槽，附近一带田禾被冲压。

清　光绪十二年（公元 1886 年）　吉林省大田收成五分有余。扶余：水深数尺，伤损颇巨。

是年，扶余县水灾，损失无记载。

三月广宁各属灾。

九月辛卯，奉天辽河、巨流、大凌等河因连日大雨，山水暴发，同时盛涨，平地水深数尺，田禾被没，人口伤敝，田庄一带被灾尤甚。

是年夏，东辽河水溢，梨树境内水深七至八尺。

是年，通化县修堤濠，十一年江水泛滥入城，县署淹没，东西南三面修堤濠以障之。

清　光绪十三年（公元 1887 年）　吉林省偏涝。海龙：五月十二日龙口地方起蛟，水深数尺，伤损颇巨。三姓：二麦孕穗之际雨连绵收成四分。

清　光绪十四年（公元 1888 年）　八月十四日（七月初七），吉林省出现连绵大雨，江河溢涨，田禾被淹成灾。这年发生特大水灾，长春一带民饥。

是年，六、七月，扶余县阴雨连绵，江河涨水，农田受害，粮谷减产五成。

是年，农历六月十二日午夜开始，伊通县暴雨猛降，到中午始停。南山水势暴发，汹涌而下，平地水深五尺余，一片汪洋，州城外宽深各一丈的护城壕不能容纳，水泛出槽，土墙被淹没二尺有余。遂使南门以西一带城垣冲坍三十余丈，西门以北城垣，因刚竣工，尚未干燥，陡被雨淋，冲塌七丈有余。

是年，农历六月二十五日、二十六日两天，又降暴雨，伊通河水泛涨，南山洪水穿城而过，致东门以北和北门以东以西城垣均被冲倒，城下所设更房被冲没无存，居民被溺死者数人，民房坍塌甚多。

七月，九台县阴雨连绵，江河水猛涨，田禾被淹成灾，人民流离失所。

是年，秋，辉发河洪水为患，桦甸县大田无收获。

怀德：怀德县境地……自贺县令到任，连年淫雨为灾，光绪十四年尤甚。

《怀德县志》：连年淫雨为灾，光绪十四年尤甚，……于十四年九月十五日，由省发赈银五百两。及十七年，成灾亦重。

吉林、三姓、扶余：水雹。

吉林：秋水为灾，大田无获，收成五分，水雹。

伯都纳：六、七月阴雨连绵，江河溢涨，收成五分（伯都纳现为扶余）。

六、七月，榆树县阴雨连绵，江河溢涨，庄稼减收五成。七月间，阴雨连绵，田禾被冲毁，成灾。

吉林各县六、七月阴雨连绵，江河溢涨，田禾被淹成灾，人民流离失所。

是年八月，吉林省中南部和辽宁省东部降了大暴雨，浑江、辉发河和辽东半岛各江河发生了罕见的大洪水。据洪水调查推算，浑江通化市江段洪峰流量约八千零四十立方米/秒，为近百年来的首位洪水。在辉发河流域，上游为首位洪水，下游为第二位洪水。这次暴雨发生在八月七至十九日，由七至九日、十二至十四日及十六至十八日三个雨峰组成，天气成因为太平洋副高、西风带系统及台风，特点是笼罩范围广、持续时间长、淫雨与暴雨相间。在文献中有“大雨连绵，奔腾暴注”、“大雨滂沱”“迅雷风烈，雨势倾盆而下”（吉林省档案馆清代地方档案）等形象描述。浑江于八月七日起涨，洪峰出现在十四日，涨洪历时长和多峰型是这次洪水的特点。

通化县七月连雨，大雨成灾，平地水深三尺，历十余天不退，山地遭到大量水土流失，收成减半。光绪十四年七月初旬连日淫雨河水涨发；漂没民房，冲倒衙署房屋墙壁，河水涨至初七晨，陡然暴涨冲及街市，数里汪洋一望无际，平地水深五、六尺不等，淹没民房粮货牲畜无算，衙署地基较高，围墙冲塌数丈，房舍墙壁亦有倒塌之处，院内水深三尺，幸于初八水势渐落……水势陡发自六月三十日辰刻起，至七月初七日酉刻息止。该县江水陡涨冲开堤坝，城内城外一片汪洋，衙署民房倒塌不少。八月，奉天所属浑河、太资河均与鸭绿江相通，通化距江甚近，易遭水患。六月间即传闻朝鲜义州大水，鸭绿江盛涨，加以本境秋雨连绵，两事相值，江河并涨，水势异常汹涌，浑河又与兴京苏子河相连下与辽河之水同时泛滥，遂致安东、通化、兴京、凤凰城等，此次水灾，实为百数十年来所未有。

柳河七月大水，冲淹街市，溺倒房屋，一统河水泛滥，淹没人畜甚多。

海龙：秋，大水，平地深数尺。

丹东：光绪十四年无戊子年七月初，大雨滂沱，初四江水陡涨，平地水深二三丈等，衙暑民房冲失殆尽，仅存十分之三四，官民皆避元宝山中。

洪水主要发生在辉发河和浑江。一八八八年洪水在浑江下游是自一八八八年以来的首位洪水。在辉发河下游排第二位。

一八八八年八月（光绪十四年七月），长春市南部降了一次大暴雨，伊通河中上游发生了大洪水。据伊通县文献记载：“查伊通州形势，不意先于六月十二日因雨暴水发致将南门迤垣冲坍三十余丈，西门迤北城垣亦被雨淋塌七丈有余，当经李丞等具文申报，一面督匠修补，将次高竣，复于二十五日（八月二日）戊刻迅雷风烈雨势倾盆而下，人力难施，直至二十六日寅刻，始行开霁，南山水势倾注而下，顷刻平壕，一时不能渲泄，浸及城墙五尺有余，致使南门迤西城垣冲倒，水即穿城而过，直趋北门。而东西城壕，亦因不能容纳泛滥出槽，致东门以北城垣亦被冲倒，水即倒注而入直抵北门。是北面城垣地本低洼，复为众水归宗之所，将城墙淹没七尺有余，而河水又复泛涨，互相撞击，致使北门迤东迤西城垣均行冲倒，而城下所设更房，亦被冲没无存，此伊通州城垣先后被水之实在情形也。……卑府复访诸与论金属相同，并称此等水势，实为历史罕见”（吉林省档案局清代地方档案）。另据记载“官庄总理禀报本年六、七月间阴雨连绵省西一带岔路河伊勒们河双阳河水势迭次陡涨与新开河通连漫淹致将低洼官地尽成泽国颗粒无存。……”《清代档案》。光绪十四年十一月初二日（批长顺等奏），“本年夏间吉林地方雨水连绵江河并涨浸淹田禾。……又省城管理官庄总理……禀报该管正红镶红二旗马场佃民共四百三十一户承种应纳公仓额粮上中下三则官地，共五千零四垧四公顷。因西靠依勒们河中间有新开河东界近靠岔路河，本年六月以后雨水连绵，各河水势齐涨致将官地漫淹平均水深数尺，直至八月间始行消撤，靠河洼下之地积水未涸实被淹没颗粒无收……。”《清代档案》光绪十四年十二月十三日长顺等奏。此外，在《五百年旱涝史》中亦记有：“长春一带民饥”，“吉林：秋水为灾，大田无获”，“吉林各县，六、七月雨连绵，河溢涨，田禾被淹成灾”等。

一八八八年洪水在新开河，翁克河流域历史洪水顺位中属第二位大水。即：一九二三、一八八八年。

八月十四日（七月初七），“长春一带民饥”。“吉林各县六、七月阴雨连绵，江河溢涨，田禾被淹成灾”。

清　光绪十五年（公元 1889 年）　伊通河长春厅附近水患，近河地方阴雨，用菜充饥。

吉林省偏涝。辽河秋泛滥成灾。

是年，伊通河长春厅附近水患，近江地方有阴雨，用菜充饥。

怀德：怀德县，城西毕家洼子，于光绪十五年秋，因阴雨数旬，辽河泛滥灾。

通化县：是年夏雨大行冲倒东南坝濠，倒灌入城，城外东南隅街市商铺悉被冲没。县衙宿舍二十余间亦一律倾倒。

夏秋之间，通化县大雨连绵，浑江水位猛涨，冲毁江堤，冲坏东南坝壕，洪水倒灌入城，城外东南街的商铺和民宅全部被淹。

光绪十五年秋，因淫雨数旬辽河泛滥成灾。

是年夏，浑江流域雨大作，冲倒东南坝壕，倒灌入城，城外东南隅，街市商铺悉被冲没。县暑宿舍二十余间亦一律倾倒。夏秋间，大雨连绵，浑江水位猛涨，江水冲毁东南坝壕，洪水倒灌入城，城外东南街的商铺和居民全部被淹，水后又重修江堤，重修后的范围较前缩小，距江较远，江底为水淘刷日深。以后三十余年无水患。

光绪十五年，七月十九日，柳河县阴雨连绵，并降暴雨，一统河水猛涨，柳河镇市街平地水深五六尺，一片汪洋，漂没民房、粮食、衣物和牲畜无数。

清　光绪十六年（公元 1890 年）　图们江流域洪水。

六月，伯都纳（今扶余）东南拉林、卡岔河水均溢出。近河地被淹没，大小麦全无收获，所靠临河居民颇稀，冲倒房屋绝少。

七月十五日起，珲春县阴雨连绵半月，二十七日至二十九日大雨连降三昼夜，河水暴涨，珲春城垣被冲，坍塌多处。农田房屋受灾较重。

清　光绪十七年（公元 1891 年）　辽河流域：七月十五日，城北昭苏河溢，大水淹没人畜庐舍、器物无算。光绪十七年，秋大雨岁歉。辛卯七月十五日未刻，雷声隆隆大雨暴注，酉时河水骤涨。上游自东黑嘴子汇流而下，下游近大泉眼，水势将向西北折，溢出北岸，平地水深丈许。

三姓、扶余：水。河溢，大水淹没人畜、庐舍、器物无算。

梨树：大雨岁欠。

是年，秋，梨树县大雨，招苏太河泛滥成灾，平地水深数尺，淹没人畜、庐舍，牛家窝堡至刘家屯段河床改道七八里。

光绪十七年发次辛卯七月二十五日未刻，雷声隆隆，大雨暴注。酉刻河水骤涨，上游自东黑嘴子江群流而下，流进大泉眼，一家淹毙十八口。自是而西流，直抵啦吗甸东南，长约八、九十里，沿岸庐舍多被淹没。翌晨寅刻水始渐退。洽毙人数计百有十口，牲畜、器物漂没无算。……是水之来也，其势直上，下行如山倒然。

清　光绪十八年（公元 1892 年）　六月间阴雨连绵。双阳、伊勒河、新开河、岔路河，水势陡发。吉林：春亢旱、夏雨连绵。

六月，怀德县阴雨连绵，……新开河水势陡发。

七月，延边的古洞河流域发生洪涝灾害。

清　光绪二十年（公元 1894 年）　梨树县四月，晦夜骤雨震雷，东辽河流域水。

四月，怀德县晦夜骤雨震雷，东辽河大水。

是年，布尔哈通河流域水。

清　光绪二十一年（公元 1895 年）　嫩江、松花江水涨漫溢平地淹没地公顷。伯都纳（扶余）：本年入夏以来雨水较多，所种田禾多受伤，及至七、八月间又复连大雨。

是年，入夏至七月，扶余县连降大雨，农田受害，详无统计。

清　光绪二十二年（公元 1896 年）　八月十八日，这年发生特大水灾，长春秋涝成灾，农安县光绪丙申秋，农苦涝大饥。嫩江、松花江水涨禾稼被淹。扶余：水。

八月十六日至十八日，珲春县连降暴雨，江河水猛涨，珲春城附近村屯及甩湾子以西密江、凉水及汪清、南岗一带受灾民众一千八百一十户，冲毁房屋二千零六十五间，三百二十五人被淹死，受灾地为一万六千七百七十七垧。

永吉：二十二年，连年水灾，以乡十区灾为最重。

吉林、三姓：被水淹。

梨树县大雨岁歉。

是年，怀德县东辽河水涨。

七月安东县大东沟地方海潮漫溢成灾。是年六月十三、四等日，大雨滂沱，海水暴涨，以致安东县大东沟等处居民房屋冲塌，压毙人口。

八月十六至十八日，台风自东海登陆，在绥芬河消失。由于台风影响，使饮马河与伊通河中上游发生近百年首位洪水。并在孙家湾观测站（石头口门）、下九台观测站“出现”。

八月十六至十八日，台风自日本海北上登陆，在绥芬河口消亡。暴雨发生在长白山脉的东部山地，降水集中于图们江、绥芬河、以及牡丹江、乌苏里江一带。还有就是发生在饮马河和伊通河中上游，为近百年首位洪水。头道松花江为近百年的第二、三位洪水。嘎呀河为近百年第二位洪水。

吉林官庄六、七月连日阴雨、河水涨溢，吉林、三姓被水淹。

光绪二十二年，松花江流域连年水灾，以乡十区灾情为最重。

东辽河流域，秋大雨岁歉，东辽河水涨。

一八九六年年八月（清光绪二十二年六月下旬），长春市的饮马河、伊通河流域降了大暴雨，造成了特大洪水。这次降雨无雨量资料，据文献资料记载“长春秋潦成灾”。“吉林官庄六、七月连日阴雨，河水涨溢”。“吉林、三姓：被水淹”。“永吉、扶余：水”。“嫩江、松花江水涨禾稼被淹”。“光绪丙申秋，农苦涝大饥。”在洪水调查时，饮马河流域农历六月二十三日开始下雨（即公历八月一日），二十八日涨水（即公历八月六日）。涨水前雨下的很大，水经两天才撤下去，群众说是涨的“放闸水”，说明水势很凶猛。

饮马河、伊通河的这场洪水，是这一地区自一八五六年以来的一百二十多年间发生的三场大洪水之一，其洪水顺位是一八五六、一八九六年和一九五三年。

对于这场洪水造成的灾情，农安县志记载光绪丙申年（一八九六年）“农苦涝大饥”。说明灾情亦较重。大水时，百草沟街里淹死七人。那次水连续四天下大雨，经那场水河道中很多树木都被冲走，以后又经过甲寅年洪水，成了现在的整齐河道。

清　光绪二十三年（公元 1897 年）　八月七日，三姓：夏江河涨发成灾。

是年夏天，雅布罗诺威岭（外兴安岭的一部分）下了非常大的雨。

根据调查洪水发生在洮儿河、蛟流河，是本区自一八九七年以来的首位洪水。

清　光绪二十六年（公元 1900 年）　饮马河流域大水灾。

是年八月，通化县大雨成灾，平地水深数尺。

清　光绪二十七年（公元 1901 年）　梨树县：夏大雨。东辽河（辉发河）流域、扶余、三姓：水，歉收。

七月上旬，榆树县淫雨为灾，松花江水溢。

是年夏季，四平大雨暴雨成灾，歉收。

是年，怀德县东辽河流域水灾，歉收。

是年，扶余县水灾，歉收，详无统计。

清　光绪二十九年（公元 1903 年）　三姓：禾稼秀穗阴雨连绵籽粒减少，收成四分。

清　光绪三十一年（公元 1905 年）　吉林：禾稼被水。

七月，洮儿河泛滥。洮南第三、五区（今洮南市瓦房镇、兴业、幸福、福顺乡）的耕地被淹四百公顷，两家子、茳歌（今洮南市德顺乡）一带堤岸冲决，漫淹十余村，水深一米至一点三米不等。

清　光绪三十二年（公元 1906 年）　长春：收成二分。伊通、农安：收成四分。

六月初九至十六，洮南大雨倾盆，山洪如注，河水陡涨，河岸均行漫溢，漫淹二十余里。五家子等村（今洮南市德顺乡、洮河乡一带）均被水淹，平地积水零点三米至一点七米，高粱稍有可望，其余谷、豆、荞麦等全被淹没。

是年，农历九月中旬，伊通县东部地区连降暴雨，伊丹河水位猛涨，两岸农田被冲毁一千公顷，房屋冲倒无数，秋后粮食减产，有些地块绝收。

清　光绪三十三年（公元 1907 年）　广安（农安）洪涝，收回四分。

清　光绪三十四年（公元 1908 年）　饮马河流域大洪水。

是年八月，白城连日阴雨，嫩江水势暴涨，沿江居民房屋、田禾多被淹没，桥梁被冲毁。

清　宣统元年（公元 1909 年）　七月二十四日（六月初八），这年发生特大水灾。

是年，六月初八（一九零九年七月二十四日），长春属境于六月初十、十一、十二等日淫雨连绵，水势甚大。知府恐沿江一带被冲淹，当即饬差查……旋于十七日查怀德（应为德惠）乡一带。因连日大雨，松花江水暴涨二丈有余，莫什（即沐石）、饮马两河均溢（泛滥）。该处前后六甲并东夹荒各村多被水冲淹……于十九日亲诣灾区，凄惨情况不堪言状。知府先将所带面饼随时散发，略济燃眉。时雨已停，水已渐次涸出……

是年（一九零九年），六月初八日（七月二十四日），桦甸县洪水。

长春：宣统元年，长邑东北沐德、怀德两乡沿河地方（即今德惠县境），水灾奇重，饥鸿遍野。康德元、二、三年连遭水灾。水灾过重，年景歉收。

从六月二十六日至七月二十日，出现气旋暴雨，其中七月八至十一日的江淮气旋配合东北低压所致的暴雨，洪水发生在团山子河、其塔木河上游多处河段。松花江上游水位两丈有余。下九台一带是受灾严重的区域之一。胡家乡、莽卡乡一带，“农历六月初七至初八午刻，天降大雨，河水涨发异常汹涌。顷刻之间高出平地七尺有余，冲去房屋二百余间，淹毙牛马牲畜不计其数，水经之处，荡然无存。初十日（农历）雨水稍停探查水势暴涨之故，乃群山崩塌二十余处，延长二、三十里，两岸禾苗被淹没，在西小官地榜什屯冲倒房屋三十余处，淹死男女老少二十余口，东接蜂蜜营一带回民淹死五十余口，冲坏房屋数十处，其害较胡家屯尚轻。八十余家数百口露宿野外。吃烧皆无，哭声遍野，尸横相枕。

七月中旬，洮儿河水涨二米，堤防皆被冲毁，受害农田五千亩。同月，新城府（扶余县）大水，水头十二米，坎下全被淹。淤积土七至八寸，淤淹没田地、村庄无法计算。

七月下旬至八月上旬，由于低涡形势的气旋配合北上变性台风，蛟河县造成特大暴雨，致使山洪暴发，洪水泛滥，拉法河、嘎呀河、蛟河、牤牛河、漂河、威虎河等河流两岸平地水深五尺，淹没上百个村屯，冲毁和倒塌房屋一千余间，死亡群众数百人，冲走淹死畜禽数千头（只），百分之七十农田淹没或冲毁，逃荒讨饭的人群到处可见。

是年，辉发河流域，松花江中、下游，哈达岭附近，拉林河流域，暴雨成灾。

四平：秋季大水，歉收。

海龙：宣统元年，夏五月，水。

梨树：元年秋，大雨水岁歉。

饮马河流域：洪水。

新开河：水溢。

扶余：吉林松花江经绕之地，阴雨连绵经月不息，江水暴涨，骇人听闻。八月十三日晚突涨水五尺有奇，沿江居民损害无算，铁路时被冲断，交通为之阻塞。上汤一带雨量尤多，吉额各县数百里间田事之摧残于风雨者已不可胜数。最近饮马河水势泛滥，附近居民田禾悉被淹没，扶余沿江一带已尽成泽国。人民迁徙十室九空。

是年，扶余县涨大水，坎下全被水淹（淹没田地和村庄，具体数字无详记）。

洮南：蛟流河、洮儿河、那金河、龙华吐河水势泛滥，今洮南市境内长约五十千米、宽约十至十五千米的范围内，平地水深零点七米至一米。

松花江夏五月水。

吉林、梨树、农安（广安）：水。

延边：七月下旬至八月上旬，受低涡形势的气旋配合北上变性台风的影响，造成暴雨天气。雨量集中在千山山脉，牡丹江上游为百年首位洪水。

长春、东乡：水灾。

永吉县淫雨成灾，松花江水溢高于北岸抚辕平，涨深二丈有余、宽约十里江南之农事试验场及公园尽成泽国，温德享河亦冲灌西城，乡穷民几至断炊。吉林大水。发帑银六万两赈之。

农安县宣统元年江水溢，江村庐舍悉被淹没，民人皆露宿山冈。松花江夏五月水。饮马河流域洪水。广安（农安）水。

六月，榆树县大雨倾盆，松花江水溢涨。沿江去水约丈余，距五棵树约三十里，长春辖界各江水管地、编柳条障内有积尸一百八十余具，情景甚属凄惨。同年六月，卡岔河遭洪水。

七月，第二松花江洪水。

七月二十三日至二十四日（清宣统元年六月初七至初八日），在第二松花江中游以及拉林河的上游区，降了罕见的大暴雨，造成上述地区特大洪水。据资料记载："查灾区尽在吉林府境，以省（今吉林市）正东为最甚，延及东南、东北（舒兰、五常、榆树）"。又"巴颜鄂佛罗边门所属各丁户有地一千三百七十七垧，经履界查勘，被灾九百五十五垧。

灾区内尸横相枕，哭声遍野，有全屯冲没无可查者，数千人死于洪水之中”。

根据调查资料和文献记载，这次降雨高值区在吉林省的蛟河县、吉林市、永吉县、敦化县、九台县、榆树县，……本次降雨特征是，在连日降雨之后，又降了历时短、强度大的暴雨。长春市七月份，先后降了十四天雨。总降雨量为二百二十八点一毫米。降雨大的是九台县和榆树县。

本次暴雨的形成是在西风带副热带高压以及热带系统的相互影响、互相制约的情况下产生的。本次洪水特征是涨水快、落水缓慢。这场洪水尽管无水位观测资料，但根据大量的历史洪水调查资料和历史文献资料分析，丰满水库至松花江水文站（德惠）区间的一些中小河流，“饮马河、伊通河、新开河涨溢”，……张庄子河、其塔木河（九台县）等，洪水的涨峰历时约四至五小时，本次洪水过程一般是五至七天。据推算松花江站洪峰流量约为一点零四万立方米/秒；沐石河二道沟水文站洪峰流量约为八百八十六立方米/秒，各江河水位均很大。

关于这场洪水的灾情，由于洪水前数日阴雨连绵，土壤含水量已达饱和状态，七月二十四日又突降暴雨，造成洪水暴涨，水势凶猛，加之退水较慢，所以造成的灾害十分惨重。农安沿江河一带遭水灾，江水溢，江村庐舍悉被淹没，民人皆露宿山岗。

六月二十六日华北气旋暴雨，在哈达岭山区浑发河流域。

七月下旬至八月上旬为低涡形势的气旋，配合北上变性的台风，所造成的暴雨，雨区集中在千山山脉。

七月八日至11日，江淮气旋配合东北低压所致暴雨。暴雨集中于辽东半岛、浑发河流域、哈达岭附近及第二松花江中下游、张广才岭西部的拉林河流域。

七月二十日，为偏南路径的蒙古气旋所造成的暴雨。降雨分布于辽河流域，尤其东部支流为最大。

洪水主要发生在漂河、拉法河、牤牛河、团子山河、其塔木河、拉林河、牡丹江上游区多数河段均为近百年来的首位洪水。在牤牛河一八四六年洪水比一九零九年洪水小，一九零九年是该河近一百二十年以来的首位洪水。

清　宣统二年（公元1910年）　吉林、长春、榆树、伊通、舒兰：本年夏秋之间大雨连绵，河水暴涨，所种二麦被淹。吉林乌拉：水。梨树：夏红雨。

是年，长岭县水灾。“七月阴雨连绵，所有禾稼虽有被浸潦之处，不过减收三四成。”

农安县：境内夏秋之间大雨连绵，低洼地积水内涝严重，伊通河、新开河河水暴涨，沿河两岸王谷被水淹没，甚至颗粒不收。是年秋间，（洮南）县被灾警饷减少。夏秋之间，雨水过多，洼地田禾多被淹没。

六月，榆树县连雨两月，河水暴涨，道路不通，低矮之地，迄成泽国，虽有禾苗被淹枯死，所余平原亩地即未枯，亦因天久不晴，农人无从工作，百姓无粮。

是年，长春府怀惠乡水灾。

六月，开通县（通榆县）连降大雨，一百三十六户、二点二一万亩农田受灾。

六月，“大雨时行”，开通县（通榆县）东北部“积水盈门，本地成河”。全县受灾一百三十六户、涝地一千四百七十四公顷，倒塌房屋七十五间。县城初等小学校校舍被雨淋塌讲堂正房五间、西厢房五间、西北院墙三十八丈。

六月，靖安县（今白城市洮北区）普降大雨，洮儿河水暴涨为灾。

七月，长岭县阴雨连绵，庄稼被水浸潦处，减产三四成。

安广县（今大安市）雨水过多，县境田禾多被淹没，唯高埠地，收获较丰。

洮南府（今洮南市）三十四个村屯受水灾，所有受灾村屯均系一片汪洋，颗粒无收，被淹耕地一点二六万余公顷。

清　宣统三年（公元 1911 年）　长春、东乡：水。农安县：夏被水灾，哀遍野。

四平：秋季大水成灾。

怀德：秋连雨成灾，哀鸿遍野。梨树、吉林、扶余：水。

是年，松花江上游江水陡下，吉林缸窑一带山水骤下，平地水深二至三尺。

是年，洮儿河大水灾。大安复被水灾。镇赉被灾尤重，田禾被淹，哀鸿遍野。

是年，夏、秋之际，扶余县洪水成灾，五谷欠收。

六月，靖安县（今白城市洮北区）自入夏以来，雨水过多，洮儿河水暴涨一丈有余，村屯、房屋、人畜多被淹没，收无仅有，居民流离失所。

七月、八月，洮南连日阴雨，洮儿河涨水三点三米以上，第三、五、六区（今洮南市境内）被淹，受灾一百八时四屯，三万五百零八公顷耕地、二千六百零一户、二点八万多口人受灾，倒塌房屋四百一十一间。

是年，据查长春各区被灾正副共二千七百七十九户，共潦地三万九千二百九十九垧，男女共计三万零四百八十九口。

是年闰六月，双阳县各属田禾被淹。

六月，榆树县阴雨连绵，河水涨发，兰陵河（今拉林河）沿迤南所有水由上游五常而下，水宽十余里，沿河洼地，禾稼均被淹没，颗粒无收，官府勘灾所经之处，灾黎之嗷嗷待哺者所到皆有。

八月，开通县（通榆县）河流泛滥，水势甚大，淹农田三点六四万亩*。

是年，入夏以来，连日大雨，“加之上年淫雨为灾，由县境西北突来河流数股今春未退”，开通县（通榆县）一、三、四区水灾较重，受灾五十个村屯，一百零七户，水淹地二千四百二十六公顷。

夏秋之际，拉林河泛滥，新城府歉收。

是年，秋，松花江涨水，桦甸县红石砬子出现特大洪峰，是有记录以来的第二次大洪水。

长春东乡水，十月二十七日德惠县知事庆全报水灾四万五千七百四十八垧。

一九一一年八月，拉林河蔡家沟站洪水位一百五十四点四七米，附近河水泛滥之水面宽达八千米。

民国　元年（公元 1912 年）　农安：六月初至七月初淫雨连绵，松花江、伊通河等处河水涨水，中区（今农安城郊）、二区（榛柴岗）、六区（靠山屯），共受灾一千五百零五垧，损失粮谷价值约十八万零六百吊。民国元年八月，……遇水旱天灾，应照通省一律豁免。

* 注：1 亩 = 0.0667 公顷

是年，春旱秋涝，榆树县全县灾荒，翌年春贫农乏食。

是年，榆树县春旱秋涝。

五月，新城府降雨十余日，淹地一点一八万亩。

五月，扶余县连续降雨十余日，淹地七百八十七公顷。

六月二十九日，长白县的十四道沟和十九道沟一带遭受水灾，冲毁三十三户民房。

八月，靖安县（今白城市洮北区）境内洮儿河涨水七天，沿河耕地被淹。

七月中旬，洮南：洮儿河涨水二米以上，第三、五区（今洮南市境内）受灾，受灾耕地三千多公顷。

民国　二年（公元1913年）　松花江流域洪水。东辽河流域大水。梨树五月大水。

四平：夏季大水成灾。

是年，怀德县东辽河流域大水。

是年，松花江流域洪水。

六月，东丰县阴雨近三十天，河水上涨，冲毁二千六百六十七公顷农田。

是年，农安：七月十三日至八月十日，大雨连绵，江河暴涨，低洼地积水成灾，五区（黄鱼圈）、六区，农田被水淹没二千五百七十四垧，粮谷损失价值约三十一万二千吊。

是年七月，大雨过多，河流暴涨，全县（长春县）被灾地计二十六万零六百五十五公顷，受灾最重全无收获者计九百八十五公顷。因灾损失达八万元（国民党政府币）。

是年，长春：六月以来连日阴雨，所有河流全行暴涨，沿岸居房淹毁无算，附近田地概成泽国，禾苗未经长成，遭此巨水，因此颓萎，恐难复生，伊通河、务开河、饮马河两岸水涨宽数均以五里核计，共淹地约七千二百六十垧，占这三个流域总耕地面积两万垧的百分之三十六点三。全县所属各镇乡被灾耕地共计二万六千零六十五垧五亩。

七月，靖安县（今白城市洮北区）连日淫雨，洮儿河水暴涨，沿河无数田地、房屋被淹。

六月二十六日起，永吉县连雨六天，水势猛涨。七月一日下午一时至二日凌晨一时，大雨倾盆，水量倍增，洼地淹没，大水于六日消尽。岔路河一带因水冲沙压不能耕种土地达四千公顷。太平村至杨家大桥，将军屯至桦皮厂五间楼等处，大水冲倒铁路电线杆十四根，冲倒房屋不计其数，并在五间楼北发现二具溺水之尸（男女各一名）。

民国　三年（公元1914年）　九月十三日，伊通两河溢。

四平：秋雨连绵，内涝成灾。

夏，辽源市大水，城中民房多被冲毁。

是年，西安县城（东辽县）发生水灾，民房多被冲毁。

是年，辉发河涨水，桦甸县受水灾。

是年九月，梨树县雨水成灾。

七月，扶余县洪涝淹地七千零五十公顷。

七月二十日戊戌朝阳暮雨。

七月二十一日已亥大雨乘风。

七月二十二日庚子雨不绝。

七月二十三日辛丑……大雨如注，闻谷口惊湍割岸……至午雨势渐止，白日欲出，……野外低田如泽国一般。

七月二十四日壬寅……与秉圭同行迴至海浪河（即现在的海兰河），洪水荡荡，几不能渡。

七月二十五日癸卯阳，且记水势未落。

七月二十六日甲辰，将暮密云飞起雷雨暴注……

民国三年阴历七月临江大雨，鸭水暴涨，冲入兴华街，木排由街中直行二道沟，河水被江水抵溢，横流至中富街，头道沟河水涨至上坎，全城几成泽国，四日始退，市民损失至巨，诚空前之水灾也。民国四年，赈济上年被水饥民。

八月一日至十日，梅河口阴雨连绵，河水暴涨，沿河漫溢，宽五千米左右，长四十余千米，淹没土地二点八八万亩。

长白县自本年九月十日夜间起骤雨倾盆昼夜连绵……鸭绿江上游水势暴涨。

九月十二日，长白县的八道沟一带连降大雨，许多房屋被洪水冲走，田地禾苗被淹，死亡十二人。

农安：六月中旬至八月初，连续降雨五十余日，江河瀑涨。中区、三区（高家店）、五区（黄鱼乡）、六区，受水灾面积三千九百六十六垧，柴草粮谷损失价值约三十五万九千五百二十吊。

是年，德惠县属东安镇水灾地亩达一万四千四百九十五垧八亩。其中十分成灾八千六百八十二垧一亩，八分成灾五百一十三垧，七分成灾一千零六十五垧五亩，五分成灾四千二百三十五垧二亩。双榆乡被灾地十分成灾地亩一千三百八十四垧，五分成灾二百九十七垧。

是年，吉林县正红二旗马厂（今九台县境内）被灾十分成灾地亩三千一百五十七垧一亩五分（其中上地五百九十八垧五亩，中地一千一百三十二垧九亩五分，下地一千四百二十五垧七亩。）

是年，扶余县淹地十七点零二万公顷。

是年，辉南县：县境各处水灾淹没田公顷，庐梁甚巨。七月十六日至十八日和九月十五日至十六日，辉南县连降大雨，河水暴涨，淹没农田三万一千六百九十二亩，收成大减。

七月，永吉县牤牛河两岸山洪骤下，沿河漫溢，淹没庄稼，冲毁十区（江密峰）三十一点一九公顷土地。

九月九日至十二日，珲春县连降暴雨，珲春河桃源洞洪峰流量为四千四百三十立方米/秒，图们江圈河水文站的洪峰流量为一万六千八百立方米/秒，城区降水量二百四十七点四毫米，城内水深一点五至六米。珲春河再次出现洪水，两岸民房、牲畜被冲走百分之五十，死人甚多，冲淹农田一万零三百四十垧，使珲春河主流由珲春城边南移。同年十一月，图们江上中游地区又连降暴雨，珲春出现了百年来的特大洪水。

九月九日至十二日，台风进入东北地区，延边连降暴雨。布尔哈通河、海兰江、嘎呀河等及其支流，河水猛涨，冲坏堤坝、桥梁多处。延吉水深一点五至一点八米，淹没房屋，下落不明者四十多人。龙井镇被水冲塌房屋一百二十多间。龙井县受灾面积一万零九百三十五亩，死亡一百多人，淹死马、牛、羊、猪等大小牲畜一千多匹（头、只）。汪清县百草沟本地水深零点六至一点四米，耕地成灾面积九千六百多垧，水冲进沙石使耕地不能耕种的达七百二十多垧，灾民向北山、西山冒雨涉水逃避者络绎不绝，号哭之声遍野。珲春县城降水量二百四十七点六毫米，水深一点五至六米，民房、牲畜损失百分之五十，冲倒房屋一千七百七十四间，淹死人数甚多，受灾地一万零三百四十垧。牡丹江等河水溢出两岸，敦化镇、沙河沿、贤儒等地受灾较重，受灾共三百一十户，受灾耕地一千六百五十多垧。

是年，七月二十一日海兰江发生洪水，和龙县头道桥附近五处住房被水冲走，两岸农田受灾，头道到龙源的交通中断七至八天。

是年，九月，和龙县阴雨连绵，图门江水漾溢。和龙县四区（上游流域，和龙县崇善乡）、第五区（中游流域，今图们市月晴乡）沿江农田受灾面积三百七十公顷。

是年，受台风影响，安图县瓮声砬子（今明月沟）和娘娘库（今松江）降雨量一百毫米以上。五道白河、布尔哈通河洪水泛滥，淹没两岸庄稼。

十一月，台风经朝鲜入日本海，降水集中在图们江、绥芬河一带，图们江下游为近百年的首位洪水。

一九一四年九月八日至十二日，第一次台风从福建登陆后进入江西转向北上，穿过山东半岛进入东北区，故降水集中于千山山脉附近，以及辽河的中下游地区。

于十一月又有台风北上，登陆经朝鲜入日本海，降水集中于长白山区、鸭绿江、图门江、绥芬河一带。

洪水主要发生在鸭绿江和图门江的下游区，为近百年来的首位洪水。

民国　四年（公元1915年）　辽源市水灾。九月十九日成灾，至二十一日消退。被灾区域面积四千一百八十五亩。除河流、荒滩、村庄不计外，有园地六十亩，受灾甚重地七百亩，受灾稍轻地一千三百亩。因灾损失房屋八十六间，值洋一千余元；米粮二百余石，值洋一千五百余元。

七月，扶余县大雨倾注，江河上涨，平地水深米余，八区上下坎十二万亩耕地尽成泽国，颗粒无收。

七、八月间，扶余县二十余日连续降雨，淹地一万六千六百四十四公顷。

七月，洮安县境内洮儿河泛滥，淹没耕地。

梅河口全年多雨，九月八日夜，降大雨，河水猛涨，先后三次大水共淹地五点五万亩。

是年，夏令，敦化县阴雨连绵，低洼地积水长时间不退，不能下种的地就有四千六百余垧。

八月十六日至十七日，抚松县大雨倾盆，江河猛涨，第一区（今松郊乡及仙人桥镇的一部分）头道松花江两岸的熟地被洪水冲毁五十多垧（合现今七百五十亩）。

九月十二日，浑江涨水，八道江、板石沟二十六家农户的农田被水淹，其中五十六亩农作物颗粒无收，一百三十一亩庄稼只收半数。

四平：夏季大水，农田被淹。

吉林、德惠、榆树：大水。

是年，洮儿河流域，奉省今年入夏以后大雨经旬连宵达旦，各河汛势涨发堤坝决口，以致沿河各属受害过重为数年来所未有，……其兴城、凤城、昌图、洮南、辽源、康平复县、镇东、北镇本溪、兴京各县市均有冲毁田苗事情。

是年，辽河大水。

是年，怀德县东辽河大水。

是年，松花江、吉林、德惠、榆树大水。

是年，西安县（东辽县）发生水灾，成灾面积四千一百八十五亩。因灾损失房屋八十六间，值洋一千余元；过水粮五千千克，值洋一千五百余元。

是年，珲春河流域：飓风大水为灾。

是年，辉发河流域：秋大水淹没田苗，禾稼不登。

是年，农安：六月，三域永（今农安县的黄鱼圈）一带松花江水上涨，淹地一千四百六十四垧，平地水深尺许。七月三日被水淹没地一百三十六垧。八月二十二日六区（今农安县的靠山屯），江湾一带被水淹地六百二十三垧。八月二十五日六区南至伊通河，东至江湾江河泛滥，涝地五百九十余垧。九月十七日九区（今农安县的三盛玉乡）淹地二百四十六垧。十区（今农安县的伏龙泉乡）被水淹地六百七十二垧，绝收。三区（今农安县的高家店乡）被水淹地一千零十六垧。加其他十二个区全县共受灾九千一百六十五垧。

是年，德惠县东安镇沐石河等处、双榆乡小八家子、城区老河深及栖凤乡接近驿马河（饮马河）等地被灾地共九千七百九十垧七亩三分（其中十分成灾八百垧另五亩，九分成灾一千二百七十四垧，八分成灾二千零八十六垧八亩八分，七分成灾一千九百一十一垧五亩六分等）。

春，榆树县雨水太甚，又兼春雨连绵，坐落黑雨泡沿临卡岔河西岸，河水涨发，灾户尤苦。六至七月间阴雨连绵，河水暴涨，被淹耕地七万八千公顷均颗粒无收。

是年，九月二十四日至二十七日，永吉县第三区（桦皮厂）、五区（岔路河）均受水灾，仅桦皮厂东盛村受灾面积达四十四点七九公顷。

民国　五年（公元 1916 年）　镇赉县被灾尤重，田苗淹没，哀鸿遍野。

今洮南市境内内涝成灾。受灾七百零八户。其中一区一百二十户，二区三百四十三户，三区二百四十五户。

是年，珲春赈济水灾居民米豆，并借给公款。

是年，和龙县被水冲废永远不勘耕种地二百七十四点六公顷。

六月十六日，东丰县降大雨，河水突涨，北路四乡六马架住户邢福利的父母，被水冲走淹死。

是年，梅河口阴雨连绵，六月二十三日大雨后，近河一带地势高处水深一点三米。八月十一日，海龙镇附近，水深二米至二点五米。由于水灾，人民生活困难，仅在路边、地头，就发现无名尸体三十多具。

是年，扶余县上年积水未消，致误耕种三千六百三十五公顷。

民国　六年（公元 1917 年）　七月二十九日，前郭县江水涨发，将地冲涝大半。

七月，蛟河县连降大雨数日，使嘎呀河、拉法河、蛟河等流域洪水泛滥成灾，全县遭灾面积达四千三百五十公顷，倒塌房屋八百多间，有四百余户无家可归。淹死数十人，冲走畜禽六百多头（只）。

八月六日至十日，东丰县连降大雨，梅河水暴涨，一面山平地水深一点七米，倒房六十多间。水淹福泉德烧锅粮食二十三点七五万千克、酒曲四万块、白酒二千五百千克、豆油一千五百千克，倒房四十间，损失二万元。

八月十一日（六月二十三），松花江决口，泛滥成灾。梨树县：民国六年夏，辽河水溢岁欠。县属东北三面，因辽河水溢田禾被淹，灾区计五万零九百一十五公顷。梨树县水灾在七成以上，为梨树县从未有过的奇灾。

辽源八月十三日夜东辽河水暴涨数尺。

双辽：水灾。

是年，八月，西辽河漫堤决口，双辽县沿河数十里被淹，死亡牲畜八百二十四头，冲倒民房六千七百二十间，受灾户达七千七百八十九户，受灾人数达九万三千五百四十三人。洪水将原来的窄深式能通木船到营口的河道变成了宽浅式河道。年降水量竟达九百八十三点七毫米，为双辽县有气象记录以来降水量最高的一年，超过了平均降水量的一倍。据记载，由石家坟上船可摆渡到谷家坨子，老爷庙旗杆可栓大船，有五千八百五十五公顷农田颗粒未收。

是年，双辽县东辽河大水，京哈铁路大榆树站西铁路桥被冲毁，东辽河两岸一片汪洋，庄稼大部被淹。

是年，八月十八日，西安县（东辽县）发生特大水灾，受灾二千四百二十五户，被淹土地十万二千一百二十亩，房屋一千四百一十七间，溺死者有一百多名，损失财物价值三万七千三百五十元（银元）。

是年，榆树县大水灾。

四平：八月降水特多，农田大面积被淹，灾情严重。

辉南县：民国六年七月，平安川、蛟河、团林子各地水灾，报蠲田赋十分之一。八月九日至十三日，辉南县连续降雨。十四日早八时，三通河、蛤蟆河、蛟河两岸农田被淹，团林子、辉发城等村屯进水。十七日水势稍落，部分房屋倒塌，淹没农田四万七千九百六十三亩。受灾严重者基本颗粒无收。

双辽河水灾，七月三十一日辽源县大雨倾盆彻夜，平地水深三尺，遍地泛滥成泽国，淹民房一百余间，禾稼一无所有。八月十日，东丰大水，沙河出槽，水深七点二八米。辽源市东辽河水涨，南门外所有房屋均被淹没，东南关一带，溺死者有一百多名。

是年，榆树：大水。……此后沿江一带，虽稍有水灾，……。榆树县大水，翌年春夏之交，米价昂贵，民饥。

是年，农安：九区（今农安县三盛玉乡），涝地二万六千六百一十五垧，二区（今农安县伏龙泉乡）水淹十五个屯落，水面南北长十五里，东西宽十余里，受灾面积四千一百五十三垧，二区（今农安县榛柴乡）受灾三百垧，七区（今农安县哈拉海乡）被水淹地三千七百二十五垧，全县被水淹地共达十万八千三百九十五垧。

是年，松花江决口，泛滥成灾。

是年，松花江涨水，桦甸县沿岸受灾。

扶余：民国六年七月二十九日，江水涨发，将地冲涝大半。

是年，开通县（通榆县）春旱夏涝成灾。嗷嗷待哺者十分之七，流离失所者十之有二三”；有的欲寻自尽，有的溺死女儿，卖掉男儿。县公署以地照为押，借给灾民小洋二万元，每百元利息一元二角，六个月为限。

是年，扶余县江河涨水，部分农田受灾。

据天气成因分析，八月上旬在渤海气旋和蒙古气旋交替的活动下，降雨面积较大。

七月二十九日至八月十一日受渤海气旋影响，降雨发生在千山山脉至东辽河一带。

八月八日至八月十三日在蒙古气旋的影响下，也降了大雨。

民国　七年（公元 1918 年）　复核该省长春、农安、德惠、长岭等四县业地被水成灾、轻重不等计……梨树县：七月三日起淫雨连绵，七日大雨如注，东北一带辽河水溢，沿河附近田禾被淹。辽源：水灾。农历六月以来，辽源阴雨连绵，水势浩大，所有禾苗全部被淹。

是年，八月一日，东辽县发生水灾，东辽河河水冲入县城，沿岸禾苗全部浸入水中，水灾严重。

是年，驿马河（饮马河）水溢。驿马河中经长春、德惠两县，沿河两岸均系沃壤……。因连日淫雨该河水势暴发，据该处来人云：于上月二十七日午后涨水至三十日午后水势始停，两岸大水浩瀚几无涯垠，东西宽至二十里以外，南北长约三、四百里，其间田苗概被淹没。

德惠县警察三区界（现达家沟镇）七月七日大雨倾盆，河水外溢，平均水深四至五尺。

是年，伊通入春以来先旱后涝，自六月二十九日起大雨连绵不舍昼夜至七月六日尚未开晴……本城门外紧邻伊河，四月河水涨发，已经没桥梁，各界群众观看，内有电话局雇员刘某，年十九岁，以素识水性，欲试水之深浅，旁观劝之不听，不料入水后，行未数武，突被惊涛卷入中流，及舟子往救，已不知所之至（五日方在河套将尸捞出）。

是年，辉发河流域，有自上江桦甸界五虎屯来者，据言近旬以来上江雨量颇大，由阴历六月十七日起至二十三、四日上淫雨连绵，开晴三日，至二十七、八两日又复大雨，以致各河流水势涨发，如三峡之水倒注松花江，该处居民所种田苗多被淹没，有侯姓者，所种黄烟二十余垧悉被淹没，其居民等处所住房屋多属苟简，一经大雨多有倾倒，现在纷纷迁居他处。

是年，牤牛河流域，省北牤牛河地方本属低洼，夏间淫雨连旬，河水溢出，所有沿江田苗冲毁者不可胜计然，尚有灾轻田苗，可望有秋讵意，昨日大雨如注又溢出，附近田苗尽付东流，几于颗粒无存一般，农民咸有忧色。

是年，安东鸭绿江，于上月二十五日突然江水暴涨，狂风陡起，大沙河子等处有木排三张随波漂去，长口木槽子、二只内载豆饼一千余片，青豆六百余石，亦尽行覆没，所有舟子放木排之木把统计二十余人，均遭灭顶之灾之惨。

是年，海兰河流域，本月十六日晚阴云如墨，大雨倾盆，直至十九日早晨始霁，海兰河溢出，两岸沿河木商堆积之材，漂失过半。

是年，农安县入夏以来阴雨连绵竟达两月之久，以致伊通河两岸及其他各区低洼处所已种禾苗均被淹没，知事复查本年所属各区被灾地亩民户共三千六百三十六家，计五分成灾九千九百六十一点六二垧，六分成灾八千八百九十点一垧，七分成灾地七千二百二十点六二垧，八分成灾地九千四百四十六点四六垧，九分成灾地六千六百二十七点七二垧，十分成灾地六千四百九十二点二六三垧，以上统计被灾地亩四万八千六百三十八点八一三垧。

德惠：德惠地势东低西高，中间有河一道，上建双桥，桥北有龙王庙一座，上日倒塌未修，随将庙中泥像移至庙外，七月五号午前十一时阴云密布暴雨狂风至晚八时方止，水涨漫桥，街道竟成泽国，洼处住户院中水深一、二尺，翌日桥也被水冲倒，龙王泥像亦随水冲出去云。县警察三区界驿马河套岸边左右住户甚多。房屋均不坚固，七月七号大雨倾盆，河水外溢，平地水深四、五尺，四马架住户王、李等四、五家房基最低，见水势滚滚而来急将老幼妇女等送至高处，及回家搬运物件，水已进屋已同泽国，李等六、七人急用梯登房高声呼救后，诊路过小船至前相救，始免葬鱼腹亦云幸矣。

八月一日晚始，梅河口倾盆大雨，河水暴涨，平地水深数尺，田地被淹，较严重的地方为一统河流域的河洼、双顶子、太平川、鸭绿河、新合堡、杏岭、三合、双阳堡等地，水淹土地四万余亩。八月十四日，又大雨倾盆，河水猛溢。

八月七日，通化县大雨如注，江水增涨丈余，各乡江河较狭之处水涨势急。属境被水冲坏田苗六千三百六十五亩，冲毁房屋二十四间，淹死小孩子二名。

八月十四日，海龙县大雨连绵，柳河、伊通河水势同时暴发，沿河田禾计三万五千余公顷尽被淹没，秋收无望。

八月十九日，长白县倾降大雨，鸭绿江水骤涨，十三道沟河水受韩国长津江水影响，河水倒流，房屋被冲走百余间。

是年，夏秋之际，敦化县阴雨连绵，造成严重涝灾。其中十分成灾地九千三百零四垧，九分成灾地四万四千八百二十三垧，七分成灾地二千六百八十六垧，重轻受灾地共达二万一千四百四十四垧。

民国　八年（公元 1919 年）　经春旱，继受今夏阴雨连棉，达百日至秋。农安农事试验场被涝颗粒不收。

榆树县发生大水灾，年降雨七百二十二点八毫米，仅六、七、八三个月降雨量就达五百一十八毫米，占全年降雨量的百分之七十二，翌年春夏之交米价昂贵，民饥。

是年，长岭县水涝淹地二十六万零八百五十六亩。

八月十日，梅河口连降大雨，受灾面积六万余亩。

民国　九年（公元 1920 年）　五月，扶余县淹地二十一点七九万亩。

是年，扶余县水灾，绝收一万四千五百二十四公顷。

七月，辉南县发生水灾，损失甚巨。

是年，辉发河涨水，桦甸县受水灾。

是年，从端午节至秋，东辽河连涨十二次大水，梨树县农田被涝，刘家馆子炭窑屯水宽十余千米，颗粒无收。

民国　十年（公元 1921 年）　辉发河流域：秋大水。海龙：秋大水。

是年，七月二十日，长白县天降暴雨，东西砬缝地方各沟岔水势汹涌，冲毁土地六百余亩，房屋、家具均被冲走，淹死六人。

是年，辽源：本年八月初间连阴雨。

民国　十一年（公元 1922 年）　松花江决口损失巨大。

是年，拉法河流域：拉法站至蛟河站之间……民国十一年夏洪水泛滥。

是年，桦甸突发大水，本邑知事……。劝募捐款派士绅经桦甸放赈灾区之民。

是年，松花江决口，桦甸县红石砬子及沿江各地损失甚大。

是年，德惠县夏间被水成灾勘得县境一二三四五等区共七百四十一户计十分成灾地四千零六十一垧八亩一分，九成成灾地八百六十七垧一亩四分，八成成灾地二百七十垧零八亩，七成成灾地三百一十三垧四亩六分一厘，六分成灾地四百八十八垧三亩九分，五分成灾地七百垧零九分六厘，以上共计被灾地六千七百零一垧六亩九分七厘。民国十一年德惠水灾面积三万七千八百二十二点五垧，无收一万八千三百零八点五垧。

是年，松花江决口，榆树县损失巨大。

是年，长春：先旱后涝。……七月十六、十九、二十一至二十四日等，连日大雨如注，河水陡涨四五尺差查四境平原高壤均已渥沾洼地转虞水涝之农齐望晴……

是年，德惠水灾面积三万七千八百二十二点五垧，其中无收一万八千三百零八点一垧。

民国　十二年（公元 1923 年）　这一年八月的上、中旬在副高偏南气流的引导下，大量暖湿空气沿副高边缘北上与冷空气相遇，在吉林省中部产生了较大降水，先后有两次降水过程：第一次是八月六日至十日，长春站六日最大降雨量为一百零七点九毫米；第二次过程在十一日至十三日，该站十三日又降六十三点四毫米。当时《吉长日报》报道："……八月六日天降大雨，顷刻如注"。"八月六日夜间因大雨倾盆，水势陡涨"。关于八月十一日至十三日降雨强度，多数资料记载是"暴雨连绵"。长春站整个八月份有十八天降雨，月总降水量二百八十七点四毫米，这一年的全年总降水量为九百二十七点五毫米。德惠站八月份内有二十一天有雨，月总降水量为一百七十九点三毫米。

安广县（今大安市）解家窝堡洪水泛滥，粮食歉收，已义仓粮借给灾民度荒，二成加利，春借秋还。

是年，东北，天雨连绵，江水暴涨。

是年，辉发河流域大水灾。

民国十二年秋水灾。五区（今农安县伏龙泉乡）受水灾面积一千二百六十三垧，三区（今农安县高家店乡）受水灾面积三千五百一十二垧，二区（今农安县榛柴岗乡）受水灾面积四千八百四十一垧。

是年，农历六月二十四日一场大雨，双辽县新开河水猛涨，平地水深一米，京哈铁路杨柳河上的桥梁被冲毁，房屋冲倒，水面宽五千米，农田被淹绝收。

六月二十五日，梨树县大雨，七八月份淫雨连绵，河水暴涨决堤，洪水泛滥，冲毁桥梁、房屋，农田被淹。

七月，柳河县发生洪水。该年是柳河县发生洪水最大的一年，相当于百年一遇。

柳河县：大水淹涝西路，一统河流域数万公顷漂溺庐舍无算蠲缓本年额赋。

七月八日下午二时至七月九日，伊通县县城及县内南部地区，大雨倾盆，伊通街面水深数尺，伊通河大桥被洪水冲坏。县城内新修的两座炮台和围墙，被水冲塌。这次洪涝受灾范围南到大杂木、四间房一带，冲毁农田房舍不计其数。

八月四日早九时，磐石县黑石镇沿江一带遭受洪水灾害。八十九户受灾，淹没及坍塌房屋二百一十三间，墙壁受损房屋四百七十七间。黑石烧锅受灾最重，转眼之间院内水深六、七丈，围墙冲倒七十余丈，炮台、房屋冲倒四十余间，粮仓六座，损失杂粮一万两千余石、白酒五千千克、成曲四万余块，零星家具物品漂流无存。

八月六日（六月二十五日），饮马河流域大水。

八月六日《吉长日报》报道："九台区大雨，顷刻如注，沟浍皆盈，横流无际，泛滥于田园，民房冲者，十之二三，田禾被淹者十之八九。""八日下午二时，大雨，伊通河大桥被冲毁。十四日饮马河泛滥，吉长铁路桥梁损坏十一处，沿岸田禾均被淹，铁路两旁余地均塌陷，据长春气象站观测，八月六日降雨量为一百零七点九毫米。"

八月六日，扶余县大雨顷刻如注，民房冲毁十之二三，田禾被淹十之八九。十六日，降雨更大，江水涨三点四米，沿江居民房屋皆被冲倒，两家子、东园子尤甚，人民散移，惊恐万状，警察所栅栏及月江楼均被淹没。

是年，秋，扶余县降两场大雨，江水暴涨，城南月江楼被水淹没。

是年，前郭县八月六日《吉长日报》载："八月六日天降大雨，顷刻如注，沟壑皆盈，横流无纪，泛滥于田园。民房冲毁者十之二三，田禾淹者十之八九。"

是年，八月七日，德惠洪水为灾，因八月六日（农历六月二十四日）天降大雨顷刻如注、沟浍皆盈，横流无记，泛滥于田园，民房冲者十之二三，田禾被淹者十之八九。

是年，怀德县七、八月淫雨连绵，河道桥梁冲坏，河水陡发，田房被冲淹。

八月十二日，永吉县大雨倾盆，江水猛涨。八月十四日，河水出槽，平地水深两米有余。八月十六日雨停。一区（乌拉街）冲毁房屋四十七间，受灾面积二十一点五公顷；五区（岔路河）被淹地达一百九十八点零九公顷。

是年，秋八月十三日（七月初二），辉发河水泛滥，不仅桦甸县城被淹，成为泽国，而且下游临河各地也淹没水中，大十字街（县城内最高点，今一百商店址）水深一点五米，可通大脑袋船，全县损失严重，商、民受灾户数为三千五百三十三户，倒塌房屋为七千三百五十六间，冲毁农田为一千九百四十二公顷，死伤近百人。

八月，蛟河县大雨整整降了四天三夜，平地水深三尺，几十个村屯被水淹，倒塌房屋七百多间，淹没冲毁耕地五千六百余公顷，淹死牲畜一百三十多头。

八月十三日（七月初二），通化县：八月连降七天大雨，平地水深三尺，农作物歉收，山地水土流失严重，收成减少六成，造成严重的灾年。

农历七月初九午后，东丰突降大雨，河水暴涨，三、四、七区，特别是南五乡管境的长兴、良善、卧牛山等村，经派员勘测，受灾减产九成以上的有八千余亩。

是年八月，瞻榆县城（通榆县）连降三天大雨，房屋倒塌二百余间，淹地四百多公顷。

八月间，梅河口发大水，山城镇被水淹，十字街、南大街内行船。二龙山入夏以来阴雨连绵，受灾一百三十户，受灾面积一点三八万亩。九月，六八石等处洪水成灾，庄稼被淹。杏岭、碱水河子、梅河口等处，受灾面积六十五点三万亩，鸭绿河界内共受淹一百零七户，淹没田地十万万亩，太平川界内被淹六十户，淹没田地一点九万亩，其他地方被水淹二百六十七户，淹没田地二点九万亩，冲倒房屋一百二十二间。

九月三日，辉南县阴雨连绵，河水暴涨，由高船口至辉发城方圆三十华里间的西崴子、挡石河、团林子、蛤蟆河、亮子河等地房屋被冲毁，淹没农田五万五千四百七十六亩。

九月二十五日，通化县警察所，呈为防御城市水灾大概情形报祈。"查县境于七月以来阴雨连绵，山水暴发，浑江骤然四溢，城边一带几成泽国，临江人民被水淹死者有之，房屋倒塌、财物顺水漂失者更有之，彼时叫哭连天，惊慌万分，灾是近数年所未有"。

桦甸县：辉发河水溢，县城淹没。民国十二年癸亥，秋七月初二大水，（桦甸）城乡沿江田舍淹没，省以灾烈赈之。

根据调查访问，文献记载，降雨成因分析，该年发生两场水。八月六日主要洪水区在伊通河，东辽河下游的小辽河。在伊通河下游的翁克河和小辽河为近百年来的首位洪水。

饮马河下游洪水也不小，文献有记载如"饮马河大桥几乎平槽"但洪水调查没有调查出来。

本次洪水当年没有实测流量资料，根据大量洪水调查资料分析，翁克河太平池站（农安）八月七日最大洪峰流量约五百三十立方米每秒，沐石河二道沟站八月一日洪峰流量约七百六十立方米每秒，无名河八一水库（郊区）八月十二日洪峰流量约为二百一十五立方米每秒。

《吉长日报》登载：

"查本区洪水成灾，因八月六日天降大雨，顷刻如注，沟浍皆盈，横流无记，泛滥于田园，民房冲者十之二三，田禾被淹者十之八九。八月十九日又涨立水，共涨立水一丈三尺，沿江两岸居民均被冲倒，西家子（扶余）东圈子尤甚，人民纷纷搬移，惊惶万分，警察所栅栏外及月江楼均被水淹没。

又讯：吉长铁路因大雨连绵，沿线道台桥梁均被水冲坏，据雨后调查，桥梁损毁十一处，铁路两旁余地，也均塌陷。"

辽河决口，大连至长春铁路冲坏，桥梁被冲坏，田房被冲淹。

昨日（八日）下午二时天降大雨……伊通河大桥也被冲坏。

吉长铁路（十四日）饮马河泛滥，铁路（之）饮马河桥几乎平槽……至九台站沿江田禾亦均被淹。

吉长埠南大桥之河源于伊通县，故名伊通河，平日水势湍急一望汪洋，早已称为巨浸，兹于（八月）六日夜间，因大雨倾盆，水势陡涨，横溢于桥外六、七里成泽国，即受水劫而出人意外者，略为拉杂记之，以供阅者。当此黑夜之间，雨势如注，其有若何状态，无由知不能探悉，迨至黎明从上飘泛而下，堆于沙滩者共有死尸十四名。南大桥之东有德元粮栈一处，其后院房屋约有十余间，当大雨倾注之时，将房全行冲塌，基址无存，荡为平陆，寄宿其中者二十余人，至今不知下落。初七（八月七日）天已傍午，游人庸集纵观水势，有二十余人立在桥上四下眺望，正在指挥笑谈之时，被水将桥冲开截为两段随波而去，沉浮移时，桥板四散，人尽淹毕，唯有一人漂至车站铁桥边被人救出。南大桥两边向来住房棋布星罗，当此黑夜水势汹涌，直射屋内，其乘夜逃出者不计其数，而被水淹死者亦属有人，现派警调查……冲塌房屋五百余间。八月十五日又报吉长铁路（八月十四日）饮马河泛滥，铁路（之）饮马河桥几乎平槽……。吉长铁路因大雨连绵，沿线道台桥梁均被水冲坏，计雨后调查，桥梁损毁十一处，铁路两旁余地，也均塌陷。

饮马、伊通、乌海、新开等河两岸一带，地势最为低洼，土质薄，历年禾稼之收获全赖雨水之调和。不意本年自八月初旬起，暴雨两旬继以淫绵所有境内各河，水势陡发，泛滥甚广。以致村近洼下田禾淹没殆尽，即高阜禾稼亦多被雨淤莠而不实叠。据人民报告并经督饬各区警察按地实履勘，一面电报在案兹据第一第二第三、第五等四区先后催报到县计被淹地公顷约五万二千四百垧。其中或颗粒无存或秋收歉薄均属灾情甚重。此外尚有第四区一区亦有被灾地公顷，惟因该区幅员辽阔距县鸟远尚未勘复，……德惠县全境灾民计大口三千零六十八名，……小口二千三百五十九名，……

一九二三年八月四至五日变形场形势：副高位于日本海，河套为高压控制，东北区北部也为高压控制，中南部为低压系统，中心在辽河中下游，雨区在此。

一九二三年年八月十三日为转向性台风暴雨，雨区分布辽东半岛及千山山脉。

八月十三日洪水主要发生在辉发河、浑江和头道松花江，辉发河和浑江为一八八八年以来的第二位洪水。头道松花江是近百年来第四位洪水。

一九二三年洪水在第二松花江干流的丰满、吉林、松花江村和扶余均为历史较大的洪水。

一九二三年八月发生两次连续的降水过程，使吉林省的第二松花江流域的伊通河及饮马河等水系发生了一八五六年以来的第三位大洪水。

民国　十三年（公元 1924 年）　六月，洮儿河泛滥。洮南、洮安、安广县沿河村落，田地被淹，粮食绝收。洮安县（今白城市洮北区）境内洮儿河水泛滥，沿河村落奚泽国，田地被淹，粮食绝收，灾民饥馑，背井离乡。

大赉县（今大安市）洪水泛滥，淹地五点二万亩。

民国　十四年（公元 1925 年）　辽河决口。

是年，奉榆线水灾，自白旗堡西至柳河地方，十四日平地水涨，深达三尺，高粱等农作物全部被淹。

六月，洮安县（今白城市洮北区）境内洮儿河水泛滥，涨水八尺，耕地被淹，受涝六千七百三十公顷。

洮南：夏，洮儿河、蛟流河泛滥。第三、五、六区（今洮南市境内）的三十三个屯受灾，淹没耕地三千三百四十五公顷，二千多户受灾。

是年，扶余县夏秋涨水，距离松花江、第二松花江较近耕地皆被淹。

是年，六月五日，长白县的梨树沟和十八道沟一带降暴雨加冰雹，持续两小时，山洪暴发，二十二户受灾，冲毁土地六点四公顷。同年八月十一日境内大雨倾盆，直至十二日晚，沿江河一带的房屋、土地被水冲毁。

是年，七月双辽县连降大雨，东辽河水出槽，平地水深三至五尺，淹地千余公顷。

民国　十五年（公元 1926 年）　辽源白庙子江口被水成灾，平地水深二、三尺，田禾被淹没计二万七千二百六十二亩，收成在七成以上。

是年，鸭绿江流域：民国十五年七月淫雨连绵江水暴涨，兴华街路南房屋尽塌，市区一校水深三尺，蛮子街尽成泽国，艚船在街中通行，也至大之水灾也。

民国十六年（公元 1927 年） 海龙：秋阴雨月余。

民国十七年（公元 1928 年） 八月六至七日，受北上变性台风影响，延边州降暴雨，开山屯是从一八九零年以来的第四水位。另外，七、八、九三个月降雨均较多，夏秋之间境内河流先后泛滥五至六次，本地庄稼被水淹没，高地浸水，不少农田颗粒无收。全州受灾面积达二万四千三百多垧。珲春县内受灾程度为数十年所未有，灾民遍地，卖儿卖女者有之。和龙县冲坏耕地二千零四十六垧。龙井县成灾地一万一千九百四十多垧，被水冲刷不能耕种的有三千六百八十多垧。汪清受灾面积一千八百八十多垧。

是年，八月六至七日，受台风影响，安图县内降雨量达一百六十毫米，发生洪涝灾害。

七月至九月，珲春县降雨较多，七月二十二日珲春降水量为一百三十二点一毫米，珲春河水泛滥六次，六月二十二日至七月末，敬信圈河涨九次洪水，大部分农田颗粒未收。

八月七日梨树县：七月二十五日，雷声隆隆，大雨暴注。

临江县：民国十七年六月阴雨不止……江水横流，蛮子街又遭淹没，兴华街也水深三尺，沿江各乡农田多被水冲淹。

七月，洮安县（今白城市洮北区）境内洮儿河水泛滥，涨水八尺，沿河村屯被淹。水势甚大，上自县境三十户，下流至吉林新城，皆可行船。

洮南：洮儿河、蛟流河泛滥，洪水进入县城（今洮南市），第三、五、六区（今洮南市境内）淹耕地二万八千公顷。

八月六日至七日为北上变性台风暴雨，分布在图们江、鸭绿江上游一带。

七月二十一日至二十二日高压入海，造成图门江一带暴雨，珲春站七月二十二日实测降雨量为一百三十二点一毫米。

是年图、鸭两江洪水频繁，但根据调查资料，文献记载，降雨成因分析对照，造成两江最大洪水，应为八月六日至七日降雨所致。在鸭绿江一九二八年洪水为一九一四年以来的第二位洪水。在图门江一般排位较低，如开山屯站是自一八九零年以来的第四位，到下游圈河站就更低了。

民国　十八年（公元 1929 年） 是年，桦甸：夏六月十五，辉发河泛，征民堙之，灾未巨。

是年，六月十五，辉发河泛溢，征调民工筑堤围堵，桦甸县城内没进水。

初秋，永吉县阴雨连绵，江水暴涨，一区（乌拉街）、三区（桦皮厂）、五区（岔路河）、八区（旺起）、九区（阿什哈达）、十区（江密峰）受灾面积六百六十五点九五公顷。

是年，辽源县被水淹没。东丰县阴雨连绵数日，七月二十六日，东丰县降暴雨，河水暴涨，淹秀水河、梅河、沙河、绕盈河两岸农田四百八十七公顷，倒房六百七十二栋，损失物资折价八十六点九万元。

是年，德惠县境大水，沿河居民乏食，将仓存尽数货出，自此谷价渐增。延吉大饥，拨谷（约四千二百石）以资赈济。

是年，榆树县县境大水。七月二十六日，各河泛滥，水涨一丈一尺，松花江流域洪水。夏，松花江一带大水，上起老河深，下至五棵树，约五十余里，淹没耕地四五万公顷，沿江一带农田颗粒无收。灾后榆树县商、农自治协进会、慈善会行文省府，以示救灾。

七月下旬，梅河口连日下雨，河水大涨，受灾面积十一点二万亩，因灾损失现洋四十四点九七万元。九月，大柳河水猛涨，田地、房屋淹没甚多。

八月，洮儿河水决堤泛溢，流入开通县（通榆县）四区仁厚村前，经平安川屯、东西敖包营子、坐坦昭、张牧师窝堡、东大段后，出县流入安广县境，淹地八百零七公顷，淹没草原近万公顷。

八月二十一日至九月七日，安广县（今大安市）连降半个月大雨，江河水暴涨，平地水深处数尺，田禾被淹。安广县（今大安市）受灾十点六万亩，大赉县（今大安市）淹地三十三点九万亩，房屋倒塌一百六十三间。

是年夏，磐石县又发生一次洪水，黑石都力河、大岭子等八个屯共淹地三万亩，冲毁房屋六十余家。

是年，扶余县夏秋涨水，较一九二五年之水稍小，但近江耕地多被淹。

民国　十九年（公元 1930 年）　七月份，扶余县淹地十六万七千四百三十一亩，作物减产五成。

八月下旬，大赉县（今大安）淫雨连绵，势如倾盆，城内低处水深数尺，房屋倒塌三百五十六间，田禾被淹没一十九万亩。安广县（今大安市）淹地二十一点六万亩，一千六百二十六户农民无家可归。

是年，八月三日夜十一点钟，乾安县忽降大雨如注，至四日午后六时方止。继于八月十一日至十四日、二十二日至二十六日，大雨滂沱，连日不霁。民房倒塌，淹地三万五千八百七十五亩。

八月中旬，连降两天大雨后淫雨连绵，开通县（通榆县）低洼地多被水淹，甚至平地受灾。全县受灾面积一点零九万公顷。受灾农户一千二百六十六户。九月六日，霍林河水涨水，顺双龙河、四井子、柳树营子等屯，淹至文牛格尺、荒根、高海营子屯，低洼处房屋、农田均被水淹。

是年，长岭县水灾。“夏末秋初，淫雨连绵四十余日，……遍地遂成泽国，不但谷蔬尽被淹没，而且房垣亦多坍颓”，“县境被灾地亩约十二万余垧，灾民三万八千余人”。“县城西、北两方，第六、七、八等区……汪洋一片，深者三四尺，浅者一二尺不等。短秆禾苗尽没水底，长秆禾稼不能成穗，只有苞米半青半黄半实半秕”，“年景收成一分不足”，“屋多坍塌，尽成荒村”；“县城东、南两方，第一、二、四、五等区”，“十之七低田水泡禾苗悉被淹死，高地浆饱庄稼亦尽萎黄，谷子有虚秕之粒，高粱无满实之籽，元豆秕而角稀，苞米青而食尽，年景收成一分有余”；“县城东南方面第三区东洼中高西接洼甸，谷苗枯死，无颗粒之收获，……高粱有三分之粮粒，元豆，苞米约有四成籽实，平均计算不对二分年景，……全具计算一分有余二分不足”。在这次水涝中，二区的于家洼子、洼子烈、林家洼子、王成子、四合屯等五处村庄房屋全被冲毁，连家具都没抢救出来，二百三十多户灾民无家可归。

是年，梨树县淫雨为灾，辽河水溢，七、八区被灾至重，全县被涝，北部田地在九十万亩以上。

是年，临江七月大雨连绵数日，鸭绿江水高丈余，兴华街以南尽成泽国，蛮子街房无一间存者，亦至大之水灾也。

是年，双辽秋水灾奇重，全县只有一分年景，民困已极，无衣无食触目皆是。

是年，双辽县新开河大水，平地水深一米，农田被淹，粮食绝收。

是年，长春县入秋后不时大雨、湾沱洼下之地水深数尺，稼禾淹没秋收减成，受灾最烈者以三区獾子台戴家杂货铺两村淹没禾地二千余垧，八区东北方洼中高一带东西约三十里、南北约二十五里内计已垦熟二万余垧悉被冲淹，时至现在尚属一片汪洋。全区总计熟地五万余垧被雨水灾者已居五分之三，诚为近年所未有……

是年，长春县第四区长发乡……七月十六日起直至八月底止，淫雨连绵四十余日复遭河水泛涨……

是年，长春县警察第四区第一分所报告：……自八月一日淫雨连绵二十余天，平地水深二三尺不等已成泽国，又兼下游沟河涨溢水停迟泄……

是年，农安：七月二十日至八月二十六日，全县阴雨连绵，江水成灾。九区（今农安县巴吉垒乡）洼中高涝灾很严重，积水深处六至七尺，最深处达丈余，浅处二至三尺，禾苗被水淹没，房屋倒塌，秋收无望。江水面积南北五十余里，东西二十余里，一片汪洋。淹没土地十三万二千七百一十四垧。全县受水灾农田九千八百九十九垧。

德惠：赈二、三、四区（松花江、饮马河沿岸等）水灾，用谷一千二百八十点七石。

七月，拉林河、卡岔河泛滥成灾。榆树县七十五万亩庄稼绝收。

民国　二十年（公元 1931 年）　长岭县水灾，赈水灾用永洋三千二百元一百八十吊。

七月，洮安县（今白城市洮北区）境内洮儿河淫雨连绵，开垦的土地被淹没，平地积水尺许。

七月，大赉县（今大安市）洪水暴涨，淹地二十点八六万亩，受灾六百三十六户。

是年，夏，伊通县阴雨连绵，各河流均泛滥四溢，平地水深曾达三尺，有些村屯被洪水包围，变成孤岛，到处白茫茫一片。县南部一带受灾尤重。

八月九日午后二时，通化县黑云密布，狂风骤起，雷声霹雳，冰雹交加……大雨如注，约一小时之久，山河之水暴涨，山下之房屋、坡上之田地、沿河之禾稼无不被洪水所毁坏。同心、太平、大安等十余村受灾严重，冲毁田地两万零六百七十七亩，受灾一千八百零三户，冲倒房屋十三间，淹死四人，淹死猪七头。

民国　二十一年（公元 1932 年）　七月二十六日，北满一带连雨，各河发生了未曾有过的泛滥，农民被害甚重，受害范围极广，灾民达六十万人以上。

是年，各河泛滥，水涨一丈一尺，淹地三万二千垧。六、七月北满一带，吉林榆树、德惠、农安、双阳水灾罹难农民六十万。饮马河流域大水灾。松花江水域洪水。

七月二十一日至二十六日，松花江干流等处暴雨成灾，石头河（今谢家店水库）洪峰流量达二百二十立方米/秒，天德河洪峰流量达三百六十八立方米/秒，半截河达一百四十六立方米/秒。

六月以来，白城市洮北区连日大雨，洮儿河水溢，六月降雨一百三十九点九毫米，七月降雨三百五十六点七毫米。被淹耕地三万公顷，灾民二万人，倒塌房屋三千六百五十四间，交通断绝，居民以采菜、捕鱼充饥，政府发救济金六千五百元。六至七月，镇东县（镇赉县）淫雨连绵，江河水溢成灾，淹农田十五万亩。七月，中东铁路南段部分自八月一日起，南部沿线各河水猛涨，八月三日拉林河、蔡家沟和陶赖昭附近水涨四至五米，拉林—蔡家沟间铁路有五处被冲毁。七月，嫩江大水，水涨至大赉城东门外，火轮到此停泊，老坎子水面宽九千七百八十四米，最高水位一百三十点八米，最大流量一万四千六百立方米/秒，沿江灾民六十万人。

七月下旬，洮儿河水涨三点七米，流量二千二百五十立方米/秒，今洮南市境内受灾耕地三万两千八百公顷，二千五百户，二万三千八百六十人受灾，倒塌房屋三千六百五十四间。

是年，延吉六月十八日因大雨淋漓，山水暴涨，田禾均被水淹没，约有百余垧。

是年，七月十二日，吉林阴雨连绵以十余日，为近年来所罕见，松花江水陡涨应水五尺。近日以来连续大雨，各处为灾，松花江来往被阻，交通不便，田禾大豆被水淹，秋收减成。

是年，近一月以来，吉林无一日不降雨，因之松花江及吉长铁路路线各河流均涨水，松花江又加涨二尺余，田禾浸没水中，已半月有余，秋收大受影响。松花江下游泛滥成灾，沿江死者三万余人。

是年七月，永吉县连日大雨，松花江上游涨水，冲毁房屋，冲走木材。吉林东大滩洼地完全淹没，九站、乌拉街一带一片汪洋。

是年，七月，蛟河县降了一场罕见的暴雨，几大河洪水泛滥，水涨一丈一尺，淹没农田六千余公顷，难民约一万人。

是年，磐石县自七月以来即大雨连绵，河水无处收容，溢出两岸，乡民有弃地不种者，秋收无望。

是年，六月上旬老少沟（德惠县境内）附近的第二松花江水位达到一六五点八零米；……全流域年降雨量……第二松花江流域为六百二十七点三毫米，其中七月降雨占百分之五十二。……如以多年平均降雨量为一百，则一九三二年第二松花江全流域的降雨量百分之一百二十八，……七月三十一日前全流域降雨量为标准量的百分之一百五十三。

是年，扶余县夏季大雨，三江河水猛涨，蔡家沟附近铁路被冲毁五处。

七月二十六日，榆树县县境大水，绝收面积一百五十万亩。《榆树县乡土志》记载：民国以来，一九三二年水灾之重，为近百年所罕见。

《中国天灾问题》记述，民国二十一年，吉林、黑龙江……各省有水灾。

是年六、七月间，北满一带曾有近年罕见之大雨，以致北满之大小河川均经出水，其平原一变而为无涯之汪洋。稀有之水患于已酿成，被淹区达数千方里，田园、都市、铁路，其被害之惨诚有难之者。

是年，六月以来，北满一带几乎连续降雨，流入松花江的大小河流全部涨水，终于引起此次水灾，其实际状况，一观下列降雨量，即一目了然。新京关东厅观测所调查新京

（长春市）降雨量：大同元年六月份一百六十七点九毫米（上年六月份一百零七点七毫米），七月份二百四十一点七毫米（上年七月份六十五点九毫米）。吉林省公署调查吉林降雨量大同元年七月份五百点七毫米……另七月份雨降日达二十七天之多。拉林河七月五日左右，水位为一百四十九点三米左右，至七月末达一百五十点八米，继续猛涨至八月四日达一百五十五点六米，较过去最高水位（一九一零年八月）一百五十四点四七米超出一点一三米。蔡家沟附近泛滥河宽达八千米。……根据吉林省公署调查省内受灾状况如下：沿岸主要城市浸水房屋数：……农安一百户……

八月九日、十日，开通县（通榆县）四区老沿沟村与四海窝堡村昼夜大雨，平川地均被水淹，水深近一米。两村共淹地一千三百一十八公顷。

八月十七日，松花江涨大水，江上火轮开到前郭县粮窝屯边。

是年，农安水灾严重，松花江洪水泛滥，饮马河大水灾，淹没尚江河两岸大片农田，造成严重损失。

《北满河流洪水状况视察报告书》记载：是年，拉林河桥梁（中长铁路上的桥）八月四日最高水位一百五十五点六米，洪水期从八月三日九时到八月三十日十二时共二十七天，列车不能通行。

一九三二年七月二十一日至二十六日，渤海气旋与东北气旋合并暴雨，东北气旋是由蒙古南部来的气旋至东北区后加深发展，二十五日又配合渤海气旋北上。嫩江中游到松花江干流，大兴安岭东侧以及辽河南部。

根据洪水调查和重要文献，洪水主要发生在嫩江中下游、第二松花江下游、拉林河中下游区。嫩江和第二松花江下游区，根据铁路桥观测是在七月二十八、二十九日出现最高洪水位的，而拉林河于八月四日出现最高洪水位。

民国　二十二年（公元 1933 年）　辽宁、吉林、黑龙江及热河亦以洪水肆虐，损失不贷。七月初至八月上旬松花江流域连续降雨，出现历史未曾有过的洪水，淹没土地、铁路、村庄，数十万灾民无家可归。

是年，东北全境，松花江流域洪水。

是年，双阳：八月十六日以下，由于连日降雨，双阳河水泛滥，二十日晨拂晓，县内南及北部低洼地带浸水，经调查结果房屋进水者四十余户，……冲毁桥梁一处。

是年，农安：伊通河至松花江五六十里间，积水面积宽三四里，深三四尺，浸水耕地约一万余垧。

是年，洮儿河、辽河流域：八月中旬以来，洮辽地区一带降下近年罕见之大雨，因之洮儿河、辽河泛滥成灾。洮辽地区水灾。八月中旬洮南方面豪雨连绵，以致洮交两河泛滥，同月下旬洮南、洮安、镇东、突泉、安广（大安）等五县，浸水（耕地）十四万一千垧，牲畜之被害及农作物之损失甚重，兹将被害状况略记。洮安县被害人口十二万一千五百人，倒坏房屋二千二百七十间，浸水耕地四万五千零三十垧，农作物被害类十五万五千三百一十二，占百分之五十二，流失家畜一百一十一匹。洮南县被害人口三万零五百人，死亡四人，倒坏房屋四千间，浸水耕地四万七千一百垧，农作物被害类十五万三千八百七十五，占百分之五十一，流失家畜五百零四匹。镇东县被害人口一万零四百人，倒坏房屋一千一百三十间，浸水耕地一万零七百垧，农作物被害类二千八百五十二（种），占百分之二十。突泉县被害人口一万五千七百七十人，倒坏房屋三千一百四十七间，浸水耕地一万二千二百八十垧，农作物被害类三万六千八百四十，被害率未祥。安广（大安）县被害人口一万五千人，死亡三十三人，倒坏房屋二千四百四十九间，浸水耕地二万六千二百一十垧，农作物被害类五万二千八百二十三，占百分之十八。合计：被害人口九万四千零七十人，死亡四十二人，倒塌房屋一万二千九百九十六间，农作物被害额四十万一千七百一十一，流失家畜一千一百六十三匹。八月下旬，洮儿河、蛟流河泛滥，水涨四点三米，今洮南市境内的耕地被淹没六万零二百公顷，受灾四万八千一百三十五人，冲倒房屋四千五百八十间。

是年，辉发河流域：吉林省公署大同二年度水灾。覆旧事业补助费叁千元。

是年，蛟河：吉长铁路因雨停车，因降暴雨，二十三日午前三时吉长、吉敦铁路自二百二十七千米至二百三十九千米段受杨木河、蛟河水害。

吉林省公署大同二年度水灾。盘石县覆旧事业补助费叁千元。

八月下旬，洮安县（今白城市洮北区）境内洮儿河涨水一丈三尺，淹没耕地。政府救济受灾居民。

是年，夏，开通县（通榆县）连降大雨，有二百七十八户房屋倒塌，淹地二千三百三十三公顷，二十四个村屯，一千九百口人受灾。

安广（今大安）救济金：洮南九千二百五十元，洮安九千九百八十三元，镇东五千零九十元，突泉四千八百二十元，安广七千七百六十元，国币总额三万七千元。……不幸降大雨。横贯本县的洮儿河泛滥，田禾一半被淹。八月中旬至下旬安广人畜被害甚大。

民国　二十三年（公元 1934 年）　七月八日，吉林诸川泛滥，辽源、抚余、舒兰、榆树、东丰、长春、双阳、德惠、农安、伊通淹地计五千八百九十平方千米，失损一亿二千多万元，占耕地面积的十分之八，被灾人口甚多，松花江洪水甚大。

此次大水，被害县份三十有二、死者有四十二人，其他损害为数，颇非浅鲜。

东丰水灾，淹地二万亩，被灾人口甚多。灾民总数四千三百一十九人，外逃四千三百一十一人，死亡四人，受灾房屋一千五百三十六间，倒塌六百四十三间，淹没耕地三十一万一千八百一十七亩，受灾牲畜二千二百四十七头。损失折合金额二万三千五百六十一元。

吉林水患堪虑，民生昏垫。阴雨历久不止，灾情尤非寻常，在交通及建筑上，被其灾害者比比皆是，近日因雨量之增加，河伯亦相继肆虐，灾象已成。吉垣及附近地方，自七月六日下午以止九日，兼昼连夜，阴雨不止，有时微细，有时倾注，以致路途泥泞。洼下地带，积水甚深，年久失修之房舍，多已渗漏。田禾苦涝，年景可忧。

吉林六周连日大雨，拉林河水量激增，水深至三丈，农村受灾甚大。吉林近日雨水之灾为数年来所罕见，江河水日在增涨中，吉长线饮马河因雨水大涨，七月九日铁路枕木被冲毁约三米多，吉长列车因饮马河水大涨浸没铁轨，阻于饮马河。

鸭绿江沿岸自七月七日以来，大雨不止，沿岸江水大涨，人民被害甚大。长白县损失木材约值二万余元。双山县各地因被水浸害，损失达十五万元。安东县因鸭绿江之增水全境洪溢堪虑。

吉长线饮马河水势极大，该地区农民称，为六十年来所未有，原因为雨水连绵所致。

水深处四五尺，最深者丈深，田禾完全浸没。

农安县境内暴雨成灾，伊通河、松花江涨水，沿岸三四里洼地水深三四尺，浸水耕地万余垧。

五月，乾安县大雨连绵，积水成灾，淹地四千六百七十一亩。

六、七月，榆树县全县水灾，粮食减产百分之六十。七月七日，北满南部拉林河堤防决口，长四百米，致使铁路中断十余天。

七月中旬，东辽河水溢出，双辽县五区的小店屯（距县城南十二点五千米）附近堤防溃决，新立屯附近一带浸水三天，颇属危险，农作物被害甚大。

是年，夏，双辽县阴雨为患，灾情奇重，民粮缺乏。

七月中旬，洮儿河、蛟流河水涨四点七米，洮南县受灾三万六千八百人，冲倒房屋一万六千三百五十五间。

七月，因连降大雨，蛟河县主要河流两岸淹没农田三千五百公顷。

九台县地区七月阴雨连绵，雨水过量，水灾奇重，全境受灾居民无米为炊者二千五百八十三户，一万八千二百八十一人。

磐石二、三月以来连日阴雨，河水大涨，烟筒山附近之驷马河、呼兰河、辉发河、富太河等，水均大涨，河旁之地，尽被冲淹。磐石县境内大豆及麦被水损害，全部预想约达三分之二。

桦甸山洪骤下，江水暴发，一家七人连家带人被一并冲走，松花江两岸淹死多人。

洮儿河入伏以来水势屡涨，已于七月十一日决口出岸，沿河洼地尽成泽国，灾民实不聊生。洮南洮儿河之水深度已达一丈二尺余，已经超过往年之最高水位。平齐线铁路因豪雨烈风，洗其铁路，枕木均浮漂水面，七月中旬，洮儿河、蛟流河水涨四点七米，今洮南市境内的三万六千八百人受灾，冲倒房屋一万六千三百五十五间。七月二十日陷于不通梗阻，洮南至齐齐哈尔铁路因江水甚大将桥冲坏，洮齐之间火车不能通行。

连日降雨，拉林河泛滥，北满降雨连续数日，北满南部拉林河泛滥，全部陷入危险状态。北满呼救，西部富拉尔基同样洪水出槽。

由于连续降雨，十号傍晚伊通河河水猛涨，夜间十一时涨至三点九三公尺，无堤各地均被浸入，被浸四百余户，损失逾十万余元。十一号晨水位退至三点六公尺。由于连日降雨五常县、拉林河水位骤涨。水深数丈，两岸五、六里遭受水灾，与大同元年的洪水相差无几。

东北连日降雨，各线铁路受灾状况：十一日午前三时，从哈尔滨发往长春的列车途中，蔡家沟—拉林河间二处冲毁而停运。铁道在饮马河附近，左岸四千米，右岸六千米区间，基本是平地，这个区间堤高仅五十至六十厘米，因此危险程度是可以想象的，这是一次目睹事实。……遭如此洪水时，饮马河水在大桥下能通过，小桥受阻。然而，游侧村民是苦的，……

拉林河溢，居民皆避难，京哈交通断绝，因连日大雨，拉林河水涨，晨六时二十五分，南部线蔡家沟，向新京行之第三列车，亦在当地终止开车，铁路各处皆被水浸，现在涨水中，附近居民皆被水浸，居民皆在车站避难。吉海线双河镇站附近，亦因河水暴涨铁路线枕木冲坏四处列车不通。双河镇附近木桥被破坏，电柱倾倒，通信不能。磐石小城子荞麦楞附近之水害地，开始运行装甲车修理。双河镇取柴河间之桥梁流失，附近水深有两米，不通处达十余处，两地间电线折断甚多，以致烟筒山以南状况不明。小城子荞麦楞间老爷岭山洞一部被破坏，铁路被砂土埋覆，列车通行不可能。吉敦线黄松甸子至威虎岭间七月十日因山水暴发，铁路路基松动，装甲列车行至此处颠覆。

是年，嫩江七月以来多雨，致使所有江河涨水，较上月初最高水位又涨一米又半。嫩江之水节节续涨之下，被铁之大铁桥，实行救护。

是年，辽河堤溃，大水横决，田舍淹没，尽成泽国，收成无望，生命沉溺，损失不知凡几。

是年，长春（新京）七月以来连日大雨，二道河子竟成泽国。河水暴涨，房屋多被淹倒塌。南关外平地水深七八尺，交通断绝，住户焦急万分。范家屯自入夏以来阴雨连绵，晴时寡者，见洼地积水数尺，禾苗被淹，高地幸未被淹，尽起黑虫，农民叫苦，恐秋收难望。

是年，德惠县城及张家湾之间交通断绝，电话不通，积极复旧，工作不日可竣。饮马河增水四米，人畜无害。因河川沿岸泛滥，而县内第一、三、四、五、六区一带之农作物被害甚巨。人畜死伤无。损害预约六十六万一千三百三十元，并鲜人经营之水田八十垧全域收获无望。

是年，七月以来，大雨连续已经半月有余，松花江水续涨，停泊水中之舟异常恐慌。小河沟多已出壑，洼地积水尺许，田禾多为泽国，年成收获可虞。山水下降增加，将成巨灾。

是年，集安入夏后大雨连绵，阴雨为灾，鸭绿江水泛滥，异常猛涨，溢出岸外，约比平时涨丈余。集安四、五两月，大雨昼夜长降，田禾受摧残，农户忧色恐年景抽分。

是年，通化水入城，七百家被淹，冲倒房屋百余家，居民之损失，老幼之奔逃，目睹惨极。据闻死几十人。

是年，海龙：大水为灾，县境所有之河川无不泛滥。傍河之地被水淹没八万余公顷。田园弃而未耕者约在十万余公顷。灾害实剧，秋获殊歉而缺乏食粮之户约占全县总户口三分之一。第四区双凤山、二道岗、腰驻所；第七区三大荒沟、姜家街、磨盘山等村也被淹，秋后绝收。

是年，因连日阴雨肆虐，历久不止，加以山洪暴发，河水陡涨，延吉达汪清县之汽车路被水冲坏多处，汽车已不能通行。

是年，敦化县水淹面积达一万二千垧，内涝八千余垧。

是年，七月十三日，新京各地洪水肆虐，南关安乐街最甚，灾情严重，东安屯附近伊通河洪水。新京二道河子一带水势增涨无已，全被淹没，浸于水中住房计九百一十六户，倒塌者一百二十二户，受灾达五千人，田地被淹约二百五十余垧，全部损失达六十余万元。

是年，长岭县发生涝灾，水淹耕地二十七万六千公顷。

七月中旬，洮蛟两河泛滥。洮南、洮安县由于提前修复堤防，受灾程度减轻，安广县水浸农田三分之一。洮安县（今白城市洮北区）境内洮儿河涨水一丈四尺，是历史稀有的洪水，政府拨救济金抚恤灾民。

七月八日至十二日，通榆县连降大雨，霍林河水猛涨，洪水威胁平齐铁路开通至胡家店一线。为保证火车顺利通行，四百名民工坚守维护铁路线一个多月。

是年，秋七月十四日至二十八日，桦甸县降雨二百零八点七毫米。辉发河涨大水，沿河两岸耕地被淹，东崴子低洼地全部进水。

七月，扶余县连日大雨，拉林河水涨。七月十一日，蔡家沟至新京（长春）铁路各处皆被水浸而中断，居民均在车站避难，扶余县松花江沿岸淹地三十万亩。

是年，扶余县江河涨水，沿江耕地被淹近二万公顷。

是年，九月，伊通县东部连降两昼夜大雨，平地水深一尺有余，沿伊丹河两岸房屋多被冲倒泡塌。

一九三四年七月七日至九日，华北气旋暴雨从松干到大兴安岭、辽河中游。

五常七月七日降雨量为一百零六毫米，七月六至八日降雨量为二百一十四毫米。四马架七月六至八日降雨量为一百零五点一毫米。七月五至七日榆树降雨量为九十九点二毫米。

根据文献和调查资料及降雨资料，该场洪水发生范围较大，但一般量级不高。本次洪水绘制了范围图。洪水主要发生在饮马河下游和拉林河下游。相当五十年左右一遇的洪水。

是年，松花江水经过二十余日之大雨连绵，所涨之水已臻一丈有余，超越土堤，浸入田地。洪水袭来之时，不但人畜死伤很多，房屋倒塌，农作物被淹，而且历经几日水不退，因此使秋季收获剧减，冬季粮食困难，农户陷于极度贫困之中。每次大洪水之后对农业经济，不仅第二年，第三年亦有影响，恢复起来也很困难。

是年，在老少沟（德惠县）附近的第二松花江洪水位为一百六十六点二米，……第二松花江降雨量，上旬流域平均降雨量为标准量（即多年平均降雨量）的百分之二百零六，中旬为百分之一百三十四，下旬为百分之二百零七。……一九三四年夏也是降雨甚多之夏，……

是年，农安：八月，因降雨过多，江河受灾田地二万五千垧，灾民一千五百户。

民国　二十四年（公元 1935 年）　永吉、伊通、德惠、长春、扶余、农安、九台、前郭、榆树、舒兰、四平受水灾面积达二千七百九十五平方千米，损失一亿元（伪满洲国币）。

是年，梨树县春季多雨芽涝。四月十八日大雨，东辽河和招苏太河洪水泛滥。招苏太河十家堡段，平地水深二至三尺，冲毁铁路两处，农田被淹。

是年，松花江洪水，吉林松花江也在涨水，由于近日暴雨，水位又在上涨，七月三十日前水位为四点四米，较平日水位二点零米增加二点四米，吉林市郊德源石拱桥被冲毁七十米，拉宾线水曲柳站、四家屋站一部路基被冲毁，因此，五常一新站列车停运。

是年，松花江发生洪水。……长春、扶余、农安、郭前旗、榆树……受水灾面积二千七百九十五平方千米，损失约一亿元。

是年七月，德惠县水灾奇重，民不聊生。

是年，七月，松花江洪水：永吉、伊通、德惠、长春、扶余、农安、九台、前郭（郭尔罗斯）、榆树、舒兰、四平受水灾面积达二千七百九十五平方千米，损失约一亿元。

是年，松花江洪水，农安受水灾。

丹东：七月十三日鸭绿江发生洪水，安东（丹东）汉人街成泥海。

通化：八月连续降雨十二天，大雨成灾，全县受灾面积达一万五千余亩，占播种耕地面积的百分之三十一点三。

七月十二日，辉南县开始涨水，淹没农田八万一千三百一十八亩，受灾户一千一百一十五家，倒塌房屋四十五间，死亡二人。

八月十日，永吉水灾。永吉县城（今吉林市）水深十八点三尺。五区（岔路河）受灾面积五百六十五点三公顷。吉长公路大绥河木桥、一拉溪木桥被冲毁。大绥河至一拉溪区间倒坏电杆二十根，冲倒房屋九十间，损失三十一点四万元。七区（官马山）倒坏房屋一百七十一间，半毁房屋一百九十间，溺死者二十一人，损失约三万元。温德石桥被冲垮四十五米。

是年，磐石：因水灾获救济金贰百元。因去岁被灾，地方穷民持赐内帑金购买谷粮五百四十四石。

是年，洮南：洮南县位于洮交两河，两河水泛滥，沿河之地尽成泽国，以致三年来未能收获。

是年，梅河口因受水灾，全境无收面积二点六七万亩。

民国二十五年（公元1936年） 今洮南市水灾，淹地七千四百九十三点三三公顷。

榆树、舒兰：受水灾面积达三千五百四十七平方千米，损失一亿二千万元（伪满洲国币）。

是年，水灾。年景歉收，人民无食者甚众。

是年，榆树县夏秋连降大雨，江河水猛涨，福安乡肖乡屯，太安乡复州屯重灾。

是年，榆树：又大水，以连年灾歉，人民宿存告罄……榆树县水灾，降雨量六百六十点一毫米，夏秋，连降大雨，河水猛涨，尚乡屯、复川屯重灾，全县一百八十万亩庄稼歉收。

是年，德惠：五、六月间江河泛滥，禾苗无存，灾害奇重，啼饥呼饿，哀鸿遍野，而凄凉之景，不甚言状。

是年，辽源县：辽源县位于辽河、巨流河中间，连年夏季雨水连绵之际，该两河水泛滥。漫没耕地，冲毁禾稼……本年入夏以来，淫雨连绵，平地水深四五尺，禾稼谷被淹没。四邻变成泽国，农民之秋复告无望。

是年，饮马河洪水，长哈线长春—德惠段之布海临时桥梁，目前已被水冲坏，自长北开客车十五、十六两日停驶。

四平：夏秋内涝。七月二十一日四平降暴雨一百一十五点五毫米。

是年，洮儿河泛滥，洮安县淹地二十七点四五万亩，其中耕地十一点一万亩。

是年，松花江、饮马河、德惠五、六月间江河泛滥，禾苗无存，灾害奇重，啼饥呼饿，哀鸿遍野，而凄凉之景，不堪言状。

是年，双辽县东辽河大水，新开河水出槽，水面宽三点五千米，平地水深一米，大水冲走石头磙子、酱缸等，农田绝收。

五至六月间，松花江泛滥。前郭县禾苗无存，灾害奇重，啼饥号寒，哀鸿遍野，凄凉之景，不堪言状。

六月，扶余县江河泛滥，“禾草无存，灾害甚重，啼饥呼饿，哀鸿遍野，其凄凉之景不堪言状”。

是年，夏，扶余县江河泛滥，农田受灾严重（详无统计）。

六至九月，梨树县连降暴雨，仅七、八两月降水七百九十二毫米，东辽河、新开河河水泛滥，榆树台至新河口段三十五千米地带一片汪洋，农田被涝。

八月，桦甸县城段辉发河出现大洪峰。

民国　二十六年（公元 1937 年）　东丰、伊通、舒兰、九台、农安、榆树、德惠、前郭受水灾，面积一百六十八平方千米，损失约百万元。

七月下旬，柳河县大雨成灾，水浸房屋三百四十一间，倒塌一百零五间，受灾农田六万二千一百八十二亩，财产损失达二十九点五万余元（伪币）。

七月，梅河口降雨二百九十四毫米，大河涨水，全境有一百一十个村受灾，受灾面积十七点二万亩。

八月八日，辉发河涨水桦甸县城段出现大洪峰。

八月十五日至二十日，延边州连降暴雨，海兰江流量达一千七百六十立方米/秒，冲毁龙井镇龙门桥，倒塌房屋数十间。

是年，通化县水灾伤人三百八十七人，冲毁房屋一百三十间，水浸三十五间，被淹土地一百四十九公顷。

是年，农安：水灾严重，造成严重损失。

是年，东辽河大水，双辽县淹没田地二万九千八百二十五点二公顷。

洮南市水灾，淹地六百四十五十三点三三公顷。

民国　二十七年（公元 1938 年）　八月十九日，伊通、榆树、九台、东丰、永吉、舒兰、饮马河流域大水灾。龙井站、开山屯、图们、甩弯子的最高洪水位皆发生于一九三八年八月十九日。

八月十四日起，安图县连降四天暴雨，洪水冲毁农田四百七十七公顷，许多灾民外逃谋生。

是年，东辽河泛滥，梨树县刘家馆子王河口段河床改道六千米，农田被淹，收成大减。

是年，扶余县发生水灾，受害程度因地势而异，计有二前三百零五公顷耕地受水害。

八月十七日，珲春太平川降水量三百三十五点五毫米，洪峰流量二千零四十立方米/秒，桃源洞站洪峰流量三千六百立方米/秒，图们江圈河水文站洪峰流量九千九百立方米/秒。珲春平原受灾面积达一万零三百一十三公顷，冲毁民房四百多户，淹死五十多人，受灾难民七千零七十四人。

八月十九日夜间，延边州连雨不止，河水泛滥，逼近林中，为近年罕见水灾。图们江干流在开山屯以上为一八九零年以来的首位洪水。龙井夏季降雨近半月，旱田受灾近百公顷，冲坏房屋数十户。

是年，八月十四日到十七日，和龙县东城村降暴雨，东城村光东屯山洪暴发，旱田被沙压三十公顷，被水淹五十公顷，水田被水冲沙压六十公顷，冲毁房屋四座，有三十户房屋进水，渠道被淤平一千米，有两名学生陷进渠道的淤泥中死亡。

是年，长白县境内连续遭受水灾、雹灾、火灾，加之日伪实行归屯，耕地面积减少，秋后粮食大减产，饥民达二千四百余户。

八月，东丰县降暴雨，大河涨水，冲毁庄稼一千三百三十三公顷。

今洮南市水灾，淹地七千八百公顷，冲倒房屋三十五间。

《文哲淳大事记》记载："……七月二十三日，夜间连雨不止，江水泛滥，逼近林中……二十五日，又江水泛滥，近年罕见的水灾也。"

一九三八年八月十七日至十九日为直接北上的台风造成的降水，在长白山区东南山麓集中。

一九三八年八月十四日降雨量。珲春、太平川为三百三十五毫米。珲春八月十八日降雨量为一百零八点九毫米。和龙八月十九日降雨量一百三十一点四毫米。

洪水主要发生在图们江流域和鸭绿江流域。图们江干流在开山屯以上为一八九零年以来的首位洪水。在鸭绿江排位较低，是一九一四年以来的第四、第五位洪水。

民国　二十八年（公元 1939 年）　今洮南市洪水泛滥，冲毁堤防一千零六十米，淹地三万六千公顷，受灾八百零八户，三万零一十人，死亡十三人，伤十八人，倒塌房屋三百八十九间。

是年，八月末，文牛格尺河因上游连降大雨，河水猛涨，开通、瞻榆两县（通榆县），有五十多个村屯农田与草原被淹。

东丰：水。

五月二十五日，朝阳缸岔村山洪暴发为灾，葬身水府中约五十余人。

是年，大雨盛降，古老建筑屡坍。吉林市建筑物二、三百年以上者甚多。于此夏期大雨时行之际将届，大雷暴雨巨风狂作时，于近日来，一些旧建筑已倒坍。

六月十五日，吉林近一周以来，松花江沿岸各地雨水连绵，一日间五、六次之晴阴，夏雨已成连绵之势，致使第二松花江水位暴增。六月十一日夜倾盆大雨降一夜，十二日午间又降多时，市内各街发生交通受阻，积水尺许，室内水二尺余，长途汽车路线被阻，田禾苗多被水冲，农业堪虑。本年端午节以前大雨连绵，江水暴涨，为多年所未见。又因近日大雨，京团线西方九台附近之饮马河水泛滥。

是年，连绵不止之夏雨，七月中旬近一周以来，吉林市及松花江流域毫雨不止，马路水深二至三尺，有水深处三至四尺，变成泽国。雨点如杏大，实为少见之暴风雨，损失甚巨。

民国　二十九年（公元 1940 年）　东丰：水灾。

今洮南市洪水泛滥，洪灾死亡一人，伤五人，淹没耕地四万零五百公顷，受灾一万一千零九户，五万九千一百四十七人，倒塌房屋六百三十四间。

是年，长岭县的利发盛、西八大公司、流水坨子、大二号等村屯发生涝灾，水淹耕地二千九百七十六亩。

民国　三十年（公元 1941 年）　前旗水灾。

今洮南市洪水泛滥，冲毁堤防五百米，淹地六万八千三百公顷，受灾七百五十三户，一万九千三百七十人，死亡三人，伤一人，倒塌房屋五百九十一间。

是年，农历七月中旬一天，伊通县孤山河上游地区降暴雨，河水倾泄而下，直灌大孤山街，洪峰犹如一堵巨墙，水面上漂浮着柴草垛、木板和家具，死尸时隐时现，大孤山街里平地水深数尺。两岸人民生命财产损失惨重。

是年，东辽河大水，双辽县温家河口堤防决口两处，平地水深一点五米，淹地五百公顷。

民国　三十一年（公元 1942 年）　今洮南市洪水泛滥，冲毁堤防四十米，淹没耕地三千五百五十三点三三公顷。

是年，双辽县大岭区域夏季降水量达三百毫米以上，平地水深一米，农田受灾万余公顷，房屋倒塌，灾民流离失所。

是年，长白县廿道沟附近三屯受水灾，九十三点三三公顷土地无法耕种。

民国　三十二年（公元 1943 年）　洮南市洪水泛滥，冲毁堤防一百二十米，淹没耕地一千八百四十公顷。

六月，东丰北部大水。十七日早五时，寒葱顶子下来大水，那丹伯村房屋被冲倒四十多间，淹死十八人，丁家五口人全被水殒命。

八月，因北上台风影响，蛟河县下了一场大暴雨，河水泛滥成灾，淹地四千余公顷。

八月二十七日至二十九日，受北上台风影响，长白山东南一带出现暴雨。布尔哈通河和牡丹江上游诸支流发生洪水，是布尔哈通河自一九一四年以来的第二位洪水。牡丹江上游是自一九零九年以来的第二位洪水。

八月二十七日至二十九日，因受台风影响，安图县暴雨如注，布尔哈通河河水泛滥成灾。

八月二十九日，第二松花江涨水，桦甸县红石砬子出现洪峰。

八月二十九日，文哲淳七十五岁（一九六五年）《文哲淳大事记》记载：“五十三岁癸未夏间，南山底飞行场工事开始，七月二十四日，三次儿秉列所生长男大允出生七月十九日，这间连雨午项，江水泛滥，穿入部分家屋浸水，（邻家水入屋内余尺）避水越村，翌日回家。破坏房屋四、五户，农作没浸水。”

是年，牡丹江流域哈尔巴岭沟大水。

是年，牡丹江流域沙河大水。

是年，牡丹江流域二道河大水。

是年八月二十七日至二十九日北上台风暴雨，长白山东南一带（台风在朝鲜半岛南部转了个弯才北上的）。

该年洪水主要发生在布尔哈通和牡丹江上游诸支流。在布尔哈通河上是自一九一四年以来的第二位洪水。在牡丹江上游区，是一九零九年以来的第二位洪水。

民国　三十三年（公元 1944 年）　八月五日，东丰县的那丹伯村被洪水冲倒房屋四十多间，淹死一百一十八人。

民国　三十四年（公元1945年）　七月十九日，洮儿河水涨一丈四尺，部分河堤决口，白城（今白城市洮北区）、洮南、安广、镇东等县被淹农田面积达六万余公顷。洮儿河上游水面宽五里，下游哈尔呼吉和花拉道两村大水一望无边。洮南市洪水泛滥，淹没耕地五千一百三十三点三三公顷。

是年，七月末至九月初，连续降雨，开通、瞻榆两县（通榆县）平川地尽被水淹。秋后无粮。老百姓不得不吃糠、树皮及从苏联运进的豆饼维持生命。

是年，初秋，双辽县连续降雨四十多天，多数农田被涝。

八月，饮马河流域大水灾。

入夏以后，在台风和气旋的交替影响下，造成了饮马河、伊通河、卡岔河、沐石河等流域淫雨连绵长达五十多天，使诸河流洪水泛滥，内涝成灾。洪水波及长春市郊区、农安、榆树、德惠、九台、双阳、……该场洪水在饮马河和伊通河的下游区，是自一九二三年以来的第二、第三位洪水，相当于二十年一遇。

是年，农安县境内夏、秋连降大雨，江水成灾，沿松花江、伊通河、新开河两岸洪水泛滥，淹没大片农田，南部华家、刘家等地一片汪洋。农安至长春公路断绝交通。这次洪涝灾害极大，造成极为严重的损失。时值“八·一五”日本军国主义无条件投降，当时政局处于混乱状态，有关损失无资料记载。

八月，夏季阴雨连绵，榆树县大水。

对于一九四五年的降水情况，由于当时处于光复时期，没有任何观测资料，但洪水发生区域的居民则印象是很深刻的。群众说那一年是“七七四十九天没有开晴”，“连雨五十天”，“一个多月没开晴等”；还有的说“在连阴雨中有一次下了一夜半天大雨，河水暴涨”，“七月初一（公历八月八日）涨大水，太平池水库水位与堤齐平”……

一九四五年洪水的涨落特征是，过程长，长历时的洪量较大。这一年在较大江河上的历史洪水排位看，比较低，但洪量的稀遇程度要高于洪峰流量的稀遇程度。

一九四五年在饮马河流域，确实是一场全流域性的洪水，而且洪水主要来自中、下游区，上游只有双阳河洪水较大。伊通河洪水主要也是来自中、下游区，特别是新开河和翁克河洪水较大，这次洪涝灾害给人民生产、生活造成极大损失。卡岔河洪水主要发生在亮甲山水库以下区域。

一九四五年的水灾，由于正处社会动乱时期，灾情资料无记载。但从这年入夏以后降雨多，土壤含水量经常处于饱和状态，再降暴雨，河水泛滥，外洪内涝夹击，所造成的水灾实属严重的。

民国　三十五年（公元1946年）　饮马河、伊通河流域：长哈线，长春、德惠段之布海临时桥梁，目前已被水冲坏，自长北开客车十五、十六两日停驶。

民国　三十六年（公元1947年）　据哲里木盟乌力图盟长讲述，哲里木盟灾荒甚重，辽河决堤被淹耕地达四五百万垧，荒灾种类有水、旱、风、雹、虫等灾。

辽、洮河两河及其他河流沿岸，今年都有水灾。通、鲁、三洮各地受灾很大。

是年，开通县（通榆县）被河水淹地二百五十公顷。

镇西区洮儿河大坝九月间被大水冲出一道二十余丈的缺口。

据《胜利报》五月十一日报道（彰武讯）：爱柳区，三家子村，去年因地涝造成歉收。从今年正月起全村就没有粮食吃，靠割柴打白草维持生活。

是年，梅河口发生大水。

是年，榆树县夏涝，靠江河及低洼地区颗粒无收。

民国 三十七年（公元1948年） 榆树：大水。拉林河双刀护山发生泥石流，县境沿河一带，一万六千六百公顷庄稼被淹，淹没青山水场水田三百公顷，颗粒不收。

七月中、下旬，由于连续降雨，拉林河发生大洪水，淹没榆树县沿河耕地约万余公顷，青山灌区全部受灾，水稻颗粒不收。

夏，东辽河水暴涨，梨树县五区长山堡和六屋两处河堤决口，淹毁农田一万五千亩，七、八两区大部分沿河农田受灾，刘家馆受灾最重。

八月中旬，开通县（通榆县）七个区涝地五千三百八十六公顷，四千六百零八户，二点三三九万口人受灾。

七月二十三日洮安县水灾。

镇赉、安广（农安）等地水灾继续蔓延。洮河泛滥水势仍未稍减，镇赉之套保等两区遭水灾，一部已成汪洋，据称一家群众因未及搬家，房子被水冲倒，死了九口人，套保区铁路南亦有好多群众未搬出，洮安至突泉已被水阻隔交通。

七月二十二日，洮儿河堤防乌敖泡子段两处决口，淹今大安市耕地四点六四万亩，村屯一十二个，房屋倒塌一百六十六间。

七月中旬，洮南市洮儿河流域连降大雨，水势猛涨，最大洪峰流量一千五百七十三立方米/秒，最高水位超过一九三三年零点三米，堤防数处决口。洪水入镇西屯（今洮南市境内），水面宽三千米有余，淹没永安区牛家油坊、木头营子等三个自然屯。洮东区（今洮南市境内）白音套海河堤决口，淹没乌兰巴达全屯和平顶庙、金祥达、王豆腐坊一部分。

七月二十一日，洪水穿越平齐铁路，德顺、保民区（今洮南市境内）一片汪洋，淹没金山铺、楚伦坡等十一个村。淹没耕地一点七三万公顷，冲倒房屋七百余间。

民国三十七年，通榆县遭水灾。受灾面积三千八百九十二公顷，受灾人口二万三千三百九十人，当时全县总人口四万四千七百七十人，总耕地一万三千五百九十一公顷。

是年，康平县境内，于七月二十三日夜起，连下骤雨两夜一天，致使该县境内之辽河、公河、马连河三大河流同时暴涨，泛滥为灾。全县一、二、三、四、五、七、八等区均被灾害，计淹没良田一万八千九百天。尤以二、三、八区为害最重，三区有三分之一地被淹没，八区几乎全境被淹，直达辽河均为一片汪洋，平地水亦有三尺深，矮庄稼已全部被淹没。

为免明年重遭水患，沿辽河两岸之康平、后旗、昌图、奈曼、开鲁、双辽、通辽等县份为防明年河水泛滥淹地，于秋收后，大量组织民工修筑河堤。今年春西辽河后旗大蒿子之决口，曾淹没该县良田，损失产量三分之一约两万垧；同时康平二、三、八三个区并造成空前大水灾。

据《胜利报》四月三日报道：辽河去年（一九四七年）在开鲁麦新区苏家堡屯南面三里处决口，水淹开鲁、通辽、中旗等县旗，造成今年严重灾荒。

据《胜利报》七月十一日报道：洮南新立、福顺二区，洮儿河堤决口，淹没良田六百七十垧。洮安县河堤纷纷告急。淹没土地已达六百七十垧。向阳等河亦已告急。今年雨多水大，水位之高是几年来所未见。六、七两日，新立区及福顺区所古立村之洮儿河堤，竟被冲决口多处，淹没土地六百七十垧。被淹地水深达四、五尺。房屋亦有被水冲者。该县机关负责同志已赴灾区督促抢险中。又讯，洮安县沿洮儿河各区，纷传河堤告急，保民、德顺、洮东、大兴各区堤岸均有决口危险。现已动员民工数千抢修。

据《胜利报》七月十六日报道：入夏以来，大雨连绵，洮南洮儿河水涨泛滥，决口成灾，淹没与水涝良田四千余垧，减少产量至少在一万石。洮南县境内，沿河四区（新立、福顺、城关、向阳）共计十六村河堤以东与洮北土地大部被淹，计新立区四百垧，福顺区一千八百四十八垧，城关五百垧，向阳二百余垧，共二千九百四十八垧，沿河以西共计一千一百二十三垧，连同水淹共计四千零七十一垧。

据《胜利报》八月十八日报道：双辽河流处处告急。新立区辽河汲水泡子大坝，于十四日早八时决口。本月十二日起河水骤涨，该区河堤二百里长的危险地带，河水只差二寸即处处可以外溢，愈堵愈涨，前后开四个大口，至当日晚十时许，水头已到梁炉东之于明街，民工于九时在梁炉于明街以东打起一条二里长堤，将水迎回二道河子，救下敖、高两区河套地，及新区梁炉、五围子一千五百天至两千天好地；但六马架、新立屯及口区东部等村已成泽国，二道河河道狭隘，流水太慢，河南乃淹没。而且连日水势有涨无落。青沟子一带二道河水告急，抢救一夜，十五日上午成立联防，其他口河、大辽河、南堤北堤处处告急。目前各区必须联合行动，否则双辽县全县有大部受灾危险。

水淹良田数万天。七月下旬一分区连日暴雨，河水泛滥，山洪为患，酿成普遍性的水灾。一分区除辽河贯穿康、昌、铁、法、新数县外，康平又有公河、马连河，昌图另有新开、马仲、亮子、清河等。新民复有柳河、绕阳河、沙河等，历来时有泛滥；法库、前旗因地势多山，山洪为患甚烈，各县更有不少洼地，雨大即成涝灾。是年水灾相当普遍，康平、昌图最为严重。七月二十四、五两夜一天大雨，康平北部山洪水深三尺，区交通一时尽告断绝。首先是公河于二十四日起在三区、八区五处先后决口，水位每日增高一尺左右，其他坝口纷纷告急，接着马莲河二十五日发水，水势之大为六十年来所未有，因河身多年失修，又无堤防，领导上又将河防专点放在公河与辽河方面，致二区茨榆坨等村的坨子地亦受到严重灾害。二十七日，辽河大坝又于八区决口三处，水头直入二区洼地。至此康平县境三条河流同时泛滥。截止上月三十一日统计：仅二、三、八区，共计决口二十处（辽河三处、公河十七处、马莲河根本无堤防）。被淹土地：三区五千天，八区五千八百天，二区三千天，其他各区共约四千天，全县约为一万八千天。三、八两区受灾人民四千五百户，人口二万七千，冲倒房屋六千八百余间，淹死群众五名，牲口二十九头。经此水灾，不仅庄稼受损，全县甸子几乎全部被水淹泡，洋芋不成熟，完全淹坏，除康平外，昌图区亦被冲五、六百天，铁岭三区辽河决口十余丈。新民五区在绕阳河、沙河之间，淹了白旗堡、杜家窝堡等十一个屯子，损失良田两千五百余天。

据《胜利报》八月二十二日报道：西辽河决口洪水漫流，本市环城堤坝危急！通辽大林区两家子村西辽河河水泛滥，已漫至双辽郑家屯城边，情势危急。十六日午后三时，洪水漫过张家区，平地有四尺深，估计全区面积九千四百二十垧被淹达二千五百七十垧，三千一百七十八垧被涝，淹二千二百户。现水势南延，本市环城大坝外，车站南北浊流碰头，堤外一片汪洋，全城被围水中，行人车马不能出城，城区西南玉皇阁至清真寺、三角塔，北抵西门一带，十九日晚发生决口三处，河堤危险。

据《胜利报》九月六日报道：辽河秋汛，于上月十四日漫流入隆兴当区之二道干河后，五小时即出槽，北岸张举围子、新立窑、西艾力等七村的村前和村南全部被淹，水深三尺；马家窝堡、场德山等五村的北部地被淹完，共十二个村淹地三千余垧。杨德山等村房子也被冲倒。当大水到之前，政府干部曾经领导民工于新立窑村抢险，堵修临时堤挡水头。淹地三百多天，王家油房淹了二百天，张、孙二大院村淹了五百余天。不迷信的村积极堵水，损失即小，如西艾力村全村动员堵水，结果堵好，只淹三十天地。陈家村接到抢险通知后，急速联络哈拉满等村，该村男女立即上河边抢修两天两夜，结果未遭灾。又讯，杨德山、成兴隆两村被淹严重，政府正帮助搬家与重新盖房。

第四节　公元1949—2000年暴雨洪涝

1949年　索古台（今洮南市境内）民堤决口1处，淹没耕地1333.33公顷。

6至8月，榆树县降雨量345.5毫米，拉林河、卡岔河沿岸低洼地带内涝严重，由于河水暴涨出槽，也发生了洪涝灾害，全县受灾面积3267公顷，其中成灾面积2640公顷，在成灾面积中洪涝813公顷，受灾2630户，人口1.32万，冲毁桥梁5座，倒塌房屋30间，死亡大牲畜3头。

是年，永吉县水灾面积达121.07公顷。

是年，开通县（通榆县）遭受旱、涝、风、虫灾，农田受灾面积3744.27公顷。受灾农田减收45%以上。

是年，扶余县洪涝，927公顷耕地受害。

是年，双辽县发生洪涝灾害，西辽河右岸白市决口，左岸郭家店、贤良窝堡等处决口，有39个村屯，1908户受害，倒塌房屋1870间，受灾面积8015公顷，其中绝收面积4823公顷。

6月10日，霍林河涨水，有4道水线由内蒙高力板经瞻榆县（通榆县）流入开通县（通榆县）。水头已到开通县（通榆县）四区腰保龙岱屯。全县经2次动员出动民工1.754万人次，筑122道坝，修堤3.89万米，建木桥28座，抢救农田1595公顷，使12个屯免于水灾。

8月，四平多日秋雨，山洪下泄，郊区房身沟、四家子、河夹信子、杜大成子、折马背、东小红嘴、西小红嘴、条子河、三道林子等9个村屯受灾，600多公顷地被淹。

是年，东辽河洪水决堤，梨树县淹毁农田11000公顷，内涝21000公顷。

1950年　7月1日嘎呀河流域洪水。

7月，珲春县大洪水，山洪暴发，全县受灾耕地4045公顷。

安图县的万宝古洞河两岸内涝，受灾面积380公顷，粮食减产39.5万千克。全县受灾面积1500公顷，受灾面积占播种面积的8.6%，成灾面积1201公顷，占播种面积的

6.9%，其中成灾九成以上的面积571公顷。

8月下旬，永吉县阴雨连绵，山洪暴发，松花江及各河流水势猛涨，一拉溪等5个区沿河附近村屯、土地、房屋被水冲毁，造成严重水灾，受灾面积30187公顷，其中颗粒绝收的达6000公顷，受灾人口4万。

7月，图们江中下游、布尔哈通河及珲春河沿岸暴雨成灾，延边受灾面积9000公顷，受灾户1189户，死亡8人。

1951年　通化市、海龙和临江县发生夏涝。

是年，通化县全年降雨量1116.6毫米，仅8月份就降雨437.5毫米，占全年降雨量的39.2%，暴雨成灾。有40个村、3900户受灾，淹死4人。冲毁房屋362间，冲毁农田3015公顷，其中麻、烟等经济作物251公顷。

6—8月，榆树县连续降雨，洪水漫堤决口。15个区，117个村，2.33余万公顷农作物受灾。死亡2人，冲毁房屋259间，桥梁25座，淹死生猪、家禽5.23万多头（只）。

7月24日，吉林省发生区域性暴雨，公主岭、双阳、舒兰、榆树、长春等地日降雨量超过50毫米。

7月25日至8月19日，梨树县淫雨连绵。仅7月26—27日两天，降水463毫米。东辽河连续出现3次洪峰，最大流量726立方米/秒。八区王船口决堤，淹没两个屯，五区六屋决堤，水淹土龙村。8月16日21时，条子河涨水，最高洪峰达704立方米/秒，冲毁小红咀木桥和两段铁路，15节火车车厢掉入河中。全县受洪涝农田面积6667公顷，内涝9867公顷。

8月2日，又一次发生区域性暴雨，梨树、长春、农安、榆树、集安等地日降雨量超过50毫米。

8月14日，再一次发生冷涡降水，造成大范围暴雨，辽源、梨树、双辽、桦甸、磐石、长春、白山等地日降雨量超过50毫米，8月14日3时至16时，梅河口下大雨，日降雨量超过100毫米，雨急如注，山洪暴发，河水突涨，几小时之内，水深1米有余，房屋倒塌，良田吞没，沿河一带村屯受灾，22日雨后水深1米。降雨中心在辽宁省的西丰，调查的日雨量为350毫米，副中心在吉林省的海龙，日降雨量为180毫米。洪水主要发生在东辽河上游区和辉发河的左侧诸支流，一般相当于50年左右一遇的洪水。

8月14日，东辽县降暴雨连续12个小时，降雨量为104毫米。东辽河、渭津河、梨树河、二道河、三道河等河流河水暴涨，相继出槽，泛滥成灾。全县有102个村（其中重灾28个村）1082户受灾。倒塌房屋501间，这次洪水死亡5人，损失耕畜6头，家禽1000余只。水淹耕地2707公顷，其中绝收1025公顷。

8月14日，伊通河、松花江出槽。东丰、长春、九台、双阳、农安、伊通、吉林、舒兰、前郭、榆树、德惠和扶余被水。

是年，扶余县洪水灾害，有4个区的11个村受害，受害耕地927公顷。

8月14日，下午两点半通化县开始降雨，夜十一时转为大雨，山洪暴发，多处小河水坝决口，浑江报汛水位为3.5米，造成10余年来未有的大水灾，东江桥被洪水冲坏。

8月14日晨3时，东丰县降大雨，下午3时止，5时涨水，东丰镇内水深1～1.5米。全县有4个区、1个镇、22个村、4246户、16241人受灾。淹死80人，31头大牲畜、

468 口猪，损失粮食 24.9 万千克、白面 14.1 万千克、豆饼 10.6 万千克，倒房 6953 间，水淹耕地 12825 公顷，重灾 7546 公顷。损失约合 7500 万元。

是年，辉南县发生洪水。

8 月 20 日，蛟河县下了一场 120 毫米的大暴雨，山洪暴发，洪水泛滥，冲毁多处河堤和一些居民点，全县 191 座桥梁被冲垮，3245 公顷农田受灾，146 公顷耕地冲毁，冲走或倒塌房屋 433 间，死 2 人，冲走畜禽 50 头（只），是自 1909 年以来的第二位洪水。党和政府采取紧急措施，共救出灾民 600 多人，拨放救济款 30 多万元。

8 月 23 日，东丰、九台、双阳、农安、伊通、吉林、舒兰、前旗、榆树、德惠、扶余：被水。8 月 23 日的降雨是台风造成，降雨中心在吉林市，日雨量为 124.3 毫米，是 1909 年以来第二位洪水。洪水主要发生在拉林河、牤牛河、温德河和拉法河上游，殃及九台等 11 个县、市。松花江、饮马河水位上涨 4.5 米，超过地面 1.3 米。除饮马河铁南有堤段，减轻灾害外，其他地区人力不能抗拒。全县有 11 个区 14363 公顷耕地被淹，其中颗粒不收的 10342 公顷，收 3 成以下的 2298 公顷，6 成以下的 1723 公顷，受灾居民 7725 户，4.28 余万人。其中全家被淹的 2593 户，1.51 万人。

8 月，受冷锋和台风天气系统的共同影响，吉林省中部地区于 8 月 14 日和 8 月 23 日先后两次发生雨量和范围较大的暴雨，……

8 月 27 日丰满水库最大泄洪流量达 5580 立方米/秒。

8 月，舒兰县阴雨连绵。8 月 14 日因受冷锋影响曾出现暴雨，8 月 23 日又受台风影响，舒兰日雨量 78.4 毫米。呼兰河七里二雨量站 8 月 23 日洪峰流量达 1540 立方米/秒。细鳞河水曲柳站达 1320 立方米/秒，白旗江段达 7000 立方米/秒。全县境内江河横没，遍地汪洋，低洼村被水围困，大部分庄稼被水淹没，西部沿江村落之间行船，水曲柳有半条街水深 1 米多。这次洪水淹地 1.89 余万公顷，成灾 1.44 万公顷，受灾 1.35 万户，5.77 万人，倒房 1984 间，水曲柳、平安两处铁路被冲断。

8 月，桦甸县洪水和内涝（因筑桦甸大堤后，内水不能外排）同时出现，全县歉收。

9 月 3 日，第二松花江最高水位 98.06 米，洪峰流量为 4760 立方米/秒。沿江地区因无标准堤防，遭受严重洪灾。当时的前郭县三区（今平凤乡）和二区（今八郎乡）受灾较重。全县受灾面积 3772.4 公顷，成灾面积 3017.9 公顷，受灾 2917 户，1.32 万人，倒塌房屋 1120 间。

1951 年，为新中国成立后辽源市的第一个大水灾年。8 月 10—14 日连续降雨，东辽河、渭津河、大梨树河、半截河、二道河、三道河、沙河等河流，河水暴涨，相继出槽，泛滥成灾。这次洪水共死亡 92 人，其中市区死亡 7 人，东辽县死亡 5 人，东丰县死亡 80 人。死亡耕畜 45 头，猪、羊及家畜计 1157 只（头）。共倒塌房屋 9089 间，其中市区 1635 间，东辽县 501 间，东丰县 6953 间。共淹没耕地 2.5 万公顷，成灾面积 1.9 万公顷。被洪水冲走粮食 20.4 万千克，冲走衣物 1951 件，被褥 380 多件，冲毁桥梁 4 座。受灾户达 8551 户，其中辽源市区 2485 户，东辽县 1820 户，东丰县 4246 户。

1951 年，海龙县因气候剧烈变化，而雨量集中，山洪暴发，河水泛滥，发生了 30 年来未曾有过的最大一次灾害……共救出灾民 2600 多人，政府拨给粮食 50 万千克。

1951 年，长春市共有 11077 户，65455 人受水灾，过水耕地 16.16 万公顷，成灾 8.49 万公顷，其中洪涝 3.77 万公顷，内涝 4.72 万公顷；倒塌房屋 16120 平方米。

是年，双辽县全年降水 706.9 毫米，其中 6—9 月为 595.1 毫米，占全年的 84.2%，东辽河等主要河流决口多处，水灾面积 14667 公顷，冲毁房屋 75 栋，1.4 万多人受灾。其中东辽河决口 135 处，淹地 2600 公顷卡伦河堤决口 12 处，淹地 2500 公顷。

1952 年 水灾殃及长春 16 个区 52 个村 140 个屯，市内 7 个街。受灾 5780 户 28732 人。受灾农田 17049.77 公顷，水毁房屋 277 间，危房 145 间，淹死生猪 16 头，家禽 1015 只，毁掉粮食 5050 千克。吉林市、蛟河、海龙和临江县发生夏涝。

7 月 13 日，九台县第四区（卢家乡）段家村下了一场大雨，段家屯的南洼地被水淹。7 月 18 日第三区（沐石河）下了两小时暴雨，河水迅速上涨，淹没 300 多公顷庄稼。

7 月 23 日至 24 日，因连降大雨，前郭县的八郎、平凤、新庙、达里巴、吉拉吐等区，27 个村遭到轻重不同的内涝。受灾面积 47062 公顷，倒塌房屋 544.5 间，仓房 411 间，淹死 3 人，受灾 2020 户，1.23 余万人。

7 月 24 日至 25 日间，梅河口降大暴雨，大柳河水上涨，常家村第二组 32 户全部受灾，邱风村 40 户被淹，共救出灾民 2600 多人。

是年，秋，第二松花江涨水，前郭县有 7059 公顷地受灾。

是年，扶余县发生洪水灾害，13 个区、57 个村遭灾，受害耕地 4895 公顷，冲毁房屋 66 间。

是年，安图县部分地区夏涝，受灾面积 1250 公顷，占播种面积的 8.79%，成灾面积 1050 公顷，占播种面积的 7.3%，其中成灾九成以上的面积 1003 公顷。

是年，和龙县大水成灾，251 公顷农田成灾。

1953 年 7、8 月份大洪水。伊通河、饮马河、松花江出槽。辉发河、松花江上游、饮马河上游为百年一遇的洪水。长春市全市发生了特大水灾。永吉、舒兰、吉林、榆树、九台、农安、德惠、双阳、前旗、抚余和长春：水。

是年，德惠县涝地 40006 公顷，倒塌房屋 417 间，冲毁桥梁 20 座，淹死 2 人，受灾范围 60 个村，347 个屯，1.11 万户，6.38 余万人。

是年，辉南县遭受水灾。朝阳镇街内进水，全县过水面积 1.67 万公顷，受灾面积 8933 公顷，倒塌房屋 539 间。

榆树县春季降雨多，内涝 2000 多公顷。7 月份降水 253.9 毫米，江河水猛涨。

7 月 10—29 日，舒兰县境内降了几次大雨，土地饱和，各河水位均已平槽。8 月 19 日因受华北气旋和台风影响，再降暴雨。细鳞河、呼兰河下游地带的平安、水曲柳、七里、金马、镇郊、太平等地和卡岔河沿岸的法特区的北莲、头台、魏家、杨公等村，几成泽乡。全县被淹 230 个村，西部溪河、白旗、法特 3 个区沿江地带，江水漫溢，江面宽达 5 千多米，全县受灾面积 1.52 余万公顷，受灾 8463 户 4.05 余万人，倒房 7432 间，拉滨铁路被冲断 4 处，停车 33 个小时。

7 月 23 日松花江水位超大坡镇后岗、南房村堤脚。堤外及沿江 1067 公顷农作物受淹。

7 月 24 日拉林河水位高于堤防 1 米，漫堤决口 9 处，堤外 1200 公顷农作物受淹。

是年，扶余县洪水灾害。11 个区、44 个村遭灾，受灾耕 151.35 万公顷，冲毁房屋

669间，死亡牲畜1头。

梨树县七八两月连续降雨27天，五区于大壕老欠口和八区吴家坨子决堤。刘家馆至王家围子一带一片汪洋。全县遭受洪灾面积8000公顷，内涝3.5万公顷。

7、8月间，梅河口两次受水灾。7月29日至30日，阴雨连绵，连续降雨123.5毫米。洪水来势凶猛，预防不及，受灾村屯111个。

8月18日，永吉县普降暴雨。19日水位猛涨，河水出槽，靠近河岸地区的5500公顷土地受灾，219个农业合作社、2500户、12.9万多人受灾。年粮食总产量比上年减少430万千克，减产14%。

是年，四平秋雨成灾。8月19日降水154.1毫米，20日又降大雨，山洪暴发，漫堤内涝，受灾面积829公顷。勤富、新发两村受灾尤重。

8月，第二松花江发生历史上罕见的洪水。8月28日，最高水位98.32米，最大流量为5340立方米/秒。前郭县7个区，29个村，76个自然屯，5126户，26641口人遭到洪水威胁。受灾面积达12289公顷，其中颗粒不收的8785公顷，冲毁房屋619间，仓库309间。城关区防洪堤外一片汪洋，从旗政府东大墙几十米处乘船可达扶余县。

8月，抚松县县城以北降大雨，万良村、黄泥河子村、抽水村、陕农村、苇沙河口子等地受洪水袭击，79户受灾，受灾户的衣物粮食全部被洪水冲走。

是年，柳河县发生洪水，相当于50年一遇，受灾农田约占全县总耕地面积的10%～25%。仅一统河流域淹没耕地就有4067公顷，占一统河流域耕地面积的10.8%，冲倒房屋347间，淹死4人。柳河镇内进水，县人委（今县委党校院内）水没膝上。沿一统河岸的鱼亮子、五人班、李大院、大肚川、侯家店等屯均被洪水浸淹，损失很大。

8月11日00时到20日中午12时止，磐石县连续10天降水为283毫米，辉发河、饮马河、呼兰河以及各支流河水出槽。黑石镇街里跑船，房倒屋塌，富太河口大桥整个被洪水冲走。9区蚂蚁顶子屯33幢房屋被冲走32幢，屯内水最浅地方也有1米。全县14个区106个村395个屯5.65余万人受灾，死10人，伤102人；淹没农田1.13余万公顷，倒塌房屋3116间，淹死牲畜107头，漂走粮谷24478千克；冲毁铁路路基224米、铁路桥涵6座，公路16951米、公路涵洞81座、桥梁112座；冲坏堤防5491米、拦河坝95处；冲断电线870米、电杆175根。

8月15日至22日，8天时间伊通县降雨量达177.3毫米，其中8月19日一天降了136毫米的大暴雨。伊通河水猛涨，县东大桥被洪水冲毁，交通中断，庄稼被冲毁、房屋被冲倒甚多。

8月18日至19日，桦甸县五道沟水文站降雨235.2毫米，20日又降雨15.9毫米，辉发河水猛涨。22日一闸门水位达269.71米，流量1569立方米/秒。从南山到大堤是一片汪洋，高于百年一遇洪水。全县农田受灾面积4450公顷。

8月18—20日，受台风影响，在东北地区中、南部的辽河、松花江流域降了罕见的特大暴雨。雨区从渤海湾起，经辽宁省的清河、柴河额、泛河流域，吉林省的辉发河、东辽河、松花江丰满上游、牡丹江流域，一直延伸到图们江流域。暴雨中心在辽宁省西丰县凉水泉子，8月18—20日的3日降水量达353.5毫米，最大日降水量（19日）为273.7毫米。暴雨走向呈西南一东北向，日降水量在50毫米以上的暴雨区长轴约800千米，短轴约170千米。吉林省境内，辽源、东丰、磐石、辉南、桦甸等市（县）雨量较大，3日降水量一般在200毫米以上。

8月19—20日，敦化县暴雨成灾，农田被淹3247公顷，比上年减产24.8%，还有73个村260个屯的7085户的房屋被淹，2.57万人无家可归，其中死2人，伤5人。冲倒冲坏房屋3334间，冲毁桥梁涵洞237座，冲走牛4头，马3匹，猪75头，羊49只，家禽1507只。

8月20日，东辽河上游降大暴雨，二龙山水库放流490立方米/秒，加之区间流量汇入，东辽河堤防决口17处。双辽县受灾人口7.95余万，死亡1人，冲毁房屋112栋，秦基家屯灌区渠首闸被冲毁。全县水灾面积3.29万公顷，内涝面积2.47余万公顷。

8月18—20日，东辽县普降大暴雨，24小时降雨量达283.8毫米，全县有94个村受灾，淹没耕地面积7525公顷，其中绝收面积2232公顷，水兑、砂压不能耕种的953公顷，受灾房屋2044间，倒塌1305间，受灾户数1.18余万户，损失牲畜17头。死亡7人，过水粮食13.5万千克。

8月18—19日，东丰县两天降雨281毫米，发生特大洪水。全县8个区、1个镇、7689户3.41余万人受灾，淹地1.3万公顷，倒房4396间，淹死4人。东丰镇内平地水深1.5米。五区被淹耕地4406.7公顷。全县损失折价5528.3万元。

8月20日，永吉、舒兰、吉林、榆树、九台、德惠、农安、双阳、前旗（郭尔罗斯）、扶余、长春：水。饮马河流域大洪水。

8月，蛟河县连降3天的大雨，漂河、拉法河、嘎呀河、蛟河等河水泛滥，淹没农田4000多公顷，倒塌房屋600多间。党和政府及时组织灾民开展生产自救活动，并发放救济粮8.14万千克，救济款5万元。

是年，夏，靖宇县发生解放后第一次水灾，全县沿江河两岸农田过水1300多公顷，实际成灾面积660多公顷，占当时耕地面积的8.7%，500户农民及2500余人不同程度受害。

是年，长春市郊区发生洪灾。受灾面积3066公顷，占耕地面积的4.5%，成灾面积1866公顷，占受灾面积的60%左右，有666公顷绝收。

1953年夏季，伊通河涨水，泛滥成灾。长春市南关区的南岭、全安、文化等三个街的313户居民遭受水灾，被淹土地46公顷，倒塌房屋94间，将木桥（今自由大桥处）冲毁。洪涝灾害发生后，在区政府领导下，通过生产自救，度过了困难。在水位上涨时，区内及时进行了抢救。动员了2000余居民及部分车辆、船只，利用草袋子、麻袋等修筑堤坝，并对受灾居民进行了妥善安置。

是年，布尔哈通河流域水。

牡丹江流域黄泥河大水。

是年，饮马河流域大水。

这场暴雨使吉林省中部地区18个市、县出现洪涝灾害。其中四平、梨树、辽源、东丰、梅河口、辉南、伊通、磐石、桦甸、永吉、蛟河、敦化、双阳等13个市、县出现大暴雨。造成东辽河上游、辉发河左侧支流、饮马河上游一直到松花湖一带发生洪水，长春、四平、吉林地区和白城地区东部、通化地区西部大面积受涝。

1953年是新中国成立后辽源市的第二个大水年。8月15—20日，大雨如注，5天连续降雨146.9毫米，致使山洪暴发，河流普遍出槽，尤以东辽河为甚。8月20日，东辽河市区段洪峰流量达 3250 立方米/秒。沿东辽河两岸的城乡公路、桥梁、铁路、房屋、庄稼均被淹，市区过水 12 小时，市区中心小什字街水深达 0.4 米，市区东辽河两岸南山根至北山根一片汪洋，一时间市区成了“泽国”。全市过水耕地 2.98 余万公顷，成灾面积 2.43 余万公顷。倒塌房屋 6305 间。死亡 7 人。死亡牲畜 17 头，冲走、淹死猪 88 头。冲毁桥梁 7 座。粮食减产幅度为 3～4 成。这一年的洪水是有记载以来最大的一次，受灾损失惨重。

暴雨造成了吉林省境内东辽河上游与辉发河下游近百年来的首位洪水，松花江干流丰满水库还原推算的洪峰流量也与洪水调查的首位洪水（1856 年）相当。据观测和调查资料分析，这场暴雨的范围广、降水量大、降雨起迄时间基本一致，3 天的降水量主要集中在 19 日（占 3 日降水量的 70%以上），而最大日降水量的 90%以上又集中在 15～20 个小时之内。与此相应，雨区各江河的洪水基本同时起涨，中、小河流的洪峰一般出现在 8 月 20 日。8 月 20 日以后，约 78 天无雨，这场洪水陡涨陡落，峰形尖瘦，是一次单峰过程。在一天内，东辽河二龙山水库水位上涨 5.50 米，岔路河的前马场水文站水位上涨 2.20 米，蛟河县的蛟河水文站水位上涨 2.47 米，饮马河的孙家湾水文站水位上涨 5.40 米。中、小河流洪水从起涨到落平，一般 4～10 天。在这次洪水中，松花江上的丰满水库和东辽河上的二龙山水库，都发挥了显著的调蓄作用，是吉林省利用大型水利枢纽工程有效地进行防汛抗洪斗争的良好开端。丰满水库的入库洪峰流量为 1.72 万立方米/秒，换算成建库前坝址洪峰流量是 1.51 万立方米/秒，而最大出库流量为 7550 立方米/秒，削减洪峰 56%。虽然如此，因放流超过堤防标准，下游仍出现较重水灾，沿江堤防决口 404 处，淹耕地 7.50 万公顷，受灾人口达 14.40 万。二龙山水库的最大入库洪峰流量 6890 立方米/秒，出库最大放流量 498 立方米/秒，削减洪峰流量 92.8%，大大减轻了水库下游的灾害。但是，在水库上游仍无保障，辽源市受灾耕地 1.10 万公顷，受灾人口 1.50 万，死亡 7 人。

全省受灾耕地 49.81 万公顷，占耕地面积（466 万公顷）的 11%，成灾面积 34.32 万公顷，占受灾面积的 68.9%。受灾人口 52.21 万，死亡 22 人，冲毁房屋 14.84 万平方米，冲垮桥梁 143 座。

1953 年汛期降雨频繁，7 月 10 日、29 日和 8 月 8 日，先后受蒙古气旋、华北气旋影响，长春市 7 月 10 日降水量为 68.6 毫米，7 月 29 日降水量为 21.6 毫米，长春市相继发生大范围暴雨和洪水。8 月 18 日至 20 日在第十号台风的影响下，在第二松花江中上游和饮马河上游地区，降了一场罕见的渤海气旋雨。

由于降雨量大，降雨范围广，各江河洪水基本上是同时起涨。丰满水库 8 月 22 日最大泄洪流量 7920 立方米/秒。此后，第二松花江干流下游各站相继出现洪峰，8 月 25 日松花江水文站最大洪峰流量 6060 立方米/秒，饮马河的孙家湾站（今石头口门水库附近），一天水位上涨 5.50 米，实测的最大洪峰流量 2740 立方米/秒，是 1856 年以来的第三位洪水。在伊通河新立城水库是 1896 年以来的第二位洪水，洪峰流量为 1050 立方米/秒。在汛期洪水中，德惠县三区、五区饮马河堤防决口 13 处，淹地 2000 公顷，六月十三日威胁城区。6 月末至 7 月中旬，伊通河在长春市大屯区和农安县堤防共决口 18 处，淹地 8000 公顷。长春市城区的长春大桥水位 4.95 米，超过 1951 年的最高水位 1 米。

在这场洪水发生后，虽然各级党委和政府组织广大干部和群众奋力抢救，但因水势过大，水利设施差，洪水造成的损失仍是严重的。据不完全统计，全市共有 47092 户、25 万人口受灾，总计农田过水面积 24.68 万公顷，成灾面积 12.67 万公顷，其中洪涝 8.55 万公顷，内涝 4.12 万公顷；倒塌房屋 14653 间，死亡 2 人，大牲畜 6 头，冲毁各种桥梁 34 座。

这场洪水是建国以来吉林省发生的最大洪水，量级高、波及面广，降水中心在辽宁省凉水泉子，日雨量为 273.7 毫米，梨树县的叶赫，日雨量为 238 毫米，是一次台风雨。东辽河上游，辉发河左侧支流，饮马河上游，一直到松花湖（丰满水库）一带的中小河流。

在二龙山水库和丰满水库均为自 1856 年以来的首、二位洪水。

1954 年　永吉、舒兰、吉林、榆树、九台、农安、德惠、双阳、前旗、扶余、长春：水。饮马河流域大水。吉林市、通化、三岔河、蛟河和集安县发生夏涝。

年内，扶余县洪水灾害，使 6 个区 16 个村遭灾，受害耕地计 3.17 万公顷，冲毁房屋 78 间、水利建筑物 4 座、公路 200 米、桥梁 31 座。

是年，5 月初至 7 月下旬，珲春县降雨量达 366 毫米，7 月中旬涨水。

6—9 月，辽源市降雨 694.8 毫米。全市过水耕地 6033 公顷，成灾面积 4833 公顷。受灾 300 户，受灾人口 1320 人。倒塌房屋 375 间，冲毁桥梁 3 座，死亡 12 人。冲走、淹死牲畜 5 头。

6—9 月，双辽县降水量 656.2 毫米，占全年的 81.5%。

7 月 18 日，海龙河水泛滥受水淹，有少数电杆被冲倒。

7 月 22 日到 7 月 27 日，和龙县连续 6 天降雨，降雨量达 112.6 毫米，海兰江水泛滥成灾。

8 月以来，白城县（今白城市洮北区）境内洮儿河水暴涨 3 次，第一次上涨水位 4.13 米，第二次上涨水位 3.65 米，第三次上涨水位 3.87 米。全县动员 2.1 万名劳力抢修河堤，渡过了三次洪峰，由于抢修及时，仅淹地 2700 公顷。中共白城地委要求沿河各县切实做好防汛工作，妥善安置受灾群众。

8 月，洮儿河泛滥，二区模范村（今洮南市境内）民堤决口 3 处，四区金老虎屯（今洮南市境内）决口 1 处，沿河 55 个自然屯受灾，淹地 3180 公顷，内涝 2843 公顷，受灾 1.25 万人，倒塌房屋 159 间。

9 月 4 日，第二松花江发生洪水。最高水位达 98.02 米，洪峰流量 4790 立方米/秒。因当年修建了 20 年一遇防洪大堤，较好地抗御了洪水。同年，嫩江出现历史上罕见的洪峰，前郭县平凤区七门吐沟老堤因质量不佳而造成溃堤，淹地 500 公顷左右。同年 9 月，王府区王府屯、哈玛一带因第二松花江涨水，水漫堤顶，淹地 300 公顷。

9 月 13—15 日，东丰县连续降雨 109 毫米，其中 14 日降暴雨 69.1 毫米。梅河、沙河流域河水出槽，淹死 10 人，牲畜 3 头。全县有 9 个区受灾，其中二、五区较重，耕地绝收 1100 公顷。南屯基等几个供销社损失货物价值 200 余万元。

9 月 14 日，海龙（梅河口）日降水量为 59.8 毫米，海龙河水溢出农田，多处被淹。

9 月，雨水过多，梅河口境内大柳河和一统河河水 3 次出槽，一次水位 2.4 米，二次、三次水位 3.5 米。有 217 个村 4292 户受灾，其中重灾 82 个村 2039 户。淹没庄稼 2500 公顷，损失房屋 134.5 间（落架 29 间，坍塌 105.5 间），冲毁 6 米以上桥梁 4 座，6

米以下桥梁32座，水坝20处。

是年，秋，梨树县大雨连绵。东辽河下游决口。洪灾面积467公顷，内涝3987公顷，粮食减产24.2%。

是年，长春水灾，受灾农田2.51余万公顷，重灾1.56余万公顷，轻灾9542.57公顷；被灾人口7.35万，重灾1.95万人，轻灾5.40万人。水毁房屋80间，淹死生猪10头，鸡97只，马1匹。

是年，德惠县涝地21486公顷。

是年，桦甸县局部受灾，三区受灾耕地381公顷，六区集厂子村受灾耕地300公顷。

是年，通化县全年降雨量1217.1毫米，仅8月份就降雨505.7毫米，占全年降雨量的41.5%。8月21日到22日，48小时连续降雨197.8毫米，占全月降水量的39.1%，占全年降雨量的16.3%，淹没平地333公顷。

1955年　饮马河流域大水。

是年，德惠县涝地2.87万公顷，冲毁桥35座。

是年，前郭县的卡拉木（现哈拉毛都）降大雷阵雨，山水骤泄，4公顷水田被冲毁。

是年，长春水灾，受灾农田2.68万公顷，重灾689公顷，受灾1.43万户7.46万人，重灾3055户5058人。

6月28日至7月2日的5天内，长岭县的三、四、五区连降大雨和冰雹。受害耕地1022公顷。三区二巨堂村，于6月28日20时至22时突降暴雨加冰雹（并一直连雨到7月2日），9沟雨水涌进村中，平地水深1.2米，洼地水深竟达7米。淹死2人，淹死家畜174头（只）。冲坏盆窑2处，冲毁房屋61间。大量物品被冲走。

7月，新开河大水，双辽县农田过水面积1230公顷，其中洪涝面积6067公顷，78026人受灾，冲毁房屋3间、桥梁7座。

是年，6月下旬至8月26日，开通县（通榆县）阴雨连绵，洮儿河、霍林河涨水泛滥，受灾耕地2000公顷，草原10万公顷；倒塌房屋929间，500农户受灾搬迁。

是年夏，梨树县连降大雨，东辽河多处决堤，洪灾面积3000公顷，内涝5.23余万公顷。1.86万户农民受灾，死亡9人，淹死牲畜14头。

是年夏，安图县部分地区内涝，受灾面积790公顷，占播种面积的5.7%，成灾面积345公顷，成灾面积占播种面积的2.5%，其中成灾九成以上的面积41公顷。

8月30日，舒兰降暴雨，全县受灾面积达16121公顷，其中减产七成以上的有3000公顷。

1956年　全省范围42个县被水，松花江大洪水。饮马河流域大水。三岔河、通榆和桦甸县发生夏涝。

是年，德惠县涝地8.14万公顷，倒塌房屋2174间，死8人，淹死大牲畜11匹，受灾范围196个社、21.06万人。

是年，由于台风和华北气旋的影响，造成一次较大面积的降雨。暴雨殃及42个县，其中九台县水灾最重，降雨量大，时间集中，分布广，7月份降了294.7毫米，占全年降雨量827.7毫米的35.6%，比多年平均降雨量610.77毫米多216.93毫米，多降35.6%。

松花江和饮马河流域都发生大洪水，超过历史最大洪水位。境内 3 条大河，30 余条小河河水横溢，咆哮奔腾，扑向田野村庄，成灾面积达 5.67 万公顷，占播种面积的 32.1%。

是年，珲春县年降水量 755.8 毫米，入春以后阴雨连绵，低洼耕地受涝，绝收面积 1903 公顷。

6 月 12 日 19 时，龙井站降暴雨夹小冰雹和大风，约 15 分钟停止，在短时内降雨达 25.5 毫米，雨水从高地流向低地引起泛滥，本站附近水田刚长起和插入的秧苗大批被冲走，大豆及水稻叶子被小冰雹打掉打破，马铃薯的茎 50%以上被暴雨冲断。

1956 年，和龙县全县连降暴雨，全县农田过水面积 964 公顷。其中洪涝 114 公顷，内涝 392 公顷，洪水浸房 100 户，其中倒塌房屋 24 平方米，冲毁桥梁 1 座。

6—7 月，长岭县降雨 35 天，降暴雨 10 次，总降水 409.3 毫米，37 个乡镇，5.14 万公顷农田受灾，2.84 万公顷农田成灾，冲毁房屋 1435 间，死亡大牲畜 107 头，猪羊 55 头（只），淤积坍塌水井 160 眼，冲毁便桥 72 座，公路 7250 米，堤坝决口 4 处。

6—8 月，榆树县间歇性暴雨，降水量 924 毫米，比多年平均降水 586 毫米多 338 毫米。7 月份 20 天降雨 320 毫米，8 月份降水 224.2 毫米，江河水猛涨，民堤全部决口。死亡 76 人，冲毁房屋近万间，桥梁 477 座，公路 12.24 千米，淹死大牲畜 128 头，农作物过水面积 14.24 万公顷，成灾 66960 万公顷。

6—9 月，辽源市降雨 636.5 毫米。全市过水耕地 1.57 万公顷，成灾面积 1.57 万公顷。被水淹死 4 人，倒塌房屋 35 间，受灾 3107 户，受灾人口 1.4 万。

6—9 月，双辽县降水量达 736.4 毫米，占全年的 80.3%。全县水毁房屋 576 栋，受灾人口 220938 人，冲毁闸、涵、桥等建筑物 109 座，死亡 2 人，水灾面积 37533 公顷。

是年，双辽县全年降水量为 638.3 毫米，内涝面积 38949 公顷，占农作物播种面积的 35.1%，减产粮食 3012.14 万千克。双山涝区一、二排干决口，倒塌房屋 2018 间，淹死 5 人，死亡牲畜 745 头，受灾严重的太平公社，减产粮食 494.62 万千克。

6 月 15 日至 9 月 15 日，东丰县共降雨 579.2 毫米，占历年平均降水量 668.4 毫米的 86.7%。全县受灾农田 8563 公顷，其中 4500 公顷减产 6～7 成。

7 月，梨树县连降大雨，东辽河堤 6 处决口，全县有 80 个乡（小乡）的 213 个农业生产合作社受灾，面积 8.69 万公顷，粮食减产 35.1%，冲毁大小桥梁 44 座，倒塌房屋 1630 间。

7 月，梅河口多雨，大柳河水位最高达 5.52 米。

7 月 5 日至 7 日，前郭县全县连降大雨，造成内涝。有 11 个区共淹耕地 3257 公顷（包括深井子、乌兰图嘎、东三家子等被长岭、农安县排水淹地 1520 公顷），草原 1800 公顷，倒塌房屋 108 间。受灾严重的达里巴区二龙索库有 600 公顷耕地绝收。

7 月 28 日，鳌龙河流域水灾。桦皮厂粮库水深 1.5 米，24 万千克大豆和 16 万千克水稻被淹，损失粮食 1.2 万千克。8 月 27 日，降雨面积达 1000 平方千米，暴雨中心在五里河中游及鳌龙河上游，永吉县农田过水面积达 5.6 万公顷，倒塌房屋 1340 间，冲毁桥梁 109 处，全年粮食总产量比上年减少 3740 万千克，减产 18%。

7 月，洮南县境内 9 个乡、25 个农社遭受洪涝灾害。其中，城镇一社、平安乡曙光社、福顺乡模范社、向阳乡玉成社等受灾较重。成灾面积 5047 公顷，其中洪涝 4078 公顷，内涝 969 公顷，倒塌房屋 58 间，重灾社平均减产八成以上。

7—8月，西太平洋高压势力较强，常有冷空气随同低气压沿吉林省边缘东移，致使舒兰县降雨频繁。8月6日又连续8个多小时降大雨，全县平均降雨136.5毫米，造成县内大小河流河水出槽淹地。全县淹地23359公顷，减产粮食2441.5万千克，冲毁水库、塘坝83座，拦河坝89座，渠道198处，公路桥涵97座，倒房1895间，砸伤6人，淹死14人。

是年，松花江发生洪水。8月1日，最高水位98.85米，最大流水量6750立方米/秒,洪水历时27天。前郭县受灾面积19244公顷，成灾面积11137公顷，受灾5491户，2.85余万人，其中死亡4人，倒塌房屋1251间。

8月初，瞻榆、开通、乾安、前郭形成带状暴雨区，瞻榆县降雨162.4毫米，乾安降雨113.8毫米。开通、瞻榆、长岭平原低洼地区内涝灾害严重。

8月3日至8日，桦甸县连续降雨171.7毫米，辉发河洪峰流量达1340立方米/秒。

8月6日，松花江站一次雨量为238.6毫米。

8月6日下午，开通、瞻榆县普遍降了一场大雨，仅3.5个小时降雨量达126.4毫米。瞻榆县被淹农田3700公顷，积水深0.7～0.8米，倒塌房屋147间，淹死、轧死牲畜61头。开通县受灾农田3000公顷。其中，哈拉道、边昭两乡最为严重；哈拉道乡有10个自然屯1700公顷平川地受涝灾，水深0.3～1米。

是年，扶余县洪涝为害。进入汛期，松花江、拉林河水位不断上涨，松花江最高水位超出1953年最高水位17厘米，拉林河最高水位超出1951年最高水位81厘米。入夏以后，又阴雨连绵，8月6日晚降水量达60～120毫米。因雨量大，水位高，内外水患夹击，受水灾耕地5.80万公顷，占全县总耕地面积21%，有33个乡、68个社、1.95万户，13.08余万口人受灾，其中重灾乡12个，重灾社21个，重灾户9108户（占受灾户的46.63%），重灾人口65030人（占受灾人口的47.7%），冲倒房屋5119间、桥梁53座、排水涵洞1座，冲断公路960米，冲毁县境内铁路1270米。损失粮食4.70万千克，柴草67.24万捆。死亡6人，伤15人，死亡牲畜80头，伤14头。

8月6日，拉林河流域大水。

8月7日，前郭暴雨（降水量达101.8毫米）。受灾情况统计：倒塌民房几幢，马、牛各压死8匹，秸秆被水冲走数捆。

8月，扶余县阴雨连绵，松花江、拉林河水位上涨。8月11日，蔡家沟水文站测得，拉林河最大洪峰流量为4030立方米/秒，松花江堤防王灵坨子、二尤泡、长春岭段决口。扶余县38个乡、68个村、1.95万户、13.08万人、3.59万公顷农田受灾。冲毁房屋5119间，桥梁53座，排水涵洞1座，公路960米，铁路1270米，水利工程9处；损失粮食4.696万千克，柴草67.24万捆；死亡牲畜68头；死6人，伤15人。第二松花江洪水，前郭县4.39万公顷农田，5491户人家受灾。镇赉县连续降雨，江河水上涨，民堤决口，淹农田7713公顷。洮儿河水位上涨，洮南县民堤决口，淹农田5047公顷，受灾4730户。据8月上旬统计，洮南、白城、镇赉、安广、前郭等县共淹农田9.28万公顷，倒塌房屋3407间，受灾22752户，112723人。

1956年汛期，长春市遭遇了历史上少有的水灾。这一年6月初雨较小，中、下旬雨量较大。7、8月份西太平洋高压势力较强，变化移动较小，但常有冷空气随同低气压沿其边缘经长春市东移，使长春市产生较多的雷阵暴雨，雨量集中，历时较长。7月份农安、德惠、榆树等地累计降雨量350～425毫米，双阳等地降雨210～310毫米，降雨日数平均在20天左右，最多的地方26天。7月28日降雨量最多的长春市为114毫米，成为暴雨中心区。8月上旬，由于在副热带高压的作用下，低空西南急流比较强，且有蒙古低压的移入，形成很强的切变，这时又遇有12号台风影响，在长春市第二松花江和拉林河流域降了一场特大暴雨。这场暴雨集中在8月6日，中心位置在榆树县的新立，最大日雨量241.1毫米，三日总降雨量256.7毫米；德惠县松花江水文站8月6日降雨238.6毫米，农安县靠山屯8月6日降雨173.5毫米，三日总降雨量197.5毫米；双阳县新安水文站8月6日降雨136.7毫米，三日总降雨量158.3毫米。榆树县汛期来的早，降雨时间长，共降了63天雨，降水量达770.8毫米，超过了正常年的80%。

由于雨期持续时间长，降雨量大，各江河水位急骤上涨，饮马河四马架水文站洪水位高出1953年最高洪水位0.16米；伊通河农安水文站高出1954年0.18米；拉林河牛头山站高出1951年1.58米，8月9日蔡家沟水文站最大洪峰流量为4030立方米/秒；卡岔河前红石站8月8日最大洪峰流量为904立方米/秒。该水系历史上出现过几次特大洪水，如1956年、1932年、1909年等，这几年都是全流域性大水，1956年洪水在蔡家沟、前红石等排第三位。由于雨量大，全市有6座塘坝被破坏，有多处堤防决口，累积决堤长度16.04千米。1956年，长春水灾，减产粮食2148万千克，水毁房屋3227间，淹死骡马2匹、鸡鸭1000只，人员伤亡18人。

1956年，长春市郊区发生洪灾。受灾面积5666公顷，占耕地面积的8.3%，成灾面积3200公顷，占受灾面积的57.8%左右，有1333公顷绝收。

水灾发生后，中共长春市委、市人民政府组织动员全市人民进行抗洪抢险斗争，减少水灾损失，但由于这年雨水特大，加之当时水利工程基础薄弱，全市仍有135449户730164人受灾，总计农田过水面积44.36万公顷，成灾35.83万公顷，其中洪涝16.58万公顷，内涝19.25万公顷，共倒塌房屋6.05余万间，死亡78人，死大牲畜175头，冲毁桥梁853座。

榆树县人民政府有关文献记载："榆树县今年遭受到历史以来少有的水灾。从入夏以来就遭到自然灾害侵袭。由于气候反常，在雨量大又集中、汛期早、时间长的特点下，降了63天雨，降雨量达770.8毫米，降雨量超过正常年的80%。因连续降大暴雨，河川水上涨超过了1951年的最大洪水位……县领导分赴松花江，拉林河，二、三道河，卡岔河发动群众抢险。"

1956年是吉林省内主要江河洪水流量不很大，而水灾十分严重的年份。进入汛期以来，连阴雨较多，中部各地7月份的降雨日数一般在20天以上，月降水量达200～400毫米。8月1日第12号台风在象山湾登陆后，变性为温带气旋北上，再变为蒙古气旋东移，6—8日自西向东横贯白城地区中南部、长春地区、吉林地区北部，以及延边州的西北部，带来一场较大范围的暴雨。降水量主要集中在8月6日（从8月6日8时至8月7日8时），暴雨中心区的德惠县松花江水文站、榆树县新立雨量站和舒兰县七里二水文站，降水量各为238.6、241.1和235.0毫米。这场暴雨的总降水量（8月6日至8日）上述3站分别为264.6、256.7和283.7毫米。最大日降水量（8月6日）占3日总降水量的83%～94%。

这场大暴雨仅气象站记载8月6日就有7个站日雨量超过100毫米，其中通榆152毫米、乾安114毫米、前郭102毫米、三岔河118毫米、榆树134毫米、德惠119毫米、舒兰157毫米。还有蛟河、农安、九台、敦化、图们、磐石等地的日雨量超过50毫米。这场暴雨造成松花江下游、拉林河以及饮马河流域发生大水，共有42个县（市）受涝。

雨区各河，一般在8月6日20时到7日凌晨起涨，集水面积较大河段的洪峰出现在8—9日，洪水过程一般5～7天，拉林河下游达12天。拉林河干、支流为1856年以来的第三、四位洪水；干流上的蔡家沟水文站实测洪峰流量4030立方米/秒，属第三位洪水。松花江干流扶余水文站实测洪峰流量6750立方米/秒，属第四位洪水。位于暴雨中心区的松花江右岸小支流北陶沟（在沈阳—哈尔滨铁路线附近），为1909年以来的首位洪水。其他河流的洪水不突出。

该年洪水的峰值虽不很大，但是由于汛期雨大，并发生在人烟稠密的中部地区，暴雨中心区小河流的洪水又极为猛烈，因此成为1949年吉林省有系统的水灾统计资料以来，成灾面积仅次于1985年的第二个重灾年。全省农田受灾面积90.79万公顷，成灾面积74.28万公顷，其中洪涝32.50万公顷，内涝41.78万公顷，内涝大于洪涝。成灾面积占全省耕地472万公顷的15.7%，占受灾面积的81.8%。受灾人口达151万，死亡102人。受灾严重的有榆树、扶余、德惠、舒兰等重要产粮县。其中，榆树、农安、德惠和梨树四县成灾面积均超过6.67万公顷。全省粮豆的相对产量仅达79%，比前三年平均产量减产14%。灾情严重的榆树、农安、德惠、梨树县比前三年平均产量分别减产38%、44%、32%和28%。

洪水主要分布在二松下游，拉林河一带。在靠近暴雨中心的河段，洪水量级较高，可列为近七八十年以来的首、二位；其他河段一般只排在三、四位。在二龙山水库和丰满水库均为1956年以来的第二位和第一位洪水。

1957年 白城市、四平市、吉林市、通化市、前郭、乾安、三岔河、通榆、长岭、榆树、双辽、辽源、舒兰、蛟河、桦甸、磐石、海龙、靖宇、东岗、临江、长白、集安、敦化、汪清和珲春县发生夏涝。

6月下旬至8月下旬，瞻榆县（通榆县）阴雨连绵；尤其8月初，2次一昼夜大雨，降雨量60毫米，加之北部洮儿河水出槽，几个乡农田、草原被淹；新植林被水淹没37公顷。7月下旬，开通县（通榆县）阴雨连绵，降雨量超过历史最高水平，内涝严重。洮儿河七管营子段河堤决口，流入开通县八面山昭、憨头郎两乡东北部，蔓延面积很大。8月17日暴涨的霍林河水在海力营子大堤漫堤决口，流入四井子、双岗两乡南北股河身。南股洪水越过大青山、铁西、青龙泡、十花道、海金等5个乡；北股洪水越过双岗铁路线，流过八面山昭、憨头郎乡与洮儿河汇合。全县农田受灾2.2971万公顷，占总耕面积的37%；其中，内涝1.83万公顷，草原被淹19万公顷，占全县草场面积的60%；倒塌房屋929间。全县动员20万人（次）防洪排涝，投入防汛物资价值7万元，使1.5万公顷农田免受水害。

6—9月，辽源市降雨537.5毫米。全市过水耕地9786.7公顷，成灾面积6653.3公顷。受灾4889户，死亡牲畜4头，倒塌房屋6间，冲毁桥梁2座。

7月21至27日，镇赉县普降大雨，其中套保乡降雨222.6毫米，全境内涝46640公顷，成灾32646公顷。

7、8月间，洮儿河流域连降暴雨，镇赉县县城两个月雨量403.0毫米，洮儿河发生了特大洪水，洮南水文站洪峰流量2230立方米/秒，相应水位148.41米。由于上游牤牛岗大堤9处决口，洪水流入县内套保、胜利、黑鱼泡、岔台、莫莫格等乡，造成56个村屯被淹，3813间房屋被冲毁，有1.47万户7.25万人无家可归。1.7万公顷耕地被洪水吞没，淹死牲畜133头，冲坏公路29千米，冲坏长白铁路1.75千米，毁掉桥梁3座。冲毁堤防56.9千米。

7月下旬始，洮南县境内及洮、蛟两河上游连降暴雨。8月2日，洮儿河（洮南水文站）最高水位149.58米（超过保证水位149.10米的0.48米），最大流量2290立方米/秒，出现历史有记载以来的特大洪水。三顶昭、牤岗段国堤8处决口，民堤16处决口，洮蛟两河沿岸村屯均成泽国。洪水进入镇西镇，粮库、百货站等被淹。洪涝内涝耕地5.89万公顷，冲倒房屋4349间，受灾居民1.18万户8.07万人。淹死、冲走耕畜434匹（头），冲毁桥涵6座。

7月23—29日，7天连续降雨，两家子141.8毫米，察尔森157.0毫米，吐列毛都207.1毫米。7月23—29日嫩江右岸各支流、绰尔河、洮儿河、霍林河流域连降暴雨，暴雨图形的长轴方向呈西南—东北向，与大兴安岭山脉走向平行，暴雨中心在霍林河、吐列毛都和白云胡硕。洪峰出现时间是7月31日。1957年洪水是霍林河流域1910年以来的第三位洪水。

7月25日以后，乾安县连降东北风雨10多天，大部分庄稼倒伏，遭到了历史上罕见的风涝灾害。受灾面积18098公顷。

7月26—27日，受冷涡影响，造成四平地区中西部出现暴雨。

7月26—27日，白城县（今白城市洮北区）连续降雨48小时，降雨量达100毫米，因雨急水大，城市1400余户居民和部分单位被围困在水中，房屋倒塌215间，遭到破坏的645间。县委发动干部及时抢救，没发生人身伤亡事故。

7月29日至7月31日，桦甸县柳树河子降雨量155.6毫米，五道沟水文站辉发河水位271.93米，流量3010立方米/秒，成灾农田1833公顷。

7月30日至8月5日，7天连续降雨。索伦129.8毫米，大石寨151.3毫米，察尔森150.8毫米，葛根庙176.7毫米。7月30日至8月5日暴雨分布在洮儿河流域中游，暴雨图形长轴方向呈东南—西北向，与河流方向基本平行，暴雨中心在察尔森、大石寨和葛根庙一带。这次暴雨造成洮儿河干流出现连续洪峰，镇西洪峰出现时间是8月7日。该年洪水是洮儿河干流1897年以来的第二位洪水。

7月，洮儿河水泛滥，白城县（今白城市洮北区）遭受了历史上的特大洪水灾害，受灾农田面积4.83余万公顷，有31个乡镇，229个自然屯，1.03余万户5.2万人受灾。县委和县人大及时组织防汛抢险，保证了人民生命财产的安全，全县无一人伤亡。

7月下旬开始，洮南县境内及洮儿河、蛟流河上游连降暴雨。8月2日，洮儿河洮南水文站最高水位149.58米（超过保证水位149.10米0.48米），最大流量2290立方米/秒，出现历史有记载以来的特大洪水。三顶昭和牤岗段国堤8处决口，民堤16处决口，洮、蛟两河沿岸村屯均成泽国。洪水进入镇西镇，粮库、百货站等被淹。洪涝、内涝耕地5.89万公顷，冲倒房屋4349间，受灾居民11791户、80668人。淹死、冲走牲畜434匹（头），冲毁桥涵6座。7月中旬至8月中旬的一个多月的时间里，由于多次连续降暴雨，嫩江流域下游及各大支流先后出现了年最大洪峰。

7月下旬，开通县淫雨连绵，加之洮南县七管营子河堤决口，河水流入八面山昭、憨头郎两乡，全县1.83万公顷农田内涝，4640公顷农田洪涝，淹草原1067公顷，倒塌房屋929间。

7月26日暴雨，雨量200毫米，洮儿河出现有记载以来的最大洪水，龙华吐流量2700立方米/秒。8月2日，洮儿河洮南水文站洪峰流量2290立方米/秒，同日晨5时，三顶昭决口2处，下午2时，牤岗大堤顶漫水，长300米，深40厘米，决口宽19米。下午4时，胡家营子村牤岗屯前后堤防相继决口。8月3日晚6时，牤岗大堤堤后滑坡500米，决口宽30米，温保、福顺堤防溃堤200米，齐新屯至平安屯2.5千米堤防全溃。8月4日11时，洪水冲断白阿铁路路基，进入镇西镇，冲垮洮儿河大桥和白城至前郭铁路多处，安广县洮儿河堤防托托寺段决口2处。白城地区淹没农田12.92万公顷，冲倒房屋14956间，洪水包围44个村屯，受灾17208户，淹死和冲走牲畜506头，冲毁桥涵6座。洮南县受灾农田8.84万公顷，11791户，80668人，淹死牲畜511头，冲倒房屋千余间。白城县受灾农田4.64万公顷，31个乡镇，229个自然屯，10323户，5.2万余人。安广县淹地1400公顷，倒塌房屋220间。

6—8月，镇赉县降雨436.1毫米，内涝地3.33余万公顷。

7—8月，大赉县降雨416毫米，内涝地1.66万公顷，倒塌房屋6690间。

7—8月，大安县雨量大而集中，降水量416毫米，占全年降雨量的70%，加之排水工程标准低，内涝耕地1.66余万公顷，房屋倒塌6690间。

7—8月，长岭县连续降雨43天，降水量334毫米，内涝耕地2.62万公顷，其中绝收5400公顷。房屋倒塌2207间，死亡牲畜342头。

8月上旬，嫩江洪水，大赉水文站洪水位129.96米，超过保证水位76厘米，洪水持续30天。大赉嫩江大堤40千米溃决，淹没农田1万公顷，受灾36个村屯，2万户，倒塌房屋6000间，淹死12人，马百余匹，牛200头。

8月7日至11日，梅河口普遍降雨，全境有25条河流由于水势猛涨出槽，淹地272公顷。严重的新合乡沿河两岸淹没庄稼110公顷，冲毁房屋3间、水库3座、塘坝9处。

8月中旬，归流河和大石寨一带连降暴雨，大石寨站8月15日出现了年最大洪峰，也是历史洪水调查成果中的首位洪水。

8月16日下午6时，四平市突降暴雨，连续2小时降水量达148.9毫米。城区马路普遍积水30多厘米深，北沟、北门一带水深1～1.3米，原来水不盈尺的南、北河水位骤涨至4.6米。北山下长大铁路桥梁被冲毁3孔，1列货车脱轨，16节车皮坠毁，铁路交通中断7日。公路桥被冲毁5座。房屋倒塌800多间，受灾居民430户1592人，其中无家可归的274户832人。北沟街二委、长发大队第十一生产队为重灾地段。郊区农田受灾总面积1151公顷，其中重灾514公顷，颗粒不收的140公顷，粮食减产623.4万千克。此次水灾淹死10人，溺死大牲畜10余头。经济损失总计近50万元。

8月20—21日上午，天降大雨，浑江出现了60年不遇的大洪水，流量2420立方米/秒。浑江市的八道江、三岔子、石人、河口、六道江等地的农田、房屋受到严重破坏。过水面积1373公顷，受灾面积占耕地面积的3.4%，房屋倒塌1360间。水灾发生后，中共临江县委和县人委组织150多名干部赴灾区抢险救灾，并拨救济物资及4410元救济款，帮助灾民修缮房屋、整修农田。同时派出医生给灾民免费治病。

8 月 20—22 日，二松流域、拉林河上游及鸭绿江、图们江流域连降暴雨，这次暴雨有两个中心，一是炳江口，一是圈河，日降雨量 160 毫米。全延边受灾耕地 14 万多公顷，冲毁桥梁 143 座、房屋 5800 多间、塘坝 11 座，死亡 9 人。这次暴雨形成了二松、拉林河、鸭绿江、图们江等流域的较大洪水。二松流域各站洪峰出现时间为：龙王庙 8 月 22 日，丰满 8 月 24 日，松花江 8 月 29 日。

8 月 20—22 日晨 3 时，抚松县县城西部和南部地区连降大雨，降雨量达 90.4 毫米，头道松花江水上涨 5.52 米。江沿一带受灾，冲毁耕地 282 公顷；冲倒房屋 38 间；冲走木船 16 只、水磨 2 盘、耕牛 1 头；冲毁公路 50 千米，桥涵 36 座，拦河坝 18 处，损失严重。

8 月 21—22 日，受台风影响，吉林地区南部、通化、浑江、延边地区大部出现暴雨，其中靖宇、通化、集安、蛟河、敦化、汪清、桦甸等 7 个市县出现特大暴雨。靖宇 21 日降水量达 135.7 毫米，集安为 116.9 毫米，松花江、拉林河上游及鸭绿江、图们江流域出现洪水。

是年，珲春县年降水量 741 毫米，8 月 21 日降水 158 毫米，珲春河猛涨、桃源洞水文站测得洪峰流量达 3610 立方米/秒。第二天上午山洪暴发，房屋被淹 1935 栋，其中倒塌 331 栋，农作物受灾 9 成以上，面积为 5047 公顷；桥梁被水冲毁。全县造成直接经济损失达 80 余万元。

8 月 22 日，松花江干流洪水猛涨，全省范围 8 月下旬大洪水。通化县志记载："8 月 20、21 日连降大雨，21 日通化市降水量达 117.4 毫米，江东老站铁路路基被水冲毁，火车不通数日，江东老站被水淹没，江东桥头被水冲毁、断绝交通。二道江电缆冲坏，全市停电，江东和市内电话不通，自来水停，据统计，全市 19 个农业生产合作社有 17 个受灾，面积 4287.7 公顷，占 15.2%，2410 户受灾，占总户数的 10.2%，冲毁房屋 3388 间。"

8 月 23 日，牡丹江洪峰流量为 1050 立方米/秒，敦化县水淹农田 4666 公顷，内涝 1692 公顷。

8 月 27 日，受华北气旋的影响，白城和四平地区的西部又降区域性暴雨，该年全省涝灾面积达 35.93 万公顷，加上低温冷害，造成严重欠收。

8 月 31 日，松花江水位猛涨，下岱吉段超过 1956 年最高水位 58 厘米，长春岭区江堤决口两处，扶余县 15 个乡、123 个自然屯、18 个社、3847 户、2.17 万人遭内涝外洪灾害。淹没农田 2.42 万公顷，倒塌房屋 3132 间，冲毁桥梁 7 座，公路 900 米。淹、冻死亡牲畜 45 匹，损失粮食 1.45 万千克，檩木 3353 棵，车辆 31 台，船 17 只，浙江号轮船沉没。前郭县国堤内耕地全部被淹。

8 月，由于暴雨和长时间的连阴雨，8 月 28 日，嫩江水位 129.96 米，流量 7790 立方米/秒，江水泛滥，虽经抢救，但因人力有限，除前宝石段堤防外，其余全部决口。淹没大安县近 1 万公顷耕地，死亡 8 人，房屋倒塌 6000 间，淹死马百余匹，牛 200 余头，家畜、家禽和家具损失甚多。同年，洮儿河堤防王善至托托寺段 2 处决口，大安县 3 个乡 5 个合作社 80 户的 400 人受灾，房屋倒塌 220 间，仓房 180 间，畜舍 19 间，淹地 1400 公顷。

是年夏，梨树县大雨，东辽河刘家馆子段决堤，低洼地段积水内涝，全县遭受洪涝灾害农田 11.67 万公顷，占全县耕地面积 50%。受灾最重的刘家馆乡吴家坨子屯，600 公顷耕地仅收粮食 78.6 千克。

是年，双辽县水灾受灾面积4.73万公顷，占农作物播种面积的45.7%，粮食减产0.35万千克。7月份连续降雨120毫米，东辽河高水位持续10天，超过地面0.3米的水位持续30天，河水外浸严重，秋后群众生活困难。

是年，白城地区受涝成灾农田19.55万公顷，粮食比上年减产27.09%。

是年，松花江干流洪水猛涨，全省范围8月下旬大洪水，……饮马河流域大水。

是年，是前郭县内涝灾害最严重的一年，受灾面积为5300公顷，占播种面积的36%，成灾面积达1133公顷，占涝灾面积的21%。受灾1895户，1.09余万人，倒塌房屋1334间，其中，望海涝区受灾耕地700公顷，淹没草原1万公顷；深重涝区的白中花淹没草原500公顷，耕地80公顷。

是年，8月，由于洮儿河泛滥和第二松花江上游雨大，二松和嫩江两股洪流汇合，使扶余县北部水位猛涨，下岱吉段水位超过1956年最高洪水位58厘米。这一年的洪水为扶余县历史上所罕见。外洪内涝共同为患，大洼区沿江堤防普遍浸水，长春岭区江堤决口两处，有些地区遭受了内涝。全县有大洼、长春岭、三井子、五家站、弓棚子、石头城子、陶赖昭等7个区、15个乡、18个社、123个自然屯、3847户、2.17万口人受害。淹没农田2.42万公顷，冲毁房屋2394间，冲毁桥梁，涵洞8处，堤坝21段，公路120米，淹、冻死亡牲畜45匹（头）。损失粮食14450千克，檩木3353棵，家具折价169410元，柴草122.46万捆，车辆31台，船17只。

是年，德惠县涝地23747公顷。

入汛以来，洮儿河、嫩江、第二松花江等河流普遍泛滥成灾，主要河流的水位普遍超过1956年，有的甚至是有记录以来从未发生过的大洪水。……8月20日，由于台风影响，……丰满水库放流增至6000立方米/秒，使下游各县受灾较重。

是年，长春市有6.06万户33.93万人遭受水灾，有16.26万公顷农田过水，成灾11.33万公顷，其中洪涝5.43万公顷，内涝5.9万公顷；倒塌房屋6640间，冲毁塘坝3座，桥梁60座。

是年，长春市水灾。长春市19条街11个农业生产合作社和郊区15个乡被淹，受灾农田18660公顷，绝收8778公顷，受灾1382户5724人，水毁房屋538间，危房822间，房倒致死2人。

是年，通化县8月降雨量311.1毫米，其中中、下旬之间就降雨233.2毫米。河水猛涨，使10个乡、1个镇的16个农业社的576户受灾，受灾面积2006公顷。

是年，全省30个气象站有27个站受涝灾，占总站数的90%，其中15个站为重涝灾，占总站数的50%。全省涝灾成灾面积35.9万公顷，该年是个严重歉收年，造成严重欠收的原因，一是严重冷害，二是严重涝灾。

1958年 临江和集安县发生夏涝。

8月，靖宇县连续降10余天小雨，地面饱和，江河丰槽，接着连降3天大雨，计189毫米，其中21日降雨135.7毫米，为历年最大24小时降水量，酿成50年一遇的大洪水。县城市场街水深2米，城市住房1/3进水。灾后调查，这次洪水使800余户居民遭受损失，冲毁房屋300余间，过水农田2000余公顷，成灾面积800公顷。

8月10日，白城县（今白城市洮北区）境内洮儿河水位普遍上涨，上游龙华吐河段上涨200毫米，下游金祥河段上涨200毫米，堤防内外皆尽大水，全县出动15000名劳动力，15辆汽车，202台马车参加抢险。县委、县政府主要领导亲临河堤组织抢险，保护镇西至保民75千米的长堤。

8月13日，平安乡李春芳屯（今洮南市境内）附近民堤决口，15日，三顶昭实施人工决口分洪。总计淹耕地3800公顷，有5个乡22个自然屯743户3694人受灾。

10月16日，霍林河水上涨，通榆县胡家店附近的堤坝决口，洪水将胡家店全屯冲淹，水深1米左右。全屯34户205人受水冲击。冲倒房子65间，淹死牲畜60余头（口），损失粮食1.5万千克，淹没秋播小麦10多公顷。

1959年 长春市、榆树、德惠、扶余、前郭、三岔河、通榆、双辽、伊通、磐石、海龙、靖宇县和天池发生夏涝。

6月25日夜，受高空西风槽和地面内蒙气旋的共同影响，镇赉县坦途镇降了一场历史上罕见的特大暴雨，4小时降雨量达210毫米。据当地老农讲，当时雷雨交加，50米以外什么也看不到，雨后路上积水1米多深，到处是白亮亮的一片，人们用大马槽当船行驶。这次暴雨涝地2229公顷，淹房167间，倒塌房屋19间，雷击死2匹马、2头牛、2头猪，水淹死鸡1215只，山雀被雨拍死无数。

7月汛期，四平市大雨暴雨成灾，全月降水量325.8毫米，占全年降水量的39.5%。冲毁小水库、塘坝6座，损失种鱼1439尾（每尾0.75～2.5千克）、鱼苗105万尾。冲毁拦河坝3处，部分农田被淹。

8月4日，洮南县境内普遍降雨，其中向阳、德顺、保民、洮南镇等6个社（镇）降雨达120毫米，平均积水0.34米以上，受灾耕地3049公顷。高粱、玉米成灾减产，有1080公顷大豆、马铃薯、甜菜等晚田作物涝死。同年，洮儿河泛滥，德顺、保民公社等10个管理区遭水灾，淹没耕地1476公顷，受灾1575户8215人。

8月，通榆县的新华、开通等4个公社、15个大队，因雨大成灾（县气象站测雨量233.3毫米），受灾农田9837公顷，基本绝收。

是年夏，梨树县连降大雨，全县内涝农田1.19万公顷，倒塌房屋20间。

是年夏，抚松县的抽水、东岗、万良、大营等地区遭受水灾，冲毁耕地300公顷。

是年，和龙县7月阴雨连绵，7月8日1天降雨达120毫米，头道水位2.09米，经过1万多名抗洪大军奋力抗洪才未造成灾害。

10月27日，通榆县的蛤蟆泡东南角副坝，大段、四平山、包拉温都等顺水堤坝，因风大水冲涮严重，发生漫堤或决口而造成水灾。受灾较严重的是包拉温都屯，全屯被水淹，94户400多人受灾，损失粮食25万千克及其他财物。

1960年 吉林省各地多连阴雨、低温天气，多暴雨，雨量特大。长春市、四平市、吉林市、通化市、榆树、德惠、九台、东丰、舒兰、烟筒山、蛟河、桦甸、海龙、靖宇、抚松、柳河、东岗、临江、长白、集安、敦化、汪清、明月镇、松江和天池发生夏涝。

是年，辉南县发生洪水。

6月，一次暴雨使通化县太安水库决口，人民生命财产受到严重损失。

是年，通化县全年降水量1129.1毫米。6月初开始阴雨连绵，连续降雨285.5毫米，土壤饱和，河水上涨。6月8日又降雨135.1毫米。9日晨2时40分快大茂公社太安水库洪水漫坝后大坝决口，下游的蛤蟆河管理区53户214人受害，造成全家死亡的有12户，被洪水冲走78人，其中死亡及无下落者69人。冲毁蛤蟆河、太安、河口等3个管理区土地128.2公顷，冲毁房屋77间，淹死牲畜19头，财产损失19.1万元。

6—8月，榆树县降水469.6毫米。6月18日—23日，全县平均降水110毫米。武龙、弓棚、八号降水188毫米，26个村降冰雹。冲毁塘坝32座，受水灾农作物5333公顷，受雹灾3933公顷。

6—9月，辽源市降雨660.4毫米。部分河流河水出槽，过水耕地5033.3公顷，成灾面积2733.3公顷。

6月18日—20日，前郭县连降大雨，嫩江堤决口，淹地880公顷。南部连降大雷阵雨，降雨量达114毫米。王府、洪泉等公社遭受程度不同的灾害，伤亡2人，房屋倒塌457间，死伤马11匹，牛1头，羊2只，猪159头，鸡3369只，家兔909只，冲走粮食2.25万千克，淹地4678公顷。

6月19—20日，受切变线影响，吉林省发生区域性暴雨，扶余、前郭、德惠等地日降雨量超过50毫米。

7月，乾安县阴雨连绵，积水成灾。让字和余成两个公社受害面积38850公顷，其中1.51万公顷禾苗被水冲光。

7月，双辽县降水245.5毫米，超同期均值52.5%，造成全县涝地3.62余万公顷。

7月以后，珲春县雨量集中，8月中旬涨水，全县受灾耕地1713公顷。

是年，双辽县有7.1余公顷耕地遭受内涝，占农作物播种面积的78.6%，共减产粮食704.775万千克，致使全县出现最低粮食产量4200万千克，与1955年比，粮食减产7400万千克，平均每亩单产30.95千克。

7月6—7日，受华北气旋和江淮气旋的共同影响，吉林省发生区域性暴雨，大安、乾安、长岭、双辽、洮安等地日降雨量超过50毫米。

7—8月，长岭县降雨28天，降水量415.9毫米。其中7月降雨255.4毫米，8月6日降雨105.4毫米（长岭镇街内积水曾达0.7米深）。全县水涝耕地5.23万公顷，成灾面积2793公顷；泡倒房屋163间，畜舍152间，伤亡牲畜22头。

7月9日，霍林河水猛涨，同发灌区第二引水堤坝，被洪水冲击决口，淹没农田40多公顷。县（通榆县）政府调出700余条草袋支援抢险。群众经过2昼夜苦战，重新筑起1条长70米的阻水堤坝，挡住了洪水。

8月1日，第7号台风在福建登陆后，沿太平洋副热带高压西侧北上，受台风和西风槽的共同影响，2—4日在辽宁省东部和吉林省东南部发生了大暴雨，雨区的长轴方向为盖县—本溪—平顶山—通化—长白山天池一线，暴雨中心在辽宁省的黑沟，日雨量为417.2毫米。在吉林省境内，暴雨区跨鸭绿江、浑江以及辉发河流域的上游，浑江支流蝲蛄河快大茂雨量站8月3日2时至4日2时的24小时降水量达180.7毫米，发生了特大暴雨，靖宇、抚松、梅河口、柳河、东丰和前郭等地日降雨量超过50毫米，通化、浑江、集安日降雨量超过100毫米，造成鸭绿江和浑江流域发生相当于50年一遇的洪水。8月4日16时浑江通化水文站洪峰流量5880立方米/秒，为近百年来的第四位洪水；4日18时鸭绿江集安水文站洪峰流量1.06万立方米/秒，为近百年来的第五位洪水。辉发河支流一统河、三统河和莲河为近百年来的第三、四位洪水。

8月3日至4日，浑江市连降暴雨，江河洪水暴涨，全市农田过水面积3000公顷，成灾面积1347公顷，占耕地面积的8.2%，死亡11人，房屋倒塌1.36万余间，冲毁桥梁54座。中共浑江市委、市人委组织干部、群众抢险救灾，使灾民很快恢复了生产和生活。

8月3日至4日，长白县连降大雨，冲走房屋、畜舍、木材，淹死6人。

8月6日，受14号台风影响，舒兰县日降雨量69.6毫米。3天降110.1毫米的暴雨。舒兰县西部沿江一带，因修上了松花江堤，未酿成大灾；而东部地区，一些小型水库虽起到蓄水调峰作用，但因多数质量不佳，出现了拉沟决口、漫堤60多座，全县成灾面积10584公顷，5636户，28769人，倒房1200间。

8月6—7日，受台风和西风槽的共同影响，吉林省又一次发生特大暴雨，嘎呀河金矿沟23日雨量为182毫米，在头道松花江上游的东岗23日雨量为162毫米。

是年，洮儿河三顶召分洪，通榆县大段水库人工决口，水直入大安县境内的霍林河，水面宽20余千米。龙沼、平安、海坨、两家乡和红旗饲养厂等受灾，淹草原6.53万公顷，耕地253.3公顷，32个自然屯被水围困，冲毁安广至龙沼公路1段，长4千米，中断交通。

1960年，洮南市洪灾内涝并发，成灾面积2.32万公顷，其中洪涝耕地0.95万公顷，内涝耕地1.37万公顷，受灾1657户8372人，倒塌房屋142间，冲毁桥梁3座。

是年，图们市发生水灾，受灾耕地面积840公顷。

是年，安图县内涝与洪涝同时发生。

是年，布尔啥通河、二道松花江流域连降大雨，雨量达162毫米。安图县的明月沟地区和松江地区洪水暴发，农作物受灾面积3750公顷，占县播种面积的17.6%，成灾面积2550公顷。

8月6—7日，德惠降大暴雨，平均降雨量在150毫米以上，朝阳公社达255毫米之多。据该县防汛指挥部调查，全县受灾粮田、人、畜、房屋情况如下：全县被水淹地面积达5万余公顷，其中内涝为3.83余万公顷，外涝为1.17万公顷，最后无法排水的地方有1.93万公顷，死伤20人，其中2人死亡，死马24匹，猪77头，家禽118只，被淹、被冲房屋2163间，马棚242处，猪舍55处，冲坏桥梁43处，江堤决口49处，小水库决口6处，漫堤60处。

是年，德惠县涝地53324垧，倒塌房屋156间，冲毁马棚242个，猪551个，冲毁桥梁43座，淹死马15匹、猪56头、家禽1183只。受灾范围79个管理区。

是年，长春地区淫雨120天，灾及52个人民公社506个管理区，2651个生产队。受灾农田19.08余万公顷，绝收10.14万公顷，受灾8.75万户47.42万人，重灾2.04余万户10.95万人，水毁房屋9343间，人员伤亡27人，死亡骡马84匹、猪727头、家禽5273只。

是年，梅河口全境普遍降雨，发生两次大水，各河水位都出槽，白银河山城镇河段最高水位1.83米，大柳河梅河口镇河段最高洪水水位2.45米，莲河最高水位2.87米，大沙河一座营河段最高水位3.02米，大柳河海龙镇河段水位3.89米。全境受灾土地8119公顷，冲倒房屋50间，进水泡倒房屋85间，受灾户数1734户，损失粮食3000斤，死亡家禽336只。8月1日至4日，受14号台风影响，连续降大雨。海龙水库3日降水量181.6毫米，海龙镇43.3毫米，大柳河最大流量714立方米/秒，受灾面积达3200公顷。

是年，暴雨造成和龙县部分地区灾害，农作物过水面积110公顷，其中成灾51公顷。

8月22—23日，吉林省再次受台风和西风槽影响，发生特大暴雨，蛟河、桦甸、靖宇、通化、长白、延吉、和龙、磐石、辉南和梅河口等地日降雨量超过50毫米；抚松、浑江、集安、敦化、安图和汪清等地日降雨量超过100毫米。这场暴雨造成松花江、丰满水库上游地区和嘎呀河流域发生洪水，红石砬子发生110年一遇的洪水。该年除白城地区以外，全省均有涝灾，通化地区受灾最重。

8月22日20时到23日19时的23小时，汪清县普降一场特大暴雨，平均降雨约为150毫米左右，最大降水量约为250毫米，该站实测降水量为119.6毫米，引起山洪暴发、河水暴涨，瞬时淹没大清沟、骆驼山等8个村落，受灾村庄有天桥岭、白草河等41个，受灾户数1.54余万户，占全县总户数的13%以上，受灾人数共6.19万，占全县总人口的14.7%以上，死亡232人，下落不明的有116名，房屋被冲毁和倒塌的有2913栋，受灾耕地面积共6166.89公顷，其中水田2142.62公顷，冲毁铁路11千米，冲毁大小桥梁共28座。

8月22日至24日，第二松花江涨水，桦甸县红石砬子水位达273.72米，是有记录以来最大一次洪水（110年一遇洪水），红石砬子街大部分被淹。

8月23日，17时14分到18时51分，第14号台风中心经过珲春县，最大风力达9级，降水量为39.5毫米，24日上午，图们江、珲春河均涨水，图们江水位比1957年高1.8米，珲春河高1米左右，有6个公社30个管理区400户社员受灾，土地约6000多公顷被淹。

8月23日，敦化站降水量达129.0毫米。中午开始敦化县部分大、小河流泛滥，比1957年8月份严重，因而造成洪水大灾。

8月23日，靖宇县连降几天大雨，界河头道松花江西岸江水出槽，榆树川公社所在地被冲毁房屋70间，333公顷农田受灾。

8月23日洪水主要发生在第二松花江丰满水库以上地区和嘎呀河流域。在红石砬子为110年一遇的洪水，在嘎呀河为1896年以来的首位洪水。扶余、农安、榆树、双辽、舒兰等地日降雨量超过50毫米；长岭、德惠、九台、长春、吉林等地日降雨量超过100毫米。

8月24日，牡丹江洪峰流量1420立方米/秒，比正常流量高5倍。敦化县水淹耕地1.07余万公顷，绝收2596公顷，比上年减少产量42.9%，水淹房屋6580间，倒塌4021间，4790户1.56余万人受灾，淹死猪916口、牛31头、马22匹、家禽9533只。

8月，抚松县连遭两次百年不遇的洪水袭击。第一次是8月3—4日，日降雨量平均达到102毫米；第二次是8月22—24日，3天连降大雨和暴雨，日降雨量在150毫米左右。大雨之后，山洪暴发，河水出槽。头道松花江水上涨5.3米，松江河水上涨5.5米，比1931年最高水位高1.7米。这次洪水来势凶猛，水位高，流速快，灾重，面大。在沿江的44个村屯中，有36个村屯进水，其中13个村屯基本冲光；全县有30个管理区、79个生产队受灾，其中重灾管理区11个，生产队24个；有3760户15.48万人受灾。冲走和冲毁房屋6458间。淹死耕牛9头、马鹿5头、猪111头、家禽8593只，损失各种农具1216件，铁车7台，粮食5940千克，主要生活物资1.53余万件；冲毁公路15处3.1万余延长米，大小桥梁14座，涵洞13处，渠道25处2.18万延长米，河堤（坝）23处430延长米；养鱼池3座，鱼95万尾，船18只；耕地受灾面积1818.7公顷，其中745.4公顷变成了沙石河道。抚松县城一片汪洋，十字街摆船，西川村、东川、小夹信子全部冲光。

8月中旬，相继有三次台风活动，并于23日在朝鲜半岛登陆。受其影响，8月21—23日在东北地区东部降了大范围暴雨。8月21日，雨区范围在吉林省辉发河流域及辽河下游，暴雨中心在辉发河流域，金沙河八道河子雨量站日降水量100.6毫米。8月22日雨区东移，范围增大，分布在张广才岭—龙岗山脉以东地区，暴雨中心有两个，一个在牡丹江上游，黄泥河秋梨沟水文站日降水量为101.8毫米；一个在鸭绿江上游，五道沟河东小山雨量站日降水量为142.0毫米。8月23日雨区没有明显移动，范围略有增大，向北延伸到牡丹江下游。暴雨中心在嘎呀河上游，金矿沟雨量站和团结水文站8月21—23日的3日降水量各为241.6毫米和226.3毫米，其中最大日降水量为181.5毫米和140.6毫米（23日），约占3日总降水量的62%～75%。8月24日8时半，石砚水文站洪峰流量5670立方米/秒，24日敦化水文站洪峰流量1420立方米/秒，为近百年来的首位洪水。布尔哈通河流域的最大降水量在安图县明月镇，21—23日降水量为151.7毫米，24日8时磨盘山水文站洪峰流量1620立方米/秒，为近百年来的第四位洪水。图们江干流嘎呀河口下游的河东水文站24日18时洪峰流量8380立方米/秒，为近百年来的第3位洪水；最下游的圈河水文站25日5时洪峰流量为9300立方米/秒，则为近百年来的第五位洪水。在松花江水系，头道松花江流域的最大雨量在抚松县漫江镇，21—23日降水量为158.6毫米，23日20时高丽城子水文姑洪峰流量5810立方米/秒，为近百年来的首位洪水。二道松花江流域的最大雨量在安图县三道白河雨量站，21—23日降水量为153.9毫米，24日14日于汉阳屯水文站洪峰流量3600立方米/秒，为近百年来的第二位洪水。在头、二道松花江汇流后，松花江干流红石砬子水文站24日7时洪峰流量为1.44万立方米/秒，为近百年来的首位洪水。牡丹江流域的最大雨量在敦化市大榆树川雨量站，21—23日降水量为185.0毫米，为近百年来的第二位洪水。本次洪水各江河一般在8月22日夜至23日晨起涨，嘎呀河、布尔哈通河与头、二道松花江干流的洪峰出现时间在23—24日，牡丹江与图们江干流的洪峰出现时间在24—25日，洪水历时7～14天。

这次暴雨洪水主要发生在松花江上游和嘎呀河中、上游的山林地区，人烟较稀，在农业上受灾面积不大。主要灾情发生在暴雨中心区的嘎呀河谷，这一区域受灾人口10.50万，死亡329人，冲毁桥梁242座，冲毁中、小型水库5座，堤防决口30.55千米，图们至牡丹江线铁路停运达28天。

1961年 通化市、延吉市、桦甸、抚松、东岗、临江、集安、罗子沟、敦化、汪清、珲春、龙井和天池发生夏涝。

7月4日，大安的太山乡出现暴雨伴有冰雹，有150余公顷农田受损，减产10%～15%，秧果地都受到损失。

是年，和龙县7月份连续降雨；海兰江泛滥成灾，农作物过水面积12公顷，成灾面积65公顷，死亡1人，死亡牲畜1头，倒塌房屋10平方米，冲毁桥梁5座，冲毁堤防7千米。

7月5日和6日，永吉县总降水量780毫米，五里河、双河镇、万昌、官厅等20个公社受灾，农田过水面积7.7万公顷，冲毁庄稼1497.67公顷，冲毁房屋126间，冲毁水库6座，拦河坝61处，堤防777处，桥梁17处，冲毁公路183千米。

7至9月份，通化县平均每月降雨200毫米以上，3个月连续降雨719.5毫米。暴雨成灾，淹死6人，淹死牲畜1头，冲毁房屋3间，冲毁桥梁29座、堤坝430延米，受灾农作物2471公顷。

9月1日，辉南降暴雨、冰雹，大豆、苞米等受灾严重。

是年，洮南县境内的洮儿河堤防决口3处，8个公社、34个大队遭受洪、内涝灾害。其中，洪涝耕地2233.33公顷，内涝耕地2426.67公顷。

9月3—5日，梅河口全境降大雨，平均降雨量65毫米，大柳河、一统河水位出槽。大柳河水位6.30米，有7个乡20个村受灾，淹没土地953公顷。

是年，9月3日至4日，和龙县降暴雨，大成水库水位急剧上涨，当启开输水洞闸门时，由于用力猛，将提起球形闸门的拉杆拉断，闸门无法启开，水库出现险情，当时一面动员农民加高大堤，一面向丰满电站求援。丰满电站立即派潜水员到大成水库，把闸门启开，排除险情。

是年，前郭县卡拉木公社的小城子、乌兰图嘎公社的董家窝堡遭受内涝灾害，淹耕地623公顷，绝收311公顷，死亡大牲畜3匹（头），家禽7只，倒塌房屋6间，冲毁桥涵2座，冲走粮食2580千克。

1962年　通化市、辉南、海龙、抚松、东岗、临江、长白、集安、东丰、敦化、珲春、松江、和龙和天池发生夏涝。

7月4日，长白县降暴雨，河水猛涨，冲毁耕地、房屋，淹死2人。

7月7日，永吉县从早至晚普降大雨、暴雨，形成山洪，使搜登站公社10个大队农田受灾，计1691公顷，占播种面积的17%。一拉溪公社18个大队受灾，重灾面积374公顷，冲走小鸡14只，淹死1人，淹死马2匹。万昌公社8个大队受灾，重灾面积1023公顷，占播种面积的28%。全县公路、乡道被冲断120余处，冲毁大小桥梁90多座，冲毁民房80多间，有1.2万公顷庄稼被淹。

7月19—20日，榆树县降水170.4毫米。34个乡、237个村受灾，1.47万公顷农作物颗粒无收。

7月以后，九台县普遍降雨，7月18—20日，降中到大雨。胡家、舍岭等公社下大暴雨，降雨量200毫米，各水库和中心河流水位普遍上涨。县内25个农村人民公社中，有144个生产大队757个生产小队受灾，受灾面积2.44万公顷，其中耕地面积1.03余万公顷。倒塌房屋88间，冲毁公路桥17座，农道桥159座，民堤决口6处，死亡3人。

7月26日，受5号台风影响，长岭县水涝耕地2.23余万公顷，成灾面积1.25余万公顷。倒塌房屋250间，倒墙畜舍253间，压死羊86只。

8月3日和8日，临江降水分别为53.9毫米和46.3毫米，导致8月9—10日鸭绿江涨水，使沿江的农业损失很大，据统计，共淹地63.1公顷，其中大田28.5公顷，菜田受灾分三种，一种是地表皮被冲走；一种是小苗被冲走；一种是受淹。另冲走16家房，塌52家。

8月10日，图们江流域洪水。

6—9月，辽源市降雨503.4毫米，过水耕地2533.3公顷，成灾面积1466.7公顷。

8月，东丰县白家堡水库因暴雨决口，库水全部流掉，鱼全部跑掉，直接经济损失20万元。

8月下旬，珲春县因暴雨、山洪暴发，大荒沟水库被冲毁。全县房屋倒塌45栋，农田冲毁2511公顷。

是年，图们市发生水灾，受灾耕地面积840公顷。

是年秋，安图县发生内涝，受灾面积3141公顷，占播种面积的14.3%；成灾面积1758公顷，占播种面积的8.3%，其中成灾九成以上的面积871公顷。

是年，德惠县涝地1.15余万公顷。

是年，双辽县内涝面积6.13余万公顷，占农作物播种面积的63.2%，粮食减产4691.18万千克。8月份，王奔公社的红星村孙家店屯西，西辽河大堤决口，有6个自然屯受灾，人口达1500人，涝地750公顷。

1963年 四平市、辽源市、通化市、双辽、梨树、蛟河、桦甸、抚松、柳河、东岗、临江和集安县发生夏涝。

6月21日，双辽县响水公社日降雨140毫米，响水河、杨柳河河水出槽，响水、陈家岗子、杨柳、王烧锅等大队一片汪洋，平地水深齐腰，涝地6300公顷。

7月2日至8月初，双辽县阴雨连绵35天，全县24个公社、251个大队、1777个生产队遭受水灾，成灾面积4.32万公顷，倒塌房屋350间、冲倒仓库、畜舍82间。

7月3日至7月21日，桦甸县降雨241毫米，水淹农田2572公顷，其中内涝水淹1304公顷。成灾农田1758公顷。

是年，双辽县涝地2.6万公顷，排干溃堤决口20余处，冲毁桥梁8座，冲倒房屋467间。

7月15日始，受蒙古气旋影响，白城地区北部、长春地区南部和珲春等地出现暴雨，15日白城降水量为44.0毫米；16日双阳降水量为76.7毫米；长春降水量为91.2毫米；珲春降水量54.8毫米。7月17日受冷涡影响，辽源地区、吉林地区南部、通化地区北部以及长岭等地出现暴雨，辽源降水量为733毫米；东丰降水量为61.5毫米；桦甸降水量为66.5毫米；梅河口降水量为76.5毫米；18日长岭降水量53.8毫米。9月14日，受蒙古气旋影响，又在与7月17日相似的范围内出现暴雨。这三次暴雨造成中部地区洪水，白城、长春、四平、吉林、通化地区均有涝灾。

是年，长春水灾，受灾农田4.66万公顷，占播种面积39.4%，成灾人口105.48万人。加上8月份平原地区干旱，先涝后旱，使长岭县和公主岭市等地严重减产。

是年，长春市郊区发生涝灾。受灾面积9733公顷，成灾面积9666公顷，占受灾面积的99%，占易涝耕地面积的66%。1963年全年降水量虽然不大，但都集中在7月份，占全年降水量的59.3%。涝灾多发生在河谷地带和平原低洼地带。此外，涝区工程标准低，而且不配套的地方，也容易发生涝灾。

7月13—20日，长岭县降雨226.7毫米，有21个公社的157个大队、834个生产队受灾。水涝耕地5.43万公顷，成灾面积3.78万公顷；被水包围村屯178个，倒塌房屋2463间，死亡4人。

7月15日至19日，扶余县连降大雨内涝成灾，全县19个公社469个生产队受害，受灾耕地7400余公顷，其中440公顷绝收。

7月15—20日，通榆县全县连续降暴雨，15日降水量为52.3毫米，20日降水量为59.2毫米，其中鸿兴镇20日上午降水在100毫米以上。新华和瞻榆两镇的部分村22日1.5小时降水达150毫米，一般积水30～70厘米，最深处达1米以上。新华大部分草原被淹。全县内涝耕地9776公顷。新华镇大有村西力不可屯43户中有30户住房被水浸泡。

从7月15日到8月5日，九台县22天中有15天下雨，平均日降雨量为34.5毫米，雨量集中，多次出现大雨和暴雨。石头口门水库一带，在15—24日的10天里，降雨250毫米。西营城子公社22日晚，仅4个半小时就降雨100多毫米，平均水深13厘米多，县境内江河水位骤涨。松花江水位比7月15日前上涨2.17米，“五一”水库水位上涨2.62米，石头口门水库水位上涨5.36米，溢洪道放流330立方米/秒，水库下游河水全部出槽。两岸水宽达5000米多。受灾面积1.3余万公顷。冲倒房屋65间，仓库、畜舍倒塌47间，冲毁桥43座，其中公路桥11座。

7月23日，在连续经过4次暴雨的袭击后，通榆县新华镇新农村的两家子社又下了一场大暴雨，降水量达170毫米，同时夹有冰雹。

7月，海龙降水量342.4毫米，是有资料以来极大值。由于暴雨和降水集中，对海龙县农田、水库、交通运输产生了较严重的影响。在梅河以东的叶家、连河等十几个大队水涝农田面积5612.87公顷，风灾3165.67公顷，由于月末至8月初天气转好，灾情有缓和。大水冲塌小塘坝10处，水库冲坏4处，因此，有146.73公顷农田受灾；交通运输方面，在海龙有大小桥梁9处被不同程度冲坏。

7月26日，临江的闹枝到桦树出现局地暴雨，冲坏森林和铁路3处。

8月1日，长春1—2时降水甚大，是历年强度最大的一次，降水量达109.7毫米，在短时内造成灾害，冲毁房屋，引起伤亡事故。

6—9月，辽源市降雨516.3毫米，全市过水耕地面积3533.3公顷，成灾面积1933.3公顷。

7—8月，乾安县降水349.5毫米，受涝面积2553公顷。

7—9月，榆树县多间歇性暴雨，降水454.9毫米，江河水猛涨，部分漫堤，33个乡(镇)，251个村受灾，8667公顷农作物颗粒无收。

是年，洮南县内涝2700公顷。

是年，德惠县初夏旱、秋涝。

是年，前郭县望海涝区发生严重内涝，受灾耕地800公顷，淹没草原1.2万公顷。有7个村屯376家农户2131人和1249头大牲畜受害。

8月1日，公主岭发生水灾（受灾情况详见表1.7）。

1964年 四平市、辽源市、通化市、洮安、榆树、九台、双阳、伊通、梨树、东丰、舒兰、烟筒山、蛟河、桦甸、磐石、辉南、海龙、靖宇、抚松、柳河、东岗、临江、长白、集安、敦化、汪清、明月镇、珲春、松江和天池发生夏涝。

7月，前郭县雨量集中，泄水不利，山洪内涝成灾，全县受灾面积达3278公顷。

7月28—29日，大安中部偏北雨量集中，产生内涝，涝地2000公顷，其中来福公社1200公顷。

表 1.7　1963 年 8 月 1 日公主岭站洪涝灾情统计表

公　社	过水面积（公顷）	受灾面积（公顷）					冲毁桥梁（座）	淹死猪（口）
		合计	其　中					
			内涝	河出槽	坝决口	风灾		
柳　柏	780	780	780					
大　岭	4023	4023	4023					
永　发	8065	7500	7500					
烧　锅	6600	5500	5500					
大榆树	410	410			410			
八　屋	748	248		748			2	
秦家在	157	157		157			7	
双榆树	845	845		845			4	
平　安	1851	1851	1525			226	3	
合　计	23479	21814	19328	1750	410	226	16	1

1964 年，洮南县境内洮儿河堤防决口 4 处，洪涝耕地 6340 公顷，受灾 4751 户 5.67 余万人，倒塌房屋 20 间。

7 月 28 日至 8 月 4 日，通榆县阴雨连绵，降雨量 93 毫米。8 月 6 日夜间，新兴公社降雨 200 毫米左右；7 日至 8 日，鸿兴公社降雨 36 小时，降雨量 70 多毫米。鸿兴、新兴两个公社有 8 个大队、102 个生产队 1555 公顷农田受灾，其中，741.5 公顷农田颗粒不收，占受灾面积的 47.7%。

7 月 28 日，东辽县普降大雨，降雨量达 71 毫米，有 104 个生产大队的 4000 公顷耕地过水，成灾面积达 733 公顷。

7 月 29 日，汪清县罗子沟公社于 15—16 时降了局部暴雨，范围不到 10 千米，降水量在 50～100 毫米之间，由于降水时间短，雨量集中，致使部分民房进水，农田受害，在降水的同时并伴有短时大风，个别民房倒塌，树木折断，据当地群众反映，如此强的降水是近年来所未有的；靖宇县除燕于公社外，大部分地方受水灾，被淹面积 192.13 公顷，受此次台风影响，靖宇县境内受灾面积（风、水、雹）共 355.2 公顷。

7 月 30 日，德惠降暴雨，德惠站降雨量为 96.4 毫米，全县平均降雨量为 69.2 毫米，据防汛指挥部调查，全县有 7852 公顷地过水，其中 2555 公顷地被淹；榆树日降水量达 54.5 毫米，使全县 198 公顷地发生不同程度的内涝。

8 月 5 口，梅河口海龙镇日降雨量 123.2 毫米，河水上涨，全境过水耕地 4600 公顷，其中成灾面积 3133 公顷。13、14 两日又连降暴雨，降雨量 97.3 毫米，加之东丰和平乡和杨木林等地降雨 140～182 毫米，致使大柳河、大沙河、一统河水位上涨出槽。受灾面广、停留时间长、损失大。

8 月 5、7、13、14 日和 20 日，辉南县均降了暴雨，从 8 月 10 日开始，县内主要河流火柳河和山通河等 3 次河水出槽，最大的一次洪水发生在 8 月 14—16 日。据辉南县生产办公室调查，全县受灾面积 4817.5 公顷，占全县播种面积的 12.1%，全部被水淹没的耕地有 3510.41 公顷，其中水稻 738.67 公顷，大豆 589.87 公顷，苞米 1252 公顷，高粱 376.53 公顷，谷子 211.47 公顷，杂粮 188.67 公顷，菜田 153.2 公顷，冲坏房屋 579 间，其中倒塌 68 间，冲坏公路 16 条 22.5 千米，水库决口 2 处，拦河坝决堤 30 处，冲坏桥梁 30 处。

8 月上旬，永吉县连续降雨，河水暴涨，有 14 个公社，116 个大队，583 个小队受灾，面积为 1.4 万公顷，其中重灾 6294 公顷。

8 月 13—14 日，柳河由于降水集中，使全县两大河流及各小河普遍涨水，淹没大量土地，全县受灾面积 4017.07 公顷。

8 月 13 日至 8 月 14 日，桦甸县城降雨 77.4 毫米，常山、横道河子降雨 138 毫米，全县被淹农田 3746 公顷，成灾 2857 公顷，倒塌房屋 179 间。

8 月 14—15 日，龙井出现暴雨，造成布尔哈通河和朝阳河水位上涨。

8 月 17 日至 25 日，前郭县第二松花江水位上涨 2.5 米，沿江小堤决口 8 处，有 2293 公顷地被淹，绝收 1791 公顷。

8 月 18 日，由于 7 日降水量为 55.8 毫米，8 月 13—14 日的降水量为 49.6 毫米，致使海龙县大梅河、大沙河、伊通河相继泛滥，18 日统计，共淹地 1.05 余万公顷，成灾 6101.73 公顷，25 日海龙降水量为 29.8 毫米，30 日降水量为 53.6 毫米，使被淹面积进一步扩大（具体数据不详）。

8 月 19 日，柳河由于大降水使全县受灾面积达 5031.13 公顷，减产 462.24 余万千克粮食。

8 月 20—21 日，受高空槽影响，21 日龙井降水量为 38.2 毫米，20—21 日，由于烟集河、依兰河以及月晴公社的杰满沟等山洪暴发，造成上述两河沿岸 11 个公社受到不同程度的水灾，被淹面积达 783 公顷，其中成灾面积 328 公顷，冲毁桥 14 座、公路两处（长 954 米），倒塌房屋 9 栋、仓库畜舍 2 栋，死亡 2 人，死大牲畜 2 头、猪羊 2 头。

8 月 27 日至 28 日，通榆县多数公社降了一场大雨，降雨量 76.3 毫米。全县有 8 个公社 23 个大队 154 个生产队农田受灾，受灾面积 4979 公顷，占 8 个公社总播种面积的 9%。其中，绝收 1062 公顷。受灾严重的颖兴公社，受灾面积 2271 公顷，占播种面积的 45.5%。全县倒塌房屋 474 间，仓房 150 间，畜舍 34 间。

8 月 27—30 日，辽源市连续降雨 140.1 毫米，降雨量和连续降雨日数都超过 1953 年。但由于东辽河上游有金满、椅山等 30 多座中、小型水库控制，将河水拦挡在城区防洪堤外，没能进入市区。全市被淹耕地 1.12 万公顷，成灾 6800 公顷。

8 月 28 日，通榆县下了一场暴雨，降水量 59.5 毫米，开通、洪星、新兴、勿兰花等公社 4000 多公顷地被淹。

8 月 28 日，由于本月中旬到下旬松花江、饮马河、伊通河涨水和下旬连阴雨天气（其中 28 日一场暴雨降水量是 65.3 毫米），德惠发生水灾。据防汛指挥部调查，全县有 53000 公顷地过水，其中有 42000 公顷地被淹（包括 7 月份被淹的地）。

8 月 30 日，辽源站 29 日 23 时到 30 日 03 时降水 103.1 毫米，东辽河最高水位 4.48 米，河水出槽，淹没西岸田地和居民住宅，灾情很严重，农田受灾颗粒不收的达 2333 公顷，辽源站观测场办公室受淹，观测场水深达 0.8 米，办公室水深 0.2 米。

8 月 30—31 日，东辽县降大雨，降雨量 119 毫米，168 个生产大队的 9000 公顷农田受灾，绝收面积860公顷。

是年，长春市郊区发生洪灾。受灾面积9400公顷，全部成灾，占耕地面积的13.7%，有5333公顷绝收。

7、8月，德惠县雨量集中，历时过长。8月23日松花江站洪水流量360立方米/秒，饮马河、沐石河下游顶托，内涝严重，水灾32753公顷。

是年，7—8月，东风县降雨602毫米，全县农田过水面积1.11万公顷，成灾面积6666公顷。

8月，辉南县连续阴雨8天，出现暴雨4次、大雨3次，全月降雨394毫米，境内各河流相继出槽。14日泛滥成灾，受灾面积4818公顷，淹没农田3510公顷，冲毁房屋579间，水库决口2处，拦河坝决堤30多处，冲毁公路16段45千米、涵洞30处。

8、9月份，扶余县先后降了4次大雨和暴雨，降雨量达300毫米以上。一些低洼地区被洪水淹没。全县因水灾倒塌房屋1719间、仓库695间、畜棚275间，冲毁水井11眼。8月24日晚，新立、大林子、徐家店、长春岭等地下了一场暴雨，雨量最大的新立公社达200多毫米，王家、薛家、曾家等3个大队17个生产队遭灾。淹农田160公顷，其中有8个自然屯水深1.5米以上，这3个大队共被洪水冲倒房屋280多间，淹死牲畜20多头，鸡400多只；损失粮食2500千克。9月1日，新安镇和三井子公社下了暴雨和冰雹，淹地2307公顷，泡倒房子223间，仓库24间，马棚23间，吞没水井43眼，冲毁乡路桥2座。

是年夏，抚松县部分社队遭受水灾。

1965年 四平市、吉林市、延吉市、怀德、伊通、梨树、烟筒山、舒兰、桦甸、榆树、农安、九台、双阳、集安、临江、东岗、抚松、磐石、罗子沟、敦化、汪清、明月镇、珲春、龙井、松江、和龙和天池发生夏涝。

是年，前郭县乌龙安唱涝区的乌兰架海和查干花过水面积2400公顷，成灾面积1540公顷，粮食减产115万千克。其中乌兰架海公社辛庄大队受灾严重，淹地602公顷，冲毁民房和畜棚160间。

是年，汛期，榆树县局部地区一次降水148毫米，洪涝面积2.2万公顷，内涝8000公顷，倒塌房屋672间，冲毁桥梁113座，塘坝22座。

是年汛期，长岭县降雨342.8毫米，占年总降水量的73.5%。全县普降雷阵雨、暴雨10余场，8月9日夜里降雨2小时，8月16日又降一场大雨。25个公社的135个大队，729个生产队受灾。水涝耕地3.43余万公顷，成灾面积2.09万公顷；倒塌房屋334间；死伤家畜317头（只）。其中望海涝区8月9日降雨200毫米以上，积水深达35厘米，水淹耕地14138公顷，绝收面积4444公顷。

7月，六零河上游降大暴雨。双辽县南崴子灌区总干决口28处，大榆树铁路桥桥面上水，铁路中断通车4小时。

6—8月，乾安县降水349.6毫米，7月降水202.8毫米。连续降雨20多天，前郭尔罗斯蒙古族自治县乌龙驾海等地暴雨径流下泻至安唱、大遐畜牧场马场境内，汇合内地积水深达1米左右。水淹耕地1540公顷，草原19400公顷，造成经济损失112.6万元。

7月2日下午，柳河县13个公社连续降暴雨、雹子，时间达20分钟左右。和平公社冰雹最大像茶碗，一般像鸡蛋，严重区庄稼全部损坏；大通沟公社有 5 个生产队社员家进水，平地水深达 30 多厘米，家具被冲走；全盛公社 5 个大队都遭雹灾，13 名学生被打破头；亨通山公社 2 个 10 万立方米以下水库决口，淹了不少地，冲毁一座桥，淹死 10 头猪，海龙县成灾面积 6333.33 公顷，约占全县耕地面积的 1/10。

7 月 22—25 日，德惠县大部分地区降了大雨，22 日降水量为 27.1 毫米。部分地方（达家沟公社三家子大队，饮马河与伊通河汇口处的米沙子公社、和平公社双山大队）降了暴雨。由于降水集中，强度大（90 毫米以上），全县有 8600 多公顷洼地庄稼形成内涝灾害。

是年，德惠县涝地 2.42 万公顷。

7 月 24—25 日，扶余县中部降大到暴雨，造成内涝，受灾面积 1.80 万公顷，永平、三井子、万发、增盛等公社较严重。

7 月 31 日和 8 月 3 日，舒兰县北部下暴雨，全县 14 座小水库和 13 处大坝决口，受涝农田 1.68 万公顷（其中，内涝 7000 余公顷）。

7 月 31 日，伊通县中西部地区猛降暴雨，从 11 时开始至 18 时止，伊通镇降水量 155.9 毫米，黄岭子 219.0 毫米，全县平均达 93.5 毫米。8 月 2 日至 4 日，在全县范围内又连降两场暴雨，累计平均降水量达 171.5 毫米。其中伊通镇 246 毫米，黄岭子多达 268 毫米。这几场暴雨造成的洪涝灾害除景台和板石庙两个公社外，危及 20 个公社、160 个村、891 个屯，过水面积达 1.27 余万公顷。

7 月 31 日至 8 月 4 日，伊通站下了一场 246.7 毫米的暴雨，暴雨中心在黄岭子公社，仅 7 月 31 日 11 时—17 时降雨量达 219.0 毫米。全县 22 个公社山洪爆发，出现了不同程度的自然灾害，受灾生产大队 162 个，生产小队 891 个，成灾面积 9136.8 公顷，其中，水灾为 8805.3 公顷，风灾为 331.5 公顷，倒塌房屋 412 间，冲毁渠道 75 处共 464 米；公路 6 处共 352 米，公路桥 6 座；雷击死 2 人，砸死 1 人。

7 月下旬，洪水由前旗乌龙架海公社突然流入乾安县安昌公社的西京和对兴大队。一股洪水对周围十余村屯的庄稼、草原和人民财产安全造成威胁。此次过水面积 2.12 万公顷，其中耕地 78.8 公顷，成灾 54.9 公顷；倒塌房屋、仓库等 140 间；禽舍、猪圈 52 个，为近 30 年未见。

是年，洮南县山洪、内涝并发。那金、东升等 7 个公社的部分生产队遭受山洪袭击，冲刷过水面积 2310 公顷，其中绝收 1244 公顷。冲毁木桥 2 座，冲倒房屋 128 间，冲走猪 60 余头，羊 30 余只，家禽 380 余只，粮食 6500 余千克。同年，洮儿河堤防决口，金祥、德顺、保民、向阳、二龙、城郊等公社淹耕地 5264 公顷，其中绝收 4661 公顷，内涝耕地 6214 公顷，绝收 5947 公顷。

是年，图们市发生水灾，受灾耕地面积 867 公顷。

8 月 2—3 日，受冷涡影响，在长春、四平、吉林、通化地区的交界处出现区域性暴雨。

8 月 5 日，长白县降雨 40 多个小时，降雨量达 186.45 毫米，全县 199 个生产队、7012 户 2.65 余万人受灾，冲毁耕地 624.2 公顷。其中颗粒不收的有 596.2 公顷，冲毁渠道 5340 米。

8 月 6—7 日，受台风和华北气旋的共同影响，延边地区和白山地区东部的 9 个市

(县)出现暴雨，其中汪清、延吉、龙井、和龙和珲春日降雨量超过100毫米，造成图们江下游发生洪水。该年长春、四平、吉林、通化、延边地区都有程度不同的涝灾，以延边地区最为严重。

8月6日和7日，受第12号台风和江淮气旋的共同影响，珲春站两天分别下了大暴雨，降水量分别为108.1毫米和126.4毫米。6日后半夜开始涨水，到8日上午洪水开始下撤（图们江水位比历年来最大洪水的1957年还高1.5米），受这场洪水袭击，珲春县13个公社中有88个大队受灾，倒塌房屋148处、畜舍12处、仓库9处，死亡5人，死亡大牲畜6头，死亡生猪6口，冲坏大小桥梁及公路88处908米，共动员社员抢险人数2.23余万人。

是年，珲春县大水灾。全年降水量为715毫米，珲春河上游桃源洞水文站年降水量856毫米，敬信平原年降水量达902毫米。8月6日降雨量桃源洞为208.7毫米，圈河为233毫米。8月7日，图们江和珲春河猛涨，珲春河桃源洞站洪峰流量为2500立方米/秒，图们江圈河站洪峰流量达1.13万立方米/秒。全县受灾面积9407公顷，占播种面积的27%。受灾人口5.25余万，冲倒房屋155栋、畜舍12栋、仓库11栋。冲毁堤防103处，长14千米；冲毁渠道124处，长5600米。全县各地公路桥和涵洞几乎全被冲毁，造成经济损失达120多万元。

8月5日夜间至7日夜间，受12号台风和南方气旋的共同影响，汪清下了一场大暴雨，平均降雨量为155.8毫米，最大出现在大山地区，降水量为182毫米，最小降水量为125毫米，出现在汪清县北部的春阳，鸭塘地区平均降水量为168.2毫米。由于降水时间长，强度大且集中，引起山洪暴发、水位猛涨，是汪清县历史上罕见的一次洪水。据雨后调查，汪清河和安劳河流域是建国以来最大的一次洪水，嘎呀河于1960年最大洪水略高于1957年洪水水位，所以安劳河流支流两岸的大量土地和部分房屋被冲走和进水。具体受灾情况，受灾面积为4794公顷，其中冲毁面积为1294.36公顷，由于覆盖面积为564.96公顷，进水屯子为28个，房子被冲走17座，倒塌59座，半倒塌21座，冲走2个禽舍和1个仓库，倒塌1个仓库，死亡人口2人，冲坏公路共12处长达25.31千米，冲走桥梁3个，造成人民财产严重损失。

8月初，和龙县连续降雨，8月6日和龙镇日降雨65.3毫米，7日头道最大洪峰流量1000立方米/秒，南坪站为2290立方米/秒，全县堤防决口9处，112个生产队受灾，8个居民点进水，冲毁桥梁13座，受灾面积360公顷，其中绝收面积200公顷。

这次暴雨是台风造成的，降雨面积较为均匀。高中心区有三处，一处在汪清县的罗子沟，8月5—7日降雨量为141.8毫米；另一处在长白县的二道岗，三日降雨量为138.1毫米；还有一处在浑江县东部的小山，三日降雨量为136.4毫米。这次洪水在图们江下游、河东以下是1941年以来的第二位洪水。

1966年 辽源市、延吉市、九台、双阳、四平、怀德、伊通、梨树、东丰、桦甸、舒兰、磐石、烟筒山、蛟河、集安、海龙、柳河、长白、临江、罗子沟、敦化、汪清、明月镇、珲春、龙井和天池发生夏涝。

6月18—19日，农安县部分地方下了中到大雷阵雨，个别地方出现大暴雨和冰雹，雨量一般在30～100毫米，最大达130毫米，雨涝冲淤面积5962公顷，受灾严重的3800

公顷，受涝灾严重的有直圈、小城子、高家店、新农等公社。

6月中旬，前郭县连降大雨、暴雨。一次降雨量最高达169毫米，外加长岭县、农安县局部地区倾泻的洪流流入县内，使乌兰图嘎、东三家子、查干花、乌兰敖都等19个人民公社75个生产大队出现涝灾，352个生产队18972公顷农作物遭受涝灾，占全县耕地的18%，成灾面积1.57余万公顷，绝收面积为7700公顷。

6月下旬至8月末，通榆县各公社先后遭受暴雨灾害，农田受灾4.6065万公顷，其中，绝收9072公顷。7月12日一场大雨全县内涝农田1054公顷，其中严重受灾的有227公顷。

7月29—30日，受气旋冷锋影响，三岔河降大到暴雨，其中29日、30日降水量分别为176.2毫米和64.4毫米。造成民房倒塌278间，墙壁堆落有坍塌危险的1200间，畜舍倒塌70余间，作物受害面积1300公顷，其中已成灾的700～800公顷，死亡大牲畜约13头，猪15头，羊8只，每个公社都有30～50只鸡死亡，人员伤亡事故8起，其中死亡1人，猪羊圈大部分倒坍，新建的"五大一专"设施绝大部分倒坍，全区受灾最重的家子沟公社雨后平均积水1米深。

7月29日受台风和华北气旋的共同影响，白城、长春、四平地区以及舒兰等15个市（县）出现暴雨，其中乾安、扶余、长岭、农安、德惠、榆树、九台、舒兰等地日降雨量超过100毫米。该年涝灾主要发生在中部地区。其中29日7时到30日02时德惠站降暴雨，雨量达134.9毫米，全县造成洪涝面积960公顷，内涝9017公顷，倒塌房屋87间、马棚10处、禽舍102处、仓库12间，降雨同时伴有6～7级的大风，吹倒各种庄稼39854公顷，其中严重的8895公顷。农安出现特大暴雨，降水量达104.7毫米，全县有211个大队1950个小队受灾，总受灾面积达2.90万公顷，其中未排出水的有1.39万公顷，大风刮倒的也有2283公顷，其中严重的有6138公顷，倒塌房屋1488间，马棚和仓库861间，畜舍390间，死亡4人，牲畜798头，冲毁桥梁16所。扶余全县平均降水量120毫米，中部的三井子公社降105毫米，作物受灾面积（过水）2400公顷，房屋倒塌658间，伤亡人员7人（亡2人），牲畜伤47头。

7—8月，长岭县降雨33天，降水量462.26毫米，其中7月29日降雨151.8毫米。全县有26个公社的154个大队，754个生产队受灾。有65个村屯被水包围。水涝耕地39124公顷，绝收面积9661公顷；水淹草原3200公顷；倒塌房屋5972间。

8月，通榆县东部的苏公坨乡4次暴雨降水量达800毫米以上，全乡受灾。雨后一般平地积水30～100厘米，低洼地积水达175厘米，5200公顷耕地全部受灾。倒房1293间，严重的他土海屯的24户中的22户倒房搬迁，西五家子47户中有42户倒房被迫迁往邻村，天利村除倒房70间外，还冲走粮食6500千克。

是年，正值农作物生长期间，通榆县遭受了雹、涝、风、虫等自然灾害。6至8月，几次遭到大暴风雨袭击，降雨量475毫米，比历年同期多153.4毫米左右，雨量集中，暴雨多，风大。据初步统计，全县有16个公社366个生产队受灾。受灾农田面积4.6065万公顷，成灾面积2.661万公顷，其中绝收1.18万公顷；共倒塌房屋3299间，被水冲走粮食0.85万千克。

8月29日，受高空槽影响，扶余县降暴雨，降水量为81.8毫米，受灾面积8000余公顷，其中以三井子公社受灾最重，降水量在80～100毫米。

5—8 月，乾安县降水 524.8 毫米，受涝面积 2433 公顷。

6—9 月，辽源市降雨 613.5 毫米。全市过水耕地 2800 公顷，成灾面积 1533 公顷。

1967 年　舒兰、集安县和天池发生夏涝。

5 月 26 日 15 时许，敦化贤仑公社的福性大队发生了历年所未见的特大暴雨，据当地群众反映，降雨时如盆倒水一般，历时仅半个小时，平地积水 10 多厘米，小河沟水猛涨，许多房屋进水，房院内放的大木头和酱缸有的被冲走。据调查，耕地被冲成水沟面积达 3 公顷。由于这场暴雨持续时间不长，受高空低涡影响范围很小（暴雨区成一条长线，宽仅为 1 千米），故受灾面积不大。

1968 年　集安、珲春县和天池发生夏涝。

7 月 1 日，桦甸县八道河子、榆木桥子、北台子、城郊等地受灾，水淹农田 1692 公顷，其中绝收的 166 公顷。冲毁拦河坝 30 多座。

7 月，磐石县呼兰公社遭暴风雨袭击，2 个小时降雨 117 毫米，山洪暴发，河水出槽，冲毁 2 座水库、58 处拦河坝，冲淹耕地 1000 公顷，绝收达 400 公顷；冲毁 4 孔石拱大桥 1 座，淹死 2 人。

1969 年　白城市、长春市、四平市、吉林市、镇赉、洮安、扶余、前郭、乾安、榆树、农安、九台、双阳、梨树、怀德、舒兰、蛟河、集安、汪清、珲春县和天池发生夏涝。

6 月 25 日，镇赉县坦途公社 4 个小时降雨 210 毫米，全公社涝地 2229 公顷，水泡房屋 169 间，淹死鸡 1215 只，雷击死马 2 匹。畜棚倒塌砸死牛 2 头，猪 2 头，羊 21 只。

7 月 13 日下午，洮安县普降暴雨或冰雹，降雨 20～76 毫米。北部 6 个公社，37 个大队，138 个生产队，8800 公顷农田受灾，冲毁房屋 33 间，死羊 63 只。

6—8 月，镇赉县降雨 377.8 毫米，嫩江江湾大堤决口，淹农田 1033 公顷及沿江草原，冲毁房屋 23 间。

是年，6 月 12 日下午 4 时，和龙县龙水公社的桦树、龙湖、新民、龙源等地突降暴雨，山洪暴发，桦树沟一塘坝垮坝。200 公顷水田被水冲沙压，淹死行路人 4 人。

8 月下旬，嫩江上游连降暴雨，江水猛涨，镇赉县遭受水灾。9 月 8 日晨，白沙滩水位高达 136.8 米，超过警戒水位 1.8 米，江桥洪峰最大流量 1.06 万立方米/秒。12 日凌晨野鸭岗子、四方山、前少力、“三千五”大堤等漫溢决口 8 处。洪水四溢，汪洋一片。二龙公社有 26 个自然屯 1.5 万人被洪水包围，耕地、草原被淹 20950 公顷，其中耕地 4645 公顷。

8 月，嫩江水猛涨，大安县的月亮泡、新房子、红河沟等发生多处险情，下旬，吉林省军区派某舟桥部队来县支援抗洪抢险。

9 月，嫩江发生洪水，洪峰流量 8810 立方米/秒。由于前郭县嫩江创业大堤及时抢修完工，指挥得力，保住了大堤，没发生大的洪涝灾害。

是年，洮南县洪灾、内涝并发。7 月 13 日下午，北部的那金、瓦房等 6 个公社遭受山洪袭击。受灾耕地 8800 公顷，冲毁民房 33 间，淹死羊 63 只。7 月下旬，幸福等公社溃堤成灾，淹没耕地 3.73 万公顷，倒塌房屋、库房 3998 间，倒塌畜圈 1697 个，冲走、浸泡粮食 1.03 余万千克，死亡 7 人，冲走、淹死大牲畜 85 头（匹），羊 501 只，猪 157 头。

是年，梨树县夏秋多雨，内涝农田 1.45 余万公顷。

是年，受 14 号台风影响，安图县连降暴雨，各河洪水泛滥，其中布尔哈通河明月沟段洪峰流量 935 立方米/秒。全县受灾严重，粮食比 1968 年减产 87%。

1970 年 通化市、九台、磐石、集安县和天池发生夏涝。

7 月 15 日，卡岔河上游降了一场暴雨，下游河水出槽淹地。上游生产队的草垛被冲下，堵住了吉舒铁路桥，桥被冲毁。停车 4 天，后改道新建，朝阳公社磨石屯淹死 3 人，关桥大队供销社因靠河边，7 间房被冲倒，物资大部分被冲走。

7 月 15—16 日，受高空影响，舒兰站连续降水（15 日降水量 123.9 毫米），造成西部受灾，洒河公社最重。

7 月 29 日，辉南降暴雨 62.1 毫米，辉南县与磐石交界处铁路被冲坏一段，造成停车 10 小时，辉南县中央人永塘、胶河水库决口。

7 月 29 日凌晨，磐石县的黑石、江南、牛心 3 个公社降了大雨和暴雨，降水 265 毫米。全县 15 个社镇、74 个生产大队、456 个生产队受到不同程度的损失。共淹死 3 人，淹没农田 4167 公顷，倒塌房层 84.5 间、畜舍 15 间，冲毁铁路路基 1 处 50 米、公路 4 处 160 米，冲毁公路桥涵 10 处、电杆 7 根，95 座塘坝溃口决堤，淹没电灌站 1 个，4 座小（Ⅱ）型水库也遭受不同程度损害。

7 月 30 日，受南北高空槽及地面冷锋的共同影响，舒兰站降水量为 477 毫米，因前期降水大，地面过饱和，加之当日降水，造成全县受灾大队 159 个、小队 658 个，过水面积 14773 公顷，重灾 5406 公顷，死亡 6 人，死亡大牲口 18 头，猪 53 头，冲坏水库 1 个、塘坝 45 个、防洪堤 6 处，房屋倒塌 1438 间，冲坏铁路 2 处、铁路桥 1 处、公路 2 处、公路桥 7 处，吉舒、二道、朝阳和太平公社受灾较重。

7 月 30 日，九台站降水量为 83.1 毫米，因降暴雨九台县 10 个公社发生不同程度的水灾，淹地 15000 公顷、房子倒塌 640 间、桥梁 10 余座，其中，金岭、胡家、卢家城子街、其塔木、城郊、六台、柴福林水库、五一水库等地受灾。

8 月 3 日，长白县降大雨，江水暴涨，冲毁鸭绿江中我方浆砌一号丁坝和顺水浅堤，使鸭绿江主流改道，江中 159 岛并入朝鲜。

是年，吉林地区连降两天暴雨，永吉、舒兰大水。

是年，桦甸县水淹农田 568 公顷，其中成灾 59 公顷。

1971 年 通化市、桦甸、海龙、靖宇、柳河、抚松、东岗、临江、集安、松江县和天池发生夏涝。

6 月 15 日，洮南县北部山区降水 335 毫米至 400 毫米，造成山洪暴发。这次洪水是一场历时短、雨势猛、雨量大的雷暴雨，造成的山洪暴发，使当地人民生命财产受到了严重损失。冲倒 50 多千米输电线路，冲毁 12.5 千米窄轨铁路及公路、铁路大桥。那金公社 7400 公顷耕地全部过水，2800 公顷受重灾，其中 600 公顷耕地被洪水冲成深沟，淤成沙滩，小苗秸棵不剩。冲走粮食3.5万千克，谷草10余万千克，冲走、淹死大牲畜40余头、猪羊及家禽2000多只。冲毁房屋314间，4个生产队的农具全部被冲走。那金、胡力吐、东升等公社死亡73人。其中，那金公社互利大队56人被冲走，有39人被淹死。洪水之猛，峰模之高，灾情之重是前所罕见的。山洪泻入洮儿河、蛟流河，造成幸福、城郊等公社民堤决口，淹没大量耕地。据调查，这次暴雨历时两个多小时，降雨量335～400毫米。这次洪水是局地暴雨，特点是降雨历时短、强度大，危害严重。

6月15日凌晨和当日晚至16日早晨，白城市（今白城市洮北区）遭受暴风雨加冰雹的袭击，不到9个小时，降雨量为102毫米，这是白城市（今白城市洮北区）1950年有降雨资料记载以来雨量最大的一次，也是历年汛期最大雨量之一。由于风雨加冰雹，给城市住房和郊区农业生产造成严重损失。全市被水泡得严重的房屋795间，倒塌143间，进水125间。明仁公社八委150间房子全部泡在水里，积水最深处2米，3个公社被淹耕地185公顷。遭受雹灾的有126个生产队，受灾面积6000公顷，受重灾的120公顷。保平公社三跃大队种植的西红柿、青椒、茄子、黄瓜和架豆秧被打折，有的只剩一根茎，夏菜减产70%左右。

灾后，市委组织成立了防汛指挥部，组织抢救、抽水、排水小组，并分派140名民兵执勤。

6月15—16日，受高空槽影响，集安降大雷阵雨，16日降水量为29.8毫米，据麻线、大路、台上等几个公社反映，受灾面积共835.67公顷，其中全部毁种的80公顷。

7月8日，集安降大雨，历时20分钟，受灾80公顷。

7月16日，受高空切变影响，海龙县降水量为67.6毫米，暴雨水灾造成农田受淹57.93公顷。

7月31日至8月4日，梅河口降雨90毫米至160毫米，大柳河最大流量809立方米/秒，耕地过水面积8000公顷，其中成灾面积3800公顷，冲倒民房147间、畜舍75间，冲毁公路20处、桥梁13处、水库7座、塘坝33座，河堤决口22处，淹死1人。

8月1日，受高空槽影响，海龙县降水量为58.1毫米，暴雨使全县7933.33公顷农田被水淹，1333.33公顷全部受淹。

8月2—6日，由于1日辉南降暴雨，2—6日午后开始，三通河、伊通河等水位猛涨，新桥、老桥、公路1千米上水，公路水深2米多，停止交通，到5日，初步统计造成5333.33公顷土地被淹。

到7月份，四平地区有8个县受水灾。东丰县受灾4240公顷，其中内涝2797公顷，水冲沙压1110公顷；伊通县受灾面积5000公顷；梨树县受灾3210公顷，主要是内涝；辽源市受灾3540公顷，其中水冲沙压2500公顷。吉林地区有30个公社受灾，面积有4352公顷。永吉县5个公社受灾面积677公顷；蛟河县3个公社受灾239公顷；磐石县14个公社受灾2103公顷；桦甸县8个公社受灾1333公顷。如桦甸的长山公社同兴大队有7个生产队11公顷地不见苗，被水冲成大沟。通化地区水灾面积190.9公顷。

是年，图们市发生水灾，受灾耕地面积94公顷。

6月中旬，和龙县和龙镇地区降暴雨，农田受灾面积158公顷。

是年，辉南县朝阳镇附近几个村屯被水包围，县内铁路、公路中断，过水面积8000公顷，24个村屯进水，冲倒房屋206间，冲毁建筑物53处。

是年，梨树县多雨，全县内涝农田 500 公顷。

是年，柳河县发生洪水，相当于十年一遇，全县 24 个乡镇 119 个村受水灾，淹没耕地 7333 公顷，成灾面积 5667 公顷，占全县总耕地面积的 15.1%，其中颗粒不收的有 2200 公顷。冲倒房屋 484 间，冲垮桥梁 6 座，小型水库和塘坝决口 28 座，冲毁堤防 640 延长米、渠道 40 处。

是年，通化县年降水量 1131.1 毫米。仅 8 月份就降雨 345.2 毫米，加之局部地区出现暴雨，造成水灾。全县有 124 个大队 659 个生产队受灾，受灾面积 3582 公顷，其中减产五成以上的有 838 公顷，绝收的有 659 公顷。淹死牲畜 1 头，冲倒房屋 65 间，冲毁桥梁 29 座、堤防 930 延米。

是年，桦甸县水淹农田 3917 公顷，其中成灾 1664 公顷。

1972 年 吉林省汛期全省水灾发生面积 17.2 万公顷。吉林省历年来，水灾大发生年 93.3 万公顷左右，中发生年 53.3 万公顷左右，今年汛期尚未结束，水情还未定局，前期水灾面积发生虽小，但危害很大。如白城地区洮安等四县 6 月 15 日突降暴雨，持续 12 个小时，雨量达 120 毫米，山洪暴发、河水猛涨，造成洮安、突泉县遭严重水灾。水灾严重的地区有白城地区（受灾面积 5.1 万公顷）、通化地区（4.4 万公顷）、四平地区（3.9 万公顷）和哲盟（3.3 万公顷）。据防汛指挥部统计，全省成灾面积约 6.9 万公顷，占水灾面积的 40%。由于水灾，死亡 114 人，受伤 176 人，死亡大牲畜 218 头，猪、羊 2844 只，倒塌房屋 4304 间。

是年，通化市、延吉市、辽源市、烟筒山、蛟河、桦甸、靖宇、抚松、柳河、东岗、临江、长白、集安、罗子沟、敦化、汪清、珲春、和龙县和天池发生夏涝。

是年，敦化县水灾，受害农田 2000 余公顷。

是年，桦甸县受灾农田 682 公顷，其中成灾 136 公顷。

7 月 24 日夜间，受 6 号台风影响，珲春站下了大到暴雨，25 日降水量为 40.1 毫米，雨后偏东风风力达 8 级以上，高矮作物全部被大风刮倒。

8 月 9 日 8 时至 8 月 10 日 8 时，在 24 小时内，延边自治州降雨量最少达 90 毫米，最多 137 毫米。初步统计，全州有 62 个公社 182 个大队受灾，受灾面积为 4400 公顷，成灾面积 2000 多公顷。果树掉果 20.5 万千克，蚕损失 36 万把。冲毁公路路桥 22 座、拦河坝 6 处，冲毁水利工程 55 处，倒塌房屋 30 栋，死亡 5 人，死亡牛 9 头、猪 11 头、羊 17 只。

是年，由于受日本海低气压影响，8 月 10 日和龙县全县普遍降了大雨，海兰江、蜂蜜河、福洞河、长仁河水位猛涨，有的堤段由于洪水漫顶而溃决，有的堤段被洪水冲淘而决口；洪水泛滥成灾。农作物过水面积 233 公顷，成灾面积 143 公顷，21 个大队 37 个生产队受灾，死亡 1 人，冲走猪羊 4 头，冲倒房屋 9 栋，冲毁公路桥梁 1 座。堤防决口 10 处，长 215 米；冲坏拦河坝 5 座、渠道建筑物 2 座。

1973 年 通化市、辽源市、烟筒山、德惠、蛟河、桦甸、磐石、靖宇、临江、集安县和天池发生夏涝。

6 月 20 日，受地面辐合低压影响，集安县双岔公社遭暴雨袭击，水冲沙压 40 公顷。

6 月 26 日，受偏南涡影响辉南县下暴雨，辉南和庆阳 2 个公社，土地被冲刷受灾，并有4个小塘坝被冲开，一个小拦河坝决口，庆阳公社水冲沙压11公顷，辉南过水农田75.67公顷。27日，辉南的样子哨一小时降雨47毫米，样子哨河南大队决口塘坝1处，和平大队过水面积52公顷，其中严重的4公顷，坡地被冲刷9公顷。

7月12和15日，受蒙古气旋影响，九台站降雨量分别为45.5毫米和43.0毫米。石头口门以下饮马河西岸的9个公社被淹耕地2.8万公顷，颗粒不收的有2490多公顷，受灾队51个，移民达8400人，房屋倒塌150间。

7月13—14日，白城市（今白城市洮北区）连降大雨，降雨量达120毫米，海明路大街积水深30～50厘米，市街内被水浸泡房屋536户827间。其中倒塌41户63间，危险房屋96户。

7月15—21日，辽源市降雨173.7毫米，全市过水耕地6400公顷，成灾面积5466.7公顷。

7月16日，受高空槽影响，德惠站降暴雨，降水量为73.3毫米，饮马河两岸10余公顷高棵和低棵作物被水淹没，月底饮马河两岸河水泛滥，内涝1.63余万公顷（成灾5451公顷），洪涝3294公顷（成灾2456公顷）其中菜园子内涝2481公顷，成灾67公顷，夏家店内涝1963公顷，成灾548公顷。

7月28日，辉南受水、风、雹灾严重，受灾15个公社64个大队，431个小队，辉南镇以东均降暴雨以上，石通诃子157毫米，伴有大风和冰雹，过水面积农田1337.27公顷，成灾239.33公顷，冲毁塘坝5座、公路2处、桥18架，倒塌房屋845间，此次天灾为历史所罕见。

7月28日和8月3日，受气旋冷锋影响，海龙县10个公社遭受不同程度的冰雹、大风和和水灾，总受灾面积1396.13公顷，水灾面积26.87公顷。

7月29日，受高空槽影响，烟筒山出现暴雨，造成附近一座水库决堤，农田受冲，灾情严重的达160多公顷，铁路被冲毁一段，民房倒塌10多间，烟筒山气象站地温表被冲走淹没，雨量筒被冲倒，造成记录缺测。

7月下旬以来，长春、四平、吉林等三个地区的十几个重点产粮县遭到了比较严重的洪涝灾害。受灾面积27.3万公顷，有11.6万公顷绝收。有129个公社1166个大队8212个小队不同程度受灾。死亡15人；被水浸泡包围的村屯有438个、10770户、63000多人；倒塌房屋1517间；冲毁小型水库、塘坝214座、公路桥梁446座。吉沈铁路在西阳到烟筒山之间被洪水冲坏四段，长305米，停车57个小时，造成很大损失。

8月2日下午至夜间，右中旗降了暴雨，造成涝灾。安乐公社一个大队成灾面积27公顷，颗粒不收。马拉沁公社3个大队75公顷耕地颗粒不收。二龙公社5个大队267公顷耕地颗粒不收。乌斯吐公社1个大队140公顷耕地颗粒不收。

8月3日，永吉县的万昌、官厅等公社及岔路河上游区域发生水灾。双河镇降雨量达163.4毫米，其他河流均出现建国后第二次大水，农田过水面积2.5万公顷，受灾1.8万公顷，冲毁桥梁123座、小水库46座、塘坝27座、草房3000间，全县有11个社镇、1.6万户、9.2万人遭受不同程度的灾害，粮食减产1成至5成。

8月6日，双阳普遍降了大暴雨（其中有暴雨夹冰雹），又由于7月29日降大雨（降水量为37.8毫米），致使山洪暴发，河水猛涨，加之在此期间，上流黄河水库加大放流，下流石头口门水库未及时泄洪，双阳河饮马河洪水出槽，造成两岸平原地区历年未有过的外洪内涝灾害，全县1573个生产队中有1003个受灾，受灾较重的有525个，其中绝收的有27个，全迁出的生产队有48个，全县有耕地面积8.37万公顷，受灾面积达2.25万公顷，其中雹灾1453公顷，基本无收成的有9317公顷，减产5成以上的有4288公顷，减产4成的有2942公顷，减产3成以下的有5948公顷，淹死6人，25头牲畜，冲毁公路、乡路、桥梁123座，水库塘坝94座，拦河坝14座，堤防决口97处2140米长，过水房屋6422间，其中倒塌1994间。

8月10日，舒兰县的凤凰、金马、舒兰、莲花等地降暴雨，受灾面积15700公顷，冲毁塘坝36座、拦河坝63处、渠道7处。

8月12日，九台县降暴雨，发生洪涝灾害。

是年，长春水灾，灾及146个人民公社1055个大队7912个生产队，受灾农田18.8万公顷，水毁房屋5656间，受灾1.06万户5.18万人。

是年，德惠县江河水上涨与内涝同时发生，洪水持续时间长达20多个昼夜，全县涝地58417公顷，倒塌房屋815间，冲毁塘坝9座、桥梁547座，淹2人，冲倒电话线路27千米、广播线路46千米，受灾范围179个大队、569个生长队。

是年，前郭县新城镇（现新庙镇）的库里大队连降大雨12个小时，降雨量83毫米。造成13户房屋倒塌，31户被水围，经领导、群众奋力挖沟排水，方脱险。

是年，桦甸县水淹农田2872公顷，其中成灾344公顷。

1974年 通化市、临江、集安县和天池发生夏涝。

6月15日一次大雨，造成和龙县7个公社、21个大队受灾，成灾面积180公顷，冲毁堤防7处、1217米，东城塘坝垮坝1座，冲坏拦河坝8座。

6月20—23日，榆树县降暴雨，全县有33个公社、157个大队、1057个生产队遭到不同程度的水灾。其中内涝5500公顷，洪涝1833公顷，成灾2173公顷。农安县暴雨成灾，全县有800公顷地颗粒无收。德惠县有6000公顷地积水，排不出去。

7月31日，扶余县增盛公社的茶棚大队一带降暴雨，3个自然屯均积水1米多深，泡倒房屋96间，家具、物资、粮食都没抢救出来，淹没4眼水井，淹地200多公顷。

9月22日晚，前郭县新城镇一带降暴雨98毫米，四十家子、庙东、那嘎岱、袁家等4个大队发生严重涝灾，437公顷地绝收，2100公顷草原被淹，损失羊草25万千克，倒塌房屋214间。

是年秋雨多，对秋收生产极为不利。四平地区的双辽县2万多公顷地有积水，对割、拉极为不利。由于秋雨多，少数社队的庄稼有的已经发芽，个别地方出现了霉烂粮食的现象。

是年，双辽县涝地8153公顷，倒塌房屋115间。

是年，洮南县的幸福、德顺、保民等公社内涝成灾，成灾面积2580公顷。

是年，农安县水灾，1200公顷农田绝收。

是年，德惠县水灾，9000公顷农田内涝。

是年夏，梨树县多雨，内涝农田413公顷。

是年，图们市发生水灾，受灾耕地面积96公顷。

1975年 通化市、辽源市、东丰、辉南、海龙、靖宇、抚松、柳河、东岗、临江、通化、集安、松江县和天池发生夏涝。

6月19日，辽源市降暴雨，东丰县10个乡镇2小时降雨达70～100毫米，并兼有冰雹，降雨强度大，水冲、沙压、雹伤农田3853.3公顷。过水耕地8200公顷，成灾面积4333.3公顷。

7月上旬多雨，哲盟1.75余万公顷耕地受涝。通化影响铲趟。

7月，第二松花江和辉发河沿岸遭受严重的洪涝灾害，桦甸县全县受灾农田2266公顷，其中绝收的1500公顷。冲毁水利工程11处，房屋66间。

7月27—29日，浑江、红石涯河、汤河均出槽。浑江市区东风桥东侧87户居民房屋被水淹，倒塌房屋15栋，面积2400平方米。

7月29—31日，受切变线影响，柳河站暴雨过程降雨量为178.7毫米，造成伊通河、三通河出槽，共淹地8000公顷。

7月29日至8月1日，辉南降暴雨，全县有21个公社122个大队731个小队受灾，受灾面积9711.2公顷，占全年耕地面积的24.9%，其中水田2616.06公顷，旱田6875.67公顷，菜田219.47公顷，受灾程度：1～3成1179.47公顷，4～6成2040.3公顷，7～10成3604.13公顷（其中土地被冲走的289.07公顷），冲倒房屋450间、畜舍78间、水库1座、塘坝11个、电线杆13根。

7月29日下午至8月1日上午，梅河口连降大雨，降雨量150毫米。造成山洪、内涝灾害，有229个村、929个屯受害，农田受灾面积9333公顷，占总播种面积的14.8%，其中颗粒无收的3467公顷，减产3成以上的有城南、李炉、进化、杏岭、花园等5个乡，面积达50%左右。

7月，通化县月降雨量372.8毫米，从7月29日至8月1日就连续降雨256.6毫米。河水猛涨，泛滥成灾，受灾面积4488公顷，淹死牲畜7头，冲倒房屋231间，冲毁桥梁42座，毁坏堤坝2200延长米。

8月上旬，吉林省30个县（市）遭受水灾，受灾面积39.1万公顷，其中成灾22.2万公顷，绝收2.1万公顷。通化地区4.1万公顷地被淹，减产五成以上的有1.2万公顷，绝收0.8万公顷；长春地区受灾12.9万公顷，成灾7.5万公顷；双阳受灾严重，受灾面积5.3万公顷；四平地区受灾面积12.2万公顷，成灾7.3万公顷；怀德最重，受灾面积3万公顷，重灾2800公顷；吉林地区受灾面积4万公顷，成灾2.46万公顷；桦甸、永吉受灾严重。

是年夏，梨树县多雨，内涝农田27公顷。

是年，洮南县内涝耕地1246.67公顷。

是年，通榆县农情组8月18日统计，全县涝灾面积1534.6公顷，基本绝收。

是年，吉林省全省受水灾面积39.2万公顷，成灾22万公顷。

1976年 长春市、舒兰县、天池发生夏涝。

洮南县17个公社、93个大队受水灾。其中，野马公社洪涝耕地1666.67公顷；瓦房、那金等公社暴发山洪，冲倒房屋4间，吞淤机井6眼，冲毁渠道700余米；德顺、洮河、二龙、幸福等公社出现内涝，成灾面积5333.33公顷。

7月14日，舒兰县降暴雨，淹地1266公顷，8月4日，该县榆树沟、上营降暴雨，淹地920公顷。

1977年 通化市、集安、长岭、通化县、天池发生夏涝。

5月28日，受低空切变影响，前郭遭受暴雨袭击。冲倒房屋200多间，冲走粮食2万多千克、猪羊80多头，淹死小孩4人、妇女1人。农作物受灾严重，受灾面积为5000多公顷，绝收面积为3000多公顷。

5月28日、31日，前郭县中、南部的东站、卡拉木、大山、洪泉、吉拉吐等5个公社32个大队173个生产队降雨，雨量为144～250毫米。其中5月28日晚为急暴雨，1小时内降雨量达100毫米，淹地2454公顷，倒塌房屋208间，死伤5人，淤埋水井3眼，死亡大牲畜8头，羊41只，冲走粮食3.03万千克，冲垮小型水库1座，冲毁公路桥1座。

5月28日至6月1日，受低空切变和东北冷涡的共同影响，德惠共降水206.2毫米。有的压苗致死，有的青苗被涝死，造成2人死亡，猪羊500头死亡，倒塌房屋447间，冲毁公路桥233处、涵洞259处。作物受灾面积为6.239万公顷，绝收面积为2.195万公顷。

5月31日，受东北冷涡影响，吉林省出现明显降水，日降水量≥50毫米的县（市）有乾安、扶余、德惠、农安、梨树。

6月19日夜，榆树县部分地方降暴雨，造成水灾。黑林子、保寿、五棵树等3个公社被水淹面积为1.2万公顷，其中有3000公顷水排不出去，小苗泡在水里。

6月19日和21日，受高空低涡和蒙古气旋东移的共同影响，大安农田遭受洪涝灾害，受灾面积为2433.33公顷。

6月20日，受高空低涡和蒙古气旋东移的共同影响，柳河遭受暴雨袭击。洪水冲倒房屋2栋、小塘坝7座、梯田7.8公顷，农田受灾面积达58.67公顷。

6月20日，抚松降暴雨，农作物不同程度受到损失，受灾面积达512.2公顷。

6月26日，受低空切变影响，柳河出现暴雨。农田受灾面积达160.33公顷，冲毁玉米133.33公顷、大豆26.67公顷、水田0.33公顷。

6月29日，受高空槽影响，桦甸遭受暴雨袭击。房屋畜舍毁坏89间，压死幼畜一头，中断交通一天。桦甸农作物受灾严重，受灾面积达6013公顷，绝收面积达1450公顷，冲毁水库54座，溢洪道9条。

6月下旬后，永吉县局部地区连降大雨和暴雨。特别是7月1日上午5时至8时，河湾子、太平、桦皮厂、口前等社镇，63个大队、367个生产队受灾，水淹耕地5617公顷，其中绝收面积1012公顷。水库决口11处，冲毁拦河坝57处；堤防决口4处，冲毁公路桥涵93座、大桥13座、导水站1处。冲走粮食1500千克，倒塌房屋133间，因房屋倒塌压死牲畜2头。万昌公社有4个自然屯、5个生产队、150户被洪水围困，村屯周围一片汪洋。

6月末7月初降雨，长春受水灾农田7.7万公顷，严重的2.9万公顷，绝收1.5万公顷。磐石、舒兰、桦甸等三县下暴雨。哲盟2万公顷田地被水冲，水灾严重的1.1万公顷，绝收3200公顷。

7月1日，受高空低涡和地面气旋的共同影响，吉林省出现明显降水，日降水量≥50毫米的县（市）有长春、抚松、通化、浑江和安图。

7月5日，受低空切变影响，前郭遭受暴雨袭击。农作物受灾面积为2万多公顷，受灾作物为玉米、向日葵、谷子、高粱等，损坏房屋1000多间。

7月3日至7日，通榆县雨量较大，受涝灾5261公顷。

7月14日，受东北冷涡影响，集安出现暴雨天气，14日20时至15日20时，降水量为13.7毫米。农田受灾面积为13.3公顷，绝收面积为3.3公顷。

7月23日，受高空低涡和地面气旋的共同影响，吉林省出现明显降水，日降水量≥50毫米的县（市）有长岭、农安、德惠、双辽和舒兰。

8月3日，受低涡和低空切变影响，吉林省出现明显降水，日降水量≥50毫米的县（市）有靖宇、抚松、通化、浑江、集安和长白，其中集安和通化日降水量≥100毫米。

8月上旬哲盟水灾，内涝10933公顷，绝收2333公顷，减少五成以上的2600公顷。

是年夏，农安县水灾农田2万公顷，水毁房屋900余间，大水冲走猪380多头。

是年，榆树县水灾农田1293.3公顷，绝收200公顷，水毁房屋40余间，淹死1人。

是年，双阳县水灾12个公社，受灾农田1.03万公顷，酱缸被水冲走，淹死骡1匹。淹死1女孩。

是年，德惠县水灾。7个公社56个大队受灾农田633公顷，水毁房屋720间，淹死猪125头。

是年，德惠县涝地20000公顷。

是年，洮南县野马公社的蛟流河民堤决口，淹没耕地1666.67公顷，其中绝收800公顷。

是年，梨树县多雨，内涝农田3443公顷。

1978年　通化市、延吉市、梨树、东丰、烟筒山、永吉、临江、集安、通化县、天池发生夏涝。

3月25日，洮南县创业水库副库四干闸门突然决口，最大流量70立方米/秒。7天泄水达3000万立方米。大通公社有22个生产队、1081户、5181人受灾，过水土地4500公顷（其中耕地1000公顷），倒塌房屋939间（其中社员住房654间）；死亡牛5头、马4匹、猪42头、羊18只、家禽341只；冲走粮食2万余千克、土豆2.50万千克、烧柴472车、饲草3.85万千克、农家肥1.35万车。

6月14日，通榆县的边昭和苏公坨两公社降了一场大到暴雨，涝农田515公顷。其中边昭公社有25个生产队受灾500公顷，绝收300公顷。

6月14日，受低空切变影响，镇赉遭受冰雹和洪涝，13日20时至14日20时，降水量为42.9毫米。作物蔬菜受灾面积为680公顷。

6月17日，受高空槽影响，烟筒山遭受暴雨袭击。农作物受灾面积达100多公顷。

6月17日中午，抚松县降暴雨，城郊、兴隆、新屯子、新安、泉阳等社镇局部地区受灾，冲毁耕地1117公顷，损失人参1870丈。

7月5日，大安遭受洪涝灾害（受前期冷涡影响）。农作物受灾面积为470公顷，绝收面积为270公顷。

7月7日19时，受高空槽和地面暖锋的共同影响，白城遭受一场暴风雨袭击，降水量为30.4毫米。造成通讯中断，农作物受灾严重，直接经济损失555.5万元。

7月7日，镇赉出现严重大风、暴雨天气，6日20时至7日20时，降水量为26.8毫米。4637间房屋损坏，1000平方米成品粮库被吹毁，50万千克粮食被雨淋水泡。

8月1日，受高空槽和地面气旋的共同影响，吉林省出现明显降水，日降水量≥50毫米的县（市）有九台、双阳、伊通、延吉和珲春。

8月9日，受低空切变和地面气旋的共同影响，吉林省出现明显降水，日降水量≥50毫米的县（市）有辽源、蛟河、磐石、通化和浑江。

9月25日，受高空槽影响，集安出现局地暴雨天气，24日20时至25日20时，气象站降水量为23.9毫米。农田受灾严重，全县有16个公社遭灾。

1979年 临江、长白、集安县、天池发生夏涝。

6月中下旬，榆树县育民公社遭受严重水灾，1小时降雨100多毫米，全公社受水灾面积3690公顷，其中绝收面积为860公顷。

6月中下旬哲盟的通辽市、奈曼、库伦、扎旗等部分地方相继发生洪涝和雹灾。奈曼旗灾情严重，这个旗的青龙山公社，出现23分钟降了73毫米的特大暴雨。有12个大队、28个生产队遭灾，4267公顷地被冲毁。重灾2667公顷，绝收1333公顷。这个公社的沙子梁大队17公顷地只有0.4公顷地带苗，其余全部被洪水冲走。

6月24—27日，受东北冷涡和地面气旋的共同影响，集安出现暴雨天气。农田受害严重，受灾面积达1066.7公顷。此次暴雨淹死一男孩，淹死牛1头，房屋进水200间，倒塌1间，损坏桥涵4处、水利设施24.95千米、渠道15.7千米。

6月下旬，通化、柳河、集安、抚顺等县部分社队暴雨成灾，受灾面积2407公顷，其中被水冲毁绝收面积480公顷。抚松县的漫江等三个公社遭暴雨和冰雹袭击，受灾面积207公顷。其中有63公顷被冲毁，有59公顷庄稼被冰雹打光。

7月9日，受地面暖锋影响，通榆遭受暴雨袭击。农作物受灾严重，农作物受灾面积达9592公顷，绝收面积为4592公顷。

7月19—20日，受低空切变影响，大安作物遭受洪涝灾害，18日20时至20日20时，降水量为85.9毫米。受灾面积为1.94万公顷，绝收面积为7672公顷。

7月中旬，镇赉遭受洪涝灾害，农田作物受灾面积达4727公顷，绝收面积为1823公顷。

是年6、7月，雨量集中，洮南县内涝成灾。洮河、德顺、二龙、向阳、幸福、兴业、野马、金祥、林海等18个公社受灾，成灾1.31万公顷，其中，绝收7666.67公顷。洮河公社内涝3000公顷，绝收2286.67公顷，占耕地总面积的35%，泡倒房屋、畜舍等217间，猪舍1000多个。德顺公社内涝1800公顷，绝收866.67公顷，倒塌房屋75间。

8月16日至18日，受9号台风影响，长白县境内连降大暴雨，江水泛滥，长白镇前鸭绿江水位增高2.1米；十四道沟水位增高6米；十三道沟水位增高6.2米；八道沟水位增高5.86米。冲走木材3346立方米，115.46公顷耕地颗粒不收，冲毁房屋、畜舍、堤坝。

8月16—18日，珲春受7909号台风影响，降雨160.8毫米。农作物受灾严重，受灾面积达268.9公顷。雨后又刮了6～8级的大风，由于雨急风大，部分农田被淹，损失较大。

是年，由于受9号台风的影响，8月16日中午到18日中午，和龙县连续45小时降雨，图们江上游降雨量极大，南坪水文站最大洪峰流量2380立方米/秒，图们江中国堤防决口6处，边疆4个公社18个大队55个生产队受灾，受灾面积173公顷，其中水田67公顷。冲毁进水闸、拦河坝、过堤涵洞各3座、电井1眼、电灌站4座、公路桥5座，冲倒邮电线路2500米，冲走木耳杆1万根，倒塌房屋3栋，淹死1名行路人，淹死猪2头。

8月18日，长白出现暴雨天气，17日20时至18日20时，降水量为61.2毫米。农田，房屋等受灾严重。农田受灾面积为983.3公顷，间接经济损失328万元。10个公社32个大队72个小队1.36万人受灾。死亡2人，死亡大牲畜2头、猪羊9头，冲毁塘坝1处，堤防14处，倒塌房屋116间、畜舍17间、乡桥4座、涵洞6个，冲走原木4733立方米。

8月23日至24日，珲春县降雨量170毫米。江河猛涨，淹地面积5667公顷，其中颗粒不收的2400公顷，水灾造成的经济损失达60多万元。

是年，由于受台风的影响，延边地区降了大雨或暴雨。图们江水系沿岸的珲春、和龙、延吉县和图们市遭受了程度不同的水灾。受灾面积达4.78万多公顷，其中水田1.24万多公顷、旱田3.5万公顷、菜地173公顷，重灾面积5440多公顷。

1980年　集安、通化县发生夏涝。

6月11日，受高空槽影响，永吉遭受暴雨袭击，10日20时至11日20时，降水量为25.7毫米。房屋被冲倒，河水上涨淹死1人，大面积农田受灾。同日，大安农田遭受洪涝，灾害面积为3000公顷，冲毁房屋9间、仓房47间、猪圈150个。同日，榆树遭受暴雨袭击，农田受灾严重，受灾面积达3.24余万公顷，绝收面积达2730公顷，冲坏桥梁150处。

6月11日以后，九台县部分地区连降暴雨，松花江水位上涨74厘米，沿江、上河湾、三台等6个公社，淹地1353公顷，内涝地5080公顷，冲毁农道桥7座。

6月11—16日，榆树县连续降雨。全县有黑林子、谢家、向阳、新立等20个公社降了大雨。从14—16日三天降雨量达210毫米。这个县的大岭公社2—16日连续降雨45毫米。大龙大队已有两个生产队被水围困，许多社员房屋进水，随时有倒塌的危险。由于雨量集中，造成江河水位上涨，卡岔河三天水位上涨2.7米，松花江水位上涨74厘米，拉林河水位上涨94厘米。全县有4座水库、塘坝被水冲毁。该县怀家公社的义和大队有700公顷耕地过水，有三个生产队被水围困。五龙公社有6个大队60个生产队受水灾，受灾面积1000公顷，绝收面积600公顷。

6月14—15日九台县降大雨，有沿江、上河湾、三台等6个公社受水灾。水冲地1353公顷，内涝耕地5080公顷，冲毁农道桥7座。

6月19日，受东北冷涡影响，辽源遭受暴雨袭击，19日20时至20日20时，降水量为25.4毫米。农田受灾面积达466.7公顷。

6月中旬，长春地区的德惠、榆树、九台等县的部分地方连降暴雨。14日德惠县的达家沟、五台、大房身等10个公社51个大队457个生产队遭受水灾，受灾面积为13953公顷。其中山中冲地953公顷，内涝450公顷。冲毁桥涵3座，冲走社员烧柴5000多捆。有60多户社员家进水，冲走粮食1万多千克。4座桥均被河水冲走，一座价值2.5万元的砖窑被冲垮。

6月21日，受东北冷涡影响，桦甸县出现暴雨冰雹天气，20日20时至21日20时，降水量为38.4毫米。全县7个公社受害，农田受害面积为537.5公顷，冰雹打破玻璃6600平方米，红石七家子山洪冲走夫妇2人，全县冲走牛9头、猪13头。

6月21—22日，受东北冷涡影响，柳河遭受暴雨袭击，20日20时至22日20时，降水量为47.3毫米。农田受灾面积达5184.5公顷。

6月27日，受低空切变影响，桦甸出现暴雨天气。农作物受灾严重，受灾面积达5375公顷，绝收面积1694公顷。山洪暴发，死亡2人、牲畜22头。

6月，舒兰遭受暴雨袭击。6月11日降水量为25.9毫米；14日20时至16日20时，受低空切变影响，降水量为110.8毫米，冲毁庄稼、房屋和公路。6月29日，受低空切变影响，舒兰出现一次局地大暴雨，暴雨落区在舒兰县开原乡赵家屯，75分钟降雨量为210毫米。暴雨如注，刹时一片汪洋，平地水深1.5～2米，公路被冲断，淹地4653公顷。

6月，蛟河出现洪涝。14日20时至16日20时，受低空切变影响，降水量为82.8毫米。塘坝、土地遭受损失。7月，蛟河发生内涝，5日20时至7日20时，受东北冷涡影响，降水量为101.7毫米。

7月8日，受东北冷涡和地面气旋共同影响，大安遭受洪涝灾害。8日20时至9日20时，降水量为17.7毫米。农田受灾面积为2150公顷，绝收面积为800公顷，倒房78间，猪圈10个。

7月29日，受低空切变影响，辽源遭受暴雨袭击，造成洪涝灾害。27日20时至28日20时，降水量为33.2毫米。两岸出槽100多米，平地水深1米，水过后平地淤泥达30～40厘米。由暴雨造成农田过水，农田受灾面积达5200公顷。

是年，梨树县夏秋多雨，内涝农田6920公顷。

是年，扶余县洪涝为害，受害耕地13600公顷。

1981年 吉林市、舒兰、东岗、永吉县、天池、三岔河、通榆、德惠县发生夏涝。

6月7—10日，桦甸县玉米出现涝灾。6日20时至10日20时，受东北冷涡和低压倒槽的共同影响，降水量为78.5毫米。植株秆下部被淹，但不严重。

6月21日，受高空低涡和地面气旋的共同影响，吉林省出现明显降水，日降水量≥50毫米的县（市）有靖宇、通化、浑江、集安和珲春。

6月24日，受东北冷涡和地面气旋的共同影响，东丰遭受暴雨袭击，23日20时至24日20时，降水量为63.8毫米，水稻出现水灾。

6月24日，梅河口遭受暴雨袭击，局地30分钟降雨量75毫米，有几处山沟小水库塘坝被冲垮。

6月26日，受高空槽和地面气旋的共同影响，永吉遭受暴雨袭击，25日20时至26日20时，降水量为41.9毫米，个别桥梁和塘坝被冲坏。

6月26日，榆树发生暴雨和洪涝。6月25日20时至26日20时，降水量为56.4毫米。

7月初，通榆县的瞻榆、西艾力、苏公坨等公社的18个大队、83个生产队发生内涝。农田遭灾面积1747公顷，其中绝收1067公顷；有256间房屋倒塌。

7月1日，洮南市境内山洪暴发，胡力吐、东升、煤窑、万宝、野马、那金等6个公社受灾，死亡10人，冲毁房屋和棚圈154间。

7月4日，受副高后部高空槽和地面气旋的共同影响，吉林省出现明显降水，日降水量≥50毫米的县（市）有九台、长春、双阳、双辽和公主岭。

7月5日，前郭县沿江（八郎、平凤等公社）淹地约2000公顷，乌兰架海、乌兰图嘎等公社内涝约6000公顷。

7月上旬，四平连降大雨。7月4日的特大暴雨为近10余年所未见，全市有220户居民倒塌房屋361间，另有29.7万平方米房屋出现倒塌现象。

7月18日，受副高后部高空槽影响，蛟河遭受暴雨袭击，17日20时至18日20时，降水量为81.2毫米。作物、房屋等受灾严重，房屋倒塌507间，农田受灾面积达2779公顷。

7月20日，受地面冷锋影响，桦甸县二道甸子和桦树公社下了暴雨，二道甸子日雨量77毫米。窑坑生产队被淹，几十家房子进水，水位和炕沿一般高，冲毁沟沿小部分农田，桦树公社淹田200多公顷。

7月21日和22日，抚松县下了两场大暴雨。21日下午5时到6时30分，县城地区降雨101毫米；万良、兴参、新屯子榆树等地区降雨128.9毫米。万良地区在11时30分—12时20分50分钟降雨110毫米。由于雨量集中、水势凶猛、山洪暴发，使万良河、黄泥河及其支流出槽，将河两岸的木材烧柴冲走堵塞了桥涵，河水四溢。黄泥河水进了新屯子公社办公室和公社广播站；万良河水进了万良村，桥南街道水深80多厘米。这场暴雨使全县9个社镇、33个生产大队、112个生产队、5279户、36149人受灾。有14人落水，其中死亡5人，重伤1人。房屋进水2043户、4868间；房屋倒塌118户、321间；冲毁房屋331户、894间；集体所有制房屋进水119间，倒塌24间；学校校舍冲毁14间，水冲沙压人参2.16万丈，其中绝收4300丈。农田受灾面积54公顷，其中绝收19公顷。土地冲沟100多处，沟深2～3米，冲毁苗木1公顷，冲毁堤防9184延长米，冲毁公路桥梁2座、广播线路14.5杆千米、电话线路15杆千米，各种损失折价141.32万元，省拨给救灾款30万元。

7月22日晨5时至次日晨5时，吉林省部分地方降雨，降雨量较大的有怀德（40毫米）、九站（57毫米）、永吉（85毫米）和抚松（90毫米）等4个测站。抚松县21日降雨56毫米，次日又降了97毫米。农作物损失较大，农作物受灾面积达1188.9公顷，绝收面积达656.9公顷，北部万良等6个公社降雨量达112毫米，万良公社有114间民房倒塌，还有50多户民房泡在水里。两次降雨共淹死5人。新屯子公社47户住房泡在水里，已有两间倒塌，家具一律被水冲走。两公社全力以赴进行抢险。由于山洪暴发，道路阻塞，县交通局调了两台推土机清理道路。直接经济损失达2.4万元。抚松县委等领导机关派人前往灾区慰问。

7月22日，受低空切变影响，永吉出现暴雨天气，21日20时至23日20时，降水量为87.2毫米，洼地被淹。有1867公顷庄稼受水淹，其中绝收的有267公顷。同日，桦甸山洪暴发，22日20时至23日20时，降水量为17.9毫米。几十家房屋进水、冲毁，54273人受灾。冲走2个妇女和3个小孩。

7月23日，辉南县的石道河镇降了一场暴雨，历时不到2小时，降水270毫米，冲毁耕地115.8公顷，歉收面积385公顷，淹死8人，倒塌房屋392间（其中冲走38间），冲毁拦河坝3座、堤防1700延长米、公路路面3285延长米。

7月23日—24日，图们江上游平均降雨量在100毫米以上，龙井、安图、松江、敦化等地均受灾害。延边受灾耕地1.7万公顷，受灾人口3.1万，死亡2人，倒塌房屋150间，冲毁桥梁10座、堤坝41千米。

7月，和龙县暴雨成灾，受灾面积73公顷；成灾面积63公顷，冲坏堤防7处，长30.5千米。

7月24日，受高空槽影响，镇赉降水124毫米。农田房屋等遭受轻度洪涝灾害，农田受灾486公顷，绝收202.5公顷，水困房屋247间，27间砖瓦房被泡倒。

7月，蛟河出现洪涝灾害，4日20时至5日20时，降水量为34.6毫米；8日20时至9日20时，降水量为31.2毫米；17日20时至18日20时，降水量为81.2毫米；19日20时至20日20时，降水量为37.8毫米。冲坏小水库1个，拦河坝70个，公路1.5千米，小桥54座，土地受灾面积为2779公顷，房屋损坏507间，死亡大牲畜28头，猪羊45头。

8月2日，受低空切变影响，吉林省出现明显降水，日降水量≥50毫米的县（市）有扶余、前郭、乾安、通榆和农安。

8月15日，前郭县的乌兰图嘎、乌兰塔拉等处降暴雨达140毫米，个别地块积水深1米左右，使3200公顷地绝收、6000公顷草原被淹，倒塌房屋1200间。

9月21日，受高空槽和地面冷锋的共同影响，桦甸县出现暴雨，19日20时至21日20时，降水量为43.6毫米。大豆植株被打落豆荚，皮破裂，豆粒铺地一层近1寸厚。

是年入夏后，第二松花江、嫩江水位上涨，前郭县沿江4个公社遭受水灾。受淹农田5470公顷，绝收面积5260公顷。

是年，双辽县涝地1740公顷，其中绝收面积达974公顷，占受灾面积的56%，倒塌房屋75间。涝灾发生后，自建很多排干工程，但无规划，无设计，无综合治理能力。排水沟建成后，造成上游沟道加深，中游冲宽吞蚀耕地，下游泥沙落淤耕地，出槽淹地，造成灾害搬家，破坏生态平衡。

是年，扶余县洪水灾害，淹地6600公顷。

1982年 吉林市、通化市、舒兰、抚松、东岗、集安、明月镇、龙井县、天池发生夏涝。

6月23日下午1点钟左右，和龙县富兴公社辖区先下冰雹，尔后大雨，大雨持续40分钟，各大队普遍遭灾。其中灾情严重的有青山、东南、松月等3个大队。

7月7日，松江永庆公社降暴雨。冲毁耕地16.5公顷，沟深达一人多深，宽1米。加之冰雹袭击，有一半农作物绝收。

8月2—9日，辉发河、大柳河流域发生10年一遇洪水，大柳河朝阳镇段最高流量每秒1270立方米。这次洪水淹没耕地3739公顷，其中绝收的有2475公顷，浸泡冲毁房屋1680间。加上其他损失，总损失价值达600万元以上。

8月下旬，受13号台风影响，抚松县出现了大暴雨天气。从8月26日上午08时到28日上午08时，48小时连续普遍降雨，27日23时—28日03时出现了暴雨，降雨量达

98.7毫米以上。3天平均降雨量210毫米，其中县城降雨量183毫米；东岗公社229毫米；漫江公社223.4毫米；泉阳镇223.6毫米。由于降雨时间长，雨量集中，造成江河水猛涨，洪峰期平均每小时上涨30厘米，比正常水位高6.9米，高峰流量每秒达8400立方米，县城周围的部分河堤过流。这次洪水袭击全县18个社镇和3个国营参场，农田受灾面积达867公顷，其中绝收面积226公顷；冲毁菜田87.4公顷，冲毁人参棚7680平方米，冲毁苗圃苗木1.6公顷，城乡房屋进水的有4200户，10543间，其中有460户，1150间房屋倒塌，有2037户，5093间房屋被洪水冲坏。冲坏国家公路和乡间公路桥梁39座，堵塞和冲毁涵洞11处，公路塌方13处。仙人桥至县城公路中断通车24小时，其他公路中断通车72小时。广播线路倒伏48杆千米，损失铁线4800千克。农村电话线路倒伏44杆千米，有的公社中断电话5个小时。倒高压水泥电杆110根，损失裸铝线21000延长米。全县停止供电最长达48小时。集体和私人木材被洪水冲走230立方米。洪水淹死4人。据不完全统汁，这次水灾全县共损失346万元。

8月26—29日，8213号台风影响吉林省。8月27—28日，吉林省出现明显降水，日降水量≥50毫米的县（市）有抚松、浑江、集安、安图、舒兰、敦化、汪清、延吉、和龙、珲春和龙井，其中安图、和龙、龙井、浑江和集安日降水量≥100毫米。

8月26—29日，受8213号台风影响，浑江过程降水量82.8毫米，东部山区雨量较大。浑江市岭东有34个大队受灾，受灾耕地面积1033.3公顷，其中163.3公顷绝收，房屋进水41间，倒塌2间，损失木材1380立方米，冲坏公路2185千米、桥4座、板桥1座、河堤4875米。此外，还有水泥6.1万千克，木材40立方米，25马力拖拉机1台，喷灌机、电锯各1台，麻袋600条，电磨等，总损失价值为67.7万元。

从8月26日起三天，延边自治州部分地方降了大到暴雨，同时，刮了6级左右的大风。致使江河水位猛涨，庄稼被水冲走或冲倒。全州62个公社，19599公顷粮豆作物受灾。其中7333公顷被水淹，11333公顷倒伏，933公顷被水冲走。这次水灾初步统计减产粮食1600万千克。受灾较重的是安图、敦化、和龙、珲春、延吉市和图们市。

8月26—28日，受渤海气旋和8213号台风的共同影响，龙井降雨168.0毫米。庄稼倒伏1500公顷，冲走800多立方米土肥，损失较大。水稻受灾面积达670公顷。

8月26—29日，受8213号台风影响，抚松连续降水70小时，降水量达220.0毫米。全县18个乡镇、3个参场遭到暴雨灾害。农作物受灾严重，受灾面积达866.7公顷，绝收面积达68.8公顷，直接经济损失为346万元。

8月26—29日，受8213号台风影响，图们受台风影响降雨161.6毫米，24小时最大降水量138.2毫米，部分公社损失较重。农作物受害严重，其中水田41.3公顷，旱田5公顷，菜田11.9公顷，苗圃0.07公顷。图们江流域河坝被水冲走1000米，冲毁公路1000米，冲走电灌站2所。

8月26—29日，延吉县受8213号台风影响，普遍下了150.0毫米左右的大暴雨，延吉县站下了168.0毫米的降水。据调查，延吉县淹死3个人，冲坏桥4座，各种房屋倒塌12栋，被水冲走和淹没的水旱田面积为371公顷，其中水淹地较重的88公顷，倒伏面积为1500公顷。4个公社受灾严重，其中东盛187公顷，白金150公顷，烟集10公顷，长安140公顷。

8月26—29日，受8213号台风影响，松江降雨157.0毫米，造成局部洪涝。农作物受灾面积为3000公顷，绝收面积为1300公顷，粮食减产200万千克。

8月27日2时到28日14时，由于13号台风影响，和龙连续降中到大雨，和龙站降雨量124.8毫米，南坪站降雨量122毫米，最大流量480立方米/秒，头道站降雨量172毫米，最大流量292立方米/秒，成灾面积330公顷，绝收面积212公顷。堤防决口2处，长2.9千米，冲走防汛抢险用草袋26425个、铁丝3000千克。淹死2人，冲走猪羊7头，倒塌房屋21间，冲毁桥梁7座、排水闸1座。

8月27日，受8213号台风影响，汪清全县普降大到暴雨，北部地区最大降水量达150毫米。由于采取了极为有力的措施，全县基本无损失。

8月27日，因受13号台风影响，拉林河上游日降雨量为127毫米，舒兰县金马乡有3处堤防被冲毁，淹地424公顷，绝收78.7公顷，倒房30间。

8月27—28日，受8213号台风影响，珲春出现大暴雨天气，总降水量为105.6毫米，同时伴随6～7级大风。全县水灾面积约为5628公顷，其中水田面积256公顷，旱田面积5372公顷。倒塌6栋民房，冲坏公路多处、桥1座。珲春—图们公路一切车辆停运4天。农作物受害面积达5628公顷。

8月28日，受8213号台风影响，和龙降大暴雨，日降水量为124.6毫米，是建站以来少见的，农作物受到不同程度的损失，农作物受灾面积达107公顷。

8月29日，受8213号台风影响，安图县北部突降暴雨，并伴有6级大风，河水猛涨，农作物受灾面积2936公顷。明月沟至松江的电话线路中断2天，明月沟至长兴公路被冲毁9.17千米。全县被毁桥涵25座，倒塌房屋50余间，造成直接经济损失19万元。

8月，受8213号台风影响，敦化降暴雨。26日20时至28日20时，降水量为160.7毫米。全县江河水上涨，县城低洼处积水，部分房屋倒塌，沿江河地和低洼地被淹，但无人伤亡。

是年，延边因洪涝受灾耕地4444公顷，倒塌房屋485间，受灾人口9.3万，死亡5人，冲决小型水库2座，堤防决口、漫坝154处，共35.3千米；冲毁桥涵30座、塘坝21座、公路33处（16千米）、水利工程建筑57处。

是年，图们市发生水灾，受灾耕地面积109公顷。

是年，敦化县水灾，受害农田6070余公顷。

1983年 东丰、烟筒山、蛟河、桦甸、集安、珲春、天池发生夏涝。

4月26日，受高空低涡、切变线和地面气旋的共同影响，吉林省出现了明显的降水，日降水量≥50毫米的县（市）有镇赉、大安、扶余、前郭、乾安、通榆、长岭、农安和双辽。

4月26—29日，受高空低涡、切变线和地面气旋的共同影响，大安遭受大风雪和大雨的袭击，25日20时至29日20时，降水量为111.2毫米。全县被风折断的高压线杆有3125根，低压线杆有2625根，变压器有70台，中断高压输电线路40千米，共计损失74.3万元。倒塌房屋1303间，畜棚4500间，死牛1023头、马260匹、羊3807只，冲毁柏油路面1万米，农田受灾面积达3284公顷。

5月，永吉降水量为130.6毫米，是历年平均的2.2倍，水稻秧苗发生立枯病。

6月中旬，受低空切变和地面暖锋的共同影响，汪清发生内涝，大豆有死苗、根部烂根现象，叶子发黄，受害面积为 1.5 万公顷。

6 月 20 日至 7 月 1 日，通榆县连降大雨，降雨量 100～160 毫米。据四井子公社气象哨测量，7 月 1 日晚 3 个小时降雨量 150 毫米。全县 13 个公社、55 个大队、289 个生产队遭受涝灾。农田受灾 5255 公顷，绝收 2582 公顷。

6 月，白山出现暴雨天气。4 日 20 时至 5 日 20 时，受高空低涡和地面气旋的共同影响，降水量为 33.1 毫米；7 日 20 时至 9 日 20 时，受高空槽和地面气旋的共同影响，降水量为 57.4 毫米。农作物受灾严重，受灾面积达 4327.9 公顷，绝收面积为 683.9 公顷，间接经济损失 8.58 元。另外有 78 个大棚受损。

6 月 17 日下午，九台县降两个半小时的暴雨夹冰雹，受灾面积 10000 公顷，重灾面积 4666.7 公顷，上河湾公社仅 40 分钟就降雨 100 毫米，引起山洪暴发，3 座公路桥和 1 段公路被冲毁。

6 月 28 日，受高空槽和地面暖锋的共同影响，抚松出现暴雨加冰雹天气，农作物损失较大。农作物受害面积达 98.3 公顷。

6、7、8 三个月，蛟河县共降雨 675.1 毫米，其中 7 月份降雨 307.6 毫米，是历年同期的 1.7 倍，是蛟河县历史上少见的多雨月份，致使拉法河、海青河、牤牛河等河水多次出槽、泛滥成灾，受灾农田 9316 公顷，其中冲毁耕地 57 公顷，绝收面积 2263 公顷，倒塌房屋 464 间，淹死 4 人，冲毁河坝 133 处，冲毁公路 61 条、桥梁 13 座、涵洞 536 处，冲走粮食 1.35 万千克。

7 月 1 日—4 日，受高空低涡和地面暖锋的共同影响，通榆出现了一场大暴雨天气，降雨量达 114.4 毫米，农田受淹，房屋倒塌。

7 月上旬，由于受静止锋和低气压的影响，洮安、通榆、扶余、大安、镇赉、长岭 6 个县 29 个公社 136 个大队 837 个小队因降大雨、暴雨造成涝灾。有 1.46 万公顷耕地积水内涝，其中 7133 公顷绝收，冲倒民房 245 间。涝灾较重的是通榆、洮安和扶余等三个县。通榆县一日夜间连续降了 3 小时暴雨。乌兰花公社雨量达 110 毫米；四井子公社达 121 毫米。全县农田受涝面积达 5200 公顷，绝收 2533 公顷。洮安县受灾面积 4467 公顷，重灾 2200 公顷。主要在姚炎、二龙、毛茂等公社。扶余县大洼公社 6 月 28 日降 100 毫米的暴雨，有 500 间房屋被水淹，其中 135 间房屋倒塌。冲走粮食 2750 千克，木材 4 立方米，饲草 4 万千克。

7 月 13 日到月末的 18 天中，舒兰县有 14 天降雨，降雨量 177.1 毫米，受灾最重的有溪河、白旗、法特等地，洪水淹地 1300 公顷。

7 月 14、17、23 日和 27 日，受高空槽、高空低涡、地面冷锋和地面气旋的先后影响，桦甸北部双阳树水库一带下大暴雨。13 日 20 时至 14 日 20 时，降水量为 46.3 毫米；16 日 20 时至 17 日 20 时，降水量为 63.3 毫米；21 日 20 时至 23 日 20 时，降水量为 79.1 毫米。全县受水灾的农田面积为 10889 公顷，绝收为 4000 公顷，剩下的减产一半。洪水造成倒房 166 户，冲垮桥梁、涵洞 46 处。公路冲断 40 多处，造成交通中断。淹死牛 1 头，猪 50 多头。风灾 5454 公顷，雹灾 2913 公顷。其中减产 3～4 成的有 1200 公顷，5～6 成的有 340 公顷。

7 月 17 日，桦甸县局部遭受大暴雨袭击，双杨树水库降雨 110 毫米；大河深水库降雨 100 毫米；横道河子降雨 90 毫米。全县成灾面积 4000 公顷。

7月18—20日，受地面气旋影响，舒兰县发生内涝，降水量为65.3毫米。大豆根茎被水淹，全县内涝达6518公顷。

7月22—27日，受高空低涡和地面冷锋的先后影响，延边发生水灾，大豆有17%的植株下部因受垄沟积水所淹，有10%的叶片变黄。

7月23日，受高空低涡影响，辽源出现局地暴雨、冰雹天气。农田受灾面积达2282公顷，占全市粮豆总面积的3.1%。风力达8级，严重地段的玉米折株30%～50%，高粱70%～80%。局部地方的桥梁公路被冲毁，树木、电杆被刮断。

7月23日11时35分，受高空低涡影响，伊通出现倾盆大雨，气象站降水量为22.8毫米。狂风大作，天空一片漆黑，好像天塌一般，十几分钟后，庄稼全部倒伏，20～30厘米粗的树木被风刮倒，水泥高压电杆被风刮歪，部分房盖被风掀走，其中一座砖瓦结构的房盖被掀起，留下3～5厘米的裂痕，全县105个生产队中有78个受灾，土地受害面积为5110公顷，绝收面积为1710公顷，5成以上受灾2000公顷，其中玉米受灾面积4600公顷，估计损失粮食达2000万多千克，全部直接经济损失为1000余万元。

7月23日晚，前郭县哈拉毛都乡仅20分钟就降雨64.4毫米，造成山洪暴发，喇嘛沟、铁宝沟围堤被水冲毁，淹地341公顷，其中绝收面积为162公顷，房屋进水185间，倒塌19间。有16公顷被淹土地淤沙30多厘米厚。

7月23—26日，受高空低涡和地面冷锋的先后影响，桦甸县发生洪涝，21日20时至23日20时，降水量为79.1毫米。观测小区内无积水，但个别低洼地块处有积水，不严重。

7月26—28日，受高空低涡和地面冷锋的先后影响，永吉县双河镇发生洪涝灾害。受灾面积共1362公顷，其中大豆、玉米、高粱、水田受灾面积分别为164、160、37、943公顷，其他58公顷。绝收400公顷。

7月27日，受地面冷锋影响，永吉遭受暴雨袭击，房屋被冲倒555间。耕地受灾面积达3179公顷，绝收面积达933.3公顷。

7月27日20时至28日20时，受地面冷锋影响，洮南遭受暴雨袭击，降水量为98.6毫米。土地房屋等受灾严重，土地受灾面积为1万公顷左右，直接经济损失47万元，倒塌房屋645间，墙倒塌1016米，危房109间。

7月，镇赉遭受洪涝灾害。1日20时至2日20时，受高空低涡和地面暖锋的共同影响，降水量为40.4毫米；27日20时至28日20时，受地面冷锋影响，降水量为50.1毫米。耕地受灾面积为15024公顷，占全县耕地面积12.5%。

7月29日，前郭县孤店公社遭到暴雨袭击，一次降雨60毫米。浩特大队受灾较重，94公顷地被淹，减产5成。

7月30日和龙县海兰江发生洪水，堤防基础被冲坏6250米，长仁河堤防被冲毁2430米，受灾面积59公顷。

8月5日，受高空槽和低空切变的共同影响，前郭县境内发生内涝。内涝面积达4141公顷，外涝7357公顷，共11498公顷，占全县面积的4%，其中8494公顷绝收，大豆绝收600公顷，玉米绝收3820公顷。

8月10日，受低空切变影响，梅河口遭受洪涝灾害。9日20时至10日20时，降水量为67.1毫米。水没炕178户，冲倒房屋18间，1商店仓库进水，经济损失达10万元。

8月15日，受高空槽和地面低压倒槽的共同影响，前郭县再次发生洪涝。内涝4304

公顷（绝收1597公顷），外涝8257公顷（绝收8107公顷），占总面积的4%，总计洪涝面积12561公顷，绝收9704公顷，其中大豆受灾8800公顷，绝收680公顷。

8月29日，前郭县东三家子公社遭到9级大风加暴雨袭击，降雨64毫米，受灾面积3670公顷，淹1500公顷草原，冲断公路2处，倒塌房屋6间，雷击死1人，牛2头，马1匹，击毁变压器8台。全年共成灾耕地面积2.96万公顷，其中绝收3506公顷，倒塌房屋259间，死亡大牲畜1959头（匹）。

是年，扶余县洪水灾害。淹地8400公顷。

是年，长春市水灾34个乡，重灾17个乡；受灾农田41.68万公顷，有6.17万公顷减产3～5成；1.99万公顷减产5～8成；1.05万公顷减产8成以上。水灾使2.21余万户11.64余万人缺粮，水毁房屋175间118户。德惠县菜园子人民公社低洼地区，水齐房檐。

1984年　长春市、四平市、辽源市、通化市、三岔河、长岭、榆树、德惠、农安、梨树、双辽、桦甸、集安县、天池发生夏涝。

5月29日，受东北冷涡影响，东丰出现暴雨，27日20时至29日20时，降水量为55.2毫米，农田受灾面积达11.1万公顷。

6—8月，德惠县降雨59天、635毫米，洪峰持续时间长达28天。饮马河、伊通河水位超过设计标准。全县涝地8.50万公顷，倒塌房屋1.42余万间，溺死大牲畜48头，冲毁鱼池312处，跑鱼893万尾。冲毁闸洞25座、渠道20千米、农道桥2602座、较大排涝站8座、小灌站14座，冲毁公路干线7.85千米、砖窑15个，毁砖坯2000万块，倒塌厂房180间，损失1.3亿元。受灾范围286个村、98265户、48万人。

6—9月，长岭县共降3场大暴雨，汛期降水量389毫米。全县水涝耕地13868公顷，成灾面积4316公顷；倒塌房屋3009间、畜舍8192间；伤人1名，伤畜114头。其中太平川镇8月10—13日，两场暴雨降水量268.8毫米。水涝耕地428公顷，绝收面积266公顷；倒塌房屋1554间、畜舍1934间；各单位损失粮食和其他物资折款445万元。

6月28日，受高空槽影响，汪清下暴雨，27日20时至28日20时，降水量为51.8毫米。汪清镇蔬菜被淹，受灾面积达10公顷，其他无损失。

7月4—11日，榆树县的武龙、弓棚、黑林、青顶、环城等乡（镇）遭暴风雨和冰雹袭击，受灾农作物9.2万公顷。

7月5日下午，由于降暴雨，和龙县和龙镇地区发生山洪；团结村20名幼儿被围困在水深1米的屋内，铁路路基被山洪冲刷150米，两处路基过水，路基石渣被水冲淘69米。团结村有300户居民家进水，其中屋内水深1米以上的有30户，倒塌房屋3栋，损失大米205千克，小米142.5千克，其他粮食190千克，淹死、失踪鸡、鸭、鹅1305只，损失电视机1台、收音机3台。经县委、县政府组织干部和群众经3小时抢险，被围儿童全部得救，铁路恢复通车。

7月9日，受高空槽和地面气旋的共同影响，舒兰县出现暴雨，9日20时至10日20时，气象站降水量为31.3毫米。水泡河堤，庄稼绝收150公顷，朝阳乡30户受灾。

7月10—12日，受东北冷涡和地面气旋的共同影响，大安连续降水42.2毫米，出现洪涝灾害。作物受灾面积为1.21余万公顷，绝收面积为7474公顷。

7月25日，公主岭遭受暴雨袭击，农作物、房屋等轻度受灾。

8月9日，受东北冷涡影响，汪清的部分乡镇下了局地阵性大雨或暴雨，局部地方受损失。铁路路基被冲走100米，一列货车6节车厢颠翻，冲毁公路和涵洞桥，共损失94.8万元。

8月10日至12日，通榆县边昭乡连续降雨，降雨量106毫米，淹农田810公顷，倒塌房屋62间，危房398间。8月23日，新发乡永胜、联合、新发3个村的7个社耕地及草原，因内蒙洪山水库放水而被淹，400公顷农田绝收。

8月10—11日，受副高后部高空槽影响，吉林省出现明显降水，日降水量≥50毫米的县（市）有长岭、农安、德惠、长春、双辽、梨树、扶余、榆树和九台，其中长岭、农安、德惠、长春、双辽、扶余、榆树和九台日降水量≥100毫米。

8月10日，梨树县疾风暴雨持续10小时，全县过水地面1.67万公顷，玉米倒伏面积4.07万公顷。

8月10日，双辽县普降大雨（降水量为110～230毫米），全县过水面积3.13余万公顷，积水面积8666.7公顷，庄稼倒伏面积达1.4万公顷。外洪浸地600公顷，农田内涝1.42万公顷。其中减产三成能轻灾面积7800公顷。减产四成以上的重灾面积4400公顷，绝收面积2.13万公顷，倒塌房屋1519间、畜舍1942处、仓库756处。死亡大牲畜8匹、羊128只、猪139口。王奔公社受灾最重，减产粮食177.255万千克。

8月23—24日，受高空槽影响，辽源市郊区及东辽县部分地方出现了一场比较强的降水，23日20时至24日20时，降水量为48.8毫米。金州、热闹、辽河源三个乡和东辽县良种场受到暴风雨的袭击，其中金州乡较为严重，各乡不同程度地被风吹倒伏，被雨冲、水泡，全市和东辽县作物受害面积达1200公顷。

6至8月，洮南县连降大雨13次，幸福、金祥、二龙、向阳、德顺、洮河等乡内涝成灾，成灾面积1.67万公顷，绝收3133.33公顷，倒塌民房1698间。

7、8月间，长春市南关区连降大雨、暴雨。7月31日至8月1日降雨量达68.8毫米，8月10日降雨量达128毫米，8月24日又降了一次大雨，净月乡的雨量为50多毫米。由于雨量过大、集中，雨后又刮大风，连续几日降温加之低洼地块较多，造成了洪涝灾害。幸福、净月两乡受灾面积达1139公顷，其中120公顷耕地绝收。其余1019公顷均遭到不同程度的灾害，减产四成。此外，由于暴雨过后大风、降温，致使晚夏菜严重落花、落果、落叶、沤根、死苗，造成减产。涝灾发生后，区委、区政府先后两次召开抗灾动员会议，安排部署抗灾工作。动员群众雨后及时挖沟排涝，大风过后及时扶苗、培土，对晚夏菜和秋菜，加强田间管理。两乡播种秋菜2147公顷，对绝收地块抓紧了倒茬，播种秋根菠菜。两乡发放救济款2.15万元。

1985年　长春市发生了1945年以来少有的特大水灾，连续降雨数十天，并间有大暴雨，全市大小河流、水库长时间持续高水位，造成了全市范围的严重洪（内）涝灾害。

长春市入夏以来，从6月下旬开始至7月底，淫雨连绵，8月份先后遭遇4次台风暴雨和2次冷涡低压暴雨的袭击。6至8月份，共有60个降雨日，总计降水量614毫米，比历年同期多242.7毫米，比新中国成立以来降水最多的1956年同期还多15.5毫米。其中8月份降了4次全区性大雨、暴雨，累计降雨21天，全月降水量215.7毫米，比历年同期多69.6毫米。长春市城（郊）区8月中旬平均降水量为201毫米，是历年同期的

5.5倍；同期德惠县平均降水量166.6毫米，是历年同期的5.7倍。

由于连续降雨间有大雨、暴雨，使大小河流水库泛涨，长时间处于较高水位。伊通河出现过5次洪峰，农安站8月24日洪峰流量446立方米/秒；新开河先后涨了6次洪水；8月20日顺山堡闸上段最大洪峰流量达257立方米/秒；饮马河双阳段也先后出现过6次洪峰，最大洪峰流量546立方米/秒；德惠段洪峰流量1080立方米/秒；拉林河蔡家沟站7月份流量一直在1000立方米/秒以上，8月16日洪峰流量2120立方米/秒。

汛期19座大、中型水库中有15座是长时间超汛限水位运行。石头口门水库水位超汛限长达80余天，汛期总来水量13.52亿立方米，比历年同期多8.94亿立方米，8月16日最大入库洪峰流量695立方米/秒，调洪最大泄量400立方米/秒，削减洪峰42.4%，水库汛期总泄水量为9.71亿立方米；太平池水库汛期总来水量2.4亿立方米，比历年同期多1.96亿立方米，入库最大洪峰流量462立方米/秒，水库泄洪流量控制在72立方米/秒以内，削减洪峰84.4%；新立城水库汛期来水总量5.01亿立方米，比历年同期多3.95亿立方米，8月15日入库流量达505立方米/秒，水库下泄流量8月26日最大达250立方米/秒，削减洪峰50%以上。德惠县大跃进水库，由于及时采取分洪措施，不仅保证了大坝的安全，同时保住了下游3个乡镇1000公顷耕地、2.5万人的安全。

是年，长春市遭受特大洪涝。长春市水灾154个乡1483个村248.51万人，占人口总数的57.8%。受灾农田73.35万公顷，占播种面积的65.2%，成灾58.85万公顷，占播种面积的52.8%，绝收27.07万公顷。农业绝收户为9.20余万户，因灾死亡家畜1.87万头，家禽92.06万只，水毁房屋4万间，危房11.63万余间，洪水围困907个自然屯，116所学校被迫停课，长春市内137户居民房屋进水，45个工厂和部分车间因灾停产，其洪涝之重、损失之大、受灾人口之多、持续时间之长都是近百年所未有的。

是年汛期，由于连续降雨，江河洪水的特点是持续时间长，洪量稀遇程度高于洪峰稀遇程度。中、小河流和大、中型水库洪峰流量大体相当于20年一遇，洪量则一般为40～50年一遇。新立城水库30天洪量在已有41年水文资料中排为第3位大水；农安县太平池水库上游顺山堡站7天洪量是1923年以来的最大洪水。

是年汛期，由于数十天连续降雨，并有全区性暴雨袭击，全市共发生江河堤防决口10处，总长600多米，冲毁小型水库、塘坝122处、桥（涵）4842座、拦河坝96处、大小电灌站83座；全市水毁房屋40036间、畜舍4.85万余间。长春市城区，由于伊通河河道水位高，市区内水排不出去，南关、二道、宽城区部分地方交通堵塞，有些工厂、商店进水停产停业，有993户民房倒塌，有4652户搬迁。幸福、奋进、净月、英俊、西新、城西、双德7个蔬菜乡，有90%的菜地遭受水灾。在农田方面，由于连雨影响，土壤长期处于饱和状态，江河沿岸内外水持续顶托，全市洪涝、内涝（包括泥涝）十分严重。全市受水灾的有多个乡镇，9265个村屯，受灾人口达383万，绝收户5.4万多户。受灾耕地52.74万公顷，成灾43.67万公顷，其中内涝27.39万公顷，洪涝16.28万公顷；成灾面积中绝收面积25.12万公顷。尤其是新开河、饮马河流域灾害最重，分别占流域总耕地面积的83%和65%。

6月中旬以来，长春市南关区连续50多天低温阴雨，造成了净月、幸福两乡的严重洪涝灾害。8月15日凌晨，洪水冲垮了幸福乡东春、东风、富裕、黑嘴子等几个村的河堤。最严重的富裕村，360公顷农田全部被水淹没；净月乡的靠山、乐东、红星、长青等村积水深处达2米多。2乡19个村，150个村民小组，3.2万余人遭到洪水袭击。其中有11个自然屯遭水围，2300余户人家室内进水，892户7561人被迫转移，77户438间房屋倒塌，1446间民房和55间校舍出现险情。因水灾死亡牲畜38头，禽类1.5万余只。还有3处库塘、10座电灌站、13座桥梁和41道涵管被冲毁。15处鱼池被淹，冲走种鱼1万尾，成鱼3.75万千克。农业直接损失1572万元，乡镇企业直接损失477万元，水利工程、交通工程损失2562.4万元。8月26日，区委、区政府召开了抗灾、救灾动员大会，全面部署了救灾工作。共募集救灾款3.35万元，粮票3.65万千克。各种衣物近1000件。为了使灾民尽快恢复生活秩序，为来年生产做好准备，抓紧了灾民生活救济、修复水毁桥梁和卫生防疫等救灾工作。全区共发放救济款13.2万元（其中市拨11万元），解决两乡196户严重困难户的吃穿和烧柴等困难。修复倒房438间、危房181户453间。全区共拨出建桥、修桥资金10万元（其中市拨2万元，区筹8万元）分配给两乡，修复水毁桥梁13座。在修复桥梁工作中，驻区单位大力支持，省送变电公司协助吊装邓家屯、后三家子和红瓦房3座桥。村民积极献工、献料、捐资。净月乡红星村村民自筹2000元，外借3000元，提前完成修复桥梁的任务。灾害过后，卫生防疫部门到净月、幸福两乡送医送药，坚持检查、监测水质，投放防疫药品，防止了传染病的发生。

是年，九台县汛期早，持续时间长，从6月8日至8月连续降雨54天，降雨698.8毫米，比历年平均降水量多319.4毫米，小南河出现洪峰29次。8月20日9点30分，最大洪峰达399立方米/秒。饮马河最大洪峰691立方米/秒。3座中型水库及石头口门水库的入库量都显著增多。为确保水库安全，8月7日2时石头口门水库放流400立方米/秒，下游涵洞全部关闭，内水无法排出，形成内涝。饮马河与小南河出现217立方米/秒的洪峰汇合，使水库下游水位上涨超过堤防安全水位（166.69米高程）。8月8日3点20分，一股急流终于将饮马河双丰村的一段堤坝冲开，决口长32米，最深处达7米，片刻之间4个村5个社全部被大水包围，550多名群众被困，500多公顷良田被淹没。全县受灾耕地面积11.33余万公顷，其中绝收面积5.26万公顷，泡倒房屋5070间，冲毁鱼池312处，冲跑鱼苗92.5万尾，冲毁林木496.6公顷。倒塌畜舍2354间，淹死小鸡11000多只，冲走猪49头。全县直接经济损失5688万元，粮食减产2.6亿千克。抗洪抢险支出110万元。加上县内工矿停产损失，全县共损失1.5498亿元。

6月28—30日，受低空切变和地面冷锋的共同影响，浑江降大暴雨，降雨量为113.8毫米，该市因此遭受损失。药厂仓库被水淹，损失2万元，冲毁铁路路基，浑江发电厂进水，引起跳闸，停运2小时，280户居民进水。

7月5日，受高空低涡影响，辽源遭受暴雨袭击，4日20时至5日20时，降水量为55.5毫米。出现有水文记录以来最大洪峰，河堤决口，部分农田进水。农田房屋受灾严重。

6—8月，长岭县降雨68天，总降水量503.7毫米。7月21日至8月2日连降3次暴雨，哈蟆泌农场一带降水量达500毫米。全县水涝耕地105000公顷，占播种总面积51%，其中绝收面积3862公顷；倒塌房屋11489间、仓房6012间；冲毁桥梁69座、涵管桥40座、道路4254延长米；水冲粮食135万千克。总的经济损失折合人民币8050万元。

6—9月，辽源市发生了特大水灾。6—9月总降水量684毫米，比历年汛期总降水量平均值411.5毫米多272.5毫米，超66%。7月份有近20天的相继降雨，降雨量为234.6毫米，8月份又连降暴雨，全市大小河流普遍出槽。东辽河市区段（辽源水文站）最大洪峰流量达612立方米/秒，二龙山水库上游河清水文站测得洪峰流量755立方米/秒。全市过水耕地面积6.67万公顷，占总耕地面积的42.7%，其中成灾17793.3公顷。东辽河、伊通河堤防决口40处，长达2150米，片堤、漫堤11.6千米。小水库、塘坝、土溢洪道被洪水冲开52处，冲毁水库灌区各类建筑物675处。冲毁鱼池338处，冲跑鱼苗437.7万尾。冲坏沿河电灌站31处、机电井3眼。冲毁县级公路205处，长85千米。被洪水淹死5人、牲畜31头、家禽3800只。损失化肥433.3万千克。东辽县建安镇粮库有100个粮仓进水。东丰县沙河出槽，洪水直冲进镇内，住户大片房屋被淹，洪水深及窗台，平地行舟，一片汪洋。全市17616户的3.73万余间房屋被水浸泡，其中2118户的4780间房屋倒塌，致使4818户的1.03万余间房屋成为危房。许多受灾户多年积蓄的生活用品、生产设备、家具、粮食等毁于一旦。全市共造成农村经济损失1.5亿元，其中水利工程水毁450万元。

7月1日至8月25日，东辽县56天内下了37天雨，全县连续遭受5次水灾，2次风灾，雨量高达528.7毫米，东辽河白泉镇、泉太镇段最大洪峰流量达700立方米/秒。全县受灾面积达56.4%，粮食减产2亿千克，经济损失5200万元。

7月6日开始，永吉县连降暴雨，7—9日，全县平均降雨96毫米，桦皮厂镇降雨114毫米，至8月6日止，全县降雨286.1毫米。由于汛期来得早，雨量大，时间长，造成许多水库水位猛涨，河水泛滥。鳌龙河最大洪峰流量达218立方米/秒，饮马河最大洪峰流量达370立方米/秒。全县有20个乡镇受灾，受灾户数2145户，人口为3.2万，受灾土地2.1万公顷。在受灾面积中，减产2成至4成的共3116公顷，其中水田1376公顷，旱田1730公顷，菜田10公顷；减产5成以上的为1.16万余公顷；在减产5成以上的面积中，绝收面积占6492公顷，其中水田2679公顷、旱田3566公顷、菜田247公顷。水泡房屋2501间，其中完全倒塌323间，半倒塌的604间。淹死大牲畜2头、猪7头、家禽2870只。冲毁堤防41处，计11.3千米；冲垮小（二）型水库4座；冲毁塘坝49座、拦河坝175处、渠道3千米、电机井5眼、电灌站21座、桥梁95座、道路52.1千米、涵洞70个、农用电线杆12根、线路1.2千米；冲毁鱼池266处，损失鱼苗206.2万尾。水灾造成的直接损失为2436.6万元。

7月8日，受地面暖锋影响，吉林省出现明显降水，日降水量≥50毫米的县（市）有镇赉、白城、九台、双阳、磐石，其中镇赉≥100毫米。

7月7—8日，以镇赉县县城为中心降了一场中到大雨。期间30分钟降雨45.7毫米，24小时降雨121.1毫米，整个过程雨量138.5毫米。造成全县涝地4992公顷，浸泡民房1.54万余间，倒塌533间，有4个砖厂损失砖坯41万块，粮库损失粮食2.5万千克，暴雨击死鸡2300只、猪3头、羊5只。

7月18日至8月28日，梨树县连续降雨40天，东辽河小宽段洪水决堤，5个村被淹。影响全县玉米受粉，粮食减产36.2%。

6月7—10日，受东北冷涡影响，三岔河多雷阵雨天气，降水量为64.6毫米，10日出现大暴雨。据三岔河镇统计，15户38间房屋倒塌，12个单位的货物被水淹，122公顷农田被水淹。

6月7—12日，受东北冷涡影响，大安出现明显降水，降水量为60.6毫米。作物受灾面积为4000公顷，绝收面积为490公顷。6月20—21日，受高空槽和地面暖锋共同影响，大安遭受洪涝灾害。农作物受灾面积为3845公顷，绝收面积为540公顷。

7月25日，受高空槽和地面冷锋的共同影响，大安遭受洪涝灾害，24日20时至25日20时，降水量为79.9毫米。作物受灾面积为8968公顷，绝收面积为4656公顷，55间仓库倒塌。

7月26日，受高空槽和地面冷锋的共同影响，明月镇下了大雷阵雨，25日20时至26日20时，降水量为18.3毫米，且伴随冰雹。山洪迅速暴发，冲毁农田，公路被洪水冲断4处，桥梁冲断3处，农作物受灾面积达728公顷。

7月26日，桦甸县八道河子西沟2小时降雨92.8毫米，山洪暴发，大榆树、西北岔和八道河子街里进水，蜂蜜顶子电站堤坝冲毁，全县出现特大洪涝灾害，沿江河两岸被淹，粮豆产量比上年减收14%。

7月29日至8月14日，受8号台风影响，通榆县境内连续阴雨，类似“梅雨”，全县出现灾害性的降雨过程，在这7天时间内，全县平均降水150毫米以上，最大的兴隆山镇达260毫米以上，仅8月3日4小时降水就达110毫米，13—14日，边昭、新华、苏公坨等乡镇又降水100毫米以上。这次过程涝灾较重的新发、瞻榆、兴隆山、新华、团结、包拉温都等乡镇均在220毫米以上，由于雨量大，来势猛，持续时间长，加之一些水利工程年久失修，造成流经通榆县的霍林河、文牛格尺河河水泛滥成灾，致使通榆县农、林、牧业和群众住房遭受严重的损失。洪涝使全县2732间房屋倒塌，5080间民房处于危险状态，雨毁畜舍和仓房7778间。兴隆山镇的36个自然屯，有22个处于洪水包围之中。新发乡德胜村西张红马社48户中有26户房屋倒塌，还有14户处于危险状态。瞻榆镇有19个自然屯被水浸泡，其中仁贵屯有12户民房倒塌，18户房基下沉，山墙断裂，被迫搬迁。通榆镇、瞻榆镇内被毁民房510间，危房530间，城乡中小学校舍倒塌213间。洪涝灾害使全县95个村633个社1.99万余户农民农田被淹，受灾人口9.95余万。耕地受灾面积3.48万余公顷，占总耕地面积的21.8%，其中绝收1.79万公顷。全县有6个乡镇的10个村、58个社、3031户、1.65万人因灾绝收。新华镇金宝屯的365公顷草原被淹，兴隆山爱国村聚宝屯有40多公顷草原被淹，新发乡有受灾草原2733公顷，占其乡草原面积的82%，其中绝收2158公顷，占受灾面积的79%，团结乡新村九社淹没草原48公顷，占全社的73.8%，其中20公顷水深1米以上。洪涝灾害使全县的6.6万多公顷草原低洼地被淹，约占草原总面积的16.5%，良井子畜牧场平均水深20厘米，最深处1.27米。死亡大牲畜32头（匹）、羊85只，损失苗木2500万株。冲毁塘坝3处、路基18.6千米、路面275千米、堤坝8处6472米。此次灾害造成的直接损失为2166万元，粮食减产2500万千克。对于洪涝灾害，省、市、县三级气象部门提早做出了当年是低温多雨年的预报，并在汛期昼夜监视灾害天气的动向，及时做出预报，主动向有关部门和领导提供情况，为抗灾抢险赢得了时间。

7月30—31日，受高空槽和地面冷锋的共同影响，集安出现暴雨天气，29日20时至31日20时，降水量为100.5毫米。农田受灾严重，受灾面积达1753.3公顷，直接经济损失达3.1万元，间接经济损失2.03万元。

7—8月，烟筒山遭受暴雨袭击，7月8日降水量为69.4毫米；7月20日降水量为43.6毫米；8月2—3日降水量为71.0毫米；8月6日降水量为61.0毫米；8月14日降水量为66.6毫米。部分土地被淹或过水。

7、8月，永吉遭受洪涝灾害。7月8—10日，受低空切变影响，降水量为102.4毫米；7月29日，受低空切变影响，降水量为33.5毫米；8月5—6日，受8506号台风影响，降水量为66.0毫米；8月14—15日，受8508号台风影响，降水量为73.5毫米；8月20日，受8509号台风影响，降水量为34.3毫米。冲毁水利工程、道路桥涵和房屋，农田内涝面积近4万公顷，绝收面积为6492公顷，直接经济损失3000万元。

7月末至8月25日，四平市连降6次大暴雨，数百间房屋倒塌，部分农田内涝。

7月29日至8月5日，通榆县连降大雨，全县平均降雨量120多毫米。而新发、团结、瞻榆、耀东、兴隆山、包拉温都、边昭、新华、瞻榆镇等乡镇降雨量均在220毫米以上。其中兴隆山镇6天累计降雨260毫米。全县倒塌房屋2832间，仓房、牲畜棚舍7778间；受灾农户1.9896万户，受灾农田1.6万公顷，其中绝收1.01万公顷；受灾草原6.6万公顷，占草原总面积的16.5%；受灾林木育苗地222.5公顷，占总育苗面积的21.6%。

8月2—5日，受8506号台风影响，乾安降了一次大暴雨，总量达107.5毫米。

8月2—7日，受8506号台风影响，辉南降水108毫米；14—15日、19—20日，受8508、8509号台风先后影响，分别降暴雨，降水量分别为53.8毫米和43.5毫米。加上海龙水库放水泄洪，导致大柳河河水猛涨，出现1975年以来最大的一次洪水，冲毁淹没沿岸农作物及各鱼池。受3次系统影响，农作物累计受灾面积达16740公顷，成灾面积达1万公顷，减产3～5成5910.4公顷，6～7成936.9公顷，绝收3651.5公顷，受风灾1.1万公顷，减产2成。

8月3、7、14日，东丰受8506、8508号台风先后影响，普降大到暴雨。2—3日全县平均降水56.5毫米，6—7日降水63.0毫米；13—14日降水85毫米；14日降1天雨。杨木林、四平、一面山、那丹伯等乡镇，降雨量均超102毫米，导致山洪暴发，河水出槽，大量农田和房屋被淹。冲毁鱼池220个、桥191座，倒塌房屋1503间。农田受灾面积达5.3万公顷，其中减产5成以上1.6万公顷，绝收7727公顷。全县蔬菜受灾面积为820公顷，绝收98.9公顷。直接和间接经济损失8909万元。

8月12日，受低空切变影响，大安遭受洪涝灾害。11日20时至12日20时，降水量为25.4毫米。农田受灾面积为633公顷，绝收面积为270公顷，损失畜棚30间，电线杆21根。

8月14日，受8508号台风影响，吉林省出现明显降水，日降水量≥50毫米的县（市）有伊通、辽源、东丰、蛟河、磐石、梅河口、柳河和通化。

8月14日，受8508号台风影响，柳河降暴雨，13日20时至14日20时，降水量为67.1毫米。受灾面积达1.3公顷。同时出现大风，受灾面积达1.1公顷，其中5成灾以上0.6公顷，绝收0.08公顷。倒塌房屋75户178间，风吹毁房屋182间，刮倒树木225棵，人参18200帘，2人死亡。

是年，梅河口市汛期降水量比历年偏多，8月15日降雨量最大，使大柳河洪峰流量高达每秒824立方米，大部河段河水出槽，农田受淹。

8月20日，受8509号台风影响，吉林省出现明显降水，日降水量≥50毫米的县（市）有德惠、榆树、九台、长春、公主岭、梨树和四平。

8月20日，受8509号台风影响，公主岭遭受暴雨袭击。19日20时至20日20时，降水量为85.8毫米。低温、寡照和多雨天气共同影响，全县减产粮食5亿千克。

8月，柳河遭受暴雨袭击。1日20时至2日20时，受8506号台风影响，降水量为

35.9毫米；13日20时至14日20时，受8508号台风影响，降水量为59.8毫米；18日20时至20日20时，受8509号台风影响，降水量为54.0毫米；22日20时至23日20时，受地面暖锋影响，降水量为31.3毫米；24日20时至25日20时，受地面暖锋影响，降水量为32.2毫米。农田受灾面积达1.3万公顷。

8月，伊通降水达到建站以来最高值，1日20时至3日20时，受8506号台风影响，降水量为67.8毫米；13日20时至15日20时，受8508号台风影响，降水量为84.0毫米；19日20时至20日20时，受8509号台风影响，降水量为41.9毫米；22日20时至23日20时，受地面暖锋影响，降水量为31.3毫米；24日20时至25日20时，受地面暖锋影响，降水量为32.2毫米。耕地受灾面积为7.1万公顷，占总耕地面积的79.1%，房屋倒塌944栋，共3299间。

8月，磐石受两次台风影响。5日20时至7日20时，受8506号台风影响，降水量为85.1毫米；13日20时至15日20时，受8508号台风影响，降水量为82.8毫米。部分小水库、塘坝及桥涵遭到破坏，农作物受灾面积为3677公顷。

8月，桦甸出现暴雨。6日20时至7日20时，受8506号台风影响，降水量为72.6毫米；13日20时至14日20时，受8508号台风影响，降水量为43.6毫米。农作物受淹数千公顷，房屋倒塌100余间，冲毁大、小桥梁数十座。

8月，九站的降水多且频繁。5—6日，受8506号台风影响，降水量为66.0毫米，14—15日，受8508号台风影响，降水量为73.5毫米。影响秋菜的播种和生长，农作物等受灾面积达400公顷。

8月，双阳遭受洪涝灾害。2—3日，受8506号台风影响，降水量为61.9毫米；13—15日，受8508号台风影响，降水量为90.3毫米；18—20日，受8509号台风影响，降水量为75.7毫米；23—25日，受地面暖锋影响，降水量为62.0毫米。耕地受灾面积达5.6万公顷，受灾人口达54243户235340人。

8月，德惠受登陆台风影响，出现暴雨。13—15日，受8508号台风影响，降水量为89.4毫米；19—20日，受8509号台风影响，降水量为80.9毫米。冲毁房屋1717间、农桥267座、鱼池123处。土地受灾严重，受灾面积为3.9万公顷，绝收面积为2.6万公顷。

8月，榆树遭受洪涝灾害。3—6日，受8506号台风影响，降水量为127.9毫米；13—15日，受8508号台风影响，降水量为106.0毫米；20日，受8509号台风影响，降水量为57.2毫米；25日，受地面暖锋影响，降水量为44.6毫米。耕地25.9%受灾，15.1%绝收，不少桥梁、房屋受损。

8月，榆树县大水灾，成灾面积110333公顷，绝收44667公顷，死亡25人，倒塌房屋3598间，冲毁桥梁1042座，塘坝52座，鱼塘612个。

6—8月，吉林省平均雨量为530.0毫米，比常年平均多35%，打破了1909年有气象观测以来的记录。该年吉林省有涝灾的站30个，占总站数的59%，其中达重涝的站有22个，占总站数的43%。该年也是建国后涝灾面积最大的一年。按吉林省水利厅统计，涝灾成灾面积为83.7万公顷。该年是个严重歉收年，全省粮豆总产1225300万千克，相对产量仅达74%，比前一个高产年减产25%，比前三年平均产量减产11%。

6—9月，白山出现暴雨天气。6月28—30日，受低空切变和地面冷锋的共同影响，降水量为 113.8 毫米；7 月 10 日，受高空低涡和地面气旋的共同影响，降水量为 47.3 毫米；7 月 16 日，受高空低涡和地面暖锋的共同影响，降水量为 39.3 毫米；7 月 21 日，受高空槽影响，降水量为 47.8 毫米；7 月 31 日，受高空槽影响，降水量为 35.9 毫米；8 月 4 日—6 日，受 8506 号台风影响，降水量为 55.0 毫米；8 月 14—15 日，受 8508 号台风影响，降水量为 36.7 毫米。农作物受灾严重，间接经济损失上百万元。

6—9 月，受 8506、8508、8509 号台风影响，通化县出现暴雨天气。土地、民房等受灾严重，土地受灾面积达 1.8 万公顷，绝收面积为 2333.3 公顷。冲毁河堤 73000 米、渠道 23000 米、堤坝 69 座、道路 245 千米、桥 74 座、房屋 338 间、通讯线 12000 米、供电线路 4400 米，公路客运中断 5 天以上。

6—9 月，乾安县降雨 465.7 毫米。受涝面积 4440 公顷，其中绝收 773 公顷；淹草原 1180 公顷。倒塌房屋 110 多间，冲毁养鱼池塘 17 处。

是年，通化市东昌区境内部分地区遭受洪涝灾害。全区受灾人数达 8241 人，农田受灾面积 2043.7 公顷，冲毁房屋 116 间，死亡 1 人。

是年，通化市二道江区境内部分地区遭受洪涝灾害，三道江、桃源、一心、四道江 4 个村被洪水浸过耕地 2185 公顷，1003 公顷农田被淹，倒塌、损坏住房 32 间，灾民 4659 人。其中重灾民 1732 人，造成缺粮 25 万千克，缺粮人口 3320 人。

7 月，通化县月降雨量 372.8 毫米，从 7 月 29 日至 8 月 1 日就连续降雨 256.6 毫米。河水猛涨，泛滥成灾，受灾面积 4488 公顷，淹死牲畜 7 头，冲倒房屋 231 间，冲毁桥梁 42 座，毁坏堤坝 2200 延长米。

是年夏季，长岭受到 8506、8508、8509 号台风影响；此外，6 月 21 日，受高空槽和地面暖锋共同影响，降水量为 46.8 毫米；8 月 25 日，受地面暖锋影响，降水量为 37.4 毫米。长岭县形成两大涝区，是有史以来灾情最重的一次。农作物受灾面积达 8.7 万公顷，绝收面积为 4.8 万公顷。

9 月，四平市暴雨。山洪冲毁山门镇境内乡道 65 千米、公路 1.5 万延长米、桥涵 27 处。铁东、铁西两区有 225 户房屋倒塌，受灾人口 3703 人。

9 月，东辽县遭受暴风雨袭击，农作物受灾面积 4 万公顷，林业苗圃 18.7 公顷，死亡牲畜 25 头、生猪 485 头、家禽 25480 只，冲毁鱼塘 106 座，煤矿冒顶 2 处，损失化肥 282.9 万千克，粮食过水 300 亿千克，倒塌房屋 2878 间，冲坏县级公路 36 处，冲坏桥涵 117 座，冲坏塘坝 2 处，电灌站 28 处，经济损失达 7788.6 万元。

是年，前郭全年降雨量达 568.4 毫米，比历年平均多 100 多毫米，夏季局部地方暴雨成灾。农作物受灾面积为 67.5 公顷。年底，全县有望海、深重、乌龙安唱、董家、八郎、二马泡、七门吐等 7 处大中型涝区，主要分布在县境的西部和北部地区。

是年，扶余县降水量较大，加之三条江河同时涨水，内涝积水无法排除，特别是拉林河又出现了近 20 年来较大洪水。全县有 65 个村、185 个屯遭受水灾，农田受灾 2.7 万公顷，绝收 1.2 万公顷，淹没草原 5000 余公顷，倒塌房屋 438 间，损坏民房 3.31 余万间，三条江河堤防塌陷脱坡较重的有 25 处，长 11.43 万米；大沟水库及两座塘坝也遭到了破坏，牛营子涵洞基本报废，全县 29 座涵洞闸门和起闭设备及 60 座排涵均需维修。蔡家沟镇、拉林乡、更新乡、伊家店乡、伊家店农场被淹没耕地占其耕地总数的 67%，伊家店乡受涝耕地占全乡耕地面积的 81%，其中再兴村、前后四马架和板铺炕屯基本被水淹没，

2500户灾民被迫迁移。

是年，洮南县洪、内涝并发，幸福、德顺、洮河、二龙、大通、向阳、兴业、岭下、金祥、洮府等15个乡、116个村、398个社受灾。受灾2.43万公顷，成灾面积1.77万公顷，绝收8800公顷。倒塌房屋642间，水浸濒临倒塌房屋531间，冲毁鱼池7个，冲走鱼苗164万尾。

是年，舒兰县全年降雨量为1030毫米，是有水文记载以来降雨最多的年份。汛期降雨857.1毫米，比历年同期多290.6毫米，7—8月的60天中降雨45天。本年降雨特点是天数多，集中暴雨多，形成前水未落，后水又来。全县冲毁小（二）型水库2座，塘坝97座，大小拦河坝72座，渠道31.7千米，闸堰42座，提水站62处，桥涵273座，损失工程造价165万元，成灾面积3.6万公顷，倒房3009间，伤3人，死亡1人。

是年，吉林市境内连降大雨，松花江水暴涨，永吉、舒兰、桦甸重灾。

是年，敦化县水灾，受灾农田7755余公顷。

是年，第二松花江洪峰流量2900立方米/秒，前郭县淹地428公顷，倒塌房屋5间。

1986年 4月中、下旬，伊通发生大面积洪涝灾害。19日，受高空槽和地面冷锋共同影响，降水量为40.6毫米，春播比历年推迟7～10天。

5月，磐石遭受洪涝灾害。8日，受低空切变和地面暖锋共同影响，降水量为26.0毫米，毁坏小水库4座、桥2座。

5月14日，磐石县的松山乡与黑石镇连降中到大雨，11个村28个社1430户遭受水灾，淹没耕地371公顷，冲毁水库2座、拦河坝20处、桥梁3座、公路200米。

6月2日，受低空切变和地面暖锋共同影响，榆树五龙乡等8个村遭受暴雨、冰雹、大风的袭击，气象站降水量为15.6毫米。全乡受灾户占总户数的60%，冲走很多鸡、猪，电话线路全部中断，冲毁桥涵11处，受灾耕地面积5704公顷，占总面积的75%。

6月3日，受低空切变和地面暖锋的共同影响，双阳遭受暴雨袭击，气象站降水量为36.9毫米。土地房屋等受灾严重，土地受灾面积为1.2万公顷，绝收面积为5066.7公顷（绝收含雹灾），山洪暴发，全县有200户民房进水，冲倒民房5间，猪圈和仓房33个，冲走生猪25头、鸡30只、鱼苗50万尾。冲毁电灌点7处、塘坝21座、桥梁5座。

6月17日，受高空低涡和地面气旋的共同影响，珲春出现暴雨天气，降水量80.0毫米，农作物受灾严重。受灾面积为1511公顷，绝收面积为320公顷，沿江河低洼地带农田被洪水淹没，使珲—图公路运输中断3天。

6月21日至25日，榆树县的武龙、大坡、八号、怀家、大岗等乡（镇）遭大暴雨、冰雹袭击，农作物受灾面积1.73万余公顷。严重的武龙乡绝收面积2800公顷。冲毁房屋90间，人畜有伤亡。

6月28日，受高空低涡和地面气旋的共同影响，磐石遭受强降水袭击，降水量为68.4毫米，农田受灾面积达250公顷。

6月28日，受高空低涡和地面气旋的共同影响，烟筒山遭受暴雨袭击，降水量为55.0毫米，部分农田被淹，房屋倒塌。

6月28、29日，受高空低涡和地面气旋共同影响，双阳降水123.3毫米。其中有8个乡镇遭受不同程度的水灾，新发镇最为严重，镇中心积水达1米深，长达36小时。积水面积为3500公顷，冲毁通讯线路2.5千米，冲倒房屋72栋。

6月下旬，通榆县降水67.3毫米，加之上游连续降水，造成通榆县上游霍林河水提前入汛，文牛格尺河出现第一次洪峰，洮儿河三顶昭分洪下泻进入通榆县的八面乡。6月18日，霍林河洪峰流量达166立方米/秒，到8月中旬累计进入2.25亿立方米，洮儿河过境8.1亿立方米，最大流量530立方米/秒。一股无名之水由文牛格尺河分别在团结乡和新发乡入境，7月14日出现第一次洪峰300立方米/秒，到8月中旬进水3亿立方米，外围积水面积占全县总面积的23.3%。同时，自6月上旬到8月上旬这50天内，全县累计降水313.5毫米，比历年平均多115.5毫米。7月13—14日，全县再次出现大到暴雨，个别地方降冰雹，其中有7个乡镇一次降水超过100毫米，4个乡镇一次降水超过120毫米，这次降水最多的是西艾力乡，一次降水174毫米。受灾乡镇29个、148个村、924个社、3.83万户、18.39万人，110个自然屯被水围困。全县受灾耕地面积7.75万公顷，占总耕地面积的48.4%，绝收4.96万公顷，占受灾面积的64%；水淹林地3973公顷，其中育苗地441公顷，占育苗地的51.2%；水淹草原22万公顷，占草原面积的55%。倒塌房屋4766间，校舍409间，危房9465间，全县有1945户，1.07余万人被迫迁出。水毁畜棚畜舍8082间；水毁公路24处，长96千米；水毁公路桥12座，涵洞11处；水毁通讯输电线路87.15千米，变压器50台。冲毁鱼塘68处。死亡大牲畜267头（匹），猪羊256头（只），损失达1.35亿元人民币。

7月9日，大安市境内遭受外洪内涝灾害，受灾32个乡（镇、场）、555个自然屯、3.71余万户、18.1万人。农田6.4万公顷，林地1.15万公顷，草原12.73万公顷。毁坏通讯、输电线路195千米，冲毁公路77.5千米，倒塌房屋1.38万间，直接经济损失1.32亿元。同日，洮儿河三顶召分洪，与霍林河汇流，淹境内草原11.33万公顷，人工草地2333公顷，永久性围栏1400公顷，草原井7眼，飞机施肥操场6667公顷，死亡大牲畜446头，猪、羊627头（只），损失约16万元。7月11—14日，受高空低涡、地面倒槽和地面暖锋的先后影响，大安安广镇4天连续降水132毫米，其中13—14日就降水120毫米。蔬菜生产基地遭受涝灾，涝地70公顷，房屋倒塌4间。11日夜间，大安县六合乡长堤决口，造成76个村26个合作社受灾，淹地1540公顷，8640人遭受水灾，倒房153间，造成较大的经济损失。

7月上旬开始，洮儿河、蛟流河上游连降大、暴雨，河水猛涨。洮儿河洮南水文站最高水位150.96米，最大洪峰流量1130立方米/秒，洪水淹没行洪区内全部耕地和大部分村屯。蛟流河最大洪峰流量488立方米/秒，造成多处漫堤决口。洮南县北部半山区山洪暴发，中南部耕地严重积水内涝。洮南县境内27个乡镇、276个村、916个社、24.40万人受灾。受灾耕地总面积10.87万公顷，其中绝收8.30万公顷；经济损失约为1.5亿元。

7月14日，受东北冷涡和地面暖锋的共同影响，永吉发生洪涝灾害，降水量为34.8毫米。冲毁拦河坝13处、小型水库2座、房屋被毁82间，农田受灾面积达478公顷。

7月14日，前郭县的乌兰图嘎连降大暴雨，水淹耕地2500公顷，最深处积水达0.5米，农作物减产3～8成的有1700公顷，绝收800公顷。

7月14日，受东北冷涡和地面暖锋共同影响，辽源遭受暴雨袭击，降水量为51.4毫米。农田被淹，受灾面积达50公顷。

7月16—17日，受东北冷涡和地面暖锋的共同影响，柳河遭受暴雨袭击，降水量为

47.5 毫米。农田受灾面积达 1526.5 公顷，受灾村屯 70 多个。

7 月 22 日，前郭县的查干花镇暴雨成灾，倒塌房屋 40 间，形成危房 34 间，淹毁畜棚（舍）30 余座，淹地 1085 公顷，其中绝收 520 公顷。25—26 日，该镇又连降大雨，公路被淹，造成 1300 公顷耕地绝收，倒房 6 户，出现危房 40 户。

7 月 23—27 日，受东北冷涡影响，镇赉县全县普降大到暴雨，平均雨量 120 毫米，极其严重的 10 个乡（镇）降雨 100～250 毫米，到处是一片汪洋。许多村屯被水围困，房屋倒塌、农田被淹。全县内涝耕地面积 48333 公顷，占耕地面积的 50%；绝收面积 2.45 万公顷，占受灾面积的 50.6%；水围村屯 43 个；水围房屋 1816 户，4540 间；倒塌房屋 1618 间；倒塌仓房、畜棚 6022 间；水淹草原 4 万公顷，经济损失达 4000 万元。

7 月 27—29 日，受副高后部高空槽影响，双阳遭受暴雨袭击，降水量为 50.0 毫米，土地桥梁等受灾严重。土地受灾面积为 9305 公顷，绝收面积为 2526 公顷，洪水冲毁水利工程，水堤决口 113 处，宽 1512 米，桥涵 225 座，涵洞 29 座，鱼池 72 个，跑鱼 56.7 万尾，倒房 227 栋，泡粮 8.35 万千克，淹死生猪 70 头，家禽 4990 只。

7 月 28 日，受副高后部高空槽影响，蛟河遭受暴雨袭击，28—30 日降水量为 69.7 毫米。作物受灾面积达 700 公顷，绝收面积为 326 公顷。房屋毁坏 758 间，毁农电线路 45 处 5 千米，桥涵 35 座，堤防 6 千米，57 头猪、1235 只家禽失踪。

7 月 29 日，受副高后部高空槽影响，农安遭受暴雨袭击。暴雨造成新开河决口，冲倒房屋 1040 间；冲毁桥涵 152 座；冲坏公路 45 条，总长 2249 米；鱼塘 93 个；冲走牲畜 111 头。铁路两处塌方，公路铁路停运。土地受灾面积达 6.5 万公顷。

7 月 30 日至 8 月 2 日，受副高后部高空槽和地面冷锋的共同影响，通化县出现暴雨天气，降水量为 224.9 毫米。庄稼房屋等受损，间接经济损失达 7769.7 万元。

7 月 30 日至 8 月 2 日，受副高后部高空槽和地面冷锋的共同影响，柳河遭受暴雨袭击，降水量为 161.2 毫米。农田受灾面积达 3.9 万公顷，直接经济损失达 569 万多元，受灾村屯 367 个。

7 月，伊通降水较多，受高空低涡、地面倒槽、地面暖锋、东北冷涡和副高后部高空槽的先后影响，主要降水过程为 11—15 日、17 日、22—23 日、28—30 日共 4 次，降水量分别为 79.6 毫米、57.5 毫米、38.3 毫米和 90.4 毫米。由于局地暴雨多，强度大，全县大部分乡镇发生洪涝灾害，土地受灾面积达 6.7 万公顷，冲毁水泥石拱桥 36 座，木桥 56 座，涵管桥 144 座，围堤渠道决口 20 处 31 千米，倒塌房屋 3997 间，受灾屯 1203 个，占总屯数的 85%，还有粮食、线路、畜禽遭灾。全县直接经济损失为 4500 多万元。

7 月，辉南遭受暴雨袭击，发生洪涝灾害。17 日，受东北冷涡和地面暖锋的共同影响，降水量为 63.5 毫米；22 日，受东北冷涡影响，降水量为 44.4 毫米；30 日，受副高后部高空槽影响，降水量为 33.2 毫米。农作物受灾面积达 1.3 万公顷，其中水田受灾面积达 0.8 万公顷，旱田 4245.4 公顷，蔬菜 543.8 公顷，倒房 237 间，损坏房屋 968 间，桥 21 座，水库 32 座，鱼苗损失 50 万尾，损失成鱼 25 万千克。

7 月，九站因暴雨使农作物受灾面积达 756 公顷，其中菜地 423 公顷、拦河坝 4 处、塘坝 8 处、养鱼池 21 处。主要降水为：13—15 日，受东北冷涡和地面暖锋的共同影响，降水量为 64.7 毫米；28—30 日，受副高后部高空槽影响，降水量为 108.7 毫米。

7 月，桦甸遭受洪涝灾害。17 日，受东北冷涡和地面暖锋的共同影响，降水量为

31.9毫米；30日，受副高后部高空槽影响，降水量为41.8毫米。农作物受灾面积达545.7公顷，其中450公顷减产5成以上。

7月，磐石遭受洪涝灾害。受高空低涡、地面倒槽和地面暖锋的先后影响，12日降水量为63.1毫米；14日降水量为40.6毫米；17日，受东北冷涡和地面暖锋的共同影响，降水量为45.3毫米；30日，受副高后部高空槽影响，降水量为55.4毫米。有4700公顷农田被水淹，房屋倒塌2000间。

7月31日至8月3日，磐石县的牛心、细林、黑石等乡镇境内又降了一场罕见的暴风雨。辉发河洪峰外溢，沿岸农田被淹，其他乡镇也发生了洪涝灾害。全县有242个村、834个社、1.70万户、7.69万人受灾。受灾户数占全县总户数的21.3%。农作物过水面积1.22万公顷，冲毁水利工程363处、渠道24处、电灌站11个，冲毁公路路基、路面37处4000延长米和桥涵10座、乡村路桥涵106座，倒塌房屋950户2299间，造成危房1960户4442间，毁坏校舍4850平方米，总计损失2760万元。

7月，公主岭发生洪涝。14日，受东北冷涡和地面暖锋的共同影响，降水量为46.9毫米；22日，受东北冷涡影响，降水量为59.0毫米；27—30日，受副高后部高空槽影响，降水量为235.7毫米。农作物受灾面积为7.5万公顷，倒塌房屋961户，水毁桥梁33座，涵洞251处。

7月，德惠出现局地暴雨，13—14日，受东北冷涡和地面暖锋的共同影响，降水量为69.0毫米；25日，受东北冷涡影响，降水量为65.5毫米。冲毁水利设施317座，涵洞214处，公路桥190座，农田受灾面积为3万公顷，绝收面积为1万公顷。

7月，洮南洪涝现象严重，14日，受东北冷涡和地面暖锋的共同影响，降水量为34.4毫米；23—24日，受东北冷涡影响，降水量为68.9毫米。水淹林地53.5万公顷，草地5.1万公顷，死亡大牲畜154头，猪羊581只，损失粮食50.6万千克，输电线路241千米，变压器258台，电杆1.06万根，渠道25千米，公路19.5千米，桥35座，涵69处。耕地受灾面积为10.9万公顷，绝收面积为8.3万公顷，直接经济损失为1.57多亿元。

7月下旬，集安县连续遭受大雨和暴雨的袭击。新开河流域日降雨量高达192毫米，苇沙河流域降雨高达176毫米，鸭绿江沿岸降雨179毫米，致使大小河流暴涨，水位持续上升。

7、8月，由于降雨量大且集中，白城市（今白城市洮北区）保平乡南北村大部分耕地遭受涝灾。水深达0.5米。全村共涝地600公顷，其中绝收368.7公顷。

8月1—2日，受副高后部高空槽和地面气旋的共同影响，辉南遭受暴雨袭击，降水量为78.0毫米。农作物受灾严重，受灾面积为2.8万公顷，绝收面积为1.9万公顷，预计减产1.40多亿千克。

8月1—4日，受副高后部高空槽和地面气旋的共同影响，延吉降雨93.3毫米，造成洪涝灾害。

8月2—4日，受副高后部高空槽和地面气旋的共同影响，明月镇下大雨，降水量为80.2毫米。冲坏大量农田，民房进水，公路塌方500米，涵洞冲坏7处，农作物受灾面积达170公顷。

8月2—9日，受副高后部高空槽、地面气旋和高空低涡的先后影响，农安遭受洪涝灾害。2日降水量为42.4毫米，9日降水量为40.2毫米。土地受灾面积为20.7万公顷，绝收面积为9.4万公顷，直接经济损失为31812.2万元。大水冲倒房屋9120间，受灾11.32万户62.2万人，冲毁桥涵129座、公路桥涵466座、路面113580米、鱼塘394处、库塘7座。冲走禽畜57.59万余头，损失粮食865万千克，林木2690万株，电站3座，堤坝38处。

8月3—4日，受副高后部高空槽和地面气旋的共同影响，龙井部分地方下了暴雨，气象站降水量为24.9毫米。9个乡镇的55个村1887户受水灾，房屋进水倒塌，一部分水田和旱田受水灾，冲坏桥梁23座，砖坯损失100万块，水稻受灾面积达1.2万公顷，6140.8公顷旱田受灾。

8月3—4日，受副高后部高空槽和地面气旋的共同影响，图们降暴雨，降水量达86毫米。全市普遍遭水灾，有些地方山洪暴发，冲走大片农田，损失严重。农作物受灾面积达152公顷，直接经济损失达350万元。倒塌房屋5户。

8月3—4日，受副高后部高空槽和地面气旋的共同影响，汪清全县下了暴雨，降水量为55.4毫米，部分地方下了大暴雨，全县平均降雨量为70毫米左右，降雨中心为复兴和罗子沟，降雨量分别为145毫米和130毫米。绥芬河河水暴涨，全镇受灾面积为2633.4公顷，绝收1803.3公顷，部分拦河坝、水渠、河堤、公路、桥梁被冲毁，倒塌房屋147间。

8月4日，受副高后部高空槽和地面气旋的共同影响，桦甸县降了一场大暴雨，降水量为67.5毫米，大片农田受害。全县统计，农作物绝收：水稻6349公顷、玉米18219公顷、大豆1505公顷、蔬菜142公顷、杂粮23.9公顷。房屋倒塌30间，房盖被大风吹坏3340平方米，水淹房屋7200平方米，29座水库决口200米，公路被水冲坏涵洞28个、桥梁2座，5.3公顷鱼池涨水决口，跑掉成鱼2万尾，新种鱼4万尾，刮倒5千米输电线路。

8月7日，受高空低涡影响，大安降水集中，加之丰满放流，乡村遭水灾。农田受灾面积5094.7公顷，受灾农户5674户，松花江流域28个村受水灾，耕地受灾2320公顷，冲毁公路路基108千米，冲坏沙石路面147千米，公路桥59座，冲毁高压农电线路32基，通讯线路730基38.8千米。

8月7日下午1—2时，受高空低涡影响，龙井下了一场暴雨。3个乡的1682多户房屋倒塌，冲坏铁路桥梁1座，使铁路运转中断3小时。

8月9日，大雨使前郭县的东三家子盟吐、西三家子、乌大营子屯有50%的房屋成了危房。

8月1—12日，东辽县连降大雨，24小时降雨量116.6毫米，13条主要河流河水泛滥，9个乡镇的196个村受灾，农田受灾面积2.4万公顷，其中绝收2400公顷，经济损失900万元。

8月16日，受高空槽和地面冷锋的共同影响，双阳普降暴雨，出现大范围的灾情。直接经济损失4738.7万元，倒塌房屋391户866间，冲毁堤防3125延长米，塘坝19处，鱼池90个。

8月中旬，扶余受第二松花江泄洪影响，受损房屋5902间，历史罕见。农田受灾面积6.50余万公顷，直接经济损失5565.1万元。

8月19日至20日，和龙县各地连续降雨，降雨量达84毫米，海兰江流量达402立方米/秒，图们江流量达350立方米/秒。水库水量急剧增加，河水位暴涨，延边煤矿铁路专用线路基受到冲刷，险段达20多米。龙城乡龙南村3栋民房倒塌，和龙林业局钢筋混凝土人行桥被冲断20多米，近百米的铁路路基被水淘空，铁路运输被迫中断，3座石拱公路桥头路基被洪水冲刷，严重威胁县自来水水源工程和富兴粮库。

8月28—30日，吉林省东部的浑江市和延边州受8615号台风影响，出现洪涝灾害。

8月28—29日，受8615号台风影响，浑江出现大暴雨和8～9级大风，降水量为72.3毫米，全市粮食减产147.6万千克，水淹村屯49个，死亡6人，大牲畜184头，猪羊1021头，冲毁桥梁78座，冲毁公路127.24千米，冲坏高压线6根，电线杆倒130根，冲毁堤防1.27万米，冲毁人参棚125.05万平方米，折合人民币6500万元。

28日夜到29日上午，受15号台风影响，和龙县内降雨量达83毫米，洪水再次猛袭，山区土壤含水量饱和，主要江河水位暴涨，致使和龙镇上游5余千米堤防被夷为平地，180户民房倒塌，1417户房屋进水，2520户搬迁。县化工厂原料库被水淹，损失3万千克烧碱、2万千克纯碱、0.5万千克601树脂、0.5万千克双酚-A。头道砖瓦厂白灰窑被冲塌，木器厂烘干室进水，化工三厂办公室倒塌，损失达40多万元，同时元峰水库（朝鲜侧）以600立方米/秒的流量泄洪，图们江水位超过历史最高水位。边境4乡部分村屯居民迁往山上住。29日深夜，山洪和蜂蜜河水汇合1处猛袭卧龙乡政府所在屯，全屯被淹没，围困整个卧龙村。县、乡、村之间通信、交通全部中断，救灾食品、物资运不进去。1600多名群众由政府组织安全转移。这次洪水使全县5369间民房倒塌或损坏，死亡7人，牲畜60头，成灾面积1.90万公顷。

8月28—30日，受8615号台风影响，图们降暴雨，过程降水量为104毫米，图们3条江河上涨，图们江洪峰流量达2620立方米/秒，是有水文资料以来的最高值，市内交通中断，房屋进水倒塌，经济损失13.8万元。农田受灾面积为864.8公顷，受灾人口19626人，农村倒房58间，城市房屋损失面积为6570平方米。冲毁桥、堤坝、塘坝各4座，工农业损失1460万元，其中工业损失416万元。

8月28—30日，受8615号台风影响，和龙降暴雨，出现洪涝灾害，全县灾情严重，山洪暴发，冲毁公路和铁路，吞没村舍房屋，冲毁大片农田。农作物受灾面积达8586.3公顷，绝收面积达7598.8公顷，直接经济损失为1461万元。

8月28—30日，受8615号台风影响，延吉降74.8毫米暴雨，造成山洪暴发，农作物受灾面积达2677.5公顷，间接经济损失达1500万元，淹死8人，给该市生产建设和人民生命财产造成了前所未有的损失。

8月28日夜至29日，珲春县降暴雨，降水量达136毫米，并刮9级东南风，发生了近百年来的第二次洪水。绝收农田面积1.67万公顷，倒塌房屋2532户。工业、交通及水利通讯设施损毁严重。

8月28—30日，受8615号台风影响，龙井普降暴雨，降水量为105.6毫米，冲毁水利设施45处、公路3095千米、桥梁32座，经济损失约1亿元。农作物受灾面积达3552公顷，绝收面积达2436公顷，直接经济损失5000万元。

8月28—30日，受8615号台风影响，明月镇降水量57.9毫米，大面积农田、公路、铁路、住房被冲淹，农作物受灾面积为2.62余万公顷，绝收面积为2586公顷，农田水利设施损失 120 万元，交通损失 8 万多元，明月镇—松江公路因水淹停运 3 天。

8 月 28—30 日，受 8615 号台风影响，延边遭受水灾。图们江、海兰江水位猛涨，造成河堤决口、漫坝。延边受灾耕地 27.4 万多公顷，成灾 15.2 万多公顷，死亡 35 人；洪水围困村屯 174 个，倒塌房屋 4.7 万间，损失粮食 1 亿 2500 千克；冲毁桥梁、涵洞及水利设施 811 座；冲决渠道 361 千米、堤防 494 千米、拦河坝 416 处、水泵站 101 处；图—珲公路施工中部分地段受水灾冲击，冲毁油罐、电动机、建筑材料及设备等，造成经济损失 80 多万元。

8 月 29—30 日，受冷涡和 8615 号台风影响，汪清降暴雨，降水量为 62.3 毫米，大面积农田、公路、铁路、住房被冲淹，农田水利设施受损失，粮豆减产 5703.6 万千克，倒塌民房 4043 间，进水民房 1.11 万户，损坏民房 1302 间，损坏学校 41 所，洪水淹死 5 人。农作物受灾面积为 2.16 余万公顷，绝收面积为 8203.1 公顷，直接经济损失 6373.9 万元。冲毁桥梁、涵洞 319 处，拦河坝 16949 米，塘坝 24 处、电井 24 处、电站 4 处、水轮泵房 11 间、堤防 92.53 千米。冲毁国道 30 处，城镇公路 63.3 千米，乡道 476.5 千米，冲倒高压电杆 197 座，断线 37 处，变压器 1 台，低压线杆 35 根，电讯线杆 305 个，有线广播线杆 6536 根。

8 月 30 日，受冷涡和 8615 号台风影响，罗子沟降暴雨，总降水量 62.9 毫米，河水暴涨，受灾面积 1000.5 公顷，绝收 500 公顷，房屋进水 110 户，冲毁吊桥，冲坏公路 3000 米，太平沟水电站损失 40 万元。

8 月 29—31 日，由于受 15 号台风影响，集安县大部分乡镇遭受了暴雨和大风的袭击，特别是鸭绿江流域连降暴雨，洪水猛涨，致使云峰水库蓄水过量，超过安全线，被迫开闸泄洪，最大泄洪量达 6000 立方米/秒，泄洪时间持续 21 小时 36 分钟，造成 26 年来最大的水灾。致使 12 个乡镇 28 个村 7562 户 2.8 万人受灾，造成经济损失 1932.49 万元。

6—8 月，前郭县境内的松花江、嫩江、霍林河上游普降大雨，三条江河洪水同时到来，造成王府站镇哈玛尔民堤、毛都站镇赵连长围子民堤、平凤乡大白水民堤决口，受灾农田 4.54 万公顷，2853 间民房和 164 间校舍倒塌，4676 间民房遭受不同程度的损坏。淹死大牲畜 191 头（匹）、家禽 2189 只。查干湖大量鱼类因分洪炸坝被震死或逃失。

8 月，永吉降水集中，降水量 174.2 毫米，丰满水库放流，农户 7640 户受灾。农田受灾面积达 6751.4 公顷。损坏路基路面 255.5 千米，公路桥 59 座，冲毁高压农电线路 32 基 2.5 千米，通讯线路 730 基 38.8 千米。

是年，长春市复受水灾，降水集中在 6 月 28 日至 8 月上旬末，降水量 557.7 毫米，占全年降水总量的 71%，发生了严重夏涝。洪水围困 1083 个村屯，4.10 万户 28.39 万人被迫撤离家园，水毁房屋 29.15 余万间，损害成粮 1001.5 万千克。水灾使长春市 38 座砖窑倒塌下陷，104 个砖厂停产，2.99 亿块砖坯被毁；县区企业因灾停产 49 个，造成设备和原材料损失价值共 1988 万元；全县有 504 所学校受灾，不能正常授课的达 49 所，仅榆树县绝收农田就达 2.18 万公顷，绝收户达 2.04 万户 9.58 万人。淹死牲畜 16 头、猪 104 头。

是年，德惠县水灾 7.06 万公顷。

是年，由于汛期提前，长春市南关区的幸福和净月两乡遭受严重的水涝灾害。两乡粮田、菜田受灾面积达 3282.5 公顷，其中绝收面积 985.9 公顷。绝收户 678 户，2223 人。

房屋倒塌113间，危险房屋438.5间。冲毁桥梁6座、涵洞2处、塘坝7处、电灌站2座。8月6日，区委、区政府成立区抗灾救灾办公室。8月9日，区领导深入灾区，查看灾情，筹集救灾物资、资金。其中筹集现金2.7万元，粮票2.8万千克，各种衣物、物资7000余件，救济两乡灾民729户、3210人。还组织52名医务人员到两乡灾区普查疫情，对6口大井、330个压水井进行了消毒。同时，积极组织灾民抗灾自救，以副补农。光明村修复了1000多米砂石路、55户113间房屋。重修了曙光东腰桥、小河沿十五队和大榆树二队的涵洞。

是年，通榆6—9月降雨量440.8毫米。水淹林地、草原，水毁各种设施，倒塌房屋2358间。农作物受灾面积为54360.5公顷，绝收面积为28480.9公顷，直接经济损失为4391.8万元。

是年，前郭夏季降水量为376.3毫米，发生夏涝。沿江一带洪涝严重，是多年来灾害面积最大、灾情最重的一年。

是年，扶余县大水，五家站、伊家店等乡镇部分村屯受灾。

7月中旬，通化市东昌区境内连降几次暴雨，浑江流量达1300立方米/秒，全区40个居民委、268户居民被淹，倒塌房屋3户，42公顷菜田泡水，绝收2.2公顷，水毁地2.3公顷，减产51.5万千克，280公顷秋菜无法按期播种。

是年，通化市二道江区汛期接连降雨15天，造成洪灾，耕地受灾面积2088公顷，倒塌民房886间，受灾人口4946人，经济损失230万元。

1987年　7月2日，受地面气旋和高空槽的共同影响，永吉遭受局地洪涝灾害。

7月4日，受地面气旋和高空槽的共同影响，九站遭受暴雨袭击，降水量59.3毫米。农作物受灾面积为3079.5公顷。

7月16日，珲春受8704号台风影响，出现了强风和暴雨过程，降雨量65.8毫米。由于风大雨急，山洪暴发，其中敬信乡受灾最重，农作物受灾面积达344公顷。

7月16—17日，受8704号台风影响，龙井降大到暴雨，降水量为64.0毫米。冲毁公路214千米、公路桥13座，损失较大。农作物受灾面积为1545.3公顷，绝收面积为771.9公顷。

7月19日，受高空低涡和地面暖锋的共同影响，安图县的两江镇和亮兵乡遭受暴雨和冰雹袭击。农作物受灾严重，受灾面积达34834.4公顷，绝收面积达1556.4公顷，直接经济损失达488万元。

7月，大安遭受洪涝灾害，降水量为291.6毫米。农作物受灾面积为700.4公顷，绝收面积为200公顷。

7月，前郭降水量为185.3毫米，出现涝灾。洪涝面积1270.6公顷，绝收面积3594.8公顷（包含雹灾），经济作物绝收面积808.4公顷。

7—8月，通榆降雨集中，达368.7毫米。房屋倒塌6000多间，农作物受灾面积为59029.5公顷，绝收面积为3.10余万公顷。

7月，通化市二道江区五道江镇遭水灾，沿江低洼农田57.6公顷和菜田48.1公顷被淹，经济损失26.66万元。

8月5—17日，集安县先后遭受多次暴雨灾害。全县19个乡镇中有11个乡镇受灾，受灾村达 60 个，造成经济损失 214.45 万元。

8 月 18 日，受地面倒槽和高空低涡的共同影响，梨树降特大暴雨，2 小时降水 110.8 毫米。低洼地房屋倒塌进水。

8 月 23—30 日，受高空低涡、地面气旋、地面冷锋和地面暖锋的先后影响，大安连续降水，发生内涝。内涝面积为 9338 公顷，草原受灾面积为 1.67 万公顷，基本绝收。民房倒塌上百间，直接经济损失达 50 万元。

8 月 25 日，受地面气旋影响，龙井遭受暴雨袭击，蔬菜受灾面积达 100 公顷。

9 月 26 日，榆树县出现反常的连降大暴雨夹雪、大风和降温天气，气温降到 0.8℃，降水 181 毫米。农作物受灾面积 10 万公顷，折断树木 2 万余株，人畜有伤亡。

是年，德惠县水灾 8.63 万公顷。

1988 年　4 月 18 日，受东北冷涡和地面气旋的共同影响，珲春降水 25.0 毫米，是历年 4 月份降水最多的。由于雨下的急，蔬菜大棚损失 86 架，菜农损失较大。蔬菜受灾；直接经济损失达 8.6 万元。

7 月 17 日，榆树县连降大暴雨，县城降水 204 毫米。降水多的恩育乡降水 216 毫米，双井乡降水 250 毫米，农作物受灾面积 22000 公顷，绝收 1.73 余万公顷。

7 月 17—18 日，受低空切变和地面暖锋的共同影响，榆树降特大暴雨，降水量为 204.5 毫米。造成低洼地积水严重，房屋倒塌，桥梁、道路被冲，火车中断，电话线路中断。农作物受灾严重。

7 月 21—22 日，受河套气旋影响，大安普降大暴雨，累计降水量 35～148 毫米。23 个乡遭受内涝，农田受灾面积为 18475.9 公顷，绝收面积达 8671 公顷，草原被淹 4.33 万公顷，被水围困村屯 34 个，倒房 775 间，大牲畜死亡 12 头，直接经济损失为 2153 万元。

8 月 21—22 日，受大风及暴雨、冰雹袭击，大安市境内的月亮泡水库 6 号坝决口，淹没部分农田。1988 年，大安市全市有 2.4 万公顷庄稼绝收，7874 间民房倒塌，20.6 万人受灾，是自 1969 年以来最严重的灾年。全年降 3 次暴雨，最大的一次是 7 月 21 日至 22 日的降雨，过程累计降雨量为 135～148 毫米，23 个乡（镇）受到不同程度的内涝。8 月 21 日晚到 22 日凌晨遭受大风袭击，瞬间风速达 24 米/秒，相当 10 级，并有暴雨冰雹，19 个乡（镇）受害，高秆作物倒伏。是年，民政部门下拨 172.4 万元救灾款救济灾民。为灾民解决口粮 1844 万千克，衣被 2187 件，转移安置灾民 8800 人。修复灾民住房 2250 间，重建住房 5322 间。解决灾民因灾引起的疾病治疗 1850 人（次）。累计救济灾民 4.36 万人。同时，开展生产自救，全市动员 11.9 万人大搞生产自救，收入 351.5 万元。

7 月下旬，镇赉降水量为 70.3 毫米，特别是入伏以后，东部的丹岱、嘎什根、五棵树、大屯、东方红等 5 个乡（镇）和哈吐气乡的部分村屯在阴雨连绵的情况下，21—22 日两天又出现了局地暴雨天气，造成了严重的内涝灾害。其中丹岱乡从 6 日到 24 日降雨 389 毫米，相当于全年的降水量，仅 21—22 日降雨就达 209 毫米；五棵树 21—22 日降雨 148 毫米。由于连续降雨和出现暴雨，使平儿达河水猛涨泛滥。据统计，有 6 个乡（镇、场）的 1.69 万公顷耕地内涝成灾，占全县耕地面积的 15%，其中绝收 1.31 万公顷，占成灾面积的 77.5%。有 40 个自然屯被水围困，4.4 万人受灾，30 间房屋倒塌，有 36 间校舍和 618 间畜舍倒塌。这场内涝灾害造成直接经济损失 2300 万元。

7月份，前郭降水集中，全月降水量187.1毫米，其中6—8日降水量为42.7毫米，12—17日降水量为70.4毫米，22—23日降水量为43.7毫米。北部地区遭到严重洪涝。

8月21—22日，受东北冷涡和地面气旋的共同影响，通榆降雨量达124.8毫米。倒房1万多间，死亡牲畜152头，水淹草原。农作物受灾面积达9.68余万公顷，绝收面积为5.37余万公顷，直接经济损失119.29万元。

是年，洮南市全市遭受水灾，北部乡（镇）遭受雹灾，受灾面积9.28万公顷，成灾面积4.1万公顷，受灾人口12.99万。

1989年 5月17日，受低空切变影响，梅河口遭受暴雨袭击。农田受灾面积达5679.5公顷，直接经济损失为153万元。

6月14—16日，受东北冷涡、地面气旋和地面冷锋的共同影响，大安市西部13个乡（镇）降大到暴雨，最大降雨累计量为113毫米，大安降水量为62.5毫米。过水面积9475公顷，成灾5298公顷。两家子镇、来福乡、古城乡、叉干乡、同建乡等受灾严重，倒塌房屋302间，有14根电柱被毁坏，造成局部停电。

6月28日，受东北冷涡和地面冷锋的共同影响，磐石遭受暴雨袭击，个别小水库被冲毁。

7月2—3日，受东北冷涡影响，农安遭受暴雨与冰雹袭击。农田受灾面积为466.7公顷，直接经济损失400多万元。受灾面积、经济损失是暴雨与冰雹共同影响造成的。

7月9日，受东北冷涡和地面气旋的共同影响，农安遭受暴雨与冰雹袭击。农田受灾面积为2121.1公顷，直接经济损失为300多万元，受灾面积、经济损失是暴雨与冰雹共同影响造成的。

7月22日，受副高后部切变影响，蛟河遭受暴雨袭击，降水量为128.9毫米，出现水灾。全县18个乡镇受灾，严重的16个乡镇、212个村屯。农田受灾面积达26778.4公顷，绝收面积达8901.4公顷，粮豆减产7000万千克。冲毁小型水库32座、塘坝86座、路面36处64.6千米、公路桥梁198处。房屋倒塌5656间，死亡23人，冲毁主要堤坝18处1.7千米，一般堤坝110处68.4千米，29座涵洞。

7月22日，受副高后部切变影响，双阳降水124.1毫米，为历史罕见的大暴雨。全县受灾范围为13个乡镇，遭受洪水灾害的农田达1.02余万公顷，倒塌房屋123户306间，造成重大损失。

7月22日，受副高后部切变影响，永吉遭受大暴雨袭击，降水142.0毫米。

7月22日，受副高后部切变、高空槽、地面气旋和地面冷锋影响，公主岭遭受暴雨袭击，降水量为194.5毫米。农作物、房屋等受灾严重，农作物受灾面积达6.67万公顷，绝收面积为2.67万公顷，直接经济损失为2.1亿元。大小河堤决口66处，受灾人口16.4万，倒塌房屋4844间，水毁桥涵205座、塘坝24座，铁路中断运输33小时，公路交通受阻。

7月22—25日，受副高后部切变影响，伊通降大暴雨，降水量182.0毫米。农田受灾面积为22.01余万多公顷。

7月22—24日，受副热带锋区中低空急流的影响，敦化降暴雨，降雨量达121.6毫米，使部份乡镇受灾。农作物受灾严重。

7月，桦甸连降大到暴雨。其中，8—11日，受东北冷涡和地面气旋的共同影响，降水量为25.3毫米；16—20日，受副高后部高空槽、地面气旋和高空低涡的影响，降水量为32.7毫米；22—25日，受副高后部切变影响，降水量为101.1毫米，降雨量多的地方达183毫米。受灾较重的有常山、横道、八道、榆树、金沙、红石、二道甸子、公吉、桦郊、北台子等乡镇及城区部分地方，相继发生洪水灾害。据不完全统计，全市遭灾农田达1.42万公顷，占农田总面积的30%。受灾9737户4.72余万人，倒塌房屋180户400多间，死亡3人，水毁桥69座，高压线杆和通信线杆290余根，损失十分严重。

7月，白山出现暴雨天气，9—11日，受东北冷涡和地面气旋的共同影响，降水量为76.8毫米；16—25日，受副高后部高空槽、地面气旋、高空低涡和副高后部切变的先后影响，降水量为190.7毫米。农田受灾严重，受灾面积达3.14余万公顷，直接经济损失达429.5万元，间接经济损失达2214.4万元。

7月，舒兰遭受暴雨袭击，其中11—16日，受东北冷涡、副高后部高空槽和地面气旋的共同影响，降水量为74.3毫米；20—24日，受副热带锋区中低空急流的影响，降水量为135.5毫米。沿河流域13个乡镇遭水灾。

7月，通化市二道江区连降暴雨，二道江遭受洪水袭击，冲毁乡路27千米、桥涵23座、堤坝1.29万米、房屋10间，受灾面积83公顷。

7月，集安市连续降大雨和暴雨，农作物受灾392.4公顷，冲毁堤防6处，公路9.5千米。

9月1—4日，受东北冷涡影响，罗子沟降大暴雨，降水量达152.4毫米。由于降水集中，山洪暴发，河水泛滥，多处水利设施遭到破坏，损失粮食500万千克，总计受损失达1000万元。农作物受灾严重，受灾面积达3001.5公顷，绝收面积为800.4公顷，直接经济损失1000万元。

1990年 5—9月，洮南降水较多。其中，受东北冷涡和地面气旋的共同影响，5月19—21日降水量为37.0毫米；26—27日降水量为25.5毫米；6月9—14日降水量为56.3毫米；28—29日降水量为32.2毫米；7月7—8日降水量为75.4毫米；14—18日为51.8毫米；8月10—12日降水量为53.7毫米；9月17日降水量为24.8毫米；7月26—27日，受副高后部高空槽影响，降水量为24.3毫米；8月27—28日，受低空切变和地面暖锋的共同影响，降水量为32.9毫米。土地遭受涝灾，受灾面积为10.02万公顷，受灾人口12.78万。

6月2日，受地面冷锋和地面气旋的共同影响，扶余遭受暴雨袭击，同时伴有大风和冰雹。死亡2人，农作物受灾严重，受灾面积达2001公顷。

7月7日中午刚过，白城市（今白城市洮北区）上空就被浓厚的乌云所覆盖，云层在北部天空更浓更密。随着一声闪电雷鸣伴随大雨劈头盖脑向下砸了两个小时之后，又持续到了8日傍晚。淹没了庄稼，淹没了道路，至少有二三百公顷的土地变成了浑黄一片。大水给人民群众、社会财产造成巨大的损失，据统计，有175户的274公顷土地被淹，全部绝收。其中大豆53.7公顷、绿豆180公顷、谷子0.3公顷、蓖麻31.3公顷、葵花8.7公顷。淹地、抢险两项合计损失达52.10万元。灾情发生后，市政府拨发救济金，补贴受灾村、社。

7月14—16日，大安市连续降大到暴雨，3日内累计降雨量为60～107毫米。有的乡（镇）过水面积达7425公顷。受灾较重的有同建、舍力、古城和海坨等乡（镇），经抗灾约有一半的收成。

7月，集安市连续降大雨和暴雨，农作物受灾142公顷，市区居民房屋进水224户，部分房屋倒塌；水毁路基985立方米，塌方78.5立方米。

8月2日以来，榆树市连降3次暴雨，受灾面积5853公顷，其中倒伏3000公顷，水淹2853公顷，涉及9个乡275个组。

8月21—23日，受9014号台风和高空槽影响，珲春下了一场暴雨，珲春河上游最大雨量为202.0毫米。农田过水面积较重，农作物受灾面积达5770.9公顷。

1991年　洮南市发生水灾、雹灾、阶段性干旱等灾害，受灾面积达8.63万公顷，受灾人口12.7万。

6月26日，受东北冷涡影响，和龙连降暴雨和冰雹，造成水灾，农作物受到不同程度损失。农作物受灾面积为293公顷。

6月28—30日，大安市普降暴雨，最大降雨量59毫米。境内西部的六合、舍力、叉干、烧锅、新艾里、同建、两家子等乡（镇）出现涝地，共涝地8600多公顷，造成大部分地块减产2～3成。6月30日，受东北冷涡和地面暖锋的共同影响，大安低洼地受淹，面积达2231.1公顷。

7月，汪清县降水量为210.8毫米。有10个乡镇145个村屯遭受涝灾，受灾面积为8497.6公顷，成灾面积6836.8公顷，绝收面积3161.6公顷，受灾人口9.23万，成灾人口3.26万，其中重灾民2.45万，特重灾民0.81万。倒塌民房1504间，损坏房间2421间，死亡16人，死亡大牲畜29头，死亡猪羊93只，冲损粮食69.4万千克，水毁村屯9个，转移灾民2.64万人，冲毁堤防177处，共56千米，渠道27.6千米，通讯线路1千米，铁路373延长米，直接经济损失3127.9万元。

7月6—8日，受低空切变、地面气旋和地面暖锋的共同影响，柳河县出现局地暴雨、冰雹和大风天气，降水量为86.7毫米。全县有9个乡33个村受洪涝灾害的影响，受灾面积为7770.6公顷，绝收64公顷。

7月15—17日，受高空低涡、地面气旋和地面暖锋的共同影响，珲春市下了暴雨，总降雨量77.4毫米。全市水灾面积为2772.0公顷，其中水田542.8公顷，旱田1963.8公顷。

7月中旬至下旬，珲春连续下了3次大雨，降雨总量为209.2毫米。其中14—17日，受高空低涡、地面气旋和地面暖锋的共同影响，降水量为85.3毫米；19—23日，受高空低涡、地面气旋和地面暖锋的共同影响，降水量为64.2毫米；29—30日，受东北冷涡、地面气旋和9109号台风外围水汽的共同影响，降水量为45.0毫米。造成全县农田受灾，春化方面公路冲毁，交通阻塞达10天之久，农作物受灾面积达3292.2公顷。

7月21日，受华北气旋影响，柳河县出现大到暴雨，降水量为58.0毫米；29—30日，受东北冷涡、地面气旋和9109号台风外围水汽的共同影响，降水量为65.8毫米。这两次暴雨共有19个乡镇238个村屯8479户受到不同程度的灾害，冲倒房屋164间，危房969间，冲倒小水库拦河坝61座，堤防4处决口约3千米，冲毁桥梁14座约9.5千米，冲断公路10处约4.8千米，损失输电线路1.5千米，广播线路12千米，农田受灾7493.0公顷，绝收3535.1公顷。其中绝收旱田3201.6多公顷，水田13.3多公顷。

是年，汛期，通化市二道江区全区遭受洪灾，受灾村屯25个，受灾耕地1.44万公顷，受灾5640户，直接经济损失392万元。

7月21—22日，受华北气旋影响，双阳连续两天普降暴雨和大暴雨，降水量达234.6毫米，其中21日降水量为74.4毫米，22日降水量为160.2毫米，1小时降水量达91.9毫米。两场暴雨时间短、强度大，是百年不遇的暴雨。全县共16个乡镇、252个村、5.65余万户、25.73万人受灾，受灾面积为7.2万公顷。其中，风灾3.55余万公顷，水灾2.39余万公顷，雹灾1.25余万公顷，成灾面积5.40余万公顷，减产3～5成的面积为21.3公顷，减产5～8成的面积为1.61余万公顷，8成以上的面积为1.41余万公顷。经济作物减产3～5成的面积为606公顷，5～8成的为552公顷，8成以上的面积为1229.6公顷。全县水毁桥梁116座、涵洞309座、塘坝129座、堤防7603延长米、鱼池面积445.33公顷;毁坏电机井97眼、公路7305千米，房屋倒塌925户3307间，危房3784户8516间，损失粮食377500千克，死亡家禽18.98余万只、生猪633头，淹楼106栋，45个村中断通讯线路，19个村中断供电线路，死亡3人。解放军参加抗洪救灾450人，全县动员广大党员干部参加抗洪救灾53100人次，民兵157500人次，出动机动车2575台，投入麻袋10万多条，木桩1万根，铁丝500万千克。灾害造成直接经济损失几亿元。县委、县政府领导以及各乡镇、村、社基层领导干部，深入灾区，进行难民的安置工作，恢复生产，重建家园。

7月22日，受华北气旋影响，蛟河市降水54.6毫米。全市18个乡镇224个村受灾。受灾面积达1.47万公顷，成灾面积达1.18万公顷，绝收面积达3384.7公顷。造成1人死亡。死亡大牲畜54头、猪羊102头。

7月22日，受华北气旋影响，永吉县出现暴雨灾害，降水量为66.4毫米。玉米田成灾面积9948.0公顷，38%的植株茎杆倒伏。

7月22—29日，受华北气旋、东北冷涡和9109号台风外围水汽的先后影响，永吉县遭受暴雨洪涝灾害。有1.30余万公顷水稻受灾，成灾面积1万公顷，45%的植株倒伏。

7月23日至30日，8天时间，榆树全市连降大雨、暴雨，加上丰满、亮甲山、龙凤山水库泄洪，造成流经榆树市的“一江两河”水位猛涨，超过汛期警戒水位，多处民堤被冲毁，造成榆树市27个乡（镇）遭受洪涝灾害，涉及204个村，农作物受灾面积11.5万公顷，成灾面积6.65余万公顷。

7月28—30日，受东北冷涡、地面气旋和9109号台风外围水汽的共同影响，辽源遭受暴雨袭击，降水量为58.7毫米。农田受灾面积达9624.8公顷，绝收面积达1867.6公顷，倒房195间，毁掉农建桥16座、涵洞11座、电柱2根。

7月29—30日，受东北冷涡、地面气旋和9109号台风外围的共同影响，蛟河降水量达108.1毫米。造成全市18个乡镇220个村1021个社遭灾。总受灾面积为26464.2公顷，成灾面积为1.14余万公顷，绝收面积为4200.1公顷，造成2人死亡。大牲畜死亡6头。

7月29—30日，受东北冷涡、地面气旋和9109号台风外围的共同影响，东丰遭受暴雨袭击，降水量为88.7毫米。农田受灾面积达2.93万公顷，绝收面积达5629.5公顷，间接经济损失达5442.88万元。

7月29—31日，受9109号台风和渤海气旋的共同影响，敦化市降雨105.4毫米。全市20个乡镇197个村屯1.91余万人受灾，6536户进水，倒塌房屋21间，12个重点企业受损，农村1.66余万公顷土地受灾，绝收4770.4公顷，冲毁650个蔬菜棚、137个烟楼，冲毁公路干线42处96千米，中断77处3.74千米。冲毁堤防20处7190米、塘坝90座、水库7座、公路桥43座、涵洞179个、拦河坝55个、电灌站5个、泵灌站4个，通讯线路10处38.5千米，鱼池57个、冲走鱼64万尾。1名武警战士被洪水卷走光荣牺牲，巨浪打翻摆渡船，淹死3人。

7月29日至8月1日，受华北气旋和9号台风影响，通化市东昌区连降大雨10余小时，降雨量大，来势凶猛。全区2乡1镇22个自然村都不同程度受灾，冲毁堤防46处10.05千米、渠道2.2千米、桥涵35座、道路5.2千米，造成直接经济损失125万元。

7月下旬，汪清西北部地方降雷阵雨，降水量为145.1毫米，局部地方洪涝严重。死亡、失踪31人，农作物受灾面积3162公顷。

7月，桦甸出现暴雨天气。受华北气旋影响，21日降水量为75.3毫米；22日降水量为88.5毫米；受东北冷涡、地面气旋和9109号台风外围水汽的共同影响，29日降水量为56.7毫米，30日降水量65.3毫米。暴雨共造成56个村屯被水淹，良田受灾面积达2.0余万公顷，房屋损坏9548间，直接经济损失达7044.6万元。

7月，磐石月雨量426.3毫米，超历年平均251.7毫米，局部日降雨200多毫米。物资、经济损失惨重，人员伤亡，庄稼、房屋等损失严重。

7月，永吉遭受洪涝灾害，降水量为277.8毫米。农田受灾面积达9247.6公顷，绝收面积达5618.8公顷。受灾人口达3.97万，房屋倒塌66间，危房1405间。

7月，德惠市入汛以来降水较多，降水量为176.1毫米。该县境内河流水位上涨，其中饮马河、伊通河大水已经出槽，围堤冲坏32条，淹没农田面积6169.8公顷，无围堤面积2201.1公顷被洪水淹没，总计淹没庄稼8370.9公顷。内涝面积1133.9公顷，全县水灾损失9504.8公顷，冲毁桥梁71座、公路1条7.2千米、通讯线路6千米、鱼池4处，总经济损失4800万元。丰满水库放流量加大，使德惠市松花江流域4个乡镇出现抢险紧张状态。

7月，松江降水为244.6毫米，比历年多99毫米。造成局部涝灾，松江农业减产。

1992年 5月28日，受高空槽影响，和龙降大雨，降水量为40.4毫米，造成灾害。农田水利设施受到损坏，死亡2人，农作物受灾面积为79公顷。

6月26日，受低空切变影响，罗子沟降暴雨及冰雹。农田和人参受灾，冲毁堤坝2处，水利设施遭破坏。农作物受灾面积3001.5公顷，绝收面积为600公顷，直接经济损失40多万元。

7月26日，受地面气旋和地面冷锋过境的共同影响，大安市降特大暴雨，全市平均降雨量98.3毫米，超过100.0毫米的有13个乡（镇），降水中心在平安镇，雨量达148.0毫米。大安降水量为109.7毫米，这场暴雨是大安市自1959年以来的第二次特大暴雨，发生严重内涝。全市有35个村屯被水围困，水淹耕地2.43万公顷，占总耕地面积的26%，受灾面积为1.88万公顷，其中绝收8001公顷；市内有5家工厂停产，6家商店停业，营业室、办公室、厂房进水619间，其中倒塌55间；4所学校和1所幼儿园的330间教室进水，63间倒塌，54间处于危险之中；有1210户3025间城乡民房进水，造成危房2125间，倒塌317间；全市成灾人口49855人，特重灾民1.19余万人；农电高、低压线杆倒伏308根，5500延长米；死亡大牲畜37头，猪、羊72头（只）；造成粮食减产6110万千克，油料减产310万千克；烟叶减产98万千克。总的直接经济损失1466.77万元。灾害发生后，党和政府及时给予救济，救济9400人次。

7月29—30日，受华北气旋和副高后部切变的共同影响，敦化降暴雨，降雨量达98.9毫米。

7月30日，受华北气旋和副高后部切变的共同影响，东丰出现暴雨天气，降水量为66.6毫米。土地受灾面积达62596.3公顷，绝收面积达57287.6公顷，较严重地影响了全县的粮食产量。

是年，通化市二道江区遭受洪灾，受灾4550公顷，成灾2000公顷。灾民5890人，倒塌房屋26间。

1993年　6月7—8日，受东北冷涡和地面气旋的共同影响，敦化、安图、汪清等县降暴雨、冰雹，冰雹直径7厘米以上。受灾20个乡镇、1个场、93个村。受灾面积18735.4公顷，重灾5328.7公顷，经济损失6202万元。

6月中旬至8月上旬，通榆县降水288.3毫米，占全年总降水量的68%，同时，7月初上游也出现强度大、范围广的暴雨天气，致使流经通榆县的霍林河和文牛格尺河泛滥，加上内涝，使通榆县出现了百年不遇的洪水。7月22日，暴雨中心三家子畜牧场4小时降水193毫米，新华、团结的一些村社还先后遭受到冰雹、龙卷风的袭击，风、雹、雨多种灾害同时在通榆县发生。此次洪水的洪峰流量大。文牛格尺河出现最大的洪峰为769立方米/秒。比历史上出现较大洪峰的1991年高1.3倍。霍林河出现最大洪峰341立方米/秒。是1904年建县以来最大的一次。由于洪水来量大、来势急、持续时间长（12天），给通榆县造成有史以来最大的危害。全县22个乡（镇、场）、83个村、182个自然屯和3座水库均遭洪水袭击，受灾人口达11.8万，水围村屯143个，水毁村屯46个，水毁民房13264间，危房9421间，转移群众3.1万人，倒塌校舍59所3904平方米，3351名学生不能上学，水围大牲畜3.87万头，水围羊1.31余万只，水毁畜棚舍1.33万间，农田受灾10.98万公顷，成灾8.12万公顷，绝收4.79万公顷，水淹草原1.51万公顷，水淹林地（含育苗地）500公顷。瞻榆镇水毁村屯9个，四井子镇水毁村屯12个，良井子畜牧场的一个分场全部被冲毁，2个分场也基本被冲毁，另外2个也在洪水围困中。新发乡红旗村共有4个社同时进水，屯内水深平均0.5米，最深的地方达到2米，造成全村310户全部搬迁。过水路面15千米，冲毁路面11处（18.3千米），8条乡镇公路中断6条，44个村屯低压电网全部瘫痪，63千伏送电线路8千米（通太、通瞻、通乌、乌兴线）48基杆塔被浸泡。10千伏配电线路380千米，4200根电杆，配电线路倒杆断电，配电室（乌兰花）倒塌1处。

6月28日夜，受高空低涡影响，长春市内普降大雨。位于东风大街与宽平大路交汇处的一汽集团公司243栋住宅楼，由于地处低洼地带，次日凌晨3时，地势较高的南、北、东三个方向的积水从该楼地下室居民住宅采光井外灌入31户居民家中，洪水仅二三分钟就将地下室居民住宅灌满，正在梦乡中的人们还没有弄清事情原委即被洪水围困，致使9人死亡。有一家老少三代4口人均未幸免。还有一对老夫妻，已逃离现场的丈夫回头抢救老伴时，2人同时遇难。

7月3日17时55分至18时35分，受高空低涡和地面气旋的共同影响，前郭县重新乡7个村遭历史罕见的暴雨、冰雹袭击，40分钟降雨42.5毫米，冰雹最大直径5厘米。受灾1820户，受灾面积4752.4公顷，成灾面积2668公顷，直接经济损失539.6万元。

7月10日，因连降暴雨，洮南市团结水库引渠决口，霍林河泛滥成灾，大安市境内六合乡的3000公顷土地被河水淹没，造成绝收。同时，有3万公顷草原受灾。全市有2.5万公顷耕地受灾，1447间民房倒塌，直接经济损失达1855万元。7月22—23日，大安市出现局地大暴雨，其中，新平安镇降雨量达125.0毫米。全市共有13个乡（镇）受灾，过水面积1.16万公顷，成灾面积8890公顷，绝收面积5226公顷，倒塌房屋161间，倒塌畜舍35间，直接经济损失1660万元，受灾农户9451户。7月下旬洮儿河水猛涨，直接威胁沿河的六合乡、舍力镇、丰收镇和烧锅镇等乡（镇）。8月2日，根据省防汛总指挥部的指示，炸开六合乡内的民堤泄洪，使境内1000公顷农作物绝收，有部分农户房屋倒塌。8月6日、12日，大安市两次普降暴雨，共淹没农田1005公顷，受灾最重的是六合乡，有两个村的耕地绝收，经济损失10余万元。灾害发生后，民政部门积极采取措施，抗灾救灾，及时下发救灾款58万元，对2580户灾民进行了救济，并组织12842人进行生产自救。

7月22日，受低空切变、地面气旋和台风外围水汽的共同影响，通榆遭受大暴雨袭击，4小时降雨量193毫米，水淹草原88044公顷，水淹桥涵闸18座。农作物受灾面积为48605.3公顷，绝收面积达12006公顷，直接经济损失为1090万元。

8月3日，受高空低涡和地面暖锋的共同影响，辽源日降水量76.4毫米，造成部分房屋倒塌，农田受淹。

8月4日，前郭县平凤乡的郭家等村屯遭受大雨袭击，内涝积水造成327间房屋倒塌，冲走粮食6.6万千克，受灾耕地2428公顷，受灾9812人。

是年，洮南市出现水灾和雹灾，受灾面积3.96万公顷，受灾人口达8.13万。

1994年　6月12日，受高空槽和地面气旋的共同影响，龙井出现暴雨、冰雹天气，由于暴雨夹冰雹强度大，发生3处山洪，造成历史上罕见的天灾。农作物受灾面积达315公顷，直接经济损失达162.6万元。

6月26—28日，以镇赉县县城为中心降了一场大暴雨，过程雨量165.3毫米。其中，6月26日一日降雨量就达132.7毫米，突破了该县1985年7月8日121.1毫米的日最大雨量记录。造成县城及附近的黑鱼泡、建平、英华等乡（镇）出现大面积涝灾。城内大量积水，倒塌房屋300余间，水围、进水房屋2000余间。大量农田被淹没，面积达7500公顷，其中绝收面积5000公顷。直接经济损失3000万元。

6月28—29日，受低空切变影响，双阳遭受暴雨袭击，降水量为123.3毫米。土地受灾面积为42021公顷，积水达1米深，长达36小时，冲毁通讯线路2.5千米，冲倒房屋72栋。

6月29日凌晨至5时许，受低空切变影响，蛟河市的漂河镇和青背乡降了一场大暴雨，两乡镇降雨量均达110毫米以上。降水强度大，来势较猛，属局地大暴雨天气。此次强降水天气，白石山镇和松江镇也不同程度地受灾，据有关部门统计，总经济损失达700万元。漂河镇14个村56个社普遍受灾，水冲、沙压面积达384公顷，水毁耕地213公顷。松江镇水毁农路67处，达405千米，桥涵75座，水毁耕地面积达483公顷，水冲、沙压面积409公顷。青背乡水毁耕地面积107公顷，水冲沙压面积为409公顷，水毁农路7处，桥涵79座。以上4个乡镇因灾死亡猪羊42头，死亡家禽53只，水围村屯17个，转移灾民133人。水毁河堤74处，达85.9千米；渠道132处，达64.6千米；塘坝31座、拦河坝67座、排灌站3座。水毁高低压线38基，达2.9千米。此次强降水天气，造成43个村210个社7361户3.43万人受灾，成灾27116人，特重灾民5455人，重灾民9931人，轻灾民1.17余万人。倒塌房屋15户41间，危房402户940间，受灾面积44539.3公顷，农作物成灾面积2783.4公顷，经济作物成灾面积510.7公顷。

6月30日至7月11日，受高空低涡、地面气旋、地面冷锋和地面暖锋的先后影响，桦甸市出现局地强降水。各乡镇都有受灾地块，全市成灾面积9805.9公顷，植株叶茎受害。

进入7月份以来，吉林省降水频繁，一些地方降了暴雨到大暴雨，不少地方出现了严重的灾情，省防汛指挥部提供的数字表明，全省受灾乡镇442个，受灾农田66.73余万公顷，其中成灾41.9万公顷，绝收19.1万公顷，受灾195.7万人，被水围困20万人，紧急转移16.5万人。倒塌房屋11.93万间，损坏房屋19.7万间；洪水毁坏中型水库8座，堤防283千米、护岸47处；冲毁渠道233千米、水闸85座、堤坝742座、桥涵1.02万座；毁坏铁路6千米、公路170千米；损坏输电线路24千米，通讯线路108千米。全省直接经济损失18.6亿元。

7月4日，受高空低涡、地面气旋和地面暖锋的共同影响，蛟河站降水量达58.2毫米。由于局地暴雨偏大，该市前进乡降水量达200毫米，龙凤乡降水量达115毫米，造成严重水灾。南岗子乡、乌林乡、新站镇、拉法镇、天北镇、天岗镇由于降水强度大，也遭受了不同程度的灾害。此次降水天气使上述8个镇87个村375个社遭受重灾。受灾户数达6314户，受灾2.67万人，成灾1.64万人，其中特重灾民5357人。死亡家禽707只，死亡大牲畜1头，死亡猪1头。冲走粮食1.1万千克，水围村屯23个，转移灾民1411人。水毁河堤56处，达45.6千米；水毁渠道118处，达42.6千米；水毁塘坝34座；水毁拦河坝95座。水毁公路207处，达35.8千米；水毁桥梁99座，达18.5千米。而且部分乡镇的供电通讯、广播线路都有程度不同的损坏。据有关部门统计，8个乡镇的重灾造成的经济损失达2800万元。

7月8日，受副高后部高空槽影响，和龙降暴雨，降水量为71.2毫米，农作物损失严重。农作物受灾面积达917.5公顷，绝收面积为167公顷，直接经济损失323万元。

7月8—9日，受副高后部高空槽和地面冷锋的共同影响，磐石县遭受暴雨袭击，降水量为100.6毫米。全县受灾总面积为1.14余万公顷，绝收3260.6公顷。毁坏桥涵390座，冲断公路7处4450米，冲断乡路53处9700米。毁坏电话线路2750米，倒杆55个，毁坏农电线路1950米，倒杆39个。倒塌房屋351户1023间，大牲畜伤亡3头，猪21头，禽1012只。冲毁拦河坝138处；冲毁电灌站18处，水泵损坏10个；冲毁堤防联防5处5500米；冲毁渠道62处9430米。

7—8月，辽源市于7月9日、8月6日和16日先后3次遭受暴雨和大暴雨的袭击，给全市造成严重的灾害和巨大的损失。7月8—9日，受副高后部高空槽和地面冷锋的共同影响，辽源市遭受大暴雨袭击，7月8日至9日，大雨整整下了1天1夜，日降水量达164毫米。东辽河以1400立方米/秒的流量溢出河道，漫过田野，吞噬着庄稼、房屋、工厂、学校。130多家企业、学校和政府院内进水，水深达2米，其中市十九中学水深达3米，操场上的篮球架子只露出个篮筐。十九中西侧的二建公司的汽车吊车、设备全被淹没。8600户居民家中进水（市区5000户，东辽县3600户），倒塌1297间，冲毁桥涵378座，32座电灌站被泡。农田被淹，全市受灾农田、菜田6.4万公顷，1.5万公顷绝收。铁路中断8小时，市区停水、停电6个多小时。据初步统计，洪水造成直接经济损失约为3.7亿元。尤其是8月16日受15号台风影响，全市普降暴雨或大暴雨，平均降水量为105毫米。造成东辽河水位猛涨，19时洪峰流量为1420立方米/秒，是1953年以来最大洪峰流量。这次暴雨造成东辽河、梨树河、渭津河多处漫堤，市区内的半截河5处决口，多数水库严重超过汛线警戒水位，有的水库出现了水漫堤坝的险情。全市进水工厂230户，有些工厂水深1米以上，被迫再次停产。辽源矿务局水源地被淹，全局停止供水。梅河矿地脚下沉，瓦斯超限，人员全部升井，与市区通讯全部中断。向中变电所水深1.6米，黎明变电所进水，再次被迫停电，邮电线路毁坏严重。供热管线再度冲毁，全部停止供气。居民重复被淹，前两次被水淹的居民，这次又水进室内，有些住户水过房檐，房屋倒塌，全市受灾居民3.5万户，房屋损坏2.5万间。许多居民无法回家。交通、通讯、供电中断。四梅铁路71至85千米处中断，多处路基被洪水冲毁，造成铁路客货运输中断，从16日15时30分至17日晚尚未通车，辽源通往四平、梅河、西丰的公路被冲毁，交通中断，东丰县有6个乡镇由于倒杆断线，致使停电和通讯中断。五道岗乡有部分村屯被洪水围困，与外界隔绝。全市被淹农田、菜地总计8.1万公顷，有2.7万公顷农田、菜地绝收。秋菜全部被毁，洪水冲走家禽3.5万只。气象部门受灾严重。辽源市气象站院内进水15厘米深，与楼内地面持平，楼后的6户职工宿舍屋内进水10厘米深，观测场内水深达50厘米。东丰县气象站继8月6日被水淹，屋内进水1.2米深后，这次又被水淹，办公室内进水1米多深，7户职工宿舍屋内进水2.5米深，持续24小时。由于洪水来得迅猛，室内家具、被褥等物未来得及抢救，全部被水淹在屋内。由于多次洪水冲击、淹泡，造成地下空松、地面倾斜，房墙严重破损、断裂，处于危房状态。这次水灾给东丰县气象局及职工个人造成经济损失约3万元。在40天内，辽源市连续遭受3次有水文记载以来的最大洪峰袭击，两县两区、城市农村、工业农业，集体、个人损失惨重，这次水灾直接经济损失约5.8亿元。在这次重大灾害性天气发生之前，辽源市气象局、东丰县气象局提前做出了准确的预报，及时向市、县领导做了汇报，直至天气结束，做到了始终坚守岗位，严密监视天气，步步预报准确，及时跟踪服务，取得了明显的效益。

7月8—9日，受副高后部高空槽和地面冷锋的共同影响，明月镇下了暴雨和大暴雨，最大值出现在松江镇，为132.0毫米，部分乡镇出现了历史上罕见的洪涝灾害。

7月9日，受副高后部高空槽和地面冷锋的共同影响，磐石日降雨100.6毫米，农田受灾。

7月12—13日，受副高后部高空槽和地面冷锋的共同影响，四平市的双辽县、梨树县和公主岭市北部地区普降大到暴雨，主要雨区范围内有30个乡镇降雨量超过100毫米，玻璃城子乡降雨量228毫米。由于降水强度大，历时短，汇流快，暴雨过后造成河流、水库水位猛涨，东辽河发生有水文记录以来第三次大洪水，洪峰流量达到 1080 立方米/秒；西辽河出现超警戒洪水；东辽河支流与辽河发生有记录以来的最大洪水。这次降雨给四平市带来严重的洪涝灾害，并造成较大的损失。据不完全统计，全市有 59 个乡镇受灾，受灾人口 30. 45 万人，农田受灾面积 14. 26 万公顷，倒房 1. 08 万间，冲毁道路桥涵 32 座，有 3 条公路被冲断，平齐铁路 4 处被毁，中断行车 62 小时。

7 月 12—14 日，受副高后部高空槽和地面冷锋的共同影响，长岭、前郭、扶余普降大雨或暴雨。长岭县巨宝山镇降雨 190 毫米，前郭县乌兰图嘎镇降雨 173 毫米，扶余地区拉林河乡降雨 228 毫米。江河水位上涨，水库溢洪决口，致使全市水围村屯 291 个，其中被水淹没 74 个，1. 6 万间房屋倒塌，受灾人口 59 万，农作物绝收面积 6. 20 余万公顷，直接经济损失 4. 9 亿元。

7 月 13 日，受副高后部高空槽和地面冷锋的共同影响，长岭降水量达 171. 5 毫米，是有记录以来最大一场降水，出现百年不遇特大洪涝灾害，农作物受灾面积达 11. 71 万公顷。

7 月 12—13 日，前郭县的乌兰图嘎镇降雨 174 毫米，孤店乡降雨 153. 2 毫米，东三家子乡降雨 160 毫米，乌兰敖都乡和查干花镇降雨 150 毫米以上。乌兰图嘎镇 32 个自然屯遭受内涝灾害，成灾耕地 8500 公顷，损毁桥梁 4 座，倒塌房屋 1250 间，损坏 2500 间，受灾人口 2. 4 万，紧急转移人口 1. 2 万，损失粮食 12. 0 万千克、大牲畜 20 头、羊 2500 只、猪 250 头、禽 1 万只。东三家子、孤店、乌兰敖都、查干花等 4 个乡镇遭受内涝村屯 27 个，受灾 2 万余人，转移 5252 人，倒塌房屋 648 间，损失房屋 895 间，农作物受灾面积 1. 23 万公顷，其中绝收面积 6200 公顷，死亡牲畜 40 头。

7 月 13 日，受副高后部高空槽和地面冷锋的共同影响，前郭遭受大到暴雨，有 8 个乡镇发生洪涝灾害，降水量在 150 毫米以上。全县受灾乡镇 24 个 191 个村屯，其中被水围困 72 个，受害人口 8. 40 万，倒塌民房 5334 座，损坏民房 6832 间，死亡大牲畜 52 匹，羊 1559 只，家禽 11. 84 万只，农作物受灾面积 4. 78 万公顷，经济损失 1. 7 亿元。

是年，洮南市发生水灾，北部出现雹灾，受灾面积 10. 1 万公顷，受灾人口 23 万。

7 月 13—29 日，农安县的柴岗、万顺、烧锅、龙王、三岗、新阳、洼中等 27 个乡镇遭受涝灾，成灾面积 36234. 1 公顷，占总耕种作物面积的比例为 12. 5%，田内积水 15 天，植株被淹没，水深 50～100 厘米，植株枯烂。

7 月，双阳降水量为 166. 4 毫米，发生局部内涝，严重影响农作物生长发育。

7 月，德惠出现局地暴雨，降水量为 235. 4 毫米，上游放流，倒房 2294 间，冲垮桥涵 125 座，土地受灾面积为 4. 75 余万公顷，直接经济损失达 1. 1475 亿元。

7 月，镇赉遭受洪涝灾害，降水量为 215. 7 毫米，洪涝灾害面积达 7003. 5 多公顷。

7—8 月，舒兰遭受暴雨袭击，降水量为 474. 9 毫米，粮食生产造成很大损失。

7—8 月，前郭出现了 3 次大暴雨天气，降水量为 269. 1 毫米，发生严重的洪涝灾害。

8 月 4—6 日，前郭县的东三家子乡再次遭受暴雨袭击，5600 公顷耕地受灾，786 间房屋倒塌。

8 月 6 日，受副高后部高空槽和地面冷锋的共同影响，辽源遭受暴雨袭击，倒、危房 7000 多户，42 家企业进水停产，冲毁桥涵 264 座，5 条公路中断，56 千米桥梁被水淹。直接经济损失 3. 4 亿元。

8月6日，前郭县董家涝区，由于林家围子泡闭流型滞留区积水漫堤，造成沙坑屯被洪水淹没，全屯167户村民的住房，除8户外，其余全部倒塌，耕地全都泡在水中，积水面积3.8平方千米。

8月9日，前郭县西三家子护屯坝被水冲开，全村人畜被迫转移。

进入8月份以来，吉林省发生2次严重的洪涝灾害，由于2次降水强度均大，且落区重复，外洪、内涝同时发生，汛情发展快，灾情范围广，损失程度重。特别是8月15—16日，受9415号台风影响，灾害损失超过当年前2次灾害，下面将8月份吉林省发生的主要灾情总结如下：

由于受副高后部高空槽和消失的9413号台风外围水汽的共同影响，8月5—7日，吉林省的松原、长春、辽源和吉林大部分地方普降大到暴雨，部分地方降了大暴雨。降水量分别为73.3毫米、64.1毫米、142.6毫米和77.7毫米，这场降水全省有8条河流水系的流域平均降雨量超过50毫米。东辽河辽源市水文站继7月9日9时出现1400立方米/秒的历史最大洪峰之后，又于8月7日9时30分出现第二次洪峰。这次降水使辽源市、前郭县、扶余区、长岭县、双辽县等重灾区重复受灾。辽源市区21小时降雨量166毫米，造成严重的内涝。辽源市42家工厂企业进水停产，供气管道再度被毁，四—梅铁路因桥梁被淹停运10小时。在遭受大暴雨袭击的同时，辽源等地又遭受龙卷风的袭击，给东丰和东辽共32个乡镇128个村造成严重的损失，3个人遭龙卷风袭击后被河水冲走，家禽、家畜被淹死205万只。庄稼刮倒、刮折4762.4公顷，6.30余万公顷农作物过水。东辽县谓津河镇直径40多厘米的杨树、柳树被刮断580多棵，有的被连根拔起。水库出现险情，全市12座中、小型水库，有8座超蓄，出现险情。8月7日10时，东丰县气象局7户气象局职工宿舍由于河水出槽，屋内进水1米多深。据不完全统计，此次洪涝灾害，辽源市直接经济损失3.4亿元。桦甸县受灾面积为1763.9公顷，倒房62间，受灾人口12951人。8月5—6日，松原市再次遭灾，又有19个乡镇7万余人受灾，倒房3668间，直接经济损失1.5亿元。

8月14—17日，受9415号台风的影响，辉南遭特大洪水袭击。辉南县降了大到暴雨，县城朝阳镇降水量达128毫米，加之客水袭击，到17日晚，朝阳镇洪峰流量达2150立方米/秒，致使20多家工厂、10多个机关单位、5所中学受淹，8000多户居民共3.5万人被水围困。冲毁桥涵若干座。给辉南县造成的直接经济损失达4.3亿元。全县共淹农田25760公顷、冲毁鱼塘933.33公顷，毁坏公路5处8.8千米。

8月15—16日，受9415号台风的影响，东丰出现暴雨天气，降水量为133.1毫米，作物、民房等受灾严重，作物受灾面积达35129.6公顷，绝收面积为13606.8公顷，直接经济损失达3.61亿多。洪水冲毁铁路320米，公路260千米，水堤决口215处43000米，桥涵547座，水闸183座，鱼池1066.67公顷，死亡牲畜753头，家禽70万只，倒房1.23万间。

8月15—17日，受9415号台风影响，桦甸市降水量为60.8毫米，玉米受涝灾，成灾面积1707.9公顷。

8月15—17日，由于受9415号台风影响，吉林省的辽源、吉林、通化等中南部地区又一次遭受暴雨的袭击。全省有4个气象站受灾严重。海龙县降水量为123.7毫米，气象站观测场被水淹，气象仪器被水淹没，10多个人手接手传递情报。天池气象站受大风影响，玻璃门窗完全损坏，观测场仪器全部毁坏。辽源市降水量为 94.1 毫米，气象站院内进水半米深，与楼内地面持平，楼后的 6 户职工宿舍内进水 10 厘米，观测场内水深达 50 厘米。东丰县气象站降水量为 136.3 毫米，继 8 月 6 日被水淹后，这次又被水淹，办公室内进水 1 米多深，7 户职工宿舍屋内进水 2.5 米，持续 24 小时，造成经济损失约 3 万元。

8 月 16 日 01 时—20 时，受 9415 号台风影响，辽源市第三次遭暴雨袭击，降水持续 19 小时，过程雨量市气象站测得 93.1 毫米，据水文部门提供，全市 22 个雨量点平均降雨 105 毫米，东丰县杨木林乡降雨多达 130 毫米。由于暴雨影响，东辽河水位猛涨，19 小时洪峰量为 1420 立方米/秒，超过 8 月 5—7 日的历史最大洪峰流量。东丰县有 6 个乡镇由于倒杆断线而停电和中断通讯。在梅河口市有 10 人在洪水中丧生，其中含 3 名解放军战士。全市被淹农田、菜田共计 8.10 余万公顷，有 2.70 余万公顷农田、菜田绝收。洪水冲走畜、禽 3.5 万头（只）。在 40 天中，辽源市连续遭受三次洪水，这次水害直接经济损失 5.8 亿元。

8 月 16 日，受 9415 号台风的影响，吉林的桦甸、永吉、蛟河等地同时受灾，降水量分别为 46.0 毫米、86.5 毫米和 58.8 毫米，农田受水灾总面积 25554 公顷，倒塌房屋 539 间，毁坏桥涵 89 座，冲断公路 15000 米，毁坏电话线 89 处，水库、塘坝决口 20 座，冲毁渠道 132 千米。

8 月 16 日，受 9415 号台风影响，双阳普降暴雨，气象站降水量为 75.9 毫米，降水量最大的佟家乡降水 124 毫米，出现大范围的灾情。农作物受灾面积 1.10 万公顷，绝收面积 5122.6 公顷。倒塌房屋 391 户 866 间，冲毁堤防 3125 延长米，塘坝 19 处，鱼池 90 个，跑鱼 880 万尾，冲毁乡级公路 71.8 千米，桥涵 223 处，直接经济损失 4738.7 万元。

8 月 16 日，受 9415 号台风影响，柳河出现洪涝灾害，降水量为 78.9 毫米，农田受灾严重。

8 月 16 日中午及夜间，受 9415 号台风影响，伊通遭大暴雨和龙卷风袭击，平均降水量 111 毫米，有 10 个乡镇 52 个村 68 个屯受灾，倒塌房屋 1242 间，受灾面积 1.25 余万公顷，损失 1297 万元。

8 月 16—17 日，受 9415 号台风影响，伊通全县降暴雨，降水量为 83.3 毫米，一些乡镇降水量超过 150 毫米，伊通河出现历史上最大洪峰，流量达 623 立方米/秒，全县洪水泛滥。受灾人口 12.68 万，面积为 2.45 万公顷，直接经济损失 2.1 亿余元。

8 月中旬，前郭县乌大营子护屯坝决口，30 多户村民房屋被淹。乌兰塔拉乡 10 个村屯被水围困，倒塌房屋 122.5 间，损坏 261 间，受灾 9000 人，紧急转移 1044 人。农作物受灾 7000 公顷，草原受灾 7000 公顷，损失大牲畜 22 头。

8 月 24 日 14 时左右，受副高后部高空槽和消失的 9417 号台风水汽的共同影响，延吉北郊部分地区降了一场局地暴雨并伴有冰雹、大风。受灾群众反映为一场短时暴雨，风力超过 8 级。受灾范围为 2 个乡和 1 个果树农场。受灾面积为 350 公顷，绝收 37 公顷，农场有 15 户房屋倒塌，全市 1450 户进水，37 个大棚被淹，直接经济损失 300 万元。

8 月 24 日，受副高后部高空槽和消失的 9417 号台风水汽的共同影响，延吉城区出现局地短时特大暴雨，同时伴有冰雹、大风，部分乡的旱田和园艺农场的果树受到不同程度损失。

9 月 19 日，受高空低涡、地面气旋和地面冷锋的共同影响，龙井遭受暴雨袭击，朝

—开线铁路沿线6处山洪暴发，铁路停运3天，损失达几十万元。

9月23—24日，受高空低涡和海上气旋的共同影响，龙井市降水82.4毫米，其中23日降水73.3毫米。受其影响，智新乡六道河70米河堤决口，损失达1万元。

9月23日，受高空低涡和海上气旋的共同影响，图们市降水68.5毫米，月晴乡水田被淹20公顷，直接经济损失10万元左右。

1995年 6月11—14日，受东北冷涡影响，柳河县凉水河子镇遭暴雨和冰雹袭击，两场暴雨来势凶猛，所降冰雹厚度平均在25厘米左右，冰雹最大直径4厘米左右。冰雹所降之处，农作物受到毁灭性的袭击，全镇摧毁塘坝2座，水渠2.3万延长米，农作物受灾376.9公顷。凉水河子镇数百户农民受灾。

7月2日，榆树市的谢家遭受水灾，1个村5个组51户810人受灾，受灾面积48公顷。

7月2日、14日、15日和30日，长白降水量分别为33.1毫米、40.7毫米、33.5毫米和20.8毫米，降水日数多，总降水量大，河水泛滥，部分公路、房屋被毁，农作物等受灾严重。

7月14日夜间进入主汛期以来，吉林省中南部和东部出现3次强降雨过程，由于落区重复，降雨强度大，个别地方发生了较为严重的洪涝灾害。灾害主要分布在东南部地区，主要实况如下：7月14日08时至7月17日08时，受高空低涡、地面气旋、地面冷锋和地面暖锋的先后影响，吉林省东南部的通化、白山、延边等地降了大到暴雨，其中临江135.1毫米、靖宇112.1毫米、柳河105.1毫米，和龙、东岗、集安、松江、龙井、海龙、延吉、白山等地降水量也均在50毫米以上。和龙县堤坝决口4570米；靖宇县青龙河决口长250米，3栋房屋倒塌，10.6千米渠道被冲毁，损坏渡槽1座，桥涵2座，小电灌站1座，公路路基3处；抚松县万良镇河堤6处决口达37米，淹没水田200公顷，15户房内进水；龙井市光新乡毁坏拦河堤坝156米，堤坝被冲毁200米，三合乡部分农田被淹。

7月15—16日、30日，龙井降大到暴雨，降水量分别为59.2毫米和48.9毫米，出现洪涝灾害。农作物受灾严重，受灾面积达765公顷，绝收面积达78公顷，受灾人口达1.51万，损坏房屋389间，水利设施遭到不同程度损坏。

7月26日，榆树市于家乡遭受水灾，受灾1个村4个组212户856人，面积180公顷。

7月28日08时至30日08时，受高空槽和河套倒槽低压的共同影响，吉林省出现了一场明显的降水过程，中南部地区的26个站降了大到暴雨，其中15个站降了暴雨，通化市和白山市过程降水量分别为174.2毫米和250.9毫米。受暴雨影响，东南部的通化、白山等地受到洪涝灾害的威胁。

7月28—29日，受高空槽和河套倒槽低压的共同影响，东丰县降了一场大到暴雨，降水量为177.9毫米，大部分地方降水量在80～100毫米。农田受灾面积达4.275万公顷，直接经济损失为3.94亿元，倒塌房屋0.56万间11.2万平方米，死亡牲畜1021头，水产品损失23.6万千克。东丰县气象站办公室进水，水深达1米，两部电话中断。29日上午，流经东丰县城的绕盈河河水暴涨出槽，东丰县气象局职工住宅被洪水淹泡，泡水长达20小时，全体职工住宅被洪水淹没达2.1米深，有4户职工家仓房倒塌，地面观测场进水半米多深，办公室水深1米。淹死小猪3头，许多生活用品被淹，家具全部被泡在水中。东丰县站11年来被洪水淹12次，家属房、办公室全部严重破损，住房开裂。县气象局的办公桌、箱、柜等全部被水淹泡，微机室新装修的地板和微机桌被泡坏，两部电话中断24小时。这场洪水给东丰县气象局职工个人造成惨重损失，直接经济损失达4万元。

7月29日晚，受高空槽和河套倒槽低压的共同影响，通化县降水82.7毫米。5个乡镇交通全部中断，7条供电线路中断，2个乡镇河堤70%损坏，21户房屋倒塌，1户被困，柳河县水库全部告急，2座水库坝后滑坡，梅河口3户围墙倒塌，4户进水。

7月29—30日，受高空槽和河套倒槽低压影响，明月镇遭受暴雨袭击，过程降水量为69毫米。暴雨天气造成局部洪涝灾害，农作物受灾面积为8364公顷，绝收面积为7640公顷，直接经济损失为4068万元。全县受灾5.21万人，72个村进水，转移7565人，损坏房屋2282间，倒塌房屋150间，减产粮食1100万千克，铁路运输中断14小时，冲坏桥10座，冲倒输电线杆39根。

7月29—30日，受高空槽和河套倒槽低压的共同影响，白山市连续两天出现暴雨。到7月30日止，白山市雨量达110.6毫米，超过历史日降水量最大值。市区内涝严重，低洼地带最大积水深度达2米，浑江河水猛涨，29日19时水位达465.44米，流量达1070立方米/秒，情况非常危急。多处公路被冲毁，交通中断，民房进水，房屋倒塌。据初步调查具体灾情如下：城区严重内涝。八道江区有4处严重内涝。经旗桥水没桥面，过往车辆全部熄火，交通中断。向阳南侧大量民房进水，碱厂沟河泄下的河水已漫过堤坝。板石镇1个村被水围困，军分区派出部队抢险。市医院处最大水深2米，民房全部浸泡。农田过水；大田农作物受灾严重。全部蔬菜被淹没。公路干线泥石流、滑坡严重，交通受阻。白山通往各地的2条干线公路，已全部中断行车，路面有多处泥石流淹没线路，一侧护坡石全部被冲毁，造成路下空洞，还有的已塌陷一半，仅存3米的柏油路面十分危险。河水倒灌，民房倒塌。有多处低洼地带河水漫过堤坝，新民小学后有3处决堤。儿童公园、造纸厂等处河水倒灌，东山村河床由3米扩至15米，河道两侧民房被水冲走。江上施工现场受损严重。浑江江面上有4处施工工地损失严重。铁路停运。浑—白线6千米处路基有70米被淘空，铁轨悬空，这次降水由于雨量较为集中，强度大，因此给白山市造成很大经济损失。

7月30日，受高空槽和河套倒槽低压的共同影响，柳河、梅河口、辉南降了大暴雨，雨量均在200毫米左右。辉南县气象站观测场被水冲毁（其原因是位于地面观测场上游的一木材厂的木材被水冲下，将其木材冲向观测场，使观测场仪器全部毁于一旦）。柳河县冲毁小型水库1座，塘坝40座，伊通河、三能源河水流量超历史最高记录，河水全部出槽，水田被淹没4万公顷，积水路断。光阳大桥被水冲毁，小客车、141车各1辆掉入水中，死亡20人。主要交通干线全部中断，部分乡镇输电杆被水冲倒，输电线路中断，100余村进水，柳河县城水深1.5米，全镇所有工厂停产，全部断水、断电，损失十分严重。毁坏铁路113处，断道63处，通化至梅河口、沈阳至吉林、通化至浑江线中断。

7月30日，受高空槽和河套倒槽低压的共同影响，通化县降水68.6毫米。21个乡镇全部受灾，洪水围困5500人。房屋损失2800余间，倒塌210间，农田受灾1.6万公顷，成灾1.03万公顷，水冲、沙压0.2万公顷，浑江堤坝4处断裂16千米，冲毁拦河堤坝

116 座，大牲畜 400 头和猪、羊 120 只被水冲走，损失总价值达 1 亿元左右。

7 月 30 日，受高空槽和河套倒槽低压的共同影响，东岗出现暴雨，降水量为 73.5 毫米，暴雨使 18 个乡镇受灾，倒塌房屋 1070 座，冲毁沙石公路 42 处，计 22 千米，柏油路 4 处，计 1.2 千米，铁路线上 12 座桥涵损坏，农田受灾面积 320 公顷。

7 月 31 日，受辉南、海龙、柳河等地客水的影响，使辉发河大堤决口，洪水倒灌，桦甸市区 7 月 31 日下午 13 时 30 分开始涨水至夜间 20 时，桦甸市被洪水包围，桦甸市区 50 平方千米全部被洪水淹没，积水最深处 9 米，平均水深 4 米。桦甸市气象局所在地水深 7 米。由于受洪水袭击，交通、邮电全部中断，平房全部淹没，桦甸市气象局计算机和高频电话被抢救出来，资料放在 2 楼房顶，个人财产全部被淹。桦甸市气象局除 1 人留守外，其他人员全部撤至吉林市气象局。由于丰满水库加大放流（4500 立方米/秒），德惠、榆树等地遭洪水袭击，德惠被淹农田 1.75 万公顷，绝收 1.254 万公顷，有 4 个公社受到不同程度的灾害。榆树被洪水淹没的农田总面积为 0.825 万公顷。

7 月 31 日，磐石县气象站仓库进水，围墙断裂。

7 月 31 日至 8 月 25 日，桦甸该时段总降水 151.1 毫米，大豆遭受洪涝灾害，其城区及辉发河沿岸的桦郊乡、苏密河、桦南乡、北台子乡等遭受重灾，洪水淹没农田，积水深 5～7 米，植株死亡，预计减产 1.6 亿千克。

7 月下旬，松花江上游普降大暴雨，出现洪峰，先后造成前郭县平凤乡松江民堤决口或溃堤；哈拉毛都镇的小城子、后店、郭家店、木头垛民堤决口或溃堤；吉拉吐乡的七家子民堤；毛都站镇的前疙瘩民堤、赵连长围子民堤决口或溃堤，受灾农田 1420 公顷。

8 月 2 日，集安连续降水 7 天，过程降水量为 358.6 毫米，田地内积水过垄长达 14 天以上，作物根部受害 100%。

7 月 28 日至 8 月 7 日，通化市东昌区遭受了历史上罕见的大暴雨袭击，农村受灾 38505 人，占全区农村总人口的 96.2%；耕地受灾面积 2467 公顷，农作物绝收 1333 公顷，减产粮食 319.1 万千克，水泡粮食 468 万千克；冲毁河堤 13.5 千米，损坏房屋 3406 间，倒塌 593 间，冲毁乡路桥涵 22 座；损坏农机井 20 眼，渡槽 6 座，水电站 1 座（500 千瓦）。经济损失 2.03 亿元。由于组织得当，全区无一人死亡。

8 月 2 日，由于丰满水库不断加大放流，致使九台市松花江沿岸的三台、莽卡、其塔木 3 个乡（镇）的 17 个村农田被淹，农作物受灾总面积 4359 公顷，轻灾 302 公顷，重灾 928 公顷，特重灾面积 3129 公顷，成灾人口 2.72 万，其中特重灾民 1.56 万，重灾灾民 7818 人，轻灾民 3751 人，倒塌房屋 37 户 97 间，水泡房屋 1093 户 3025 间，水毁鱼池 38 个，有 1 个砖厂、5 台机械设备、6 台变压器及大量交通设施和树木被水冲毁，直接经济损失 1.4 亿元。

8 月 3 日、6 日、7 日、9 日和 19 日，和龙出现降水，降水量分别为 23.8 毫米、43.3 毫米、33.9 毫米、30.6 毫米和 42.8 毫米。雨量大，降雨集中，粮食损失 20 万千克，牲畜死亡 900 头。农作物受灾严重，受灾面积达 1443.6 公顷，绝收面积为 241 公顷，直接经济损失为 2777.76 万元。

8 月 4 日，榆树市的大坡、秀水、大于、刘家、五棵树等乡镇由于受第二松花江上游小丰满水库泄洪的影响，遭受洪水的袭击，受灾 15 个村 121 个组，受灾面积 5031 公顷，受灾 5597 户 2.09 余万人，倒塌房屋 79 户 234 间，损坏房屋 198 户 496 间，毁坏林果 180

公顷，淹毁小机井 162 眼，冲毁桥涵 16 座，冲毁乡路 3000 延长米，造成经济损失 1.4 亿元。

8 月 4 日，受副高后部切变、地面倒槽和地面暖锋的共同影响，临江出现大暴雨，降雨量为 104.9 毫米；长白出现了暴雨，降雨量为 51.9 毫米。这次降水时间短，降水强度大，且集中，致使临江、长白两市（县）受灾严重，其它县区受灾较轻。据不完全统计，临江冲毁房屋 3600 间，死亡 7 人，受伤 1600 人，受灾乡镇 16 个，围困村屯 66 个，人口 12 万，进水乡镇 16 个，农田过水 0.613 万公顷，绝收 0.15 万公顷。铁路中断 4 条，冲毁桥涵 30 座，供电中断 4 次，毁坏电线杆 441 根，毁堤 48 千米，决口 213 处，冲毁水电站 14 座。长白县冲毁房屋 49 户，6 个村进水，平均水深 1 米，通讯线路中断 17 小时，公路损坏多处，泥石流、滑坡 1 处，冲毁浮桥 2 座，农田过水 112 公顷，2 个林场冲走木材 600 立方米。参茸公司电站被冲坏，损失 50 万元。

8 月 6—7 日，受长白山静止锋影响，龙井市普降中到大雨，过程降水量为 58.4 毫米，大部分江河出现洪峰，各地不同程度出现洪涝灾害，损失严重。农作物受灾面积达 1009 公顷，绝收面积达 548.8 公顷，直接经济损失 476.4 万元。

8 月 6—7 日，受长白山静止锋影响，安图境内下了暴雨，降雨量达 87 毫米，由于暴雨强度大，安图境内的西门铁路路基被洪水冲毁 30 多米，冲毁 9 座大、小桥梁，冲毁水田 200 多公顷，明月镇城东堤坝决口 2 千米。

8 月 7 日，受长白山静止锋影响，白山市又一次出现暴雨天气。这次降水出现在 6 日 08 时至 8 日 08 时的 48 小时时段中，这次降水全市受灾，市区内 48 小时降水量为 125.3 毫米，全市受灾乡镇 47 个，村屯 260 个，受灾人口 40.34 万，被水围困 12.61 万人，紧急转移 12.36 万人，进水村镇 17 个，损失房屋 2.61 万间，面积为 34.73 余万平方米，倒房 2.25 万间，直接损失 8.94 多亿元。农作物受灾 1.234 万公顷，农作物绝收 4500 公顷，停产工矿企业 165 个，乡镇企业 67 个。冲毁铁路 5 条，中断公路 93 处，冲毁桥涵 30 座。冲毁铁路路基 36 千米，公路 92 千米，供电线路中断 57 条，输电线路倒杆 622 根 196 千米，通讯线路倒杆 892 根，经济损失 5.6264 亿元，水利设施损失 2482 万元。损坏堤防 209 千米，决口 235 处 16 千米，损坏护岸 20 处，水闸 2 座，渠道决口 9 千米，损坏桥涵 88 座，小水电站 30 座，受损 2.9 万千瓦。

8 月上旬，受副高后部水汽和高空槽的共同影响，吉林省的东南部在继 7 月下旬以来遭受严重的洪涝灾害之后，又连续 2 次降了大到暴雨，雨区主要集中在吉林省的东南部，其中通化、白山和集安上旬总降水量分别为 240.3 毫米、246.0 毫米和 371.3 毫米，分别居建国以来同期多雨的第二位、第一位和第一位。降雨的主要特点是，间隔时间短，降雨强度大，持续时间长，落区重复，汇流速度快，破坏力强。全省有 35 个县（市、区）424 个乡镇 3280 多个村受灾。全省共淹农田 41.16 万公顷，绝收 18.7 万公顷。全省受灾人口 347 万，被洪水围困 114.8 万人，紧急转移 111.6 万人，死亡 91 人，失踪 27 人。全省共倒塌房屋 37.7 万间，损失房屋 116 万间，倒塌校舍 208.8 万平方米，6 座中、小学校舍全部被毁。全省有 5 条铁路（吉林至沈阳、长春至通化、通化至二道白河、通化至大栗子、长春至图们）因路基冲毁和泥石流冲压而中断。全省公路中断 503 条次，毁坏输电线路 1502 千米，冲毁通讯线路 944 千米。

6—8 月期间，柳河出现暴雨，6 月 29 日、7 月 14 日、7 月 29 日和 8 月 6 日日降水量分别为 69.0 毫米、84.8 毫米、137.8 毫米和 74.1 毫米。其中 2 次大暴雨，造成百年未遇的洪涝灾害，公路桥多处被毁，输电、供水、通讯中断，水库、塘坝冲毁多座，许多房屋被毁，大部分农田被淹。间接经济损失达 10 多亿元。

6 月末至 8 月初，通化市二道江区遭受 3 场特大洪灾，冲毁浑江沿岸堤 9 处，约 6300 米，冲毁和损坏河流堤防约 9700 米，冲毁耕地 920 公顷，冲毁公路 43 千米、桥涵 4 座、民房 1300 多间，养鱼池 21 公顷，直接经济损失 2280 万元。

7—8 月，集安市连降大雨和暴雨，遭受了 35 年不遇的特大水灾，先后 4 次受浑江、鸭绿江洪峰和山洪暴发的袭击，致使 19 个乡镇 106 个村受灾，受灾人口 14 万，造成经济损失 10.44 亿元。

年内，洮南市发生水灾、雹灾和旱灾，受灾面积 11.3 万公顷，受灾人口 22.6 万。

入汛后，吉林省降雨过程频繁，落区重复，雨量集中，灾害严重，损失为历史罕见。特大暴雨、洪水使全省共有 35 个县（市、区）424 个乡镇 3280 多个村受灾，有些地方是毁灭性的灾害。桦甸市汛期较大降水如下：7 月 2 日、26 日、28 日、29 日、30 日和 8 月 17 日、18 日及 9 月 1 日降水量分别为 33.2 毫米、27.5 毫米、47.5 毫米、75.3 毫米、55.5 毫米、26.9 毫米、24.5 毫米和 38.6 毫米。辉南 7 月 29 日、30 日降水量分别为 124.2 毫米和 106.0 毫米。梅河口 7 月 29 日和 30 日降水量分别为 147.5 毫米和 92.8 毫米。通化 7 月 25 日、26 日、29 日、30 日和 8 月 6 日降水量分别为 54.9 毫米、81.3 毫米、102.2 毫米、72.0 毫米和 161.9 毫米。通化县 8 月 6 日和 7 日降水量分别为 131.9 毫米和 139.4 毫米。白山 7 月 29 日和 8 月 6 日降水量分别为 188.2 毫米和 112.2 毫米。

灾害主要有如下几点：一是城镇受灾空前严重。吉林省城镇受灾是建国以来最多的，损失也是最重的。暴雨使通化市、白山市以及桦甸、辉南、柳河、集安、东丰、梅河口、靖宇、临江、三岔子、八道江、通化、抚松、长白等市（县）被淹，灾情最重的是桦甸市，50 多平方千米的市区全被洪水淹没，平均水深 3 米，最深处达 9.5 米。市区积水量为 2.1 亿立方米，变成了一座大型水库。全市 13.5 万人全部转移，国家和人民群众财产损失严重，目不忍睹。辉南县城朝阳镇全被水淹，平均水深 1.5 米，交通、供水、供电、通讯全部中断。梅河口市区 2/3 被淹，平均水深 1.5 米以上。8 月 4 日 11 时，鸭绿江洪水冲毁堤防，造成集安县城被淹，3.5 万人被迫转移。二是基础设施大量毁坏。洪水冲毁的各类水利工程、铁路、供电、通讯和城市公用设施不仅数量多，毁坏程度也最严重。据初步统计，有 5 条铁路（吉林至沈阳、长春至通化、通化至二道白河、通化至大栗子、长春至图们）因路基冲毁和泥石流冲压而中断。其中通化至大栗子和二道白河两条铁路，因被泥石流大面积盖压，抢修工程量太大，长时间不能通车；全省公路中断 503 次，其中，国、省干线 9 条，冲毁中等以上桥梁 10 座，涵洞 50 多座；毁坏输电线路 2486 千米，10 座二次变电所被淹；冲毁通讯线路 944 千米，损坏交换机 6026 门，大型通讯设备 60 台。桦甸、辉南通讯全阻，86 处县乡通讯阻断。三是农业损失巨大。据统计，洪水共淹农田 41.16 万公顷，其中，成灾面积 33.8 万公顷，绝收 18.7 万公顷，毁坏耕地 5.35 万公顷，初步测算减产粮食 30 亿千克。洪水还损坏粮食 1 亿多千克，死亡牲畜 30 多万头；冲毁鱼池 2.2 万公顷，损失鱼 0.8 亿千克。四是工业企业停工、停产多，损失严重。这场暴雨洪水造成 4959 户工矿企业停工、停产。其中，国有企业 2289 户；部分停产企业 1480 户，其中，国有企业 507 户。桦甸市区所有工矿企业全部被水淹没。白山市造纸厂 500 台套机电设备全淹在水中。东丰煤矿 0.2 亿千克原煤被水冲走。辉南县药厂、车轮总厂全部设备和原材料、产成品报废。因灾停产企业数量之多、损失之大是建国以来所没有的。五是灾区人民群众财产损失惨重。全省受灾人口 347 万，被洪水围困 114.8 万人，紧急转移 111.6 万人，其中城市 50 万人，农村 61.6 万人。死亡 91 人，失踪 27 人。由于洪水来势凶猛，多数群众因紧急转移来不及抢救，全部家产损失一空。全省共倒塌房屋 37.7 万间，损坏房屋 116 万间。倒塌校舍 208.8 万平方米，其中 6 座中小学校舍全部被毁。初步统计，因灾患病 123 万人。桦甸市区 13.5 万多居民已全部转移出来，无家可归，困难极大。辉南县城、梅河口市等受灾城镇居民住房进水，加之公共设施遭到破坏，供水、供电、供气全部或部分中断，正常生活受到严重影响，短时间难以全面恢复。六是水利工程毁坏极为严重。由于这场高强度的暴雨，使江河普遍出现超标准洪水，加之丰满等水库加大泄洪，使水利工程毁坏十分严重。全省有 4 座大型、25 座中型和 363 座小型水库遭到不同程度的毁坏。其中有 4 座小型水库垮坝，2954 座塘坝被冲毁，毁坏堤防 1933 千米，决口 2009 处，冲毁桥、涵、闸、护岸、泵站机电井等 8481 处，修复任务相当繁重。据初步估算，全省共造成直接经济损失 175 亿元。其中，农业损失 76.2 亿元（包括倒塌和损坏房屋损失 13.1 亿元，粮食损失 2 亿元），城市损失 77.6 亿元，水利工程损失 19.0 亿元，其它各项损失 2.2 亿元。

预报服务情况：进入主汛期以来，吉林省中南部地区连续出现暴雨、大暴雨天气，致使丰满水库、白山水库水位在 8 月 9 日 8 时分别达到 264.50 米和 418.26 米，分别超汛限 4.0 米和 5.26 米。从 8 日下午 5 时开始，白山水库弃水流量又加到 3500 立方米/秒，丰满水库于 8 日下午 7 时 30 分又加大到 4500 立方米/秒。吉林省气象局领导始终围绕丰满、白山水库最佳调度方案进行连续的跟踪服务。

1996 年　6 月 2 日，受地面气旋和地面冷锋的共同影响，扶余肖家乡局地降水强度较大，并伴有冰雹，死亡 2 人，伤 2 人，有 2000 公顷大田受灾。

7 月 5 日，受东北冷涡、地面气旋和地面暖锋的共同影响，7 月 5 日晚 10 时多，吉林省辉南县出现暴雨天气，日降水量达 77.7 毫米。据沈阳铁路局防洪指挥部 7 月 6 日早提供的消息，辉南县朝阳镇火车站路轨被水淹没达 30 厘米，因此造成辉南铁路中断达 6 小时左右。另外，位于抚松县境内的泉阳镇发生山体滑坡，没有人员伤亡。

7 月 5 日夜间，受东北冷涡、地面气旋和地面暖锋的共同影响，吉林省东丰县的永合、二龙、黄河、中育、仁合等五个乡镇先后遭受了暴雨、风雹的袭击，最大的雹粒直径为 5 厘米，降雹 15 分钟。5 个乡镇平均降雨量 75.6 毫米，最大降雨量为 94 毫米。东丰县气象局实测降水 50.2 毫米。暴雨、风雹过后，受灾农田一片汪洋，水稻秧苗遭受水冲沙压。玉米叶片被梳成条状，大豆幼苗枝叶被打，农作物损失惨重。这 5 个乡镇共有 3154 公顷农作物受灾，成灾面积 1849.2 公顷（玉米 1201 公顷、水稻 560.2 公顷、大豆 83 公顷）；在成灾面积中，减产 3 至 5 成的 335 公顷（玉米 214 公顷、水稻 121 公顷），减产 5～8 成的 522 公顷（玉米 60 公顷、水稻 162 公顷），绝收的 892.2 公顷（玉米 527 公顷、水稻 282.2 公顷、大豆 83 公顷）。这场灾害涉及到 54 个村、341 个村民组、6812 户、26448 人。其中，成灾 10250 人，轻灾民 2010 人，重灾民 408 人，特重灾民 4832 人。致使 260 户、616 间民房遭受不同程度损坏，其中有 32 户、73.5 间民房倒塌，公路中断 13

条，23.5千米，损坏桥涵131座，损坏通讯线路27处。水毁塘坝60处，这场灾害造成的经济损失达1555万元。

7月23日，受东北冷涡和地面倒槽的共同影响，磐石遭受暴雨袭击，降水量60.3毫米，高秆作物轻度倒伏。

7月26—30日，受蒙古气旋和南方水汽北上的共同影响，吉林省局部地方降了大到暴雨，7月27日20时—28日08时，受局地强对流影响，抚松县城区出现了强降水，抚松县防汛部门雨量点（位于抚松县城内）测得的降雨量为95.5毫米（白山市气象局所属的各气象站降雨量：抚松的东岗为14.2毫米、靖宇为9.0毫米、长白为3.0毫米、白山为11.1毫米、临江为0.1毫米。），给抚松镇、松郊乡造成了较严重的损失。这次局地暴雨冲毁房屋1316间，受灾农田211公顷，绝收95公顷；冲毁桥涵14座，公路18.5千米，冲毁堤防5.7千米，无人员伤亡。直接经济损失达196万元。7月28日傍晚到29日08时，镇赉县莫莫格乡降雨135毫米，农作物绝收0.11万公顷，建平乡涝地面积为0.12万公顷，五棵树乡涝地0.17万公顷，其中绝收面积为800公顷，大屯乡涝地0.12万公顷，绝收200公顷。7月16—26日，九台市连续降雨，由于雨量过大，8月1日丰满水库加大放流，致使松花江沿岸遭受了历史上罕见的洪涝灾害，给三台乡、其塔木镇、莽卡乡农业生产和群众财产都造成严重损失，全市受灾面积12890公顷，成灾面积1.11余万公顷，绝收面积9820公顷，受灾1.14万户，4.55万人，成灾10450户，人口4.18万，其中特重灾民31000人，全市有灾民9420户，3.77万人。

7月28日18时至29日06时，受蒙古气旋和南方水汽北上的共同影响，镇赉县境内出现了大范围的暴雨和大暴雨天气，过程降水量123.3毫米。全县17个乡（镇）中有16个乡（镇）降雨，降雨量达到50毫米以上，其中县城、英华、莫莫格、五棵树及四方坨子雨量在100毫米以上，最大的四方坨子雨量达182.3毫米。降雨最强的时段在28日19—20时，1小时雨量达50.5毫米。从18时40分至次日5时35分，仅11个小时雨量就达123.3毫米，从时间和强度上看都突破了历史记录。全县涝地共6085公顷，其中绝收2908公顷。倒塌房屋118间。

7月28日晚，白城市洮北区岭下乡、岭下镇境内遭受到一场罕见的暴雨袭击。降雨从7月28日傍晚6时30分一直持续到29日凌晨2时30分。降雨量为105毫米，由于连降暴雨，加之附近团结水库溢水，部分区域造成洪涝灾害。有50户、140间民房被洪水泡倒，有140户住宅进水80～100厘米，有320户被洪水围困。受灾3200余人，成灾2400余人。农作物受灾面积1430公顷，成灾面积1300公顷，绝收面积840公顷。造成直接经济损失4000万元，农业直接经济损失1520万元。暴雨过程中乡（镇）领导亲临现场组织指挥抢险，把灾害损失减少到最低程度。

7月30日，受副高后部水汽的影响，集安县降了局地性暴雨，日降水量达98.0毫米，全市有55个村屯受灾，受灾人口1.42万，338公顷农作物受灾，其中绝收面积为11.2公顷，冲毁耕地34.4公顷，倒塌房屋12间，冲毁公路32千米、桥涵18座，水利工程40座。直接经济损失达1.34亿元。

7月，集安市连续降雨25天，山洪暴发，有15个乡镇91个村受灾，受灾人口11.2万，造成经济损失1.42亿元。

8月3日，受副高后部高空槽、地面气旋和地面冷锋的共同影响，长春市双阳区遭到暴雨袭击，降水量为 76.4 毫米。境内 2 座中型水库超汛限水位，双阳河部分地段水漫河堤。由于该区防洪工作准备充分，全区内重点防洪工程无一处决口，无一人伤亡。8 月 3 日下午，双阳区中南部 5 个乡镇遭受特大暴雨袭击，7 个乡镇受灾。损坏房屋 5530 平方米，农作物受灾面积 2340 公顷，大棚蔬菜受灾 126 公顷，部分水利设施被毁。据初步统计，这次洪涝灾害造成的直接经济损失达 1500 多万元。

8 月 10—12 日，受华北气旋和副高后部水汽的共同影响，吉林省大部分地方出现了降水天气，东南部 7 个县（市）降了暴雨。集安、通化日降水量均达 80 毫米以上，白山市为 74.3 毫米。由于降水强度大，雨量集中，吉林省东南部的个别地方受到洪涝灾害的威胁，各地灾情总结如下：通化市遭到暴雨袭击。从 10 日开始至 12 日，通化市普降大到暴雨，过程降水量辉南县 101 毫米，海龙 89 毫米，柳河 75 毫米，通化市 123 毫米，通化县 100 毫米，集安 113 毫米，全市平均降水量达 100 毫米。受暴雨影响，通化市区低洼地段积水，浑江河河水猛涨，市内小河基本平槽，附近居民房屋进水，水深达 50 厘米。靖宇的那尔轰至景山段公路部分被水冲毁，抚—靖之间的牤牛岗出现了山体滑坡。辉南县城的大柳河河水出槽。集安市台上镇刘家村过水 30 厘米，台上村电杆冲倒导致断电。东升村 66.7 公顷以上的农作物过水，冲走鱼池、柴垛各 1 个。宝甸村 2 间教室被水冲毁。辽源、东丰等地也出现了暴雨。东丰县 7 个乡过程平均降雨量为 99 毫米，其中最大降雨量出现在老龙头，达 123 毫米，东丰县过程降雨量为 88 毫米，24 小时降雨量为 62.6 毫米，水田受灾 1200 公顷，旱田 0.3 万公顷，绝收 151 公顷。公路受淹 4500 米，冲毁桥涵 113 座，冲毁塘坝 45 处，冲倒房屋 325 间。东丰县气象局及时向县委、县政府进行了汇报，并进行了跟踪服务，使灾害损失降到了最低。抚松县水淹电机井 1 眼，损失 22 万元。三岔子受灾人口 2500 人，倒塌房屋 10 间，冲毁公路桥涵 4 座，冲毁塘坝 1.3 千米，决口处达 0.2 千米。临江老岭至花山的浮桥被冲毁，造成白山到临江的交通中断。

8 月 10—12 日，通化市东昌区境内降大雨，降雨量 100 多毫米，洪水泛滥。农作物受灾面积 2000 公顷，绝收面积 400 公顷；冲毁桥涵 20 座，水毁河堤 36 处 15110 延长米，冲毁路面 31 处 1.70 万延长米；损坏房屋 802 户；金厂、前进、夹皮等村屯自来水管受损。全区直接损失 3597 万元。全区广大干部群众及部队官兵约 4000 人参加抢险，动用车辆 78 台次，草袋、编织袋 3.05 万条。

1997 年　8 月 20—21 日，由于受 9711 号台风的影响，大安出现特大暴雨，过程降水量 112.9 毫米，同时伴有 8 级以上大风，农田遭受毁灭性打击。是年，大安市发生洪涝灾害，受灾面积 410 公顷。

7 月 14 日，前郭县南、西部普降大雨，内涝使深井子镇、深井子牧场受灾耕地 8475 公顷，受灾农户 2800 户，人口 1.5 万，死亡大牲畜 10 头、羊 287 只、猪 37 头，冲泡粮食 17.3 万千克，直接经济损失 335.2 万元。重新乡外七、双丰两村淹地 50 公顷，受灾草原 800 公顷。红星牧场农作物受灾 750 公顷，倒塌房屋 10 间，造成危房 70 间。

8 月 21 日，由于受 9711 号台风的影响，扶余出现 30 年一遇的大暴雨，降水量为 79.8 毫米，工农业生产均受到严重损失。

8 月 21—22 日，由于受 9711 号台风的影响，德惠出现了一场暴雨天气，过程降水量为 99 毫米，全市平均降水量为 50 毫米以上。但由于前期干旱少雨，并出现旱象，因此这场暴雨没造成洪涝和内涝灾害，但暴雨伴随大风，局地农作物大面积倒伏，影响农作物的灌浆及产量，因而造成减产。

8月21日，由于受台风影响，长春市双阳区普降大到暴雨。双阳区降水量为76.2毫米，风力较大，造成灾害，主要受灾作物是玉米，倒伏折断，受灾面积达2.13万公顷，占玉米播种面积的46%，减产1.3亿千克，直接经济损失达1.3亿元。

8月31日，受副高后部高空槽、地面倒槽和地面暖锋的共同影响，龙井降大到暴雨，雨量为99毫米，受其影响，海兰江流域30米处河坝被洪水冲毁，经济损失2～3万元。

1998年 夏季，受上游内蒙古、黑龙江客水及本地暴雨影响，吉林西部出现严重洪涝灾害。

7月13—14日，受副高后部切变和西风带低压的共同影响，从13日开始，吉林省出现明显的降水天气，有12个县（市）出现暴雨，乾安、通榆达大暴雨，过程降水量分别为147.7毫米和149.3毫米。由于降水集中且强度较大，吉林省部分县（市）江河水位上涨，初步上报灾情如下：7月14日，乾安县出现大暴雨天气，日降水量为116.6毫米，致使县城房屋461间进水，还有380多间民房随时都有倒塌的危险。

年内，大安市在连续3年遭受旱灾的基础上，又遇到了百年不遇的特大洪涝灾害侵袭，年降水量超过历史极值。大安市26个乡（镇）全部受灾，农作物受灾面积5.44万公顷。成灾面积4.36万公顷，绝收面积3.15万公顷；受灾人口14.3万，成灾人口12万人，直接经济损失9.2亿元。面对罕见的灾情，大安市民政局在大安市委、市政府的领导下，积极履行职责，尽最大努力争取上级部门的援助，共争取到救灾资金4090万元，救灾物资折款3465万元。

7月，整个白城地区降水量为212.5毫米，较常年同期多49%，居建国以来同期多雨的第4位，其中白城站降水达208.5毫米。松原地区降水170.8毫米，居多雨年的第14位。其中最强一次降水出现在22日，受冷涡强对流云团影响，从13时13分开始，吉林省乾安县出现局地大暴雨天气，2小时降水量已达87.1毫米。

年内，白城市洮北区遭受特大洪涝灾害侵袭。从7月13日08时起，洮儿河流域连续降雨，洮儿河干支流相继出现洪峰。7月24日20时，洮儿河洪水剧增，洮南水文站测报洪水流量518立方米/秒，水位149.65米。7月27日，镇西水文站测报洪水流量870立方米/秒，水位达到216.33米；洮南水文站测报水位达到151.32米，洪水流量为996立方米/秒。8月1日，镇西水文站测报水位达到216.67米，洪水流量1310立方米/秒；洮南水文站水位达到151.09米，洪水流量1180立方米/秒。8月5日，镇西水文站测报水位达到216.68米，洪水流量1470立方米/秒；洮南水文站测报水位达到151.11米，洪水流量1220立方米/秒。8月10日，镇西水文站测报水位达到216.69米，洪水流量1620立方米/秒；洮南水文站测报水位达到151.52米，洪水流量2000立方米/秒。8月12日02时，洮南水文站测报水位达到151.33米，洪水流量增至2300立方米/秒。由于洮儿河洪水来势猛，持续半个多月高水位运行，致使洮儿河在洮北区一侧60.5千米的规划套堤决口，洮儿河镇、德顺乡、金祥乡、岭下乡、岭下镇、平安镇、永胜乡、洮东乡等42个村庄被淹和被洪水围困，大片农田被洪水吞没，房屋倒塌，重灾区平均水深1.5米左右。农村有2所中学和7所小学校进水。全区有18万人受灾，成灾人口13.5万，受灾耕地面积 5.68 万公顷，成灾面积 4.9 万公顷，绝收面积 3.55 万公顷，毁坏耕地面积 1675 公顷，房屋倒塌 1.52 万间，损坏房屋 1.72 万间，紧急转移安置灾民 3.8 万人，因灾伤病人口 1.18 万，死亡大牲畜 1.31 万头，冲浸粮食 550 万，毁坏衣物 6.3 万件，损坏桥涵 58 座，毁坏机井 1300 眼，损坏输电线杆 350 根，冲毁变压器 59 座，受灾敬老院 8 个，直接经济损失 4.6 亿元，农业经济损失 3.3 亿元。

年内，洮南市发生水灾，全市 21 个乡（镇）中，有 15 个乡（镇）成灾，水淹 48 个村屯，倒房 8145 户，共计 2.49 万间。

入汛以来嫩江、洮儿河上游降雨较常年明显偏多，7 月 17—25 日又连降大到暴雨，致使吉林省西部江河水位猛涨，发生了严重汛情。嫩江洪水：6 月中旬，嫩江上游连降大到暴雨，6 月末，黑龙江省的同盟、江桥水文站相继出现历史第二位大洪水。这次洪水于 7 月 4 日进入吉林省，白沙滩水位高达 136.07 米，也为建国以来的第二位大洪水。大赉水文站洪峰水位 129.17 米，超警戒水位 0.99 米，相应洪峰流量为 5180 立方米/秒。洪峰在吉林省境内持续运行了半个月的时间，于 7 月 16 日通过下岱吉水文站，进入黑龙江省。白城、松原两市人民，固守堤防，奋力抢险，确保了嫩江大堤安然无恙。但是，嫩江水位下降缓慢，一直处于高水位运行。在吉林省境内嫩江洪水缓慢下降的过程中，嫩江支流绰儿河、雅鲁河流域出现大到暴雨。26 日 14 时，绰儿河文得水文站出现洪峰，流量高达 5700 立方米/秒，为超百年一遇的特大洪峰的特大洪水。26 日 20 时，两家子水文站流量 3130 立方米/秒，干流江桥水文站为 6180 立方米/秒。洮儿河洪水：7 月份以来，洮儿河流域发生 4 次较大的降雨过程。7 月 17—25 日，又连降大到暴雨，累计流域平均降雨量达 183 毫米。受这场强降雨过程的影响，洮儿河干、支流水位迅猛上涨。其中，归流河务本站 7 月 26 日 20 时洪峰流量为 845 立方米/秒，蛟流河汪圣本站 7 月 26 日 02 时洪峰流量为 700 立方米/秒，为 40 年以来的第 4 位。洮儿河干流镇西站，7 月 26 日 20 时流量达 798 立方米/秒，洮南站流量 812 立方米/秒，两站水位仍在继续上涨。洮儿河上游察尔森水库 7 月 26 日 14 时库水位达 359.29 米，库容 6.42 亿立方米，入库流量 1250 立方米每秒，继续向 362.30 米的汛限水位、8.37 亿立方米的相应库容逼进。洮儿河流域内蒙古境内有 4 座中型水库和 2 座小型水库，其中双城中型水库 7 月 26 日放流量 270 立方米/秒。吉林省境内的群昌水库 7 月 26 日 08 时已超汛限 1.95 米，入库流量 130 立方米/秒，出库流量 107 立方米/秒。蛟流河堤防长 178 千米，堤防设计标准那金河口以上为 400 立方米/秒，河口以下为 550 立方米/秒。7 月 26 日 08 时 30 分，务本水文站洪峰超过蛟流河堤防设计流量 150 立方米/秒以上。洪水到来之际，虽经洮南人民奋力抢护，但终因属超标准洪水，务本站下游左岸幸福乡粉房一社 5 千米堤防漫堤，漫堤水 0.6～0.7 米，决口宽 30 米，使 3 个村、17 个自然屯、1500 公顷耕地被淹。11 时 30 分，大通乡林发一社屯后漫堤 5 千米，拉口 20 余米，2 个村、3 个自然屯，耕地 670 公顷被淹。两处 6500 人安全转移，无一伤亡。霍林河洪水：自 7 月 13 日以来，霍林河两次集中降雨过程，上游累计雨量达 219 毫米，下游为 82 毫米。白云胡硕水文站相继出现两次洪峰。一次是 20 日 09 时，流量为 70 立方米/秒，另一次是 22 日 08 时，流量为 346 立方米/秒，超过历史最大的 1993 年。进入本省的水量可达 1.5 亿立方米。霍林河上游洪水进入通榆境内后，进入喇叭水库，汇入尖底泡，然后分成 3 股，北股通过大肚泡后，流经西艾力、双岗、八面，进入大安，汇入查干湖；中股流向兴隆水库后，经四井子、后四家子，在双岗前与北股汇合；南股穿过幸福渠，经四井子大桥，胜利水库，穿过平—齐铁路胡家桥，进入大安，流向查干湖。7月26日06时，白云胡硕水文站再次出现洪峰，流量为454立方米/秒，为有水文记录以来第一位洪水。乌尔吉木伦河洪水：据松辽委防汛办提供的情况，乌尔吉木伦河上游的沙那水库为中型水库，总库容7100万立方米，堤顶高程670.50米，汛限水位665.00米。25日11时，水库水位高达669.13米，距堤顶仅1.37米，入库流量210立方米/秒，出库流量180立方米/秒，因无非常溢洪道，无法加大放流，水位持续上涨，比较危急，遂组织人力抢修防浪墙。水库如果失事，洪水将沿着河道流经内蒙古，进入通榆县、双辽县，入新开河，汇入西辽河。汛情发生后，白城市委、市政府及所属县（市、区）领导高度重视，超前准备，严密部署，主动防汛，迅速投入抗洪抢险战斗中。出动14万人次，其中县级以上104人次，乡局级以上1576人次，出动车辆3.9万台次，修堤备土34万立方米，自筹编织袋、草袋95万条及大量其他各类防汛物资。

7月25日，吉林省白城市抗洪抢险进入紧要关头，察尔森水库加大放流，洮儿河洪水规模加大，嫩江上游形成新的洪峰，大洪水即将入境。从28日起，洮儿河上游察尔森水库开始放流，到29日早放流量已加大到400立方米/秒，至29日早08时流量已达942立方米/秒，洮南水文站流量峰位已达1040立方米/秒，超防洪标准的洪水使全线堤坝承受巨大的压力，一些处在河道边缘的小型民堤已被大水溢过，蛟流河中段的部分村屯和农田被淹。截止到29日19时，洮儿河和蛟流河民堤出现58处危险堤段，水面距堤坝不足10厘米，有8处漫堤决口，造成44个村屯进水，37个村屯被围，倒塌民房397间，水中浸泡危房9537间，受灾人口6.59余万，绝收农作物2.34万公顷，损失惨重，白城堤坝全线告急。

7月15—29日，霍林河连续出现7次洪峰，其中第7次洪峰比历史最大洪峰流量超出316立方米/秒，文牛格尺河上游内蒙梅林庙水文站出现历史最大流量1040立方米/秒。至8月3日早8时，进入这个县的洪水总量达7.24亿立方米，全县15个村屯3.9万人受灾，倒塌房屋921间，危房4350间，转移570人，外洪内涝农田4.3万公顷。

由于7月以来，吉林省白城地区降水特多，出现了严重洪涝灾害。截止7月29日，白城所辖5个县（区）、39个乡（镇）、163个村的12.85万人受到洪涝威胁，被洪水围困达2.41万人。损坏房屋7637间，倒塌房屋5309间，农作物受灾面积61270公顷，成灾面积4.17余万公顷，绝收面积4.07余万公顷，毁地面积4445公顷。直接经济损失47628万元，其中农牧渔业直接经济损失3.33亿元。

8月5日凌晨开始，镇赉县县城以北的东屏、哈吐气、五棵树、保民、坦途等5个乡（镇）出现了暴雨，其中哈吐气达到大暴雨。造成严重的内涝，受灾面积达1200公顷，其中绝收面积350公顷，有45间房屋、60间畜舍倒塌。

夏季，流经镇赉县的“一江三河”同时发生了罕见的大洪水。特别是嫩江、洮儿河两条主要河流，均出现了百年不遇的特大洪水。从6月下旬到8月中旬1个多月的时间里，嫩江出现了4次洪峰，洮儿河出现了8次洪峰。8月14日晚22时，嫩江出现了最大洪峰，白沙滩水位达137.59米，超过警戒水位2.69米，超历史最高水位1.31米。此时江桥水文站最大流量1.27万立方米/秒，比建国后最大的1969年还多2100立方米/秒。8月13日下午2时，洮儿河出现最大洪峰，黑帝庙水文站水位达到142.70米，超过警戒水位1.5米，最大流量1460立方米/秒，比历史最大的1957年还多400立方米/秒。8月16

日，嫩江上游的黑龙江省泰赉县境内国堤段多处决口，洪水大量涌入镇赉县，给镇赉县东部、北部乡（镇）造成了毁灭性的灾害。据统计，全县有11个乡（镇、场）、72个行政村、109个自然屯被淹；有3万户、10多万人遭受水灾。共淹没耕地6.7万公顷，还有大面积的草原和林地。嘎什根和五棵树两乡（镇）被洪水淹没。据省气象卫星遥感监测资料分析，全县有3124平方千米土地被淹没，占全县面积的61.9%，囤积在县境内的洪水大约有40亿立方米。这次特大洪水，使东部（四方坨子）、北部乡（镇）建国以来的所有基础设施损失殆尽，民房被摧毁。8月8日，根据镇赉县抗灾办公室统计报告，有99个行政村，329个自然屯被淹，有近6万户18.8万人无家可归。洪水淹没之处，房屋几乎全部倒塌，交通中断，农田水利基础设施被毁。洪涝灾害给镇赉造成的直接经济损失达41.0233亿元，建国40多年来，辛苦构筑起来的基础设施损失殆尽。其中：农业、涝灾毁坏耕地77533.3公顷，农作物受灾134400公顷，农作物成灾面积100200公顷，农作物绝收96400公顷，直接经济损失10.2亿元。国际农业开发项目中，全县15个项目乡（镇、场）都遭到严重损失，致使3984.3万元项目资金回收无望。粮库受灾情况：水毁粮库4座，库存粮油损失4195.3万千克，金额5069万元，各种货物固定资产总计经济损失5930万元。供销社受灾造成直接经济损失3640.6万元，农、林、牧、渔直接经济损失4.3936亿元，工业、交通的直接经济损失1.063092亿元，邮电、供电直接经济损失8161.6万元，水利设施损失2.331亿元，文教卫生方面损失8593万元，城市、市政公用设施损失达15.4亿元。8月底至9月初，各地陆续开始清障泄洪。

年内，通榆县遭受了历史上从未有过的特大洪水袭击，给全县人民生产造成了重大损失。进入主汛期后，由于霍林河、文牛格尺河都出现了有水文记录以来的最大洪水，加之洮儿河三顶昭分洪流经通榆县，使通榆县“腹背受敌”。特别是霍林河最高洪峰超过历史最大洪水的10倍以上，达到了3600立方米/秒，导致霍林河上游内蒙古境内多处决口，从河道外分四股进入通榆县，流入通榆县的洪水总量超过了20亿立方米。文牛格尺河最大流量1040立方米/秒，洪水7亿立方米，洮儿河在三顶昭漫堤，分洪14亿立方米。根据卫星遥感监测，通榆县洪水累计淹没面积已达2800平方千米，占总面积的33%。此次洪水，受灾人口22.4万，成灾人口18.09万，安置转移灾民15.5万，水围村屯159个，水毁村屯83个，损坏房屋10950户43800间，倒塌房屋8625户34500间。农作物受灾面积11.75万公顷，成灾9.23万公顷，绝收8.14万公顷，受灾林地4.05万公顷，死亡大牲畜2.76万头（匹），死亡家禽2.08万只，淡水养殖145公顷。因灾停产企业29个，平齐铁路中断109个小时，冲毁铁路桥涵4座，损坏铁路路基2.49千米，损坏公路路基10.83千米，柏油路7.23千米，供电中断14次2714小时，损坏输电线杆11642根，线路657千米，冲毁通讯线杆2300根，120千米。损坏水库2座，堤防9处195千米，决口长度8.17千米，损坏护岸7处，水闸2座，机电井1033眼。自来水损坏0.75千米，排水渠2.25千米，城镇倒塌房屋450户1125间，排水泵站1个。水毁校舍77所2.42万平方米，教学设备1.15万套，水毁卫生院9个，设备60台，药品120箱，损失车9辆。以上因灾共造成直接经济损失7.71亿元。

入汛后，吉林省降水较常年稍多，6月份全省平均降水量为103毫米，比常年同期多6%。7月份全省平均降水量为175.3毫米，比常年同期多4%。多雨区主要集中在中、西部地区，其中白城6月份降水多42%，7月份多53%。特别是进入7月份以来，由于内蒙古东部、黑龙江嫩江上游连降大到暴雨，大量洪水涌入吉林省，致使嫩江、洮儿河、霍林河和新开河水势猛涨，都出现了历史最大洪水。西部汛情的主要特点是：洪水来得早。嫩江第一次洪峰7月份进入吉林省，比常年提前一个月。洪水来势猛，猝不及防。西部所有江河同时发生洪水，而且流量大，水位高，形成险情叠起、四面告急的局面。江河高水位持续时间长，使工程破坏严重。截止到8月11日统计，全省有13个县（市）140个乡镇受灾，受灾人口152.3万，受灾农田70.8万公顷，绝收38.6万公顷，水围村屯550个，转移安置灾民46.5万，倒塌民房17.6万间，损坏民房23.75万间，毁坏堤防102千米，护岸52处，涵闸260座，机电井3200眼，造成直接经济损失31.9亿元。

8月13日，由于7月份以来流经白城、松原的嫩江、洮儿河、霍林河上游连降暴雨和大暴雨，致使江河水位猛涨，相继出现大洪水，截止到8月13日统计，白城市受灾面积413800公顷，受灾人口89.6万，直接经济损失21.3亿元，其中农业直接经济损失15.8亿元。松原市农田受灾面积11万公顷，受灾村屯80个，受灾人口14.4万，水毁民房2.5万间，其中倒房1.8万间，转移安置人口4.3万，死亡畜禽5.3万头（只），直接经济损失5亿元。

8月24日，由于7月份以来流经白城、松原的嫩江、洮儿河、霍林河上游连降暴雨和大暴雨，致使白城、松原地区发生了有史以来较为严重的洪涝灾害。据松原市民政局统计：截止到8月24日，松原市农田受灾面积170000公顷，其中绝收面积110000公顷；受灾人口446768万，其中轻灾民115828人，重灾民206143人；水毁房屋6766户、1.88万间，初步统计直接经济损失15亿元。

6月20日16—18时，受东北冷涡影响，吉林省5个市（县）遭到冰雹、大风和局地暴雨的袭击。初步统计：全省农作物受灾总面积为39132.4公顷，绝收17689公顷。受灾较重的为榆树和永吉两市。具体灾情调查如下：榆树市24小时降水量50～70毫米，风力8～10级，冰雹最大直径5～6厘米，冰雹持续时间达20分钟。据气象部门调查：全市粮食作物受灾总面积为3.23余万公顷，其中绝收1.70余万公顷；经济作物受灾总面积2365公顷，绝收289公顷；蔬菜受灾总面积1540公顷，绝收1357公顷。大牲畜死亡110头，家禽死亡3.94万只，树木折断1.57万棵，毁坏房屋1.43余万间，倒塌房屋258间，电线杆刮倒909根，冲毁桥涵107座。57人受伤，1人死亡。全市直接经济损失达2亿元。德惠市降水量19.8毫米，冰雹直径5毫米。德惠市岔路口镇受灾，岔路口镇有7个村遭到冰雹的袭击，农作物受灾总面积4287公顷，其中玉米548公顷，大豆110公顷，水稻3489公顷。冰雹最大直径为4～5厘米，地面积雹约3寸厚。灾区群众采取补救措施，争取把灾害造成的损失减少到最低限度。永吉冰雹直径为5毫米，7个乡镇遭雹灾，全市受灾总面积3309.1公顷。其中玉米1652公顷，大豆649公顷，水稻509.7公顷，杂粮196公顷，其他经济作物302.4公顷。

6月28日，受高空槽和地面冷锋的共同影响，吉林省的九台、农安、榆树、扶余、通榆等5个市（县）受到暴雨、大风、冰雹的袭击，降水量分别为45.9毫米、48.2毫米、16.2毫米、24.6毫米和13.4毫米，其中农安冰雹最大直径25毫米，平均重量2克。灾情波及33个乡镇，全省受灾总面积6.64万公顷。6月28日，榆树市8个乡71个村遭暴雨、大风袭击，全市受灾总面积为2.45余万公顷，折断树木4102棵，大牲畜死亡7匹（头），冲毁桥涵39座，6人受伤。全市直接经济损失1000万元。6月28日，九台市5个乡镇受到暴雨、冰雹的危害。全市受灾总面积 4727 公顷，重灾 1738 公顷，20 间房屋倒塌。农安县 10 个乡（镇）1 个场遭受暴雨、冰雹、龙卷风的袭击。6 月 28 日 14 时 15 分左右，农安县的三宝、城郊、青山、农安、滨河、鲍家、华家、新刘家、万顺、黄鱼圈和县原种场等 10 乡 1 场遭受局地暴雨、冰雹和龙卷风的袭击。全县平均降水量达 50 毫米，最大降水量超过 80 毫米，冰雹直径最大达 3 厘米以上，由于风大雨急，雹势凶猛，农作物受灾严重。全县作物受灾总面积 1.60 余万公顷，绝收 9353 公顷，刮断树木 2812 根，108 人受伤。直接经济损失近 1.46 亿元。

7 月 6 日 17 时至 7 日 03 时，受副高后部高空槽、地面气旋和地面暖锋的共同影响，蛟河市普遍降了一场暴雨，蛟河站过程降雨量为 77.6 毫米。由于此次降水集中在 6 日晚 19 时至 7 日 01 时，强度较大，分布较为均匀，部分乡镇出现洪涝和水毁现象，没有造成大范围的水灾。本次降水的受灾乡镇共有拉法镇、南岗子乡、前进乡、河南街、源河镇、靠背乡等 7 个。受灾村 78 个，受灾社 216 个，受灾户 6010 户，受灾人口 1.6 万，农作物受灾面积 2739 公顷，成灾面积 1109 公顷，绝收面积 141 公顷，毁坏耕地面积 56 公顷。减产粮食 62.2 万千克，直接经济损失 600 万元，农业直接经济损失 513 万元。倒塌居民房 19 间，损坏房屋 96 间。冲毁桥涵 4 座，毁坏桥涵 24 座，冲毁河堤 500 延长米，冲毁水渠 2200 延长米。较为严重的南岗子乡，农作物受灾面积 1066 公顷，拉法镇农作物受灾面积 500 公顷，成灾面积 232 公顷。农作物主要受灾原因是洪涝灾害，蛟河市境内的拉法河、嘎牙河等河水冲出河床，水毁两岸农田，水冲、沙压大面积农田，个别房屋进水。

7 月 14 日，受蒙古气旋的影响，白山的西部普降暴雨，东部也下了大雨（白山 51.3 毫米，临江 54.5 毫米，东岗 33.5 毫米，长白 35.3 毫米）。受河套地区以东气旋东移北抬的影响，白山地区从 14 日 20 时至 15 日 20 时，又普降大到暴雨，其中白山 61.6 毫米，临江 52.0 毫米，靖宇 60.9 毫米，东岗 51.7 毫米，长白 21.4 毫米。过程降雨量（13 日 14 时—15 时 20 时），白山 114.7 毫米，临江 106.9 毫米，靖宇 118.5 毫米，东岗 85.2 毫米，长白 59.4 毫米。白山市部分溪流水漫过防护堤坝。此次降水的预报情况：7 月 13 日，蒙古气旋刚刚生成，位于蒙古的东北部，从数值预报看该系统将东移北抬，影响吉林省的四平、长春、白城等中西部地区，而且从天气要素及物理量要素来分析，无论是雨区中心、上升气流中心、还是正涡度中心都偏北，白山及通化地区都受暖锋影响，故分析降水不会达到大到暴雨的量级。13 日下午预报未来 24 小时靖宇、东岗、白山为中雨，临江、长白为小到中雨。7 月 14 日，蒙古气旋刚减弱北抬，又从河套地区以东生成一气旋波动，并东移北抬，云图显示 14 日 11—13 时在（43°N，121°E）处有较强的对流云团，未来将发展东南移，在未来 24 小时影响白山地区。模式方程除长白外，其他县区都进入大到暴雨的起报条件，预报长白为中雨，其他各站大到暴雨。

1998 年 7 月份以来，降水一直不多，以高温天气为主，7 月 7 日，白山市全区有一场小到中雨天气，由于本次降水强度不是很大，持续时间较长，使得雨水可以充分浸入土壤，地表径流大大减少。14 日的暴雨没有造成任何灾害。15 日的降水造成江河水水位略有上涨，浑江流量 400 立方米/秒，部分溪水漫过防护堤坝，通过对市防汛、市救灾办、市防汛城镇组、铁路工务段、市郊乡等有关单位的调查，只有碱厂河漫堤，造成河边 60 户居民的住宅进水，但水深仅为 20～30 厘米，市区新建街道由于地势较洼，有 70～80 户居民进水，最高水深达 30 厘米，灾情不重。靖宇县景山镇凉甸子村有 1 座小桥被冲毁，其它县区初步调查无灾情。由于防灾工作抓得早，使灾害减少到最低。

7月15日，受高空低涡和地面冷锋的共同影响，白山市出现暴雨天气，日降水量67.6毫米。初步统计：全市农作物受灾总面积为10856公顷，房屋倒塌67间，损坏堤防1500米，全市直接经济损失401.6万元。各地灾情如下：抚松县损坏堤防500米，冲毁桥涵6座，水利设施总损失达13万元，农作物被淹30公顷，公路中断2条2次，损失20万元。靖宇县损坏堤防1000米，决口2处，损坏护岸1处，冲毁桥涵1座（损失13万元），房屋倒塌48间，损失达94.6万元，农林牧渔总损失达54万元。江源县倒塌房屋15间（损失0.5万元），受灾农作物43公顷，农林牧渔总损失2.1万元，公路交通中断1条1次，损失1万元。八道江冲毁桥涵1座，工业交通总损失4万元，农作物受灾1.07万公顷，减产粮食7.9万千克，农林牧渔总损失72万元，受灾乡镇4个，村庄4个，进水房屋29间，倒塌4间，总损失80万元。临江冲毁桥涵8座，路基路面4700米，冲倒电线杆6根，损坏输电线路3000米，冲倒通信线杆4根，损坏通信线路200米，工业交通总损失47.4万元。农作物受灾总面积83公顷。长白县无灾。靖宇有1座桥被水冲毁。

8月1日，受高空低涡和地面气旋的共同影响，因降水导致长白山发生山体滑坡。至3日止，已造成6人死亡，24人受伤，其中6人重伤。据长白山自然保护局有关人士介绍，8月1日08时许，当来自吉林、通化等地的游客行进到长白山天池长廊第一防护段拐弯处时，龙门峰山体岩石突然滑坡，巨大的石块滚向游客，当场造成4名游客死亡，26人受伤，在抢救过程中又有2人死亡。

8月5日，受河套气旋和锋面云系的影响，四平市普降大到暴雨，四平市区过程降水量113.4毫米，造成了不同程度灾害。以双辽市受灾最为严重，总受灾面积10249公顷，其中内涝面积达5188公顷，冲毁农田面积505公顷，雹灾面积826公顷，风灾面积3730公顷，绝收面积1195公顷。个别平房出现倒塌现象。

8月5日，受河套气旋和锋面云系的影响，吉林省梨树县降了大暴雨，梨树县过程降水量139.0毫米，气象站内9户居民受灾，受灾程度不等，最重的3户室内积水1米多深，职工住房进水。生活用品全部被淹。

8月12日16时24分至23时，受高空低涡和地面气旋的共同影响，通化市区出现了有历史记录以来的最强降水。6小时降水量达150毫米，同时伴有电闪雷鸣和9级大风。这次降水主要集中在19时至20时，2小时降水达130毫米。高强度的降水，大暴雨持续不停，造成山洪暴发，市区河水暴涨，周山多处发生泥石流，市区普遍过水，主要街道1/2以上的区域水深达1米以上，市区发生严重内涝，部分街路过水，水深齐腰，大街小巷满目淤泥。市政设施损失严重，供水主要管线被山洪冲断，供电设备及线网多处损坏。这次高强度大暴雨给通化市企事业单位、居民财产造成严重损失，供电、供水、供气、排水等城市基础设施遭受严重损坏。据统计，灾情主要体现在以下几个方面：一是居民财产损失严重。这次暴雨及泥石流来得突然，强度大，且发生在夜间，造成部分居民房屋毁坏，财物损失严重，个别居民的房屋和财物全部被洪水卷走或被泥石流淹埋在泥土中。市区受灾2.7万人，成灾2.4万人，被困1500人，紧急转安置4400人，有53户居民房屋倒塌，187人无家可归、因灾死亡4人，失踪6人。二是农作物受灾面积2146公顷，成灾面积1490公顷，绝收面积775公顷，毁坏耕地413公顷。市政设施遭到严重损坏。市区道路、桥梁、河坝、地下排水管网、供水、供电和通讯等公用设施遭到严重破坏。这次大暴雨，毁坏市区道路1980平方米，冲毁郊区道路27500延长米，冲毁桥涵51座，多处路段交通中断；市区21条沟河、地下排水管网全部被淤塞，市区街道90%以上被泥土淤积，淤泥平均厚度达20厘米，淤泥总量约21万立方米；沟河护坡、绿化地、树木遭到严重毁坏；市区部分河流坝基被洪水冲毁；邮电地下管道有5处、高空杆路有8处被冲毁，阻断通信570户；地下供水主管线有1处被冲毁，市区部分供水设施被雷电击坏，致使市区供水中断；江西配电线被打掉5条，损坏变电站3处，高压断线1处，低压断线若干处，致使市区部分地段供电中断。三是部分企事业厂房、设备过水，原材料被淹，造成企业停产。市区61户工业企业因灾受损，其中因灾停产4户。市人民医院一楼进水，大批医疗检测仪器和设备被淹。市盐业公司仓库进水，部分库存商品被淹。这次洪灾，造成通化市区直接经济损失1.07亿元。

6—8月，嫩江、霍林河上游和中游分别降了区域性大雨，形成洪峰，其中嫩江洪水为380年一遇。8月12日以后，前郭县嫩江沿岸的八郎、长山、平凤等乡镇民堤全部决口、溃堤，5000多公顷农田被淹没；倒塌房屋780多间；冲毁冲坏电灌站5座、涵洞3处；造成查干湖、库里泡、余热鱼苗等渔场直接经济损失700余万元。

1999年　8月29日05—09时，受地面气旋和地面冷锋的共同影响，辽源出现暴雨天气，降水量为55.2毫米。受灾户1017户，死亡4人，受灾1个乡16个村6个街道，受灾人口2500人，倒塌房屋440间，农村成灾面积1030公顷，绝收610公顷，减产粮食318万千克，4个变压器损坏，损坏机电井1眼，线路70杆，长30千米，公路2千米，公路中断20条次，塘坝决口8处，损坏水闸1座，桥涵14座，直接经济损失2650万元。

7月30—31日，通化市二道江区连降大雨，大罗圈河水暴涨，出现洪峰，河水流量达到600立方米/秒，四道沟村至一心村河一带部分民房和农田被淹。

9月7—9日，受低空切变和地面冷锋的共同影响，敦化市和桦甸市出现局地性暴雨天气。9月7日08时至9月9日08时，降水量分别达138.2毫米和131.0毫米。由于降水强度大，时间短，使人民生活财产受到很大损失。据不完全统计，敦化全市受灾人口1.75余万，农业损失586万元，成灾面积1993公顷，倒房189间，水毁堤坝227处，个人损失620.32万元；桦甸市有15个乡镇受灾，农作物受灾总面积1.10万公顷，其中绝收673公顷，水毁（二）型小水坝7座，小型水库1座，堤坝30座，水利方面的总经济损失310万元。

9月8日下午，受低空切变和地面冷锋的共同影响，永吉上空新生强对流云团，使永吉出现短时强雷雨、大风、冰雹天气。14时50分，永吉瞬时风速为26米/秒，14时58分—15时20分，降雨量达20毫米左右，冰雹直径8毫米。这次强对流天气，使庄稼出现倒伏现象，局部地方短时内涝对农田有一定影响。

2000年　7月16日08时到17日08时，受副高后部高空槽影响，延边、白山、通化、辽源、吉林的南部降了中到大雨，全省日平均降雨量为14.5毫米，延边州为32.1毫米，辽源市为28.7毫米，白山市为27.0毫米，通化市为24.9毫米，其他市降雨小于8毫米。延边的龙井市东部降了大暴雨。降雨主要集中在16日14—20时，2小时降雨超过30毫米的有10处，最大处出现在汪清县的金苍雨量站，降雨为60毫米，其次大出现在龙井市的白金雨量站，为57毫米；6小时降雨超过100毫米的有两处，分别为和龙市的亚东水库和凤昭水文站，雨量均为109毫米；6小时降雨超过50毫米的有9处，其中和龙市4处，汪清县1处。日降雨量超100毫米有4处，最大降水量出现在延边州亚东水库和凤昭水文站，降雨量均为129毫米。海兰河龙井站流域以上平均雨量高达108.6毫米，17日01时出现洪峰，流量为480立方米/秒，相应水位为38.80米，为中等偏大洪水。

7月16—17日，受副高后部高空槽影响，延边遭受大范围的暴雨袭击，全州平均降水量为53.7毫米，大部分县（市）均不同程度的受灾。据《城市晚报》报道，全州有3条铁路中断，铁路路基水毁14处，长春—图们一线，因苇子沟段路基被毁，停运5小时40分；和龙—朝阳川一线，距和龙站15千米处路基被冲毁50多米，中断运输12小时；朝阳川至开山屯之间铁路中断10小时，仅铁路中断一项直接经济损失达80万元人民币。龙井市双龙水库（小（二）型，总库容11万立方米）16日中午尚处干涸状态，6个小时的连续降雨，使库水暴涨，水位与坝顶持平。龙井市紧急调集抢险力量，采取坝顶抢筑子埝，人工扒口、加大泄洪量和连夜转移下游6个村屯群众等措施，控制了险情，避免了人员伤亡。据不完全统计，全州有延吉市、龙井市、和龙市、图们市等4个县（市）19个乡镇5.5万人受灾，转移8000余人，有1200户居民房屋进水，50户房屋倒塌，农作物受灾面积4100公顷，冲毁渠道1150米。受这次强降雨影响，延吉市发生严重内涝，最大水深1.5米，在第一师范学校附近。北山街、朝阳街、新兴街、延南街等街道760户居民房屋进水，倒塌房屋70多间。

7月20—22日，受东北冷涡、地面气旋和地面冷锋的共同影响，和龙市出现局地强降水过程，各乡镇受灾面积1335公顷，成灾比17%，部分地块被水冲毁，植株、器官受害程度分别为30%和22%，预计全市减产15%。

7月21日06—20时，受东北冷涡、地面气旋和地面冷锋的共同影响，舒兰出现局地强降水，过程降水量为60.1毫米，溪阳附近出现短时暴雨大风。苞米有倒伏现象，但不严重。

8月份以来，本省多局地降水天气，全省有16个站次降了大雨，5个站次出现暴雨，由于局部地区降水强度较大，个别县（市）出现内涝，延边、通化等地灾情较为严重。据统计，全省涝灾总面积为2.53万公顷，其中绝收5840公顷。

8月14日14时30分至16时，受副高后部高空槽和地面气旋的共同影响，桦甸市东部山区出现一次强降水过程，形成局地大暴雨，1个小时内降雨150毫米以上，造成巨大洪涝灾害。有桦树林子乡、金沙乡、红石砬子镇、二道甸子镇、常山镇等5个乡镇受灾，其中桦树林子乡最为严重。全乡10个村不同程度受灾，其中富民、车辕沟、嘎河、莫拉垦4个村为重灾村，4560公顷耕地受灾，成灾面积4190公顷，绝收1418公顷，其中水毁耕地878公顷，减产粮食1822.6万千克，冲毁乡级公路15千米，桥5座，桥涵59处，损坏堤坝9千米，损坏机电泵站2座，冲毁高压线路3千米，毁坏电杆12基，冲毁通讯光缆3千米，15处交通中断。28户村民房屋进水，冲走苞米楼25个，粮食12万千克；冲走四轮子拖拉机1台，拦江网3处，冲走大牲畜160头，死亡3人，失踪1人，转移灾民3000人，并且损坏房屋230间，受灾户3168户1.63万人，直接经济损失3231.1万元。

8月31日至9月1日，受台风“派比安”影响，珲春市普遍降了一场暴雨，降水量达 83.1 毫米，图们江洪峰下泻。据不完全统计，珲春市平原地区相当部分农田被洪水淹没，农田过水，水灾对当地的粮食产量产生了一定的影响。全市有 12 个乡镇 53 个村受灾，成灾面积 4031 公顷，成灾比例 48%；旱田成灾面积 1275 公顷，成灾比例 12%。部分地块被冲毁，植株倒伏。植株有 20%的受害，器官受害 10%。预减产 2922.8 万千克。

9 月 3—5 日，受副高后部高空槽和地面冷锋的共同影响，和龙市各乡镇 264.4 公顷玉米遭受洪涝灾害，成灾比例为 8%，部分地块被水冲，植株和器官受害 28%和 22%，全市将减产 18%。各乡镇 93.3 公顷水稻遭受洪涝灾害，成灾比 1%，部分地块被水冲走，植株、器官受害程度为 24%和 18%，全市预计减产 20%。

9 月 15 日傍晚开始，受高空槽及台风“桑美”水汽的影响，吉林省东南部出现明显降水天气，延边地区出现区域性暴雨或大暴雨。15—17 日延边地区过程降水量为 98.6 毫米，较常年同期多 147.1%，居建国以来多雨的第一位。工业交通运输灾情统计：铁路中断 2 条次，停运 50 小时，毁坏路基 270 米，公路中断 39 条次，公路桥涵冲毁 44 座，毁坏路基 1640 米，供电中断 5 条次 48 小时，损坏输电线路 900 米，损坏通讯线路 150 米，直接经济损失 2611.5 万元。水利设施灾情统计：损坏堤防 15.47 千米，堤防决口 8910 米，损坏护岸 17 处，损坏水闸 30 座，渠道决口 3200 米，损坏渡槽 17 座，损坏桥涵 60 座，直接经济损失 3131.3 万元。农林牧渔业灾情统计：农作物受灾面积 5248 公顷，成灾面积 3643 公顷，绝收面积 809 公顷，毁坏耕地面积 125 公顷，约减产粮食 2199.5 万千克，直接经济损失 2560.2 万元。居民受灾灾情统计：6 个县（市）29 个乡镇共计 4.67 余万人受灾，洪水围困人数 302 人，紧急转移 4802 人，损坏房屋 1922 间 4.81 万平方米，倒塌房屋 215 间 5600 平方米，直接经济损失 9441.6 万元。

9 月 16 日和 17 日，受高空槽及台风“桑美”水汽的影响，敦化市降水量分别为 44.0 毫米和 42.3 毫米。大石头镇、红石乡和江南乡 3 个乡（镇）的 2228 公顷农田遭受洪涝灾害，田内积水 3 厘米左右，属轻灾。

第二章　干 旱 灾 害

第一节　概　　述

干旱是吉林省的主要气象灾害，对国民经济特别是粮食生产的影响极大，它常造成水资源的严重缺乏、草原退化、土地沙化和农作物的大幅度减产。吉林省春、夏、秋三季都可发生旱灾，以春旱最多。吉林省春季气候干燥，降水少，大风天多，蒸发强烈，土壤水分支出大于收入，因此常发生春季（4 月下旬至 6 月上旬）作物干旱。1951 年以来，严重的春旱主要有 1951、1961、1963、1966、1968、1974、1975、1984、1985、1987、1988、1993、1996 年，严重春旱的发生平均频率为 26%。西部地区春旱更为频繁，素有“十年九春旱”之说。夏旱一般出现在 7 月中旬至 8 月下旬，此时正是农作物授粉、灌浆期，夏旱造成籽粒果实不能成熟。秋旱一般出现在 9 月上旬前后。就干旱灾害对吉林省农业生产的危害程度而言，夏季和秋季出现干旱的影响往往比春季更为严重。夏秋季节虽然雨水较多，但较不稳定，有的年份也出现较长时期干燥少雨的情况，严重影响作物抽穗开花及灌浆成熟，造成夏秋季作物干旱，如 1989 年和 1995 年西部地区的夏秋旱就大幅减产。1951 年以来，严重的夏秋旱主要有 1952、1955、1958、1963、1967、1970、1972、1977、1982、1989、1992、1997、2000 年，严重夏秋旱的发生平均频率为 26%。

吉林省中西部地区地处著名的松辽平原腹地，是我国重要的商品粮基地，但这里经常有春旱和夏旱发生，严重威胁和阻碍了吉林省农业的稳产高产。遇到春夏季连旱的年份，往往灾情更重，损失更大。如 1989 年和 1997 年，春旱连夏旱造成粮豆减产分别达 35 亿千克和 50 亿千克以上。

一、历史上的干旱灾害

吉林省最早的旱灾记载，可以追溯到公元 1161 年，据史料记载，金大定元年，辽东旱，并引发蝗灾。18 世纪末开始，关于吉林省旱灾的记载内容逐渐连续。

由于吉林省开发较晚，所以历史上相关的灾情记载较少。金时期关于旱灾的记载仅有 3 年，且不很详细。元朝、明朝也分别只有 6 年和 10 年记载。清朝的各类文献中有据可查的有 27 年，1795 年、1807 年、1829 年、1858 年、1875 年、1876 年、1879 年、1883 年、1885 年、1898 年、1899 年、1903 年、1905 年和 1907 年的灾情较重，记载上有大旱、亢旱、收成五分及以下、民掘草根野菜为食、民多流亡等说法。各类文献中民国时期的旱灾记载有 19 年，1914 年、1916 年、1917 年、1919 年、1920 年、1921 年、1926 年、

1928 年、1929 年、1930 年、1931 年、1936 年、1939 年、1942 年、1943 年、1947 年和 1948 年旱情严重，有异常亢旱、旱魃为虐、入夏狂旱、禾苗枯死大半、虽事耕种田苗未见出土、颗粒无收、弃地外迁、粮价上涨、减产 50%、补种荞麦等记载。

二、新中国成立以来的干旱灾害

1949 年以来的重旱年有 1952 年、1955 年、1958 年、1963 年、1967 年、1970 年、1972 年、1977 年、1982 年、1989 年、1992 年、1997 年和 2000 年。从年代际变化来看，20 世纪 60 年代后期至 80 年代初期及 90 年代末期开始，为旱灾频发期。

1958 年是吉林省在 20 世纪 50 年代至 70 年代最严重的干旱年，该年降水特少，春、夏连旱之后，还出现了严重的伏旱，旱区遍及长春、四平、白城、辽源、吉林和延边等 6 个地区，重灾区为吉林省中部的长春和四平地区。1977 年出现了全省范围的干旱，春旱主要出现在白城、长春、四平、吉林和延边等地区，夏秋旱发生在白城、松原、长春、通化、白山和延边等 6 个地区。1982 年出现了全省性夏旱，四平、长春地区还发生了秋吊。1992 年白城、松原、长春、吉林和延边等地区夏旱严重，长春地区还出现明显秋旱。1997 年白城、松原、长春、四平、辽源和吉林等 6 个地区出现了严重夏旱，四平地区部分地方还出现了春旱。2000 年吉林省大部发生夏秋连旱，旱灾较重的地区主要分布在白城、松原、长春、四平、辽源、吉林和通化等地区。

三、干旱指标

由于干旱过程的复杂性及其影响的广泛性，不同部门、不同学科对干旱都有不同的定义和解释。在气象学中，干旱灾害的概念一般定义如下：

旱害是指久晴不雨，植物体内水分大量亏缺，导致植株生长发育不良而减产的一种农业气象现象。可分为土壤干旱和大气干旱。如两者同时发生，则危害严重。旱害程度决定于前期降水量、干旱的持续天数、空气的温度和湿度、风力、地下水位以及作物的种类、生育期和生长状况等。旱害可使植株生长缓滞、叶色变黄、萎蔫卷叶、根系早衰以至整株枯死。

为了较好地研究干旱灾害发生的规律，首先应确定判断干旱灾害的指标。干旱指标是研究干旱灾害的最基本的工具和标准。对大田农作物来说，决定干旱发生及其发生程度的因素主要考虑农田水分盈亏状况，而这又主要取决于大气降水量和土壤水分蒸发量。将各时期作物需水量与降水量、减产率与农田水分盈亏额相比较，结果发现，凡春季连续两旬农田水分都亏损 15 毫米以上的年份多出现较严重的旱情；凡夏秋季连续两旬农田水分都亏损 30 毫米以上的年份也多出现旱情。因为作物需水量年变化相对稳定，农田水分盈亏主要取决于同期雨量。在吉林省，根据大多数农作物的需水特性，和对干旱灾害的抗逆性，以及吉林省农业生产的具体特点，考虑到吉林省各地的降水特征，并经综合实际情况调查研究，这里采用吉林省气象局在《影响我省农业生产的主要不利气象条件的初步分析》一文中总结的干旱指标，来判别全省各地的干旱状况，其具体指标如下：

1. 春旱：自 4 月下旬到 6 月上旬，有连续两旬降水量都小于 5 毫米的年份。
2. 夏秋旱：自 7 月下旬到 9 月上旬，有连续两旬降水量都小于 10 毫米的年份。

四、干旱灾害时空分布规律及特征分析

1. 干旱的机遇

分析一地干旱出现的机遇，是研究干旱灾害的一项重要的内容。同时，也是进一步进行旱涝区划的基本依据。

根据前述吉林省的干旱指标，得出了全省各地的干旱频率。在全省各地中，西部的白城市、松原市及双辽为春旱多发区，春旱发生频率在50%以上，其中白城市春旱发生次数最多，各县发生频率均在60%以上，干旱程度也较重，尤其白城本地春旱频率高达86.2%（见表2.1），因而，素有“十年九春旱”之说。该地区春季气候干燥，风大而频，蒸发强烈，降水量很少，土壤水分的支出常常大于输入，因而，春旱十分严重并且频繁。加上早春底墒差，土壤的保水性差，往往严重影响农作物的播种、出苗和苗期生长。中部的长春市、四平市、辽源市及吉林市，春旱程度比西部要轻，出现的频率比西部也相对偏小，一般在30%～50%之间，平均每2～3年出现一次，是吉林省春旱发生频率偏高的地区。中部地区是吉林省粮食主产区，土质肥沃，生产力水平较高，可在一定程度上减轻春旱灾害。延边春旱发生的频率偏低，为25%左右，平均每3～4年出现一次。南部的通化、白山是全省各地中春旱出现最少的地方，春旱频率一般在20%以下，平均每7年左右才出现一次，并且程度也比较轻，通常不会对春播和出苗带来太大的危害。

表2.1 长春等站干旱出现的频率（%）

灾害	白城	长春	四平	吉林	通化	延吉
春旱	86.2	41.4	31.0	34.5	13.8	27.6
夏秋旱	34.5	10.3	3.4	6.9	6.9	3.4

就干旱灾害对吉林省农业生产的危害程度而言，夏季和秋季出现干旱的影响往往比春季更为严重。在这一时期，各类作物正值花器形成和灌浆时期，是主要作物需水的关键期。就总体而言，夏秋旱出现的机会较春旱要少。从全省各地夏秋旱的出现机遇来看，同样是西部地区的白城市、松原市及双辽频率最大，各县频率在14%～40%之间，平均每3～7年出现一次，属于夏秋旱的多发区。中部地区的长春市夏秋旱频率在10%左右，属于夏秋旱易发区。其他地方夏秋旱出现的机会较少，频率在10%以下，属于夏秋旱偶发区。

2. 吉林省中西部地区春季干旱的气候变化特征

吉林省的干旱主要频发在中西部地区的春季，这里介绍一下其降水的气候变化特征。

周期性变化。对长年代（1909—1996年）资料的分析可知，中西部地区春季（4—5月）降水存在着43.5和21.8年的长周期变化，以21.8周期最为显著，此外，还有9.7和7.3年的短周期变化。对1951年4—5月以来的资料分析也发现，降水有明显的7年、12年和16年的周期变化，且长春、四平、松原、辽源这四个地区也均有准7年的周期振动。4月的降水主要以21.8年和43.5年的周期为主，5月的降水主要以21.8年和29年的变化周期为主，此外还有9.7年的短周期变化（见表2.2）。

年代际变化。对春季降水的年代际变化分析可知，20世纪10年代至40年代，主要表现为多、少雨交替的年代际变化，而后四十年则表现为前少后多的准43.5年的周期变

化。4月的降水在10年代至60年代基本上呈多少交替的年代际变化，基本体现了21.8年左右的准周期变化，而从50年代至80年代则体现了43.5年左右的准周期变化。5月的降水主要体现了前四十年多雨和后四十年少雨的87年左右的准周期变化。

表2.2　吉林省中西部地区春季降水的振动周期（年）

	长周期		短周期	
4　月	43.5	21.8		
5　月	29	21.8	9.7	
4—5月	43.5	21.8	9.7	7.3

阶段性变化。分析发现，春季降水也存在较明显的阶段性变化，多雨阶段一般可持续7～9年，但1968年开始的多雨阶段持续了16年，平均长度为10.7年；少雨阶段一般可持续11～13年，但1939年开始的少雨期长达29年，平均长度为17.7年，目前处在多雨阶段中。4月的多雨阶段一般可持续5～8年，但最近一个多雨期变长为15年，平均8.5年；少雨阶段一般持续14～17年，平均在16年左右，目前仍处在少雨阶段中。5月份的多雨阶段一般可持续6～10年，平均7.8年；少雨阶段一般也在6～10年，但1947—1967年的少雨阶段长达21年，平均为11.8年，目前仍处在多雨阶段中（见表2.3）。

表2.3　吉林省中西部地区春季降水的阶段划分

	多雨阶段	少雨阶段
	1911—1916（6）	1917—1930（14）
	1931—1938（8）	1939—1955（17）
4月	1956—1960（5）	1961—1977（17）
	1978—1992（15）	1993—
平均年数	8.5年	16年
	1910—1918（9）	1919—1928（10）
	1929—1934（6）	1935—1940（6）
5月	1941—1946（6）	1947—1967（21）
	1968—1977（10）	1978—1987（10）
	1988—	
平均年数	7.8年	11.8年
	1910—1916（7）	1917—1929（13）
	1930—1938（9）	1939—1967（29）
4—5月	1968—1983（16）	1984—1994（11）
		1995—
平均年数	10.7年	17.7年

3. 吉林省中西部地区夏季干旱的气候变化特征

对吉林省中西部夏季降雨量进行的功率谱分析得出：吉林省中西部夏季降雨存在着30年左右和3年左右的周期变化。1951—1966年为多雨期，1967—1982年为少雨期，而

1983年—1998年为多雨期，1999年开始吉林省中西部地区进入了一个新的夏季少雨期。降雨的3年周期变化叠加于上述周期变化背景之上。因此，少雨期内的多雨位相年也不会造成区域性严重洪涝灾害。而少雨期的少雨位相年就会造成大旱。

4. 吉林省作物生长期干旱的气候变化特征

用最优二分割法可将1909—1995年吉林省作物生长期（5—9月）降雨划分成多雨期与少雨期，可以得出对农业生产有影响的干旱灾害的一些变化特征，各个时期的具体状况在表2.4中给出。

表2.4 吉林省5—9月多雨期与少雨期划分

多雨时期	持续时间	平均雨量	距平	标准差	多雨年数	涝	旱
1909—1918	10	547	+62	107	8	7	1
1930—1939	10	523	+38	98	7	6	1
1951—1966	16	500	+15	116	13	10	4
1983—1995	13	513	+28	113	9	8	5
平均	12.3	521	+36	108	9.25	7.7	2.8
少雨时期	持续时间	平均雨量	距平	标准差	少雨年数	涝	旱
1919—1929	11	441	-44	138	10	4	5
1940—1950	11	442	-43	138	8	2	7
1967—1982	16	434	-51	142	13	2	9
平均	12.7	439	-46	139	10.3	2.7	7

由表2.4可知，吉林省作物生长期雨量有减少的趋势。分析得出：平均每年减少0.64毫米。另外，多雨期5—9月平均雨量较平均值每年多36毫米，少雨期平均每年少46毫米。5—9月雨量标准差，多雨期平均为108毫米，少雨期平均为139毫米，少雨期比多雨期平均大31毫米。表明少雨期降水年际变化大而频繁。另外，多雨期中多雨年的频率为70%～81%，洪涝年占多雨年的80%～90%，少雨期中少雨年的频率为73%～91%，近两个少雨期干旱年占少雨年的70%～88%。可见多雨期中的多雨年基本都是涝年，而少雨期中的少雨年也绝大多数是干旱年。根据史料及现代观测资料分析，1826年以来吉林省的多少雨期变化规律，其22年左右的周期已于20世纪50年代起变长为30年左右。

五、旱涝区划

旱、涝灾害的发生往往具有一定的区域性和规律性，这是与天气系统、地理因子等诸因素密切相关的。分析易旱、易涝地区的旱、涝灾害特征，可为有关部门更加合理、有效地进行抗旱防涝工作，提供一定的科学依据。这里介绍利用逐旬降水量资料和前述旱涝指标，对全省各地的旱涝状况进行的气候区划（见图2.1），以便更好地理解吉林省的干旱灾特点。各区的旱、涝特征如下：

Ⅰ区：多旱少涝区

这一区域地处东亚季风气候区边缘，主要包括西部的白城地区、松原地区（三岔河除外）以及四平地区西部的双辽县。该区域的平均年降水量一般在370～470毫米之间，5—9月的平均降水量一般在330～410毫米之间；这一区域是全省年蒸发力最大的地方，一般均在770～960毫米之间；年湿润指数属全省最小，一般均在0.40～0.58之间。该区域的春旱频率一般在46%以上，西部最大的地方（也是全省最大的地方）可达86%；夏秋旱的频率一般在10%以上，西部达36%；夏涝频率一般在18%以下，西部接近3%。该区气候温和、干燥、少雨，土壤中的水分难以满足作物生长发育的需要，严重的春旱常常影响春播和作物的出苗；夏秋季出现的“卡脖旱”也时常影响作物的灌浆、成熟。干旱、少雨是这一区域最显著的旱涝特征。

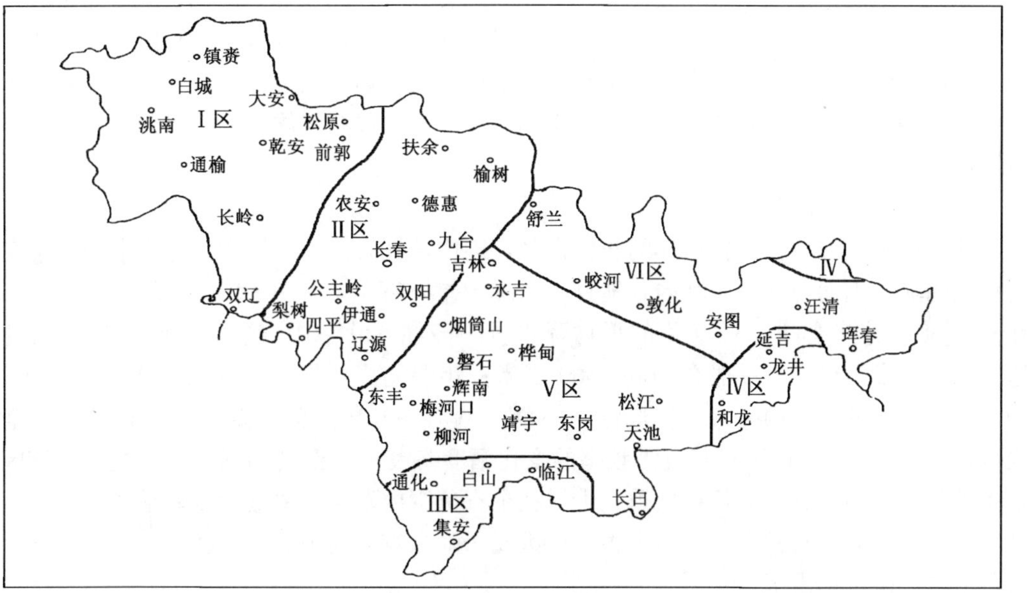

图2.1　吉林省旱涝区划

Ⅱ区：偏旱轻涝区

该区域地处松辽平原的中部，包括整个长春地区、四平地区大部、松原地区东北部的三岔河和吉林地区西部的小部分地区。该区域的平均年降水量一般在510～670毫米之间，5—9月的平均降水量一般在440～550毫米之间；年蒸发力略低于Ⅰ区，一般在640～820毫米；年湿润指数一般在0.66～1.02之间。其春旱频率一般在30%～45%之间，仅次于Ⅰ区；夏秋旱的频率一般在11%以下；夏涝频率一般在20%～35%之间。该区气候温暖、半湿润，大气降水一般可满足作物生长发育的要求。其春季土壤水分略有亏损；夏秋旱较少，干旱程度相应地较Ⅰ区要轻得多。该区的汛期降水比较集中，低洼地带易发生内涝。该区属于春旱偏多、夏涝略多的半湿润气候区。

Ⅲ区：少旱多涝区

该区域主要包括本省南部的通化、临江、集安一带，是全省水分资源最为丰富的地区。这一区域的平均年降水量一般在850～950毫米之间，5—9月的平均降水量一般在700～760毫米之间；年蒸发力一般在610～660毫米；年湿润指数较大，一般在1.37～1.45之间。该区春旱频率较低，一般在13%～18%之间；夏秋旱的频率一般低于7%；

夏涝频率则位居全省之冠，一般在55%以上，最南端的集安可接近90%。该区域干旱出现的机会很少，主要是夏涝常常威胁这里的农业生产。土壤中的水分盈余过多，影响作物体内正常的生理活动；或出现山洪暴发，淹没农田，造成大幅度的减产。湿润、多雨、夏涝多发是这一区域最显著的旱涝特征。

Ⅳ区：轻旱微涝区

位于延吉盆地的该区域是本省旱、涝灾害均较轻发生的地区。这一区域主要包括延吉、龙井、和龙一带和汪清县东北部的罗子沟。该区域的平均年降水量一般在480～520毫米之间，5—9月平均降水量一般在380～440毫米之间；年蒸发力一般在590～720毫米；该区年湿润指数较小，一般在0.70～0.82之间。这一区域的春旱频率一般在27%～31%之间；夏秋旱的频率一般在11%以下；夏涝频率略高于Ⅰ区，一般在13%～21%之间。该区气候温和、湿润，春季土壤水分一般可满足作物生长发育的需求；夏季降水稍多于作物的需水量。该区域属于旱、涝灾害均偏少发生的湿润气候区，从水分条件来看，多风调雨顺之年。

Ⅴ区：少旱偏涝区

该区域主要分布在本省东部的长白山区，因山地气候的差异较大，降水量的时空变化均相当明显，因而，这一区域内各地夏涝状况的差异略大。这一区域的平均年降水量一般在660～820毫米之间，5—9月的平均降水量一般在530～610毫米之间，仅次于Ⅲ区；这里的年蒸发力最小，一般在460～660毫米；年湿润指数较大，一般在1.07～1.56之间。这一区域的春旱频率为全省最低，一般在10%～18%之间；夏秋旱的频率也属全省最低，一般在3.4%以下；其夏涝频率的变化幅度略大，一般在24%～45%之间。该区热量条件复杂，不论春季还是夏秋季，干旱在全省范围内发生几率最少，夏季降水较多，土壤水分盈余较多，时常发生洪涝灾害。该区属于降水较多的湿润气候区。

Ⅵ区：微旱偏涝区

这一区域主要分布在本省东北部的山区和半山区，包括舒兰、蛟河、敦化和汪清县的大部分地方，以及东部近海的珲春等地。该区域的平均年降水量一般在540～710毫米之间，5—9月的平均降水量一般在430～570毫米之间；年蒸发力偏低，一般在520～630毫米；年湿润指数一般在0.88～1.23之间。其春旱频率一般在20%～28%之间；夏秋旱的频率一般在11%以下；夏涝频率一般在27%～38%之间。春季，该区的土壤水分基本上能满足作物的生理需求。其春旱程度较轻，一般对农业生产的危害不大；该区汛期的降水偏多，时常给这里的粮食生产带来不利的影响。

六、抗旱减灾对策

（一）推广先进节水技术

推广水田引水渠道的防渗漏技术、旱田喷灌技术，经济作物和特产作物采用微、滴灌等耕作措施。工业生产的工艺流程中应大力推进节水技术进步，降低水耗，推广废水处理循环利用技术。

（二）科学管水和用水

科学管水包括适当调整水价。根据雨季和主汛期的开始结束期及和强度等搞好水的调度，安排好农业生产。

充分利用地表水。因地制宜多建拦河坝和小电灌站，拦蓄利用更多过境水，以缓解供水矛盾。

科学管理地下水。适当降低平原地区地下水可开采量标准，通过增加地表水供应解决这个缺口，以免造成过度开采带来的恶果。

（三）做好工程抗旱工作

在西部地区选址建地下水库或建北水南调或东水西调工程，前者可充分截蓄大气降水并减少蒸发，后者则可彻底解决西部缺水问题。

（四）避免人为干旱

大范围采用小井灌溉的地区，井口密度和深度一定要合理，以免过密或过浅导致干旱争水时水位下降造成的“人为旱害”。

（五）因地制宜，推广抗旱播种技术

春播期干旱的抗御，西部地区行之有效的催芽坐水种抗旱播种技术要在中部地区大力提倡和推广。

（六）加强高产抗旱品种的培育

高产抗旱优良品种的培育，是缓解农业干旱的根本措施之一。

（七）调整能源结构

针对吉林省干旱频发的气候现状，水库应以少发电、多蓄水，确保供电外的各行业用水为原则，因水电减产产生的供电缺口应由火力发电、风力发电或核电来解决。大力发展清洁、可再生能源，积极应对气候变化导致的吉林省暖干化倾向。

（八）加强农业气象条件预测和对策研究

吉林省冷暖、干湿的年际变化很大，一些年份的年内冷暖、干湿变化也很大，因此加大中期天气预报、短期气候预测的科研力度，提高其预报、预测的准确率，从而为热量资源、水资源的年内和年际调节，合理进行种植结构调整，搞好作物品种布局，以丰水段之水济枯水段之需，以丰水年之水济枯水年之需，提供技术保证。

（九）开发利用空中云水资源

实施“吉林省空中云水资源开发工程”，可使吉林省各地区生态环境恶化趋势得以缓解，抵御旱灾的能力进一步增强，土地生产能力大大提高，不但改善了农牧民的生产生活条件，增加了工农业、电力及人民生活用水，也为各地经济的发展创造了良好的生态环境，是科学抗旱重要手段之一。

第二节　公元 1161—1948 年干旱灾害

金　大定元年（公元 1161 年）　辽东旱。蝗灾。

金　大定十六年（公元 1176 年）　辽东等十路旱、蝗。

金　中统元年（公元 1260 年）　十二月，开原路（今农安）旱。

元　至元十八年（公元1281年）　春二月，以辽阳、广宁、懿、盖诸州水旱免租。

元　至元三十年（公元1293年）　六月丙子，大宁路惠州，连年旱涝，加以役繁，民饥死者五百人。

元　元贞元年（公元1295年）　辽东、开原（今农安）二路旱。

元　元贞二年（公元1296年）　冬十二月，开原路（今农安）旱。
是年，辽东路旱。

元　至顺元年（公元1330年）　秋七月，开原路（今农安）旱。

元　元统二年（公元1334年）　六月，大宁、广宁、辽阳、开原、沈阳、懿州旱。

明　正统元年（公元1436年）　十一月以各卫今岁旱蝗无获。

明　成化十七年（公元1481年）　正月甲午，免辽东辽海、三万二衙成化十六年子粒三千余石，以旱雹灾伤。

明　弘治六年（公元1493年）　四月丙午，以虫、旱灾，免辽东广宁、前屯等二十四衙弘治五年屯粮有差。

明　弘治七年（公元1494年）　七月辛亥，辽东义州等衙自正月以来亢旱，五月以后霪雨连绵。

明　弘治十三年（公元1500年）　辽东大旱。

明　弘治十五年（公元1502年）　十月癸亥，以旱灾免辽东定远左右等十衙卫屯粮有差。

明　嘉靖元年（公元1522年）　十一月，丁巳因辽东发生旱灾，免去广宁、前屯等二十八卫、所屯田的应支粮的差额。

明　嘉靖二年（公元1523年）　二月癸未，辽东旱灾，请赈。

明　嘉靖十一年（公元1532年）　十一月，庚辰辽东发生旱灾。
是年免去辽东的都司、定辽左等二十五卫和所屯田上交粮谷的差额。

明　嘉靖十二年（公元1533年）　十一月亥朔，以辽东旱灾，发太仓银三万济之。

清　康熙二十八年（公元 1689 年）　十月辛巳，盛京、辽阳、兴京屯庄所种田地，顷因亢旱及霜陨，米谷不收，应免其纳租。

清　康熙三十四年（公元 1695 年）　赈盛京旱灾。三十四年，以盛京遇旱，命同侍郎珠都纳往会将军等，支海运存贮米万石，散给贫民，以万石平粜。

清　雍正五年（公元 1727 年）　夏，开原大旱。

清　乾隆三十一年（公元 1766 年）　三月，赈盛京等十三驿饥。三月赈恤奉天盛京驿、旧边、句丽河、白旗堡、二道井、十三山、广宁、小黑山、开原、法库、严千户屯、噶布喇村、萨尔浒等十三驿，乾隆三十一年水灾、旱灾饥民蠲应征额赋，缓征蠲剩银米有差。

清　乾隆五十七年（公元 1792 年）　三月蠲奉天锦州府属乾隆五十六年旱灾额赋，仍赈恤有差。

清　乾隆六十年（公元 1795 年）　九月，盛京所属金州、熊岳、锦州等三城界内宝石山等四百余屯地亩，六月以后未得透雨，高阜处所田禾未能孕穗结实。

清　嘉庆十二年（公元 1807 年）　打牲乌拉（吉林市），大旱。
是年，黑龙江齐齐哈尔等地大旱，民掘草根野菜为食。

清　嘉庆十六年（公元 1811 年）　吉林、三姓、打牲乌拉，旱。

清　嘉庆十七年（公元 1812 年）　吉林、三姓，打牲乌拉，旱。

清　道光五年（公元 1825 年）　吉林各城收成分数歉薄，今年缓征。

清　道光九年（公元 1829 年）　九月，辽阳亢旱成灾，遣官祭太子河及太祖陵。
是年，齐齐哈尔等城被旱、被水成灾。

清　道光十二年（公元 1832 年）　吉林：五、六月间亢旱。秋雨水连绵，收成六分。

清　道光二十年（公元 1840 年）　三姓被旱。

清　咸丰八年（公元 1858 年）　奉化（梨树），大旱，秋虫伤禾稼岁饥（东辽河流域）。

清　咸丰十年（公元 1860 年）　吉林省雨水稀少，土性干燥。

清　同治四年（公元1865年）　吉林、三姓、吉林省城，旱。东辽河流域大有年。

清　光绪元年（公元1875年）　伯都那（扶余），亢旱。吉林乌拉大田收成五分。
是年，伯都纳（今扶余县）全境发生旱灾。

清　光绪二年（公元1876年）　三姓：二麦孕穗之际未雨亢旱，收成三分。

清　光绪五年（公元1879年）　三姓、吉林省城，春夏亢旱、虫灾。三姓：入秋亢旱，收成仅止三分。

清　光绪九年（公元1883年）　三姓：庄稼孕穗之际未雨亢旱，收成三分。

清　光绪十一年（公元1885年）　年五月，长春，入夏以来，旱魃为害，甘霖靳施，虽于望前得雨两次，未能沾渥……靠山等村屯禾苗满目半属枯槁。

清　光绪十九年（公元1893年）　扶余县旱。

清　光绪二十四年（公元1898年）　吉林省城收成四分，春、秋旱。
是年，柳河县夏旱，农田龟裂，禾苗枯萎，年景歉收。

清　光绪二十五年（公元1899年）　吉林省，春雨缺少，亢旱。吉林收成五分，伊通收成五分。

清　光绪二十九年（公元1903年）　三姓：春旱，禾稼孕穗阴雨连绵，籽粒减少，收成四分。

清　光绪三十年（公元1904年）　吉林、三姓，春旱夏冰雹，收成四分。长春：二麦收成五分余。三姓：二麦抽穗开花时亢旱，收成三分。

清　光绪三十一年（公元1905年）　洮南市春旱，直至五月二十四始降透雨。六月十三以后又连续四十天滴雨未落。

清　光绪三十二年（公元1906年）　闰四月，柳河县大旱，禾苗出苗发育缓慢，有的枯萎。

清　光绪三十三年（公元1907年）　大安、安广（农安）：秋大旱，民多流亡。海龙：亢旱。
是年，梅河口严重干旱。

清　宣统元年（公元 1909 年）　因春雨缺少，长岭县大田禾苗发育较晚，又遭秋霜，收获只有四成。

清　宣统三年（公元 1911 年）　扶余县干旱为灾，五谷歉收。

民国　元年（公元 1912 年）　榆树春旱秋涝，全县灾荒，翌年春，贫民乏食。

是年，扶余县旱。

民国　二年（公元 1913 年）　辉南县境内三个月内（六至八月）未下透雨。九月十三日严霜骤降，庄稼被冻死，全县受灾面积一万三千三百六十九点二公顷，其中减产六成的四百七十五公顷，七成的三千四百二十八公顷，八成的九千四百五十四公顷。

是年，梅河口旱灾严重，东西鸭绿岗九万亩庄稼只收二至三成。

民国　三年（公元 1914 年）　春，农安大旱，农历五月十八日才见微雨。全县约有三分之一耕地缺苗，已出土幼苗枯死十分之二。

是年，今洮南市干旱，受灾耕地六千八百八十七公顷。

民国　五年（公元 1916 年）　东丰县干旱，禾苗枯死大半。

民国　六年（公元 1917 年）　农安，水、旱天灾。

是年，通榆县春季异常亢旱，迨入夏以来，四野农民悬犁待雨，竟播种之无从，既经旱涝成灾。核计灾一千七百九十九户，有地二十一万二千二百八十四点七二亩，有收获的六万一千八百七十二点二六亩，实被灾地十五万零四百一十二点四五亩，成灾六、七、八分不等，所到地点十室九空，目击伤心，诚为开通数年未有之奇灾。

民国　八年（公元 1919 年）　大赉县（今大安市）春旱，受灾二十二点六四万亩，灾情遍及全境。

五月二十五至七月十七日，东丰县干旱五十多天，南路五乡、西路四乡、西路三乡旱情严重，庄稼起虫子。

六至九月，通化县降水量三百七十三毫米，较历年少二百一十三毫米。

入夏以来，梅河口久未降雨，干旱成灾农田五点四万亩。

四至六月下旬，磐石县遭受旱灾，粮食作物一般减产三成。

是年，双辽县全县范围内普遍大旱，旱灾面积之广是前所未有的。

民国　九年（公元 1920 年）　长春县上年（1919 年）冬间降雨仅两、三次，入春以来虽有微雨尚不能润湿浮土，刻下天气亢旱，农民虽事耕种田苗未见出土，统计全县除低洼之地少有青苗外，其平坦高岗之地半未播种，间有已经播种者类均枯槁，乡民祷雨万头如蚁，呼地号天莫可遏止……

民国　十年（公元 1921 年）　通榆县因春得雨过迟，地多未种齐全，至旧历五月二十一虽间有雨，村屯然非甘霖博降，所有之高粱、苞米、谷子均被旱干而死，仅有糜子、荞麦每垧地打一二斗不等，查看各地民户场院，均系片间空地，皆无秸秆谷草堆。

是年，伊通县严重伏旱，造成饥荒。

是年，梨树县夏旱，歉收。

民国　十二年（公元 1923 年）　开通（通榆县）、瞻榆两县大旱，“灾民困苦万状”。

民国　十三年（公元 1924 年）　辽源，旱。

是年，辉南县入伏以后天气晴朗无雨，禾苗枯萎，平安川受灾面积三千九百八十五点八公顷，团林子受灾面积九百零七点三公顷，楼街受灾面积七百二十八点三公顷，共五千六百二十一点四公顷。

是年，春至夏，由于少雨干旱，造成蛟河县严重旱灾，农作物产量减产五成以上。

六至九月，通化县降水量三百五十八毫米，较历年少二百三十毫米。

七月下旬至八月中旬，东丰县无雨，庄稼枯死甚多。

民国　十五年（公元 1926 年）　1926 年起，榆树连续三年干旱，每年有七十五万亩地绝收。农安一春不雨已违农时，入夏狂旱，麦寄不秀，孑黎哀呼声澈。

是年，瞻榆县（通榆县）春旱、秋吊，受灾耕地一点一四九三万公顷，受灾村屯一百九十五个，农户一千零一十九户。

六月七日，西安县（今辽源市、东辽县）行政公署公函政字第四十六号文记载：“迳启者查现在天气亢旱，日久不雨，田间禾苗，已经出土者，渐形焦枯，未经出土者更难望萌芽。”

是年（民国十五年），梅河口旱、虫灾同时发生，全境受灾面积一点二万亩。

民国　十七年（公元 1928 年）　安广县（今大安市）五区、六区大旱，颗粒无收。翌年春，弃地外迁者三十余屯，六百余户弃田千余垧。

是年，开通县（通榆县）部分村屯春旱，一十一个村屯的耕地未播上种，受灾面积一千五百公顷，受灾户五十八户。

是年，长岭县天时大旱，全县收成不好（灾情无考）。

民国　十八年（公元 1929 年）　通榆县自春到夏迄今未得一次透雨，虽间有降小雨，每次有如杯水车薪，未能润足，至境内地块，播种者此实属寥寥，因而失时，通榆县连年落旱，灾祸存臻，通榆县于七月十一日天落透雨。此月以来，时雨过期，各处庄稼既感枯槁之虞，以致粮价上涨。

民国　十九年（公元 1930 年）　安广县（今大安市）大旱，农户纷纷弃地迁徙，万余垧耕地荒芜。

六至九月，通化县降水量仅三百二十六毫米，较历年少二百六十二毫米。

民国　二十年（公元 1931 年）　农安，秋旱。二区（今靠山）减为五成年景，六区（麒麟山）、十区（榛柴岗）合计受旱农田一万二千三百一十三垧，平均减产六成。

安广县（今大安市）大旱，十堡九空，几无人烟。

是年，“七区（今洮南市境内）永安等四村旱魃为虐，永不降雨。”

民国　二十五年（公元 1936 年）　是年春，安广县（今大安市）大旱，烧锅镇一带颗粒无收。

是年，乾安县大旱，时逾七月中旬，滴水未降。地皲裂，泡干涸。

民国　二十六年（公元 1937 年）　开通县（通榆县）大旱，年降水量二百四十二点六毫米，大多数农户无粮，以野菜、树皮为食物。

民国　二十七年（公元 1938 年）　至农历六月乾安县未雨，幼苗枯萎，收获减少。

是年，扶余县至农历六月未雨，幼苗枯萎，收获减少。

民国　二十八年（公元 1939 年）　怀德入伏以来，久未满雨，值此炎夏，火伞高张，万物均待雨润，似此亢旱，稼禾草木，皆将枯槁，农民异常惶恐。

入夏，长白县四十多天不见雨点，多数庄稼枯死。七月发生蝗虫，灾情惨重。

是年，东丰县的增福村一带大旱，七至八月中旬四十天无雨。

是年，柳河县春旱，有的旱田播不上种，水田插不上秧，秋后歉收。

民国　二十九年（公元 1940 年）　长岭县的头段、西八大公司、大二号等村屯受旱，耕地成灾面积三千五百七十亩。

民国　三十一年（公元 1942 年）　榆树受旱歉收，只收五成。

从四月二十九日至六月十九日的六十天中，桦甸县只五道沟降雨五十四点八毫米，红石砬子降雨八十三点九毫米，全县大旱，庄稼枯黄，有的旱死。面对旱情，当时县署是束手无策。只有伪县长带领士绅群众，头顶柳圈，挽裤腿，光脚丫，抬着祭品，沿街行走；家家户户烧香泼水，向龙王“求雨”，但并未感动上苍，终成严重灾害。

是年，长白县久旱不雨，马鹿沟外几屯，禾苗枯死，几乎颗粒不收。

民国　三十二年（公元 1943 年）　榆树干旱，农业减产一半。

民国　三十四年（公元 1945 年）　六至九月，通化县降水量三百三十九毫米，较历年少二百四十八毫米。

民国　三十五年（公元 1946 年）　伊通县发生特大干旱，从开春即未下过透雨，播种后又连续干旱，河水干涸，岗地井水枯竭，土地龟裂，禾苗稀少，全县粮食普遍减收。

民国　三十六年（公元 1947 年）　据哲里木盟乌力图盟长讲述，哲里木盟灾荒甚重，辽河决堤被淹耕地达四、五百万垧，荒灾种类有水、旱、风、雹、虫等灾。

六月十五日，瞻榆始终未下雨，靠秋天的雪水种了两万余垧地。洮北县的产粮区宝利、宝泉、万宝三个区下过一场不大的雨，土地只种上一半。开通只有一区一部分村屯在六月六日得二指雨，老百姓正抢种，其他各区始终未下雨，长芽的苞米一部分干死，干种的未出苗。大赉始终未下雨，岗地半数未种等雨，半数留种晚田。突泉始终未下雨，土地多未下种，已种者有的未出，有的则出苗业已干死，等雨种荞麦、糜子。

民国　三十七年（公元 1948 年）　长岭保康区入夏以来很少下雨，庄稼普遍受旱。

是年，乾安县天旱，时逾六月中旬，滴雨未降。受灾面积十三万七千八百五十七垧，绝收七千八百五十九垧。

八月，本科中旗茂区受风、虫、雹、坏种等灾害，坏苞米、高粱、谷子等一千九百四十垧，大家积极补种晚田，均已全部补完。该区二百四十九垧六亩小麦受旱，全部枯死，区政府积极调剂种子，补种荞麦。

第三节　公元 1949—2000 年干旱灾害

1949 年　长春市旱，有 2917 公顷农田受灾。

8 月长白县境内 20 多天不见雨点，秋菜翻种 2 遍，粮食减产 6 成。

夏锄期间和龙县连续 2 个月未下透雨，海兰江基本断流，旱情严重。

是年，扶余县旱，受旱面积 2.06 万公顷，成灾面积 7167 公顷。

1950 年　梅河口干旱无雨，受灾面积 1.87 万公顷，高程在 350 米以上的南部低山区和北部丘陵区，受旱面积 9133 公顷，其中重旱面积 1800 公顷。

6—9 月，通化县降水量 352 毫米，较历年少 236 毫米，当年粮豆总产量 5226.3 万千克，较 1949 年的粮豆总产量的 5139.3 万千克增产 87 万千克。

1951 年　乾安、长岭：春旱。四平市发生夏秋旱。白城市发生春旱和夏秋旱。

白城（今白城市洮北区）全县干旱，农作物整个生育期的雨量比常年少 20%左右，从春季到 7 月中旬没下一场透雨，到芒种时播种面积仅占 60%，已播种的大田有 70%发生芽干或出苗后旱死。有 145 个村全年滴雨未落。全县农业收成仅是 3 成年景。

洮南县遭受历史少见的春旱，受灾耕地 12.33 万公顷。北部半山区及南部沙丘区等因此没能春播，大多数乡村补种晚田和秋菜。粮食平均亩产 19.05 千克，有万余人外出谋生。

通榆县遭受百年未遇的旱灾，由春到秋未下一场透雨，影响农作物的生长，受灾面既广又严重。当时全县共分为 7 个区，全部都是灾区，其中二、六区收成 3 到 4 成，四、七、八区收成 2 至 3 成，三、五区 2 成以下，由于 1948 年受涝灾，本年就更困难了。全县 1.31 万户（城镇 2976 户）受灾，受灾户占总户数的 72%，占总人口的 69%，颗粒不收的为 3051 户，占总户数的 23.3%，大部分群众的粮食只能维持到今冬。

是年，开通县（通榆县）因未得透雨，又遭受 4 次大风沙的灾害，坨子地大部成灾；虫、病、鼠等害不断发生。据不完全统计，全县受灾农田 1.4584 万公顷，占播种面积的 25%。

是年，开通、瞻榆两县（通榆县）春季大旱。开通县（通榆县）有 1.052 万公顷的耕地没有播上种，占总耕地面积的 20%；播上种的耕地也只有 5 成苗，秋后颗粒不收的有 6300 公顷。黑龙江省人民致府向开通县（通榆县）拨贷救济粮 122.25 万千克，救济款 2821.7 万元（东北币）及其他救济物资。瞻榆县（通榆县）受灾农田 1.4584 万公顷，占播种面积的 25%。

是年，长岭县春旱，太平川、北正镇一带有 2333 公顷耕地没播上种。当地群众说："鸡没叫，狗没咬，粪堆没打开，山上没长草，磙子没翻身，一年白拉倒。"这一年全县粮食总产量比 1950 年（12398.5 万千克）减少 4136.5 万千克。

1952 年　白城市发生春旱和夏秋旱。长春市、四平市、吉林市、通化市、蛟河县发生春旱。

白城县（今白城市洮北区）部分区、村干旱严重，受灾较重的有 5 个区，年景仅 1 成左右。农民缺粮，发生部分农民逃荒、搬家等现象。县委、县政府深入调查，掌握灾情，宣传政策，稳定了农民情绪，合理发放了救济粮，解决了农民生活困难。

是年，和龙县春旱，受灾面积 4631 公顷，成灾 516 公顷。

1953 年　长春春旱，被灾详情无记载。白城市、前郭县发生春旱和夏秋旱。安广县（今大安市）大旱，受灾面积 3000 余公顷。三岔河、蛟河县发生春旱。延吉市发生夏秋旱。

是年，双辽县遭受旱灾面积达 1.28 万公顷，占农作物播种面积的 27.9%，粮食减产 390.3 万千克。

是年，和龙县春旱，受灾面积 3668 公顷。

1954 年　白城市发生春旱。

1955 年　吉林省西部：夏旱。白城市、吉林市、通化市、通榆县发生夏秋旱。乾安：春旱。前郭、长岭县发生春旱。三岔河发生春旱和夏秋旱。

8 月，白城县（今白城市洮北区）普遍大旱，从春耕开始，全县仅 29 个村下了透雨，27 个村接潮土，180 个村滴雨未落。

10 月，白城县（今白城市洮北区）农业歉收，春、夏、秋三季干旱，粮食严重减产，全县仅获 2 成年景。

是年，入伏后 50 多天洮南县仅降水 7.2 毫米，境内成灾 2.17 万公顷，其中绝收 3245 公顷，受灾人口 5.69 万。

是年，和龙县春旱，受灾面积 173 公顷，成灾面积 73 公顷。

是年，瞻榆县（通榆县）从夏季入伏后，70多日未降透雨，全县5.929万公顷耕地受灾，占总耕地面积的86.8%；其中，7成以上的重灾4.1736万公顷，占耕地面积的60.96%；受灾农户6396户，占总农户的66.95%。同年开通县（通榆县）也遭受较严重旱灾，受灾面积1.7427万公顷。

是年，乾安县风旱成灾，受旱面积3.34万公顷，成灾面积2.16万公顷。

1956年 白城市发生春旱、长岭县发生夏秋旱、双辽县发生春旱和夏秋旱。

1957年 长春地区旱，坏种、芽干的农田面积2.6万公顷，坑种农田面积6.5万公顷。延吉市、前郭、通榆、长岭、双辽、长白、集安、龙井、和龙县发生春旱。

1958年 吉林省受旱面积57.53万公顷，成灾40.86万公顷，占当年耕地面积的9%，是吉林省在50至70年代最重的旱年。特点是：降雨少，春夏连旱，伏旱严重，而且旱灾范围较广，波及长春、四平、白城、辽源、吉林和延边6个地区。重灾区为省中部的长春和四平地区，主要受灾县为农安、双辽、怀德、乾安、榆树和东辽等6县，该6县成灾面积之和达36.25万公顷，占全省旱灾成灾总面积的89%。

白城地区西部（镇赉县、白城市、洮安县、通榆县、乾安县、大安县）8月降水量只有10毫米左右，造成灌浆严重不足，再加上授粉期没有透雨，作物因旱授粉不良。造成白城西部几县严重减产，镇赉、乾安、通榆、洮安、大安5个县平均比前3年减产36%，其中镇赉和通榆县比前3年平均产量分别减产53%和52%。

受热带太平洋高压控制，长春市广大农村出现伏旱，这年从7月第三候（注：气象部门规定五天为一候，即1—5日，6—10日，……各为一候）到8月第一候，连续五个候少雨，候降雨量少于5毫米。总计受灾面积28.4万公顷，成灾19.2万公顷。但由于连续高温，热量够用，且江河沿岸大面积低平高地丰收，故当年全市粮食总产量尚可。

农安县旱灾成灾面积达13.70万公顷，占全省旱灾总面积的33%，为该县当年耕地面积的45%，灾情最重。这年，农安站的年降水量仅351.0毫米，为正常年份的68%，4—7月的降水量分别为13.5、25.0、51.6及37.1毫米，相当正常年份的0.72、0.63、0.54及0.24，特别是庄稼成长需水量大的7月份，还不足正常年份的1/4，是该站有实测记录以来（1938年）的最小值，造成严重的春夏连旱。据该年农安站降雨记录，4月1日至8月6日，期间共有4段缺雨天：4月1—23日，23天；4月26日至5月18日，23天；5月24日至6月10日，18天；7月8日至8月6日，30天。入伏后，早晨无露水，中午作物打蔫，大豆落花，玉米秆抽缩，高粱黄4～5个底叶，到8月7日降了25.8毫米的大雨，旱象开始缓解。

6月中旬到7月末，柳河县全县约50天未下雨，出现了几十年未见的大旱象，河水断流，禾苗枯萎。

6月中旬至7月末，磐石县50多天干旱无雨，全县有571座水库、塘坝无水，769道拦河坝断流，6324公顷水田干枯。

是年，梅河口因旱受灾面积2933公顷。

1958年，辽源市从播种到8月下旬一直没下透雨，出现了严重旱情。水田因缺水地面干裂，山地禾苗枯萎，全市旱灾面积 2 万公顷，粮食单产 91 千克，是建国以来产量较低的年份。东丰县全年大旱。从播种到秋收前 200 多天没下透雨，山地禾苗枯萎，水田干裂，至 8 月 6 日全县尚有 12.6 万人参加抗旱。东丰县粮食亩产平均仅有 45 千克，比建国以来的平均亩产少 35 千克。

6—8 月，东辽县高温少雨，3 个月中仅降雨 120 毫米，属严重旱灾，全县有 4 万公顷坡岗地受灾。

6—9 月，通化县降水量 380 毫米，较历年少 208 毫米，7、8 月份降雨极少，田间禾苗几乎干枯，政府组织人力抗旱浇水，但杯水车薪，作用甚微。当年粮豆总产量 8799.4 万千克，较 1957 年的粮豆总产量 5512.8 万千克增产 3287.6 万千克，增产 59.6%。

7—8 月份，前郭县降雨量仅 114 毫米，造成严重减产，粮食产量比 50 年代平均年产量下降 11%。

是年，双辽县春播时发生旱情。进入 7、8 月份，全县出现高温少雨天气，致使农作物又发生伏旱。据县气象站观测资料，全县年降水量为 349.7 毫米，比多年平均值少 41.3%。6—8 月仅降雨 181.3 毫米，比同期多年平均值 392.7 毫米少 53.8%。由于降雨量少，气温高，中小河流断流，农田遭受不同程度的旱灾，全县受灾面积达 12816 公顷。

双辽县旱灾成灾面积达 8 万公顷，占全省成灾总面积的 20%，为该县当年耕地面积的 66%。这年郑家屯站的年降水量仅 323.4 毫米，为正常年份的 69%，春夏连旱。4 月 1 日至 23 日的 23 天里，降小雨 2 次，共 1.3 毫米，24 日和 25 日降雨 20.1 和 2.0 毫米。4 月 26 日至 5 月 17 日的 22 天里，降小雨 3 次，共 5.8 毫米。5 月 18 日至 24 日降雨 6 次，共 25.3 毫米。5 月 25 日至 6 月 15 日的 22 天里，降小雨 7 次，共 12.2 毫米。6 月 16 日至 7 月 21 日，降雨 12 次，共 102.3 毫米。7 月 22 日至 8 月 15 日的 25 天里，降小雨 4 次，共 3.7 毫米。4—8 月期间，有 4 段缺雨，春夏连旱，雨情和影响农作物生长情况与农安县相似。

东部各地区的旱情，主要是伏旱，以吉林市郊区最重。吉林站 7 月份的降水量仅 29.6 毫米，为有实测记录以来 43 年中的最小值，为该月正常年份的 15%。从 6 月 30 日至 8 月 6 日的 38 天里，降小雨 11 次，共 30.2 毫米，最大日降水量为 7 月 18 日和 27 日的 5.5 毫米，造成严重旱情。高粱、玉米普遍旱卷了叶，大豆有 1/3 旱掉了花，蔬菜普遍旱得落花掉果。吉林市郊区旱灾成灾面积达 0.60 万公顷，为当年耕地面积的 13%。

7 月 14 日到 8 月 5 日舒兰干旱特严重，是历年来未有的，旱灾时间从 7 月 14 日到 8 月 5 日这时期只降水 6.3 毫米，温度高于去年同期 4.5℃，作物生长受到很大影响，谷子穗尖 1～3 厘米没有结实，高粱、大豆都旱卷叶子，高粱长不高就抽很少的穗，玉米旱得更严重，有的抽一个小穗，有的一个也没有，总之减产 20%～30%。

是年，和龙县春旱，受灾面积 293 公顷，成灾面积 80 公顷。

1959 年　榆树、德惠、农安三县春旱。四平市、白城市、梨树、大安、扶余、前郭、乾安、通榆县发生春旱。

是年，伊通县全县发生春旱，从 5 月 5 日至 6 月 13 日的 40 天中，只降雨 14.1 毫米，占历年同期的 21%。

1960 年 白城市发生春旱。镇赉、乾安、通榆县发生春旱。洮安县发生春旱和夏秋旱。

6 月镇赉降水量较少，土壤含水量满足不了作物要求，土壤干土层深达 7 厘米，小麦地 30 厘米，土层内水分很少，故旱象已造成，小麦植株有枯萎死亡现象，籽粒少灌水不良，估计减产一半以上，大田作物生长发育也受到抑制，生长缓慢。

1961 年 白城市、镇赉、大安、扶余、前郭、乾安县发生春旱和夏秋旱。长春市、四平市、辽源市、怀德、双辽、伊通、梨树、农安、九台、双阳、洮安、通榆、长岭县发生春旱。通化市发生夏秋旱。

8 月，乾安本月降水与历年汛期比较是最少的一年，自 8 月 2 日下透雨以来，一直没下过透雨，因此大田作物呈现旱象，这正是大秋作物灌浆成熟时期，同时秋菜生产也受影响，估计大秋作物减产 1 到 2 成。

是年，和龙县春旱，成灾面积 493 公顷。

1962 年 白城市发生春旱和夏秋旱。镇赉、扶余、双辽、农安县发生夏秋旱。大安、集安县发生春旱。洮安县发生春旱和夏秋旱。

4 月 17 日至 6 月 8 日，安图县无雨，布尔哈通河、长兴河、福兴河断流。水田干涸，受灾面积 3141 公顷，占播种面积的 14.3%。由于通力抗旱，当年粮食未减产。

5 月 27 日至 7 月 4 日的 39 天，桦甸县五道沟水文站降雨 25.2 毫米，民立水文站降雨 27.4 毫米，旱情对旱田影响不大，全县有 1/4 水田插秧后水源断绝，稻地干涸，生产受到严重威胁。在党的领导下，积极组织群众抗旱，领导干部分片包干，采取挖泉、打井、电灌、截潜流等办法，在大旱之年，全年粮豆产量比 1961 年增产 15%。

6 月 17—18 日，龙井因风大和气温较高引起农田灾害，据查范围较大。

是年，和龙县春旱，成灾面积 645 公顷。

是年，白城县（今白城市洮北区）发生严重春旱和秋旱，从上年 6 月下旬开始 300 多天基本无雨。农村大部分土地旱到 7～8 寸深，岗地 1/3 米多深，土层薄的地方已到沙底。春耕播种推迟 20 多天。大部分耕地缺苗、断条严重。秋季农作物灌浆需要雨水时，又遇大旱，是几十年来少见的旱灾。

是年，安广县（今大安市）大旱，9 个月没落透雨。5.5 万公顷耕地没播上种，坏种面积 1 万公顷，补种面积 2.3 万公顷。收获 3 成的有 7 个公社 2 个农场 50 个大队 284 个生产队；收获 4 成的有 5 个公社 36 个大队 199 个生产队；收获 5 成的有 5 个公社 37 个大队 281 个生产队；收获 7 成的有 5 个公社 38 个大队 193 个生产队。

是年，洮南县春旱。全境计划粮食播种 12.5 万公顷，只种上 4305 公顷，其余均种晚田和蔬菜。

1963 年 1—5 月雨雪稀少，土壤干燥，全省较普遍地发生程度不同的旱象。中、西部地区干土层深度一般 0.2～0.23 米，最深 0.33 米多，河流和蓄水工程水量减少，水位下降，大部分中、小灌区不能自流引水灌溉。到 6 月中、下旬，各地区旱情才相继缓和。吉林省 1963 年的春耕播种是在与严重干旱作斗争的情况下进行的。到 8 月中、下旬，四平、白城地区雨少，旱情又再度发生。旱情较重、范围较广、持续时间较长，春旱加秋吊（即指8月中、下旬庄稼受旱为秋吊，俗称“卡脖旱”），是1963年吉林省旱灾的特点。该年全省受旱面积54.80万公顷，成灾34.41万公顷，占当年耕地面积的8%，波及四平、白城、长春、辽源和延边5个地区。灾情以四平、白城、长春3个地区最为严重，成灾面积分别为14.00、10.87万公顷和5.85万公顷，共占全省成灾总面积的89%。主要发生在四平地区的梨树县、双辽县，白城地区的洮安县、乾安县和长春地区的农安县，5县成灾面积之和占全省成灾总面积的70%。灾区的雨情特点是：4—6月及8月雨少，7月份雨大，年降水量接近正常年份。

是年，长春市出现春旱。这年的底墒和和春季降水情况：前一年9—10月降水量少于55毫米，当年4—5月份降水量少于40毫米，第一场接墒雨晚，在5月底出现，造成较为严重的春旱，全市受旱耕地12.1万公顷，成灾5.9万公顷。

是年，辽源市因春季始终无雨，造成春旱。各水库、塘坝大都干涸，东丰县龙头水库水位降至输水洞口以下，放不出水。田地龟裂，未出苗的芽干，直至7月13日普降大雨后，旱情才有所缓解。全市旱灾面积2万公顷，粮食单产98千克，是建国后的第2个大旱年。

是年，因春季无雨，造成东辽县春旱，各水库、塘坝大都干涸，放不出水。田地龟裂，未出苗的芽干，出苗的枯干，直至7月13日普降小雨后，旱情才有所缓解。全县受灾面积2万公顷。

东丰县春旱，龙头水库放不出水，其它水库、塘坝干涸。旱情持续到7月13日解除。

梨树县与双辽县旱灾成灾面积各为6.60万公顷和5.20万公顷，各占当年耕地面积的19%与49%，共占全省总成灾面积的34%，是该年的重灾区域。据梨树气象站观测，4月1日至6月12日的73天里，降小雨13次，共34.8毫米，最大日降水量为5月13日的5.5毫米。郑家屯站在4月1日至6月12日的73天里，降小雨14次，共15.6毫米，最大日降水量为5月6日的4.1毫米。春旱极为严重。6月13日至月末，该两站各降雨分别为65.7毫米与31.4毫米，旱情开始有所缓解。但延缓了农作物的生长。7月份雨多，各为272.6毫米与266.8毫米。8月中旬以后，梨树站8月18日至9月8日的22天里，降4次小雨，共10.8毫米，最大日降水量为8月24日的6.4毫米；郑家屯站8月12日至9月30日的50天里，降小雨17次，共20.2毫米，最大日降水量为9月23日的3.8毫米。春旱之后又发生秋吊。

是年，梨树县农历5月13日前无雨，干土深度达30厘米，影响春耕。

是年，双辽县旱灾面积达4.33万公顷。

洮安县该年旱灾成灾面积6.10万公顷，占全省旱灾成灾总面积的18%，为当年耕地面积的41%，是该县60至70年代的重灾年。该年5、6月份和8月中、下旬雨少，春旱加秋吊。洮南站5月8日至7月3日的57天里，降小雨11次，共22.5毫米，最大日降水量为6月24日的4.1毫米，直到7月5日降雨24.3毫米，旱情才得到缓解。7月份雨多，达285.5毫米。8月12日到9月12日的32天里，降小雨11次，共22.4毫米，最大日降水量为8月26日的6.1毫米，造成了秋吊。

白城市（今白城市洮北区）从5月中旬至7月上旬近2个月无雨，造成庄稼拔节期间严重干旱，有的禾苗已旱死，造成毁种、补种，参差不齐，秋季贪青晚熟，霜又来的早，使粮食减产，农业歉收。

是年，大安县大旱，至6月7日有18个公社滴雨未下。

是年，6月，通榆县有616个生产队遭受旱、风、虫等自然灾害，受灾农田2.5614万公顷，占播种面积的21%。其中，风灾7541公顷，旱灾1.7221万公顷，虫灾852公顷。7月4日至5日，县内大部分公社降了雷阵雨，新兴、乌兰花公社降雨量150毫米，雨大风急（最大达12级），部分地方还夹带冰雹。全县8个公社，17个生产大队，86个生产队遭到内涝和雹灾。受灾农田7781公顷，占8个公社播种总面积的12.6%；其中，受灾减产8成以上的农田2936公顷。此外，还有50间房盖被风刮坏。

是年，通榆县春旱，到6月初才降了一场15毫米左右的雨。有616个生产队遭受不同程度的旱灾，占生产队总数的61.6%。受灾面积1.7221万公顷。受灾较重的为县境西部、西北部的团结、新发、包拉温都、良井子、瞻榆、新华、同发、兴隆山、新兴公社（场）及瞻榆镇。其中，包拉温都公社播种1400公顷，受灾800公顷。

延边朝鲜族自治州从4月中旬到6月上旬的50多天里，降水量约20毫米，各河流水量锐减，全州发生大面积春旱。海兰河断流8天，布尔哈通河断流20多天，山区小河大多干涸1个多月。有1.30万公顷水田不能按时插秧，1600公顷大田小苗枯死毁种，全自治州受旱耕地达3.60万公顷，成灾1.27万公顷。古洞河引水工程从4月26日至6月18日共补充海兰河水量1560万立方米，对缓和海兰河流域旱情发挥了决定性作用；汪清自年初以来到目前为止，1—5月份降水与历年同期相比少50%以上，且风力较大，造成严重干旱受灾面积883公顷。

是年，抚松县发生春旱，有11个公社播下的种子不出土，已出土的苗被干死，受灾面积达375公顷，部分水田改旱作。

是年，和龙县春旱，1月份降雨量0.3毫米，2月降雨量0.3毫米，5月份降雨量20.7毫米。大部分水田无法泡田插秧，全县插秧时间大大推迟。

1964年 吉林省部分地区春旱秋涝，长岭春旱。白城市、四平市、长春市、辽源市、吉林市、延吉市、镇赉、大安、洮安、扶余、前郭、乾安、怀德、双辽、伊通、梨树、榆树、德惠、农安、九台、双阳、东丰、舒兰、蛟河、烟筒山、桦甸、磐石、辉南、海龙、靖宇、抚松、临江、长白、罗子沟、敦化、明月镇、汪清、龙井、松江、和龙县发生春旱，被灾损失无记载。

4月25日至5月30日，前郭县30多天没有降雨，耕地土层干15厘米以上，种子芽干、缺苗断条和毁种面积达4万公顷。

6月，大安由于5—6月全县大部分地方少雨，出现不同程度旱象，有不少土地出苗很差或没种上，需在6月后期补种，造成全县30%晚苗。

是年，和龙县春旱，由于水源不足，全县有4000公顷水田没有插上秧，改种旱田。

1965年 吉林省大部分地区初夏大旱。长春市普遍春旱。四平市、白城市、吉林市、怀德、双辽、伊通、梨树、九台、榆树、德惠、农安、双阳、镇赉、大安、洮安、扶余、前郭、乾安、三岔河、通榆、长岭、舒兰、蛟河、烟筒山、长白、龙井、和龙县发生春旱。

6月大安由于5月至6月29日全县少雨，出现不同程度干旱，有2万公顷地未及时插秧，雨后改种晚田，坐水种的大田作物出苗后20%旱死，66%枯萎。

6月乾安本年度发生了40余年未有过的春旱。自1964年9月15日至1965年6月24日间没有下过一场透雨，总降水量31.2毫米，较历年同期平均降水量126.4毫米少75.3%，全县81000公顷耕地全部遭受干旱威胁，经过全民动员抗旱夺苗，只有30%的耕地保了苗。6月25日，突然降了暴雨，降水量达50.3毫米，从此以后，干旱转多雨，但为时已晚，只能抢种荞麦、糜子等早熟作物和秋菜。

是年，白城市（今白城市洮北区）发生严重春旱和秋吊，大田作物粮食减产2～3成。

是年，入春后，通榆县除5月19日新发、向海、兴隆山等公社部分生产队和6月14日十花道公社红光、青海大队下了4.5毫米雨外，到7月，其他地方未落雨。已抓住苗的耕地7.7万公顷，占总播种面积的64.7%；七成苗以上耕地5.3万公顷，占总播种面积的44.54%。干旱时间之长，受灾程度之重均超过了历史上大旱的1951年。

7月，海龙由于本月少雨干旱，据统计有0.9万公顷农田遭灾，其中成灾面积为460～550公顷，又有少部分水稻没有插秧和拔草。

是年，梅河口春、夏旱情严重，许多地方水稻插秧时缺水，受灾面积4333公顷。

是年，6—9月，通化县降水量371毫米，较历年少217毫米。当年粮豆总产量10773.7万千克。较1964年的粮豆总产量7650.7万千克增产3123千克，增产40.8%。

是年，和龙县春旱。

1966年　长春市、白城市、四平市、辽源市、吉林市、通化市、延吉市、榆树、德惠、农安、九台、双阳、镇赉、大安、洮安、扶余、前郭、乾安、长岭、通榆、三岔河、怀德、双辽、伊通、梨树、东丰、舒兰、蛟河、烟筒山、磐石、辉南、靖宇、临江、柳河、罗子沟、敦化、汪清、明月镇、珲春县发生春旱。

是年，和龙县春旱。

1967年　长春、德惠、农安春旱加伏旱。长春市、农安县出现秋旱。双阳县发生夏秋旱。这年8月中旬到9月上旬降水量少于50毫米，并有连续半个月以上的少雨段（在少雨段内，没有日平均大于10毫米的降雨过程）。

白城市、镇赉、大安、扶余、前郭、乾安、长岭、辽源市、烟筒山、东丰、海龙、柳河、长白、罗子沟、集安县发生春旱。四平市、怀德、双辽、伊通、洮安、辉南县发生春旱和夏秋旱。梨树、通榆、磐石县发生夏秋旱。

是年，吉林省中西部地区伏秋旱。

1968年　吉林省平原地区春夏旱。旱灾发生在吉林省中、西部地区的四平、白城、辽源、长春和吉林地区。受旱面积为47.59万公顷，成灾33.49万公顷，分别占当年耕地面积的8%和5.6%。特点是6、7月份雨少，夏旱严重。旱灾主要发生在四平地区的怀德、梨树和双辽县，这3个县成灾面积之和占全省旱灾成灾总面积的67%。双辽县的双山、卧虎和永家公社，7月份铲地冒烟，趟地不见湿土，庄稼叶面卷拢，大豆卷叶，高粱、玉米“黄脚”（即底叶枯黄）。到8月中旬普降大雨，旱情才得到缓解。

1968年吉林省粮豆产量比1967年减少4%，重灾区的怀德、梨树、双辽3县各减少8%、7%和20%。

乾安春旱重。长春市、镇赉、大安、通榆、乾安、长岭、怀德、双辽、梨树县发生春旱和夏秋旱。白城市、辽源市、吉林市、延吉市、舒兰、桦甸、辉南、蛟河、靖宇、抚松、洮安、扶余、前郭、三岔河、德惠、农安、九台、伊通、东岗、临江、罗子沟、敦化、明月镇、汪清、龙井、松江、和龙县发生春旱。

是年，通榆县从去年8月开始到本年5月4日，没有落雨，春风大气温高，春旱十分严重；部分平川地和岗地已干到0.3米左右。全县11.8万公顷粮豆播种面积，无浆可顶种的5.8万公顷；已播种的耕地中有2万公顷抓不住苗。此外，从4月14日始，连续刮了8天大风，已播种的地被风剥了7500公顷。

入春至8月8日，白城市（今白城市洮北区）只降了几次小雨，大部分耕地没有接潮，绝大部分耕地几乎没有降雨，旱情十分严重，是几十年来罕见的。其特点是干旱时间长，面积大。全市集体耕地7443公顷，除电机井附近能够灌溉的部分农作物长势较好外，其他大部分庄稼棵矮、叶黄，70%以上的谷类作物只一二尺高，每株叶黄1/2。玉米有绺无缨，高粱穗小码稀，大豆一根莛，开花不结荚，薯类有秧无豆。全市粮食和其他作物普遍减产80%。

四平地区旱灾成灾面积达22.40万公顷，是该地区1949—1985年期间灾情最重的年份，粮豆产量比1967年减少9%。怀德、梨树与双辽3县的旱灾成灾面积各为9.30、7.10万公顷与6.00万公顷，各为当年耕地面积的38%、35%和59%。降雨情况是：怀德县三道圈站5—7月份降水量为31.1、48.8和80.1毫米。有两个时段缺雨，一是4月8日至5月22日的45天里，降6次小雨，共8.9毫米；二是7月26日至8月14日的20天里，降2次小雨，共1.7毫米。造成春旱和伏旱。梨树县梨树站6、7月份降水量为34.8、41.2毫米，各为同期正常年份的0.39与0.26。4—8月期间，有3个缺雨时段：一是4月8日至5月22日的45天里，降小雨7次，共11.1毫米，春旱较重；二是6月16日至30日的15天里，降小雨4次，共10.5毫米，接连夏旱；三是7月21日至8月13日的24天里，降4次小雨，共3.7毫米，又发生较重的伏旱。双辽县郑家屯站6、7月份降水量为19.9、77.1毫米，各为同期正常年份的0.29与0.54。4—8月期间，也是3个缺雨时段：一是4月16日至5月22日的37天里，降3次小雨，共4.6毫米，春旱较重；二是6月1日至7月13日的43天里，降14次小雨，共26.5毫米，最大日降水量为6月23日的5.8毫米，夏旱严重；三是7月22日至8月14日的24天里，降4次小雨，共4.4毫米，夏旱之后又发生较重的伏旱。

是年，双辽县遭受旱灾面积1.8万公顷，占农作物播种面积的54.5%，致使粮食减产5349.78万千克。

是年，辽源市全市发生伏旱。受灾面积2万公顷，粮食单产117千克。

是年，镇赉县夏旱，粮食减产幅度为38.7%，每亩减产36千克。

是年，和龙县春旱。

1969年 长春市局部地区春旱。白城市发生春旱。镇赉、大安、洮安、扶余、前郭、乾安、双辽县发生春旱。蛟河县发生夏秋旱。

1970 年　白城市、吉林市、镇赉、洮安、扶余、前郭、蛟河、双阳、榆树、双辽、伊通县发生夏秋旱。通化市、吉林地区、桦甸、柳河、集安、龙井县发生春旱。乾安歉收。双阳县秋旱。

4 月 17 日至 5 月 24 日的 28 天，桦甸县五道沟水文站降雨 9 毫米，民立水文站降雨 14.2 毫米，红石砬子水文站降雨 7.7 毫米，处于春旱之中，5 月下旬降一场中雨后，从 6 月 1 日至 22 日的 21 天，又处于干旱之中，五道沟降雨 4.2 毫米，民立降雨 11.5 毫米，水旱田全受到干旱影响，由于全县人民积极抗旱保苗，挖潜灌田，夺得了粮豆总产比 1969 年增产 83.6%的大丰收。

是年，是辉南县历史上的特旱年份，从 4 月中旬到 5 月降水比历年同期少 36 毫米，气温偏高，6 月降水特少，比平均少 74 毫米，致使旱田缺苗、断苗，水稻近万亩不能插秧，已插上秧的占 20%左右趋于干死，全县受灾面积 4466.7 公顷，其中 866.7 公顷水田因缺水没有插上秧，266.7 公顷水田插秧后被旱死，还有 3333.3 公顷水田因缺水造成草荒而减产。该年打破了“大旱不过 5 月 13”的说法。

6 月，东丰县受旱耕地 8666.7 公顷，成灾 5133 公顷。

是年，辽源市全市受旱灾面积 9000 公顷，成灾 5600 公顷。粮食单产 147.2 千克。

是年，东辽县伏旱，连续 50 天无雨，土地干裂，河流干涸，粮食绝收，四座小（二）型水库因无水报废。

是年，是柳河县典型中等干旱年，春季插秧期干旱，全县有 4467 公顷水田受灾，占水田插秧总面积的 36.2%。

是年，磐石县春季连续干旱近百天，全县小水库、塘坝干涸，水田出现大面积插后干。

1971 年　吉林省夏旱秋霜。白城市、镇赉、洮安、扶余、前郭、乾安、三岔河、通榆、双辽、汪清、龙井县发生春旱。大安县发生夏秋旱，全县受灾面积 1.2 万公顷。

是年，东丰县春旱，一面山等公社因旱缺水，7 月 2 日水田还在插秧。

是年，镇赉县春季大旱，全县毁种面积近万公顷。

是年，和龙县春旱，成灾 2800 公顷。和龙县发生了十几年少见的春旱，从 1 月至 5 月都少于多年平均降雨量，3 月份降雨量 3.6 毫米，4 月份 3.3 毫米，5 月份 39.1 毫米，各月降水量均少于多年平均降水量，小河已经断流。

1972 年　全省旱。白城市、洮安、扶余、通榆县发生春旱和夏秋旱。四平市、吉林市、通化市、延吉市、怀德、双辽、伊通、梨树、镇赉、前郭、乾安、长岭、三岔河、榆树、德惠、农安、九台、双阳、舒兰、蛟河、永吉、辉南、海龙、靖宇、抚松、柳河、东岗、临江、罗子沟、敦化、汪清、明月镇、珲春、龙井、和龙县发生春旱。大安县发生夏秋旱。是年，长春市普遍遭旱灾，干旱面积 45.9 万公顷。

春季，梨树自 3 月下旬到 5 月 13 日近 2 个月内降雨 18 毫米，出现了严重的干旱，很多地方芽干未出苗，最后不得不补种、毁种。

白城地区春季播种中期普遍发生干旱，干旱面积达 40.8 万公顷。占全区耕地面积的 1/3。主要是洮儿河流域的洮安、镇赉、白城市和大安。

白城市洮北区全年偏旱，整个农作物生育期的降雨量仅156毫米，比常年少180毫米，远不能满足作物的生长需要，从7月中旬到9月下旬，持续65天没下一场透雨。由于全年干旱少雨，农作物单位面积产量减产5成左右。

是年，通榆县春旱严重，7月21日才普降透雨。全县有18个公社受灾，其中，最严重的是兴隆山和团结两个公社。兴隆山公社受灾耕地9600公顷，占总耕地面积的70%。团结公社北河大队4个生产队，基本上颗粒不收。秋后，全县粮食平均亩产只有31.5千克。为建国以来单产最低年份。国家拨给通榆县救灾款75万元。

是年，吉林省遭受旱灾。截至7月21日，白城地区严重干旱面积22万公顷，已经死苗面积4.9万公顷。哲盟严重干旱面积40万公顷，其中成灾面积10.7万公顷。四平地区干旱面积18.8万公顷。长春地区干旱面积45.9万公顷。吉林地区水田干旱面积2万公顷，其中严重干裂断水的1.12万公顷。通化地区水田干旱面积7300多公顷，其中严重干裂的有3400公顷。

是年，从4月1日至5月13日的43天中，伊通县只降了8.9毫米的雨。

是年，双辽县受旱灾面积达3733公顷，减少粮食42.756万千克。旱灾不仅使粮食减少，草原产草量也减少。全县草原面积7.46万公顷，旱年枯死3240公顷，占草场总面积的4.3%，其余面积产草量减少50%。

是年，梅河口春旱缺水，致使一些水田改为旱田，受灾面积5800公顷。

是年，镇赉县大旱，全县干旱面积达5万公顷，占全部播种面积的45%。

是年，和龙县春旱，受灾面积7333公顷。

1973年 农安、德惠、九台和长春郊区等地都出现了秋旱。长春市受旱耕地16万公顷，成灾10万公顷。乾安重春旱。白城市、通榆、镇赉、大安、洮安、扶余、前郭县发生春旱和夏秋旱。三岔河、长岭、德惠、农安、双辽县发生春旱。通化市发生夏秋旱。

5月8日，白城地区出现旱象，正在蔓延。全区最近多风无雨。北部的镇赉、洮安、突泉、通榆、科右东部、长岭北部、大安西部、前郭西南部旱象较重。目前没种的地，全部需要坐水种。通榆县已播种的9万公顷地中，有20%芽干出不来苗。镇赉反映，全县未种的2.17万公顷地全部需要坐水种。

5月10日，白城地区的旱象正在蔓延。目前全区干旱面积达44万公顷。镇赉、洮南、突泉、白城市、前郭、通榆、长岭、大安、乾安、科右前旗旱象较重。据洮南、大安、镇赉三县统计，干旱面积有6万公顷，严重的地方干土层已达平垄。

是年，7月，正值玉米拔节期，长白县遭受旱灾，受灾面积占总耕地面积的9.4%。

是年，东丰县农田旱灾面积4133公顷，成灾3000公顷。

是年，和龙县夏旱，受灾面积3475公顷，成灾面积2480公顷，本年6至7月，旱象严重，6月份的降雨量低于多年平均降雨量，7月份的降雨量为54.2毫米，不到多年平均降雨量的一半。海兰江上游基本断流，福洞河已经断流，龙水乡铁道南的水田已经龟裂。这是建国以来最严重的2次夏旱。

是年，长岭县春旱，受害耕地9.27万公顷，占当年播种面积52%，其中成灾面积42200公顷。全县粮食总产量比1970年（2.26亿万千克）减少3140.5万千克。受灾严重的三团和龙凤公社，粮食亩产平均37.5千克，比上3年平均单产减少51%。

1974 年　白城市、镇赉、三岔河、通榆、梨树、榆树、农安、德惠、九台县和长春郊区等地发生了春旱，其中长春郊区还出现了伏旱。长春市受旱面积 7.5 万公顷，成灾 2.7 万公顷。吉林地区 7 月旱，干旱严重。

是年，吉林省中部地区前期少雨，后期雨多。

是年，长岭县春旱，又遇夏旱，个别生产队当年没下种，磙子没翻身。全县受灾耕地面积 5.38 万公顷。

入春后，由于春风大，降水少，吉林省中、西部地区普遍干旱。据不完全统计，全省发生干旱面积达 84.8 万公顷。西部白城、哲盟地区干旱严重。到 5 月末，白城地区干旱面积达 19.5 万公顷，其中芽干坏种面积 5.6 万公顷，有 6.7 万公顷地没种上。白城地区的通榆县从上年 10 月到当年 5 月 20 日，总降水量只有 28.7 毫米。比上年同期 52 毫米减少 23.3 毫米。镇赉县 11.9 万公顷耕地中，有 30％的地由于干旱出不来苗，有 60 多公顷地出苗后被旱死。哲里木盟各旗（县）普遍出现干旱。七、八级大风连续不断，气温高达 40℃。由于春风大，气温高，降水少，干旱比较严重。全盟干旱面积已达 26 万多公顷。中部长春、四平地区也出现干旱。长春地区由于旱象发展，芽干、坏种、炕种面积大量增加。农安县有 17 个公社 229 个大队 2231 个小队严重干旱，面积达 4.5 万公顷，占全县播种面积的 17％。这个县的哈拉海公社 1.2 万公顷耕地中，只有 5000 公顷地有苗，风剥地 1000 公顷，炕种 3000 公顷，未种上的 1000 公顷，还有 2000 公顷只有 4、5 成苗。榆树县进入 5 月份以来，降水量只有 2.9 毫米，是 17 年来所没有的。全县有 37 个公社 370 个大队 3300 个生产队发生干旱，面积达 8.3 万公顷，其中出不来苗的就有 3 万公顷。四平地区的伊通、双辽、辽源等县（市）也出现了干旱，面积 10 万多公顷。伊通县干旱面积 2.8 万公顷，占耕地面积的 34％。双辽县由于干旱现象的发展，炕种面积已达到 1.9 万公顷。此外，白城、哲盟和长春地区受风灾面积 5.8 万多公顷。

是年，入春后，由于春风大，降水少，本省中西部地区普遍干旱。烧种面积 11.3 万公顷，芽干坏种面积 9.6 万公顷。有 0.6 万多公顷地没有种上。

8 月 22 日的后几天，由于高温无雨，吉林省不少地方出现旱象。据哲盟、四平、长春等地区反映，目前普遍出现旱象，并有发展蔓延的趋势。据哲盟、四平地区 8 月 25 日反映，当前旱象较严重。哲盟入伏以来干旱少雨。全盟发生干旱面积 42 万公顷，其中比较严重的有 25 万公顷，颗粒不收已经旱死的有 5.5 万公顷。双辽、梨树、怀德部分地方旱象严重，二伏以来一直没下透雨，干旱面积已达 20 万公顷。

是年，和龙县夏旱，受旱面积 1260 公顷，成灾面积 333 公顷。

1975 年　白城市、镇赉、大安、乾安、双辽县发生春旱和夏秋旱。长春市、四平市、辽源市、吉林市、舒兰、榆树、德惠、农安、九台、双阳、怀德、伊通、梨树、洮安、扶余、前郭、通榆、长岭、桦甸县发生春旱。长春市各县（郊区）还普遍出现了较为严重的秋旱（具体旱情大体同 1967 年，但灾害程度比 1967 年严重）。长春市受旱耕地 17.3 万公顷，成灾 12.0 万公顷。

是年，长春地区除九台外都旱，……由于旱象的发展，不少地方出现了坏种、芽干和烧种，长春地区坏种、芽干面积 2.6 万公顷，烧种面积 6.5 万公顷。

是年，通榆县秋吊严重，全县绝收面积 1.73 万多公顷，占总耕地面积的 17％左右。

是年，春耕以后，伊通县连续干旱，许多农田出现了芽干、坏种现象。

冬春，雨雪稀少，影响泡田插秧。舒兰县雨雪少、春风大、气温高。到5月13日，全县有6400多公顷水田无水泡田。延吉县的东盛，和龙县的头道、龙水一带有8000公顷水田缺水泡田。

入春后，四平地区普遍干旱。到5月15日，四平干旱面积达9.7万公顷。另外，由于旱象的发展，不少地方出现了芽干、坏种、炕种的现象。据长春、四平、白城等地区统计，发现芽干、坏种面积3.3万公顷，炕种面积6万公顷。伊通县岗坡地干旱面积4万公顷，其中有1.5万公顷出不来苗。

入春后的几场小雨没能改变吉林省的旱象，到5月21日，四平地区较重的干旱面积达12万公顷。梨树、怀德、双辽和伊通北部旱象较重，长春地区除九台外都旱。延边地区的和龙、延吉县有7000公顷水田缺水泡田。由于旱象的发展，不少地方出现了坏种、芽干和炕种，据全省不完全统计，由于坏种、芽干已经补种的面积达10.1万公顷。长春地区目前发现坏种、芽干面积2.6万公顷，炕种面积6.5万公顷。四平地区坏种、芽干面积1.6万公顷，炕种面积2万公顷。

7月31日，白城、哲盟地区旱情严重，白城受灾面积60万公顷，其中绝收4.7万公顷；哲盟受灾面积46.7万公顷，其中32.3万公顷受灾严重。

是年，和龙县春旱，受灾面积1610公顷。

1976年　大安县发生春旱。白城市、吉林市、洮安、扶余县发生夏秋旱。

乾安县发生夏秋旱，7月至9月，乾安干旱少雨，降水比历年少，水分不足，对农作物生长发育影响很大。

是年，前郭县发生严重秋吊，7—8月份降雨100毫米，8—9月份降雨78毫米，粮食减产21%。

农安、德惠等县出现了伏旱。

冬春，吉林省西部地区干旱比较严重。中部地区旱情也有所发展。据全省初步统计，共发生干旱面积240万公顷，其中白城地区100万公顷；哲盟66.7万公顷；长春47万公顷；四平26.3万公顷。哲盟从去年1月到10月降雨量为232.5毫米，相当于历年同期的57%，比历史上最少的1973年还少55.7毫米。干旱面积比较广，全盟80万公顷耕地中，干旱面积达66.7万公顷，占83%。较轻的干土层达30～40厘米，严重的达90～100厘米。白城地区去秋无雨，冬天没雪，是历史上罕见的。加上几年来干旱的底广，就更严重了。全区干旱面积达100万公顷，主要分布在洮安、长岭、乾安、通榆、镇赉、突泉、科右前旗的一部分。白城地区12月份召开了抗旱会议，制订规划，1976年水利化面积40万公顷，平均每人0.2公顷水田，现有电机井2.4万眼。

6月中旬以来，全省较普遍地出现高温、少雨天气，不少地方发生了干旱。长春地区发生干旱面积45万公顷，榆树、农安、九台旱情较重。榆树干旱面积13万公顷，农安10万公顷。全区水田缺水干裂面积0.1万公顷。从作物看，谷子、高粱旱情较重。九台县有0.8万公顷谷子、高粱出现黄脚。榆树县有23个公社50多天没下透雨，黑林子、育民、向阳等公社有部分水井已经干涸，吃水要到外地去拉，牲畜也到外地去饮水。四平地区的东丰、东辽、伊通水田干旱严重。伊通县寿山灌区1467公顷水田缺水，占全县水田面积的40%，其中干裂面积980公顷。吉林地区水田干旱严重，目前水田缺水面积48153公顷，干裂面积1.28万公顷。蛟河县大小水库146座，现已干涸92座，大小河流83条，已经断流41条。这个县新立水库蓄水124万立方米，现在只剩9万立方米。龙凤水库蓄水853万立方米，现在只剩303万立方米。永吉县有4座大型水库，现在已经干涸了3座，仅剩星星哨水库有水，但也不多了。全县百万立方米以下的水库153座，现在已经全部干涸了。舒兰县百万立方米以下的水库有17个已经干涸，全县有4条河流已经断流。吉林地区旱田中，梯田、岗坡地、山地普遍出现旱象。通化地区水田干旱缺水面积5667公顷，主要是海龙、柳河、辉南等县。全区有5.33万公顷旱田也出现旱象。延边地区水田干旱缺水面积1.58万公顷，干裂面积5000公顷，旱死面积8公顷。旱田干旱面积8.67万公顷，其中卷叶枯黄面积4万公顷。哲盟的扎旗、右中、开鲁、奈曼、通辽等旗（县）的部分地方也产生旱情，干旱面积13.3万公顷。据各地反映，目前，旱情还在继续发展。

7月上旬吉林省部分地方发生旱灾。据通化地区反映，辉南、海龙、柳河、抚松、靖宇和通化县比较干旱，柳河有2667公顷水田无水，抚松的万良、城郊、大营、新安自流灌的水田也无水。长春地区发生干旱的有23万公顷，其中农安8万公顷，榆树10万公顷，干旱严重的地方苞米打绺。延边地区旱情严重的有30个公社，延吉县开山屯公社，已插秧的水田有600公顷无水泡田，还有10公顷因缺水没有插上秧。四平地区的东丰县有467公顷水田缺水。伊通县有1300公顷水田干旱，其中4公顷苗已枯黄，有36公顷已经断水，有900公顷地裂缝。

到7月15日，长春地区除双阳县6个公社下透雨外，其他各县旱象仍未解除，干旱面积40多万公顷。延边地区除珲春、和龙、延吉县15个公社3.53万公顷旱田继续干旱外，其他各县旱田旱象基本解除，水田旱象仍未解除。目前，缺水面积7333公顷，其中干裂面积4667公顷。通化地区7月11—13日连续降雨，全区基本解除旱象。四平地区伊通县水田缺水面积1120公顷，严重的640公顷。吉林地区除舒兰县外，基本降透雨，旱象全部解除。

7月31日至8月31日的32天中，伊通县连续干旱，降水量只有17.5毫米，只占历年同期降水的13%。这2次严重伏旱，因降水过少，造成部分禾苗枯死，各水库、塘坝水位下降，鱼类干死甚多。寿山水库中的鱼类几乎全部死亡。

是年，6、7月间，伊通县少雨，上万亩水田严重缺水。

是年，东丰县受旱灾农田4667公顷，成灾2933公顷。

是年，春夏之交，抚松县部分社镇有42天没下雨，禾苗枯黄，受灾减产。

是年，和龙县春旱，海兰江水量剧减，八家子段基本断流，全县受灾面积1万多公顷，成灾2070公顷。

1977年 延吉市、白城市、洮安县发生春旱和夏秋旱。大安、扶余、前郭、乾安、三岔河、通榆、长岭、双辽、靖宇、抚松、柳河、东岗、临江、长白、集安、罗子沟、敦化、汪清、明月镇、珲春、龙井县发生夏秋旱。镇赉、伊通、梨树、永吉、图们县发生春旱。

是年，和龙县夏旱，成灾面积4238公顷。

入春后，吉林省西部地区旱情比较严重。据白城、哲盟两个地区 4 月 1 日反映，当前干旱面积 166.7 万公顷，其中旱情严重，土壤失墒面积 66.7 万公顷，全部需要坐水种。吉林地区水库蓄水不足，水田缺水严重。目前全区只蓄水 1.27 亿万立方米，是去年同期的 43%。丰满水库蓄水 28 亿立方米，是历年同期的 55%。全区水田干旱面积 4.14 万公顷，占水田面积的 33.5%，其中舒兰、永吉、磐石 3 县严重受旱面积 3.17 万公顷，占全区受旱面积的 77%。此外，长春、四平地区部分地方水田干旱缺水也比较严重。

8 月 17 日至 9 月 17 日，乾安为干旱期，正值农作物生长发育的关键期，造成籽粒不饱满而减产。

长春市发生夏秋旱。农安、九台和郊区等地出现了较为严重的春旱，旱情虽大体类似于 1963 年，但由于连续几年干旱，其灾情重于 1963 年。而且农安、九台、双阳、和郊区还出现了较为严重的秋旱。这种春秋隔季旱的现象在历史上是少有的，导致各县（郊区）农业上不同程度地减了产。据统计，长春市受旱耕地面积 21.1 万公顷，成灾为 13.2 万公顷。

8 月以后秋旱、高温，对农作物的后期生长和秋菜不利。白城地区干旱面积 80 万公顷。

是年，长白县遭受旱灾，受灾面积占总耕地面积的 4.9%。

1978 年　延吉市、白城市、通化市、镇赉、大安、扶余、三岔河、通榆、榆树、农安、烟筒山、东丰、磐石、靖宇、抚松、柳河、临江、长白、集安、罗子沟、敦化、汪清、珲春、龙井、和龙县发生春旱。洮安、乾安、德惠县发生春旱和夏秋旱。长春市出现秋旱。蛟河县发生夏秋旱。

3、4 月份，中、西部地区旱情比较严重，据统计，干旱面积达 180 万公顷，占大田计划面积的 44.4%。4 月末 5 月初以来，由于各地相继落了透雨，旱象基本解除。水田缺水现象得到缓解。

4 月下旬以来，吉林省降雨虽然偏多，但白城、延边、哲盟地区的部分地方由于雨量不足，旱象仍未解除。白城地区 4 月下旬以来，8 级以上的大风次数偏多，一些地方旱象有加重的趋势。白城地区镇赉、洮安、通榆、突泉东部、乾安西北部、大安的西部，有 33 万多公顷地需要采取抗旱措施才能播种。延边地区的图们、延吉市、和龙、延吉县旱象仍在发展。土壤墒情差，早种的玉米还在土里，大部分没有萌动。哲盟 4 月下旬以来连续刮了 6 场 8 级以上的大风，通辽市、开鲁、扎旗、通辽 4 个县（市）有 3880 公顷小麦、蓖麻、甜菜遭受风灾，其中有 26.7 公顷毁种。吉林省中部地区由于雨量大，雨量集中，造成低洼地过湿和积水。据榆树、农安、怀德和梨树 4 个县的统计，有 3.7 万多公顷地无法耕种。

到 5 月 9 日，白城、延边、哲盟地区的大部分地方由于雨水稀少，大风次数偏多，土壤失墒严重，旱象仍在发展。有的地块土壤含水量已经下降到 8%以下。旱情严重的洮安县发生干旱面积 10 万多公顷。

由于早春低温和部分地方受干旱的影响，苗出的晚些。到 5 月 31 日，旱田的铲趟进度比去年同期少 33 万多公顷。通化、延边还有 1.3 万公顷地缺水泡田。全省水田插秧进度比去年同期少 6.7 万多公顷。

6月2日，大安县春旱，6333公顷耕地未播种。

前期气温低，秧苗长的缓慢，插秧晚。到6月6日，长春、通化、延边地区由于干旱，一部分地块缺水泡田，有的泡一半又干了。通化地区6667公顷地缺水泡田。延边地区6667公顷地缺水泡田，可能改旱田。通化、延边地区由于干旱影响，苗出的不齐，出现补后的“老少三辈”。有的补、毁后旱死，所以苗不齐。

6月下旬气温高，干旱。长春、吉林、延边、四平、通化5个地区水田干旱面积3.87万公顷，占全省水稻插秧面积的13.9%。其中2.2万公顷已经干裂。延边、吉林两区的水田干旱较重，延边地区达1.2万公顷，占水田面积的24.7%，其中0.7万公顷已经干裂。吉林水田干旱面积1.43万公顷，占水田面积的13.8%，其中全干的1.21万公顷，占插秧面积的11.7%。蛟河的干旱严重，每天增加200公顷。延边地区敦化县的干旱面积达2667公顷，占旱田面积的10%左右，其中1333公顷已经干枯。

6月末、7月初，白城、长春地区由于高温少雨，又出现了干旱，这2个地区受旱面积达73万多公顷。榆树、九台等县旱情严重。榆树县受旱面积12万公顷，占大田播种面积的45%。九台县受旱8.1万公顷，占54%。此外，全省水田插秧后干旱缺水面积2万公顷。

是年，双辽县旱灾面积3566公顷，占农作物播种面积的4.3%，粮食减产314.275万千克，全县水田受灾面积为612公顷，占水稻播种面积的35.3%，其中缺水未播种的面积有105公顷。因缺水造成减产面积有470公顷；秧苗旱死的面积有37公顷。

是年，辉南县出现了类似1970年的旱情，虽然采取了很多措施，但因为连续4年干旱，水库蓄水严重不足，灾情仍然严重，受灾面积3586.7公顷，成灾面积1026.7公顷。为了减少旱、涝灾害造成的损失，本县先后修建了青顶子水库、小椅山水库和其他水利工程，从根本上解决了三通河和蛤蟆河两个流域的水田缺水问题。

是年，柳河县接近特枯年，全县水田干旱达5667公顷，其中严重干旱3667公顷，没插上秧的有2000公顷；旱田干旱较重的达1.33万公顷。

是年，梅河口干旱。受灾面积9333公顷，由于抗旱工程发挥效益，没有造成更大损失。

是年，磐石县严重干旱少雨，全县多年年平均降水量为719毫米，而这年仅424毫米，中、东部16个社镇几个月没下透雨，全县共有7180公顷水田插后干，600多公顷水田没插上秧。

是年春，抚松县有5个公社的部分生产大队连续27天没下雨。

是年，和龙县春旱，受灾面积3545公顷。

是年，安图县大旱，受灾面积5671.6公顷，占播种面积的21.6%，成灾面积3650.4公顷，减产粮食766.07万千克。

1979年 白城市、镇赉县、洮安、德惠县发生春旱和夏秋旱。长春市、大安、扶余、前郭、乾安、三岔河、榆树、桦甸、明月镇、敦化县发生春旱。珲春、龙井县发生夏秋旱。

是年春播结束后，吉林省不少地方旱象严重。从5月中旬开始，全省普遍出现高温少雨天气，5月下旬平均气温为21.2℃，比历年同期高4.7℃，5月份的降水量比历年同期少4成多。水田插秧受到严重威胁，有2万公顷水田由于干旱缺水没插上秧。插秧后，又有2万公顷水田干旱缺水，出现插后干，严重影响水稻正常发育。6月末至7月上旬，白城、长春地区高温少雨，旱情严重，这两个区大田作物受旱面积73万公顷。

是年，旱灾主要发生在长春、吉林两市以及延边朝鲜族自治州。特点是5月和8月份雨少，春旱加秋吊。由于处在枯水周期，连年干旱，许多小河断流，水库蓄水很少，能用于灌溉的水量仅9.40亿立方米，全省有13万公顷水田缺水，1.60万公顷没有插上秧，是1949年以来水田缺水最严重的年份。吉林省苗期干旱，干旱面积达233万多公顷，其中水田缺水面积8.7万多公顷，旱田干旱面积白城地区为113万公顷；哲盟53万公顷；长春地区47.73万公顷；四平地区13万公顷。据农安、榆树、双辽、镇赉、左中等县（旗）调查，土壤大量失墒。10～30厘米土层含水量仅为8%，最高的只有17%。据白城地区9个县观测，耕作层土壤含水量一般在10%左右，均不能保证发芽。

是年，长春市受旱耕地达47.73万公顷，成灾34.66万公顷，占当年耕地面积的31%，为全省旱灾成灾总面积的92%，是该地区1949—1985年成灾面积最大的年份。旱灾主要发生在榆树、农安两县，成灾面积各为21.30万公顷和13.30万公顷，各占当年耕地面积的73%和46%。榆树县的成灾面积占全省成灾总面积的56%，是1949—1985年期间全省在一年中成灾面积最大的县份，也是该县同期旱灾最重的年份。在5至8月期间有3段缺雨期，5月份降雨很少，仅14～23毫米，约为常年的1/2，发生严重春旱；到8月下旬又缺雨，造成春旱加秋吊。榆树县东部新立站，5月4日至6月2日的30天里，降小雨3次，共2.8毫米；7月30日至8月9日的11天里，降小雨3次，共6.4毫米；8月17日至30日的14天里，降小雨3次，共1.3毫米。榆树县西部的苏家岗站，5月6日至6月1日的27天里，只降雨0.1毫米；8月17日至30日的14天里，只降小雨3次，共1.3毫米。农安县东部农安站，5月6日至6月3日的29天里，降2次小雨，共2.5毫米；7月29日至8月9日的12天里，降小雨2次，共7.6毫米；8月17日至30日的14天里，只降雨0.8毫米。农安县西部的三盛玉站，5月6日至6月3日的29天里，降小雨3次，共2.0毫米；6月26日至7月8日的13天里，降小雨2次，共4.0毫米；8月17日至30日的14天里，没有降雨。据两县调查，5月中、下旬土壤大量失墒，10～30厘米土层含水量为8%～17%，到6月4日普降中雨，旱情才有所缓解。8月份的秋旱，又促使农作物灌浆迟后，籽粒不足，千粒重降低。

是年，吉林市受旱耕地3.90万公顷，成灾2万公顷，为当年耕地面积的5%，是该地区1949—1980年期间旱灾最重的年份。旱灾主要发生在永吉、磐石两县，成灾面积分别为0.80万公顷与0.70万公顷，各为当年耕地面积的6%与10%。降雨情况与榆树、农安两县相似。永吉县口前站5月份降水量6.9毫米，是1957年建站以来的最小值。自4月25日至6月7日的44天里，降小雨11次，共17.3毫米，最大日降水量为5月5日的6.0毫米。8月17日至30日期间，降小雨5次，共6.7毫米。磐石县磐石站5月7日至6月3日的28天里，降小雨6次，共20.2毫米，最大日降水量为5月16日的5.7毫米。8月5日至31日的27天里，降小雨8次，共17.5毫米，最大日降水量为8月14日的7.9毫米。磐石县没插上秧的水田有2666公顷，水田改旱田面积1346公顷，插后干面积2982公顷，旱田毁种面积154公顷，缺苗3成以上的面积1558公顷。磐石县镇郊公社1万公顷水稻有30%没抽穗，压圈的只有40%。据统计，吉林市有1.20万公顷玉米播种后长期干旱，出苗不齐。水稻有 0.70 万公顷没插上秧，2 万公顷插后干，稻瘟病 2 万公顷，加之 8 月中旬低温多雨，截至 8 月 25 日，全区有 20%～30%没抽齐穗，已抽穗、扬花的受粉也受到了影响，减产 1.25 亿千克。

延边朝鲜族自治州播种期和插秧期干旱，截至 8 月 25 日，延边地区有 30%的水稻刚抽穗。受旱面积 2.45 万公顷，成灾面积 1.21 万公顷。

是年，双辽县干旱面积 3.97 万公顷，建设等 8 个社（镇）进行了春灌，面积为 7800 公顷。桂花公社干旱面积达 3.47 万公顷，有 5 个大队干旱严重，全县因干旱粮食减产 32.37 万千克。

是年，和龙县春旱，全县受灾面积 3255 公顷。

是年，磐石县继上年干旱后又遭历史上罕见的大干旱，全县有 2666 公顷水田没插上秧，水田改旱田 1346 公顷，插后干 2983 公顷，旱田毁种 154 公顷，缺苗 3 成以上的 1553 公顷。

是年，桦甸县插秧期连续干旱。5 月份五道沟水文站降雨 25.6 毫米，民立降雨 14.7 毫米，红石砬子降雨 17 毫米，全县 467 公顷水田没插上秧，1333 公顷水田插秧后干涸。县政府拨抗旱救灾款 196 万元，截潜流，建机井，维修抗旱工程 263 处，抢种早熟作物。大旱之年粮豆总产量仅比丰收的 1978 年减产 9.76%。

是年 11 月 10 日记述：全年秋雨少，不少水库蓄水量显著下降。土壤墒情不如去年同期。秋干对翌年春耕播种和水田泡田威胁很大。

1980 年 长春市出现了伏旱（旱情大体同 1958 年）。双辽、明月镇、敦化县发生春旱。永吉、珲春县发生夏秋旱。

3 月 19 日至 6 月 10 日，双辽县 70 多天共降水 46.2 毫米，比历年同期少 34.4 毫米，全县除新立、太平两公社外，绝大部分公社没有降过一次透雨。干旱面积达 3.33 万多公顷，有些社队毁种 2～3 次。

从年初到 6 月份，白城地区发生干旱。除了春播期间有 40 万公顷干旱，影响出苗，造成发干或芽干外，在苗期还有 18.48 万公顷严重干旱。

从春播至立秋，洮南县有 17 个公社（镇）没落透雨，造成 10 万余公顷耕地受灾，绝收 3.33 万公顷。其中那金、永胜、金祥、煤窑、永茂、铫东、兴业、福顺、瓦房、野马、聚宝、姚炎等公社受灾耕地 5.70 万公顷。

6 月 20 日至 7 月 17 日，乾安连续 47 天没下透雨，严重影响作物生长。

7 月 28 日至 8 月 10 日，珲春只有 0.1 毫米的降水，8 月 13 日，玉米地块旱象较重，主要症状是叶子卷缩、干枯甚至茎秆也有干的现象。

是年，和龙县春旱、夏旱，全年降水量只有 303.9 毫米。这是和龙气象站 1957 年建站以来观测的降雨量最少的一年，6 月份降雨量 46.7 毫米，7 月份降雨量 70.3 毫米，8 月份降雨量 50.2 毫米，春旱接着夏旱，小河断流。龙水乡铁路南是县内旱情最严重的一带，在福洞河断流的情况下，采取了提引海兰江水和挖掘水源措施，基本解决了插秧用水。全县受灾面积 1120 公顷，成灾面积 713 公顷。

是年，安图县大旱，受灾面积 1.8 万公顷，成灾面积 4000 公顷，其中明月镇、亮兵、新合等公社的 18 个生产队受灾严重。

7月下旬吉林省中西部地区出现了持续高温少雨天气，大秋作物出现伏旱。白城地区严重伏旱面积38.3万公顷。其中洮安最重，全县严重伏旱面积7万公顷，其中绝收面积1.9万公顷。另外，镇赉、大安等县伏旱也较严重。长春地区的榆树、九台、农安、德惠等县也出现持续伏旱。农安县严重伏旱面积13.3万公顷，耕地已干裂。

8月，长白县的长白镇、马鹿沟、半截沟、十四道沟、十三道沟、十二道沟等公社遭受旱灾，秋后各公社又遭雹灾，减产约125万千克。

从春播至立秋（8月7日），洮南县有17个公社（镇）没落透雨，造成10万余公顷耕地受灾，绝收3.33万公顷。其中那金、永胜、金祥、煤窑、永茂、洮东、兴业、福顺、瓦房、野马、聚宝、姚炎等公社受灾耕地5.70万公顷。

是年9月4日记述本省灾情：二伏前后旱象严重。白城、长春、四平地区统计，发生伏旱面积达88.6万公顷，严重影响了作物正常生长发育。受旱地块玉米较普遍出现秃尖、粒薄，成熟不如去年同期。桦甸县发生夏秋旱。

1981年 镇赉、大安、洮安、前郭、乾安、长岭、农安县发生春旱。图们县发生夏秋旱。

入春后至6月15日，前郭未降透雨，出现严重的干旱，受灾面积6000公顷。

白城地区和长春、四平地区的一部分地方，5月中旬以来，雨水稀少，旱情日趋严重。全省干旱面积高达72.5万公顷，进入6月下旬后，全省各地普遍降了小到中雨，有些地方降了大雨，基本扫除了旱象。到6月末，只有洮安、镇赉、白城三县（市）的12.4万公顷大田作物仍有不同程度的干旱。

春播至8月，通榆县22个社（镇、场）基本未降透雨，严重干旱。受灾农田6.508万公顷，占总耕地面积的50%。其中，绝收4050公顷。受灾严重的鸿兴、乌兰花等公社，减产5成以上的农田有1000公顷左右。

5月下旬至6月16日，前郭玉米干旱面积100%，死亡7.5%，植株矮小，发育期延迟，基部呈红色（占80%）。

5月21日至6月20日，乾安旱情持续31天，大部分玉米幼苗萎蔫，少数枯死，干旱在全县范围内普遍发生。

6月1—21日，大安由于前期降水少，底墒差，玉米100%的植株在中午处于凋萎状态，有的开始死亡，16日降水后有缓和，21日出现透雨，旱象方得以解除。

截至到6月10日，西部地区与中部地区部分县旱情仍有所发展。白城全区干旱面积达32万公顷，前郭、扶余、长岭、大安干旱较严重。其中前郭县干旱面积近9.3万公顷，受旱面积占粮豆面积的2/3，屏风公社有1333公顷玉米旱死。

6月20—22日，吉林省普遍降中到大雨后，原来干旱比较严重的白城地区和长春、四平地区部分地方的旱象得到了不同程度的缓解。白城地区的乾安、长岭、前郭、扶余4个县目前旱象基本解除，洮安、白城市、镇赉县尚有16.7万公顷作物旱象仍然严重，有的枯萎，有的叶片旱死。

6—9月，通化县降水量385毫米，较历年少203毫米。当年粮豆总产量10595.2万千克，较1980年的粮豆总产量9959.7万千克，增产635.5万千克。

1982 年 全省性夏旱。白城地区主要是 6、7、8 月干旱，四平、长春地区主要是 7、9 月干旱，吉林、延边、通化地区主要是授粉期干旱。因是高温年，就全省粮豆总产来讲，是个丰收年，就局部来讲，遭受旱灾最重的白城市、洮南市、通榆、前郭却是个歉收年，4 个市（县）比前 3 年平均产量减产 17%。这一年的旱灾对蔬菜影响最大。入春后，长春市郊区 7 个蔬菜乡，64 个村，2 个多月没有下过一场透雨，旱象十分严重，多年不遇的旱灾，给蔬菜生产带来了严重的威胁。特别是早豆角、豌豆、角瓜等夏菜，有苗不长，雄花多，雌花少，即便采取了预防措施，也多数落果。土壤干燥，尘土四起，岗地旱到垄底，平地干土层深达 20 厘米，旱象之重，历史罕见。由于干旱从苗期持续到花期，各种作物的营养生长与生殖生长均受到严重的影响，植株普遍矮小，生育期提前。以小麦、马铃薯为最重；大豆分枝少，花稀；谷子未扎下水根；玉米、高粱 1 米高就已抽雄。

4 月 2 日过程降水 15.5 毫米以后，伊通县开始持续高温少雨，一直到 8 月 6 日全县普降大雨，才使长达 125 天的春夏连旱基本结束。

5 月 3 日至 7 月 12 日，前郭县 70 天没有降雨，全县 12.6 万公顷耕地普遍受旱，其中严重干旱面积 10 万公顷，旱死各种作物 1.4 万公顷。

从 5 月中旬开始至 7 月 14 日，通榆出现了高温少雨天气，玉米旱象极为严重，全县受灾面积 8 万公顷，占全县总耕地面积的 67%，严重干旱 6 万公顷，占 50%，死苗 3 万公顷，占 25%。7 月下旬至 9 月，通榆降水特少，农作物和秋菜生长均受干旱严重影响，造成全县减产 4 成。

是年，榆树县春夏连旱。4 月 28 日降雨 14.8 毫米，直到 7 月 10 日才降透雨，干旱长达 72 天。个别乡 8 月 17 日才下透雨。旱灾面积 23 万公顷，绝收 6 万公顷。

6 月 3 日至 7 月 10 日，敦化县没有下雨，7201 公顷农田干旱，成灾面积 4100 公顷。

6 月 4—10 日和 6 月 23—30 日，洮南土壤水分不足，玉米叶片午间凋萎，达到轻旱的程度。7 月 1—14 日，洮南部分植株有死亡现象。8 月 2 日至 9 月 3 日，洮南旱情由轻旱发展至重旱。

6 月 5 日，乾安 75%的玉米叶片打绺；6 月 16 日，93%的叶子叶片打绺；7 月 12 日，100%的叶子叶片打绺，部分发黄。

6—8 月，前郭降水特少，连续干旱达 70 天以上，玉米等农作物受到严重的危害。6 月 1 日至 7 月 18 日，前郭县玉米全株受害，受害以沙、岗、坝台和碱地为重，墒情下降，死苗 2333.33 公顷，干旱严重的 3000 公顷叶片萎蔫发育延迟，占总耕地面积的 80.3%。7 月 25 日至 9 月 20 日，前郭县玉米全株受害，全县普遍受旱较重的有 6.67 万公顷，成片旱死，全县旱死作物 933.33 公顷，旱象较重，影响作物的生长发育，叶片萎蔫、植株矮小、发育迟缓。

到 6 月 10 日，旱情日趋严重。近日来，全省持续高温少雨，6 月上旬平均气温比常年高 3℃左右，降雨量少 80%。中部产粮县，有些地方已有 60 多天没降透雨，蒸发量大，旱情明显加剧，许多小塘坝已经干涸，小河断流，地已旱出裂痕，地下水位明显下降，人畜饮水发生困难，有近 4 万公顷被旱死。全省受旱面积已上升到 132.6 万公顷，占耕地面积的 30%左右，其中严重受旱面积为 66.9 万公顷。水田受旱面积达 1.4 万公顷，有 5200 公顷因缺水插不上秧，有 8933 公顷插后干。干旱波及到 4 个地区、19 个县（市）、322 个公社（镇）、3386 个大队、26409 个生产队。受旱面积之大，范围之广，程度之重为近年来所罕见。中部长春、四平地区的13个县（市）普遍受干旱威胁，受旱面积达103.3万公顷，占两地区耕地面积的60%左右，严重受旱面积达44万余公顷。长春市郊区4000公顷早春菜有2000公顷旱死或处于半死状态，另外2000公顷将严重减产。全市5月20日后主要依靠这些春菜供应市民，由于干旱，势必造成6月下旬与7月份蔬菜供应的紧张局面。直播田有80%苗没出齐，坐水毁种后又有50%被旱死。定植的苗，虽然栽时浇了一些水，但栽后一直无雨，发不出新根，已有25%旱死。怀德、伊通、双辽3县北部受灾严重的有54个社（镇），348个大队，2199个生产队。白城地区的扶余、长岭、通榆3县有55个社（镇），558个大队，3488个生产队受灾，干旱面积为27.3万公顷，其中严重的为21.5万公顷。这些地方干土层已达犁底层。吉林地区的磐石、永吉、舒兰3县有8933公顷水田插后干，有3600公顷计划外水田因无水插不上秧。有些社队旱情严重，芒种前坐水补、毁种的地块，出苗后又被旱死，只能等雨后种晚田。

是年，吉林省持续高温少雨，旱情越来越严重，干旱已从中部的长春、四平地区向西部的白城地区发展。到6月15日统计，全省干旱面积已发展到140多万公顷，比5天前增加了近13.3万公顷。严重干旱面积67万多公顷，其中旱死苗面积已达8.7万多公顷，比5天前增加了一倍多。长春地区反映，此前旱情较轻的农安县，在此期间旱情日趋严重，目前已发展到12万公顷。全县1.1万公顷小麦普遍黄脚，只有一尺来高就已抽穗。白城地区前一阶段基本不旱，由于持续高温少雨，干旱越来越重。扶余、长岭、前郭、大安、镇赉、通榆等县都发生了干旱。受旱面积达54.5万公顷，严重干旱面积32万公顷，其中，有4万多公顷沙岗地小苗已旱死。

入春后，长春市郊区7个蔬菜公社、64个大队，截止到6月16日，已有2个多月没下透雨。当前旱象继续发展，情况十分严重。全区春播的220公顷小白菜、300公顷水萝卜，有165公顷旱死，占总数的30%。就是生产水平较高，浇水能力较强的奋进、英俊大队，上述2种春菜也没有出齐。已直播的2200公顷夏菜中，炕种面积308公顷，占14%；坏种面积204公顷，占9.2%；5成苗的面积359公顷，占36.6%；七成到八成苗面积1329公顷，占60.5%。全区夏菜总面积8462公顷中，全苗的面积只有2588公顷，占31%；5成苗以上的面积2770公顷，占33%；5成苗以下的面积742公顷，占8.8%；无苗面积（包括定植后旱死、炕种、芽干等）850公顷，占10%。多年不遇的旱灾，给蔬菜生产带来了严重威胁。特别是早豆角、豌豆、角瓜等早夏菜，有苗不长、雄花多，雌花少，多数落果。土壤干燥，尘土四起，岗地旱到垄底，平地干土层深达20厘米，旱象之重，历史罕见。由于严重的旱灾，导致春夏菜显著减产。据统计，长春郊区春菜减产900万千克，占春菜计划总产的25.7%。夏菜预计减产4、5千万千克，占夏菜计划总产的40%。春夏菜共减产0.5亿千克左右，占春夏菜计划产量的1/3。蔬菜上市量也显著减少。据调查，长春郊区从5月1日到6月14日，蔬菜累计上市量为1745.73万千克，比去年同期的1801.475万千克减少了55.745万千克。

到6月26日，吉林、通化、延边地区部分地方水田缺水越来越突出。吉林地区6月中、下旬3次降水量最多的只有19毫米，量少的8毫米，一般为15～16毫米。由于雨量小，没有径流，小河断流，小塘、小水库干涸，大中型水库水量显著减少。舒兰县5条河断流，6座水库蓄的水仅能维持10天左右。水田干旱缺水比较严重，有的一直没插上秧，有的插后干，地面出现龟裂。全区水田缺水面积2.7万多公顷，占水田面积的26.59%。

主要集中在永吉、舒兰、磐石 3 县。永吉县缺水面积 8518 公顷，舒兰缺水面积 5468 公顷，磐石缺水面积 8949 公顷。通化地区水田缺水面积 3246.4 公顷，其中柳河县 345 公顷，辉南 133 公顷，海龙 2768.4 公顷。延边地区水田缺水面积为 984 公顷，其中和龙 782 公顷，汪清 199 公顷，安图 3.5 公顷。

是年，和龙县发生夏旱，从 6 月份开始平原地区连续 50 天没有下雨，7 月份下了几次小雨，全县除西城乡外，其他地方的水田都不同程度地发生旱情。福洞河的流量已降到 0.2 立方米/秒。龙水乡已插完的 500 公顷水田面临着干旱的威胁。虽然采取了各项抗旱措施，但还有 233 公顷水稻由于缺水未成熟，比往年减产 57.1 万千克。

6 月上旬至 8 月初，梨树县高温、少雨，玉米遭遇了有史以来最严重的旱灾，使 10～20 厘米土层的土壤湿度占田间持水量的 60%，有时下降到 40%左右，致使植株严重缺水。

6 月 11—15 日，永吉因十几天不下雨，水稻田池内水只有 3～4 厘米深，影响水稻分蘖。玉米生长缺水，下午叶子发黄。8 月 4 日，地段内水池几乎干了，植株长的瘦，未灌浆乳熟，5%的叶子干了。

6 月 11 日至 7 月 10 日，榆树墒情不足，大豆叶片午间呈萎蔫状态。

6 月 11 日至 7 月，和龙大豆 10%的植株底叶变黄，部分死掉。

6 月 18—25 日和 6 月 28 日至 7 月 8 日，珲春由于干旱水田断水。

6 月末以后，梅河口 40 余天无降雨，全境 932 座水库、塘坝除中型水库外全部干涸，大面积玉米、高粱、大豆等作物因旱遭受虫灾，减产面积占 33.3%。

6 月 20 日至 7 月 10 日，汪清干旱，6 月 3—7 月 10 日共 37 天总降水量为 8.5 毫米，干旱严重，是历史上少有的，全县水田断水面积 266.67 公顷，大豆枯死面积 2400 公顷，发育期推迟。

6 月 25 日至 7 月 12 日，敦化玉米严重干旱面积约占 10%，90%的植株白天萎蔫、夜晚恢复。

7 月 6 日，白城玉米植株普遍是叶片受害，受害的叶片占总植株的 90%左右，叶片卷缩凋萎，呈灰白色，还有死苗现象，据调查，死苗率占 3%左右。

7 月 8—10 日，桦甸大豆植株叶凋萎，个别花落掉。

7 月上旬吉林省仍然受暖性高气压脊控制，大部分地方全旬高温少雨，旱情急剧发展。至 7 月 10 日统计，旱田受旱面积达 224.8 万公顷，其中死苗的 53.9 万公顷；水田缺水面积 5.7 万公顷，其中插后干面积 5 万公顷。由于干旱从苗期持续到花期，各种作物的营养生长与生殖生长均受到严重影响，植株普遍矮小，生育提前。以小麦、马铃薯最重；大豆分枝少，花稀；谷子还未扎下水根，玉米、高粱一米高就已经抽雄。

高温、大风使土壤水分迅速蒸发，使一些河道断流，小水库塘坝干涸，地下水位下降。据九台县 6 月中旬测定：耕作层表土 5 厘米处的含水量为 5%；10 厘米处为 10%；20 厘米处为 14%；30 厘米处为 10%，已近枯萎数值。郊区 110 座水库塘坝有 2/3 干涸。792 眼农用机电井中有 300 多眼只能抽上半管水，800 多个自然屯有 129 眼民用井无水，使人畜饮水都发生了困难。

春播种后，全市曾有 11.1 万公顷耕地发生了烧种、芽干，不少地方是一片赤地；已出了苗的又有 3.3 万公顷禾芽干死，有些地方毁种补种 3、4 次。双阳县烧种、芽干和死苗的耕地占总面积的57%。5月至7月份旱情还在继续发展。7月上旬，全市大田受旱面积达到79.3万公顷，占大田总播种面积的73%。受旱范围扩大到112个公社，一些丘陵岗地的禾苗枯死，死苗面积达到25.7万公顷，占大田总面积的23%。其中玉米旱死8.1万公顷，占18.4%；高粱死苗1.5万公顷，占15.3%；谷子死7.8万公顷，占59.6%；大豆死5.8万公顷，占36.8%。还有28.5万公顷耕地庄稼出现了枯萎现象，其余的25.4万公顷作物也影响了生长发育。水田有0.6万公顷因无水源插不上秧，插后干涸的有0.8万公顷，占水田面积的20%左右。

长春市郊区蔬菜生产从春到秋一直受到严重干旱的威胁，春播菜无苗毁种的0.1万公顷，占春播总面积的44%；夏菜毁种0.2万公顷，占17%；秋菜毁种0.2万公顷，占3%。已出土的各种菜苗也受旱严重枯萎。从4月下旬刚一出现旱象、市人民政府就采取了有力措施，发动全市人民积极进行抗旱保苗，并取得了较大的成效，但由于旱情十分严重，仍然造成了丘陵岗地粮食作物的减产。

1982年长春市大旱。由于副热带高压偏南，台风活动少等原因的影响，使长春市出现了历史上少见的春夏连旱。从3月下旬到7月中旬100多天里没下过透雨。4—9月整个农作物生长期的全市平均降雨量为265.8毫米，比历年同期（511.8毫米）少48.1%。其中播种期（4月份）降雨量比历年同期少1/3，4—6月份则少2/3；且出现了高温、热风天气，百日平均气温超过历史最高记录，最高气温达34℃，4—5月份6级以上大风多达11次，进入6月份，也还经常有3—5级风。

是年，伊通县发生伏旱，这年夏季60多天未下透雨，许多小塘坝干涸，小河断流，地下水位明显下降，人畜饮用水均发生困难，水田因缺水不能插秧。北部的景台、发展、新兴等乡镇受灾尤重，作物生长受到严重影响。

是年，双辽县旱灾面积占耕地总面积的65%。粮食减产3.095亿千克。

是年，辽源市全年降水328毫米，是多年平均降水量680毫米的48.2%。秋季全市331处水库、塘坝蓄水2027万立方米，去掉死库容1722万立方米，兴利水量仅有305万立方米。这一年是历史上少有的大旱之年，河道断流，水库濒于干涸。全市受灾面积2.9万公顷，成灾面积11853公顷。

是年，东辽县出现大旱，除东辽河外，大部分河流断流，全县蓄水工程无水。

是年，东丰县伏旱，全县129座小（二）型水库、塘坝干涸，水库中鱼全部死光。那丹伯公社4月20日至7月13日，80多天未下透雨，受灾面积3800公顷（水田180公顷），其中6成灾以上的1433公顷，绝收666.7公顷。

是年，磐石县全县连续干旱近70天，小河基本断流，水田无水插秧的1974公顷，插后干的6968公顷，旱田受灾6942公顷。

是年，乾安县全县旱灾，受旱影响，减产5成的2.1万公顷，绝收1.03万公顷。

是年，扶余县全县旱灾，受旱面积23.95万公顷，成灾面积21.8万公顷。

1月8日，由于去年干旱，秋季又不是雨封地，春季降雨（雪）稀少，大风次数比历年多，导致地下水位明显下降，土壤墒情差，水库蓄水减少。全省有灌溉任务的52座大中型水库，3月21日实测，蓄水量为5.2亿立方米，比去年同期减少64%。石头口门、二龙山2座大型水库与五一、甩湾子等5座中型水库均在死库容以下；江河流量减少。二松、饮马河、洮儿河等13条重要河流1月份流量比去年同期减少53%，昭苏太河梨树站、饮马河四马架站已断流。

1983年 由于吉林省上年干旱，秋季又不是雨封地，开春雨雪稀少，大风次数比历年多，导致地下水位明显下降。据白城地区在大安、扶余、洮安等7个县345眼井测定，普遍比历年同期下降30～40厘米，最多的下降77厘米。土壤墒情差。白城地区重点观测，岗平地一般10厘米土壤含水量仅有4%～11%，20厘米6%～12%，30厘米9%～14%。通榆、洮安等地耕层含水量平均只有5%～7%。水库蓄水减少。全省有灌溉任务的52座大中型水库，3月21日测定，蓄水量为5200万立方米，比去年同期减少了64%。石头口门、二龙山2座大型水库与五一、甩弯子、金满、寿山、椅山等5座中型水库均在死库容以下；江河流量减少。二松、饮马河、洮儿河等13条重要河流，1月份流量比去年同期减少53%，昭苏太河梨树站、饮马河四马架站已断流。当前的旱情对农业生产极为不利，据4月5日统计，长春、吉林、四平、白城四个地区中有28个县旱情较重，旱田受旱面积近180万公顷，约占4个地区旱田播种面积的56%；水田缺水面积7.2万公顷，约占计划面积的27%。农安县92%的耕地无墒可抢，全县小水库蓄水量普遍低于闸门；小塘坝基本干涸。288个小队人畜用水困难。有的干土层10厘米以上。伏龙泉公社旱的连小麦都没种上。榆树、双阳部分有水田的队，因缺水，育不了苗。白城地区受旱面积已达93.3万公顷，全区有33.3万公顷能坐水种，13.3万公顷靠机井灌溉，20万公顷可抢墒种，其余26.7万公顷只能干种等雨出苗。受旱地块主要集中在怀德、梨树、伊通、双辽等重点产粮县。

是年，梨树县伏旱，6月下旬至7月末近40天无雨，农作物黄脚，粮食减产。

是年，伊通县又出现了伏旱，使部分乡镇减产。

1984年 长春市经历了历史上罕见的春旱，入伏以后，也几乎没有降透雨，6月份全区平均降雨量71.6毫米，比历年同期的82.4毫米少10.8毫米，比1983年同期的123.3毫米少51.7毫米；7月份全区平均降雨量133.9毫米，比历年同期的176.8毫米少42.9毫米。

4月中旬，榆树县播后48天没下透雨，全县落干面积4.5万公顷，其中坏种1467公顷。

4月至7月，双辽县降水量105.4～220.2毫米，比1983年同期降水量减少64%～22%，比历年同期减少62%～21%，全县严重干旱。特别是7月23日以后，全县连续高温无雨，日平均气温一般都在33℃左右。全县干旱面积共46666公顷，占耕地面积的47.2%，受灾面积29150公顷，占耕地面积的29.5%。其中减产1～2成的12016公顷，3～5成的11380公顷，6～8成的2003公顷，绝收面积3750公顷。

是年，由于春旱通榆县有1.3万公顷耕地未能适时播种，占全县总耕地面积的10%；在已播种的耕地中，有3.3万公顷芽干；7成苗以上的只有10.7万公顷，占播种面积的73%。同时，去秋栽植的幼林1.7万公顷，旱死近4000公顷，旱死苗木150多公顷，26.67万公顷草原因干旱长势不佳，占总草原面积的71.43%。春旱之后，全县又遭到了历年少有的伏旱。6月23日后，连续18天滴雨未落。较严重的包拉温都、新华、新发等6个乡28天未降雨，致使岗地、临碱地死苗，造成绝收。全县伏旱面积12.3万公顷，成灾面积 8.12 万公顷，其中绝收 3 万公顷。

5 月 15 日至 7 月 6 日，舒兰因干旱大豆种子炕种，不发芽。

5 月 16—31 日，汪清县近半月总降水量为 1.9 毫米，大豆正处于播种至出苗期，由于干旱造成部分乡村旱田作物出苗不齐，缺苗，断垅，受害面积 60 公顷。

白城市、吉林市、镇赉、洮安、三岔河、通榆、九台、双辽、舒兰、蛟河、永吉、图们县发生春旱。罗子沟发生夏秋旱。

扶余县发生春旱。4 月 30 日至 6 月 5 日，扶余县玉米种子全部埋在土里，因无水而不发芽，5 月上旬土壤返浆和降水才有部分种子发芽，但水分不足，形成苗期干旱。

是年，扶余县全县旱灾，受旱面积 23.6 万公顷，成灾面积 12.5 万公顷。

乾安县发生春旱。5 月 26 日至 7 月 8 日，乾安玉米出苗不齐，个别幼苗叶片萎蔫，部分幼苗叶片白天打绺；7 月 28 日至 8 月 8 日，植株受害特征不明显；8 月 28—9 月 30 日，无明显受害特征。

5 月 7 日至 6 月 6 日，舒兰干旱，使水稻种子出苗不齐，无水泡田。

前郭县发生春旱，大豆全县受害。

是年，洮南县春旱，三合、洮东、永胜、金祥、大通、聚宝、向阳、幸福、福顺等乡 60 多天滴雨未落，有的耕地直至 6 月 17 日才下种。全境 9.07 万公顷耕地受灾，其中死苗 8000 公顷。

1985 年 洮南县春旱，受灾耕地 13.4 万公顷，成灾耕地 4.09 万公顷，其中绝收 1.93 万公顷。

是年春（3 月份），通榆县遭受旱灾。根据气象站进行的土壤墒情测定，岗地土壤含水量低于 6%，平均含水量不足 10%，到 5 月上旬仅降水 8.8 毫米，而遭灾比较严重的团结、新发、瞻榆、兴隆山、乌兰花、向海、双岗、八面等乡镇基本无雨。团结乡建设村的岗地已旱到 1 米深。干旱严重，通榆县尚有 1333 公顷耕地无法播种。同时，干旱又加剧了风灾。进入 5 月以来，全县刮 8 级以上大风十几次，风剥面积 16900 多公顷，占已播种面积的 12.1%。由于风、旱自然灾害的影响，全县受灾面积 5 万余公顷，占总播种面积的 35%，重灾乡镇受灾面积在 60%以上。

6 月，敦化县有 50 余天没有下雨，7466 公顷农田干旱，成灾面积 2477 公顷。

是年，通榆县在 6 月 16 日前后才普降透雨，4 月至 5 月，气温持续偏高，旱情严重。6 月 5 日统计，全县有 2 万公顷地尚未播种，已播种的 14 万公顷中芽干、落干、炕种的有 2.7 万公顷。

是年春，和龙县偏旱，成灾面积 43 公顷。

1986 年 前郭出现春旱夏涝，使农作物严重受灾。

是年，通化市二道江区的鸭园镇发生春旱。

1987 年 长春市春旱。至 5 月 15 日，长春市平均降雨量 3.1 毫米，是自 1909 年以来最旱的一年。榆树县有 5.17 万公顷农田严重干旱失墒；德惠县失墒面积 4.47 万公顷，坏种 1.4 万公顷；农安县有 12 个乡镇受重灾；九台县失墒达 1.33 万公顷，其中芽干

3333公顷；双阳县干旱面积1.53万公顷，其中严重失墒1.13万公顷，芽干近2666.7公顷，郊区有1533.3公顷芽干，坑种2733.3公顷。

是年，通化市二道江区的鸭园镇发生春旱。

1988年 7月，通化市二道江区的二道江乡30天无雨，粮食减产30%。

1989年 夏季，乾安出现严重的干旱，造成粮食产量大幅度下降，减产2成左右。

是年，榆树出现了历史上少见的春、夏、秋连旱，4月份降雨0.9毫米，比历年少30.2毫米，历史罕见。4月份平均气温8.3℃，比历年高2.1℃。8级大风出现6次，致使土壤严重失墒，受灾面积7万多公顷，成灾面积54100公顷。高温、大风、干旱天气，缺苗断条地块较多，虫灾大面积发生，水田插不上秧，旱田枯苗、死苗等严重受灾。受灾面积达18.93万公顷，占耕地面积的65%，产量比前3年平均水平减少25%。

是年，大安市大旱，全市26个乡（镇）受到不同程度的影响，旱情由7月20日延续至8月30日，40天未降透雨，受灾较重的耕地达4万公顷，作物萎蔫有枯叶，岗地个别地块连片枯死，多数地块灌浆不足，全市减产近3成。

是年，洮南市普遍发生旱灾，受灾面积15万公顷，成灾人口12.3万。

是年，7月20日至8月5日，通化市东昌区连续17天没有降雨，发生夏旱，蔬菜、瓜果等农作物减产或绝收。

1991年 5月11日至6月10日，龙井市降水量为10.1毫米，比历年同期的67.8毫米少57.7毫米，出现中等旱灾。据龙井市农业局调查，截止到6月8日，补种面积2666.67公顷，烟苗移栽以后干死面积200公顷。

1992年 7月13—17日，桦甸持续无雨造成干旱，大豆叶片100%受害，玉米叶片枯萎，叶片中午开始凋萎，日落后逐渐复原。

是年，德惠市出现明显秋旱。

7、8月，双阳气温高、降水少，尤其是7月上半月降水特少，仅有7.1毫米，出现了高温少雨严重的伏旱天气，对农作物生长造成了一定影响。

年内，大安市境内西部11个乡（镇）遭受旱灾，受灾面积达5万公顷，其中成灾4.7万公顷。

年内，洮南市在不同时段出现旱灾、雹灾、水灾等，受灾农田13万公顷，受灾人口17万。

年内，通化市二道江区的鸭园镇发生夏旱，农作物减产，沙岗地绝收。

1993年 4—5月，辉南县有2600公顷稻田因严重干旱无水泡田，特别是辉南县春季发生了历史上罕见的春旱，从4月初到5月末达两个月的少雨天气，致使水稻插秧期拖后10多天。近20万公顷农田遭受了旱灾。取补种、毁种、打井等一些生产补救措施。

5月27日，松原小麦开始出现干旱，50%的植株底叶发黄，出现旱象。

7月，长岭月降水量为历史上特少的年份，造成严重的伏旱，抑制农作物的生长发育。

是年，白城市洮北区有8个乡镇遭受旱灾，受灾人口2.43万。受灾面积1.309万公顷，成灾面积6260公顷，绝收面积2630公顷，粮食减产1900万千克，直接经济损失267万元。

年内，德惠市出现明显秋旱。

8月下旬后期，本省中西部地区发生了秋旱。

1994年 4月18日至5月1日，梨树县由于高温少雨，玉米播种不匀，出苗不齐。5月28日至6月25日，小苗白天萎蔫，上部的叶子卷成管状，受害程度30%。

5月20日，大安玉米处于幼苗期，无雨多晴日，气温高，降水少，茎叶发黄、萎蔫，死苗0.5%。至6月20日，持续高温少雨，较普遍的底叶凋萎，死亡0.8%。

进入5月份以来，通榆县连续出现高温无雨天气，这种天气持续时间长，特别是6月上旬以来，气温高达32～36℃，地表温度高达67℃，其中，团结乡63天无雨。这种高温无雨天气，给通榆县春耕带来极大的影响，是建国以来所没有的。全县22个乡镇普遍遭受旱灾。农田受灾面积14.71万公顷，占全县总耕地面积的93.1%，绝收4万公顷，占总耕地面积的23.7%，同时，全县因旱灾有2.5万公顷的耕地没能及时种上，因灾造成的直接经济损失1.04亿元。受灾人口7.9519万，特重灾人口3.1435万。

6月8日，双阳县因前期持续高温少雨，大豆叶片白天萎蔫，夜间可恢复。6月14日，连续5天最高气温≥30℃，叶片白天萎蔫，夜间尚可恢复。6月18日，持续9天最高气温≥30℃，干土层达5厘米，降水特少。6月20日，持续2旬的高温少雨，一半以上叶片白天萎蔫，夜间不能恢复。6月28日，持续1个月的高温少雨，干土层厚达6～18厘米，植株死亡增加。

6月份，双阳县降水明显少于常年，一直处于高温少雨期内，干土层厚达5～15厘米，土壤水分下降迅速，表层土壤含水率5%～7%，耕作层只有17.6%，平均不足18%。受灾的乡镇有16个，157个村，人口达30万，面积达9600公顷，占总耕地面积的12.9%。其中玉米受灾面积3500公顷，减产7～8成以上的有238公顷，占玉米播种面积的7.6%，占受灾面积的6.8%；大豆受灾面积1600公顷，减产7～8成以上的有1200公顷，占大豆播种面积的10.7%，占受灾面积的75%；水稻受灾面积4000公顷，减产7～8成以上的有1350公顷，占水稻播种面积的15.2%，占受灾面积的33.75%；经济作物受灾面积500公顷，绝收面积有300公顷，占受灾面积的60%。农作物的表现是：玉米叶片下垂打绺，萎蔫，叶心卷缩，叶子干缩，植株下部叶片干枯，山坡地植株死亡；大豆叶片卷缩、枯萎、凋萎枯干，落叶落花，植株死亡；水稻植株叶片打绺下垂、凋萎干枯，大地裂缝2～3厘米宽。流入双阳市境内的几条河流、境内的中、小型水库、池塘、河流，塘坝干涸河流断水，个别地方造成人畜因无水死亡。

6月9—24日，辽源17天降水仅0.2毫米，而蒸发量却达到67.3毫米，此间的11日到21日的连续11天，每天气温均超过30℃，由于高温、少雨、蒸发量大，使部分山地、坡地严重干旱，造成了作物干枯而死或停止生长，平地和洼地影响较小。7月21日至8月2日（即头伏）的13天时间，仅有4.2毫米的降水，而蒸发量为79.2毫米，此间有11天日最高气温≥30℃，正值作物开花、授粉和籽粒形成阶段，致使大田作物籽粒小、空荚多，等等。

6 月 11—30 日，舒兰旱死水稻 1094.66 公顷，占总面积的 2.0%。

6 月 18—25 日，桦甸因出现干旱，各乡普遍有受害地块，旱田玉米成灾面积 9666.67 公顷，大豆 1.33 万公顷，茎叶受害减产大于 2 成，水田缺水面积 2466.67 公顷。

6 月 20 日，大安市因前期持续高温无雨，大豆植株矮小，色不正，叶片变黄，底叶枯萎。

大安市春旱、初夏连旱，高温少雨。从 4 月 1 日至 6 月 24 日，平均气温比历年同期高 2.2℃。6 月气温持续偏高，日最高气温高于 30℃的日数达 11 天，日最高气温达 35.2℃。平均降雨量为 35.2 毫米，比历年同期少 56.7%。全市受灾面积达 7.2 万公顷，其中，成灾 6.8 万公顷。

6 月 20 日，吉林市水稻出现插后干。由于 6 月中旬以来的高温少雨，吉林市旱情较严重，据吉林市气象局调查，截止到 6 月 20 日，插后干面积达到 42034 公顷，死苗 3856 公顷。

6 月 20 日，柳河县水稻出现插后干。到 6 月 20 日止，水稻插后干面积为 8000 公顷。

是年，通化市二道江区的鸭园镇发生夏旱，农作物减产，沙岗地绝收。

6 月份，长春地区由于一段时间以来，高温少雨给农作物的生长带来严重影响，全市干旱面积已达 54.93 万公顷，农作物干死的面积 300 公顷，1.67 万公顷水田缺水，其中插后干面积为 1.6 万公顷，严重的地块已出现裂缝，秧苗变黄干死达 1200 公顷，无水插秧的 222.67 公顷，旱灾主要分布在农安县北部以及双阳、九台等半山区乡镇。

6 月份，德惠连续 18 天无降水，有 11 天高温天气，日平均气温在 25～28℃之间，降水少，气温高，持续时间长是常年罕见。据实地调查，全县有 300 公顷水田没有插上秧，有的地块秧苗枯死，小苗长势不好，拔节期由于灌渠断水，严重影响水稻生长，经实测比历年矮 3～5 厘米。旱田主要受害的是玉米，进入拔节期幼苗长势缓慢，2～3 类苗的地块较多，白天特别是中午玉米叶子卷起、萎缩、下垂，但夜间恢复正常，有的叶子发黄枯死。由于干旱的影响，使玉米生长的高度受到限制，经实测，高度为 55 厘米，比历年偏矮 5～7 厘米。

夏季，大安市自 4 月份以来，80 多天未降透雨，春夏连旱，全县 3333.33 公顷土地没播上种，已种上的有 1 万公顷出现大面积死苗现象，旱灾造成减产 2～3 成。

是年，白城发生严重的春夏连旱，个别地块保苗不全，一些岗地毁种。白城市洮北区有 7 个乡镇遭受旱灾。受灾面积 1.23 万公顷，成灾面积 5780 公顷，绝收面积 2136 公顷。粮食减产 1300 万千克，受灾人口 2.238 万，直接经济损失 186 万元。

是年，吉林地区发生了春播期和苗期干旱，春季 4 月份气温高，降水少，第一场透雨比历年晚 20 天左右，春风大，蒸发快，土壤失墒速度快，影响旱田的出苗及苗期的生长发育。根据农业部门的统计，部分地方出苗不齐，缺苗，断条，多数以二类苗为主，三类苗比重也较大。水田严重缺水，全区 1533.33 公顷未插上秧，57466.67 公顷插后干，6933.33 公顷接近干枯死亡。6 月份，气温一直持续偏高，6 月上旬旬平均气温比历年高 1.5℃，中旬气温比历年高 4.8℃。6 月 10—22 日日最高气温≥30℃的日数持续十几天，这样持续的高温天气是历史上罕见的。继 5 月中旬至 6 月上旬连续 3 旬降水偏少，6 月中旬特少，地区平均降水量只有 4.3 毫米。6 月 9—22 日，磐石县滴雨未下，舒兰县 2.4 毫米，最多的蛟河县降水也只有 11.0 毫米。这段长时间的干旱，限制了农作物的生长发育，受旱玉米植株矮小，叶片窄，生长量明显少于常年同期，水稻分蘖数少，受害最重的是大豆。

1995 年　7 月份以来，本省降水分布不均，局地性降水较多，个别地方旱象较为突出，尤其是西部白城地区的大安等地，干土层达 8 厘米，10 厘米深田间持水量仅为 40%，干旱持续时间达 20 天左右。据不完全统计，白城地区干旱总面积为 41.45 万公顷，其中重旱 22.68 万公顷，干枯面积 2.34 万公顷。

7 月 1—25 日，大安市久旱无透雨，玉米底叶变黄，午后萎蔫，有的叶子枯死，植株受害 100%，极个别的植株死亡，受灾面积 9 万公顷，间接损失 2700 万元，预计减产 4 成。8 月 18 日至 9 月 1 日长时间无透雨，底叶变黄，3～4 叶普遍萎蔫，籽粒不饱满，植株受害 100%，预计减产 5 成。年内，由于全年降水特少，春旱、夏旱、秋吊相连，致使大安市全市范围内大面积农田遭受干旱危害，全市受灾面积 8.87 万公顷，占总耕地面积的 95.2%，粮食大幅度减产，平均减产 5 成。直接经济损失达 5885 万元。为了保证灾民维持生产和生活，民政部门共下拨救灾款 107 万元，为灾民建房 200 间。

8 月 14 日到玉米收割，白城市遍布 15 个乡镇成灾面积 6.27 万公顷，占 88%。

年内，白城市洮北区有 15 个乡镇遭受特大旱灾，从春耕到 8 月中旬没下过一场透雨，一些村屯吃水困难。受灾面积 63021 公顷，成灾面积 47768 公顷，绝收面积 1.53 万公顷，粮食减产 3 成。受灾人口 11.23 万。直接经济损失达 1680 万元。

另外，在东南部发生严重的洪涝灾害的同时，本省西部的白城地区发生严重的伏旱，伏旱面积 41.88 万公顷，其中绝收 6.55 万公顷。

年内，通榆气温偏高，降水偏少，干旱严重，农业减产，4—9 月降水仅 221.1 毫米，比历年同期少 42%，旱灾严重，粮豆总产量为 22500 万千克，比上一年减产 40%。

1996 年　4 月 21 日至 6 月 20 日，大安市连续无雨 60 天，干土层 10 厘米，大豆全田受害，叶子变黄、卷缩、枯萎、脱落，灾情较重，减产 4 成，属重旱。继 1995 年的大旱之后，大安市再次出现夏旱和秋吊灾害，全市受灾面积 80110 公顷，占总耕地面积的 86.6%。粮食减产近 3 成。受灾人口达 23.58 万。民政部门安排救济款 284 万元，并及时下拨，对灾民进行了口粮、伤病、衣被救济，并积极组织生产自救。

5 月 10 日至 6 月 30 日，舒兰水稻 2000 公顷不能插秧，占总面积的 0.7%。

5 月中旬至 6 月 9 日，四平市持续高温少雨。截止 6 月 9 日，通过全区的多点调查，土壤干土层达 15 厘米，部分沙坨地、岗地干土层达 20 厘米，全市受旱面积超过 40 万公顷，严重的达 16.67 万公顷，有近 2666.67 公顷玉米地块发现死苗，干旱推迟了玉米生育期。

5 月 11 日至 6 月 12 日，梨树县玉米遭受干旱，灾区主要分布在白山乡等 11 个乡镇，成灾面积 14.87 万公顷，占播种面积的比例为 80%，部分地块缺苗、断垅，减产 10%。

5 月 11 日至 6 月 26 日，白城玉米遭受干旱，旱灾遍布 15 个乡镇，受害 1.33 万公顷，占耕地面积的 19%，部分叶子干缩、脱落，灾后部分乡镇打井灌溉。预计减产 5%。

年内，白城市洮北区入春 50 天滴雨未落，出现“卡脖子旱”。农作物受灾面积 2.13 万公顷，成灾面积 9760 公顷，绝收面积 4386 公顷。粮食减产 4600 万千克，直接经济损失 620 万元。

是年春播以来，榆树部分地区没有降雨，有的地方没有降透雨，截止 6、7 月份旱情较重，天气持续高温少雨，时常刮 3～5 级旱风，旱田部分秧苗开始枯死，一般地块枯死苗在 20%至 30%，严重地块达 50%左右。水田因缺水造成一部分水田没有插上秧和插后干。松花江水位比历年同期降低 1.5 米左右，地下静态水位下降 1.7 米，市内中型水库干涸 1 个，小型水库干涸 2 个，小（二）型水库干涸 58 个，大小塘坝干涸 461 个，大机井抽不上水的约 2500 个，小机井抽不上水的 1340 个，流经榆树市的拉林河、卡岔河现已断流。这次旱灾给榆树市经济造成严重损失。据调查受灾面积 32263 公顷，其中水田 8550 公顷，有 4.06 万户，17.06 万人受灾，饮水发生困难的有 1.18 多万人，牲畜 2769 头，造成直接经济损失约 1985 万元。

5 月下旬至 6 月 4 日，吉林省大部分地方气温偏高，降水偏少，严重地影响了部分地方的农业生产，尤其是对水稻插秧影响甚大。据了解，吉林省的通化地区截止到 6 月 4 日，水稻插秧的面积为 5586.67 公顷，其中梅河口 400 公顷，柳河 2720 公顷，通化县 2333.33 公顷，辉南县 66.67 公顷，集安 66.67 公顷，全地区由于高温少雨，水库缺水灌溉，插后干现象极为严重，每天大约以 400 公顷的速度出现水稻插后干，较为严重的县为柳河县，每天插后干面积为 200 公顷，通化县为 133.33 公顷，其余各县为 66.67 公顷。

5 月下旬至 6 月 10 日，全省旱灾情况：自 5 月下旬后，吉林省一直处于高温少雨状态，旱象较为普遍。据不完全统计，到 6 月 10 日为止，全省水、旱田总受灾面积为 69.87 万公顷。其中旱田受灾面积为 66.67 万公顷，较重的 44.67 万公顷，有 18 万公顷作物中午或下午叶片打绺萎蔫。全省水田受灾总面积为 3.2 万公顷，其中插不上秧的 1.67 万公顷，插后干面积 1.53 万公顷。水田干旱的地区分布为：吉林 2.2 万公顷，其中没插上秧的面积为 1.03 万公顷，插后干面积为 1.17 万公顷；通化 7753.33 公顷，没插上秧的面积为 5600 公顷，插后干面积为 2153.33 公顷。

6 月 10 日，据吉林省农业厅统计结果：柳河县旱灾严重，伊通河、三统河水库断流，居民已有 7 天没有自来水，全县水田总面积 1.67 万公顷，严重干旱的有 5600 公顷，占总面积的 34%，其中 2000 公顷已经枯萎，全县 4133.33 公顷水田插不上秧，有的地块裂缝达 3～4 厘米，受灾乡镇为 11 个，159 个村 1.54 万户受灾。

6 月 10 日至 14 日，吉林省大部分地方自 5 月中旬后，出现了持续的高温少雨天气，旱灾直接影响了农作物的生长发育，影响了水田的插秧和返青。6 月 10—14 日，全省大部分地方出现明显的降水时段，东南部的大部分地方旱象基本解除，但是中西部尤其是西部的白城、松原高温少雨天气仍然维持，农作物受灾严重。

6 月 11 日至 7 月 2 日，松原市、白山市受强大的暖性高压控制，出现了持续性高温少雨天气。松原市 6 月 13 日，极端最高气温达 37.3℃，成为历史同期极值。大于等于 32℃的高温天气达 14 天，也是历史同期所没有的。此期间全市平均降水量不足 1 毫米，比历年同期少 99%。由于长时间的高温少雨，对农作物的生长造成很大影响。到 7 月 3 日上午统计：松原市旱灾面积达 68.04 万公顷，其中重灾 35.42 万公顷，死苗 1.87 万公顷。白山市由于干旱造成旱田受灾 1.4 万公顷，成灾 10066.67 公顷，水田受灾 666.67 公顷，成灾 533.33 公顷。另外，高温干旱使农作物虫害也较严重。由于持续高温少雨，松原市发生严重的大面积旱灾。据松原市政府 7 月 15 日发布的灾情信息，全市干旱总面积为 59.33 万公顷，严重干旱面积为 44.67 万公顷，死苗面积为 3.13 万公顷。集安市受旱总面积 7733.33 公顷。

6 月 24 日，据吉林省农业厅统计，到 6 月 24 日止，全省干旱受灾总面积为 105.87 万公顷，严重受灾 56.6 万公顷，死苗 9.8 万公顷。其中白城地区受灾总面积为 50.67 万公顷，严重受灾 32.33 万公顷，死苗面积为 5.13 万公顷。松原地区受灾总面积为 46.67 万公顷，严重受灾为 20.67 万公顷，死苗面积 3.33 万公顷。长春地区的榆树县七个乡镇旱灾面积为 3 万公顷。全省水稻插后干面积约为 6.67 万公顷，没水插不上秧的面积为 1.13 万公顷。吉林地区水田未插上秧 9000 公顷，占水田面积的 6%，插后干 2.7 万公顷（死苗 2533.33 公顷），占水田面积的 18%，永吉、舒兰、城区的龙潭受灾较重，其次是蛟河、磐石、桦甸。大田作物玉米比常年少 2～3 片叶，平均株高矮 7.5 厘米，大豆比常年少 1～2 片复叶，株高矮 5.6 厘米，5 月中旬至 6 月上旬持续高温少雨，地区平均降雨量为 30 毫米，比历年同期少 63%，列历史同期少雨的第 1 位，平均气温高 2.9℃，列历史同期高温的第 5 位。6 月中旬前半旬，受低涡天气影响，多阵性天气，但雨量分布不均，南多北少，南部旱情有所缓解，北部旱情继续加重，直至 6 月末全区旱情得到缓解。本省受灾总面积达 86.67 万公顷，白城有 4000 多公顷植物已经枯萎。旱区仍然分布在中、西部地区。白城、松原旱灾较为严重。

6 月 25 日至 7 月 31 日，通榆遭受干旱，受灾面积 4.67 万公顷，绝收面积 1.67 万公顷。8 月受灾面积 8.67 万公顷，绝收 3.33 万公顷。

8 月 18 日至 9 月 22 日，白城遭受干旱，受灾面积 41.53 万公顷，绝收 8.93 万公顷。

8 月 18—31 日，大安在春夏连旱的情况下，8 月份仅 9 日降了透雨，自 18 日起又干旱起来，各种作物灌浆很差，籽粒很不饱满，受灾面积 9000 公顷，减产一半以上。

8 月，扶余遭受干旱，8 月上、中旬高温少雨，8 月 23 日出现干旱，作物受害不明显，干旱持续到 8 月末。

年内，通榆气温高，降水特少，干旱严重，是有记录以来第 2 个少雨年，特别是 8 月中旬以后，雨量甚微，全县出现了严重的夏秋连旱。

年内，辽源遭受干旱，水田受灾面积大约为 1333.33 公顷。

年内，洮南市发生旱灾，受灾面积达 10.8 万公顷，受灾人口 19 万。

6 月中旬以来，吉林省一直受暖高压控制，气温持续偏高，降水偏少，全省大部分地方，尤其是中、西部地方旱象较为突出，农田缺墒严重，土壤含水量低下，严重的旱灾正困扰着我省中、西部的大部分地方，各种作物长势较差，三类苗现象相当普遍，主要作物发育期除水稻外，普遍推迟近两周左右，由于连续高温少雨的影响，致使大田作物（玉米、大豆）生长量明显不足。据调查，玉米株高一般比历年同期矮 50 厘米左右，叶片少 1～2 片。全省受旱总面积为 230.66 万公顷，其中轻旱 91.94 万公顷，重旱 122.39 万公顷，干枯 15 万公顷，水田缺水 6.61 万公顷。各地区分布如下：长春受旱总面积 41.37 万公顷，其中重旱 19.4 万公顷；四平受旱总面积 12.75 万公顷，重旱 2 万公顷；白城 59.07 万公顷，重旱 34.6 万公顷；松原受旱总面积 55.47 万公顷，重旱 9.28 万公顷；其他市州受灾总面积 60 万公顷，重旱 30 万公顷。进入 8 月上旬以来，吉林省出现了 2 次较为明显的降水天气，这 2 次降水过程，缓解了中、西部等地严重的旱象，但由于降水分布不均，加之前期土壤底墒较差，吉林省仍有一些地方旱象十分严重。到 8 月上旬统计，全省目前受旱总面积为66.67万公顷，其中干枯面积43.87万公顷。受旱较重的有洮安、前郭、东丰、柳河、海龙、德惠等地。

1997年　4月21日至5月16日，梨树县郭家店等9个乡镇遭受干旱，成灾面积11.33万公顷，占63%。干土层5～10厘米，大部分地块不能播种。7月8—7月30日，林海等20多个乡镇遭受干旱，成灾面积占88%。

5月1日至6月30日，大安市全市各乡镇普遍因干旱受害，大豆预计减产2成。玉米全田50%受害，主要分布在西北部的六合、舍力和烧郭镇及西南部的各乡镇，受害4万公顷，占43%，植株底叶卷曲，有枯萎、脱落现象，预计减产2成。全市有5.8万公顷耕地受灾，成灾达5.2万公顷。

6月8日至7月30日，公主岭市大部分乡镇玉米全田受害，大部分地块出现卷叶，白天萎蔫，夜间恢复，成灾面积为12万公顷，其中绝收3万公顷，属中度干旱。预计减产40%。

6月中旬至7月末，乾安出现干旱。持续的高温少雨，使农作物大面积的枯萎死苗，致使全县12万公顷的农田受灾，其中8万公顷绝收，粮食减产5.5亿千克，是少有的歉收年。

6月11日至8月10日，梅河口市最长连续无降水日为8天，出现2次，玉米叶子上部卷曲，夜间可以恢复，估计减产6～7成。

6月15日至7月11日，松原因6月中旬至下旬出现了历史罕见的高温少雨天气时段，致使100%的玉米植株叶子萎蔫枯黄，发育受阻，严重减产，属重旱。

6月15日至7月31日，长岭县旱灾遍布全县，西北部旱情严重，玉米成灾面积21.4万公顷，占86%，玉米叶片打卷、枯黄，植株矮小，发育迟缓，部分枯死。灾前坐水种，灾后部分浇水，减产50%～60%，属重灾。

6月21日至7月19日，白城旱灾遍布洮北区15个乡镇，玉米受旱56200公顷，占总耕地面积的78.2%，全田受害，器官受害50%，部分叶片干缩脱落。预计减产20%，属重灾。

6月25日开始，辽源市连续15天降水只有7.0毫米，同时持续高温天气，干土层达到7厘米，土壤相对湿度为50%。大豆、玉米普遍白天叶子凋萎。7月28日以后旱情加重，叶子昼夜凋萎，全田受害。旱情较重，属重旱。直至8月2日出现的暴雨天气，才使作物恢复正常。

6—7月，前郭出现历史上少有的干旱，在作物主要的生育期无透雨出现，温度居高不下，由于严重的干旱，大田作物绝收或减产。

6—7月、9—10月，白城降水较历年同期少很多，属历史上少有的伏旱加秋旱年份，对农业生产影响很大。

是年，白城市洮北区有6个乡（镇）1.98万人遭受旱灾。受灾面积9600公顷，成灾面积3960公顷，粮食减产700万千克。

是年，洮南市发生大旱，受灾面积18.2万公顷，受灾人口27万。

7月11日，前郭县大豆旱灾遍布全县，重灾22%，中等16%，轻灾62%。作物中期生长严重受挫，少部干旱致死，大部分与历年同期相比，植株明显矮小。减产50%～60%。

7月11日至8月6日，桦甸有20多天日最高气温超过30℃，降水量仅为23.2毫米，干土层接近3厘米，10厘米土壤相对湿度为15%～18%，大豆白天萎蔫，夜间恢复，生长发育正常。

7月20日至8月7日，桦甸持续高温无雨，玉米叶片白天凋萎，晚间复原，植株受害程度100%，减产1～2成。

是年为通榆历史第2个高温年，自6月中旬至7月下旬出现≥30℃高温天气为43天，这样的高温和持续时间之长为历史罕见，对农业生产造成极大危害，损失严重。

是年，德惠市全年出现严重旱灾。

6月12—30日和7月8—24日之间，九台未下透雨，造成大面积农作物受旱灾，旱灾总面积2.47万公顷，成灾面积2.24万公顷，绝收面积2100公顷。

是年，农安县遭受了自建国以来极为罕见的干旱。旱情普及全县31个乡（镇），376个村，20万农户。其中玉米受灾面积20.75万公顷，其他作物2.31万公顷。减产5～8成，主要是由于春、夏连续高温、少雨所致。全年平均气温为6.4℃，比历年平均高1.4℃。特别是作物生长季节的6—7月份，日最高气温大于等于30.0℃的天数共32天，而降水仅为70.4毫米，比历年同期少177.2毫米。

是年，通化市东昌区金厂镇发生春旱，直接减产30%。

1999年　6月27日至7月4日，集安连续无降水日数为9天，干旱18天，干土层厚8厘米，7月8日测得10厘米土壤相对湿度为31%，20厘米土壤相对湿度为56%，30厘米土壤相对湿度为66%。玉米叶子卷起，变软，全田受害100%，属中等程度的干旱。

7月至8月20日，吉林省西部地区出现了少有的持续高温少雨天气，白城市7月份日最高气温超过30℃的日数为18天，月平均气温较常年同期高2℃，月降水较历年同期少53%，大面积农作物受到严重的伏旱，受旱灾严重的地块玉米雌穗以下叶片枯黄。据不完全统计，全省伏旱面积达50.33万公顷，成灾38.33万公顷，绝收1万公顷。截止到8月20日，全省因伏旱、风雹、洪涝等灾害危害农作物总面积达70.59万公顷，成灾49.97万公顷，绝收4.13万公顷。因粮食减产造成的经济损失达11亿元以上。

年内，白城市洮北区夏季二、三伏天干旱少雨。7、8月份又持续高温，有20多天气温在30℃以上。2个月降水量仅为96毫米。全区15个乡（镇）遭受严重干旱。农作物受灾面积5.7万公顷，成灾面积3.4万公顷，占总耕地面积的44%。绝收面积0.7万公顷，粮食减产1亿千克，农业直接经济损失7000万元。

年内，大安市境内遭遇了严重的旱灾和风灾，26个乡（镇）都不同程度的受灾。9月1—30日，大安市最长连续无降水日数达29天，玉米叶子干缩，全市受灾面积6.5万公顷，成灾面积5万公顷，绝收面积2万公顷。受灾人口15.5万，成灾人口12.7万。倒塌房屋942间，减产粮食1.12亿千克，农业直接经济损失4731万元。

年内，洮南市发生大旱，山泉枯，河水干，受灾面积12.1万公顷，受灾人口20.5万。同时伴有高温、大风、冰雹、沙尘暴等恶劣天气。年内通榆县发生春旱，6月14日始见透雨。1999年，全县受灾16万公顷，占总耕地面积的100%，成灾14.6万公顷，绝收10.9万公顷，受灾人口24.1万，成灾人口21.8万。

2000 年　通榆发生春旱 6 月 24 日始见透雨，同时伴有高温、大风、冰雹、沙尘暴等恶劣天气。全县受灾面积 22.6 万公顷，成灾 18.5 万公顷，绝收 8.2 万公顷，受灾人口 24.6 万，成灾人口 22 万。5 月 11 日至 7 月 10 日，白城市遭遇干旱，灾情遍布 15 个乡镇，玉米受灾面积 6400 公顷，占总耕地面积的 87.3%，玉米出苗缓慢，不齐，部分叶子干缩、脱落，全田受害，器官受害 50%，属重灾。灾前灾后部分乡镇打井灌溉，预计减产 20%。

年内，白城市洮北区自 4 月 23 日起未下过一场透雨，进入 6 月份，持续高温并伴有干热风的天气，34℃以上的天气持续 20 余天。尤其是 7 月上旬，全区滴雨未落。据测定，10～30 厘米土壤相对湿度平均仅为 30%，干土层达 15 厘米，平均水位下降 3～5 米。全区农作物受灾面积 7.07 万公顷，农作物成灾面积 5.87 万公顷，绝收面积 4.63 万公顷，粮食减产 1 亿千克，直接经济损失 14306 万元，农业直接经济损失 1.1 亿元。林地成灾面积 4350 公顷，缺粮人口 7.5 万，缺口粮 280 万千克。

5 月下旬至 6 月 14 日，本省出现明显的高温少雨天气，连续两旬气温均为特高。5 月下旬全省平均气温为 19.6℃，比常年同期高 2.8℃，6 月上旬全省平均气温为 20.2℃，比常年同期高 2.1℃。两旬气温均居历史同期高温的第 4 位。6 月上旬，中、西部的大部分县（市）日极端最高气温持续 3 天在 30℃以上。5 月 22 日以来，全省降水偏少，截止到 6 月 16 日，全省平均降水仅为 37.2 毫米，比常年同期少 42%。全省有 8 个县（市）23 天降水量总和不足 10 毫米，有 16 个县（市）不足 20 毫米。旱区主要分布在西部的白城、松原及中部的长春、四平、辽源等地。由于高温少雨持续时间较长，致使农田缺墒严重，农作物生长受到抑制，发育迟缓，僵苗不发。严重受灾的地块小苗已死，大部分地块禾苗打卷，呈暗灰色，面临枯死的危险。据吉林省农业厅 6 月 14 日调查，吉林省西部的白城、松原受旱总面积 72.4 万公顷，其中严重受旱的 41.18 万公顷，主要分布在白城市 108 个乡镇、松原市 20 个乡镇。

5 月下旬至 6 月 27 日，吉林省出现持续高温少雨天气，全省大部分县（市）降水量较常年同期明显偏少或特少，农作物大面积受到干旱威胁，大田作物打绺枯死，水田出现稻田干裂，插后干面积在不断扩大。截止到 6 月 27 日，全省旱田受灾总面积已达 211.87 万公顷，其中严重受旱 100.24 万公顷，秧苗枯死 9.44 万公顷。水田插后干面积为 9.51 万公顷，水田干裂 3.68 万公顷，枯死 1.14 万公顷。目前灾情还在发展，面积还在扩大。

5 月 24 日至 7 月 11 日，吉林省一直处于高温少雨时段，5 月下旬至 7 月上旬全省平均降水量为 79.9 毫米，比常年同期少 52%，有 3 个旬居历史同期高温的第 4 位，1 个旬居历史同期高温的第 5 位，7 月上旬居历史同期高温的第 1 位。降水 6 月中旬、7 月上旬分居历史同期少雨的第 4 位和第 2 位。由于高温低湿的影响，致使全省农作物旱灾严重。据吉林省农业厅 7 月 11 日统计，全省旱灾总面积已达 250.56 万公顷，其中严重受旱 164.04 万公顷，枯死面积 27.32 万公顷。水田插后干面积 14.46 万公顷，水田干裂 8.85 万公顷，枯死面积 1.18 万公顷。全省水、旱田总受灾面积占全省耕地总面积的 60%以上。旱灾较重的地区主要分布在西部的白城、松原、中部的长春、四平以及吉林、辽源、通化等地。目前吉林省主要产粮区的白城、松原、长春、四平 4 个地区旱情还在发展，旱灾面积还在扩大。

5 月 24 日至 7 月 19 日，高温少雨天气一直困扰着吉林省中、西部的大部分县（市），致使大面积农作物发育缓慢，植株矮小，严重的地块植株已干枯死亡。当前正是农业生产的关键期，持续的高温少雨给吉林省农业带来不可弥补的损失。据统计，在此期间高温少雨每持续一天，受灾面积将增加 3.33 万公顷至 4 万公顷。截止到 7 月 19 日统计，全省旱田受灾总面积已达到 284.77 万公顷，旱灾较重的地区仍然分布在吉林省的白城、松原、长春、四平等地区。

5 月 24 日至 8 月 8 日，吉林省出现了持续 2 个多月的高温少雨天气，中、西部大部分县（市）遭受历史罕见的干旱灾害，致使大面积农作物发育缓慢，植株矮小，严重的地块植株已干枯死亡，其灾害程度之重，干旱时间之长为历史同期所少见。据农业部门截止到 8 月 8 日的统计，全省旱灾总面积 345.13 万公顷，其中严重受旱面积 280.25 万公顷，绝收面积 100.93 万公顷。

6 月 1—28 日，梨树县玉米受灾面积 24.4 万公顷，80％的玉米叶子凋萎，水田不能插秧。7 月 5 日至 8 月 9 日，梨树县发生旱灾，减产 70％。

6 月 10 日至 7 月 7 日，双阳玉米轻旱，全区性受灾面积 3 万公顷，占总播种面积的 51.83％，多种作物受害，植株打蔫，叶片打绺，夜间能恢复生长。

7 月 8—15 日，双阳玉米全区性成灾面积 1.5 万公顷，占受灾面积的 50％，绝收面积 2000 公顷，占受灾面积 6.66％，叶片变色，花粉枯燥，中度干旱，减产约 30％。

7 月 16—25 日，双阳玉米成灾面积 5.45 万公顷，绝收 1.76 万公顷，占 27.00％，重度干旱，减产 53％以上。

年内，双阳由于夏季高温少雨，进入 6 月中下旬持续高温少雨，而最高气温达 36.9℃，7 月降水特少，全月降水仅为 47.8 毫米，发生了 50 年不遇的严重干旱，旱情达到了极点，全区受灾土地面积 6.5 万公顷，绝收面积 1.76 万公顷，干旱造成损失 3500 万元。

6 月 14 日至 7 月 10 日，集安干旱 27 天，最高气温 30.0℃以上的日数为 24 天，35℃以上的为 10 天，干旱期间降水量为 20.0 毫米，最长连续无降水日数为 5 天，干土层厚 8 厘米。7 月 8 日，10 厘米土壤相对湿度为 22％，20 厘米土壤相对湿度为 46％，30 厘米土壤相对湿度为 46％。

6 月 24 日至 7 月 6 日，松原市 6 月下旬出现高温少雨天气，玉米植株器官受害 100％，对产量影响不明显。7 月 11 日至 8 月 9 日，7 月中旬持续出现强高温降水少的天气，二、三类苗于 8 月 23 日前后进入乳熟期，比历年晚 7 天左右，畸形穗、秃尖、秃轴及败孕、败育现象不但进一步明朗化，而且明显多于历年。由于春夏干旱严重，大雨出现过晚，作物植株高低不齐，瘦弱矮小，干物质积累比较缓慢，籽粒瘦小，将大幅度减产。

永吉从 6 月开始，气温明显增高，降水又急剧减少，旱情开始露头。进入 7 月，气温仍持续偏高，降水仍然偏少，7 月份全月降水量为 107.7 毫米，仅 7 月 1 日 1 天就降水 69 毫米，上、中旬又出现 12 天的高温天气，降水只是杯水车薪，此时大田作物正处于拔节、抽穗期，水稻处于拔节、孕穗需水的关键期，这种高温天气加剧了旱象的发展，大田作物午后出现凋萎，水田地出现干裂现象。到 8 月 14 日，干旱已成定局，干旱已造成作物整个生育期长期水分不足，又承受高温蒸腾的煎熬，作物植株矮小，穗小，籽粒不饱满，表现出早熟早衰的症状。减产达 2 成。

6 月上旬至 7 月上旬末降水仅 34.9 毫米，此间，干土层厚达 6 厘米，10 厘米深土壤相对湿度 41％，玉米叶子变软，白天萎蔫下垂，夜间可以恢复，器官受害 80％，属轻害。

预计减产10%。

双阳6—7月份发生了历史上罕见的干旱，时间长，旱情严重，危害大，损失惨重，农业损失2.5亿元。7月27日，降水量达10.6毫米，旱情稍有缓解。8月5日，降水量达15.8毫米，旱情得到了控制，水土流失严重的地块，旱情得到了缓解。8月9—14日，全区降水量为103.5毫米，旱情彻底解除，但为时已晚。各种农作物生长发育已基本定型，一般常年玉米乳熟期平均株高216厘米，今年比常年矮130～150厘米，开花期长，形成脱节，错过最佳授粉期，造成秃尖长，籽粒皮厚，粒小，瞎穗多等，果穗长平均21.6厘米，比常年短3～5厘米；常年大豆鼓粒期株高69厘米，今年比常年矮30～50厘米，鼓粒期荚果数为23.0荚，与常年接近，但荚粒数少，1～2粒的荚数明显比常年多。受干旱的影响，各种作物长势不如常年，植株细小瘦弱，发育不良，形成了长时间的严重干旱，农作物大面积减产，其损失惨重，经济损失达3.7亿元人民币。

年内，德惠市出现严重春旱和伏旱。

6月中旬至7月上旬，九台连续高温少雨，出现了明显的干旱，范围之广，时间之长，是历史上不多见的。农作物受灾面积达18.17万公顷。

年内，农安县遭受了严重的旱灾。春、夏连续高温少雨。全年降水量仅为344.4毫米，是历史上最少的年份，比历年平均少172.0毫米，26各乡（镇）受灾，受灾面积2.31万公顷，农业经济损失11.61亿元。

7月1日开始，大安干旱持续20天，受灾面积3.33万公顷，减产达5成。

7月1日至8月5日，大安市最长连续无降水日数达16天，降水仅为25.9毫米，降水≥10.0毫米的天数仅为2日，干土层厚度为5厘米，土壤相对湿度深土层仅为35%，玉米器官受害30%，减产达3成。8月6日和8月9—10日，2次降水分别为57.4毫米和116.3毫米，2场降水分布广，较均匀，使大安全境旱情解除，但在农业上从春播到8月中旬，春旱连着夏旱又连着伏旱，这2场降雨只对晚田、水田和部分水浇地有作用，对大部分已绝收的和濒临绝收的大田来说，已不起作用，凡是未浇水的地块就是绝收，浇水的地块由于前期长时间的干旱也均出现花期不遇，只开花不结果，玉米大部分出缕不出穗，结棒的也只是长穗不长粒，早播的豆类普遍旱死，晚田豆类只长秧不长荚，个别地块虽然有“果”，但长势不好，收成大幅度下降，减产幅度达80%。

年内，大安市境内遭遇了百年不遇的特大旱灾。春季的旱情较严重，全市4—6月的有效降雨量仅为33.2毫米，其中5月份降雨量仅为6.1毫米。由春旱转为夏旱，进而转为伏旱，一直转为秋旱。全市受灾面积8.5万公顷，成灾面积8.5万公顷，绝收面积6.885万公顷，受灾人口27.8万，成灾人口27.8万；减产粮食3亿千克，农业直接经济损失3.5亿元。

7月1—10日，辽源市连续9天无降水，干土层厚达7厘米，土壤相对湿度为33%～45%，玉米叶子变软，夜间可以恢复，大豆叶子变软，器官受害100%，属轻旱。

7月1—15日，长岭县玉米由于拔节期间长期高温少雨，玉米叶片打卷，枯黄，植株矮小，发育迟缓，部分枯死，全田受害，灾害重，减产50%～60%。

7月2—8日，前郭7月上旬出现了历年少有的强高温、降水量相对较少的天气条件，初露旱象，玉米叶片上卷，植株受害100%，属轻旱。

7月2—20日，公主岭市全市29个乡镇、413个村遭遇干旱，玉米受灾面积200公顷，占播种面积的95%，叶子上部卷起变黄，预计减产50%，属重度干旱。

7月8日开始，前郭干旱，持续11天，玉米受灾面积6.67万公顷，达8成。

7月11日开始，松原干旱，玉米受灾面积1.73万公顷，达9成。

7月11日，长春为解决城市供水，石头口门水库和新立城水库2大水体下游分别于6月26日和6月30日停止供水，全市出现大面积的插后干现象，部分秧苗枯死。

7月14日，《长春日报》报道：截止7月13日，长春市2大水库可利用的原水仅剩2000立方米，已降到历史最低水平。

7月16日，长春石头口门水库的蓄水量为2275万立方米，已大大低于4400万立方米的死库容，新立城水库的蓄水量为2300万立方米，已接近死库容。

7月19日，长春全市受旱农田面积98.67万公顷。

7月21日，《长春日报》报道：由于干旱死库容为2200万立方米的星星哨水库目前也仅余1700万立方米水，而且还担负着永吉周围8000公顷水田的灌溉任务，为解长春供水燃眉之急，省政府决定从星星哨水库调50亿千克水到石头口门水库。

8月2日，双阳全区性受灾面积3万公顷，干旱面积1.5万公顷，占50%，大豆植株打蔫，叶片干枯，属中度受灾，预计减产30%。

8月10日，双阳全区性受灾面积9.75万公顷，成灾面积8.19万公顷，占受灾面积的83.9%，植株萎蔫，叶片干枯，落花、落荚，重度受灾，预计减产53%。

通化县8月上旬以来，雨水一直偏少，全县的沙岗地、砣地有案可查千余亩的玉米由于受到高温少雨的影响而不能正常生长，土壤墒情偏差，土壤含水率18%～21%（10～30厘米深度）。进入8月下旬，气候条件明显好于前期，雨水偏多，加之高温光照充足，对前期的干旱起到了一定的缓解作用，但前期干旱造成的影响已成定局。将减产2～5成左右。

年内，松原干旱时间长，程度重，作物的生长发育受到严重影响，各类苗差异明显，前期经常灌水的一类苗比常年同期早3天，但奇型穗、秃尖秃轴现象多于常年。

年内，前郭遭受旱灾的乡镇24个，旱田受灾面积15.31万公顷，成灾面积11.69万公顷，农作物减产1～3成的达4.33万公顷，减产4～5成的达1.99万公顷，减产5成以上的达5.39万公顷，受灾严重的乡镇有蒙古屯乡、重新乡、穆家乡、长山镇、入朗镇，此3乡2镇农作物减产达8成。

年内，公主岭干旱，持续19天，受灾面积6.67万公顷，达7成。

年内，梨树干旱持续16天，受灾面积6.67万公顷，达9成。

年内，双阳干旱持续36天，受灾面积3万公顷，达5成。

年内，白城干旱持续54天，受灾面积6.4万公顷，达8成。

年内，辽源市全年降水389.9毫米，粮食减产3.75亿千克。

年内，洮南市发生大旱，全市16.27万公顷耕地受灾，绝收4.58万公顷，死亡牲畜21732只，减产粮食4.35亿千克，直接经济损失7.26亿元。

第三章 风 灾

第一节 概 述

大风是影响工农业生产和人们生活的主要灾害性天气之一。吉林省地处中高纬度西风带气流中，春、秋季盛行西南、偏西、偏北大风，其风力强、持续时间较长，不仅常给一些地区带来浮尘、扬沙乃至沙尘暴等灾害性天气，对人们的健康带来影响，而且春秋季本身降水少，遇大风天气时空气极其干燥，火灾隐患大大增加，给人们的生活带来诸多不便。夏秋季的大风还可使作物倒伏，严重影响作物产量；同时春、秋季是农民播种和收获的季节，也是树枝发芽和落叶的阶段，正确的预报大风天气对农民朋友合理安排农时及广大群众日常生活有着重要的意义；因此，大风天气对农业生产、农业设施、电力设施，及广大群众生命安全都会带来严重影响。

1. 大风天气形成的天气气候背景

由于吉林省处在中高纬度地区，在该区风力与气压场基本上是符合地转风、梯度风原理，所以地面风的预报与气压形势预报有着密切的关系。气压系统加强或气压梯度加大，风力就要加大；反之，气压系统减小，气压梯度减小，风力就会减小。根据其地面形势大风可分为三大类即：南高北低型、冷锋后部型、低压强烈发展型。

在三种类型中，南高北低型个例最多为 187 个，占 74.5%，年平均为 4.7 次；其次为冷锋后部型为 35 例，占 13.9%，年平均 0.9 次；低压强烈发展型为 29 例，占 11.6%，年平均 0.7 次。

南高北低型主要以西南大风为主，且主要集中在吉林省的中西部地区（即白城、松原、长春、四平一带），平均最大风速达 30 米/秒（1964 年 5 月 14 日长春）；

冷锋后部型主要以偏北风为主，且风后多伴有寒潮降温天气，其多发生在吉林的西北部和东部地区，即白城、松原、延边地区，最大风速达 28 米/秒（1973 年 4 月 25 日扶余）；

低压强烈发展型一般是先西南风后偏北风，大风持续时间与低压的强度有关，低压越强持续时间越长，此型大风多发生在全省范围内。

2. 大风统计标准

在平均风速≥13 米/秒的情况下，瞬间风速一般可达 7～8 级。根据此特点对全省 50 个站的大风进行日数统计，凡在省图上有≥13 米/秒的站出现，即统计为一个大风日。规定区域性大风的标准：

（1）有一站风速≥16 米/秒，其他 5 个相邻站风速≥13 米/秒。

（2）有 10 个相邻站的风速≥13 米/秒。满足上述条件之一的为一次区域性大风。

3. 大风的年际分布特征

区域性大风的年平均出现次数为 6.3 次/年，但年际变化较大，最多年份可出现 21 次（1977 年），最少年份一次也没有（1967、1968 年和 1991 年）。从 40 年的区域性次数变化图看（图 3.1），40 年中有两个明显的峰值，即 20 世纪 70 年代初和 80 年代初，从 80 年代后期到 90 年代为一个低谷，90 年代后期局地大风增多，区域性大风明显减少。

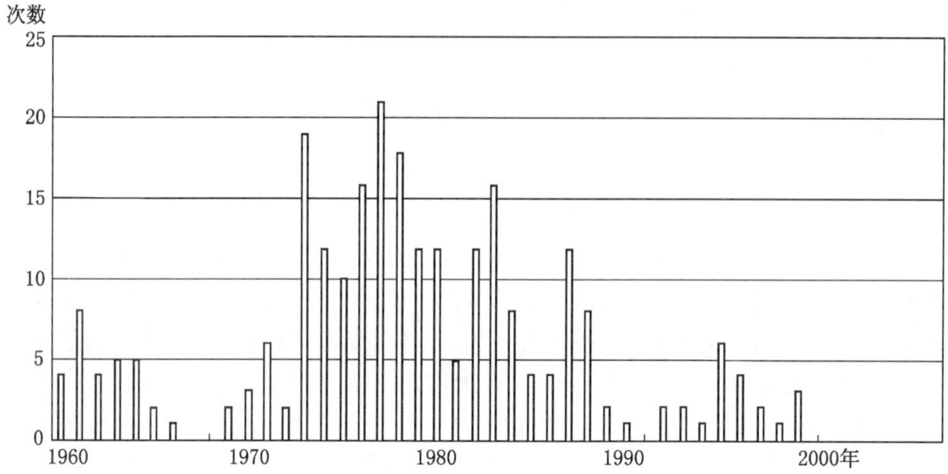

图 3.1　40 年区域性大风的次数

4. 大风的月分布特征

从春、秋两季 6 个月的分布情况看，区域大风：春季 4 月的大风最多，5 月次之，3 月最少；秋季 10 月多于 11 月，9 月最少。局地大风：春季 5 月最多，4 月次之，3 月最少；秋季 11 月多于 10 月，9 月最少（表 3.1）。从表 3.1 看，无论是春季 3 月还是秋季 9 月的大风天气均少，分析其原因，一是此时地表的植被较茂密，土壤湿度较大，另一原因是夏季向秋季过渡，冷空气活动较为频繁。

表 3.1　大风的月分布特征（日数）

月	3	4	5	9	10	11	合计
区域	28	119	77	3	14	10	252
局地	178	214	231	29	89	96	837

5. 大风的日变化特征

由于动量传递的强弱与大气的层结稳定度和风的垂直切变有关，大气越不稳定，风的垂直切变越大，动量传递作用就越强。从资料的收集过程中发现，白天大风多于夜间，就是因为午后大气层结稳定度减小，动量传递作用加强，上层动量下传的结果。

6. 空间分布

从大风的地域分布来看，平原和沿海地区大风日数较多，山区最少。因为平坦的平原对风的摩擦力较小，且该区又处在东北至西南走向的大兴安岭和长白山之间，有风洞效应，强劲的西风带和春季南高北低的气压形势是造成这里大风的重要原因，长白山东部的濒海平原和盆地大风日数也相对较多，因受海洋影响，有明显的海洋气候特征，加之地形狭窄，狭管效应明显。长白山地则因山脉对风的摩擦力较大，大大减小风速，致使大风日数较少。图 3.2、3.3 分别给出全省 24 个基本站 40 年中春、秋季大风日数，可以看出，春、秋季大风都是中西部多于东南部且以中部为最多。有三个相对大值中心，第一个大值中心位于吉林省中部的长春，第二个大值中心位于吉林省西部的通榆，第三个大值中心位于吉林省东部的延吉。

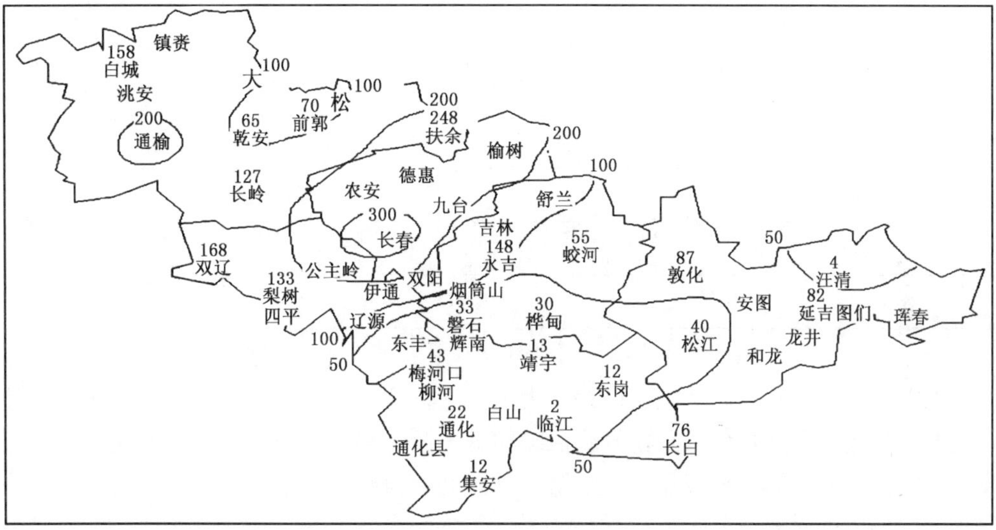

图 3.2　春季大风日数

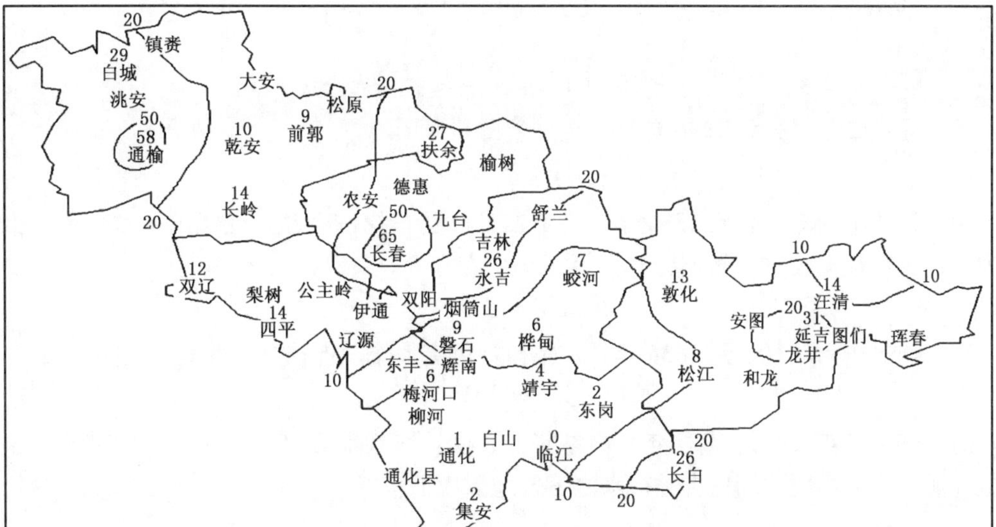

图 3.3　秋季大风日数

7. 区域性大风风向频率

吉林省处在中纬度西风带内，受西风环流影响较大，因此，终年以偏西风为主，由于东亚季风的影响，所以有明显的季节性风向变化。表 3.2 给出区域性大风的风向日数。

表 3.2　区域性大风的风向日数

月 份	偏 西	偏 南	偏 北
3	7	17	5
4	17	87	16
5	8	60	7
9	3	0	0
10	4	5	5
11	2	5	3
合计	41	174	36

从表中看出，吉林省春季主要以偏南大风为主，这是由于春季暖空气逐渐活跃，且高空环流平直，地面贝加尔湖、蒙古气旋活动频繁，蒙古高压入海增多，常形成南高北低的形势，加之吉林省地形的狭管作用，常给吉林省的中西部地区带来西南大风天气，而偏西和偏北大风春季也比秋季多。

第二节　公元 1296—1948 年大风灾害

元　元贞二年（公元 1296 年）　金、复二州风陨禾。

明　万历十四年（公元 1586 年）　十二月，辽东抚按会题，辽镇雨、水、风、虫相继为灾，议照被灾较重，蠲免有差。

清　道光十六年（公元 1836 年）　梨树：风雷大作。吉林：三姓地方被灾。

清　光绪三年（公元 1877 年）　本年九月间，三姓地方猝遭风雹，田庐被淹，旗年荡析离居，殊堪悯恻。蠲免吉林被水之三姓地方应征粮谷。

清　光绪五年（公元 1879 年）　六月十四日下午，榆树全县连刮两日大风，玉米、高粱等高棵作物被刮折，粮食减产百分之五十。

清　光绪三十一年（公元1905年）　夏，柳河县大风，损坏禾苗很多。

清　宣统元年（公元1909年）　七月二十一，洮南市全境刮大风。农作物有的被刮倒，有的籽粒脱落，有的花瓣飞扬，普受损害。

三月，梨树县李家堡子黄风拔树，伴有大雨，骡马被风刮倒，东辽河水逆流，揭去合盛屯民房房盖五间。

清　宣统二年（公元1910年）　安广县（今大安市）雨水过多，县境田禾多被淹没，唯高阜地，收获较丰。

民国　四年（公元1915年）　珲春河流域：飓风大水为灾。

民国　五年（公元1916年）　五月，榆树大风，全县受灾面积四十五万亩。三、四区受害严重，庄稼绝收。

民国　十六年（公元1927年）　五月十五日十时，临江城内狂风骤起，屋瓦皆飞，电杆多有折断，风力之大为临江多年所未有。

是年，秋，柳河县出现一场大风，庄稼倒伏和掉粒很多，收成不佳。

民国　二十六年（公元1937年）　七月，柳河县大风雨，农作物倒伏不少，农业歉收。

民国　二十八年（公元1939年）　五月三日九时半，新京（长春）南市场暑管内民宅约二十余间，不详因何故而起火，因风势甚大而致延烧，事后经消防署赶到努力施救，至十二时许始行扑灭，结果烧十余户，损失甚重。又三日下午一时半，市内（长春）三户人家忽然起火，因风势强烈，火势颇猛，至二时半扑灭。

旋风作美，吹断电线，吉林全市黑暗。因五月十七日晨来之旋风，新京（长春）九台之间送电线被吹断，致由午前九时五十分以来，九台以东吉林附近一带停电，以后吉林市内虽得哈达湾大同洋灰之一部送电。而午后吉林又复停电。如是至夜间，灯火无光。

民国　三十六年（公元1947年）　据哲里木盟乌力图盟长讲述，哲里木盟灾荒甚重，辽河决堤被淹耕地达四、五百万垧，荒灾种类有水、旱、风、雹、虫等灾。

民国　三十七年（公元1948年）　八月四日，本科中旗茂区受风、虫、雹、坏种等灾害，坏苞米、高粱、谷子等一千九百四十垧，大家积极补种晚田，现已全部补完。

是年，春播时，柳河县出现一场大风，仅圣水河子区草房被刮落房草的占百分之十四至百分之二十。南淤泥河子屯被刮落房草的达三十多户，屯外一个碾砣被风刮起旋空而落。

第三节　公元1949—2000年大风灾害

1951年　7月份，四平市出现大风9天，农作物被毁坏，造成严重灾害。

4月至6月，瞻榆县（通榆县）未落透雨，又刮了4次大风，风剥地及死苗的耕地1.45万公顷，占播种面积的50%。

1952年　8月27日，四平市出现大风，风速达16.7米/秒，高秆作物大部分被刮断、倒伏。

1954年　5月5日受南高北低系统影响，长春刮偏西大风，平均风速14.4米/秒，因大风把长春站风速器吹落地上，把风杯摔坏。另把气象学校的风压板吹掉，马棚倒塌，篮球架子吹倒。

1955年　3月18日受低压后部系统影响，延吉刮西西北大风，平均风速13米/秒，因风大，测站南面100米处1棵直径为25厘米的白杨树在5米高处被风刮断。

7月22日，受脊前西北气流影响，靖宇遭风雹灾，森林受损情况：树木3～15寸直径被风折断吹倒的500多棵，面积长1千米，宽0.5千米；苞米被风吹倒12.73公顷，被风折断苞米1%～4%，冰雹最大达鸡蛋黄大。

9月5日，镇赉县莫莫格乡代珠村遭受龙卷风袭击，供销社7间营业室被摧毁，150千克重的油桶被卷入200米高空，成堆铧铁搬了家。

10月7日，受南高北低系统影响，临江风力14米/秒，距测站60米小杨木突然吹断。

10月17日，受低压发展影响，敦化站16时46分瞬时风速达40米/秒，附近一株大树被吹倒。

12月6日，延吉站刮西风，极大风速出现于21时05分，极值为22米/秒，从21时30分—22时40分伴有强烈的的风沙，最小能见度为600米，此次大风暴将观测站南20厘米直径之白杨树枝折断，风沙侵入室内，大风期间出行困难，户外电线刮断很多，延吉市四方电线皆有刮断，损坏情况较严重。

1956年　受南高北低系统影响，3月20日双辽大风超过40米/秒，造成高压配电线路中断，使工厂或铁路的影响和损失难以估计。据电业局供应材料科长说："造纸厂少生产一个班的产量，工人没有工作，其他工厂也同样减少生产量。"又如，铁路运输因停电时火车不能按时进站，使4辆机车在站外停车，使各部门的建设器材不能及时运到，打乱了整个铁路运输体系，造成损失无法计算。

4月9—16日，通榆县前后出现7天的大风，每天的风力在4、5级以上。最严重的是14日上午09时—15日下午5时，风力在7～8级以上，尤其是在14日09—12时，出现了10级以上的大黑风，使各种农作物受到严重的损害。据7个乡的统计，受灾面积504公顷，其中小麦128公顷，蓖麻356公顷，玉米20公顷。

4月14—16日，开通、瞻榆两县（通榆县）风力7～8级，最大达10级以上。瞻榆县被风剥地504公顷；开通县已播种的4196公顷农田中，重灾1253公顷。5月31日至6月1日，突然刮起10级左右的大风，据开通县11个乡不完全统计，受灾农田1.1万公顷，其中，毁种6000公顷。

4月12—14日，四平3天平均风速在9米/秒以上，13日19时南西南风为18米/秒，使邮电局的市内电话不通有35起、断线2起、断杆2起；由四平至梨树长途电话3个杆号，由四平至水池、田地断了1杆（估计100元左右）。四平市人民委员会农村材料：刮走50立方米沙（苗圃）、树杆500捆（共估计200元）。沈阳铁路管理局四平配电厂的铁塔折断。

4月13—14日，受低压发展系统影响，通榆出现大风、龙卷风、沙尘暴。

4月14日通榆刮西北西风，19时35分大风停止，但是风速平均值仍在12米/秒附近，在21时35分突然狂风大作，视当时自记的记录判断是飑线通过，气压下降后，又不稳定上升。开通的气温约达25℃，在25分钟内下降10℃。相对湿度1小时上升约24%，目测风向由西南转到西西北风，风速达28米/秒（因当时风沙太大能见度恶劣，加之灯光低弱，勉强测到风速，可能还要大些），能见度不及100米。具体受灾情况如下：

1. 从邮电局统计表的数字：比较年久的电柱（直径16厘米）折断46根，3.5毫米的电话线刮断数处。

2. 农村工作部统计的材料，全县播种地4196公顷当中毁坏167公顷（风吹走全部种子囊胚），重的1253公顷，轻的71公顷，土井被风沙埋没65眼。

3. 站内看到的情况：观测站栅栏内枯草当中黄沙甚多，一般凹处多积有风沙，部分建筑物和烟囱被风吹毁。

4. 听到的情况：一般的情况房脊被北风吹走，有些人说17年前有一次这样的大风。

4月14日受东北低压强烈发展影响，全省普遍出现大风天气，其中白城、长春、四平地区普遍出现了10～11级大风，白城市瞬间风速达40米/秒（12级以上），几百万亩土地受风灾，肥料、种子被刮走，沙扬满天，灰尘蔽日，长春市14时相对湿度为0%，白城地区，因风刮尘土呛，三个人死在路上。大风扬起的沙土使三岔河气象站观测场堆积沙土高达70厘米；九站风速较大，吹毁附近草房并折断小树枝。三岔河最大风速36米/秒，大风使测站附近部分草房及洋铁房顶刮翻，并使房盖瓦被吹掉。通化因大风造成电线卷成一团，电业部门停电1天；敦化：4时21分瞬时风速达34米/秒，大风期间，吹倒厕所数个，大树也被吹断了；双辽：13点42分大风大于40米/秒，据粮食局反映，这次大风将粮食吹跑造成损失粮食6410千克，房盖损坏面积8平方米。前郭大风，据初步了解，测站地房屋迎风面大部被风掀掉，电线杆折断5根（直径16～18厘米），杨树吹折1棵，高38米，折断电线直径10厘米（瞬间风速达30米/秒）。龙井大风甚大，且持续很久（2天），最大短时风速24米/秒（目测风压板），很多木板瓦房顶吹毁，烟囱吹倒，也有树枝吹断，小麦种子被刮出土外，大量尘沙和农民埋积的肥料被吹起刮走，能见度有时小于50米，是本地少有的大风、沙尘暴，损失较大。

4月22日，受南高北低系统影响，三岔河最大风速36米/秒，使观测站附近部分房瓦被吹掉。

4月23日，受低压后部影响，通榆大风达20米/秒。统计牲畜死亡数如下：爱口农业生产合作社牛60头、马2匹，哈拉套马9匹、羊10只、驴5头，聚宝山马6匹、牛6头、驴2头、羊6只。

4月23日，受低压后部影响，延吉16时极大风达28米/秒，站北300米处电线有被刮断的。

4月24日，受低压后部影响，延吉站15时极大风速达28米/秒，观测场木栅吹坏一段。

5月31日，受南高北低系统影响，通榆站大风6时40分到19时南西南风，最大达34米/秒，全县农作物受灾面积1.2万公顷，主要是禾苗若干，进行补种9042公顷，毁种396公顷，其他无损害。

6月10日，乾安站冷锋飑线过境所致大风，最大瞬间风速达40米/秒，部分玉米叶子被打坏，但不太严重，其他作物无损害。

7月12日，受气旋冷锋过境影响，临江最大风速24米/秒，小树、电线杆被风吹倒，电线刮断。

7月22日，受气旋冷锋过境影响，临江最大风速24米/秒，测站100米处树吹倒。

11月14日，受西高东低系统影响，桦甸偏北风极大风速达20米/秒，大风将自记、百叶箱的顶盖吹去。

1957年　受低压发展影响，4月15日11时08分到11时40分长春大风最大风速达28米/秒，将长春市气象站屋顶瓦刮掉一些。辽源该日13时平均风速为24米/秒，矿务局办公室大楼的铁瓦盖被风刮掉一部分。

4月18日，受南高北低影响，双辽大风大于40米/秒，将粮食公司的粮库房盖（有8.34米长）刮坏，损失50元左右。

4月26日，受地面低压冷锋影响，通化最大风速28米/秒，吹折电线杆2根。

4月27日，受地面低压冷锋影响，桦甸极大风速达18米/秒，大风将百叶箱的门吹掉。

5月5日，受南高北低系统影响，桦甸极大风速达14米/秒，大风将百叶箱的顶吹走，围栏打坏。

5月8日，受低压发展影响，桦甸极大风速达24米/秒，大风将百叶箱的盖吹走。

5月30日，受地面冷锋影响，靖宇最大风速24米/秒，吹坏草房屋脊10间。

6月26日，受切变影响，汪清站雹平均重量0.8克，由于冰雹、大风和暴雨同时出现，农作物损失较为严重，叶子被撕破，并有直径约30厘米的大树被吹断多处。

8月8日，受气旋冷锋影响，桦甸大风18米/秒，将气象站向日葵吹倒2棵。

8月16日15时05分到14分受南高北低影响，有飑，和龙风较大，可达9级，附近茅屋屋顶部分草被风吹走，大树摇动，附近小树2棵被风吹断（树直径8厘米），气象站办公室周围木墙被风吹倒。15时07分到14分和龙降冰雹，直径25毫米，能见度恶劣，降雹同时有阵雨出现，农作物损失较大，70%倾斜，50%与地面角度小于30度，有2%株数被风吹断，叶被风吹得一条一条，并有部分脱落，菜园的菜在基部以上全部打折。

8 月 27 日，受南高北低影响，乾安站 11～19 时刮大风，其中 16 时 07 分最大风速达 28 米/秒，部分农作物被刮倒（高秆玉米较为显著，其他的不明显），但不很重。

11 月 12 日，受西高东低影响，松江刮偏北风，最大风速大于 40 米/秒，把百叶箱刮坏，将老乡房子上草吹掉。临江最大风速 28 米/秒，站内房屋玻璃窗被损坏，站围栏被吹倒。长白 12 时最大风速 28 米/秒，电线等被刮断，气象站大门被刮倒。

1958 年 受低压后部影响，3 月 3 日临江最大风速 20 米/秒，站围栏被吹倒。

3 月 13 日受低压发展影响，长春平均风速为 15. 5 米/秒，9 时 12 分瞬间风速达到 27 米/秒，10 时 25 分将电线杆刮倒 2 根；三岔河最大风速 28 米/秒，将电话线刮断；前郭最大风速 30 米/秒，农场有线广播天线杆被风吹断（杆直径为 15 厘米）。

3 月 21 日，受西高东低影响，松江最大风速 24 米/秒，电话线被吹断。

3 月 22 日，受南高北低影响，长春平均风速达 9. 5 米/秒，11 时 17 分瞬间风速达到 29 米/秒，12 时长春三道街处楼房上的瓦被风吹掉，把电炉砸着火。通化最大风速 34 米/秒，将一高中篮球架吹倒毁坏。

4 月 4 日受南高北低系统影响，10 时 11 分将长春市气象站观测场内百叶箱外安装的电灯刮掉；九台大风，气象站及附近的房屋的瓦被风吹掉数块。有些草房把顶吹毁。

4 月 15 日，受南高北低影响，白城、长春、四平地区刮了一场 8～9 级大风，四平市最大风速达 34. 5 米/秒（12 级）。该年春旱，大风加重了旱情，旱情加重了风灾。

6 月 10 日，受气旋冷锋影响，乾安大风，16 时 58 分到 19 时最大风速达 28 米/秒，部分农作物被风刮走（高秆玉米较为显著，其他的不明显），但不重。

7 月 19 日，受气旋冷锋影响，龙井 16 时 25 分—17 时下了一场暴风雨（风速最大达 18 米/秒，降雨量为 24. 4 毫米），部分高粱、玉米受灾被压倒，气象站东北距离 5 千米山峰洞的地方吹毁房屋一栋。

9 月 13 日，受气旋冷锋影响，龙井 16 时 59 分至 17 时 34 分下了一场暴风雨（降水量 26 毫米，风速最大达 22 米/秒），水稻受灾倒伏，有 11%以上的植株呈 45～60 度，影响其发育和产量。

1959 年 4 月 30 日长春刮大风，平均风速达到 16 米/秒，9 时刮南西南风，瞬间风速达到 30. 2 米/秒，使长春市气象站房子瓦被刮掉。

4 月 10 日，受发展低压后部影响，松江最大风速 28 米/秒，街里门楼被刮倒。

4 月 19 日，受南高北低影响，双阳站最大风速 22 米/秒，将附近的草房盖给揭掉些，把双阳县城西门给刮倒。

4 月 20 日，受南高北低系统影响，四平站大风 40 米/秒，市中心车站街直径为 20 厘米树被刮倒。

4 月 30 日，受南高北低系统影响，九台刮西南大风，平均风速为 12. 5 米/秒，由于风力很大，测站及附近的房屋将瓦吹掉数块。有些草房把顶吹毁。另外根据县跃进办公室的统计，这次风灾将全县已播种完的作物（未出苗）吹毁总面积为 5500 公顷，其中城子街公社为 1600 公顷，龙家堡 1300 公顷，上河湾为 1046 公顷，朝阳为 187 公顷。

5 月 1 日受低压发展影响，11 时 51 分出现 28. 7 米/秒大风，将长春市内电线杆刮倒。

8月20日，受气旋冷锋影响，乾安县遭受一场雹灾带雨，加上10级大风危害，大田作物倒伏，绝收面积15258公顷，全县有293间房盖被掀，砸死马5匹，猪10头，刮倒大树1888棵。

8月22日，受中尺度小低压影响，通榆站大风最大风速28米/秒，部分地区高秆作物被刮断。

8月23日，受中尺度小低压影响，乾安站大风，19时30分到20时30分有一个强大的飑线经过本站，最大风力达11级，飑线伴有雷阵雨。这次飑线破坏力甚大，一般高粱、玉米、向日葵等高棵作物倒伏有45到60度，尤其是向日葵，由于头大，倒伏30到40度。另外，对建筑物摧毁也不小，砖房的瓦被风吹掉不少，窗户吹坏的不少。估计这次飑线对农作物造成减产并造成建筑物严重损失。

10月23日，受低压发展影响，桦甸极大风速达18米/秒，大风将气象站东边围栏吹倒。

1960年　2月13日受低压发展影响，长白13时最大风速28米/秒，气象站办公室小窗被吹掉，玻璃损坏。

4月6日，受西高东低偏北系统影响，长白12时最大风速28米/秒，气象站办公室的门被刮坏。临江最大风速20米/秒，站围栏和板障被吹倒，厕所瓦片掉数片。桦甸7时有10米/秒的西南风，将气象站小百叶箱顶吹落距原地8米。

4月23日，受南高北低影响，三岔河最大风速28米/秒，将本站附近的电线杆刮断。

4月26日，通榆13时30分到14时20分有飑线过境，发生特别强烈的大风，最大风速达28米/秒，吹倒了院内的篮球架，土砌的厕所墙和气象站木质的围栏一段，并由于大风夹带了大量的尘土，飞舞在空中，使能见度特别恶劣，最小能见度低于50米。

4月30日，受低压发展影响，桦甸有12米/秒大风，将气象站围栏吹倒。

5月2日，受低压发展影响，桦甸13时有7米/秒西南风，大风将本站小百叶箱顶和西面围栏刮坏。

6月4日，受低压发展影响，通化最大风速24米/秒，通化气象台视区内树被吹断。

7月4日，受倒槽影响，海龙县遭风灾，瞬间风速达40米/秒（12级以上）。

7月27日，在大安县县城西30千米处，出现龙卷风，并伴有冰雹，407公顷耕地受灾，减产6～7成。

1961年　4月7日，受低压冷锋过境影响，通化最大风速24米/秒，站内雨淞架被吹倒一根。

4月29日至5月1日，受南高北低系统影响，连续刮了3天大风，白城、长春、四平地区风力均达8级以上，3天中以4月30日风力最大，其中白城、梨树的风力达10级。

5月9日受南高北低系统影响，东岗有7～8级大风，最大达10级，人头口营参场及林产公司生产上受到很大损失，估计价值1万多元。

6月14日，受南高北低系统影响，大安自测站西北向东南突然出现小范围的局部阵雨伴有极大风力达8～9级的大风，只数分钟即移出，有3间小房被刮倒损失40元。

6月13日，受南高北低系统影响，大安刮了8级大风，农田受灾面积2600余公顷，需毁种约650公顷，义于、六合、月亮泡公社山地被淹，畜棚房屋也有损害，羊圈棚被刮倒很多，有的羊被砸死，六合公社庆功大队油间房被揭盖，造成经济损失。

6月21日，受低压发展影响，公主岭西南风8级以上，同时气温比较高，使以下几个公社的部分农作物受到不同程度损失，如开家子、杨城子等公社作物的叶子被打花，造成严重的倒伏。

6月25日，受低压暖锋影响，扶余县遭受暴雨、冰雹、大风同时袭击，全县15个乡的27.55万公顷地遭灾，刮倒房屋296间。

7月2日受南高北低系统影响，桦甸极大风速达20米/秒，大风将观测场西面和东面围栏吹倒，电话线杆刮倒1根，树梢刮折。

7月4日，长白县受台风侵害，农田遭风灾。

7月6日下午，受低压暖锋影响，农安县刮了一场东北大风，平均风速为3.0米/秒(瞬间风速较大)，大风雨夹冰雹，有7个公社受灾，其中万顺、永安2公社受灾较重，受灾面积达682公顷，刮倒大树193棵，高粱玉米全部刮倒，损坏房屋478间。

8月份，扶余县风力常在4～5级，最大达11级，庄稼倒伏严重，风灾面积达2.1318万公顷。

9月1日，受地面冷锋影响，辉南刮西北大风，瞬间风速较大，大风使大树被刮倒。

11月8日，受低压发展影响，桦甸极大风速达24米/秒，大风吹倒电线杆1根，将观测场围栏吹坏。

1962年　3月8日受低压发展影响，西南风最大风速26米/秒，长春测站屋瓦部分被刮掉。

3月11日，受低压后部影响，长白11时最大风速20米/秒，吹掉气象站窗户1扇。

5月2日，受南高北低系统影响，通化最大风速20米/秒，门前电线杆被吹倒。靖宇最大风速20米/秒，测站东南方150米处有一间半草房被风揭盖造成损失。

5月8日，受东高西低系统影响，九站刮偏南大风，极大风速为28米/秒，将气象站附近防护林刮断3根。临江最大风速24米/秒，站围栏被吹倒。靖宇最大风速24米/秒，有部分民（草）房被风揭去屋脊之草。桦甸极大风速达24米/秒，大风将观测场西面和东面围栏吹倒。

5月10日，受低压发展影响，双阳出现沙尘暴和大风，由西南风转西北风，平均风速为6.3米/秒，20时为10米/秒的西北风，16时47分至16时50分，带有阵雨把地面的沙土卷起，房屋瓦片吹掉，房草吹走，地面疏土吹起，播下的种子有的被吹露出地面。

5月11日，受低压发展影响，长白刮西南大风，最大风速34米/秒，气象站烟筒、玻璃被大风吹毁刮碎。

6月30日晚，受暖锋影响，通榆县的瞻榆、新华、开通、新发等社镇受雹灾，并伴有9级左右大风。

7月22日，受地面冷锋过境影响，桦甸出现大风，将观测场北面和西面围栏吹倒。

8月7日，受低压发展影响，乾安县刮了一场10级大风，伴之暴雨、冰雹，共计20多分钟，刮毁民房3间，刮倒大树3棵，有3个生产队受灾，面积96公顷。

8月29日，受南高北低系统影响，通化刮偏南大风，最大风速20米/，市区内有电杆被吹倒。

9月2日，受副高后部弱切变影响，公主岭12时55分有大风，测站及附近的房屋瓦被吹掉数块。有些草房顶被吹毁。另外根据县委办公室的统计，在这次风灾中全县吹毁已播种的作物（未出苗）总面积为5500公顷，其中城子街公社为1600公顷、龙家堡为1300公顷、上河湾为1046公顷、朝阳为187公顷。

9月28日，受低压发展影响，明月刮西北大风，最大风速大于40米/秒，将气象站观测场围栏吹坏。

1963年 4月4日受南高北低系统影响，双阳平均风速为6米/秒，20时为9米/秒，18时测站西北方向约2.5千米处发生山火，21时熄灭，据县广播站广播，烧了荒地野草，面积约2公顷左右。

4月10日，受东高西低系统影响，柳河8时大风20米/秒，电话线杆吹倒5根。

4月11日，受东高西低系统影响，双辽瞬时风力达28米/秒，电杆被刮倒。

4月17日，受低涡后部影响，白城地区刮了一场偏北大风，风力达8级以上，西北部的白城市、镇赉县风力达10～12级。

6月13日，大安县遭受风灾，农田受灾2600公顷，毁种633公顷，叉干、六合、月亮泡等乡（镇）的沙岗地被沙淹没，畜棚、房屋受损。

7月5日，受东高西低系统影响，通榆站17时42分至18时34分瞬间风速达40米/秒，并伴有沙尘暴，随之暴雨倾盆而下，据不完全统计，受雹灾的约8000多公顷，有些房盖被掀掉。

7月15日至17日，桦甸县的常山、红石砬子、桦树林子等13个公社、103个大队、614个生产队遭到大风，受灾农田2721公顷。其中刮断秸棵，颗粒不收的有471公顷。最重的常山公社，受灾农田364公顷，颗粒不收有103公顷。

8月24日午后，东辽县风、雨、雹交加，风力可达7～8级，全县不同程度受灾，面积达4368公顷。

8月24日，受南高北低系统影响，长白站19时出现20米/秒大风，全县危害面积199公顷，受灾作物玉米、高粱倒伏和折断，谷子、水稻倒伏；柳河下午出现大风，风力大于20米/秒，部分作物倒伏；临江最大风速20米/秒，测站南方围栏被吹倒。

8月29日，受南高北低系统影响，长白站15时最大风速24米/秒，全县危害面积521公顷，其中，受害作物玉米391公顷、大豆18公顷、谷子51公顷、高粱8公顷、水稻41公顷、杂粮11公顷、其它0.6公顷。

9月20日，受高压前部影响，16时12分出现西北大风，风力达29.7米/秒，长春郊区附近高棵作物部分被风刮倒。

年内，洮南县春季大风，成灾农田464.20公顷。

1964年 3月30日受东高西低系统影响，柳河夜间刮偏南大风，风速大于20米/秒，大树刮倒1棵（据测站200米内）、电话线杆2根。

4月10日，受东高西低系统影响，四平1时46分刮偏南大风，把观测场围栏吹倒（南面的），瞬间风速28米/秒。

5月6日、8日、14日，均受南高北低系统影响，德惠刮了3场7～8级大风、最大9级的大风，据生产办公室调查，全县有3.3896万公顷地被风刮跑了种子，需要毁种或补种，其中高粱占50%，谷子40%，大豆10%。

5月13—14日，受南高北低系统影响，扶余刮了3场大风，最大的9级，据扶余县农业生产办公室统计，受害的作物面积共达2.6万公顷，作物为高粱、谷子等。榆树县大于等于8级大风持续9个小时之久，短时最大风速9级，并伴有扬沙和沙尘暴，这场风使全县4.84万公顷地受到损害，其中有2.97万公顷地进行毁种。

6月19日，受东高西低系统影响，靖宇最大风速20米/秒，吹倒气象站市话电线杆1根。

7月21日，受南高北低系统影响，农安短时最大风力达8级，高棵作物玉米部分被刮倒，个别被刮断。

7月28日，受副高边缘影响，柳河站12时51分有大风和飑线，本县受灾作物倒伏面积为1983公顷，在受灾倒伏作物中，有5%的植物被折断。

7月29日，受1964年第10号台风的影响，靖宇大部分地方高棵作物受风灾，面积达1103公顷。

8月4日，受南高北低系统影响，榆树县7级风持续4个小时，使全县18.17万公顷地受风灾，占插种面积的65.2%，其中就农作物的受害情况看：玉米较严重，其折断率一般达15%，严重的达30%；其次是高粱，折断率一般达10%，严重的达15%～20%；再次是谷子，折断率3%～4%，普遍发生倒伏。

8月4日和7日，受南高北低系统影响，柳河县刮2次大风，4日平均风速为5.3米/秒，14时南风风速为10米/秒，7日14时西南风速7米/秒，共损失粮食产量2488497千克（包括以前风灾损失）。

1965年　4月15日，受南高北低系统影响，桦甸极大风速达24米/秒，将观测站所有百叶箱顶盖全部吹在地上。双阳瞬间最大风速达28米/秒，全县电话调查，吹走草房达1000多间，有部分播的种子被风吹走，气象站路旁小树被风连根拔起。

4月15日8时15分至17时18分、19时10分至20时瞬间最大风速达24米/秒（出现在14时16分至14时41分之间），14时定时观测风速16米/秒，平均风速12米/秒，柳河由于大风持续时间长，仅从供电部门调查，造成停电事故3次，共15分钟，修理电路停电2小时，有的电线被刮断或混线，造成供电以来最大的停电事故。

4月25日，受低压发展影响，刮了一场西南大风，白城、长春、四平地区风力达9～11级，长春市瞬间风速达32.4米/秒。

5月17日，受南高北低系统影响，桦甸极大风速达24米/秒，将观测站大百叶箱顶盖吹掉落地。

5月17日，受南高北低系统影响，靖宇最大风速24米/秒，将本站家属草房房脊草吹掉。

5月18日，受南高北低系统影响，13时39分松江出现飑，最大风速34米/秒，气象站观测场西侧围栏被刮倒，另屋顶瓦被吹坏。临江最，大风速20米/秒，站南方围栏被吹倒，车站刮倒一棵大树，据电业局了解，电杆刮倒1根输电线被风刮的缠成一团，造成停电。长白站，大风使全县有 27 公顷大地需重新打垄播种，有 454 间房屋和畜舍被刮倒、刮毁，3 人重伤。

5 月 18 日，长白县的八道沟和十一道沟一带大风刮掉房屋盖和刮倒房屋 344 间，26.66 公顷土地上的庄稼被风刮坏。

8 月 28 日，受副高切变影响，柳河县亨通等 9 个公社下了冰雹，大队调查冰雹持续 30 分钟，冰雹最大的有鸡蛋那么大，下雹并伴有 8 级以上的大风，1 尺多粗大树被风刮倒，受灾面积 584 公顷，测站有大风无冰雹。

9 月 2 日，受低涡影响，靖宇 14 时西南风 7 米/秒，冰雹最大直径 2 厘米，受风、雹灾面积 934.6 公顷，成灾面积 186.4 公顷。

9 月 21 日，受冷涡影响，四平站西南风平均风速为 10 米/秒，14 时西南风为 14 米/秒，因大风刮坏了不少建筑物。梨树大风最大风力达 9 级，是历史少见的。全县农作物损失严重，据生产办公室调查反映，谷子、高粱被风吹脱粒的共约 3300 公顷之多。

9 月 21 日，一场西南大风，使伊通县成熟的谷子和粱籽粒大量脱落。据调查估计，全县损失粮食 300 万千克左右。

1966 年 3 月 12 日，受低压发展影响，14—15 时抚松瞬间风速 40 米/秒，扶余县粮食库的固顶被风刮掉 6 个，仓库的草房盖刮掉一部分，损失约 50 元，油矿电柱刮断十几根，18 米高井架刮倒 3 个，损失较大。大安 12 日上午 7 时后刮起 7～8 级西南大风，最大达到 9 级，平均 16.7 米/秒，大安大风使供电所变电器烧坏 1 台，高压线杆刮断 3 根，低压线杆刮断十几根，刮断电线造成全县停电半天，渔民社动力停止，油场停电，损失豆油 150 千克，大赉镇居民起火 1 起，烧掉柴草 7800 捆，房屋衣物等价值 1355 元，生产队柴草垛刮跑，肥刮走，房檐掀起等自然灾害。

4 月 9 日，受低压后部影响，明月瞬间风速达 40 米/秒，气象站内屋瓦吹坏，附近居民几间草房被刮坏。

7 月 19、29 日，受华北气旋和蒙古气旋合并影响，靖宇县因风灾造成受灾面积 3307.6 公顷，纯受灾面积 323.6 公顷。

7 月 29 日 20 时到 30 日 3 时 40 分，桦甸县遭到 6～7 级西南风夹雨袭击，1059 个生产队受灾，占总队数的 91.3%. 受灾农田 14840 公顷，占农田总面积的 34.4%，其中粮豆 1.45 万公顷，其它 296 公顷。八道河子、金沙、桦树林子等公社被大风刮倒农作物占受灾数的 30%～40%。其中颗粒不收的占 5%～10%。

1967 年 7 月 15 日，受蒙古气旋冷锋影响，临江最大风速 24 米/秒，测站周围有 3 棵大树刮倒。

9 月 13 日，大安县遭受风灾，龙卷风由静山蛤蟆泡出现，并伴有冰雹，70 公顷耕地受灾，刮断电话线杆 15 根，树 40 多棵。

1970 年 9 月 13 日，受蒙古气旋冷锋影响，大安遭龙卷风袭击，太山公社静山大队有 200 余公顷减产 1 成，农作物倒伏，造成停电，刮断高压线杆 2 根、电话线杆 15 根，10 厘米粗榆树被刮断 40 多棵，气象站 6 间办公室房瓦被全部刮掉，10 间家属宿舍前后房檐被刮掉，低压电线杆被刮断3根，大批板刮碎，湿度计由百叶箱刮出摔碎，照明灯也刮碎。

1971年　4月4日，受南高北低系统影响，刮了一场西南大风，中部平原最大，长春、德惠达12级，一般为9～10级，白城地区、吉林地区和通化地区北部也受了风灾，四平地区大风持续时间达23个小时，产生了大范围的扬沙、沙暴和浮尘，遮天蔽日。仅据长春地区统计，1.7万公顷土地粪肥被刮走，2000多公顷小麦被风剥，刮坏房屋1.6万多间，刮倒电杆557根，并发生了2起火灾；榆树县风力达9～10级，全县24个公社131个大队受灾，危害小麦895公顷，严重的（已毁种）达412公顷，使1413户社员房屋受害达2664间。

4月4日，伊通县一场西南大风将耕地表层沃土刮走1～2厘米之多，以至不少地头、沟壑全为细土填满，使土壤肥力受损。还造成烟囱倒塌、房草被掀损失。

4月21日，受南高北低系统影响，榆树刮西南大风，平均风速为17.3米/秒，14时西南风速为19米/秒，全县受风灾小队1770个，受害地13723公顷，严重的7610公顷，使种子刨出吹走，有的地块被风吹的淤土埋上，造成小苗不能出土，等风停后，只能把土弄出来，有6833间房屋受害。

5月9—11日，梨树县连刮3天7级以上大风，全县5个公社受灾，其中胜利、团结两公社受灾面积50%以上。

5月13日，桦甸县桦甸镇的长安屯发生历史罕见的龙卷风，风过之后，把2间房盖和14间房草卷走，4棵20厘米粗的白杨树被连根拔起，附近的电话杆和电灯杆被刮倒。

5月13日，受南高北低系统影响，集安县大风25米/秒，附近社员家电线刮断，民主二队暖窖全部被掀。桦甸镇永吉街长安屯遭龙卷风袭击，连根拔起直径20厘米粗的白杨树4株，掀走14间房屋的房草，其中有间房屋盖被揭走，宽500米的电灯线杆和电话线杆被刮倒。

5月份，四平市连遭4次10级以上大风袭击，农田表土、粪肥、种子全被大风刮走。农民4次毁种、补种。

7月8日，受气旋冷锋影响，集安县遭风灾面积47公顷。

7月15日，受地面中尺度低压影响，梨树刮偏南大风，18时40分至18时45分发现在测站的西南方5千米多的地方出现龙卷风。根据调查是梨树县大房身公社胡家大队和条子河大队部分小队，路径长达2.5千米，宽为20多米（最宽处200多米），受灾面积58公顷，灾情严重处庄稼被拔起（其中有4棵约20厘米直径粗的树），较轻农作物均被刮折或倒伏，房屋被吹坏18间，其中，有房盖被风刮掉，大墙被刮倾斜，坐在炕上的老太太被刮到地下，有一刚卸下的草车被吹起10多米高，刮出200多米远，有1人被刮起的马槽打伤了胳膊。

7月16日，受切变线影响，出现大风、暴雨和冰雹。海龙县27个公社中除北部9个公社外，其余18个公社都遭到轻重程度不同的风、雹、水灾，总受灾面积2226公顷，风灾引起倒伏和折断的高棵作物有1859公顷（其中倒伏的1659公顷），风刮走马舍328间，住房987间，全县被风刮断的供电线路47千米，刮断电杆98根。

7月中旬，通化县遭受大风袭击，19个公社均遭到了程度不同的灾害，受灾面积达9078公顷。

8月份梨树、双辽两县受风灾面积为1530公顷，其中双辽县30公顷。

9月2日受南高北低系统影响，海龙县双尖公社双尖大队有7公顷多苞米受风灾，30%倒伏，10公顷水稻被水冲倒，估计减产2成，庆胜大队15公顷地遭风灾。

1972年 全省4、5月间刮了2次大风。入夏以来，有些地方降大雨夹着大风，全省受风灾面积19.1万公顷。其中长春9万公顷，四平5.4万公顷，通化4.7万公顷。4、5月间刮大风，正是春耕播种的时候，风刮沙压了一部分耕地，刮走了一部分种子和粪肥。

4月27日，受气旋冷锋影响，明月瞬时风速达32米/秒，气象站附近电杆刮倒2根，大树刮倒1棵。

5月13日，白城市（今白城市洮北区）郊区菜队遭受风灾，从晚7时刮起7～8级大风，持续到次日凌晨2点多钟，这次大风把大棚的塑料薄膜刮毁38000平方米，棚内蔬菜严重受损。

6月4日，受副高北部切变影响，16时40分靖宇县城出现龙卷风，气象站钢管焊接的篮球架子被刮走了30多米。

7月1日，受地面辐合暖切变影响，前郭站16时05分到16时26分出现了历史上少见的暴风雨，瞬间风速达33米/秒，20分钟降雨量达15.5毫米，同时伴有雷电和冰雹，由于风大雨急使该县双半公社达里区与二莫大队之间的6.6巨型水泥电柱被刮倒，损失较大，同时高压线也造成严重损失，另外在前郭镇内有多根木质的及水泥高压电线杆被刮倒、刮断。

7月1日，17时15分至40分，长岭县出现一场大风，最大风速达20米/秒，同时伴有27.7毫米的降水。县内刮倒、折断树木2000余株，掀毁民房600余间，倒伏庄稼470公顷。

7月5日，榆树县受暴风袭击，风力大到刮断了20厘米粗之大树，灾及15个人民公社。

7月15—16日，受南高北低系统影响，伊通县15日14时西南风为7米/秒；梨树县15日08时西南风为10米/秒，16日14时西南风为8米/秒；辽源市15日14时西南风为6米/秒。共有23个公社受风雹灾，面积达18000公顷，较重的有8000公顷。全省各地部分地方受到风、雹、水三害，面积达9.4万公顷。其中通化地区主要是风灾，4.8万公顷受灾面积中，风灾达4.67万公顷，比较重的1.27万公顷。榆树县秋季大风，庄稼倒伏面积1.13万公顷。

1973年 5月4—6日受南高北低系统影响、18日受低压发展影响、24—25日受南高北低系统影响，白城、长春、四平地区刮了3场西南大风，风力达8～9级，其中以5月4—6日的这场风灾情较重，据白城、长春、四平地区统计，受风灾面积11万公顷（含哲盟的部分地方），仅长春地区受灾面积就达4万公顷，全部需要补毁种，灾情严重的地方，出土小苗被连根刨掉，未出苗的种子和粪肥一齐被风刨掉，有的垄沟被淤平。榆树县全县有735个生产大队受灾，受灾农田面积8833.3公顷。怀德县受灾面积9333公顷，灾情严重的地方，出土小苗被连根刨掉，未出苗的种子和粪肥一起被风刨掉，有的垄沟被淤平。

5月4日至6日，伊通县全县刮起8至9级大风。5月8日又刮起8级大风，这两场大风，不仅加剧了春旱，还把有的地块出土小苗连根拔掉，把未出的种子连同粪肥一起刮走，有的耕地垄沟被填平。

4至6月，通榆县遭受严重旱灾和历史上少有的风灾。从4月至6月1日，全县没下一场透雨，地下水位下降，自然泡泽干枯；4—5月，8级以上大风刮了27次。干旱和风灾造成严重缺苗，全县有3.355万公顷耕地没抓住苗，其中有1.15万公顷落干，8700公顷芽干，1.325万公顷被风剥沙压。

5月8日四平地区反映，最近几天由于连续刮风，风力达8～9级，梨树、怀德、双辽三县都不同程度地出现了风刨地。据怀德县20多个公社了解，风刨地9300多公顷。从作物来看，主要是谷子，出苗的谷子连根刨掉，未出苗的种子被刨掉，垄沟被淤平。6月19日，受切变线影响，15～16时东丰县降雹并伴有大风，大风刮坏房屋32间，刮断大树16棵。

5月24日，镇赉县刮了一场11级西南大风，造成1.5万公顷耕地毁种。

5月下旬一些地方遭到了风雹灾害，据长春、四平、哲盟3个地区反映，风灾面积达7.57万公顷，有一半灾情较重。榆树县24日、25日两天有13个公社受风灾，面积4000公顷，需要补毁种的2000公顷。农安县有3300公顷耕地受到风灾，全部需要补毁种。

6月21日，受脊前横槽下摆影响，通榆县的鸿兴、八面、双岗、什花道、开通5个社、场受到较强的暴风雨和冰雹的袭击，风力达10级左右，刮坏民房、仓库计47间，全县受灾面积8900公顷，毁种面积为2800公顷，补种面积为1500公顷。高压电线杆折断2根，大部分被风吹歪，60棵直径为30厘米的大杨树被连根拔出，并折断若干树。大安县3公社9个大队47生产队遭受风雹灾，受灾面积2555公顷，风灾面积（需毁种）1156公顷，风力之大，雹灾之重是罕见的，据龙沼公社党委报告，这场暴风骤雨过后，被刮断、拔根的树190根，最粗30厘米，刮倒钢制三脚架1处，有许多仓房、厕所盖被掀走，一个300～350千克重的熬碱池被风刮出1000多米远，大风突然而起，共47间民房盖被掀起。

进入7月后，全省灾害发生面积34.38万公顷，其中风灾3800公顷。其中7月24日，受南高北低系统影响，大安刮大风，平均风速为6.3米/秒，14时南西南风为9米/秒，大安遭暴风雨、冰雹袭击，全县高棵作物有5%～10%刮断，其中古城公社有4个大队26小队遭龙卷风袭击，作物受灾面积908公顷，成灾236公顷，损失住房39间，畜棚28间，仓子117间，广播线杆93根，高压电杆52根，大小树322棵，粗的有24厘米，小铁锅96口，大小缸263口。

7月27日，受蒙古气旋冷锋影响，珲春15时45分出现飑线，最大风速30米/秒，开始东东南风后转为西西北风，从甩湾子开始经莫安、珲春站等地向东东南方向刮去，沿途高棵作物全部刮倒，房屋、砖烟囱、大树有的被刮坏，个别刮倒。

7月28日，受弱低压辐合影响，平均风速为3.3米/秒，14时南西南风为6米/秒。8月3日，受气旋冷锋影响，平均风速为6.3米/秒，20时南东南风为8米/秒，海龙县10个公社遭受不同程度的冰雹、大风和大雨引起的水灾，总受灾面积1396公顷，风灾863公顷。辉南县大风7～8级，持续时间长，农作物受灾511公顷。

是年，通化县的金斗、四棚、三棵榆树、富江、光华、兴华、大安、葫芦套等8个公社遭风灾，受灾面积2352公顷，其中绝收面积228公顷。

1975 年 受切变线影响，6 月 5 日敦化 14 时 40 分到 14 时 42 分出现龙卷风，据调查，龙卷风经测站南方的水源地起到测站东南方的三小学止，在长约 1500 米、宽约 100 米的范围内把部分树木、电柱拔掉或刮歪，1 台变压器落地，21 间民房的房盖损坏，1 人被卷起 1 米多高，多人被瓦块砖头等撞伤。

6 月 21 日，受副高后部高空槽影响，扶余县中部和南部地区 16 时 10 分降雹，并伴有大风，6 个乡受灾，面积 1012 公顷，刮折树 1800 余棵，被掀房屋 140 余间，马棚仓库 15 间。

7 月 11 日，受蒙古气旋影响，磐石刮偏西大风，瞬时风速达 30 米/秒，造成草房房草被吹走（数字不详）。

8 月 4 日，受南高北低系统影响，据敦化站调查，4 日下午该县黄泥河、秋梨沟、太平岭、沙河沿、江东、大桥、大石头等公社的部分大队遭雹灾及风灾，共计受灾面积 750 公顷，成灾 510 公顷，绝收近 50 公顷。龙卷风灾使黄泥河公社的威虎岭大队造成 85 户的房屋被刮走，三队饲养房被刮倒，砸死牛马各 1 头，砸伤牛 1 头、马 6 匹。

8 月 5 日，受副高切变影响，飑线经过双阳县，全县 110 个大队的 1472 个小队遭受风灾，特别是新安公社的向阳大队，齐家公社的齐家、关家、三家子、范家等大队受灾最为严重。受灾总面积达 4.11 万公顷，减产 5 成以上的 1.9 万公顷，绝收面积 2017 公顷，房子被风揭顶的达 6668 间，大树刮倒和中间断的 1089 棵，有的连根拔出，电线杆被刮倒 31 根，影响了一些公社的通讯，扶余县大林子乡发生大风雨，刮倒大树 313 棵，掀房子 90 间，农田受灾 1450 公顷。

1976 年 5 月 14 日、24 日、27 日，受地面低压影响，吉林省出现 3 场西南大风天气，风力达 8～11 级。受灾地区主要为白城（含今松原）和长春地区。其中以 5 月 24 日一场风灾为重。5 月 24 日，前郭大风持续时间长，平均风力 7 级，造成前郭电厂严重事故，同时大棚被吹毁面积达 2.3 万公顷。镇赉农田受害严重，农田受灾面积为 8337.5 公顷，绝收面积为 8337.5 公顷。洮安县（今洮南市）最大风力达 11 级，农作物受害严重，受灾面积达 2.8 万公顷，直接经济损失为 23.5 万元。白城市区最大风力达 11 级，大棚被刮飞，树被刮倒，房屋被揭盖，输电线被刮断，蔬菜大棚受灾严重，受害面积达 8.4 万平方米，绝收面积 6.4 万平方米。扶余县（今松原）受灾面积 5.2 万公顷，刮倒房屋 587 间，折断大树 3394 株，折断电话线杆 1787 根，电柱 434 根。乾安县大风持续时间长达 30 个多小时，最大风速为 29 米/秒，刮平了垄台，吹走了小苗和肥土，农作物受灾严重，受灾面积达 1334 多公顷。榆树县 4.67 万多公顷农田受灾，1.3 万间房草被刮走，有的树木、电杆被刮倒，停电 50 多个小时，水稻育苗大棚被刮，损失 5000 千克塑料薄膜。农安县受风灾面积 4.2 万多公顷，杨树林公社风道内耕作层被大风刮走 7 寸，垄台刮平，小苗和垄肥全部被风刮走。5 月 24 日，洮南县 10 级大风持续一昼夜，受灾农田 2.49 万公顷，占播种面积的 15.90%。

是年，长岭县遭受风蚀灾害的耕地 3.02 万公顷，占播种总面积的 17.34%，粮食总产量比上年减少 16%。其中 5 月 24 日的一场大风，使龙风公社潘菜园子屯落下一条沙岭，长 140 米，前缘高达 2 米。

是年，春，乾安县连刮了 3 天 10 级西南风，黄沙滚滚，天地一色，全县已播种的

3786 公顷农田夷为平地。

5 月 14 日，受地面低压影响，前郭出现大风天气，瞬时风速达 24 米/秒。农田种子受害严重，受灾面积达 8337.5 公顷。

3—5 月，通榆县大风日 35 天。全县受灾 4.04 万公顷，占总耕地面积的 45%。其中，向日葵受灾 6000 公顷，占播种面积 79%，毁种了 3800 公顷；蓖麻籽受灾 2000 公顷，占播种面积的 43.5%，毁种了 1500 公顷。

5 月初至 6 月 5 日，通榆县刮了 19 场 8 级以上的大风，特别是 5 月 23 日和 24 日，风力达到 11 级，瞬间最大风速达 32 米/秒。对向日葵、蓖麻是毁灭性的，高粱、谷子受害严重，受灾面积达 4.04 万公顷。全县已播种的 9 万公顷集体耕地，就有 4.04 万公顷被风剥、沙压和打伤禾苗，占 49.5%。是年大风来势猛、次数多、持续时间长、受灾面广、受灾程度大，这些都是通榆县历史上罕见的。全县有 510 棵大树被刮倒，355 棵电杆被刮折，213 间房屋被刮坏，320 千米的渠道和喷灌沟被淤平，农村 22 条电话线路有 8 条被刮断，有些地块的种子、化肥、熟土全部被刮走，变成了"三光"地。全县 20 个乡镇 139 个村 898 个社都不同程度地遭受了风灾，受灾人口达 22.5 万左右。新发、鸿兴、兴隆山、包拉温都、通榆镇、四井子、新兴等 8 个乡镇受灾面积达 95%。

5 月 12—27 日，大安县连续遭到 11 场大风袭击，最大风力达 11 级，风速 31 米/秒。5 月 24 日，最大风速 27 米/秒（10 级），农作物受灾严重，受灾面积达 3.85 万公顷，绝收面积为 1.75 万公顷，农田毁种 1.75 万公顷，补种 2.10 万公顷。

5 月 24 日，洮南县 10 级大风持续一昼夜，受灾农田 2.49 万公顷，占播种面积 15.90%。7 月 22 日午后 2 时 30 分至 4 时 11 分，野马、那金、瓦房等公社遭受大风、龙卷风、冰雹袭击，刮走屋顶 27 间，刮断树木 781 棵，刮倒与刮断高、低压电杆 113 根，刮断电线 396 米，广播、通讯全部中断。

7 月，伊通县景台公社锦山大队至莫里青公社新里大队，遭到龙卷风的袭击。龙卷风所经之地作物尽皆倒伏，房草多被吹走，有的电杆被吹倒或折断，旧房被吹倒。

7 月 22 日 2 时 30 分至 4 时 11 分，洮南县的野马、那金、瓦房等公社遭受大风、龙卷风和冰雹的袭击，刮走屋顶 27 间，刮断树木 781 棵，刮倒与刮断高、低压电杆 113 根，刮断电线 396 米，广播、通讯全部中断。

7 月 30 日，德惠、九台 2 县遭龙卷风袭击。25 厘米粗之榆树被刮断，有的树被连根拔出，民房屋顶被卷出 30 余米。九台县刮毁房屋 151 间，德惠县受灾 67 户，房屋被刮坏 152 间。

7 月 30 日，一场风灾使九台县 4.48 万公顷庄稼倒伏，造成后期田间管理无法进行。当年全县粮豆总产比上 1 年减少 14.1%。

是年，通化县的民主（今江甸子）、东来、二密、光华、葫芦套等公社遭受风灾，受灾面积 2855 公顷，其中绝收面积 207 公顷。

1977 年 5 月 30 日，大安县两家公社长发屯出现龙卷风，刮跑 18 间房盖。6 月 21 日，两家公社再次出现龙卷风，刮坏 15 间房屋。

6 月 21 日，大安出现龙卷风天气，烟筒、房屋等被毁坏共计 14 个房 15 间。

7 月 5 日，受低空切变影响，前郭出现大风天气，最大风力 11 级以上。玉米、向日葵、谷子、高粱等农作物受灾严重，受灾面积达2万多公顷，重灾1.2万公顷。

7月7、8两日，农安县的杨树、哈拉海、高家店、黄鱼圈、小城子、青山等6个人民公社遭10级大风袭击，刮倒大树1500棵，刮断水泥电杆50余根，损坏房屋150余间，农田受灾866.7公顷。

7月11日，镇赉出现龙卷风天气，龙卷风袭击长为43千米，宽10千米，刮断大树50棵，高压电线杆损坏53根，毁坏电话线杆52根，房屋损坏168间。

7月13日，受低空切变影响，通化县遭受大风灾害。玉米被刮倒，受灾面积达1334公顷。

7月16日，受低空切变影响，集安出现大风天气，农作物受害严重。受灾面积达427.5公顷，绝收面积为107.3公顷。

7月24日，受地面冷锋影响，九台出现大风天气。25个公社不同程度受灾，作物受灾严重，15%折断，33%平铺在地，其他轻倒，受灾面积为7.5万公顷。

8月5—6日，受低空切变影响，通榆县的团结、新发一带降雹并伴有大风，10分钟最大风速为12米/秒，风向为南南东。由于风大，玉米、高粱倒秆、折穗很严重，国家铁架测绘标刮倒1座，水泥电杆刮倒5根，直径15～20厘米粗的杨树刮倒百余棵，有的被拔出；团结公社建设大队的一个铁制抗旱大水箱被刮离原地约55米。通榆县因大风天气农作物受灾严重，受灾面积达1200.6公顷。

10月14日17时，榆树县境内发生一次龙卷风，中心风力达12级。遭受风灾的有闵家、环城、向阳、李台、育民、怀家、五龙、恩育、刘家、前进等11个公社，掀掉房草4978间，其中298间房屋大揭盖，倒塌房屋35间；闵家公社刮倒高压电杆24根、广播线杆71根，电话中断近24个小时。

1978年　4月1日至5月15日的45天中，洮南县刮大风27次，其中6至7级大风7次，8级以上大风20次。大通、呼和车力、安定、黑水、向阳、二龙等12个公社受灾农田3333.33公顷。城郊公社刮坏大棚、立壕20多处，损失菜苗20多万株。

4月至5月，通榆县大风日40天，尤其5月12日至14日的连日大风，最大风速24米/秒，全县受灾农田1.65万公顷，毁种了9955公顷。

5月11—15日，受蒙古气旋东移形成南高北低环流形势的影响，吉林省出现西南大风天气，一场风连续刮了4—5天，风力8～9级。白城、长春、四平地区受灾面积达12.12万公顷，需要毁种的农作物有一半，大风过后，土壤失墒，旱情加重。

5月11日至15日和5月25日，伊通县全县刮了8级大风，有的地方风力9级，使不少地块小苗被风剥而毁种。

5月12—14日，受蒙古气旋东移形成南高北低环流形势的影响，通榆出现大风、沙尘暴天气，瞬间风速达35米/秒，能见度仅为200～300米。农作物受害严重，受灾面积达1.65万公顷，绝收面积9960公顷。

5月1—17日，吉林省8级以上的大风有7次。大风次数比历年多，出现的晚，风力大，持续时间长，受害面广。白城、哲盟、四平、长春地区统计，受灾面积达18.05万公顷，其中需要毁种的有6.97万公顷。白城地区进入5月份以来，大风次数偏多，庄稼被风剥，其中严重需毁种面积达4.2万公顷。风后，土壤失墒，部分地块旱情进一步严重。

长岭、扶余、前郭、大安、镇赉、乾安受灾较重。长岭县风剥面积 1.47 万公顷，其中需毁种的达 6667 公顷。灾情最重的三团公社受灾面积达 2600 公顷，占总面积 5267 公顷的 49%。前郭县 1.52 万公顷耕地被风剥，有 1.13 万公顷需毁种。四平地区受风灾面积 2.74 万公顷，灾后需毁种的有 1.09 万公顷，需补种的有 1.01 万公顷。哲里木盟有近 6 万公顷被风剥，其中需毁种的有 1.7 万公顷。主要是通辽县、札鲁特旗和通辽市。长春地区反映，榆树、农安两县受风灾面积 1.31 万公顷。榆树县的弓棚、八号、五龙等 10 个公社 305 个生产队遭受风灾面积达 9333 公顷，其中需要全部毁种的 3333 公顷。

5 月 20 日，榆树、农安 2 县有 1.31 万公顷农田受风灾，其中 3333.3 公顷需毁种。

5 月 25 日，受蒙古气旋东移形成南高北低环流形势的影响，吉林省内部分地区出现西南大风天气，风力达 9 级。长春、四平地区受灾面积达 4.67 万公顷，长春地区除双阳外，其余 5 个县（郊区）普遍受灾，有 1.44 万公顷农田毁种，有的地块刚毁种过，种子又被大风刮走，郊区刮坏了 123 个蔬菜大棚，27 栋温室，损失塑料薄膜 5 万千克，玻璃 160 多箱，粮囤草盖吹走数个。定植的蔬菜有的被风吹毁。

5 月 25 日，九台县出现一场大风，使全县 7299 公顷地受灾，补、毁面积达 3684 公顷，刮坏房屋 8128 间，刮倒电杆 189 棵。

5 月 25 日，德惠县遭风灾，全县受灾面积 2815 公顷，大豆断头，谷子露根，刮坏民房 150 多间。朝阳乡干渠上的杨树刮折 5000 多棵（直径粗的近一尺，细的碗口粗）。沃皮乡晨光村的电杆，几乎全部刮折。

6 月 14 日，受低空切变影响，镇赉出现大风天气，刮倒树 13 棵。7 月 5 日，受地面暖锋影响，镇赉出现暴雨大风天气。因风狂雨急，农作物大面积倒伏。

6 月 29 日，榆树县红星人民公社遭龙卷风袭击，其中 5 个大队 48 个生产队 322 户深受其害，房屋损坏 756 间。

7 月 5 日，受地面暖锋影响，大安出现大风天气。树木被毁坏 327 棵，毁坏变压器 4 台，广播、电话线杆被刮倒 2/3。7 月 9 日，大安县遭受 11 级大风和冰雹的袭击，毁坏房屋 448 间，折断树 669 棵，电线杆 2081 根，农田受害 1.05 万公顷，1300 余公顷绝收。

7 月 7 日 19—21 时，受高空槽和地面暖锋共同影响，白城—镇赉—泰赉—大庆一线，受强风暴袭击，强风带约 3 千米宽。狂风挟带暴雨，还下了冰雹。处于风暴最强中心的白城市有一台 9.6 万千克重的龙门吊车被吹倒（风速自记记录中断，距该市 60 千米处的风速达 35 米/秒，估算市内的强风可达 50 米/秒以上）。直径 60 厘米的大树成行被折断，倒向一方，有些厂房遭风暴袭击后，犹如地震所致，成了一片瓦砾。7 月 7 日晚 7 时至 8 时半，白城市洮北区遭到一次 70 年不遇的龙卷风袭击，大风同时伴暴雨，风力达 12 级，降雨量达 34.9 毫米，这场大风给白城市洮北区人民的生活、生产造成严重损失，白城市洮北区因风伤亡 59 人，其中重伤 12 人，死亡 1 人。倒塌厂房 2300 平方米，房盖被掀 4100 平方米，全市被砸坏机床 51 台，刮倒、破坏大龙门吊和塔吊各 1 台（价值 90 多万元），倒塌、刮坏教室、民房 300 多间，130 万千克的商品被水浸泡（损失约 150 多万元），部分药品被水浸泡（损失约 3 万余元）。全市 7 条输电线路中断，致使 120 家工厂停产，电话、供水中断 19 个小时。平齐线铁路中断 4 个小时，8 对列车未能正点发出和进站，站内 3 节车厢被刮脱轨，市内公共汽车停运 20 个小时，市郊菜地被刮毁 356 公顷，毁塑料大棚6000多米。毁坏大田庄稼733多公顷。刮断电杆179根，刮掉高低压线1600延长米。灾后，地、市、县组成抗灾指挥部，组织受灾单位抗灾自救。到7月9日，交通、生产基本恢复。受灾农村抢种早熟作物，夺取了抗灾斗争的胜利。7月7日19时30分左右，强飑线袭击了镇赉县的镇赉镇、胜利、黑鱼泡、岔台、莫莫格、东屏、五棵树、大屯、东方红农场、吉林省镇赉劳改总队等地，中心风力10级以上，造成全县输电、通讯、广播、交通中断。庄稼、树木倒伏无计，30%的民房、公共设施被毁坏。个别地方人畜有伤亡，黑鱼泡的三家子村有14人受伤，五棵树镇卜荷村有14匹马被卷入水里淹死。强风暴所经之处，损失很大。镇赉因大风、暴雨天气，损坏4637间房屋，高低压电线线路2174千米，3处变电所遭受破坏，摔坏变压器16台。1000平方米成品粮库被摧毁，50万千克粮食雨淋水泡，公路、农田防护林刮断或连根拔起5万棵，14人受伤，14匹马被卷进江里淹死，飑线经过地区，农作物倒伏面积达2万公顷，高棵作物有20%折株，农防林、公路林有5万棵被刮断或连根拔起。造成全县输电、通讯、广播中断，交通停运。农作物受害面积为2万公顷，绝收面积为5002.5公顷，与7月5日雹灾共损失价值近百万元。

7月9日，通化县的大川、民主、三棵榆树、二密、四棚等公社遭受风灾，受灾面积4821.6公顷。

8月1日，受低空切变影响，九台出现大风天气，风速最大达35米/秒。造成庄稼大片倒伏，房瓦、草被风刮走，烟筒被刮掉，大树被折断，作物大片倒伏，受灾非常严重。

8月13日夜间，浑江市大镜沟公社遭受风灾，大风持续2个半小时左右，农田受灾面积290.1公顷，其中280.1公顷玉米5%被大风刮倒。珠宝沟村灾情最重，受灾面积达100公顷，其中珠宝沟第三生产队30.1公顷玉米，70%被风刮倒、刮断。

9月25日，受高空槽和地面冷锋过境共同影响，集安出现大风天气，农作物受害严重。

是年，双辽县风剥地116公顷，毁种32公顷，补种87公顷。向阳公社风剥地面积达101公顷，其中补种75公顷，毁种面积27公顷。

1979年　7月9日，受地面暖锋影响，通榆、大安、镇赉出现大风天气。通榆农作物受灾严重，受灾面积为9596.9公顷，绝收面积为4594.4公顷，大风刮倒电杆57根，其中高压电杆5根，刮断大小树483棵。大安县遭受11级大风和冰雹的袭击，毁坏房屋448间，折断树669棵、电线杆2081根，铁路车站安装的龙门吊价值17.7万元刮倒摔坏。农田受害1.05万公顷，1300余公顷绝收。镇赉房屋被毁坏217间，断树2466根，广播、高低压线杆1102根，各种树木皮光叶落枝断。

8月17日，大风使洮南县粮食减产15%。

8月16—18日，受7909号台风影响，珲春降雨160.8毫米，雨后又刮了6～8级大风。由于雨急风大，全县有3501公顷作物倒伏。

8月26—27日，受地面低压强烈发展影响，白城地区刮了一场大风，一般达9级，个别地方达11级。除长岭、前郭、扶余县外，其他县均程度不同的遭受风灾，较重的有35个公社167个大队，受灾面积18.14万公顷；严重的地方，谷子早熟的有20%掉粒，晚熟的“水泡”磨破了，高粱倒伏15%～20%，有的向日葵掉头，玉米有的折秆掉棒，风灾面积 23.21 万公顷。洮安县红石岭大队玉米 15%倒伏，每亩可减产 15 多千克。抚松县于 27 日刮了一场 7、8 级大风，农作物有 1187 公顷受灾。其中，通榆因大风天气农作物受灾严重，受灾面积为 5 万公顷。

8 月 26 至 27 日，镇赉县连续 2 天刮 6 至 7 级风，使中西部 8 个公社受灾，玉米有 20%至 30%倒伏，5%至 8%植株折棒，大豆叶片被风抽干，谷穗磨胞。

8 月 26 日至 27 日，通榆县多数公社遭受 8～9 级西北大风的灾害，农田受灾约 5 万公顷，其中，重灾 2 万余公顷。

年内，农安、德惠、双阳和郊区有 2280 公顷农田受风灾。

年内，通化县遭受夏季大风，受灾面积 4904.6 公顷，其中绝收面积 190 公顷。

年内，吉林省风灾面积 23.2 万公顷，其中成灾面积 12.4 万公顷。特别是白城地区 8 月下旬的一场风灾，受灾面积 18.7 万多公顷，成熟的谷子有 20%掉粒，晚熟的磨掉了“水泡”。高粱倒伏 15%～20%；玉米有的折秆掉棒。对大秋作物造成一定危害。

1980 年　4 月 17 日，受地面低压强烈发展影响，集安出现大风天气，大棚蔬菜受灾较严重，8 个大棚被吹坏，部分温室玻璃被刮坏，致使 2 万余株黄瓜秧苗受冻，部分种子及房草被吹走。

4—6 月，双辽县刮 8 级以上的大风就有 24 天，最大风力达 10 级以上。5 月 27 日—6 月 7 日，有 5 天 8 级大风，造成全县风剥、沙打、沙压耕地面积 5 万公顷，占总耕地面积的 39%，毁种面积 1.04 万公顷，补种面积 1.09 万公顷。玻璃山等 9 个公社有 1/3 以上的农田毁种或补种。王奔公社胜利大队有耕地 345 公顷，风剥地就有 205 公顷，占耕地总面积的 59.4%，除被风剥走粪肥、种子外，玉米、甜菜被风沙打“熟腾”的就有 60 公顷，还有 11.83 公顷被风沙埋上。郑家屯镇被风沙打坏菜园 57 公顷，张家大队一队刮坏塑料大棚 1 个，面积为 816 平方米，损失达 2000 余元。

4 月，长岭县的一场大风，八十八公社八十号屯的一块耕地被剥成 3～5 米宽、20～30 米长、0.7 米深的风蚀沟，沟底露出坚硬的白眼沙。另一块耕地垄台被剥平，严重的地方隆起一道沙带。屯后淤积一片高 0.3 米左右的沙滩。龙凤公社潘菜园子屯六队有 5 户社员家院内堆沙 1 米多厚，房门被堵住，不得不扒掉房子到别处另建住宅。

4 月 18—19 日，受地面低压强烈发展影响，通化出现大风天气，蔬菜大棚遭受灾害，刮坏蔬菜大棚 142 个，小棚 39 个，温室 110 间，直接经济损失 16.4 万元。

4 月 19 日，受地面低压强烈发展影响，延边县水稻育苗大棚遭受大风灾害，灾害程度严重。

4 月 19 日，受地面低压强烈发展影响，抚松出现大风、降水天气，瞬间风速达24 米/秒。淋湿粮食 50 万千克，高压线被刮断，塑料大棚刮坏 106 个，参棚刮坏 1.43 万平方米，房屋损坏 116 间。

5 月 1—27 日，柳河县出现 6 次大风，最大达 11 级。玉米田里大部分小苗的叶子被打坏，并受冻。

5 月 17—20 日，受地面低压强烈发展形成南高北低环流形势的影响，扶余出现大风天气。表土被刮走，幼苗漏根，不能直立，或倒伏凋萎，严重的将垄刮平。种子、幼苗受灾严重，受灾面积达 7171.3 公顷，绝收面积为 4114.1 公顷。

5月18—20日，受地面低压强烈发展形成南高北低环流形势的影响，梨树县出现大风灾害。全县玉米受灾面积4373.2公顷，其中毁种1724.2公顷，其余进行补栽或移除覆盖在幼苗上的浮土。

5月18—20日，长岭县连续3天刮大风，县境西北部的沙坨耕地几乎全被风剥，成灾面积4800公顷。北正镇公社有一片幼苗，在一次大风中全被剥走，形成沙沟，沟底像场院心一样坚硬，而被沙子埋住小苗的地块，则变成一片沙滩。在群众中流传着这样的顺口溜："当天看着绿油油，一场大风刮过后，有的变成光秃板，有的堆成小沙丘。"

5月18—20日，吉林省各地连续刮了7～8级大风，最大风力达9级。白城、长春、四平地区部分地方遭风灾。据扶余、农安、榆树、双辽、梨树、怀德、四平市等地反映，遭风灾面积4.56万公顷，其中灾情较重，需要毁种的面积有1.19万公顷。扶余县有29个公社遭风灾，风剥地面积1.09万公顷，其中需毁种的有3798公顷，占受灾面积的34.8%，受灾作物有玉米、谷子、大豆、高粱、甜菜和葵花。农安县受灾面积1.5万公顷，其中有2000公顷地被大风剥成光板。玉米、高粱、葵花只剩根。双辽县受灾面积达1.33万公顷，需要毁种的4200公顷。这个县的向阳公社有耕地3850公顷，受风灾面积1800公顷，占耕地面积的46.8%。这个公社的向阳六队有耕地85公顷，都不同程度受了风灾，有的垄台刮没了，种子小苗被刮走，有的地块小苗被沙子淤平埋上。怀德县毛城子公社风剥地面积350公顷，其中土搬家被剥光的有137公顷，垄被沙子淤平沙子压苗的有135公顷。四平市环城公社有5个大队塑料大棚被风刮坏40个，大棚内有菜田5.7公顷。损失较大。

5月18日，受地面低压强烈发展形成南高北低环流形势的影响，通榆出现8～9级以上大风，农作物受灾严重。受灾面积1.6万公顷，补种4002.0公顷。

5月下旬，前郭出现2次强度较大的风，对农业生产影响较大，造成2万公顷风刨地。

5月，农安出现大风天气，苗期作物和移植蔬菜均受到不同程度危害。

5月26日，受地面低压强烈发展形成南高北低环流形势的影响，吉林市郊区遭受大风灾害，玉米田里有10%的植株叶被吹折。

5月26—27日，受地面低压强烈发展形成南高北低环流形势的影响，长春地区刮了一场8级以上的大风，最大风力达9级，受灾面积2.7万公顷，九台县灾情最重，这个县由于雨后土壤湿度较大，没有出现风刨地，主要是早出苗的玉米有的被风折断，有的叶子被风撕碎，全县有2150间民房盖被掀翻，刮倒电杆350根，刮断树850棵。

5月27日白城地区刮了一场8级以上的大风，最大风力达11级。这次大风范围广，全区各县均遭到不同程度的风灾。据不完全统计，受灾面积6.7万公顷，占全区耕地面积的6%。受灾严重的镇赉县最大风力达9级，全县受灾面积2.1万公顷，其中需要毁种的有8500公顷。这个县的莫莫格公社有5个大队，37个生产队灾情严重，谷子连根刮出，甜菜、大豆被风折断，小麦被沙子压住。不少地方的高压线、低压线和电话线杆被刮倒。有的生产队社员的房盖被掀。白城市受灾面积2133公顷，其中刮坏蔬菜大棚8万平方米，菜苗损失比较严重。扶余、洮安、长岭、乾安、通榆、大安、前郭等县也均遭到不同程度的风灾。长岭、乾安县需要补种的占受灾面积的一半。长春地区反映，26、27日两天，榆树、农安、九台县有20个公社遭风灾，据初步统计，受灾面积为2.72万公顷。九台县灾情较重，连续刮了2天以上的8级大风，全县受灾面积2.56万公顷。由于雨后土壤湿度较大，没有出现风剥地。主要是早出苗的玉米有的被风折断，有的地方被风撕碎。全县有2150间民房房盖被掀翻，刮倒电杆350根，刮断树850棵。

5月27日，受地面低压强烈发展形成南高北低环流形势的影响，洮南出现大范围的大风天气，大风自夜间开始刮至第二天18时，平均风力9级，瞬间最大11级，最大风速30米/秒，刮倒高、低压电杆400多根，刮倒胸径15厘米的杨树1500多棵。大通、洮河、福顺、瓦房等公社通讯、广播、供电中断。给农业生产带来较大危害，受风灾影响，全县2.22万公顷耕地受灾，占总面积的16.2%，其中需毁种的面积6000.3公顷，需补种的面积为7618.5公顷。

5月27日上午8时至下午6时，通榆县全县刮8～9级大风，风速20米/秒以上，风灾严重的乌兰花、西艾力、向海、团结、兴隆山等5个公社30%以上的农田表土被刮走10～20厘米。全县农田受灾面积2万多公顷，占已播种面积的19.2%；其中毁种1.59万公顷，补种4200公顷。

5月26、27日，榆树、农安、九台3县20个人民公社遭风灾，2.72万公顷农田受害。九台县8级风刮2天，2.56万公顷玉米青苗被刮断，2250间房屋被刮翻，850棵树木被刮断。

6月10日，受地面冷锋影响，延边县遭受大风袭击，树枝被刮掉。

6月14日，受地面低压影响，延边县水稻插秧田因受风灾，有1/3的秧苗浮在水面上，受灾程度为轻。

6月14日，受地面低压影响，永吉出现大风天气，树木被刮倒。

6月14日，德惠出现龙卷风天气。在万宝乡赵家洼子村，暴风刮起古磙十余丈，陈家三队15年树龄的树被刮断，26家房盖被揭，刮走谷草2000～3000千克，农田小苗大多被刮光，一株近40厘米粗的榆树被刮断，达家沟乡受灾面积达1000.5公顷。

6月14日、21日，农安、德惠、九台3县遭龙卷风，十几公分粗树连根拔出，石磙被刮走数米。德惠县万宝公社1妇女被重物砸死；九台县饮马河人民公社1小孩被风卷飞7米余；鸡鸣山人民公社二道二大队1口40多千克生猪被风卷出300余米，落地摔死。这次风灾共伤16人，死1人，损坏房屋894间，倒塌20余间。6月21日，德惠米沙子乡有18户人家受龙卷风袭击，房盖被刮走，同太乡东二道大队也有十几户人家遭受龙卷风的危害，6户人家被风刮掉了房盖。

7月2日，受地面低压影响，柳河县出现大风。

7月5—7日，受地面低压和东北冷涡影响，全省不少地方降雹，在降雹同时，还伴随着大风和暴雨，灾情严重。双阳县有8200公顷庄稼遭风灾，其中折断秆棵的285公顷；伊通县有近1.33万公顷庄稼遭风灾。

7月5—7日，双阳县有8200公顷农田受风灾，青苗被刮断280公顷。

7月8日，大安县大风伴暴雨、冰雹，农田受害2267公顷，毁坏房屋6间，猪舍10个。

7月21日14时54分—15时10分，受东北冷涡影响，敦化县出现21米/秒的大风，使17.5%的玉米倒伏。

7月21日至22日，梅河口大风加少量冰雹，风力7～9级，城南、牛心顶、一座营、兴华等4个公社，30个大队，228个小队受灾，受灾面积2533公顷。

7月26日，受地面低压和高空低涡影响，辽源出现大风天气，作物倒伏约5336公顷。

7月27日，受低空切变影响，洮南出现大风天气，平均风力达9级。土地受害面积达2.22万公顷，占耕地总面积16.2%。

8月26日16时，吉林市江南乡17个村遭到暴风袭击，大片庄稼被刮倒，受灾面积445公顷，绝收369公顷，粮食减产127.6万千克，受重灾1400人。

8月26日16时，磐石县江南公社（今松山乡）的安山、人和、新民、兴农4个大队17个生产队遭到一场大风的袭击，大片庄稼被刮倒，受灾面积445公顷，绝收面积369公顷，减产粮食127.6完千克；受重灾1400人。

10月25日，受地面冷锋影响，龙井出现大风天气，大风持续2天，瞬间风速达23米/秒，加之雪阻，全县稻谷和旱田几乎没有运到场院，秋菜损失也很大。

年内，长岭共出现8级以上大风37次，其中春季23次，造成大面积毁种或补种。

1981年 3月31日，双阳县有9个公社77个大队689个生产队受风灾，特重灾11789户60722人。

4月23日08—20时，受地面低压强烈发展和地面冷锋影响，大安刮起历史罕见的11级大风，给农牧业生产及人民生活造成巨大损失。此次大风，耕地受害面积2859.8公顷，其中毁种2185.2公顷，补种674.6公顷，刮倒电线杆2461根，其中高压线杆289根，刮坏变压器4个，刮断塑料大棚64座、晒砖棚200个、畜棚13间，砸死羊15只，刮断大树320棵。

4月23日，受地面低压强烈发展和地面冷锋影响，镇赉出现大风天气，风力11级以上，持续时间长，农作物受害面积达2701.4公顷。洮南瞬间风力达11级，农田受灾面积达1万公顷。白城也出现8级以上大风。

4月23日，通榆县全县刮8～9级大风，有11个公社（镇）已播种的耕地均受害，有的种子被刮出，有的压沙1寸多厚。受灾大队29个，生产队175个，受灾农田1265公顷。

5月1—3日，受地面低压强烈发展和地面冷锋影响，梨树县刮2次大风，风力均达7～8级，3日瞬间达10级。梨树县西北部和北部有4个公社遭受程度不同的风灾，面积达650公顷，其中，沈洋公社为40公顷、小宽公社为10公顷、刘家管公社100公顷。靠山公社500公顷，受灾程度不均，毁种200公顷，比较严重的种子田四单8号被风吹走，化肥露出地面。

5月2日，受地面低压强烈发展和地面冷锋影响，抚松出现大风天气，由于风大，造成全县参场和蔬菜大棚被刮坏。

6月22—24日，狂风骤雨夹冰雹袭击了梅河口以东的双兴、牛心顶、野猪河、双泉等11个公社51个大队。其中河洼、李炉、义民、城南、福安、梅河口镇最重。受灾土地1.42万公顷（其中绝收面积3067公顷），社员自留地及饲料田被毁667公顷。狂风毁坏房屋4422间，倒塌房屋12间，砸死、砸伤马3匹，压死羊28只，雷电击毙骡子3头。有12处山间水库和塘坝被冲垮。

6月24日，怀德县的桑树龄、城郊、大榆树、南崴子等4个公社遭雹灾，并伴有9～10级大风，受灾面积6803.4公顷。

6月26日，扶余县受雹灾，伴有大风雨。

7月20日，受地面冷锋影响，蛟河县遭受大风袭击，玉米植株出现倒伏和折株现象。

7月20日，受地面冷锋影响，敦化出现大风天气，其中有35%左右的玉米倒伏5～30°，60%左右的玉米倒伏约在45°以上。

7月26日，受低空切变影响，辽源出现大风天气，作物受灾严重，受害面积为2669.7公顷，绝收面积为900.5公顷，作物减产2～3成。

8月3日，受地面冷锋影响，通榆县的八面公社遭雹、风灾害，风力最大达12级持续了10分钟以上。有9户27间房屋被摧毁，受伤117人。

8月17日，受地面冷锋影响，长岭出现大风天气，10分钟最大风速达11.0米/秒，风向为北风，瞬时最大风速达8级以上。农作物受灾严重，农田受灾面积达10余公顷。东三号公社东升大队出现的龙卷风，损坏民房30余间。

8月20日，受地面冷锋影响，大安出现冰雹、大风天气。

8月31日，受东北冷涡和地面冷锋影响，长春、吉林、四平3个地区部分社、队遭暴风雨、冰雹袭击，受灾的地方有长春郊区、双阳、伊通、怀德、吉林郊区、永吉、磐石、蛟河8个县53个社镇，受灾面积为7840公顷，房盖被大风刮掀的488间；长春地区受灾面积3.39万公顷，其中有1.5万公顷作物倒伏；四平地区受灾面积2.34万公顷，其中有2万公顷农作物被刮倒刮断，有2334.5公顷绝收。

8月31日凌晨，伊通县中部一带受大风袭击，部分庄稼倒伏。

9月17日，受地面低压影响，公主岭出现大风天气，成熟谷子受害严重。

年内，柳河县因风灾受害的农田达277.2公顷，其中绝收23.2公顷。

年内，通化县的四棚、快大、民主（今江甸子）、三棵榆树、富江、二密、光华、兴华、大安等9个公社的38个大队、120个生产队遭受夏季风灾，受灾面积2617公顷。

1982年 4月8日，受高空槽和地面冷高压东移影响，永吉县遭受风灾，大棚骨架被折，万昌公社13个大队13个塑料大棚被大风袭击，薄膜被折坏，骨架被折，损失近1万元。大风强度8级，持续时间约1小时。

5月，通榆县8级以上大风11天，全县（通榆县）农田受害约14万公顷。

年内，春播后，长岭县太兴公社有1.2万公顷耕地被风剥，毁种四次，仍有800公顷耕地颗粒无收。损失种子8万多千克、化肥50万多千克。粮食总产量比上年减少390.8万千克，收入减少285.3万元。

5月10日，农安受龙卷风影响，10分钟最大风速为11.0米/秒，风向为南南西。受灾39户，201人，折断高低压电杆49根，成材树木174根，刮掉50千瓦变压器，损坏房屋87间，仓房23间。龙卷风呈旋风状。

5月15、16两日，受东北冷涡、地面低压强烈发展和地面冷锋影响，全省刮8级左右的大风，局部地方瞬间最大风力达11级，给农业造成一些损失。据不完全统计，全省风剥地面积为15.58万公顷，其中需要毁种的有3.81万公顷。水稻塑料大棚有66个被刮坏；地棚1230个被刮破；蔬菜塑料大棚被刮破了507个。此外，刮断电杆7根，杨树

100多棵，刮坏民房2.43万间。长春地区的农安、双阳、德惠，白城地区的白城市、洮安县、扶余县，吉林地区的舒兰县、永吉县、吉林市郊区在这场大风中受灾较重。农安县有8.3万公顷耕地被风剥，约占旱田面积的29%，其中缺3～5成苗的有3.3万公顷，全县有14个公社110个大队750个小队受灾。青山公社青山口大队667公顷耕地中有一半被风剥需毁种。双阳县刮断电杆7根，刮断直径20～40厘米粗的杨树100多棵，刮坏房屋1.23万间，掀走房草121万千克，价值17万元。蔬菜塑料大棚刮坏27处，毁损塑料薄膜0.5万千克，价值5万元。白城市蔬菜大棚被刮破近3万米，损失蔬菜苗60多万株。洮安县车力公社，瞬间风力达11级，风剥地1000公顷，需毁种面积533公顷。吉林地区水稻大棚被刮坏49个，地棚1006个，蔬菜大棚480个。这场大风虽然给农业生产和人民生活带来一定损失，但总的来看，受灾的范围不大。由于省气象部门预报及时，有些地方采取了适当措施。怀德县有些公社15日刮风时，发动一部分人站在大棚周围，保护大棚。这种措施很有效，没有造成损失。

5月15日，受东北冷涡、地面低压强烈发展和地面冷锋影响，永吉县出现8级大风，最大风速达24米/秒，持续时间为1.4小时，致使土壤水分蒸发大，影响出苗，有1/3的大棚骨架被折，1/2的棚膜刮坏，钢大棚折坏424栋，木棚359栋，仿日棚18栋。全县有538平方米的地膜塑料被风刮坏掀开，8级大风持续近4个小时。

5月15日，受东北冷涡、地面低压强烈发展和地面冷锋影响，辽源出现大风天气，部分塑料大棚被损坏。

5月15—16日，敦化县刮8～9级大风，风速21～30米/秒。地面温度下降至-3～1.3℃，仅敦化镇内摧毁塑料大棚162个，受灾面积多达8.80万平方米；棚内蔬菜受到严重破坏，损失达8.1万余元。

6月22日，扶余县长胜乡的长岭林场附近遭受了龙卷风的袭击，民房损坏161间，有的房盖被揭开，有的被风卷走，破坏仓库34间，折断大树120棵、电线杆10根，61户烧柴和5000多千克饲草被卷走。

7月5日，受低空切变影响，大安出现大风天气，高低压电杆被毁坏28根。

7月13日，受东北冷涡、地面低压强烈发展和地面冷锋影响，长岭县出现大风天气，10分钟最大风速为13.0米/秒，风向为西北西。东六号公社山湾大队出现龙卷风，损坏民房50余间，114扇窗户被刮坏，有4人受伤，还有110多株胸径10厘米以上的树木和8根低压电杆被刮断。

7月28日，受东北冷涡影响，乾安县的署字、余城、让字3个公社遭10级大风和冰雹、暴雨的袭击，绝收面积317.9公顷。

8月26—28日，受8213号台风影响，延边朝鲜族自治州部分地方降了大到暴雨，同时刮了6级左右大风。1.13万公顷庄稼倒伏，安图、敦化、珲春县、图们市和延吉市受灾较重。

8月29日，磐石县全县遭到15号强台风袭击，9000公顷农作物倒伏。

9月27日，受8213号台风影响，松江出现7～8级的大风天气，造成谷子脱落较多，出现损失。

1983年　4月，桦甸出现大风天气，风速达29米/秒，育苗大棚被刮坏，几个地方发生火灾。

4 月 17 日，农安县遭风灾，平均风力 8 级以上。农田受灾 5.44 万公顷，54 个塑料大棚被刮坏，126 根电杆被刮倒，3917 棵 10～15 厘米粗杨树被刮断，260 间房屋被刮坏，11 处建筑物被毁。

4 月 17 日，双辽县刮了 10 级大风，郑家屯镇被刮坏塑料大棚 12 个，温室 2 个，面积达 1.73 万平方米，损失 1.13 万元。

4 月 15 日至 18 日，通榆县连续刮 8～10 级大风，风剥农田 1.5 万公顷；城郊菜农 11 个塑料大棚遭破坏，1.1 万平方米的育苗被毁。

4 月 16—18 日，受地面低压强烈发展形成南高北低环流形势的影响，乾安出现大风天气，大风持续 3 天。损坏房屋 35 间，死 1 人，折断电杆 60 根，毁坏大棚 2760 米，小麦玉米受灾严重，受灾面积达 387 公顷。

4 月 17 日下午到前半夜，西南风由 7～8 级加大到 9 级，最大风速 24 米/秒，镇赉县全县 7 个粮库有 57 个粮囤被风刮坏，刮走苇苫子 1320 片。县无线电厂厂房大片水泥瓦被刮掉 150 余片。

4 月 26 日，长春郊区遭龙卷风袭击。

4 月 26—29 日，受地面低压和低空切变的共同影响，大安出现大风伴冰雹天气，高低压线杆被毁坏 5850 根，变压器 70 台，中断输电线路 40 多千米，直接经济损失 74.3 万元。刮倒塑料大棚 66 栋，面积 4.14 万平方米。城镇房屋毁坏 285 间，冻死马 260 匹、牛 1033 头、羊 3807 只，农村房屋倒塌 1017 间。

4 月 29 日，受地面低压和低空切变的共同影响，洮南出现大风天气。电线损坏严重，伴有电线结冰，通讯线路中断，电线杆折断 152 根，年久失修的房屋也有倒塌。

5 月 30 日，受地面低压和低空切变的共同影响，洮南出现大风天气，最大风力达 10～11 级，伴有冰雹。葵花、豆类等受害严重。

5 月 14 日，白城市洮北区大岭公社遭龙卷风袭击。最大风力达 12 级，刮倒、刮断高低压电杆 65 根，1743 公顷农田遭灾，红旗乡一女孩被刮到半空漂浮 500 多米远，落到一草堆上安然无事。全公社损失金额达 5.16 万元。5 月 30 日 17 时 40 分至 18 时 10 分，白城市洮北区遭大风和冰雹袭击，最大风力达 10 级，最大雹粒直径 3～5 毫米，农作物和蔬菜遭到严重破坏，共损失金额达 48 万元。

5 月 26 日至 31 日，四平市连刮 5 天大风，风力在 7 级以上，最大时到 11 级。损坏菜农的塑料薄膜大棚 33 个，秧苗被刮断 3 公顷，占大棚总面积的 21%。菜田的白瓜、黄瓜、柿子、茄子、青椒、旱黄瓜等 6 个品种受灾面积 37.3 公顷，秧苗 166.7 万株，各种损失总值 10.24 万元。

5 月 30 日下午 4 时 30 分，洮南县的北部和中部遭受大风、冰雹的袭击。大风刮倒高压线路电杆 37 根，低压线路电杆 94 根，树木 396 棵。

6 月 13 日 12 时至 15 时，洮南县的那金、胡力吐、野马、东升、瓦房、永茂、姚炎等 7 个公社遭受大风、龙卷风的袭击。大风刮坏房屋 212 间，刮断树木 1 万多棵（檩材以上的树木折断或连根拔起 319 棵）。高、低压输电线路断杆、断线 60.30 千米，刮断电杆 1104 根，电话线杆 280 根，广播线杆 327 根。

6 月 18 日上午，敦化县青沟子乡的向阳和红旗两个村遭到龙卷风袭击，龙卷风自向阳村南牡丹江岸形成。风将江水卷起，形如黑柱，直冲空中，旋即转向向阳村。广播喇叭在空中飞转，房顶草、房盖、苞米楼子、家禽畜、电杆、杖子、树木、烧柴一应卷起，于空中盘旋，高达几十米。有一胶车亦越过杖子飞至门前。高压电线杆被折断，树被拔起，变压器被抛在地上摔坏。2口小猪被卷起而摔死。一个50余岁的农民牵1头牛在路上行走，人牛卷起丈许，飘出30余米才落地。一青年被风卷起后摔倒在地。据统计，有70余户居民受灾，摧毁房屋105间，仓库46座，畜舍40间，苞米楼子23座，猪圈22处，民房玻璃几乎全部毁坏，损失约4万余元。

7月12日，受高空槽和地面冷锋的共同影响，农安出现暴雨、冰雹和大风天气，房屋倒塌，树木歪倒。

7月23日，受地面低压和高空槽的共同影响，辽源出现大风天气，树木电线杆等多处被刮断。

7月23日，伊通龙卷风落地，出现冰雹、倾盆大雨和狂风，冰雹最大直径25～30毫米，十几分钟降水达38.5毫米，10分钟最大风速为10.0米/秒，风向为南南东。庄稼全部倒伏，并被冰雹将茎叶全部打烂，园子蔬菜被洗劫一空，20～30厘米杨树刮倒刮断，水泥高压电杆被风刮歪，部分房盖掀走，损失粮食2000万余千克，土地、树、房屋等损坏严重，作物受灾面积达5112.6公顷，绝收面积达1710.9公顷，直接经济损失达1000余万元。

1984年　4月17—21日，受地面低压强烈发展和地面冷锋的共同影响，大安出现大风天气，大风刮断低压线杆200根，刮断电线1600米，毁坏10个大棚，面积达5000平方米，损失近万元。

3月至5月，通榆县全县8级以上大风21次，受灾农田3.1万公顷，占旱田作物的22%。其中，被风剥到“老板”的有8000公顷，种子落干1.2万公顷，死苗4000公顷。受灾较重的包拉温都乡，农田干土层深达30～40厘米，只坐水种了500公顷（占耕地面积的22%），出苗后又旱死360公顷。

4月20日，受地面低压强烈发展和地面冷锋的共同影响，前郭出现一次较强的偏南大风，瞬间风速达28米/秒，相当风力10级。个别瓦房被掀，塑料大棚被刮坏。

5月5日，受地面低压和地面冷锋的共同影响，榆树出现大风天气，刮倒水稻大棚74栋，树木50棵，民房3249间，电线杆50根，受害面积达8849.4公顷。

6月9日，吉林市中南部地区出现飑线、大风、雷阵雨和冰雹天气，10分钟最大风速为8.0米/秒，冰雹的最大直径为16毫米。

6月24日，一场大风把辉南县爱林参场的参棚薄膜全部刮走，损失10万多元。公路两旁生长10多年的大树被连根拔出。

7月1日，受地面低压和地面冷锋的共同影响，伊通出现大风天气，使尚未成熟的玉米大面积倒伏。

7月5日，受锋面过境影响，公主岭出现大风天气，农作物房屋轻度受灾。

7月10日，受地面冷锋影响，大安出现大雨冰雹和大风天气，刮倒电杆1125根，树木1125棵，房屋252间，作物倒伏2828.4公顷。同日，镇赉出现大风天气，树木倒折4553棵。

7月10日下午1时05分至35分，大风、龙卷风伴暴雨、冰雹袭击了洮南县的那金、野马、东升、煤窑等乡。风速28米/秒，风力11级。损坏高压线路电杆52根，低压线路电杆182根，刮断檩材以上的树木2055棵。

7月21日下午3时30分，通榆县鸿兴乡绿化村新胜屯遭龙卷风袭击，有25户70间住房遭到程度不同的破坏，损失粮食1500千克，刮断树15棵，受伤7人，其中重伤1人。

8月2日，受地面冷锋影响，舒兰县东部地区平原、开元、金马、凤凰革乡受灾3806.9公顷，严重4102.1公顷，水稻、玉米和高粱倒伏。

8月6日，受地面低压和地面冷锋的共同影响，乾安出现大风天气，最大风速达35米/秒。建筑物被毁，树木折断，农作物倒折损失严重。

8月10日，受地面低压影响，伊通、公主岭出现大风天气，农作物部分倒伏。

8月10日，梨树县全县遭受8级以上大风，并伴有暴雨。使玉米倒伏4.07万公顷。叶赫和沈洋两乡玉米几乎全部倒伏，粮食减产20%以上。

8月11日，受地面低压影响，舒兰县出现大风暴雨，水旱田作物被刮倒、倒伏达1.26万公顷。同日，永吉出现大风天气，玉米、水稻出现严重倒伏现象。

8月13日，受地面低压和地面冷锋的共同影响，辉南出现一场10级以上大风天气，社员草房大部分被不同程度地掀掉草盖，损失严重。农作物受害严重，受灾面积达7603.8公顷，其中水稻196公顷，高粱1343.5公顷，玉米6069.7公顷。

8月13日下午，梅河口大风8～9级，夹冰雹，新合镇15个村69个自然屯。其中双胜、河洼、茂林等村最重，有1333公顷庄稼减产，重灾面积555公顷，损毁房屋975间。刮倒大树32棵，电杆934根。

8月23—24日，受低空切变和地面暖锋的共同影响，辽源市出现大风，玉米田植株倒伏，面积集中，从地段西南至东北一条倒伏。

8月，东辽县在玉米灌浆之际，遭受罕见的大风灾害，受灾3.02万户17.22万人，受灾面积1.93万公顷，占播种面积的25%。

8月26日，受地面低压和地面冷锋的共同影响，洮南出现大风天气，局地风力达11级。玉米、葵花受灾严重，受灾面积为1000.5公顷，绝收面积为400公顷。

8月，四平市遭台风加大雨的袭击，高秆作物倒伏、刮断。

8月，一场大风使伊通县不少地方庄稼倒伏，其中黄岭子、靠山、马山等乡镇尤重，影响了作物后期生长和产量。

1985年　4月7日，受地面低压强烈发展和东北冷涡的共同影响，大安出现大风天气。大风伴小雨，刮坏蔬菜大棚0.3公顷。

3月至5月，通榆县全县刮8级以上大风20次左右，有1500公顷农田受风剥。

5月24日，受低空切变、地面低压和地面冷锋的共同影响，大安出现大风天气。作物受灾面积为3406.7公顷，绝收面积1355.7公顷。

7月下旬至8月25日，四平市连遭3次台风袭击，庄稼受损。

8月20日4—5时，受高空槽和地面冷锋的共同影响，梅河口市持续出现半小时左右的8级以上的大风。玉米田植株倒伏70%，折棒、折秆率30%，减产3成。

8月20日，受高空槽和地面冷锋的共同影响，柳河出现大风天气。农田房屋等受害严重，农田受害面积为1.12万公顷，倒塌房屋75户1787间，吹毁房屋262户580间，刮倒树木22500株，人参18200帘，死2人，经济作物损失160.9公顷。同日，东丰出现大风天气，农作物受害严重，玉米等高秆作物折秆40%以上，受害面积达2.82瓦公顷。

年内，通化县气候异常，大风和气旋天气接连出现，局部地区暴雨连续发生。全年出现15次大雨。5次暴雨。受南方6、8、9号台风影响，县内大风成灾，受灾面积1.76万公顷，其中绝收面积2333公顷。

8月22日，受高空槽和地面冷锋的共同影响，磐石出现大风天气。农作物房屋等受害严重，农作物大面积倒伏，部分房屋倒塌。

8月，辉南出现大风天气，农作物受害面积达1.14万公顷，减产1～2成。

1986年　4月5日，白城市洮北区保平乡连遭风灾和冻灾，损坏大棚4万平方米，大部分秧苗被冻死。损失达20多万元。

4月6日，受地面低压影响，珲春出现大风天气，风力达到8级以上。造成2栋民房、造纸厂仓库等民用设施毁掉。

4月8日，受东移的蒙古气旋影响，延吉刮了罕见的大风，最大风速达26米/秒。刮坏塑料大棚157个，农作物受害严重，间接经济损失达16.3万元。

4月8日，龙井出现大风天气，最大风力为9级。大风刮坏塑料大棚129个，塑料薄膜损失1.60万千克，间接经济损失达7.66万元。

4月8日，延边地区自西向东普刮大风，风力一般为8级，最大为10级。敦化风速为31米/秒，安图为34米/秒。大风途经敦化、安图、延吉、珲春等地，部分草房、砖瓦房遭严重破坏。敦化市广播大楼房盖被风掀起，安图县明月镇国营饭店铁皮顶棚大部分被风刮走，龙井砖厂100多万块砖坯被风吹倒损坏。延边共损坏蔬菜、水稻育苗塑料大棚515个，经济损失约69.3万元。

4月17日，受地面冷锋影响，大安出现大风天气。毁坏变压器25台，电机12台，刮坏塑料大棚15个。

4月18日，受地面低压和东北冷涡的共同影响，扶余县出现大风天气。土地大棚受灾严重，受灾面积为1.17万公顷，绝收面积为7308.7公顷，大棚被吹毁133个，地膜有60%的被吹毁。6月25—26日，受地面低压影响，扶余出现强降水和大风天气，大风达10级左右。造成3190.6公顷作物受灾，经济损失305万元。6月25日晚9时，扶余有3个乡镇出现龙卷风，10分钟最大风速为12.7米/秒。刮坏民房300间，大树连根拔起150棵。

4月18日凌晨到19日16时，40小时内出现8～12级大风。以4月18日最大，从7时起，20米/秒的大风逐渐加强，12时风速达到30米/秒（11级），14时风速达到32米/秒，15时—16时风速达到最大，为35米/秒（12级），这场风的风速之大，持续时间之长，造成的损失之大，在通榆县气象风灾历史上都是罕见的，造成直接经济损失235.72万元。风剥耕地1.89万公顷，占总耕地面积的18%，沙压地400公顷，农肥损失2.5亿千克。风毁蔬菜大棚40个，1.046万平方米。刮倒电杆180根，刮折电杆150根，刮断线路45千米，刮坏变压器5台，计量箱20个。风毁广播、电话线杆1385根，电话线69千米。

风毁房盖 375 平方米。棚舍 50 间。

4 月，通化市东昌区环通乡遭受风灾，全乡刮坏大棚 51 个，保护地受灾面积 408 亩。

7 月 20 日，双阳受龙卷风影响，毁坏 156 间房屋，50 千瓦变压器两台，折断电线杆 8 根，电线 60 余米。

8 月 4 日，受地面暖锋的影响，桦甸出现大风天气。房屋顶被风吹走，房屋损坏面积达 3340 平方米，输电线路刮倒约 5 千米。

8 月 19 日，受低空切变和地面暖锋的共同影响，永吉出现 8 级大风天气。作物大面积倒伏，受害面积达 2.87 公顷，占全县播种面积的 23.7%。

8 月 26 日，九台县 8 个乡镇遭风灾，8000 公顷庄稼受害。

8 月 29 日，双阳县 6 个乡镇遭风灾，1.67 万公顷农作物被刮倒，重灾 6667 公顷，绝收 3147 公顷。

8 月 29 日，磐石遭到 15 号强台风袭击，9000 公顷农作物倒伏。

8 月 28—29 日，受 8615 号台风影响，长白出现大风天气。农作物受害严重，间接经济损失 120 万元，旱田倒伏 40%，水田 30%，折断和倒伏树木 400 立方米。

8 月 28—29 日，受 15 号强台风影响，东辽县普遍受风灾。受灾面积 1.11 万公顷，占粮食种植面积 16.13%，直接经济损失 940 万元。

8 月 29 日，受 8615 号台风影响，榆树出现大风天气。农作物受灾严重，受灾面积达 9 万公顷。

1987 年　4 月 15 日，连日来 8 级以上大风 10 次袭击长春市，毁坏房屋 3.5 万间。

4 月 23 日、29—30 日，受东北冷涡、地面冷锋和地面低压的先后影响，大安先后出现大风天气。1000 多根低压杆被毁坏，2 台变压器刮断和摔坏，造成停电；刮断广播杆 200 多根，1100.6 公顷沙岗地刮平，大棚受灾面积达 4 万平方米，直接经济损失 95 万元。

4 月 24 日，受东北冷涡影响，九站出现大风天气，蔬菜大棚被损坏 305 个。

同日，九台出现大风天气，塑料大棚多数被吹毁。

4 月，扶余出现大风天气。地膜被刮坏，幼苗冻死。作物受害严重，受害面积达 100 公顷，直接经济损失 52 万元。

5 月 11 日，敦化的黄泥河等 7 个乡镇遭龙卷风袭击，大川村龙卷风持续时间达 2 分钟，使 208 户 671 间房屋遭到不同程度的破坏，大川小学俱乐部及 100 户民房倒塌，部分房的草顶与瓦也被风刮走。房屋倒塌造成死亡 3 人，重伤 12 人，轻伤 26 人，砸死 1 匹马。这次风灾造成经济损失约 282 万元。

5 月 18 日晚，通化市东昌区境内刮起 10 级大风，环通乡的江南和西昌村共损失蔬菜大棚 48 个，受灾面积 2.64 公顷，经济损失 1.6 万元。

7 月 3 日夜间，受东北冷涡和地面冷锋的共同影响，辽源出现短时雷雨大风，瞬间风速达 30 米/秒，为历史罕见。

7 月 3 日，德惠县 7 个乡镇遭风灾，1.95 万公顷农田受害，27 个塑料大棚被毁。171 户房屋受到破坏。

7 月 21—22 日，受东北冷涡、地面冷锋和地面低压的共同影响，辽源出现 8～9 级大风。农田受害严重，受害面积为 1.14 万公顷，绝收面积为 228 公顷，其中折秆面积 2275.1 公顷。

9 月 6 日，受地面冷锋影响，农安出现大风天气。作物出现倒伏和脱粒现象，对作物后期成熟不利。

1988 年 5 月 3 日，受地面冷锋和地面低压的共同影响，大安出现 11 级大风。蔬菜大棚有 76 座被毁坏，低压电杆倒 56 根，直接经济损失 21.36 万元。

7 月 8 日，受东北冷涡和地面低压强烈发展的共同影响，镇赉出现大风天气。农作物蔬菜受灾严重，受灾面积为 1300.7 公顷，30 个粮囤被风刮坏，掀掉厂房和校舍房盖 1014 平方米，折断树木 2100 根，水泥电杆折断 363 根，刮断砖墙 800 延长米，直接经济损失达 60 万元。

1990 年 大安市境内遭受了风灾，使 6133 公顷的农作物受灾，1000 公顷绝收。

1991 年 4 月 19 日 9 时 12 分—15 时 47 分，受地面冷锋影响，图们出现大风现象，最大平均风速达 19 米/秒，瞬间风速达 23 米/秒。塑料大棚受害严重，园艺农场塑料大棚损失 4700 平方米，70%～80%的苗受损，直接经济损失 7～8 万元。

4 月 19 日，龙井出现大风天气，最大风力为 10 级。477 户水稻育苗大棚经济损失达 34 万元，蔬菜大棚损失 170 架，经济损失达 9.8 万元。

7 月 21 日，受地面低压影响，磐石出现大风天气。树、建筑物受害严重，30 厘米粗的大树折断，砂土建筑物等被损坏。

7 月 21 日，大安市出现东北大风，瞬间风速达到 10 级，持续 1 天左右，高棵作物普遍向西南方向倾斜，严重地块作物倒伏，以向日葵为重，估计减产 1 成以上。

7 月 23 日，受高空低涡和地面低压的共同影响，永吉县出现大风灾害。全县农田受灾面积为 3.13 万公顷，成灾 2.02 万公顷，4%～5%的作物茎秆被折断。

8 月 4 日中午，通化市东昌区环通乡的江南村遭受大风暴雨灾害，34 个蔬菜大棚被损坏，13 个大棚报废，损失近 20 万元。

1993 年 5 月 21—22 日和 31 日，受东北冷涡和地面冷锋的影响，榆树市出现 2 场大风天气。5 月 21—22 日，7、8 级大风足足刮了 2 天。5 月 31 日，大风从上午 9 时刮到下午 4 时，风力超过 10 级，尘沙飞扬，遮天蔽日，风沙中心几乎对面不见人。前后 2 场大风，使 14 个乡镇共计 3.5 万公顷农田受灾，其中以弓棚、八号、红星、大岗、太安，育民、五龙等 7 个乡镇为最重，刮坏了大棚 30 个。地膜 100 公顷，断树 2553 棵，损坏房屋 2990 间，伤 19 人。同时有 2631.3 公顷稻田因严重干旱至今无水泡田。“四灾一害”发生后，市委市政府积极组织农民抗灾自救，进行补种、毁种、打井等一些生产补救措施。省委、省政府也十分重视，省领导带领有关人员深入灾区实地踏查，连夜现场办公，决定用以工代赈办法出资 90 万元帮助灾民买种子、化肥、柴油，并就救灾的一些具体问题提出意见，要千方百计地种上地，尽快安排好农民生活，开展多种经营和以工补农活动，力争遭灾不减产或减产不减收。

6月6日，受东北冷涡、低空切变、地面暖锋和地面低压的共同影响，榆树市出现大风天气。与大地一片翠绿相反，在榆树市弓棚子镇和八号镇的千顷农田里，仍是一片黑色，沙尘填平了地垄，原已出土1寸多高的小苗荡然无存，连1尺多高的间作小麦也被风刮得只剩下了枯黄的根茎。

6月7—8日，受东北冷涡和地面低压的共同影响，大风伴随冰雹同时发生，涉及全省5个地区，以通化地区为重。受灾面积为1.6万公顷，绝收1000.5公顷。

1994年 7月24日15时00分—15时40分，松原市（原扶余区部分）出现龙卷风灾害。该区的风华、新民、伯都、三井子、长春岭、徐家店、伊家店等7个乡镇出现严重的龙卷风灾害。灾情后果较重，刮断大树1.6万棵；大田作物受灾倒伏共计1.12万公顷，其中茎秆刮断绝收2001公顷，高粱、玉米作物占的比重比较大；刮坏、掀掉房盖共计800间。

8月6日15时，受副高后部高空槽和地面冷锋的共同影响，梅河口市义民、李炉、杏领、河洼等4个乡遭受不同程度的大风灾害。最严重的义民乡受灾面积达1034.7公顷，占旱田总面积的91.3%，其中绝收面积为608.7公顷，占受灾面积的59.2%，减产60%的212.8公顷，占受灾面积的20.5%，减产40%的212.7公顷，占受灾面积的20.3%，水稻受灾2.7公顷，减产60%。受灾主要是玉米，受灾2100户，占全乡总户数的80%。严重的李炉乡受灾面积733.3公顷，有373.3公顷绝收，其余360公顷受害程度为5～6成。

1995年 7月2日下午2时左右，通化市二道江区的二道江乡桦树村遭受大风和冰雹袭击，受雹灾面积13公顷多，风灾面积27公顷多。绝收面积13公顷多，其中玉米8公顷、大豆2.7公顷、蔬菜1公顷、瓜果1.3公顷、其他杂粮0.7公顷，减产5成以上的面积2.7公顷。

1996年 6—7月，通化市东昌区的金厂镇遭受多次风灾，受灾面积6.7公顷，粮菜减产30%。

1997年 8月20—22日，受9711号台风的影响，吉林省大部遭受大风灾害。

8月20日22时—23日5时，受减弱的9711号台风影响，九台市25个乡（镇）均不同程度地遭到大暴雨和偏西大风的袭击。平均雨量96.2毫米，局部降水量103.6毫米，过程雨量121.0毫米，由于降水集中、强度大，又伴有大风，致使农田水分饱和，造成大面积作物倒折，灾害十分严重。全市受灾乡（镇）25个，受灾村310个，受灾面积518公顷，其中成灾面积66.425公顷。成灾玉米面积64.307公顷，成灾水稻面积2.118公顷，在成灾面积中特重灾18.813公顷，重灾33.300公顷，轻灾14.312公顷。减产粮食3.4亿千克，造成直接经济损失3.55亿元。

8月20日至21日，榆树市遭受了一场罕见的大风夹暴雨的袭击，这场风灾受9711号台风北上生成的低气压造成的影响。当时最大风速达12米/秒，局部最大风力达8～9级，降水量最大达90毫米。农作物70%倒伏。这次全市总计受灾面积12万公顷，其中绝收 2.4 万公顷，风灾减产粮食 7.5 亿千克，损坏民房 160 间 58 户，倒塌民房 3 户 8 间。折断树木 1800 余棵，冲毁桥涵 1 座，受灾 18.4358 万户 70.0563 万人，经济损失达 4 亿元。

8 月 20—21 日，受 9711 号台风影响，大安市各乡镇遭受大风灾害，玉米、高粱等植株倒伏 15%～45%，叶子被撕破，根部露出，受灾程度为重灾，预计减产 3 成。

8 月 20—21 日，受 9711 号台风影响，伊通出现大风天气，玉米大面积倒伏，粮食歉收，减产幅度较大。

8 月 21 日 18 时 16 分—24 时，梨树县孤家子等 5 个乡镇因受 9711 号台风的影响，大部分乡镇遭受风灾，最大风速达 18 米/秒。受灾作物主要是玉米、水稻，受害程度为：玉米部分茎秆折断，水稻倒伏，受灾总面积 4.54 万公顷，其中玉米受灾面积 4.29 万公顷，水稻 2547.3 公顷，绝收面积 7968.9 公顷，全县因风灾减产 1～2 成。

8 月 21 日，受 9711 号台风影响，公主岭市遭受风灾，大部分乡镇受灾，成灾面积为 14.7 公顷，其中绝收 2.5 公顷，大部分地块植株茎秆倒伏 45°～60°，属重灾，全市减产 40%。

8 月 21 日，受 9711 号台风影响，九台出现大风天气，作物受灾严重。

8 月 21—22 日，受 9711 号台风影响，农安县出现大风天气，平均风速达 18 米/秒，玉米叶子撕破，有的茎秆折断，倒伏 45°，受害植株为 86%，采取了人工扶植。

8 月 21 日，磐石受 9711 号台风影响，出现大风天气，风速达 32.0 米/秒，作物倒伏严重。

8 月 22 日，受 9711 号台风影响，龙井出现 8 级以上大风，农作物受灾严重，受灾面积为 3701.9 公顷，直接经济损失达 580 多万元，果树受灾面积 2801.4 公顷，经济损失 2000 多万元。

8 月 22 日，受 9711 号台风影响，永吉出现大风天气，最大风速为 35 米/秒，玉米大面积倒伏。

1998 年　5 月 19 日，敦化市出现飑线天气，该站记录风速为 22 米/秒，在该站测点南风风力较大，估计有 12 级左右。墙倒砸死 2 人、重伤 1 人，市内部分塑料大棚受损，楼房铁盖及瓦被风掀掉，供电中断。

5 月 26 日，德惠县大青嘴镇遭龙卷风袭击，10 分钟最大风速为 9.0 米/秒。下午 2 时，大青嘴镇上空一团团乌云滚滚袭来，顷刻间狂风大作，天昏地暗，尘土飞扬。在狂风的袭击下，许多树木被折断，苫房草被全部卷走，瓦房上的瓦片被卷飞。榆树林村和暖泉子村的 2 户村民在狂风过后，房顶变得光秃秃的，房上瓦片一片也没剩下。另外，暖泉子村五组一村民，正在村外干活没来得及躲避，被大风卷起带出 10 余米后摔在地上，当场昏了过去，被家人送往医院治疗。农作物也遭受较重的损失，兴龙村四组一村民的 0.4 公顷地膜西瓜死伤秧苗近一半，该镇 5 个村受灾，初步调查有 1200 棵树被刮断，房屋遭受损失的有 100 多户，50 多公顷作物受损。

6 月 12 日晚 8 时，大安市大榆树乡出现了罕见龙卷风，估计风速 10 级以上，持续 30 分钟。大风同时降雨 40 毫米，有 4 个村 11 个自然屯受灾。受灾最重的是乡政府敬老院，13 间房盖被掀，围墙被刮倒。全乡受灾情况是：550 公顷农田受灾，其中绝收 60 公顷；

民房 160 间受灾，其中重灾 26 间；树木刮折 1.2 万棵（成材 4000 棵），刮倒农用电杆 26 根，电话线路中断 4 天，直接损失 60 余万元。

6 月 19 日，扶余市增盛乡出现龙卷风，刮断树木 1000 多棵，4～5 户民房房盖被掀。

6 月 28 日，受高空槽和地面冷锋的共同影响，吉林省的九台、农安、榆树、扶余、通榆 5 个县（市）受到暴雨、大风、冰雹的袭击。灾情波及 33 个乡镇，全省受灾总面积 6.64 万公顷，其中绝收 2.42 万公顷。

6 月 20 日、28 日，7 月 6 日、10 日，榆树市部分乡（镇）连续遭受风、雹等自然灾害袭击，特别是 6 月 20 日，先锋、前进、五棵树、刘家、闵家、大于、秀水、黑林等 8 个乡（镇）遭受暴风雨夹冰雹袭击，为历年罕见，给农作物造成毁坏性打击。全市总受灾面积 5.82 万公顷，受灾 6.45 万户 23.8 万人，毁坏房屋 1.49 万间，倒塌房屋 276 间，造成经济损失达 2 亿多元。6 月 28 日，受高空槽和地面冷锋的共同影响，榆树市 8 个乡 71 个村遭暴雨、大风袭击，全市受灾总面积为 2.45 万公顷，折断树木 4102 棵，大牲畜死亡 7 匹（头），冲毁桥涵 39 座，6 人受伤。全市直接经济损失 1000 万元。

6 月 28 日，受高空槽和地面冷锋的共同影响，九台市 5 个乡镇受到暴雨、大风、冰雹的危害。全市受灾总面积 4729.4 公顷，重灾 1738.9 公顷，20 间房屋倒塌。

6 月 28 日 14 时 15 分左右，受高空槽和地面冷锋的共同影响，农安县的三宝、城郊、青山、农安、滨河、鲍家、华家、新刘家、万顺、黄鱼圈和县原种场等 10 乡 1 场遭受局地暴雨、冰雹和龙卷风的袭击。全县平均降水量达 50 毫米，最大降水量超过 80 毫米，冰雹直径最大达 3 厘米以上。由于风疾雨骤雹大，农作物受灾严重。全县作物受灾总面积 1.64 万公顷，绝收 9357.7 公顷，刮断树木 2812 根，108 人受伤。直接经济损失近 1.46 万元。

1999 年　7 月 23 日，受高空槽和地面气旋的共同影响，梨树县遭受风灾。受灾 10 个乡镇，主要是金山、泉眼岭、旺发、小城子、东河、太平、万发。7%的受灾作物植株倒伏，部分茎秆折断，减产约 30%。

7 月 30 日，受地面气旋和地面冷锋的共同影响，梨树县主要有团结、四棵树、林海、刘家馆、太平、万发、东河、郭家店、双何、泉眼岭等 11 个乡镇遭受风灾。有 11%的农田植株倒伏，部分茎秆折断，预计受灾 70%。

9 月 8 日，受低空切变和地面冷锋的共同影响，永吉县遭受风灾。玉米、果树被风刮倒，经济损失达 130 万元左右。

7 月 16 日下午，镇赉县中西部地区自东向西出现大风天气，风向主要是偏东风。因风呈涡旋状，导致玉米、高粱等大田作物倒伏、折秆，树木被刮断，电线杆被折断。据不完全统计，大田作物受灾面积 8648 公顷，绝收 800 公顷，损坏电线杆 1000 多根，很多房屋受损失。全县总经济损失 3000 多万元。

2000 年　7 月 20 日 23 时 10 分至 23 时 30 分，吉林省扶余县三义乡遭龙卷风袭击。受此影响，人员轻伤 7 人，房屋倒塌 342 间，刮倒庄稼 5602.8 公顷，雹灾 1200.6 公顷，其中重灾 733.7 公顷。刮倒树木 1.39 万棵，中断高压线路 13.8 千米，损坏变压器 9 台，朝阳—三义主干线（高压线）刮倒 4 根，死大牲畜 155 头，畜禽类 6.5 万头（只）。刮掉粮库囤顶 125 个，刮倒烘干塔的提升机 3 个，刮倒围墙 150 米。粮库损失粮食 10 万千克，经济损失 200 万元。

7 月 21 日 04 时—06 时 30 分，受东北冷涡、地面低压和地面冷锋的共同影响，德惠市出现了历史上罕见的暴风雨天气，雨量为 83.4 毫米，最大风速为 17.7 米/秒，此次天气过程给德惠市工农业生产带来了巨大损失。据有关部门统计，位于天台镇王家铺村的电业局 50 万伏高压线被刮倒，直接经济损失近 1000 万元。农作物大面积倒伏，各地倒伏情况如下：和平乡 4502.3 公顷，边岗乡 5002.5 公顷，郭家镇 3501.8 公顷，天台镇 2501.3 公顷，松花江镇 833.8 公顷，总计 1.7 万多公顷。

第四章　冰 雹 灾 害

第一节　概　　述

吉林省地处东北平原中部，是农业大省，粮食产量在全国占有举足轻重的地位，粮食的丰歉直接影响我国的国民经济产值，但每年我省都有气象灾害发生而造成粮食产量减产，在气象灾害所造成的粮食减产中冰雹是主要气象灾害之一。吉林省冰雹4—10月均可发生，从种子下地直至秋收，随时都有遭受雹灾袭击的可能。冰雹灾害的面积虽较暴雨洪水的小，但破坏力很强，春季的冰雹可将刚出土的小苗扼杀在襁褓中；夏季的冰雹可以使茁壮的禾苗被打得枝叶枯光；秋季的冰雹可以使丰收在望的五谷打得七零八落，遭受冰雹袭击的庄稼往往造成绝收。如1973年8月21日农安县57个村屯遭雹灾，1974年6月10日榆树市一次冰雹使23个乡受灾，1974年9月12日扶余区雹灾面积达3万余公顷等。每年吉林省粮食作物遭受雹灾的面积就达数十万至上百万公顷，减产粮食数亿至数10亿千克。在主要农业生产自然灾害中，雹灾所造成的损失仅次于水灾。据省民政厅资料统计，1983—1992年期间，雹灾造成的粮食作物成灾面积平均每年50余万公顷，占全部自然灾害成灾面积的六分之一，平均每年减产粮食2亿多千克。因此，分析研究冰雹的发生规律、时空分布特征等是十分必要的，它为做出准确的冰雹预报并对其采取措施，避免灾害和把灾害减小到最低程度提供背景依据。

一、冰雹的时间分布特征

1. 年分布特征

统计结果表明，吉林省每年都有冰雹天气发生，其年平均降雹87站次，冰雹发生最多的年份是1980年，为155站次；最少的年份是1994年，仅为30站次，相当于最多年份的五分之一。图4.1是吉林省年降雹分布曲线图，由此可以看出，20世纪60年代、70年代和80年代初均为冰雹多发期，而从80年代后期开始冰雹明显减少，目前仍处在少雹阶段内。另外，从图1还可看到，吉林省冰雹年分布多少具有一定的周期性，其中既有3年左右的短周期，又有8～9年的长周期变化。因此，尽管目前处在相对少雹期内，仍不可掉以轻心。

对区域冰雹（即＞5个站而＜8个站）和大范围冰雹（即＞8站）的年分布状况进行分析，其结果表明，除1987年、1994年和1996年外，其余每年都有区域冰雹或大范围冰雹发生。区域冰雹年均4.8天，最多的年份是1980年为13天，其次是1960年为10天。大范围冰雹年均2.1天，最多的年份是1984年为7天，其次是1980年为5天，4天

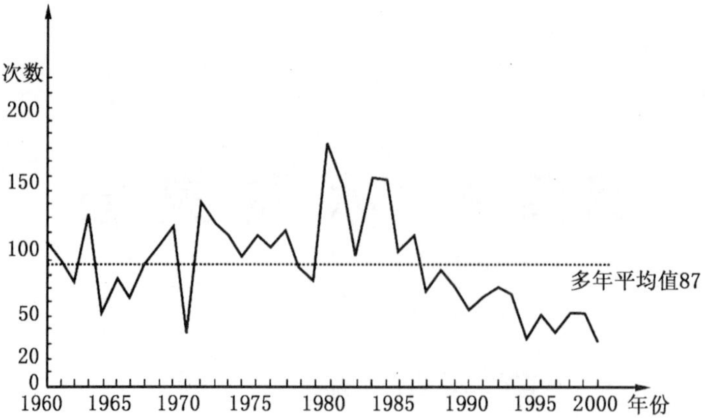

图 4.1　吉林省年降雹分布曲线图

的有 4 年，3 天的有 11 年。

2. 月分布特征

从早春 3 月到晚秋 10 月均可发生冰雹天气，但主要集中于 4—9 月。表 4.1 是吉林省冰雹月、旬分布情况。

表 4.1　吉林省冰雹月、旬分布统计（%）

	4 月			5 月			6 月			7 月			8 月			9 月		
年平均（站次）	3.7			23.2			28.0			9.5			6.5			12.7		
月分布 %	4			28			33			11			8			15		
旬	上	中	下	上	中	下	上	中	下	上	中	下	上	中	下	上	中	下
冰雹日数（%）	16	31	53	26	33	41	38	33	29	45	34	21	26	28	46	35	38	27

由表 4.1 可知，6 月年均降雹次数最多，其后依次是 5 月、9 月、7 月、8 月，4 月最少，其中 5 月和 6 月占降雹总次数的 62%。

从旬分布情况看，4、5 两月降雹主要发生在下旬，6、7 两月多发生在上旬，8 月多发生在下旬，9 月则是中旬偏多。

表 4.2 是大范围冰雹和区域冰雹的月分布情况。对于大范围冰雹来说，5 月占首位，其次是 6 月、8 月，而 9 月无该类天气发生。对区域冰雹而言，各月都有发生，但 6 月占首位，其次是 5 月、9 月。

表 4.2　吉林省大范围冰雹和区域冰雹月分布统计（%）

	4 月	5 月	6 月	7 月	8 月	9 月
大范围冰雹	3	42	40	1	14	
区域冰雹	3	31	38	10	6	12

3. 降雹日数分布特征

吉林省年均降雹日数为 33.5 天，分析各年降雹日数曲线分布图（图略）并与图 4.1 比较可见，两者的趋势大致是一致的，但不是绝对的，即有些年份虽冰雹发生的次数少于平均值，但降雹日数却多于平均值，还有些年份冰雹次数呈增多趋势，而降雹日数却呈减少趋势。

从降雹日数各月分布（表 4.3）及各月所占比例看，与冰雹次数月分布特征是一致的，即 6 月最多，5 月次之，然后依次是 9 月、7 月、8 月和 4 月。

表 4.3　吉林省年均降雹日数分布

	4 月	5 月	6 月	7 月	8 月	9 月
平均（天）	2.3	7.3	10.0	5.2	3.4	5.3
占%	7	22	30	15	10	16

4. 冰雹的集中日期

在 40 年的 4—9 月降雹中，冰雹可发生于任何一天中，但这其中又有相对集中的日期（表略）。即 4 月初至月末降雹呈增多趋势，但主要集中于 15—17、21—22、26—28 日；5 月主要集中于 5、10、15、18—19、27—30 日前后；6 月主要集中于 2—4、10 和 22 日前后；7 月总的趋势是月初至月末减少，但更集中于 7—9 日；8 月虽发生冰雹的几率不大，但发生的日期相对比较集中，即 6、18、21—25、29 日前后；9 月主要集中于 6、11 和 20 日前后。

5. 降雹的开始时间及特征

冰雹既可以发生在白天（即 08—20 时），也可以发生在夜间（即 20 时至次日 08 时），其中白天降雹占降雹总数的 92%，夜间降雹仅占降雹总数的 8%，可见冰雹主要是发生在白天。

在白天，冰雹可发生于 08—20 时的任何时段内（见图 4.2），但主要集中在午后（13—18 时），占 65.2%，这与午后气温高、热力对流增强、不稳定能量加大有直接关系。发生在夜间的冰雹以 5 月和 9 月稍多，而且多集中在晚 20—21 时和凌晨的 05—08 时之间。

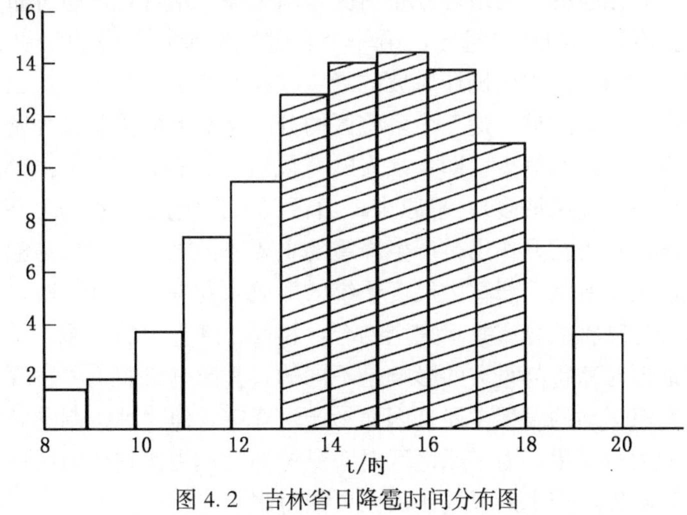

图 4.2　吉林省日降雹时间分布图

另外，山区与平原降雹的时间分布特征也有一定差异，这种差异主要表现在降雹较少的时段内，即在08—11时山区冰雹出现的次数多于平原，每站平均6次，而平原每站平均仅为2次。在19—20时，平原冰雹出现的次数多于山区，即每站平均2.4次，山区每站平均1.7次。

6. 降雹的持续时间

冰雹的持续时间与暴雨等灾害性天气相比要短得多，最短的降雹时间还不足一分钟，经统计，冰雹的持续时间平均为4.7分钟。

对于直径较大的冰雹，仅几分钟内就可造成严重灾害，而对于直径不很大的冰雹，因降雹时间长而导致地面积雹厚也可造成灾害。但就平均而言，造成灾害的冰雹持续时间平均为15.1分钟，比无灾冰雹的持续时间要长得多。

7. 降雹的延续时间

降雹的延续时间是指：在一次降雹过程中，从第一个站开始降雹的时间到最后一个站降雹结束的时间间隔。区域降雹的延续时间差别较大，最短的为1小时30分，最长的为11小时23分，平均约5小时，其中在4～6小时内的占50%，3小时内的占16.7%。而大范围降雹的延续时间发生在3小时内的仅占3.9%，平均约6小时，其中在5～7小时内的占65%。可见降雹范围越大，延续时间也越长。

二、冰雹的空间分布特征

东北大平原三面环山，其西面是北东北—南西南走向的大兴安岭山脉，东面是近东北—西南走向的长白山脉，北面是西北—东南走向的小兴安岭山脉。根据海拔高度将吉林省分成三个区：一是高度在200米以下的西部平原地区，其主要位于榆树—长春—四平以西，包括白城、松原、长春地区北部和四平地区西部；二是高度在200～500米之间的中部半山区，主要包括长春地区南部、四平地区东部、辽源、通化地区北部和吉林地区西部；三是高度在1000米左右的山区，其主要包括吉林地区东部、通化地区南部、白山和延边地区。由此可见，本省地势自西北向东南呈阶梯形势分布。

1. 冰雹的地理分布特征

图4.3是吉林省冰雹的年均地理分布情况，从总体上来说，冰雹分布是自西北向东南呈增多的趋势，并有三个相对多雹区，第一个多雹区位于长白山的靖宇、抚松、东岗一带；第二个多雹区位于长白山西侧迎风坡的舒兰、九站和永吉一带；第三个多雹区也是位于其迎风坡的东丰、海龙附近。这三个多雹区的分布与地形的关系极为密切。冰雹的地理分布特点是吉林省的东西两侧少（即大兴安岭背风坡和长白山脉背风坡为少雹区），中部半山区多（即长白山脉迎风坡多）；平原少，山区（长白山区）多。这个事实说明，山区和半山区的迎风坡的动力抬升作用是产生降雹的主要原因之一，它极易触发不稳定能量释放；其次，山脉迎风坡有利于降雹中尺度系统的形成和发展。另外，对雹灾的地理分布进行了分析，其结果与降雹的分布并不完全吻合，相反在降雹少的平原，雹灾发生的次数多而严重。这说明地形对冰雹与雹灾的影响是不同的，其影响机制主要表现在，山区的复杂地形十分有利于对流运动的发生发展，因而易产生降雹，但这种机制易导致能量释放而不利于不稳定能量的大量积累，而平原地区对对流的抑制作用使它比山区更易积累大量不稳定能量，因而受其触发所产生的天气比山区要强得多。

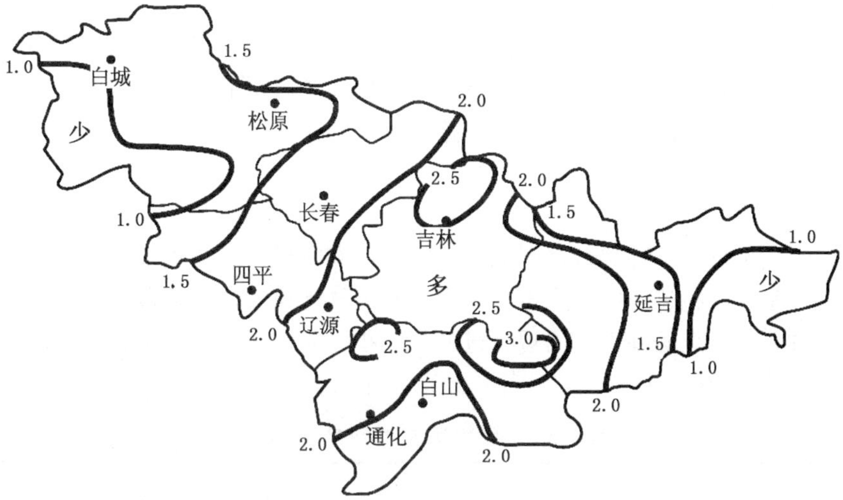

图 4.3　吉林省冰雹的年均地理分布情况

2. 冰雹各月地理分布差异

春、秋及初夏季节（即 4、5、9 月和 6 月），冰雹的地理分布与年均地理分布大体一致，即主要集中于吉林省东南部地区，所不同的是 6、9 两月多雹区发生冰雹的次数是少雹区的两倍，5 月多雹区发生冰雹的次数是少雹区发生冰雹次数的 3.3 倍，而 4 月的冰雹几乎都发生在本省的中东部地区。

盛夏季节（即 7、8 两月）冰雹的地理分布与其他季节有所不同，自西北向东南有三个多雹区，第一个多雹区位于吉林省西北部地区，即白城地区北部、松原地区北部；第二个多雹区位于长白山脉迎风坡的丘陵地带，即四平地区东部、长春地区南部和吉林地区西北部；第三个多雹区位于东南部山区的通化地区北部和白山地区西部。三个雹峰发生冰雹的几率几乎相当。

三、冰雹直径

冰雹直径就平均而言，5 月最小，8 月最大。最小的冰雹直径还不足 1 毫米（随降随化），最大的冰雹直径可达几十厘米。除 8 月份外，其他各月有灾冰雹的直径比无灾冰雹直径大得多（见表 4.4）。

表 4.4　各月冰雹平均直径（毫米）

	5 月	6 月	7 月	8 月	9 月
无灾冰雹	6.3	7.7	7.6	12.2	7.6
有灾冰雹	21.5	21.2	25.4	9.6	19.0

四、冰雹路径

本省大范围冰雹路径主要有八条（表略），其中各条路径所占比例以偏西路径（西北、西）居多，占57%；其次是偏北（北、东北）路径，占21%；第三是偏南（西南、南、）路径，占15%；偏东（东南、东）路径较少，仅占8%。这种降雹的路径分布主要和影响系统有关，因为吉林省大范围降雹主要是受高空偏北冷涡影响，因而偏西、偏北路径占主导地位。另外，在同一次大范围降雹中，路径可有两条或两条以上。

五、冰雹的强度分析

冰雹的强度可分为三种类型，即无雷冰雹、伴有雷暴大风和飑线的冰雹、有雷冰雹。

无雷冰雹是在降雹过程中及降雹前后无雷暴天气现象。这种降雹类型是三种降雹中强度最弱的一种，其特点是降雹时间短、雹粒直径小、局地性强，且不会造成任何灾害。此类降雹占冰雹总次数的14.66%，其各月分布情况见表4.5。

表4.5　无雷冰雹各月分布情况（%）

月	4月	5月	6月	7月	8月	9月
占%	8	52	11	2	2	25

可见无雷冰雹主要发生在5月和9月，占77%。而盛夏时节由于对流旺盛，因而无雷冰雹发生的几率很小。

从无雷冰雹的地理分布情况看，山区明显多于平原，即东南部山区和半山区占77.5%，中部平原仅占22.5%。这主要是由于山地的动力抬升作用易导致不稳定能量释放所致。

伴有雷暴大风和飑线的冰雹是指在降雹过程中不仅伴有很强的雷暴，还同时伴有大风、飑线等天气现象。它是降雹强度最大的一类，由于在降雹过程中伴有的天气现象复杂，因而不仅可以造成雹灾，还可以造成风灾以及由雷电造成的灾害。但它发生的几率并不是很大，仅占降雹总数的6.6%，且主要发生在6、7两月，其次是5月（见表4.6）。

表4.6　伴有雷暴大风和飑线的冰雹各月分布（%）

月	4月	5月	6月	7月	8月	9月
占%	2	18	39	24	9	8

它的地理分布与无雷冰雹截然相反，即平原多于半山区，半山区多于山区，平原、半山区、山区所占比例分别为54%、28%和18%，其中平原各站发生的几率为4.5次，半山区为3.6次，山区为2.5次。可见平原地区发生强对流天气的几率比山区要大。

有雷冰雹是指在降雹过程中分别伴有雷暴、雷暴和大风、雷暴和飑线的天气。这是降雹天气中最常见的一类，占降雹总数的79%。绝大部分雹灾也都发生在此类降雹中。它的地理分布与总的降雹趋势是一致的，但要注意平原雹灾多于山区。

第二节　公元1292—1948年冰雹

元　至元二十九年（公元1292年）　闰六月，辽阳、沈州、广宁等路雹害稼，免租。闰六月，开元等路雹害稼，免田租七万七千九百八十八石。

元　皇庆元年（公元 1312 年）　六月开元路风雹害稼。

明　成化十七年（公元 1481 年）　正月甲午，免辽东辽海、三万二衙成化十六年子粒三千余石，以旱雹灾伤。

明　万历九年（公元 1581 年）　秋八月，辽东雨雹伤稼。八月庚子，辽东定远等卫，雨雹如鸡卵，秋禾伤尽，自长安堡至青石岭约百十里。

清　乾隆十一年（公元 1746 年）　义州、锦县于查报后，疑被雹成灾。

清　嘉庆六年（公元 1801 年）　吉林、三姓、打牲乌拉：水雹。缓征吉林、打牲乌拉本年应还粮九千七百余石。

清　道光十一年（公元 1831 年）　吉林、三姓：冰雹。

清　道光二十一年（公元 1841 年）　夏五月，伯都纳雹灾，秋并歉。
五月，榆树雹灾，歉收。

清　同治四年（公元 1866 年）　农历四月初九，榆树降雹深五寸，苗被打坏。

清　光绪二年（公元 1876 年）　梨树县：夏雨雹。

清　光绪三年（公元 1877 年）　本年九月间，三姓地方猝遭风雹，田庐被淹，旗年荡析离居，殊堪悯恻。蠲免吉林被水之三姓地方应征粮谷。

清　光绪六年（公元 1880 年）　梨树、依兰：光绪六年夏，雨雹大如卵。

清　光绪七年（公元 1881 年）　农历六月初四，榆树八号一带突起黑云，降冰雹尺余深，有的比鸡蛋大，庄稼被打折，马、猪被打死不少。

是年，农历六月初四午后三至五时，榆树县红星乡发生雹灾，冰雹积厚三十余厘米，有的雹粒大似鸡卵，农作物受害，一些家禽、家畜被打死。

清　光绪九年（公元 1883 年）　东辽河雨雹。

清　光绪十年（公元 1884 年）　梨树县：夏，大雷雨伴有冰雹。

清　光绪十四年（公元 1888 年）　吉林、三姓、扶余：冰雹。

清　光绪二十五年（公元 1899 年）　梨树县：秋雨雹，大如鸡蛋，被灾三十里。

清　光绪三十年（公元 1904 年）　吉林、三姓：春旱夏冰雹，收成四分。

民国　元年（公元 1912 年）　八月十二日，长白县的十三道沟一带下冰雹，大如卵丸，庄稼大部遭受损失。

民国　二年（公元 1913 年）　九月十日，东丰县北一乡遭冰雹，受灾农田一千三百三十三公顷。

民国　五年（公元 1916 年）　六月十六日午后四时，辽源市的草沟骤降冰雹约一小时，青田变成赤地。

六月十六日午后四时，东丰县的碱草沟降冰雹约一小时，田苗毁光。

七月十六日午后三时，辽源市的黄泥河乡冰雹成灾，受灾范围七点八千米长，二点五千米宽，降雹四十五分钟，毁田万余亩。

七月十六日午后三时，东丰县北路二乡降雹四十五分钟，受灾面积长七点八千米，宽二点五千米，毁田六百六十七公顷。

七月十六日，梅河口降雹，大的如鸡蛋，东西长五千米，打坏庄稼四千五百余亩。

九月二日，珲春县降冰雹较大，从骆驼河子沟里起，向东南至头道沟、哈达门一带，长十六点五千米农田二百六十多垧地绝收。

民国　九年（公元 1920 年）　七月三日上午十一时至午后一时，辽源市的老荒营村降冰雹，雹大者如鸡蛋，减产八成的有二百零七公顷，减产六成的有一千三百三十三公顷，受灾一百八十二户。

七月三日，东丰县桦树河一带降冰雹，受灾面积长五千米，宽 3 千米，冰雹大的如鸡蛋，一百八十二户受灾。农田二百零七公顷减产八成，一千三百三十三公顷减产六成。

民国　十一年（公元 1922 年）　八月六日，梅河口海龙镇北，傍晚时分，雹雨倾盆，至西北向江南宽约十五余千米，受灾户一百一十九户，灾田一点二万亩。

九月二十七日，东丰县的四平和小城子降雹，面积长十千米，宽二点五千米。

十月一日，东丰县的高尔洛降冰雹，面积长五千米，宽一千米，毁庄稼一千九百一十六点六公顷，减产四至八成不等。

民国　十二年（公元 1923 年）　梅河口的二龙山遭受雹灾，田苗摧残甚重。

是年，农历七月七日下午四时许，伊通县骤然阴云密布，暴雨挟带冰雹，雹大者如鸡卵，约降一小时。夜里和翌日午后又降冰雹两次。受灾范围北至十三家子，南至南马家屯，西至杨树河子，东至伊丹。重灾区是青咀子、头道、马鞍山、伊通县城等地。所有秧苗尽被打坏，淹地一点五万亩，树叶多被打落，鸟雀打死无数。

八月二十九日午后，桦甸县天气突变，大风、雷电交加，降暴雨夹鸡蛋大的冰雹，直到申时方止。受灾地区西起朝阳沟，东至刺芽岗上，长十千米，宽二点五千米，重灾区平地被打成壕沟，庄稼颗粒无存；轻处庄稼凋零，秋收无望。

民国 十三年（公元1924年） 七月十三日午后，东丰县的桦树河和六合两村，降冰雹一小时，毁庄稼二百一十三公顷。

八月二十九日，东丰县的纸碾沟、母猪梁子和高丽墓子降冰雹，受灾面长宽各八千米，毁农田一百七十九公顷。

八月二十九日，辽源市高丽墓子下雹子，降雹区域长宽各八千米，毁地一百七十九公顷。

八月二十九日，东辽县高丽墓子下雹子，长宽各八千米，毁地二千六百八十五亩。同年十月三日，寒葱顶子大降冰雹，受灾面积八千四百三十亩。

十月三日，辽源市的寒葱顶子降冰雹，五百六十二公顷庄稼被毁。

民国 十五年（公元1926年） 六月二十日，东丰县的大沙河遭雹灾，毁庄稼二百八十公顷。

九月八日下午，瞻榆县（通榆县）第二区双龙河村降冰雹1小时，冰雹大如鸡蛋。受灾十三户，二百五十二点五公顷农田颗粒无存。

民国 十七年（公元1928年） 六月二十三日，东丰县七区太平村遭雹灾，受灾面积长十五千米，宽一千米，毁庄稼一百五十七公顷。

九月十三日午后三时许，六区（今洮南市的永茂、聚宝、野马乡一带）风雨大作，突降冰雹，深积三十厘米许，大如鸡卵。受灾地点南北长约十五千米，宽约五千米，所有禾苗均被打毁，成灾二百六十二公顷。

九月十七日午后三时许，三区（今洮南市的黑水镇、安定乡、呼和车力蒙古族乡）开始降雹，初如杏核大小，后大如鸡卵，约五分钟。地面堆积厚度少则七至八厘米，多则二十至三十厘米。受灾地区由西北至东南长约二十千米，宽约三千米。所经之处禾苗尽被打毁，并打死猪七头、鸡四十余只，在外放牧的大人和小孩均被打伤。野外禽鸟、兔类打死无数。成灾三百九十一公顷。

民国 十八年（公元1929年） 五月二十八日，东丰县的得胜村降冰雹，打坏禾苗二百三十三公顷。

九月二十日晚十时，瞻榆县（通榆县）四区福生村、东河村、大雨之后降冰雹二个小时，有九百三十四公顷农田绝收。

民国 十九年（公元1930年） 八月六日下午六时，已立业、新德两村（今洮南市境内）为中心，降暴雨、冰雹半小时许，禾苗被毁。

八月十八、十九两日，长白县的金华镇、十八道沟、太平沟、十九道沟等地先后发生雹灾，庄稼全被打光。

是年，梅河口的四合堡、桦树两村，雹灾严重，禾苗被打枯死二点二七万亩。

是年，夏，梨树县一、二、四、七区先后发生两次雹灾，雹大如鸡卵，小如杏，受灾面积二十余万亩。

民国　二十年（公元1931年）　五月十二日和八月五日，东丰县五区两次遭雹灾，农作物减产三至五成。

六月二十六日十三时至十五时，梅河口的四马沟、磨盘、二龙山等村，忽降冰雹，大如拳头，小如鸡蛋，掀苗拔树。二十分钟后，禾苗全部打光，受灾万余亩。

八月五日下午七时，开通县（通榆县）二区荒根村有南北一点五千米、东西三点五千米之范围下冰雹，受灾农田二百二十六公顷。

九月十六日，桦甸县八区（今桦树林子、二道甸子）于午后两点，由西南袭来暴风雨夹冰雹，长达一小时，灾区南北长二十千米，东西宽十五千米，黄烟、苏子颗粒无收。

民国　二十三年（公元1934年）　舒兰七月十九日上午大雨倾盆，杂以冰雹，先则稀散，形小如豆，继则扬沙掷粒，大如胡桃，历一小时之久，打伤田禾菜蔬，摧残成灾，小麦扑倒，被打更甚。

民国　二十四年（公元1935年）　六月，榆树九、十区降雹，绝收面积十二万亩。

民国　二十九年（公元1940年）　长岭县的流水坨子、福庆长等村屯遭雹打，受灾耕地一百二十公顷。

是年，夏，伊通县大孤山一带阴云密布，天气骤变，雷声隆隆不绝于耳，俄而天降冰雹，大如鸡卵，打伤秧苗甚多。

民国　三十一年（公元1942年）　梅河口雹灾无收面积四千二百三十亩。

民国　三十二年（公元1943年）　秋，长白县的小葡萄沟外一带遭雹灾，受灾面积六十公顷，后翻种荞麦。

是年，梅河口雹灾无收三千一百七十亩。

民国　三十六年（公元1947年）　据哲里木盟乌力图盟长讲述，哲里木盟灾荒甚重，辽河决堤被淹耕地达四、五百万公顷，荒灾种类有水、旱、风、雹、虫等灾。

民国　三十七年（公元1948年）　八月四日，本科中旗茂区受风、虫、雹、坏种等灾害，坏苞米、高粱、谷子等一千九百四十公顷，大家积极补种晚田，现已全部补完。

六月十二日中午，榆树由西南向东北降雹，大如鸡卵，小如卫生球。青顶、向阳、土桥、光明等地受害，面积达八万六千六百四十亩。

八月三日下午五时许，开通县（通榆县）四区杨家围子村、双岗村、大青山村及三区兴隆村后四家子屯突降冰雹，约十分钟左右，雹粒似鸡蛋大小。三区受灾十三户，农田九十点五公顷；四区受灾一百五十七户，农田一千一百二十九公顷。

长白县境内普遍遭雹灾，半截沟至二十一道沟一带最重，受灾面积达一百一十点六公顷。

六月十一日、十二日、十三日，梅河地区四个村受雹灾，打毁庄稼二千九百五十三亩。十六日午后突然风雨骤变，山城镇、中和、兴农、野猪河、一座营等地区二十八个村遭受雹灾。

第三节　公元1949—2000年冰雹

1949年　7月17日，磐石县境内发生雹灾，受灾面积1338公顷。

7月，东辽县有4个区遭雹灾，受灾面积2.77万公顷。

1950年　6月19日，白城县（今白城市洮北区）普降大雨，有14个区降了冰雹和刮大风，造成庄稼被打毁，青山、宝山、那金、万金、宝利等5个区受灾严重。受灾面积达1万余公顷。县政府采取紧急措施，并向省政府作了报告。

1951年　扶余县受雹灾地共1425公顷，打烂庄稼150公顷，减产3～4成。

7月16日，通化县降了一场冰雹。全县23个村受灾，受灾面积984公顷。

1953年　7月，长白县下暴雨、冰雹，受灾面积达126.66公顷。

8月中旬，榆树县虎岗、高山、民主村667公顷庄稼被冰雹打光。

9月3日10时，伊通县北部降冰雹，雹大如乒乓球，约降半个多小时。夜里又降冰雹。前后2次；王家屯至姚家屯一带受灾最重，约80公顷农田受灾。

1954年　6月7日14时20分到14时21分前郭降雹，在测站仅数粒，但据说其他地方降雹量很大，遍地皆白，当时风雨交加，对面不见人，马车也不能通行，最大约为20毫米，降雹区农作物枝叶全落，主茎已残。

1955年　6月18日三岔河降冰雹，使小苗茎叶稍有折断。通化降冰雹，农场苞米苗枝叶被打破。

是年，夏初，抚松县部分地区降冰雹，有100多公顷庄稼受灾。

1956年　6月12日12时56分到14时，13时30分到40分前后，集安气象站东北方车站一带降雹，当时东北一带能见度恶劣，集安气象站冰雹大如鸡蛋，地面全掩盖，农作物蔬菜被打光，受重灾。

6月13日双辽降雹，雹的平均重量为13克，使农作物的叶子被打坏了。

6月14日临江降冰雹，菜叶被打破。

9月24日海龙降冰雹，将大雁打死，玻璃被打碎很多，农田、豆地均遭严重灾害。

1957 年 6 月 26 日汪清降雹，雹平均重量 0.8 克，由于冰雹大风和暴雨同时出现，使农作物损失较为严重，叶子被撕破，直径约 30 厘米的大树被吹断多处。

8 月 16 日四平降雹，冰雹平均重量 1.0 克，18 时多下雨，19 时许水势上涨，到晚上 24 时水势平缓，第二天 5 时水退，灾区在 19—24 时之间水深达 1 丈*左右（距离地面高度）。由于雷大雨急造成了以下灾害：着火的房子 1 间；被水冲塌的房子 1 间；被水淹死的群众 10 人；被雷击使变电所掉闸 7 次。另外，受雷雨影响所受损失的财产、牲畜虽然没有数字，但可以肯定是相当严重的。8 月 16 日延吉降雹，冰雹直径 4 厘米，平均重量 5.7 克，园地茄子被打落，柿子被打成洞，庄稼被打坏 150 公顷。

1958 年 5 月 26 日通化青沟子、铁厂降大冰雹，市郊受灾面积 287 公顷，通化县受灾 113 公顷，1/3 水稻需要重插。

7 月 28 日下午 3 时，乾安黑云翻腾，突降冰雹，所学、正兰、情外遭雹灾，击伤 5 人，耕畜死亡 2 匹，受灾面积 553 公顷。扶余伊家店下雹子打伤 3 人。

1959 年 5 月 29 日通化市受雹灾，冰雹罕见重量 3.0 克，将金厂作业区大田打坏 124 公顷，其中毁种 119 公顷。

8 月 20 日 20—22 时，乾安县出现冰雹并伴 10 级大风，致使大田作物倒伏，荞麦与秋菜打倒成残枝败叶，绝收面积 1.52 万公顷。

8 月 22 日，通榆县普降雷阵雨；23 日、27 日又降雷阵雨并有 8～9 级大风，部分地方还夹带冰雹。冰雹小的直径 3 厘米，大的直径 10 厘米，降雹 20～30 分种。全县农田受灾面积 9.8369 万公顷，其中绝收 9218 公顷。

8 月 28 日集安县降冰雹，白菜叶被击破，对农作物有影响。

10 月 21 日辉南降冰雹，将白菜叶打坏。

1960 年 5 月 21 日舒兰降雹，蔬菜叶子茎被打断。

6 月 20 日下午，通榆县的瞻榆一带及洮安遭冰雹袭击，其中通榆最大冰雹直径 2.3 厘米，受灾农田达 300 公顷；洮安降雹重量为 14.8 克，直径为 5 厘米，冰雹打坏了灾年撒药的飞机，打伤一部分牲畜。

7 月 20 日上午 10 时，大安县东部地区遭大雨、冰雹和龙卷风的袭击，受灾耕地 403 公顷。

7 月，辽源市大阳公社的福合大队降 40 多分钟冰雹，范围长 3.5 千米，宽 2.5 千米，冰雹厚 6.6 厘米，玉米叶被打成丝状。

7 月，东丰县大阳公社的福合大队降冰雹，受灾面积长 3.5 千米、宽 2.5 千米，降雹厚 7 厘米，多数庄稼被毁。

7 月 27 日大安气象站西方约 30 千米处有较强的局部雷雨伴有冰雹和龙卷风，冰雹大的像鸡蛋，有 47 公顷地受灾 6～7 成，有 2 间房子被卷。

9 月 11 日，通榆县普降雷阵雨并刮 6 级风，开通（通榆县城）、边昭、鸿兴 3 个公社，17 个管理区，69 个生产队风雨交加并降冰雹，冰雹直径 1 厘米左右，降雹 20～30 分

*：1 丈 = 10/3 米。

钟。受雹灾最严重的是开通公社东方红、曙光、迎新、光明、晓光5个管理区28个生产队。开通（通榆县城）、鸿兴、边昭3个公社受灾农田6975公顷，其中绝收2170公顷。开通公社有8个大队受灾，以东方红、曙光、迎新、光明、晓光等大队受灾程度最重，高粱掉穗掉码，大部倒伏，已熟的大豆炸角脱叶满地皆是，有的玉米、谷子掉穗，早种的荞麦只剩青粒，晚种荞麦全被打光，白菜剩个根，成熟的糜子基本无收。

1961年　6月，榆树县于家、土桥、大于、环城、福安、黑林、红星、天岗等公社先后4次降雹，受灾面积1.8836万公顷。

6月9日，大安县大岗公社降冰雹，1生产队的农田受灾。

6月15日中午时分，伊通县西苇公社椽子沟和长泡子一带降雹约2小时，将庄稼全部打坏，树枝多折断，鸟雀打死甚多。

6月25日扶余县受暴雨、冰雹、大风同时袭击，全县有15个乡1.8370万公顷地遭灾。

6月下旬到7月中旬，通榆县先后降雹5次，受到袭击的有兴隆山、乌兰花、向海、开通、鸿兴、团结、西艾力等公社，受灾面积3944公顷。据一些地方反映，冰雹大似鸡蛋，持续时间30分钟左右，并伴有10级左右的阵风，雹打风刮，损失严重。

6月29日，大安县普遍出现雷阵雨，部分地方雨量集中，同时伴有短时大风，大岗子附近出现冰雹，有1个生产队农田受灾70%。

7月4日，大安县的太山降暴雨和冰雹，最大的冰雹直径3厘米，农田受灾150公顷，减产10%～15%。

9月1日早05时许，梅河口暴风雨和冰雹过后，全境有4个公社34个大队200个小队受灾，成灾面积7800公顷，损失房屋195间，死亡1人，受伤6人，重灾区双兴公社降冰雹13.4分钟，有的地块垄沟积冰雹半尺厚，有的柳树被风刮倒，房屋玻璃被打碎，有的庄稼被打成光秆，损失颇大。

是年，洮南县遭受雹灾，境内农作物受灾2285公顷。

1962年　6月15日，通化县部分地区遭雹灾，受灾面积793公顷。

6月30日晚，通榆县的瞻榆、新华、开通、新发等社镇受到9个公社17个生产大队，76个生产队，程度不同的遭受风、雹灾害，有的地方风力达9级。各地降雹时间长达30分钟左右，短的10多分钟。树被刮断，人被打伤，农作物被打毁。据反映，大的冰雹似鸡蛋。合计受灾4966公顷，占受灾地方播种面积的17%左右。

7月18日17时至19时30分，梅河口的一座营、兴华、牛心顶等公社雹灾严重，冰雹有玉米粒大，伴有9～10级阵风，刮坏房屋291间，刮断杨柳树60多棵。10月9日17—18时，环城、福安、一座营、牛心顶、野猪河、河洼、杏岭、进化、曙光等9个公社突降暴风雨和冰雹，长达20分钟，严重的牛心顶公社24小时未化尽，损失严重，据初步统计6个公社约113公顷地受灾。

8月7日9时，乾安县的正兰自西北向东南刮了一场10级大风，伴之暴雨冰雹，共计20多分钟，刮毁民房3间，刮倒大树3棵，有3个生产队受灾，受灾面积96公顷。扶余入夏以来，有些地方连续受风雹灾害，受灾面积5426公顷。

8月29日，通化受冰雹和暴风雨袭击，郊区粮豆受灾面积1000公顷，蔬菜受灾面积

1119公顷。

8月，辽源市一面山公社的榆树大队降10分钟冰雹，大如鸡蛋，打死麻雀甚多，受灾面积40余公顷。

8月，东丰县一面山公社的榆树大队降冰雹10分钟，大的如鸡蛋，受灾农田40余公顷。

9月2日13时01分至13时15分公主岭下了冰雹，其直径约有0.5厘米，因时间较短，体积较小，除作物的叶子被打劈一面外，未造成严重灾害，就全县而言，在13—14时之间先后下了冰雹，直径一般约有1～2厘米，大的约有3～4厘米，其形状有的像三角，有的像菱形，还有的呈块状，这次降雹的特点是云发展的突然，降雹分布面广，历时较长（少则10分钟，多则30分钟左右），个体较大，形状不规则，灾情严重。据全县统计，有20个公社67个大队354个生产队均不同程度遭到冰雹袭击，受灾总面积达2.07万公顷，其中，高粱5813.6公顷、大豆3120公顷、谷子5314公顷、苞米3882公顷、其他2585公顷。同时遭风灾1576公顷。建设公社被雹子打死50只鸡，玻璃城子公社被雹击死1名16岁的中学生，这次因雹灾损失较为严重，估计损失1～3成的有7488公顷，4～6成的有1.1246万公顷，7成以上的有1980公顷。

是年，因下冰雹，珲春县有75公顷农作物减产3成以上。

1963年　6月15日临江降冰雹，全市共毁坏苞米、大豆667公顷。

6月9日12时到12时04分，17时06分到17时13分九站下冰雹，玉米等农作物菜叶被打坏；据了解榆树县2个公社4个大队发生雹灾，轻者叶打破，重者叶全打光，受灾面积不详。

6月10日10时29分到10时33分，九站降冰雹，玉米等农作物叶片被打碎。

6月13日13时29分到14时15分，抚松县普遍降雨，其中松江、城郊（松郊）、兴隆、北岗等4个公社12个生产大队33个生产队降冰雹，雹子大的像鸡蛋黄，小的如黄豆粒，大雨伴冰雹毁坏大片庄稼，耕地冲成沟，地表土冲走，石头裸露，受灾面积达593公顷。

6月14日集安县降冰雹，农作物受害较大，尤其对蔬菜更为严重。

6月16日大安降冰雹，受灾面积1100公顷，其中减产3成的有411公顷，其余受害较轻，对产量影响不大。

6月22日14时到14时05分，九站降冰雹，玉米等农作物叶片被打出缺口。

6月24—25日，九站降冰雹，直径17毫米，打坏九站以北地区的各种作物的叶茎。扶余县东部万发公社一带下冰雹，据统计遭雹灾的作物面积共有382公顷。

6月30日，德惠降雹并出现雹灾，镇郊公社、大春明公社、夏家店公社、沃皮公社和郭家公社受灾，其中除本站周围受灾害较轻外，其他的较重，24和30日2次受灾面积8700公顷。

7月4—5日，通榆全县大部地方受到强烈雷阵雨袭击，有些地方同时降了冰雹。乌兰花公社雹打庄稼约3600公顷，占播种面积的36%。新兴公社的东太、西太大队，连续2次受到雹打，打死羊15只。

7月7日，扶余县永平、善友、新城间、伊家店、万发5个乡遭雹灾，受灾面积4328

公顷。

7月8日11时43分到11时52分、17时39分到17时40分，舒兰下了2次小冰雹，后有一阵短时间9级的大风，附近作物普遍倒伏45度以上，叶子被打破，部分枝茎折断。

是年，桦甸县遭到2次20年没有过的大雹灾，7月15—17日，各公社先后连续遭到雹灾，八道河子、横道河子、常山、二道甸子等10个公社农田受灾面积达1115公顷，其中颗粒不收的有370公顷。桦甸镇又于8月24日至9月4日，连续遭受风雹灾害，受灾面积164公顷。其中7成灾的40%，5成灾的60%。

7月16日，双阳强雷暴造成大部分电话线中断，同时伴有暴雨和冰雹，1小时降水量达32.4毫米，使河水泛滥，作物受到严重危害。

8月23日和9月4日，梅河口降了2次冰雹，全境18个公社受灾，面积达8227公顷。

8月24日，东辽县有8个公社、67个生产大队发生雹灾。

8月24日，明月降冰雹，直径5～20厘米，地面累积一片白色，全县受灾的农田面积有263公顷，危害情况较历年重。桦甸降冰雹，直径3.5厘米，农作物及蔬菜受损。23日和24日海龙县11个公社遭雹灾及大风袭击，受灾耕地9286公顷，最大风力达11级，雹大的似鸡蛋，一般的像鸡蛋黄，最长持续30分钟，平地雹有4指厚，山地背风坡次日上午还没化净，这次雹灾使高粱、谷子叶被打掉，有的像木梳，大豆被打光了叶，角打掉1/3，未掉的豆类已不能鼓粒，其他的荞麦、蔬菜、烟草等受灾严重的只剩下个楂。8月24日14时后，珲春大荒沟林场的北沟、哈达门、杨炮、马滴达等公社共11个大队60个小队粮豆面积1480公顷、烤烟53公顷受雹灾危害，估计减产50%。汪清因降雹，该县部分地区遭受雹灾，全县受灾面积初步统计有1088公顷，受灾作物有水稻、玉米、高粱、大豆、谷子等。

8月24日14时，珲春县突降冰雹，大荒沟林场北沟、哈达门、杨泡、马滴达等公社有11个大队，60个生产队共有1467公顷粮豆，53公顷烤烟被打，加之低温冷害，减产约50%。

8月25日柳河夜间降雹，三元浦等19个公社受雹灾面积133公顷，受灾率在5%～50%。辉南县柚街、板石河子2公社降大冰雹，造成灾害，各种作物受灾面积5817公顷（其中减产1～2成1585公顷，3～4成1964公顷，5～6成927公顷，7～8成28公顷，9～10成85公顷），打死鸡鸭鹅89只，打死、打伤猪3头，受灾最重的高粱、水稻全部被打倒，冰雹一般都是鸡蛋大，最大的有半斤重。

9月4日桦甸降冰雹，地瓜叶、白菜叶被打坏。

是年，洮南县遭受雹灾，境内农作物受灾1266.67公顷。

1964年　4月6日东丰测出冰雹平均重量0.1克，大小均一。冰雹受灾平均面积全县达2050公顷，据东丰镇郊调查，各种作物都受灾，玉米植株受害100%，叶子受害75%以上；水稻植株受害55%，叶子受害25%。

6月上旬，东辽县的椅山、宴平等7个公社的大部分大队遭受雹灾。受灾面积473公顷。

6月12日九站下冰雹，直径30毫米，受灾面积300公顷，大部分作物叶片被打落，部分茎被打断。

6月25日，大安县的来福发生雹灾，1495公顷农田减产5成以上，伤人28名，毁坏房屋326间。

7月11日通榆县的新华、边昭公社受雹灾，受灾面积1030公顷，占播种面积的19%左右。舒兰降冰雹并伴有暴雨及大风，据本县农业生产办公室统计，全县风倒伏1.365万公顷（倒伏45度左右），水淹305公顷，泥沙压倒955公顷，雹打1248公顷（新要公社最重），草房顶被风吹坏429间（平要公社最重）。

7月21日，通榆县新华公社的大有、七撮、新民、他拉巴和边昭公社腰围子大队，共23个生产队遭了雹灾。降雹时间15至25分钟，雹粒一般直径1厘米左右，最大如鸡蛋。受灾农田1030公顷，占5个大队总播种面积的18.6%；其中，绝收194公顷。

7月29日，受1964年第10号台风的影响，靖宇那尔森公社6个大队下冰雹，受灾面积60公顷。

8月，扶余县有15个乡遭受程度不同的涝灾和雹灾，被雹打伤3人。

8月15日，靖宇县景山公社天合兴大队降雹，持续时间15分钟左右，最大雹粒似碟子，小的像蛋黄，将35千克多的猪打死1头。

9月1日敦化降雹，该县九泥河公社大川大队、大石头公社新六大队、河北大队、河桥公社郊分大队遭受雹灾，冰雹最大直径有鸭蛋大，一般有乒乓球大，受灾面积达500公顷，大部分苞米、大豆全部被打落，影响产量6～7成。龙井受大风和冰雹影响，高棵作物倒伏很普遍，延边果树农场损失梨7500千克左右，全县黄烟受雹灾面积280公顷（其中细鳞河公社270公顷，农场10公顷）。汪清县的春阳公社降雹，降雹时间约20分钟，最大冰雹直径约2厘米，受灾面积427公顷。

是年，洮南县遭受雹灾，境内农作物成灾646.67公顷。

1965年 6月14日下午，敦化县官地公社的新兴、胜利、东山头、东甸子、南天门、黑背和沙河桥公社的岭底大队遭雹灾。大者似小碗，小者有乒乓球大，其密度似用簸箕从房上往下倒，地面所积冰雹两天未化尽。1500多公顷农田绝收，只得补种荞麦。

6月25日，大安县西北部来福公社午后降雹，历时45分钟，并有大风使99.7公顷农田受灾，减产5成，伤人28名、牛1头、羊2只、猪3头；打坏大缸2口、犁15付；毁坏房屋326间（被风吹掉盖）。

6月29日15时左右，龙井的朝阳公社遭受冰雹、暴风雨袭击，受灾面积450公顷。

7月2日，通化县8个公社遭受雹灾，成灾面积2667公顷。其中减产30%的757公顷，绝收34公顷。

7月2日16时许，通化地区的柳河县东部、白山市西部、集安、辉南、海龙县部分地方降雹，一般20～30分钟，最长40～50分钟，降雹时间之长，冰雹之大，损失之重都是历史上少有的。粮食作物受灾面积1.0373万公顷，蔬菜受灾面积255公顷，经济作物受灾面积760公顷，其中颗粒不收的1420公顷。通化县雷击死3人，击伤2人，冰雹打伤多人。

7月7日，大安县海坨公社的前进、团结大队遭雹灾和风灾，冰雹最大直径6厘米，600公顷农田受灾，400公顷绝收，200公顷减产5成以上。打伤3人，毁坏房屋172间，碗口粗树被刮倒，吹断40棵。

7月7日和9日，德惠县五台、大房身、大青嘴、布海、万宝、米城子、沃皮、和平等8个公社、部分大小队先后遭受了暴风雨夹冰雹的袭击，共有2216公顷农田遭受了不同程度的雹灾，刮坏了房屋180间，其中7日冰雹最大的有鸡蛋大，9日冰雹最大的有鸡蛋黄大。

7月9日敦化县黑石、岗子、官地、沙河桥等公社部分生产队下了一场冰雹，冰雹一般有鸡蛋大，最大的为1.8千克，共打坏庄稼2.2万多公顷，其中颗粒不收的为1200多公顷，打伤多人，打死马4匹。该日12时至14时，舒兰自本县西南部洒河公社起到东南部榆树沟公社发生一次严重雹灾，伴有暴雨大风，灾区长120千米，宽5千米左右，据县委工作组和舒兰县气象站工作人员调查，冰雹最大像鹅蛋，全县受灾面积5200公顷，其中打平打光1700公顷，打死牲畜18头，家禽500只，风刮走房顶盖450间，打伤10人，百年大树也有被风刮倒，雹停后榆树沟公社长安大队平均堆积20厘米厚的冰雹，个别的低洼地达1米厚，到13日才化完。

7月10日午后，舒兰莲花公社、法特公社发生雹灾，受灾980公顷，程度较轻。

7月14日19—22时，德惠部分公社降冰雹成灾，这次降雹一般冰雹有杏核大，最大鸡蛋大，万宝、米沙子、沃皮、岔路口4个公社23个大队19个小队雹打面积6541公顷，成灾面积4741公顷（2～7成），有291公顷需毁种，其中最重的万宝公社雹打6个大队57个小队，面积2610公顷，重灾（收成减半）有751公顷，其中最重的万宝年大队全部受灾，有1235公顷被毁，个别地方全部打光，颗粒不收，雹后见到打死的许多麻雀和燕子，碗口粗的榆树吹断2根。

7月15日扶余县万发公社降雹，受灾面积2256公顷，其中万发1651公顷，肖家605公顷。

7月16日午后，乾安县的情外、占字、大师等16个生产队遭受雹灾，降雹约20多分钟，大的如鸡蛋，小的似豆粒。受灾面积2729公顷。

8月28日18时，梅河口的杏岭和进化大部分地区遭风暴，来势凶猛，先狂风，后暴雨加冰雹。持续时间半小时，2个乡35个大队141个小队普遍受灾，重者10个大队35个小队，受灾面积967公顷。

9月2日敦化降雹，冰雹平均重量0.6克，罕见重量3.1克，部分公社受了雹灾，使部分白菜、谷子、水稻作物受到损害。

9月19日，磐石降冰雹，气象站附近生产队有的白菜叶被打破。

9月21日，抚余县降冰雹，长春岭、伊家店受到危害（面积不详）。

是年，洮南县遭受雹灾，境内农作物受灾1499公顷，其中绝收539公顷。

是年汛期，长岭县共降4次较大冰雹，全县耕地受灾面积2457公顷。

1966年　6月14日午后，通榆县的团结公社降冰雹，其平地积雹竟有半尺深，最大的冰雹似茶碗，打坏庄稼1800公顷。

6月16日，大安县的烧锅镇、丰收、东方红农场降冰雹，最大直径6厘米，1067公顷农田受灾，减产3成左右。

6月16日，扶余县万发公社潘家大队第二生产队受雹灾打毁禾苗约80公顷，严重的

30公顷改种，最大冰雹约鸡蛋大小，积雹最深45厘米，垅沟一般均积满。

6月18—19日，农安县降冰雹，直径为7厘米，受雹灾面积7000公顷，严重的3100公顷，另外还造成人畜伤亡、房屋倒塌、桥梁冲毁，损坏了许多住房和玻璃。

6月30日11时30分始，长岭县腰坨子公社六合大队一、二、三生产队，降了一场历时30分钟左右的冰雹，最大雹粒有鸡蛋大，小雹粒像烟袋锅子，密度大，下的急，化的慢，当时地里存半垄沟雹粒，受灾耕地205公顷，占当年播种面积的48.5%。

7月7日，大安的乐胜公社遭受雹灾，受害面积269.5公顷，严重的189.5公顷，其余面积轻微受害。

7月14日16时17分至16时45分，镇赉县东北部坦途、保民、时代根3个公社，下了一场大冰雹，受灾面积是3107公顷，其中保民公社前岗生产队最重，冰雹大的如鸡蛋大，在地里劳动的2人被砸伤，马受惊、死各1匹。扶余县西部的伯都、大清、万发等7个公社遭雹灾，受灾面积5000余公顷。

7月7日和8月9日，通榆县团结乡降了2次冰雹，第一次持续35分钟，冰雹平地10～20厘米深，冰雹最大直径7～8厘米，有33个自然屯、1251公顷的农作物被打净，全部绝收。

8月2日12点15分起，8级东南风夹暴雨和冰雹持续50分钟。桦甸县受灾农田763公顷，其中颗粒不收的71公顷。

8月2日，明月县石门、明月镇西北部下了冰雹，石门公社新丰大队冰雹最大直径3厘米，明月镇1.5厘米，石门公社砸坏黄烟、玉米各20多公顷，明月镇砸坏黄烟2公顷多。另外明月县南部、中部受到风的影响刮倒一部分玉米。

8月30日，延吉因冰雹受灾面积5905公顷，苹果梨的损害最大，影响产量和以后的保存工作，另外对各种蔬菜、粮食作物、果树等均有不同程度的影响。

9月20日下午，辽源市东丰县一面山公社降冰雹20多分钟，大如核桃，大豆被打炸角落粒。

10月1日，东丰县的四平降冰雹20分钟、10厘米厚，大豆粒被打落。

10月1日，海龙据头八石气象哨下冰雹，除玉米未损外，其它作物受害5%左右。

是年，洮南县遭受雹灾，境内农作物受灾4800公顷。

1967年 5月26日14时30分至50分，明月县西南方松江西北方3个公社受冰雹袭击，最大冰雹直径10厘米，农作物受灾面积874公顷，受灾面积需毁种的达一半左右，松江打坏160公顷庄稼，永庆200公顷，小沙河打坏377.5公顷，经调查小沙河红星大队、永庆的富饶大队受灾最重，打伤84人，重伤20人，打死小猪3头。

5月31日，辉南县部分公社受雹灾，使蔬菜部分损失，大田作物受灾不重。

6月4日，德惠天台公社的权家、什陆、何家、天台、船厂、光明等大队被冰雹打了共3300多公顷（大豆、玉米、高粱、谷子等），以大豆受害最重，大的冰雹有玻璃球那么大，小的像黄豆粒，持续时间18分钟左右，事后在中国人民解放军及广大群众的支援下，几天之内补种1600多公顷，出苗很好。

8月21日，大安县的叉干、乐胜公社降雹，大的如大碗，积雹1寸厚，1333公顷农田受灾。叉干公社被雹打伤30余人，树断3棵，畜棚盖掀掉4间。

6月24日，临江花山公社五人把大队共1533公顷土地遭雹灾，87公顷遭雹打，其中五人把大队六队14公顷庄稼、1.1公顷玉米、0.8公顷豆子、0.2公顷谷子受轻灾外，其余全部打光了；长白县半截沟公社遭雹灾，打毁庄稼200公顷（玉米、大豆，其中67公顷需毁种）。

6月26日14时30分到50分，安图县松江镇西北方，自西向东降雹，最大的直径达10厘米，受灾面积874公顷。其中小沙河、永庆、松江等乡镇的部分村受灾较重，被雹打伤84人，打死小猪3口，鸡、鸭、鹅等家禽无数。

6月28日，辉南气象站无冰雹，但市区内降雹，该公社有6个大队共27个生产小队受雹灾，总面积395公顷。

7月16—17日，敦化降雹，在该县汉章等5个公社降了雹，造成雹灾，总受灾面积达1404公顷，16日降雹历时约20分钟，一般玻璃球大小，大的像鸡蛋，地面积雹达1～2寸厚，据反映受灾最严重的玉米减产5～6成，大豆减产7～8成，谷子减产1～2成，其他菜类、黄玉、麻等均受灾。

7月16日16时至16时29分，舒兰降冰雹，同时暴雨、风较大，造成附近菜队和小片荒地作物倒伏折断，受灾面积不详，大田基本无损害。

8月21日，大安查干公社遭冰雹，受害面积435公顷，3个大队受害较重的是永乐大队，总面积500公顷，其中310公顷受害（3个小队）。

8月24日，舒兰县朝阳、二道、镇郊、亮山等公社受雹灾，2211公顷平均减产一半。

9月2日午后4时，洮南县的岭下、平安、那金、东升、胡力吐、镇西镇等6个社（镇）受雹灾，农作物受灾5780公顷，折成绝收面积1876公顷。

9月6日德惠降雹，冰雹最大重4.4克，平均重2.2克，这次雹灾是从天台公社佟家、全家开始经过边岗公社、德惠镇、成郊家、大房身、大青嘴到五台公社芦家、太平，长50多千米宽5千米，冰雹最大的2.5厘米，个别的4厘米，小的1厘米左右，据了解降雹时间持续15分钟，共8个公社受了雹灾，程度比较严重，受灾重的（减产5成以上的）有永青、东风、芦家、长春岭、五家炉、太兴、东岗子、小家沟、杨家崴子、山青嘴等大队，全县受灾面积共13427.4公顷，减产5成以上的5595.7公顷，不足5成的7831.7公顷，其中水稻受灾面积103.1公顷。

1968年　5月20日17时27分至17时35分东丰降雹，冰雹平均重量0.4克，罕见重量为0.5克，大的为3～4厘米，平地厚为1～1.5厘米，一般出苗作物小叶打掉1/3，豆子受灾较为严重。

8月27日公主岭33个公社程度不同地遭受雹灾，严重的公社和大队造成减产及秋菜损失。

8月28日龙井降冰雹，据县有关部门反映，不少公社引起不同程度的灾害。

1969年　5月15日22时07分至22时12分，四平下了平均重量1.3克的冰雹，将观测站地面最高温度表打坏。

6月27日，通化县部分公社受雹灾，成灾面积400余公顷。28日16时，降了一场少见的冰雹，富江、三棵榆树公社的部分地块降雹时间达45分钟，富江公社受灾严重的个别地块冰雹落地厚达35毫米。2个公社受灾面积达300公顷。

6月30日下午，乾安降冰雹，降半小时之久，小苗被砸得烂如麻秧，全县受灾面积1621公顷。

7月13日下午1时至5时，洮南县的瓦房等公社降冰雹，农作物受灾4100公顷，其中成灾218公顷，大豆、甜菜只剩茬，高粱、玉米仅剩秆，均失去再生能力。

7月13日傍晚开始，伊通县东尖山公社范家一带降雹约30分钟，大的如鸡卵，庄稼所剩无几，受灾严重。

8月20日，桦甸县有7个公社的81个生产队遭到冰雹袭击，冰雹最大的有鸡蛋黄大，积雹1尺多深，1天时间化完。受灾农田1073公顷，其中173公顷绝收，其余减产一半。

1970年　6月25日九站下冰雹，砸毁玉米、小麦、瓜等作物，损失很大。

6月29日4时46分松江出现冰雹，冰雹落地即融化，降雹时并有雷雨和大风，据公社反映庄稼被打坏，高棵作物被吹倒，有些民房草被掀掉。

7月6日，通化县普遍降了一场大冰雹，灾情严重。遭灾面积9078公顷，占全县播种面积的21.2%。

9月13日13时55分到14时18分前郭降雹，冰雹最大直径5厘米，重11.9克，平均重量1.7克，这次冰雹是该站历史上最大的一次，降雹时间长且强度大，对农业生产危害较大，据调查，前郭镇周围有几个大队遭受了雹灾，最严重的有5个大队，前瓦房大队受灾面积达270公顷，后瓦房大队受灾面积达260公顷，长风大队受灾面积达220公顷，西部大队受灾面积达150公顷，长胜大队受灾面积达180公顷，上述遭灾地点白菜叶被打碎，各种蔬菜都遭到不同程度的损害。

9月15日德惠降雹5分钟，并伴有8级大风，此次降雹致使该县7个公社21个大队受灾，从和平公社的杨八郎大队起经城郊公社、世巨公社周家大队、德惠镇公社常青、永春等4个大队，达家沟公社10个大队，边岗公社的太兴、金星、松花江公社1个大队，下家公社腰窝铺大队，其中达家沟公社受灾最重。

1971年　6月16日磐石降冰雹，直径为3.5厘米，对蔬菜损害较大，对庄稼损害较小。集安有20米/秒大风和飑，台上公社车升大队、大路公社遭雹灾面积287公顷，降雹半小时，雹厚5寸，最大的似鸡蛋大，玉米、大豆只剩茬。

7月8日晚四平地区怀德县的朝阳坡、大榆树、毛成子、黑林子4个公社受雹灾。朝阳坡受灾670公顷，其中雹毁87公顷。大榆树受灾260公顷，其中雹毁60公顷。毛成子受灾402公顷，其中雹毁85公顷。黑林子受灾168.3公顷，其中毁种35公顷。

7月8日集安遭雹灾，持续时间20分钟，受灾面积33公顷，严重的20公顷。7月8日晚，怀德县的朝阳坡、大榆树、毛城子、黑林子4个公社受雹灾，受灾面积1530公顷，其中雹毁267公顷。同日，榆树县、农安县部分公社也受雹灾。榆树县有二十二井、向阳、李合、闵家、恩育、五龙、四合等7个公社受灾，其中二十二井、向阳、四合3个公社较严重，受灾面积3319公顷，成灾1～2成的922公顷。二十二井五队105公顷全部受灾，有24公顷大豆被打断了头。农安县的刘家、桦家2个公社受灾面积550公顷。刘家公社九大队有5个小队200公顷玉米叶被打光，桦家桥大队6个小队共342公顷地叶光茎折，赵家店四队61公顷玉米叶全打没，6公顷大豆茎打折，3公顷甜菜剩根，3.5公顷小麦秆打断了。同日，通化地区也受雹灾，受灾面积245公顷。

7月12日，通榆县团结公社受雹灾，降雹时间竟长达1小时左右，有690公顷地遭受雹灾加风灾，造成100公顷无收。

7月15日18时33分至22时12分四平降雹，冰雹直径最大的为6.0厘米，平均重量为9.1克，罕见重量为21.3克，这次冰雹为测站建站以来最大的一次，农作物的叶子被打成孔，瓜果被打坏，房屋的玻璃被打碎。

7月15日18时48分至18时52分，伊通县气象站记录到最大直径为35毫米的罕见冰雹。

7月16日，梅河口大风、暴雨、冰雹齐下，全境有18个乡遭受程度不同的雹灾。其中大风刮倒和折断高棵作物1853公顷，倒塌马厩328间、住房987间。电杆倒断98根，冰雹打坏作物306.67余公顷，水淹农田57.93公顷。

8月9日晚，白城市洮北区降暴雨和冰雹。冰雹最大的如鸡蛋黄，郊区24个生产队遭到雹击，受灾面积570公顷。其中140公顷耕地受灾严重。保平公社菜队的茄子、青椒、晚黄瓜秧被打折，花果被打落，秋白菜和萝卜叶被打穿。东风公社大田的玉米叶被打成条，大豆叶大部分被打落，刚开园的香瓜全部被打碎。雹灾过后，市革委会领导深入受灾社、队与农民一道研究抗灾措施。

8月15日晚6时，洮南县14个社（镇）受雹灾，农作物受灾9732公顷。其中，平安、三合、大兴、金祥、洮东、黑水等6个公社受灾较重，成灾4774公顷。

8月29日，大安县海坨公社降冰雹，并伴有大风，800公顷农田受灾。

8月份榆树、农安部分公社受雹灾。榆树县有二十二井、向阳、李合、闵家、恩育、五龙、四合等7个公社受灾，其中，二十二井、向阳、四合3个公社受灾较重，有16个大队，54个小队受灾，受灾面积3319公顷，成灾1～2成的有922公顷。如二十二井五队105公顷全部受灾，有24公顷大豆被打断了头。农安县的刘家、桦家2个公社受灾面积550公顷。刘家公社九大队有5个小队的342公顷地叶光茎折，赵家店四队61公顷苞米叶全打没，6公顷豆子茎被打折，3公顷甜菜只剩根，3.5公顷小麦秆被打断了。

到8月份，通化地区受雹灾面积为245公顷。

9月1日海龙县北部冰雹成灾，农安公社农安大队有67公顷玉米50%被打断棒。

10月3日下午，扶余县的伊家店乡降雹，时间持续20分钟，最大雹子有鸡蛋黄大，受灾面积1601公顷。

1972年 5月末6月初以来，全省雹灾面积23.1万余公顷，其中长春、四平地区成灾面积4.93万余公顷。

5月29日榆树县发生了雹灾，全县有3000多公顷地受灾，其中较严重的太安公社有12个大队，受雹灾的有4个，受灾面积达1800多公顷，受灾较重的是大豆、高粱、玉米，受灾轻的（叶被打破和打掉部分叶的）占8%～9%，受灾重的（两枚真叶全被打掉）占10%～11%。；德惠下了3次冰雹，有万宝、三胜、沃皮、五台、朝阳、米沙子公社、岔路口公社，8个大队一般为小冰粒，受灾14780公顷，其中有80多公顷地毁种，比较严重的有岔路口公社莲花、朝阳的团林子，厚度 1 寸。

6 月 1 日 16 时左右及 21 时左右，舒兰县有 8 个公社遭雹灾，面积达 7799 公顷，永盛公社毁种 100 余公顷，其它影响不大；双阳降雹最大直径 3.5 厘米，一般 1～2 厘米，根据农情办公室调查，冰雹路径由西向东，全县 8 个公社不同程度受害，终家、双阳河、双阳镇 3 个公社比较重，其次是列家公社南部三大队、石溪公社东部三个大队、太平公社北部 1～2 个大队、长岭公社西部 3～4 个大队、烧锅公社北部 3～4 个大队，最长历时 10 多分钟，最大直径有鸡蛋黄大，1/3 大豆遭受灾害。

6 月 16 日，大安县海坨公社的三业、前进大队受雹灾，250 公顷农田受灾，毁种晚田。大岗 220 公顷，古城 50 公顷。

6 月 21 日，通榆县的鸿兴、八面、开通、十花道、双岗等 5 个社（场）、22 个大队、111 个生产队遭受暴雨冰雹的袭击。20 分钟左右降水 100 毫米，个别地方冰雹厚近 0.3 米，风力达 10 级。受灾农田 8900 公顷；冰雹打伤 22 人，其中重伤 6 人；打死牛 18 头、驴 1 头、家禽 300 多只；刮坏房屋和仓房 47 间。

7 月 3 日和 5 日，扶余县东部连降冰雹致使成灾，13 个乡镇受灾，打坏庄稼 2600 公顷，砸塌房屋 30 间。

7 月 5 日，榆树县五龙、八号等 15 个公社遭雹灾，受灾面积 5.04 万余公顷。

7 月 12 日 22 时 26 分—22 时 34 分双辽降雹，冰雹最大直径 3 厘米，平均重量 4.5 克，罕见重量 7.0 克，造成电话、电讯线路全部中断。

7 月 15 日，辽源市拉拉河公社的永乐大队降冰雹，黄烟被打成光杆。

7 月 15—16 日，四平地区的伊通、梨树、辽源等县（市）的 23 个公社遭受风雹灾，面积达 1.8 万多公顷，较重的有 8000 多公顷。严重的地块，大豆被打掉头，小麦掉码，高粱、玉米一般打坏 20%左右。

7 月 16 日农安县和长春市郊区 173 公顷耕地受雹灾。

8 月 29 日大安降冰雹的同时伴有雷阵雨和大风（10 级），海坨公社降雹，大如鹅蛋，并伴有大风，有 8 个大队不同程度的受灾，其中三叶、长胜 2 大队有 800 余公顷受灾较重，叶子、穗被打掉，谷子被打成直脖，高粱被打掉码，大豆、玉米叶被打光，荞麦、蔬菜受灾更为严重，但人畜无损害。800 公顷农田受灾，荞麦、蔬菜绝收。榆树县有 26 个公社遭雹灾，重灾 2.19 万余公顷，糜子、谷子穗多被打断，高粱码、豆夹被打掉，蔬菜叶被打碎打光。

8 月 30 日汪清县百草沟公社安田大队至新兴公社永新大队一线降冰雹，强度较大，持续约半小时，高粱被打断、穗被击落，受灾农田几乎颗粒无收。

1973 年　5 月 29—30 日，榆树、德惠、双阳、永吉县和长春、吉林郊区局部地方遭受雹灾，受灾面积 3.04 万余公顷，成灾面积 9090 公顷。榆树县光明、弓棚、大岗等 10 个公社 2050 公顷耕地遭受雹灾，成灾面积 4600 公顷，有的雹子像雀蛋大，把玉米叶打碎，大豆打掉了头。德惠县五台公社受灾面积达 1000 公顷，其中有 300 公顷大豆花、荚被打掉。6 月中旬以来，全省各地雷阵雨天气较多，局部地方遭到了暴雨和冰雹的袭击。

5 月 29 日至 31 日。吉林郊区连日遭受冰雹灾害，降雹大的如蛋黄，小的如玉米粒，同时伴有雷雨。全区有 7 个公社的 35 个大队受害，受灾面积达 9300 余公顷，其中旱田近

8667公顷，损失40%以上的达3600公顷，受灾严重的二道公社王相大队，50多公顷大豆被砸毁，巴虎大队的5.3公顷黄瓜全部被打毁，塑料大棚报废15个，打破温室玻璃20箱。

6月7日舒兰县莲花大队、东兴大队因雹灾受灾70公顷，其中较重40公顷，20%毁种。

6月14日，通化县的金斗、四棚、三棵榆树、富江、二密、光华、兴华（今兴林）、大安、葫芦套等公社降冰雹，成灾面积2352公顷，其中绝收面积228公顷。

6月20日舒兰县法特、红旗、永盛共338.5公顷农田受雹灾，其中法特等3大队206公顷毁种。集安县双岔公社遭冰雹（直径5厘米）袭击，受灾面积30公顷，严重的17公顷。

6月21日磐石降冰雹，灾害不大。细林公社因暴雨使50～60公顷地成灾。

6月17日到23日，四平地区全区有36个公社遭到暴雨和冰雹的袭击，受灾面积1.28万公顷，其中雹灾面积1.05万公顷。

6月19日15—16时，东丰县二龙山、中育、仁合3个公社降雹，雹粒大的如蛋黄。二龙山公社的屯基一队全队42公顷耕地有30公顷全部被打光，屯基二队55公顷耕地有20公顷被打光，中育公社受灾面积319公顷，其中比较严重的有254公顷。

6月19日到21日，怀德县八屋、刘房子、朝阳坡等6个公社遭雹灾，受灾面积3400公顷。朝阳坡公社冰雹打死3匹马、1头牛。

6月21日，榆树县的大岭、大安、双井子3个公社遭雹灾，受灾面积1560公顷，其中成灾面积558公顷。在受灾作物中，大豆较重，面积213公顷，大岭公社林家大队半响地杨树苗全部被打趴，有43公顷大豆、玉米被打光；6月21日中午11时30分许，通榆县北部红星、八面、什花道、开通公社降冰雹，降雹时伴有大风和暴雨，降雹最长时间为16分，最短时间为6分钟，最大似鹅蛋，一般像鸽蛋，罕见重量约为250克，平均重量约为50克，下有3寸深，暴雨降约40分钟，平地积水1尺，洼地积水5～6尺深，估计降雨量80～100毫米，大风突然而起，共47间民房盖被掀起，全县受灾面积8900公顷，毁种面积为2800公顷，补种面积为1500公顷，冰雹打伤22人，重伤6人，打死牛19头、马1匹、驴1头、家禽230余只、小鹿2个，高压电线杆2根折断，大部分被风吹歪，直径为30厘米的大杨树60多棵连根拔出，其中折断若干树，树北边的树皮被冰雹剥光。

6月21—22日通化地区部分地方降暴雨、冰雹，受灾面积830公顷，其中雹灾719公顷。22日通化县遭冰雹，面积637公顷，其中面积较大的有3个公社，四棚公社受灾347公顷，三棵榆树公社受灾167公顷，英戈布公社受灾40公顷。集安县的双岔公社22日降冰雹，持续30分钟，受灾面积33公顷，其中板岔大队三队受灾严重的有17公顷，冰雹大小一般如指甲，大的如蛋黄，轻的玉米被打劈了，重的打成光楂；大豆打的较重，有的被打掉了头。

6月中旬以来，吉林省各地雷阵雨天气较多，局部地方遭到了冰雹和暴雨的袭击，出现了程度不同的雹灾和涝灾。由于冰雹、暴雨和雷击，造成耕地被冲毁，禾苗被打光，人畜遭死亡。6月22日长春地区五县一郊区受到灾害袭击，全区45个公社143个大队942个小队受灾，面积达4.9万公顷，成灾面积1.9万公顷。受灾作物有大豆、玉米、高粱、谷子。其中大豆6387公顷，玉米6546公顷，高粱2073公顷，谷子2053公顷。由于暴雨夹杂着冰雹，除受雹灾外，全区受水灾面积7333公顷。其中冲淤面积4667公顷，过水面积2666公顷。受灾较重的是榆树、德惠2县。榆树县有12个公社68个大队517个小队受雹灾，面积2.7万公顷，成灾面积1.28万公顷。德惠县有13个公社47个大队301个小队受雹灾，面积1.23万公顷，其中成灾面积3327公顷。6月22日，通化县遭受冰雹袭击，受灾面积637公顷，其中面积较大的有3个公社，四棚公社受灾347公顷，三棵榆树公社受灾167公顷，英戈布公社受灾40公顷。面积较大，但受灾程度较轻。集安县的双岔公社22日降冰雹，持续30分钟，受灾面积33公顷。其板岔大队三队受灾严重的有17公顷，冰雹一般如手指甲大，大的如蛋黄。轻的玉米叶被打劈了，重的打成光茬。大豆受灾较重，有的被打掉了头。四平地区6月17—23日，全区有36个公社100个大队300个小队遭到暴雨和冰雹的袭击，受灾面积1.28万公顷。其中雹灾面积10467公顷，水灾面积2333公顷。东丰县6月19日下午3—4时，二龙山、中育、仁合3个公社降了冰雹，雹粒大的有蛋黄大。二龙山公社的屯基一队全队42公顷耕地中有30公顷全部被打光。屯基二队全队55公顷耕地中有20公顷被打光。中育公社受灾面积319公顷耕地中有254公顷受灾严重。大风刮坏房屋32间，刮断大树16棵。梨树县23日有叶赫、东河、万发、河山、小城子、三合、孤家子等7个公社受雹灾，受灾面积4653公顷。叶赫、东河2公社灾情较重，叶赫受灾面积达1453公顷，东河公社受灾1000公顷。伊通县西苇、井台、益民、大孤山等公社有26个大队154个小队受雹灾，受灾面积3147公顷，其中比较严重的有387公顷。由于冰雹、暴雨，引起雷电。西苇公社孤山河大队第七队被雷电击死3人，大孤山公社西大队榆树屯生产队被雷电击死1人。怀德县19—21日有八屋、刘房子、朝阳坡等6个公社遭雹灾，受灾面积3400公顷。朝阳坡公社被冰雹打死3匹马、一头牛，被水淹死2人。长春地区的榆树县21日又有大岭、太安、双井子3个公社6个大队28个小队遭雹灾，受灾面积1560公顷，其中成灾面积558公顷。在受灾作物中，大豆较重，面积213公顷。大岭公社林家大队半公顷杨树苗全部被打趴，有43公顷大豆、玉米被打光。怀家公社5个大队9个小队受水灾，受灾面积147公顷，其中成灾73公顷。22日土桥子公社有3个大队16个小队遭雹灾，受灾面积500公顷，成灾280公顷。受灾作物中，大豆比较多，面积达240公顷。同日，通榆县鸿兴、八面、双岗、什花道、开通5个公社受到较强的暴风雨和冰雹的袭击，约20分钟降雨就达100毫米左右，有的地方冰雹竟达1尺深，并伴有10级左右的大风。各地受灾计达9500公顷，需要毁种的有2870公顷，还打死牛18头、驴1头、家禽300多只，打伤22人，其中重伤6人。

6月23日梨树县有叶赫、东河、万发、河山、小城子、三合、孤家子等7个公社受雹灾，面积4653公顷。叶赫、东河2个公社灾情较重，叶赫受灾面积达1453公顷，东河公社受灾1000公顷。伊通县西苇、井台、益民、大孤山等公社受雹灾面积3147公顷，其中比较严重的387公顷。由于暴雨、冰雹伴有雷电，西苇公社孤山河大队第七队被雷电击死3人，大孤山公社西大队榆树屯生产队被雷电击死1人。

6月及8月，通榆县有110个生产队、9500公顷农田受雹灾，其中，4000公顷绝收；伤22人，死伤大牲畜40余头，死家禽230只，毁坏房屋47间。

7月25日下午1时右中旗下了半个小时的冰雹。大的如蛋黄，小的如卫生球。胜利公社400公顷耕地颗粒不收，乌斯吐公社27公顷耕地颗粒不收。8月2日下午3—4时开始下了2个小时的冰雹。安乐公社100公顷耕地颗粒不收，乌兰花公社67公顷耕地颗粒不收。

7月28日和8月3日海龙县10个公社遭受不同程度的冰雹、大风和大雨的袭击，总受灾面积1396公顷，雹灾507公顷。

7月28日辉南县降冰雹，大的似鸡蛋，范围广，农作物遭袭832公顷。

7月28日18时10分至18时18分东丰降冰雹，平均重量5.5克，罕见重量94克，东丰镇永青大队1—5队均受冰雹危害，最严重的1～3队西红柿打下1000千克，农作物主要叶部受害一些。

7月28日下午6时至7时30分后旗降冰雹。6个公社11个大队，共1478公顷耕地受灾。轻灾480公顷，成灾781公顷。海斯玫公社338公顷耕地受灾，雹子大的如茶碗、鸡蛋大小，小的如卫生球。持续一个半小时，有1寸厚。欧里公社432公顷耕地受灾，持续一个半小时，雹子如鸡蛋大，瓜、荞麦全部被打光；玉米、高粱秆被打断。常胜公社480公顷，伊胡塔公顷133公顷，巴胡塔公社46公顷，满斗公社48公顷农田减产4成。

8月1日长白半截沟公社降大冰雹和冰块，最大像碗大，打死小猪（1头）和鸡鸭等，农田受灾面积193公顷。

8月3日大安龙马公社红光大队、八方大队受雹灾，受灾面积110公顷，成灾面积39公顷，持续15分钟，大的鸡蛋大。

8月16日，镇赉县降冰雹，最大冰雹有鸡蛋大。嘎什根、丹岱、哈吐气、坦途、保民、五棵树等地遭灾1.97万公顷，绝收8600公顷。

9月12日（农历8月16日），抚松县抽水公社（现抽水乡）碱场大队降冰雹，大的如鸡蛋，有的小猪被砸死，庄稼损失严重。

9月21日辉南县4个公社8个大队39小队出现冰雹，全县受灾面积645公顷，其中水稻373公顷（减产2成的96公顷，3成的120公顷，4成以上的116公顷），高粱78公顷（减产2成的57公顷，3成的21公顷），大豆134公顷（3成的110公顷，5成的24公顷），谷子52公顷（3成的42公顷，4成3公顷），其他9公顷。

9月22日海龙县的吉乐、义民、吉岭3个公社降冰雹，受灾面积1140多公顷，使稻子、大豆、高粱、谷子掉粒，损失粮食达10.25万多千克。

年内，大安县的龙沼、大岗、海坨3个公社9个大队降冰雹，并伴有大风。2553公顷农田受灾，树断190棵，许多仓库、厕所盖被掀掉。

1974年 6月8日延吉、龙井降雹，其中延吉大冰雹平均重量为25.0克，受灾面积1026公顷，其中粮食作物205公顷，蔬菜321公顷，果树500公顷，棚子24个，温室36个，受灾生产大队14个、小队410个；龙井14时30分以后全县除长安、依兰、智新公社外，普遍降雹数分钟，最大约60克，造成人员受伤、作物被打等自然灾害，全县受灾耕地面积约550公顷，果树215公顷。6月8日12时25分到32分，舒兰县降雹，最大直径2～3厘米，附近作物被打断。

榆树县6月10日上午降了一场冰雹，据初步了解，有23个公社受雹灾，其中受灾严重的有12个公社（弓棚子、太安、刘家、闵家、大榆、秀水、四合、双井、恩育、城发、环安、福安）。降雹时间最长达25分钟。有的高粱、苞米被打趴在地上，大豆花、荚被打光。初步了解，全县有23个公社130个大队958个生产队受灾。受灾面积6.09万公顷。其中成灾面积3.02万公顷。受灾1～2成的有1.45万公顷；4～6成的有8893公顷；7成以上的有6750公顷。在受灾作物中，大豆2.04万公顷；苞米9849公顷；高粱1996公顷；谷子2790公顷；甜菜374公顷；其他作物1455公顷。除雹灾外，全县还有5个公社23个大队180个生产队受水灾，受灾面积为3844公顷。其中成灾面积3394公顷。受灾1～3成的有1507公顷；4～6成有691公顷；7成的以上的有1198公顷。德惠县部分公社也遭到了冰雹的袭击。全县有夏家店、天台、郭家、佟家、边岗、松花江、菜园子、达家沟、杨树、岔路口等10个公社23个大队受雹灾。受灾面积达1.36万公顷，其中受灾严重需要毁种的有270公顷。

6月14日19时55分到20时，舒兰县降冰雹，最大直径3.5厘米，作物有损害。

6月15日下午7时，通辽县、通辽市、开鲁、左中、右中和奈曼6个县（市）40个公社和3个农场遭受冰雹的袭击。据初步统计，受灾面积2.5万公顷。6个县（市）中，通辽市、通辽县和开鲁县灾情较重。哲盟种子站果树有90%落果。市果园一般年产110万担，经过这场冰雹，估计今年只能产30万担。

6月28日，通化县的四棚、三棵榆树、富江、六道沟（今果松）、东来、大安、光华、兴华（今兴林）、大都岭、英额布等公社连续遭雹灾，受灾面积1.35万公顷，占播种面积的31.6%，其中绝收面积893公顷。

6月28日16时到16时30分，大安县新荒公社永兴大队、永丰队及新荒大队降冰雹，大如烟袋锅，一般有手指甲大，平地约有半尺厚，渠道沟子有的下满1米深，受灾面积430公顷，其中需要补毁种的250公顷，小麦被打倒、打折只剩茬子，玉米、高粱苗打倒打乱，谷子苗打倒，大豆打的只剩茬子。

7月14日，白城地区的镇赉县个别地方遭到冰雹的袭击，受灾面积600公顷。其中镇南种羊场300公顷，套保公社300公顷。灾情较重的30公顷大豆被打光，已经绝收。高粱、玉米苗被打断的有30%。在600公顷受灾面积中，有300公顷减产50%～60%；其余的300公顷受灾程度较轻，可减产30%。

9月7日海龙县有3个公社13个大队57个小队遭雹灾，受灾面积1329公顷，以吉乐公社吉庆、永安、老安3个大队和小扬公社庆云大队灾情最重。

9月12日三岔河降冰雹20分钟到1个小时，大如大饭碗，积雹厚1寸，共计有10个公社（镇）受灾，其中新安镇等5个社（镇）灾情严重，遭灾面积约2万余公顷，尤以谷、菜等约1万余公顷为重，严重的茎打折，催穗打掉，叶打断，约减产4～5成，居民屋瓦、玻璃打碎不少，鸡鸭死亡惨重。

9月12日，吉林郊区有10个公社52个大队，不同程度地遭受了雹灾，受灾面积1.2万公顷，占全区耕地面积的1/3。减产粮食近800万千克，蔬菜5000千克，秋白菜4000万千克。打坏温室12栋，玻璃2700平方米，损失塑膜3000千克。

9月12日，敦化县的敦化镇、江东、大桥、大石头、翰章等5个公社的32个大队遭受暴雨和冰雹的袭击。受灾面积4962公顷，苞米棒子被打落，谷子、大豆、水稻被打落叶、掉粒、倒伏。蔬菜受灾233公顷，打碎温室玻璃8155平方米，减产15%～50%。

9月22日下午3时，洮南县的煤窑、东升、万宝等公社降冰雹6～7分钟，大如鸡卵，农作物受灾5991公顷。

1975年 吉林省全省受雹灾面积达40万公顷，成灾13.3万公顷。

5月下旬，吉林省7个地区均遭受冰雹袭击，受灾面积3.78万公顷，其中成灾面积2.01万公顷。长春受灾面积3.33万公顷，成灾1.88万公顷；延边受灾面积1227公顷，成灾800公顷；吉林受灾面积1467公顷，成灾400公顷。双阳县5月24日遭雹灾，面积2.6万公顷。刘家公社受灾3500公顷，成灾2933公顷。

6月2日，东丰县的一面山公社遭雹灾，最大冰雹1颗重1.5千克。

6月3日榆树县降雹16分钟，强度大，冰雹来势猛，面积广，全县28个公社不同程度受灾，受灾总面积8.15万多公顷，成灾面积4.5万公顷，受灾重的环城、旗安、十四户等13个公社成灾面积在千公顷以上。16时16分到20分，舒兰县有14个公社下冰雹，着雹面积2500公顷，成灾面积1200公顷，其中近500公顷毁种，平安公社最重，雹子最大如鹅蛋大，下30分钟，地面积雹厚30～40厘米。

6月6日据榆树、双阳、德惠、怀德县报告，受雹灾面积16.9万公顷，成灾6.6万公顷。其中榆树县7次遭雹灾，受灾面积10.8万公顷，成灾5.5万公顷；德惠县遭雹灾3.3万多公顷，成灾5333公顷，德惠县布海公社双榆、双庙子、候家、刘家、布海等5个大队，降雹近10分钟，雹直径1厘米，共受灾800公顷地，严重的20%到30%，主要是大豆；怀德县成灾面积667公顷；双阳县成灾5000公顷。

6月9日辉南降冰雹，扶民公社南关大队4个生产队受损，其中第7队较重，7公顷大豆、3公顷玉米受损，3公顷水田冲毁。

6月10日，榆树县有23个公社受雹灾，其中受灾严重的公社是弓棚子、太安、刘家、闵家、大榆、秀水、四合、双井、恩育、城发、环城、福安，降雹时间最长达25分钟，有的高粱、玉米被打趴在地，大豆花、豆荚被打光，受灾面积6.088万公顷，其中成灾面积3.0165万公顷。同日，德惠县部分公社也遭到了冰雹的袭击，全县有夏家店、天台、郭家、佟家、边岗、松花江、菜园子、达家沟、杨树、岔路口等10个公社受雹灾，受灾面积1.36万公顷，其中受灾严重需要毁种的有270公顷。

6月12日，通化县的大都岭、四棚、富江、光华公社降冰雹，受灾面积1191公顷。

6月15日，辽源市的猴石、杨木林遭受雹灾，大如鸡蛋，作物叶子被打光。一面山公社气象哨测得最大冰雹一颗重1.5千克，雹灾比较严重。

6月16日辉南降冰雹，受灾最重的杉松岗镇共200多公顷地受灾的达168公顷(80%)。

6月2日到6月16日，梅河口先后5次下冰雹和暴雨，水道、一座营、牛心顶、福安河洼等公社受灾面积共1067公顷。

6月19日和7月12日，龙井县遭受2次雹灾，受灾面积1588公顷，其中光新、东盛、朝阳、德新、智新等地受灾较重。

6月21日辉南降冰雹，石道诃子公社和解放大队7个生产队183公顷受害，降雹30～40分钟，雹深3寸左右；扶余县中部和南部地区降雹，并伴有大风，6个乡受灾，面积1012公顷。

6月25日长白测站南方2000米附近降雹，使玉米、大豆等农作物受灾约67公顷，将玉米叶子打掉，无伤人畜事故。

6月25—26日，通化地区有13个公社受雹灾，据群众讲，这是十多年来最严重的一次雹灾，玉米没有恢复能力的占28%，只剩心的30%，其余如发状，严重的地方被打光。白山市、通化市蔬菜受灾面积330多公顷，全部被打光。集安县头道公社团结大队9公顷玉米全部被打断，高粱折断率为69%。比较严重的集安县清和公社前进二队有玉米8公顷，折断率为88%。

6月26、28、30日，通化市郊6个公社遭雹灾，受灾面积1091公顷。

6月28—30日，九台县受雹灾，有饮马河、舍岭、龙家堡、西营城、放牛沟、庆阳等6个公社受风雹灾，受灾面积4843公顷，其中成灾面积1200公顷，饮马河公社受灾较重，饮马河大队有20公顷玉米全部被打光，心叶都打没了，石屯八队灾情也较重，80多公顷耕地，块块受灾，高粱苗被打折的占70%～80%。镇赉县（时间不详，为7月2日农情简报资料）个别地方遭到冰雹的袭击，受灾面积600公顷，其中镇南种羊场300公顷，套保公社300公顷，灾情较重的30公顷大豆被打光、绝收，高粱、玉米苗被打断的有30%。

7月16日，长岭县降冰雹，全县成灾耕地80多公顷。其中流水公社前太阳屯，降冰雹20分钟，大的像鸡蛋黄，玉米叶子被打成麻秧一样，部分葵花被打掉花盘。

8月4日下午，敦化县黄泥河、秋梨沟、太平岭、沙河沿、江东、大桥、大石头等公社的部分大队遭雹灾及风灾，共计受灾面积750公顷，成灾510公顷，绝收近50公顷。龙卷风将黄泥河公社威虎岭大队的85户房屋刮走，三队饲养房刮倒，砸死牛马各1头，砸伤牛1头、马6匹，冰雹自西向东移经本县，但测站附近无冰雹，冰雹最大如鸭蛋，一般直径约为1～2厘米。

8月3—5日，通榆县遭雹灾，波及范围很广，3天中先后有向海、兴隆山、同发、团结、良井子、新兴、开通、羊井子、边昭、苏公坨、三家子、八面等地受雹灾。总计成灾5000～7000公顷，其中10%左右绝收。

9月2日，洮南县的岭下、四家子、新建村和红石村一带降雹，降雹时间20多分钟，雹粒一般有鸡蛋黄大，最大雹粒直径为16～17厘米。受灾地块玉米棒被打落在地，严重的打得秆棵皆无，高粱折断、掉粒。

9月11日22时至24时，双阳齐家、奢岭、长岭和双阳河公社27个大队218个生产队先后降了半小时到1小时的冰雹，一般有鸡蛋黄大，全县受灾面积约有1.1万公顷，其中有1000公顷绝收，减产3成以上的有4500公顷，减产1～3成的6500公顷，打死麻雀无数（齐家1棵树下死80个）、30斤的小猪1头。

9月12日和16日，扶余县的东南部和北部地区先后降雹，从受灾程度上看，都是前所未有的，这两场雹子，雹粒多数为乒乓球大小，有的像鸭蛋大，个别的像小饭碗，降雹时间多数地方20分钟，少数地方达40分钟。9月12日这场雹子西从新站乡的长发起，东至新城局乡的梁家止，长达50余千米。敦化13时15分开始降雹，历时半个小时左右，平均重量17克，直径最大6厘米，高秆作物被打断，谷穗被打掉，大豆铺地影响农作物继续生长。

9月16日扶余降雹，这场雹子西从朝阳乡前阳起，东至伊家店乡的小围子止，长达60多公里，全县共打了19个乡镇，受灾面积2.99万公顷，平均减产3成以上。

1976年 6月10日下午，榆树县的闵家、新庄遭严重雹灾。闵家三台、六家子、二十家子大队有666.7公顷，大豆被冰雹打掉头。新庄墩台、大垅六队近2000公顷，大豆被冰雹打掉头。

6月21日下午，榆树县的福安、环城、向阳、于家、土桥、五龙、刘家、闵家等公社遭雹灾，受灾面积2.5万公顷，大豆被冰雹打掉头，玉米被打得只剩个杈，轻者叶片被打成乱麻状，谷子、高粱被打伏在地上，叶子残缺不全。

6月21日，舒兰县降雹，溪河公社4个大队近2666.7公顷地受灾。

6月，辽源市郊区遭受一场特大雹灾，仅10分钟降冰雹平均3.3厘米厚，少数地块达39厘米以上。有2个公社、10个大队受灾，面积达176公顷。

6月29日5时40分至6时30分，磐石县的富太、长崴子、江南（今松山乡）降下一场冰雹，厚度平均10厘米，冰雹最大如鸡蛋。3个公社农作物受灾面积450公顷，成灾面积205公顷。

7月22日下午2时30分至4时10分，洮南县的那金、野马、瓦房等公社遭受雹灾，农作物受灾1万公顷，其中绝收4333公顷。

9月18日15时25分至15时33分，柳河县部分地方受雹灾，受灾面积240公顷。

1977年 6月中旬，吉林省局部地方多雷阵雨天气，少数社队遭到暴雨加冰雹的袭击，造成灾害。

6月11日，德惠县菜园子公社遭受雹灾，其中新四家子大队从凌晨2时到3时半持续降雹，地面累计雹深8厘米，大似鸡蛋黄，小似苞米花，致使400公顷青苗无法抢救，高粱、玉米被打断。

6月19—21日，我省部分地方遭受冰雹袭击。

6月19日、21日，大安县遭受冰雹袭击，全县受灾面积1800公顷，较严重的是两家公社，受灾566.7公顷，玉米叶被打坏。

6月19日，长春市郊区的城西、大屯等5个公社降了暴雨，并伴有冰雹，受灾面积4600公顷，其中灾情严重的有2266.7公顷；21个蔬菜大队受灾面积达3733.3公顷，占长春市蔬菜种植面积的60%，其中有19个大队2133.3公顷柿子、茄子、青椒等夏菜打掉了“脑袋”；五七公社有0.1万公顷夏菜受灾严重，占全公社夏菜面积的60%。

6月19日，双辽县降雹，全县作物受灾面积0.1万公顷。

6月19日，烟筒山镇烟筒山公社7个大队、34个小队，0.1万公顷农田受雹灾，其中重灾（颗粒不收）373公顷。

6月19—20日，靖宇县的靖宇、燕平2个公社遭受雹灾，受灾面积63.4公顷，绝收7.4公顷。

6月20日下午，四平市降雹30分钟，雹粒一般为蛋黄到鸡蛋大小，个别的有碗口大，地面积雹5厘米厚，仅太平、胜利、万发、泉眼岭4个乡就毁种4933.3公顷，补种1.4万公顷，扶苗、剪苗1.1万公顷，打伤12人，一些家禽被打死。

6月20日，辉南县降了一场冰雹，并伴有大风，全县受雹灾面积2266.7公顷，成灾面积1666.7公顷，绝收面积280公顷，最严重的是样子哨公社的河北、减水2个公社。

6月20日，梅河口河洼公社有17个大队、58个小队遭受雹灾。其中河洼、新合、马家、永兴受灾较重。

6月20日下午，梨树县降雹30分钟，团结、金山、东河、沈洋、太平、胜利、万发、泉眼岭等8个公社受灾，面积2.99万公顷，占全县耕地面积15.6%。太平、胜利、万发、泉眼岭等4个乡最重，雹大如鸡卵，少数如碗，积雹厚度6～7毫米，毁种地4934公顷，补种1.4万公顷。

6月26日15时至15时10分，柳河县降暴雨，伴有冰雹，受灾面积133.3公顷，大豆26.7公顷，水田0.3公顷。

7月11日，镇赉县遭到冰雹和龙卷风的袭击，有16个大队43个小队受灾，面积近3866.7公顷，其中1666.7公顷重灾，绝收面积933.3公顷。

7月14日15时至16时，集安县双岔公社的老岭大队遭受局地性暴雨和冰雹袭击，受灾面积13.3公顷，严重面积3.3公顷。

7月14日17时10—30分，安图县的永庆、万宝等乡的部分村屯遭雹灾，雹线宽约5千米，长约35千米，最大的冰雹达鸡蛋黄大，受灾面积达1066.7公顷，其中水田减产30%，旱田部分毁种。

8月5—6日，通榆县受高空槽影响，普降雷阵雨，其中团结乡、新发乡降冰雹。影响面积长10千米，宽2.5千米，走向自西北向东南，受灾面积1200公顷，其中，团结乡800公顷，新发乡400公顷，打瓜、糜子、荞麦共300公顷绝收，玉米严重地块损失4成，高粱减产2成。20日，通榆县气象站进行实地调查和观测时发现，玉米叶子被打得乱如麻，玉米棒迎风受雹打的颗粒均已腐烂，玉米秆被风刮倒40%以上，高粱倒伏或被打掉穗子，荞麦被打平，瓜秧全部被打死，瓜被打烂，1个瓜上最多遭雹20余处。国家测绘标杆（9腿，12米高的铁架）被风吹倒，水泥杆刮倒6根，其中一根折断，杨树刮倒100棵（直径15～20厘米），有的甚至被连根拔起，建设村的大水箱被风刮走55米远。据群众反映，团结乡新春村冰雹大如鸡蛋，但密度小；建设村冰雹大如蛋黄，但密度大，降雹地块平均冰雹深3～4厘米，在团结乡以西的科右中旗（距4～5千米）草原、庄稼全部被毁，据当地群众讲，冰雹平均深15～20厘米，最大冰雹直径如啤酒瓶子粗，最大0.6千克，房盖被风掀掉25间，牛死亡20多头，猪50口左右，重伤3人。

8月上旬，龙井、和龙、延吉市等地遭雹灾，受灾面积达8133.3公顷。

8月12日10时12分至10时17分，敦化县下了一场冰雹，走向自西北向东南，受灾面积大约1066.7公顷，严重的面积达533.3公顷。重灾的玉米只剩下秆和棒，向日葵只剩下头和棒，豆子基本上已无叶，水稻叶子像梳子梳的似的，西红柿、茄子的果实全部被打碎。

年内，大安县全县降雹，作物叶子被打碎，1800公顷农田受灾，两家公社农田受灾567公顷。

年内，洮南县降雹5次，其中2次危害最重。7月11日午后3时30分至4时30分，那金、瓦房、兴业、福顺、幸福等公社遭受雹灾，农作物受灾1.14万公顷，其中绝收3333.33公顷。福顺公社是降雹中心，受灾最重，全公社50个生产队有47个队受灾。同年8月5日，洮南镇、城郊、向阳等3个社（镇）降雹40多分钟。向阳公社46个生产队受灾，其中11个生产队成灾700公顷，平均减产7成。

1978年 进入6月以来，吉林省各地多雷阵雨天气，不少地方遭到冰雹的袭击。该年冰雹灾害来势猛，密度大，发生面积广。据统计，受雹灾面积 18.7 万公顷，成灾面积 13.4 万公顷。受灾重的长春地区相继降冰雹十几次，全区有 66 个公社 245 个大队，999 个生产队受灾，面积 8.85 万公顷，其中绝收 5393 公顷。

6 月 17 日，受雹灾最重的长春地区相继降雹十几次，全区有 66 个公社受灾，面积达 8.9 万公顷，其中绝收面积达 5400 公顷。

6 月 17 日，通化地区的柳河、辉南、集安、通化市受雹灾，受灾面积达 866.7 公顷，冰雹大如鸡蛋黄，小似卫生球。

6 月 17 日，烟筒山镇 5～10 千米西北方向的解放、杏树等几个大队降了冰雹，大约持续 20 分钟，地面盖了一层，山沟里积雹较厚的地方第 2 天还未融化完。受灾面积 100 多公顷，其中 10 多公顷较为严重，豆子 65％被打断，玉米叶子被打成条状。

6 月 19 日和 21 日，抚松县的松江、兴隆、新屯子、东岗、松江等 7 个社镇下冰雹，受灾面积 1178 公顷，其中松江公社灾情严重，受灾面积 669 公顷，其中绝收 90 公顷。

7 月 5 日 21 时 10 分至 21 时 30 分，大安县烧锅镇公社遭受冰雹袭击，同时伴有雷雨和大风，冰雹路径是西北东南向，长约 17.5 千米，宽约 7.5 千米，雹粒最大直径约 3 厘米，降雹后地面积雹约有 10 厘米厚。树断 327 棵，高压电杆 144 根，低压电杆 362 根，变压器倒塌 4 台。全公社受灾面积 3733.3 公顷，绝收面积 466.7 公顷，全公社 9 个大队 57 个小队受灾，主要是瓜、菜、豆类受灾严重，其他作物稍差，但也有绝收的。

7 月 5 日 22 时 30 分，镇赉县的建平、镇赉镇、胜利、黑鱼泡、大屯、沿江等 6 个乡（镇）29 个村和省直的镇南种羊场、东方红农场都不同程度的遭受了雹灾。受灾面积达 1.07 万公顷，达全县种植面积的 25％，而且这些地基本绝收。

7 月 9 日，梅河口县降了一场百年不遇的冰雹，9 日 16 时，梅河口先为暴风雨，后转密集冰雹，持续半小时，积雹深 15 厘米，中和、花园、康大营、黑山头、吉乐、水道、兴华、红梅镇等公社 44 个大队、139 个生产小队受灾，最严重的有 52 个小队，受灾面积 0.3 万公顷，其中水田 800 公顷；绝收面积 383.1 公顷，其中水田 200 公顷。降雹持续时间半小时左右，积雹厚度半尺左右，打伤 109 人，其中 6 人住院和手术，打死猪 10 头、家禽几百只。

7 月 20 日晚 8 时，洮南县的煤窑、东升、那金、野马、瓦房、兴业、永胜等 7 个公社遭受不同程度的雹灾。受灾农田 5067 公顷，其中绝收 1733 公顷。

9 月 15 日下午 5 时，洮南县北部山区的 6 个公社、53 个生产队遭受雹灾，持续 30 分钟，最大雹粒直径 3.7 厘米，受灾农田 2283 公顷，其中绝收 533 公顷。

1979 年　6 月 2 日 15 时左右，梅河口县红梅、花元、中和 3 个公社遭受雹灾，受灾面积 473.3 公顷，主要是水稻、大豆、玉米、高粱及蔬菜。

6 月 6 日 12 时到 12 时 30 分，双阳县下了一场冰雹，奢岭、同心、新安、四家等公社受灾面积达 0.2 万公顷，严重地块达 666.7 公顷，其中严重地区有奢岭、同心公社，冰雹达 3 厘米多厚，大的如鸡蛋黄，危害最重的是大豆、玉米，大豆有 80％掉头，玉米 50％披蓑衣。

6 月 6 日 13 时 15—55 分，怀德县由东北向西南下了 40 分钟的雨，雨中伴有冰雹，大雹粒如鸡蛋黄，小似豆角粒，有的地方垄沟下满了冰雹，受灾地块涉及平安、永发、双榆树、杨大城子、和气、陶家等6个公社，受灾面积2933.3公顷，其中重灾面积1400公顷左右，仅平安公社就毁种166.7公顷，受重灾的大豆、甜菜只剩下一个茬，玉米叶子像麻秧。

6月7日到7月6日，扶余县先后降雹9场，有9个乡6533.3公顷受灾。

6月上旬，怀德县先后2次遭雹灾（含6月6日雹灾），降雹时间长，密度大，面积广，受灾面积达2.2万公顷（含6月6日面积），其中需全部毁种面积达1800公顷。

6月上旬以来，通化地区发生5次雹灾，8个县的14个公社受雹灾，受灾面积达532.2公顷，其中绝收面积达223.7公顷。

6月下旬以来，吉林地区的蛟河、舒兰、桦甸、永吉等县的部分社队遭雹灾。据初步统计，全区有21个公社75个大队272个生产队受灾，受灾面积5267公顷。其中需要全部毁种的有867公顷，灾情在3成以上的有2453公顷。

6月中旬到7月2日，吉林省有61个公社受雹灾，受灾面积达5.9万公顷，成灾面积3.7万公顷，其中绝收面积达0.8万公顷。

榆树县6月中下旬，4次遭雹灾，全县有23个公社、98个大队、393个生产队受灾，受灾面积1.73万公顷，成灾面积1.25万公顷。其中有3067公顷绝收。育民、红星公社受灾严重。红星公社下的雹粒大的如鸡蛋黄，达33厘米多厚，把玉米打的像乱麻，大豆头被打掉。

6月中旬以来，白城地区的扶余、通榆、白城等县市相继发生雹灾，受灾程度较重的扶余县6月17日到27日连续5次遭雹灾，全县有5个公社13个大队受灾，受灾面积2210公顷，其中灾情严重的面积为1200公顷。

6月11日，通化县的四棚、大安、二密、东来、快大茂等公社受雹灾，成灾面积758公顷，其中绝收面积61公顷。

6月14日12时至12时30分，镇赉县英华公社三合、平安2个大队遭到冰雹袭击，受灾面积466.7公顷，其中三合大队266.7公顷：谷子37公顷，甜菜10公顷，高粱75公顷，玉米120公顷，其他53公顷；平安大队153公顷：玉米92公顷，甜菜19公顷，打瓜6公顷，大豆5公顷，谷子15公顷，小麦8公顷，土豆1公顷，向日葵4公顷，大麻3公顷。

6月24日集安县降暴雨并伴有冰雹，雹灾面积60公顷。

7月5日，镇赉县的胜利、建平、镇赉镇、大屯、沿江等公社29个大队，镇赉种羊场，东方红农场都不同程度地遭受雹灾，受灾面积达1.1万公顷，这场雹灾雹线宽，密度大，受灾地块作物倒伏，玉米高粱叶被打成麻状，部分折断，666.7公顷大豆、蔬菜基本绝收。

7月9日14时至16时，镇赉县的坦途、东屏、保民、哈吐气、莫莫格、套保6个公社18个大队、74个小队遭到冰雹的袭击，受灾面积4933.3公顷，其中绝收面积3066.7公顷，受灾最重的坦途公社降雹时间持续45分钟左右，冰雹最大直径5厘米，一般2厘米大小，地面积雹30～40厘米，玉米、高粱、小麦打成麻状，全部绝收，向日葵打成光秆，甜菜及豆类已无法辨认。

7月9日20时前后，通榆县的瞻榆、团结、色拉温都、新华、乌兰花等公社和瞻榆镇共计18个大队82个生产队遭到大风、暴雨、冰雹的袭击。瞻榆公社和瞻榆镇受灾最重，冰雹密度大，降雹时间长达30多分钟，大的似鹅蛋，小的同鸡蛋黄。这场风、雹、内涝对农作物损害极大，受灾面积共达0.96万公顷，其中绝收面积0.46万公顷，减产7成以上的733.3公顷，减产5成以上的0.12万公顷，减产5成以下的3066.7公顷。打死牛4头，羊3只，猪25头，鸡175只。

9月7日，大安县红岗公社马营大队、红岗大队遭受冰雹袭击，冰雹大如鸡蛋黄，覆盖地面长达2小时后才融化完。共有200公顷田地受灾，其中高粱41公顷、向日葵12公顷、白菜10公顷、玉米95公顷、谷子42公顷。把高粱秆打折30%，向日葵打掉头的占10%，10公顷的白菜叶茎全部打折。

是年，磐石县遭受雹灾，受灾面积2347公顷，成灾面积840公顷。

该年全省雹灾面积达30.7万公顷。特别是9月上旬的冰雹，有16个县87个公社受灾，受灾面积达13.1万公顷，对已经成熟的庄稼危害较大。

1980年 6月3日，桦甸县遭受冰雹的袭击，1%植株受害。

6月3日、10日，吉林地区的永吉、舒兰、蛟河、桦甸和吉林郊区两次遭雹灾，受灾面积达2.7万公顷，永吉县有17个公社受灾，受灾面积达1.6万公顷，其中大豆、玉米被打光的有2600公顷。

6月10日18时15分至18时28分，吉林市郊区降了一场比较严重的冰雹，受灾面积0.22万公顷，绝收及毁种面积0.1万公顷。这次冰雹从九台县进入永吉县的两家子公社、土城子公社经九站、大屯、龙潭、沙河子、白山、江南等公社之后插入永吉县的口前公社。20%的植株被砸，玉米叶子被打成条状、片状，残缺不全。

6月10日至11日，磐石县境内8个公社遭受大暴雨和冰雹袭击，20分钟降水30毫米，18分钟降冰雹平均6.6厘米厚，最大冰雹直径30毫米，有6座塘坝溢洪，受灾面积达4577公顷。

6月10日下午4时30分至5时30分，雹云自蛟河县东北张广才岭，经西向西南，横跨龙凤、新站、犬北、天岗、天南等5个乡镇、32个村、190个自然屯，降雹持续20至30分钟，最大冰雹：直径30毫米，平均直径10毫米，遭灾面积3445公顷，毁种面积1500公顷。

6月10日，九台、德惠、双阳等县有26个公社受到暴雨和冰雹的袭击，长春地区受雹灾面积达7.4万公顷，其中成灾面积0.6万公顷。德惠县由于降雹密度大，持续时间长，危害比较严重。这个县的五台公社受灾面积达0.5万公顷，其中有0.3万公顷大豆、向日葵被打掉了头，玉米只剩个茬。

6月10日18时10分，敦化县的敦化镇、太平岭、江东、翰章、红石、秋梨沟、黑石等乡镇的119个生产队遭受雹灾，冰雹大者直经3～4厘米，落地厚度20厘米，受灾面积4821公顷。

6月10—12日，九台、德惠、双阳、扶余、永吉、桦甸、蛟河、舒兰等县的85个公社358个大队1827个生产队遭雹灾。据初步统计，受雹灾面积10.1万公顷，水灾面积12467公顷。长春地区灾情较重，6月10日，九台、德惠、双阳等县有26个公社207个大队894个生产队遭暴雨加冰雹的袭击。全区受灾面积7.38万公顷，其中成灾面积6247公顷。受水灾面积1.25万公顷。据德惠县反映，由于降雹密度大，持续时间长，危害比较严重。45分钟降雨量15毫米，过水面积1.25万公顷。九台县6月10—12日连续2次降冰雹，降雹时间最长达45分钟。有些地方1小时之内连降3次。据初步统计，全县有18个公社129个大队947个生产队受灾。受灾面积4.77万公顷，占集体面积的32%，其中减产7成以上的面积达1.8万公顷。灾情严重的地方，大豆、葵花被打掉头，玉米被打成光杆，谷子被打趴在地上，果树的果被打掉，社员种的春菜被打光。吉林地区的永吉、桦甸、蛟河、舒兰、吉林郊区等县，6月3日、10日2次遭雹灾，受灾面积2.69万公顷。永吉县有17个公社712个生产队受灾，面积达1.598万公顷。其中大豆、玉米被打光的有2600公顷。

6月10日至15日，三岔河镇部分地方相继降雹，从五家站镇的娄家起，至肖家公社的十二号大队止，呈25千米长、5千米宽的雹灾区，平地积雹近6.66～10厘米深，最大雹粒重0.7千克，如小饭碗口大小，受灾较重的榆树沟公社就有7个大队、47个小队受灾，面积达0.4万多公顷。

6月11日，大安县龙沼公社前程大队、红光大队遭受冰雹和暴雨的袭击，雹深半尺，冰雹大如烟袋锅，受灾面积0.1万公顷，毁种620公顷，其中玉米400公顷、谷子133.3公顷、高粱133.3公顷、大豆66.7公顷，毁坏房屋9间，仓房47间，打伤5人。

6月12日、27日，汪清县2次出现雹灾，受灾面积达0.15万公顷，其中大兴沟、双河公社受灾最重。

6月13日15时50分，德惠县双龙、狼洞、卢家大队遭受雹灾，冰雹最大直径19毫米，最大平均重1克，受灾面积0.5万公顷。

6月13日傍晚，通榆县的苏公坨、边昭、四井子、向海、兴隆山、乌兰花、团结等公社遭雹灾，受灾面积达0.23万公顷，以苏公坨、边昭2公社受灾最重。

6月15日，乾安县遭受冰雹袭击，正兰公社的平字井333.3公顷地全部毁种，打死马3匹、牛7头、骡1头、羊11只；道字公社的爱国、道字、先锋、垂练大队受灾较重，全公社成灾面积为1.2万公顷，其中毁种面积为533.3公顷，打死羊140只、驴1头。

6月19日，辽源市降雹，受灾面积为0.73万公顷，占全市耕地面积的10%，受灾公社有金岗、石河、建安、足民、金洲、工农、灯塔、山湾等8个公社，共62个大队，213个生产小队。受灾面积玉米0.44万公顷、高粱866.7公顷、大豆0.12万公顷、谷子552.8公顷、菜田186.7公顷、其他153.3公顷，减产1成以下的0.3万公顷，2成的143.7公顷，3成的210公顷，4成以上的733.3公顷。

6月20日，双阳县出现冰雹，冰雹最大直径达13毫米，有新安、鹿乡、同心、石溪、佟家、四家、泉眼、双阳河、长岺9个公社1.16万公顷地受灾，其中有0.5万公顷地绝收。

6月21日和22日，通化县的快大茂、大都岭、大泉源、大川、民主（今江甸子）、四棚、三棵榆树、二密、光华、兴华（今兴林）、大安、葫芦套等公社遭雹灾，受灾面积7677公顷，其中绝收面积1085公顷。

6月21日下午，辽源市7个公社43个大队230个生产队降雹，受灾面积0.66万公顷，其中玉米412.1公顷、高粱629.2公顷、大豆933.3公顷、谷子491.9公顷、其他437.3公顷，受灾最重的是涓津公社的前良、石粮大队、石驮公社的彩岗大队苗株全无，全部毁种。

年内，辽源市先后9次降雹，19个公社113个大队530个生产队受雹灾，受灾面积1913公顷，和平长兴六队、三合东胜七队蔬菜全部被打光，耕地绝收。

6月21日16时30分，梅河口的大湾乡遭受一场30年罕见的雹灾，伴有8级大风，骤然冰雹漫天撒下，历时10多分种，树木枝干折断，农作物叶掉茎折，雹线从西至东跨花园、小相经水道到义民公社、大湾公社，5个公社受灾面积0.24万公顷，其中绝收351.9公顷（大湾公社占298.5公顷）。

6月21日至22日，柳河县降冰雹，全县受灾面积0.52万公顷，其中水稻143公顷、玉米366.5公顷、大豆866.7公顷、高粱91.7公顷、杂粮377.9公顷、蔬菜25.8公顷。

进入6月以来，扶余县先后7次降雹，受灾面积达2.32万公顷，占耕地面积的8.5%。6月10日至14日，榆树沟、肖家等降了3场雹子，其中6月13日降雹时间持续20～30分钟，一般雹粒像蛋黄大，最大重0.85多千克；20日15时许，徐家店、长胜、长春岭镇等乡镇降雹时间持续40多分钟，雨后地面上还存33.33多厘米厚的雹粒。

6月27日，桦甸县部分地方下了暴雨和冰雹，红石、金沙、八道河子等7个公社受灾，受灾面积达0.54万公顷，其中绝收0.17万公顷，冰雹打破门窗玻璃6600平方米。

截止到6月末，吉林省受雹灾面积达38.8万公顷，受灾最重的为9个商品粮基地县。

7月5日19时至20时，梅河口县李炉公社，邱凤、凤城、东泉3个大队，城南公社义民、利民、前进3个大队28个小队降雹，雹的形状有圆形、方形、薄片状，低洼地段积雹10厘米，受灾农田0.11万公顷，其中绝收面积108.1公顷，受灾作物主要是旱田，又以大豆受害最重。

7月5日、6日、7日3天连续降雹，灾害面积达4.7万公顷，绝收面积6667公顷。榆树、九台、双阳、长春郊区、梨树、怀德、伊通、蛟河、吉林郊区、扶余等县受灾严重。榆树5—8日受灾2万公顷，其中减产3～5成的有4200公顷；6～8成的有2000公顷；8成以上的有867公顷。梨树县5—7日有1.5万多公顷作物遭冰雹，其中减产5成以上的有7300多公顷，不收的有1133公顷。这次雹灾使蔬菜损失严重。长春郊区7个菜社中有6个菜社的3700多公顷耕地受灾，占夏菜面积的1/2。双阳县有8200公顷庄稼遭风灾，其中折断的285公顷。伊通县有4933公顷耕地遭水灾，同时近1.3万公顷庄稼遭风灾。抚松县受灾面积达0.35万公顷，绝收面积达0.1万公顷。延吉县6个公社受灾面积达0.13万公顷，其中德新公社466.7公顷受灾严重。7月7日，龙井县部分公社降雹，其中德新、桃源、石井、细鳞河等公社受灾较重，受灾面积0.13万公顷，其中毁种面积666.7公顷。各地在降雹的同时，还伴有大风和暴雨，使灾害严重。

7月8日16时左右，大安县六合、叉干2公社受暴雨和冰雹袭击，冰雹厚度有10多厘米，全县受灾面积0.2万公顷，其中绝收面积0.15万公顷。

7月8日，珲春县春化公社梨树沟和东兴镇2大队降雹，玉米、大豆、小麦、谷子受灾，面积为200公顷。

7月9日午后15时—16时30分，靖宇县西南岔公社双阳二队降雹，最大雹粒直径4～5厘米，导致50多公顷农作物绝收。

5—7月，东丰县有9个公社、113个大队、530个生产队遭雹灾9次。受灾面积1913公顷。和平公社长兴六队和三合公社东胜七队的大田作物和蔬菜全部绝收。

7月21日至22日，梅河口大风加少量冰雹，风力7～9级，城南、牛心顶、一座营、兴华等4个公社、30个大队、228个小队受灾，受灾面积2533公顷。

7—9月，通榆县各地发生雹灾8场次，每次农田受灾约3000余公顷。

8月23日16时，辉南县大部分地区突降暴风雨和冰雹，12个乡镇48个村271个生产队遭灾，受灾面积6620.9公顷，减产粮食61.5万千克，其中中央堡乡87%的农田减产3成多。

8月23日，梅河口的李炉、福安、双兴、城南、野猪河等5个公社19个大队3653公顷作物遭受雹灾。

9月1日中午，汪清县西瑜、腰子沟和罗子沟出现了冰雹和暴雨，西瑜降雹最大，大的有鸡蛋大，最大平均重2克，农作物受灾面积约60多公顷，其他只对早熟作物有些损害。

年内，洮南县降冰雹。受灾农田4000公顷，其中绝收1000公顷。

年内，双辽县有15个公社、52个生产大队、92个生产队遭受雹灾。接连5次雹灾，受灾面积11万公顷，其中重灾面积3493公顷。同年7月6日的雹灾极为严重，新立、双山、秀水、卧虎等4个公社的4000多公顷农田受灾。灾情严重的新立公社有2800公顷农田受灾，占全公社耕地面积的90%。绝收面积400公顷左右。

1981年 5月31日至6月26日，扶余县先后4次降雹，16个乡镇受雹灾，受灾面积达2.8万公顷。

6月3日，和龙县土山公社降了较大范围的冰雹，土山、官地、东山、五明、和兴大队受灾，受灾面积100多公顷，其中谷子和大豆79公顷全部毁种，黄烟16公顷基本打死，重新补苗。

6月3日、10日、24日，龙井县降了3次冰雹，波及光开、石井、太阳、烟集、三合、桃源、铜佛、朝阳、东盛、德新等10个公社50多个大队，旱田受灾面积0.3万公顷，水田面积0.15万公顷。其中6月24日的降雹范围大，损害程度严重，受灾面积0.17万公顷，占全县雹灾面积的80%以上。生产队公房和社员民房的11栋瓦房被打碎了3000～4000张瓦片。

6月4日，桦甸县八道河公社受雹灾，受灾面积90公顷，冰雹最大直径11毫米，平均重1克。6月24日杆木桥公社、夹皮沟公社、二道甸子、桦甸镇受灾，受灾面积0.37万公顷，成灾面积0.23万公顷。9月21日，桦甸县北台子、苏密沟、桦甸镇3个公社受雹灾，受灾面积600公顷，水稻、高粱、谷子、大豆被打掉粒。

6月18日，通化县的快大茂、民主、三棵榆树、富江、二密、光华、兴华（今兴林）、大安、葫芦套等公社的120个生产队遭雹灾，受灾面积2617公顷。

6月19日、6月26日，前郭县9公社受雹灾，受害面积约0.2公顷。其中吉拉吐公社受害面积200公顷。

长春地区6月22日一次降雹，就打了24个公社，受灾面积达3.1万公顷，榆树县灾情较重，打了16个公社，成灾面积达2.4万公顷，其中绝收面积近666.7公顷，有些重灾地块70%的大豆打掉了头，高粱、玉米叶子被打成条状，有的被打成光秆。

6月22日，四平地区的东丰、伊通，长春地区的榆树、农安、九台、双阳6个县受雹灾。受灾面积为3.3万公顷，有800公顷需要毁种。

6月26日，梨树、伊通、通榆、长白等县少数社队遭雹灾，这场冰雹，中心地区雹粒有鸡蛋大小，积雹厚度5～8厘米，打死羊36只、马3匹；受灾面积达1.5万公顷。

6月中旬以来，全省许多地方多雷阵雨天气，不少社队遭暴雨冰雹袭击。全省有德惠、双阳、永吉、舒兰、东丰、怀德、海龙、辉南、扶余、延吉等25个县203个公社遭雹灾，受灾面积达16.7万公顷，其中严重成灾面积2.7万公顷。

年内，东丰县出现7次冰雹，13个公社、118个大队、726个生产队遭冰雹，受灾农田2.3万公顷，其中绝收面积4000公顷，重灾面积7000公顷。6月24日，受灾最重的五道岗公社被大风冰雹刮折大树928棵、电杆25根，毁房478间，打死家禽296只，农田绝收1171公顷。

6月22日、26日，农安县局部地方降了冰雹，其中6月22日杨树林、新农、三岗3个公社受灾面积达0.11万公顷；6月26日青山、黄鱼圈2个公社受灾面积达0.15万公顷，大豆有30%～50%被打掉了头，高粱、玉米叶子都被打成丝状。

6月22日，舒兰县降雹，天德、太平等11个公社、75个大队、446个小队受灾，重灾队235个，受灾面积1.45万公顷，其中绝收面积为0.41万公顷，这场雹灾使太平公社的四良大队及天德公社的徐家大队受灾最重，约800公顷土地绝收。冰雹最大的似鸡蛋，堆积厚度约6～13厘米，冰雹走向由榆树县黑林公社经舒兰县莲花、太平、天德、水曲柳、开原等公社，自西北向东南移动。

6月22日，永吉县遭受冰雹的袭击，双河镇、旺起、大岗子公社受灾面积733.3公顷。

6月22—24日，狂风骤雨夹冰块袭击了梅河口以东的双兴、牛心顶、野猪河、双泉等11个公社51个大队。其中河洼、李炉、义民、城南、福安、梅河口镇受灾最重。受灾土地1.42万公顷（其中绝收面积3067公顷），社员自留地及饲料田被毁667公顷。狂风毁坏房屋4422间，倒塌房屋12间，砸死、砸伤马3匹，压死羊28只，雷电击毙骡子3头。有12处山间水库和塘坝被冲垮。

6月24日，柳河县发生雹灾，圣水河子乡北东部和太平川乡部分村屯，不仅青苗被毁，而且部分房屋被损坏，电杆和树木被折断。

6月24日，怀德县有桑树岭、城郊、大榆树、南威子等4个公社遭雹灾，冰雹大的像蛋黄，小的像豆粒，并有9～10级大风，受灾面积达0.68万公顷，有的高粱、玉米叶子被打碎打断，打成条状，大豆叶子被打折，小苗多数倒伏，受灾最重的地方，每百株玉米中有30株被打死。

6月24日，梨树县降了一场冰雹，致使7个公社、55个大队、377个小队程度不同的遭受雹灾，受灾面积达1.35万公顷，其中绝收面积200公顷。降雹持续时间为7～20分钟左右，庄稼叶子被打成麻丝状，豆子被打掉了头。

6月24日，双辽县有6个公社的11个大队遭受冰雹袭击，有2533公顷农田严重受灾。永加、双山、秀水、卧虎、柳条等5个公社的7个大队遭受雹灾，受灾面积2100公顷。

6月24日，延吉市降了一场冰雹，降雹持续时间为3分钟左右，最大冰雹直径为23毫米左右，最大平均重1克，有16%的植株上部叶片被雹粒击破或击落，对大豆虽有影响但受害较轻。

6月24日17—18时，龙井县的15个公社遭暴雨冰雹袭击，受灾面积达0.79公顷。

6月24日，松江县4个公社14个大队遭受冰雹袭击，最为严重的是福兴公社的7个大队、24个小队，全县受灾面积666.7公顷。

6月24—25日、29日桦甸县杼木桥子等3个公社先后3次遭受雹灾，雹粒大的像蛋黄，特大的像小鸡蛋，平均重2克，被雹子打的面积有0.37万公顷，成灾面积0.23万公顷，植株叶100%遭灾，每株平均有1～2片叶子被冰雹打成小洞，但不严重。

6月28日17时，大安县舍力公社9个大队49个生产队降雹约15厘米厚，大如鹅蛋，并伴有暴雨，受灾范围东西长7.5千米，南北宽4千米，受灾面积达0.12万公顷，其中绝收面积241公顷，减产7成以上的666.7公顷，5成以上的291公顷，降雹长达40分钟，雹深约15厘米，大的如鹅蛋，次日早8时半，水沟内尚有鸡蛋大雹子，降雹的同时降了暴雨，估计雨量在100毫米左右，打伤3人，打死鸡400多只，鸡崽800多只，鹅100多只。

6月28日午后，镇赉县有一场强雷雨天气过程并伴有冰雹，冰雹直径大约5～6厘米，持续时间短者十几分钟，长者1小时以上，对作物如玉米、高粱、大豆、葵花、甜菜等形成危害，全县受灾面积0.54万公顷，绝收面积200公顷，其中受灾最重的有：建平、英华、坦途3个公社。

6月，扶余县4次降雹，2.8万公顷农田受害，5260公顷土地绝收。

6月29日18时30分左右，黑石、江南、红旗岭3个公社先后降雹约30分钟，农作物受灾面积0.24万公顷，成灾面积0.19万公顷，绝收面积0.12万公顷。

6月中下旬，吉林省许多地方多雷阵雨天气，不少社队遭受暴雨冰雹袭击。据初步统计，全省有双阳、德惠、东丰、怀德、永吉、舒兰、海龙、辉南、扶余、延吉等25个县、203个公社、657个大队、3859个生产队受雹灾。受灾面积16.7万公顷，其中严重成灾面积2.71万公顷。此外，还有榆树、舒兰、德惠等县的26个公社、95个大队、409个生产队受水灾，面积达1.37万公顷。长春地区6月22日一次降雹，就打了24个公社、119个大队、1955个生产队，受灾面积达31253公顷。榆树县灾情较重，打了16个公社，86个大队，630个生产队，成灾面积2.43万公顷，其中绝收面积667公顷。有些重灾地块，70%的大豆打掉了头，高粱、玉米叶子被打成条状，有的打成光秆。怀德县6月24日有桑树岭、城郊、大榆树、南崴子等4个公社、17个大队、108个生产队遭雹灾。冰雹大的像蛋黄，小的像豆粒，并有9～10级大风，受灾面积6800公顷，有的玉米、高粱叶子被打碎打断，打成条状，大豆叶子被打折，小苗多数倒伏。受灾最重的地方，每百株玉米中有30株被打死。

6月22日到24日，通化地区的海龙、辉南、抚松、靖宇等县遭雹灾，全区有33个公社受灾、140 个大队、638 个生产队受灾，成灾面积达 1.87 万公顷，其中绝收面积 0.37 万公顷。海龙县成灾面积达 1 万公顷，其中绝收面积 0.27 万公顷，严重受灾的队，旱田作物和菜地被打毁；牛心顶公社有 133.3 公顷大豆被打光，有的连豆茬也看不见了。抚松县抚松镇有 46.1 公顷蔬菜和 7 个蔬菜大棚被毁，损失 7 万多元。辉南县成灾面积达 0.69 万公顷。6 月 24 日 16 时 30 分至 18 时，梅河口县降雹，冰雹覆盖地面达 6 厘米多厚，大的如鸡蛋，受灾面积为 0.69 万公顷，成灾面积 0.5 万公顷，其中绝收 0.17 万公顷，波及 11 个公社 51 个大队。8 月 21 日 3 时 20 分至 7 时，康大营等 5 个公社 131 个生产队受雹灾，受灾面积 0.35 万公顷，成灾面积 0.2 万公顷，其中绝收 64.9 公顷。

6 月 30 日至 8 月 3 日，通榆县的八面、西艾力等 6 个公社、18 个生产大队、64 个生产队相继遭受雹灾，受灾农田 3520 公顷，其中绝收 1205 公顷。受灾最重的八面公社宏大大队，8 月 30 日降雹 10 分钟以上，最大雹粒如鹅蛋；有 27 间房屋被毁，117 人受伤，1300 多只鸡被打死，绝收农田 464 公顷。

7 月 26 日，辽源市谓津公社 3 个大队遭雹灾，10.7 公顷烟草打光。

6 月末到 8 月份，通榆县的八面、西艾力等 6 个乡镇受雹灾，受灾面积 3520 公顷，绝收 1200 公顷。8 月 3 日，八面乡的宏大等 3 个村遭受严重雹灾，受灾面积 913 公顷，绝收 535 公顷，发生时间为 16 时 30 分左右，由东北向西南，降雹地带宽约 2～3 千米，大的冰雹似鹅蛋，且密度大，风力猛，风力最大 12 级，持续 10 分钟以上，打死鸡 1300 多只，宏大村受灾 666.7 公顷，绝收 464 公顷，其中，三、九两社的 160 公顷农作物全部被打光。

8 月 3 日 14 时至 16 时，镇赉县建平、胜利、套保等 3 个公社，降了一场冰雹，波及范围 11 个大队、64 个生产队，受灾面积 4.35 万公顷，其中建平 0.11 万公顷，绝收 333.3 公顷；胜利 0.25 万公顷，绝收 0.16 万公顷；套保 400 公顷，绝收 100 公顷。

8 月 3 日 15 时 30 分，大安县的舍力、六合、叉干、大岗、龙沼等 5 个公社遭受一场严重冰雹灾害。这场冰雹天气来的急，时间短，强度大，降雹持续时间大都在 10 分钟左右，地面积雹有 10 多厘米厚，最大的冰雹有拳头大，一般的如鸡蛋大。降雹的同时伴有约 10 级左右的大风。这场冰雹从舍力公社的洮西大队开始从北往南直到龙沼公社的前程大队，南北长约 60 千米，东西宽约 5 千米，影响到 5 个公社、21 个大队、110 个小队，受灾面积 0.73 万公顷，绝收面积 0.51 万公顷。

8 月 11 日，柳河县出现冰雹天气，全县受灾面积 272.3 公顷。

8 月 20 日，大安县大赉镇降雹，瓜果受灾 18.3 公顷。舍力、六合、叉干、大岗、龙沼等公社降雹，积雹 10 厘米厚，并伴有 10 级大风。21 个大队受灾，绝收 5040 公顷，打伤多人，叉干公社刮倒高压电杆 3 根，低压电杆 20 根。

8 月 31 日早 2 时至 3 时，永吉县自西部乃昌、官厅经三家子、一拉溪、搜合站、大绥河到吉林郊区出现一条雹灾区，全县受灾面积 1.7 公顷。

8 月 31 日凌晨 3 时 30 分至 4 时左右，吉林市郊区降了一场多年来罕见的冰雹，江南、白山、双喜、丰满、沙河子、二道、龙潭等 7 个公社、62 个大队、366 个小队都受到程度不同的雹灾。江南、白山、双喜 3 个公社最严重。全区受灾面积 0.19 万公顷，其中粮田 0.1 万公顷，菜田 0.1 万公顷，这次雹灾造成 4000 万千克左右各种蔬菜的减产，估计粮食减产 116 万千克。江南、白山 2 个公社的温室玻璃被打碎的 8 栋，损失玻璃 750

箱，白山公社的肉食鸡有320只被打死。

8月31日凌晨，长春、吉林、四平3个地区的部分社队遭受暴风雨和冰雹的袭击。据初步统计，有长春市郊区、双阳、伊通、怀德、吉林郊区、永吉、磐石、蛟河等8个县、53个社镇、312个大队、2159个小队受灾。这些社队的庄稼与房屋等受到严重损失。农作物受灾面积为7840公顷。房盖被大风刮起的有488间，倒塌房屋7间，劈死耕牛3头。长春地区受灾面积为3.39万公顷，其中有1.5万公顷作物被刮倒。双阳县佟家公社4600公顷耕地基本都受灾，平均减产4成左右。郊区永春、大南、乐山等公社受灾的高粱、谷子有15%～20%掉粒。吉林地区受灾面积为2.11万公顷，减产5成以上的地块有8667公顷。郊区1200公顷蔬菜受灾。蛟河县除了大田作物外，还有一部分秋菜、晒烟也受了灾。四平地区受灾面积2.34万公顷，其中有2万公顷被刮倒、刮断，还有2333公顷绝收。

9月21日，柳河县二道沟乡降冰雹7分钟，有12个生产队遭受了冰雹的袭击，庄稼籽粒被砸掉，减产1成多。

1982年　5月18—19日，大安县两家公社的同胜大队降雹伴大风20多分钟，100公顷农田受灾，重灾62.5公顷，刮倒高压电杆18根，低压电杆10根。

5月23日，通化县的快大茂、大都岭等公社遭雹灾，受灾面积400多公顷，毁种面积100公顷。

5月23日，大安县月亮泡公社降雹，农田受灾350公顷，打碎房屋玻璃3290块。

5月23日16时10分至16时50分，通化市、通化县降雹，通化市区打坏塑料大棚8栋，塑料温室30间，菜田0.13万公顷受灾，占菜田总面积的11%，损失蔬菜135余万千克，减收20多万元。通化县0.18万多公顷地受灾。

6月22日下午，扶余县有10个乡遭雹灾，受灾面积达1.48万公顷，其中绝收面积0.11万公顷。

6月25日，通榆县团结乡新春村遭冰雹袭击，最大直径约2.5厘米，降雹时间长达30分钟，有500公顷农田遭受毁灭性灾害。6月29日，兴隆山等乡镇也遭冰雹袭击。7月23日晚，西艾力乡、四井子镇同时遭暴风雨和冰雹的袭击，冰雹最大直径达2.5厘米，降雹时间40分钟，880公顷农田遭受毁灭性灾害。四井子镇后四家屯遭暴风雨和冰雹袭击后，580公顷的玉米、甜菜、向日葵、大豆、绿豆等农作物被风刮、雹打泡在1米深的水里，大部分死掉。由于此次冰雹伴有大风和暴雨，且天气炎热，加上水浸泡，基本绝收。

6月27日，柳河县部分地区遭受了水灾和雹灾，受灾面积为489.3公顷。

6月27日，桦甸县北部10个公社下了冰雹，全县受灾面积0.22万公顷，部分田地基本绝收。

6月27日，蛟河县在东北张广才岭至西南60千米长，5千米宽的范围内，纵跨龙风、拉法、蛟河、池水、新农、漂河等6个乡镇、35个村、208个农业社降了冰雹，遭灾面积5321公顷。

6月下旬以来，吉林省局部地方遭到暴雨、冰雹的袭击。据初步了解，全省有扶余、双阳、农安、浑江、蛟河、磐石、桦甸等县的59个公社、186个大队、985个生产队遭受雹灾。受灾面积为3.81万公顷，其中绝收面积4777公顷。扶余、蛟河等县的灾情比较重。扶余县16个公社、75个大队、414个生产队遭受雹灾，受灾面积2.01万公顷，其中绝收1060公顷。减产5～8成的有3687公顷；减产3～5成的有2650公顷；减产1～2成的有6570公顷。蛟河县6月27日从东北至西南60千米长、5千米宽的范围内，降了冰雹，全县有镇郊、拉法、龙凤、池水、新农、横道子等6个公社、35个大队、208个生产队遭灾。受灾面积5321公顷，占6个公社耕地面积的近30%。其中严重的面积3700公顷，绝收面积2610公顷。灾情严重的池水公社3058公顷耕地中，受灾面积达3030公顷，占耕地面积的99%，绝收面积1980公顷，占耕地面积的65%。这场雹灾对局部地方农作物造成的损失是严重的。据各遭灾县、社、队反映，重灾地块玉米被打断，大豆叶片被打光，给社员生产、生活带来很大困难。

7月5日18时至19时，大安县两家子公社同胜大队遭受冰雹和大风袭击，降雹持续时间约20分钟左右，平均直径15毫米，该公社1、2、4、5队等4个生产队受灾，受灾面积100公顷，重灾62.5公顷，其中高粱22公顷、玉米30公顷、大豆8公顷、小豆0.5公顷、瓜0.5公顷、小秧棵1.5公顷。7月23日14时15分至14时45分，大安县月亮泡公社遭受冰雹袭击，雹粒最大直径约15厘米，直到次日9时尚有没融化完的雹粒，有5个大队17个生产队受灾，受灾面积333.3公顷，绝收面积266.6公顷，其中高粱70公顷、玉米80公顷、向日葵50公顷、豆类、菜类50公顷。打碎社直单位、学校的玻璃490块，民房玻璃2800块。

7月7日16时左右，松江县新合公社新合大队降雹，地面积雹12厘米，有60公顷耕地遭毁灭性灾害，并打死一部分家畜、家禽；同日13时至16时永庆公社营林大队先下暴雨，后下冰雹，地面积雹15厘米，受灾面积121公顷。

7月13日12时30分至13时05分，乾安县的乾安镇、卫东及让字等17个大队遭雹灾，受灾面积达3.5万公顷。前郭县5个公社降雹，受害面积0.96万公顷，其中较重的有0.33万公顷，几乎绝收的有0.25万公顷。

7月13日下午，农安县有11个公社降了雷阵雨并伴有冰雹，持续30分钟左右，冰雹直径小的如杏，大的如鸡蛋，其路径是从新阳公社开始，自西向东经黄金、华家、刘家、前岗、鲍家进入德惠，向北影响到巴吉垒、三宝、农安、棒柴，向南跨到三岗、龙王等公社。这次雹灾面积之广，受灾程度之重，仅次于1976年6月21日下午的雹灾。受灾11个公社、69个生产大队、994个小队，受灾面积达3.1万公顷，其中重灾面积达2.4万公顷。重灾区的玉米、高粱被打得只剩了光秆，大豆有一半被打掉了生长点，葵花有20%被打掉了头。

7月13日13时始，历时30分钟的暴风雨带冰雹，雹粒径15～60毫米。降雹中心在长岭县的太平山公社，波及永久、海青、光明、三青山、双龙等公社的部分生产队。7月14日16时始，历时50分钟的暴风雨带冰雹，雹粒大像鸡蛋黄。降雹中心在长岭县的三县堡、前进公社，波及流水、光明、东岭、腰坨子、利发盛等公社的部分生产队。这2次降雹，全县有12个公社的61个大队、348个生产队耕地受灾，总面积2.57万公顷，绝收面积4505公顷。其中太平山公社的13个大队受灾耕地8760公顷，绝收面积2200公顷（三教寺的耕地基本绝收）。

7月14日14时30分至15时10分，松江县亮兵公社降雹，地面积雹20厘米，受灾面积0.15万公顷，其中有0.1万公顷遭毁灭性灾害，打死小鸡20～30只。

7月23日，洮南县巨宝乡受到了历史罕见的的雹灾，最大的雹粒有鹅蛋大，受灾地块黄豆打成光秆，高粱减产40%，受灾面积达400公顷，其中绝收面积33.3公顷。

年内，洮南县的野马公社遭受雹灾。受灾农田933公顷，占耕地面积的18.30%。

7月29日、8月17日，前郭县5个公社降雹，受害面积0.32万公顷，其绝收面积有0.12万公顷，作物叶片打碎，豆科只剩光秆。

8月18日18时55分至19时10分，大安县四棵树公社的德昌、青山、渔场等3个大队遭受冰雹袭击，雹粒大的似鸡蛋，大部分玉米、高粱叶子被打成丝条状，向日葵有的被打倒或打掉头，谷子、糜子被打折或掉穗，甜菜叶子被打落，荞麦仅剩光秆，瓜菜类基本上绝收，受灾农田1000公顷，受重灾面积733.3公顷，其中高粱115公顷、玉米380公顷、谷子46公顷、糜子30公顷，豆类、甜菜类37公顷，瓜菜95公顷。

7月23日下午，镇赉县的丹岱、英华、建平等乡（镇）降雹。其中丹岱很重，受灾面积600公顷，冰雹如鸡蛋黄大小。主要作物叶片被打没。同时伴有8级以上的大风，直径20～60厘米的树木被拦腰折断，倒塌房屋数间，砸死1人，砸伤2人。

9月5日下午，榆树县下了冰雹，使一部分豆荚炸开。

9月5日晚，敦化县的红石、贤儒、敦化镇等8个社镇下了冰雹，有0.6万公顷庄稼、蔬菜受灾，有近0.13万公顷水稻、谷子穗头被打掉，敦化镇有666.7公顷蔬菜叶片被打碎。

9月5日晚，敦化县的红石、贤儒、敦化镇等8个公社降了冰雹，有6000公顷庄稼、蔬菜遭受雹灾，有近1333公顷水稻、谷子穗头被打掉，敦化镇有667公顷蔬菜叶片被打碎。

1983年　5月29日02—06时，永吉县两家子、杨木、土城、五里河公社降了冰雹，强度不大，持续10分钟，雹灾情况不一，总受灾面积0.45万公顷，其中乌拉街公社较严重，受灾面积0.32万公顷，其他公社受灾较轻，一般减产2～3成，部分茎秆打断，叶掉一部分。

5月29日，通榆县的新发、苏公坨、新华、新兴等9个公社部分地方遭受雹灾，成灾农田3300公顷。

5月30日午后，珲春、汪清县出现罕见的大冰雹，珲春县冰雹最大直径2.9厘米，全县有7个公社受灾，受灾面积达0.65万公顷；汪清县从蛤蚂塘公社西部经富兴、牡丹池、苍安、锅魁顶子、龙泉坪、三道沟，直至东四方台、石岘、图们一线遭冰雹袭击，降雹时间一般8分钟，局部地方长达15分钟，一般每平方米200粒，最多达600粒，最大颗粒直径为5～6厘米，重量达50～60克，农田受灾面积达0.6公顷，毁灭性的面积194公顷。此外，汪清县被冰雹击成重伤的有3人，轻伤的有200人。

5月30日，洮南县的胡力吐、东升、那金、瓦房、岭下、三合、永茂等7个公社遭受雹灾。受灾农田4.05万公顷，其中成灾5200公顷。

6月，敦化县19个乡的98个自然村遭受雹灾，其中苏子河村下了40分钟，落地厚度30厘米左右。全县受灾面积1.02万公顷，重灾3288公顷。

6月5、7、8、9日，梨树县部分地方相继遭受了冰雹的侵袭，持续时间最长达20分钟，雹粒直径最大1厘米左右，一般都比豆粒大，部分地方地表积雹深度达3厘米左右，各种农作物受到了不同程度的危害，受灾面积达 0.65 万多公顷，受灾严重的地方玉米、高粱有 30%的苗被打没，70%的苗被打烂、折、倒，豆类作物的头和叶片基本全被打掉、打光，只有 1/3 尚有再生能力，谷子由于雹打、风摇、雨冲，全倒在地里。

6 月 5、8、9、13 日，辽源县部分公社先后降了几次冰雹，每次持续 5～15 分钟，最长达 40 分钟，冰雹密度大，积层厚，颗粒大的有鸡蛋黄大，有 9 个公社 96 个大队 434 个生产小队不同程度的遭受冰雹袭击，有的公社和大队先后 2 次、3 次重复遭灾，全市作物受灾面积达 0.72 万公顷。

6 月 5 日中午，伊通县伊通镇、水道、爱民、大孤山大部分社队受雹灾，冰雹走向自西向东，受灾面积 0.1 余万公顷，重灾 300 余公顷。

6 月 5—12 日，永吉县部分地方相继遭受了冰雹的侵袭，其中 6 月 5 日 15 时 30 分开始降雹，持续 15 分钟，强度稍大，总受灾面积 0.61 万公顷，三家子公社受灾较重，受灾面积 0.14 万公顷，一般减产 2～3 成；6 月 6 日双河镇公社降雹，受灾面积 1.5 万公顷，玉米、大豆灾情较重，叶、豆杆受害；6 月 7 日，春登、杨木公社降雹，总受灾面积 600 公顷，减产 2～3 成，叶受害；6 月 8 日官厅公社降雹，总受灾面积 0.2 万公顷，减产 3～4 成的有 866.7 公顷，减产 4～6 成的有 666.7 公顷，作物叶受害；6 月 12 日双河镇公社降雹，受灾面积 733.3 公顷，其中水稻受灾面积 666.7 公顷。

6 月 6—7 日、6 月 18 日，舒兰县莲花、太平、天德、上营、小城等公社受雹灾，2 场冰雹全县受灾面积达 0.61 万公顷，冰雹最大直径 2.6 厘米。

6 月 6 日、7 日、10 日、18 日桦甸县出现 4 次冰雹天气，冰雹最大直径在 5～14 毫米之间，除植株叶被击成小洞外，无太大灾害。6 月 7 日，桦甸县 15 个公社 468 个小队下了冰雹，全县受灾面积 0.61 万公顷。18 日降冰雹，全县有 4 个公社，13 个大队，70 个小队受灾，全县受灾面积 0.13 万公顷，绝收面积 101 公顷。

6 月 5—9 日，梅河口连降 5 次降冰雹。其中 1 次长达 30 分钟，地面雹层 6 厘米有余。局部暴风、泥沙俱下。有的地方 1 天内降雨 278 毫米，有 9 个乡 38 个村 195 个屯 7600 户受灾，受灾面积 0.67 万公顷，重灾面积 0.67 万多公顷，其中梅河口镇 48.3 公顷，福安公社 333.3 公顷，双兴公社 113.3 公顷，兴华公社 0.15 万公顷，杏岭公社 460 公顷，曙光公社 800 公顷，黑山头公社 433.3 公顷。受灾最重的是曙光公社。

6 月 8 日，洮南县有 3 个公社遭受雹灾。受灾农田 4333 公顷，毁种 1066 公顷，补种 1933 公顷。

6 月 9 日，柳河县亨通、圣水等 9 个公社降了冰雹，最大的有鸡蛋大，使玉米、大豆、水稻、蔬菜等受到较大损害，成灾面积 1.01 万公顷。

6 月 9 日 11 时 47 分到 12 时 24 分，抚松县断续降冰雹 27 分钟，冰雹最大直径 10 毫米，东岗乡冰雹最大直径 25 毫米，平均重量 2 克，全县有 6 个乡镇 646.7 公顷地受灾，玉米苗叶片被击破占 90%。

6 月 9 日 12 时 55 分至 13 时 15 分，辉南县降了一场冰雹，大榆山公社 11 个大队 58 个小队 2253 户受雹灾面积 182.2 公顷，其中水稻 239.5 公顷，玉米 733.3 公顷，大豆 666.7 公顷，高粱 28.3 公顷，其它 94 公顷。减产 3～4 成的有 46.9 公顷，5 成以上的有 0.41 万公顷，毁种 93.7 公顷，其余的减产 1～2 成。

6 月 9 日、12 日和 18 日，通化县 3 次降冰雹，42 个大队 223 个生产队受灾。成灾面积4848公顷，绝收面积360公顷。10月8日又降一次冰雹，113个大队519个生产队受灾，成灾面积1.01万公顷，占播种面积的25.7%，其中绝收面积607公顷。

6月12—18日，由于受高空冷涡、江淮气旋、蒙古气旋等系统影响，榆树、洮南、农安、九台、双阳、东丰、辉南、通化、靖宇、敦化、永吉、长岭等12县先后降了暴雨与冰雹，受灾范围为74个公社，受灾面积达12.9万公顷，其中重灾5.4万公顷，受灾较重的是洮南、九台、东丰县；6月13日17时30分至18时，洮南县的那金、东升、瓦房、永茂、姚炎、野马等6个公社降冰雹。雹带长60余千米，宽10千米左右，厚度达10～17厘米，粒径最大的3厘米。受灾农田2.71万公顷，其中重灾2.13万公顷，毁种8200公顷，补种7733公顷，绝收5333公顷。伤2160人，重伤401人。打死羊620只，家禽400余只。前郭县6月17日5个公社受冰雹袭击，受害面积2.2万公顷，其中作物茎秆折断0.36万公顷，叶片打碎5.78万公顷。6月17日16时20分至16时45分洮南县降冰雹，100%茎秆打断，叶面破碎，约有1/3植株死亡。乾安县6月17—18日降了一场雷阵雨并伴有冰雹，南部占字公社农作物受灾600公顷。九台县6月17日下午降2个小时暴雨，并伴有冰雹，全县受灾面积达1万公顷，重灾0.47万公顷，六台公社有一位80岁老人被冰雹打死。上河湾公社仅40分钟就降雨100毫米。暴雨后，又有山洪暴发。3座公路桥和一段公路被冲毁。6月17日，德惠县边岗、杨树、大青咀、岔路口、五台等5个公社遭受雹灾，冰雹最大直径20毫米，持续时间10～15分钟，受灾面积0.46万公顷。东丰县6月中旬连续降雨，全县水冲沙压面积达600多公顷。仁合公社82个小队的土地都不同程度被冲刷，严重的表土被扒去。

6月18日12时20分至12时55分，辉南县降了一场冰雹，全县抚民、安子河、楼子、平安川4个公社、14个大队、120个小队、4823户受雹灾，受灾面积为0.35万公顷，其中减产3成以下的有0.11万公顷，3～5成的有1.77万公顷，绝收面积0.12万公顷。

6月17日16时10分至17时10分，前郭县长龙、大山、洪泉、东站、卡拉木5个公社38个大队209个小队遭受一场严重雹灾，最大冰雹直径为50毫米，最小如黄豆粒大，使该地0.94万公顷农田受灾，绝收面积0.18万公顷。

6月18日，靖宇县龙泉公社冰雹直径50毫米，最大的80毫米，受灾面积0.13万公顷，直接经济损失达35万元。6月18日浑江市城情公社部分生产队遭受罕见冰雹，受灾面积613.1公顷，占大田面积的52%。

7月12日8时左右，受飑线、地面锋面影响，农安县出现了一场大暴雨、大风、冰雹过程，从西北向东南横穿中部。受灾严重的有万顺、柴岗、三岗、永安、杨树林、滨河、棒柴、鲍家、哈拉海、华家、城郊等11个乡、56个村、391个农业生产合作社，受灾面积0.11万公顷，绝收面积为0.36万公顷，毁种面积为0.4万公顷。受灾最严重的是万顺乡、红卫村15个合作社全部受灾，玉米被打剩秆，90%的葵花被打掉了头，瓜、菜、豆绝收。

7月13日前郭县8个公社受冰雹袭击，受灾面积0.23万公顷，部分茎秆折断，叶片打出洞。

7月21日，镇赉县镇赉镇、建平等公社降雹，平地积雹7厘米厚，7个大队、32个小队1673个生产队受灾，受灾面积0.2万公顷，绝收面积200公顷，镇赉镇3个大队16

个小队绝收，大约损失180万千克蔬菜。

7月21日下午，白城市（今白城市洮北区）平安镇、保平和侯家公社的35个生产队及近郊菜队遭到雹灾。地面积雹粒多的地方有15厘米厚，500公顷农田受灾，重灾的地块农作物绝收。

7月23日11时30分至40分，由于受高空冷涡影响，伊通县小孤山公社出现了一场短时大雨、冰雹和龙卷风的综合灾害性天气，冰雹直径一般在25～30毫米，雹后4个小时才融化尽，冰雹将茎叶全部打烂，园子蔬菜被洗劫一空。全社78个生产队受灾，受灾面积0.51万公顷，绝收面积0.17万公顷，其中玉米面积达0.46万公顷，估计损失粮食达2000万余千克，全部损失1000余万元。

7月23日，辽源市甲山、足民、金州、椅山4个公社，35个大队，遭受了罕见的暴风雨和冰雹的袭击，时间持续30分钟，最大冰雹直径约2厘米，受灾总面积0.23万公顷，占全市粮豆总面积的3.1%，严重地段的玉米折株30%～50%，高粱70%～80%，谷子几乎全被打断，大豆叶片全被打光，小豆、向日葵、瓜菜等基本绝收。7月23日桦甸县下了冰雹，全县受灾面积0.29万公顷，其中减产3～4成的有0.12万公顷，5～6成的有333.3公顷。

9月11日、23日下午16时左右，永吉县双河镇3个大队降雹，受灾面积2次共203公顷，其中水田181公顷。

10月4日13时53分至13时58分，罗子沟的内河、西河、金星、西瑜、上瑜、新屯子大队降雹约10分钟，积雹5厘米左右，冰雹最大直径估计15毫米，雹线长10千米，宽5千米，受灾农田面积0.1万公顷，其中大豆933.3公顷，水稻100公顷，减产2～3成。

年内，长岭县降的1次冰雹，使全县13个公社的72个大队耕地受灾，总面积1.16万公顷，绝收1020公顷（双龙公社400公顷、太平山公社410公顷、巨宝山公社210公顷）。

1984年　5月7日18时，梅河口的兴华、金家岗、普安、黑顶子、东升等5个村18个屯被冰雹袭击，受灾212户。633床稻苗被毁，6月11日16时30分，大湾乡保兴、保民、西玉井、大安屯，受雹灾514户1897人，其中保兴雹灾绝收面积280公顷，保民绝收面积253公顷。小杨乡宫家街、小杨、庆祥、庆云、双龙等地，雹如鸡蛋大，平均积雹厚度30厘米。

5月27日，扶余县的大林子、徐家店、二龙山等乡遭雹灾，严重地块雹粒大如鸡蛋，受灾面积达0.24万公顷。

5月27—29日，梨树县的梨树乡、大房身乡、沈洋乡等15个乡遭受暴风雨和冰雹的侵袭，各种农作物均受到程度不同的危害，受灾面积达1.17万公顷，其中，玉米、大豆受害最为严重，玉米的茎叶打折了，大豆头打掉了，冰雹持续最长时间达60分钟，地表积雹3厘米，但密度不大。受害后的各乡村采取扶苗、补种、毁种等工作。

5月29日，东丰县降雹，由于降水过急，冰雹密度较大，拉拉河、黄泥河、大兴、镇郊、大阳、二龙、东丰镇7个乡、36个村、218个自然屯、7000户农民（菜农）的0.8万公顷耕地严重遭灾，40%的秧苗被打死，其中，933.3公顷大豆绝收。

5月28日、5月30日、6月11日，长白县的十四道沟乡、十二道沟乡、马鹿沟乡先后受雹灾，减产3～6成。

6月9日，东丰县三合、南屯基、五道岗、大阳、沙河等5个乡镇降暴雨冰雹，受灾农田1.38万公顷，其中绝收666.7公顷。同一时间，东辽县的甲山乡也连续3次遭受冰雹的袭击，使玉龙、大台、四合、正义、左家、三阳、明道、义方等8个村受灾，受灾面积达3.089万公顷，占播种面积的19.3%，其中绝收面积达1666.7公顷。

6月9日，东辽县甲山乡连续3次遭到冰雹的袭击，使五龙、大台、四合、三阳、明道、义方8个村受灾，受灾面积达3.089万公顷，占播种面积的19.3%，其中达1667公顷。

6月10日，柳河县新发、亨通、圣水等乡先后降冰雹，全县受灾面积0.42万公顷。

6月10日12时至15时，洮南县的永茂、蛟流河、瓦房、洮东、福顺、野马等6个乡遭受雹灾。受灾农田1.84万公顷，其中毁种2867公顷。

6月24日下午5—6时，安图县两江乡部分地方气温下降，风雹大作，冰雹大如橡子，地面积雹5～10厘米，310公顷作物绝收，120间草房揭顶。

6月25日，永吉县桦皮厂乡降雹，13个村受灾，大的雹粒似鸡蛋，作物叶片受害总面积800公顷；官厅乡受灾面积达866.7公顷。

6月26日11时30分至13时，洮南县的大通、二龙、向阳、那金、幸福、福顺等6个乡遭受雹灾。受灾1.45万公顷，其中绝收2800公顷。

7月4日和11日，榆树县的武龙、弓棚、黑林、青顶、环城等乡（镇）遭冰雹和暴风雨袭击。玉米叶被冰雹打成条状，豆叶被打光，头被打掉，受灾面积1.32万公顷。同年9月12日下午，先后有21个乡（镇）、147个村遭雹灾，降雹时间长达20分钟，受灾5万公顷。

7月5日，双辽县的服先、兴隆等5个乡3300多公顷农作物遭受雹灾。严重受灾面积达1000公顷，服先乡胜利村受灾面积800公顷，五屯、七社的150公顷玉米所有叶片被打坏。同年8月1日，王奔乡、东明乡、郑家屯镇同时遭受雹灾，面积达3422.5公顷。东明乡有4个村、18个屯的831公顷耕地遭灾，减产粮食180万千克，减收55万元，郑家屯镇5个大队蔬菜损失严重。同年8月25日，双山镇遭受雹灾，受灾面积400公顷，农作物叶片被打碎。

7月5日和14日，和龙县2次降冰雹，受灾面积竟达1700余公顷农田，涉及5个乡和2个农场。

7月9日，永吉县善友等5个乡遭雹灾，受灾面积达0.42万公顷。

7月4—11日，榆树县部分地方遭冰雹袭击，受灾面积达1.2万公顷。

7月5—15日，镇赉、大安、前郭、乾安、长岭、扶余等7个县40个乡遭受了严重的暴雨加冰雹袭击，受灾达6.7万公顷，其中绝收2.2万公顷，镇赉县遭灾最重，受灾面积达1.84万公顷，有的地方降雹时间长达1小时左右，雹粒直径约3.5厘米，该县英华乡，绝收面积占耕地面积的65%，雹区中心庄稼被打平，正在田间劳动的77名社员被打伤。前郭县7个乡、152个公社、28个小队、20个自然屯遭受了冰雹袭击，受灾达1.31万公顷，其中绝收0.32万公顷，减产0.47万公顷，减产2成0.52万公顷。

7月5日14时26分至14时37分，龙井县龙井、安新、东盛、长安等地下了一场冰雹，受灾面积0.29万公顷，其中果树面积933.3公顷，玉米面积600公顷，水稻面积466.7公顷，其它作物800公顷。

7月10日17时43分至18时09分，大安县遭受大雨、大风和冰雹的袭击，全县受雹灾面积0.93万公顷，其中丰收乡0.3万公顷，红岗乡0.21万公顷，新荒乡400公顷，古城800公顷，大榆树乡0.3万公顷，良种场30公顷。雹粒最大直径有鸡蛋黄大，最小的有黄豆粒大，地面积雹1.5厘米多厚。

7月10日下午14—17时，镇赉县中部乡（镇）出现了强冰雹和大风及短时暴雨天气。境内建平、英华、东屏、坦途、保民、哈吐气、胜利、黑鱼泡、镇赉镇、五七农场、种羊场、莫莫格林场等12个乡（镇、场）受灾。总受灾面积3.7万公顷，占全县耕地面积的33.6%，其中绝收9031公顷。雹区中心的东屏镇庄稼全部被打平，树叶被打光，20%的牲畜被打死，打死马7匹、牛47头、羊81只、猪15头；70余名社员被雹打伤，3人被雷击死，毁坏民房741间，校舍192间，损坏电杆1175棵，广播、电话杆1757根。

7月10日13时05分至35分，洮南县的那金、野马、东升、煤窑等4个乡遭受雹灾。受灾农田4667公顷，其中绝收1733公顷。

7月10日至8月23日，通榆县9个乡的部分村、社遭受冰雹、内涝、洪涝灾害，成灾农田4300公顷，其中，绝收3000公顷；倒塌房屋157间，死亡耕畜751头，死亡猪、羊5063头（只）。

7月11日，舒兰县天德乡、徐家乡遭受雹灾，受灾面积达0.11万公顷，积雹13～17厘米，最大直径50毫米。

7月14日15时许，珲春县的英安、镇郊、哈达门、马川子遭受雹灾，受灾农田600公顷。

7月14日，通化县的东来、果松、三棵榆树、富江、四棚、英额布等7个乡镇，31个村129个生产队遭雹灾，降冰雹时间最长的地方持续了20多分钟，把地垄沟都填平了。受灾面积3842公顷，其中绝收面积39公顷。

7月15日下午4时半，伊通县二道乡的宏明、中心、黄家、后山等村，冰雹暴雨成灾，仅半小时，冰雹厚度达3厘米，最大冰雹有50克重，第二天上午尚未化尽。玉米叶子全被打光，大豆只剩秃秆，杨树叶子多被打落。彭家屯耕地全部绝收，鲍家屯100公顷耕地中有80公顷绝收。全乡受灾面积500公顷，其中300公顷绝收。

7月15日16时至17时，图们市3个乡和市区都下了冰雹，受灾面积37.1公顷，其中旱田13.5公顷，蔬菜19.6公顷，黄烟4公顷。

7月21日15时30分左右，通榆县的鸿兴遭雹灾，受灾面积达0.12万公顷，雹粒大的似鸡蛋，降15分钟左右，打伤5人，打死羊5只、家禽250只。

8月13日下午，梅河口大风8～9级夹冰雹，使新合镇15个村69个自然屯受灾。其中双胜、河洼、茂林等村最重，有1333公顷庄稼减产，重灾面积555公顷，损失房屋975间。刮倒大树32棵，电杆34根。

8月23日，舒兰县溪河等乡镇遭雹灾，受灾面积0.09万公顷。

9月11日下午，榆树县有21个乡遭雹灾。冰雹最大直径为7毫米，全县降雹时间最长的达20分钟，植株梗叶脱落，背阴处的雹粒到14日下午才融化净，受灾面积达5万公顷，其中大豆受灾面积达 0.28 万公顷。

9 月 16 日，通榆县的四井子、西艾力、龙山、永青、鸿兴、八面等乡遭雹灾，受灾面积达 0.09 万公顷，谷子、糜子、向日葵、白菜等基本绝收。

7 月上、中旬，延边 8 个县市共 21 个乡遭雹灾，其中部分地方 2 次遭雹灾，灾情严重，7 月 5 日、14 日曾 2 次出现暴雨及冰雹天气，特别是 7 月 5 日那次较为严重，从下午 2 时 20 分至 3 时 10 分，最大风力为 21 米/秒，冰雹的最大直径为 24 毫米，据龙井县、和龙县、延吉市统计，受灾面积达 64.5 万公顷，其中绝收面积达 0.45 万公顷。有 92%的植株叶片被打裂成小孔，个别植株上部茎秆被打断。7 月 14 日珲春县受冰雹袭击，个别植株上部被击破，稻茎被折断，全县水稻受灾面积为 800 公顷，占插秧面积的 8.7%，大豆受灾面积为 733.3 公顷，占播种面积的 8%。7 月 15 日图们市受冰雹袭击，根据调查，红光的菜农、园艺农场等全部遭到雹灾，面积为 249 公顷，其中红光乡 202 公顷地，果树 2 公顷，农场 45 公顷，减产 75 万千克，直接经济损失有 20.8 万元，果树 4400 元，园艺农场损失 5.6 万元。

据统计，全省 7 月上、中旬有 22 个县、91 个乡相继遭受冰雹和内涝，受灾面积为 10 多万公顷，其中重灾和绝收面积为 4.37 万公顷。白城地区受灾面积大。7 月 5—15 日，镇赉、大安、前郭、乾安、洮安、长岭、扶余等 7 个县 40 个乡镇遭受了严重的暴雨加冰雹的袭击，受灾面积达 6.7 万多公顷，其中绝收 2.23 万公顷。7 个县中镇赉县遭雹最重，受灾面积 1.84 万公顷，有的地方降雹时间长达 1 小时左右，雹粒直径约 3.5 厘米。该县英华乡 35 个自然屯中有 33 个受灾，绝收面积占耕地面积的 60.5%。雹区中心庄稼被打平，正在田间劳动的 77 名社员被打伤。大安县涝灾较重，全县内涝面积 1.33 万公顷，其中绝收 8000 公顷。延边州 8 个县 21 个乡受灾。其中部分地方为 2 次遭雹灾，灾情较重。据不完全统计，全州因雹、涝灾害造成的损失折计 2000 万元。

1985 年　6 月 7 日 16 时 40 分，乾安县的暑字乡、余城乡降冰雹，持续 10 多分钟，冰雹伴有暴雨。

6 月 9—10 日，吉林市郊区遭受雹灾，冰雹大者如核桃，小者似玉米粒，受灾面积 0.16 万公顷。

6 月 10 日下午，长岭县北正镇乡、30 号乡、新丰乡遭受严重雹灾和水灾，受灾面积达 0.24 万公顷，绝收面积达 0.09 万公顷。

6 月 7、10、12 日，三岔河镇出现冰雹天气，雹灾面积 0.15 万公顷，其中 0.09 万公顷较重，18 个大棚打坏，共计经济损失约 25.3 万元。

6 月 12 日 15 时 30 分，乾安县占字、井字、前结、后结、才字乡遭雹灾。

6 月 27 日至 29 日，通化县连续发生雹灾，有 5 个乡、22 个村、102 个生产队遭灾，成灾面积 1095 公顷。

6 月 29 日下午，榆树县闵家、土桥、环城、福安乡遭暴雨冰雹袭击，受灾面积达 0.21 万公顷，其中 733.3 公顷大豆、200 公顷蔬菜、瓜果绝收。

7 月 6 日，榆树县环城、福安等 4 个乡遭雹灾，有 133.3 公顷玉米、谷子打成线状，大豆打断了生长点。

7 月 7 日 16 时 20 分，乾安县乾安镇遭雹灾，菜农的 471.7 公顷农作物遭灾。

7月7日14时—14时30分，前郭县断续降雹约30分钟，大豆部分茎秆被打断，叶子被打碎。

7月7日，伊通县二道乡的黄家、中心、宏明等村，遭受暴雨冰雹袭击，从7时半至8时仅半小时，降水量70至80毫米，积雹厚约10厘米，庄稼多被打倒在地，受灾面积1260公顷，有591公顷绝收。

7月7—12日，大安县遭受大到暴雨并伴有冰雹的袭击，全县受雹灾面积0.27万公顷，绝收面积466.7万公顷。

7月8日，龙井县三合、桃源、智新等乡镇下了一场冰雹，受灾面积73.9公顷。

7月8日下午2时，伊通县新家满族乡北部遭受雹灾。受灾农田600多公顷，其中绝收50公顷。

年内，7月，珲春县的哈达门、马滴达遭雹灾80公顷。

1986年 6月2日14时25分开始，约1个小时，榆树县五龙乡8个村，以乡政府为中心，方圆5千米范围受到暴雨、冰雹伴大风的袭击，全乡受灾户占60%，受灾耕地面积0.57万公顷，占总耕地面积的75%。

6月1日，东辽县的渭津等7个乡镇30个村庄稼遭雹打，损失达100多万元。

6月2日18时至18时10分，19至19时10分，蛟河县部分地方出现雹灾，冰雹最大重量达150克之多，主要受灾的有13个乡镇98个村，0.95万公顷农田，其中玉米0.53万公顷，有733.3公顷毁种；大豆0.27万公顷，有0.09万公顷毁种。

6月2日，和龙县降雹，5个公社受灾，受灾面积0.46万公顷，塑料大棚损坏达1.42万平方米，经济损失达2.12多万元。

6月3日22时，双阳县遭受大雨和冰雹的袭击，其中新安镇的雹灾较严重，雹粒一般像黄豆粒大，大的像鸡蛋黄大，受雹灾面积0.3万公顷。

6月3日，磐石县驿马乡滚马岭村样子沟屯降大雨夹冰雹。雹粒大者如鸡蛋，刚放叶的豆苗遭毁，有的雹粒到5日才化尽。

6月3日，雹云自蛟河县老爷岭经东北向东、西，横跨13个乡镇、98个村降了冰雹，平均直径10毫米，遭灾农田4213公顷，打伤24人，打死耕牛3头。

6月20日，雹云自蛟河县张广才岭经新站、拉法、南岗子等乡镇19个村降了冰雹，最大的如鸡蛋，受灾农田2188公顷。

6月20日，舒兰县遭受冰雹、大风及强降水袭击，冰雹最大直径21毫米，最大平均重量3克，全县农作物受灾面积近0.1万公顷，其中733.3公顷受灾较重，绝收近50公顷。

6月26日22时左右，扶余县新站等6个乡降雹，持续时间10—15分钟，最大冰雹有乒乓球大小，大风10级左右，造成0.32万公顷作物受灾，经济损失约305万元。

7月6日12时30分至13时10分，大安县四棵树乡、铁西、来保两遭受暴雨及冰雹的袭击，降雹持续15分钟左右，最大冰雹有鸡蛋黄大，受灾面积266.7公顷，绝收面积18公顷。

8月8日下午，白城市洮北区遭到30年来最严重的冰雹袭击，持续约半小时，雹粒大的如鸡蛋黄。地面积雹10毫米厚，有22个村受灾，其中7个村基本绝收。农田成灾面积达7047公顷。直接经济损失约351万元。1.3万多人因灾而缺口粮。

8月17—18日，汪清县的复兴、罗子沟两镇、蛤蚂塘、仲安、百草沟、阳崴子、新兴一线分别受到强雹袭击，冰雹直径2～4厘米，地面积雹达5厘米。冰雹所经之地农作物损失严重，受灾面积达0.27万公顷，仲安乡受灾733.3公顷基本上绝收。

8月18日16时07分至16时12分，龙井县果树农场降雹，15万千克苹果梨受灾，经济损失6万元左右。

8月19—20日和龙县降雹，旱田雹灾0.11万公顷，黄烟雹灾400公顷。

8月21日，吉林市郊区江南乡三家子村下了冰雹，受灾面积97.44公顷，成灾面积85公顷。

8月26日17时，农安县下了一场暴雨及冰雹，其中雹灾较严重，据统计全县有9个乡38个村1.28万公顷地受灾，其中成灾面积有0.7万公顷，绝收面积有0.19万公顷。

1987年 6月11日15时30分至16时，农安县新阳乡降了一场冰雹，时间持续30分钟，最大冰雹直径1厘米，积雹5厘米厚，受灾面积为300公顷，成灾面积为150公顷。同日18时30分至19时左右，农安县三岗乡降了一场冰雹，时间持续25分钟，最大冰雹直径1厘米，受灾面积为150公顷。

6月28日21时20分至21时30分，受低压和冷锋的影响，东丰县降雹，冰雹如黄豆粒大，其中横道河乡、大阳乡冰雹较重，受灾面积466.7公顷，其中玉米333.3公顷，减产2～3成，大豆70公顷，有40公顷绝收，水稻50公顷，500不同程度受灾。

6月29日，蛟河县的漂河、青背、拉法、奶子山、白石山、龙凤等乡镇降了一场冰雹，受灾农田1674公顷。

7月3日，舒兰县莲花、庆丰、新安等11个乡镇70个村遭受暴雨夹冰雹袭击，冰雹最大直径100毫米，受灾1.83万户，农田受灾1.26万公顷，其中减产7成以上至绝收的有0.52万公顷。

7月13、18、28日，和龙县龙水乡、龙门乡、荣善乡先后降雹，共受灾面积46公顷，主要是黄烟，其中龙水乡5公顷，龙门乡10公顷，荣善乡31公顷。

7月14日17时至19时，农安县的新农、万顺、高家店、城郊、万金塔、棒柴、柴岗、永安、杨树林、靠山、青山、黄鱼圈、三胜玉、万宝、哈拉海、农安镇等17个乡镇受冰雹、洪水、大风的袭击，大面积农作物遭受严重灾害。受灾特点一是面积广，全县17个乡镇84个村170.53余万户受灾，二是降雹时间长，雹粒大，密度大，有的乡镇降雹时间长达1个半小时，雹粒小的似指甲，大的似鹅蛋，厚度达7厘米左右。17个乡镇受灾总面积27.2公顷，其中成灾面积23.7公顷，绝收面积10.5公顷，在绝收面积中玉米3.9公顷，谷糜0.83公顷，高粱0.28公顷，大豆2.6公顷，甜菜0.33公顷，葵花0.34公顷，烟6公顷，瓜菜0.96公顷，其他作物0.9公顷。受灾程度轻则植物株倒伏，重则叶片打碎成粒状，这些作物有0.4万公顷减产1～3成，580公顷减产4～5成，800公顷经济作物打落果，减产5成以上。

7月26日，汪清县部分乡镇降雹，受灾面积黄烟141公顷，大豆25公顷，玉米15公顷。

1988年 5月27日，梨树县降了一场冰雹，冰雹最大直径15毫米，该次降雹持续时间为25分钟，路径由西向东，受灾面积约2.93万公顷，农作物生长受到一定影响。

5月27日14时20分至14时37分，通化市降雹，菜田受灾面积286.5公顷，保护地受灾面积76.4公顷，地膜受灾面积154.7公顷，经济损失186.1万元。

5月27日下午3时15分，一场罕见的冰雹袭击了通化市东昌区的环通乡，时间持续45分钟，大的冰雹有0.1千克重。全乡受灾114.2公顷，其中绝收44.5公顷，损失菜苗103万株，造成直接经济损失25万余元。

6月14日下午，乾安县遭受冰雹袭击，持续时间31分钟，最大冰雹直径为14毫米，平均重量为1克，全镇损失达3成以上的面积为0.51万公顷，占耕地面积的51.5%，造成经济损失36.2万元，致使蔬菜大幅度减产。

9月5日晚6时，磐石县的富太、黑石、红旗岭、呼兰4个乡镇的部分地区降了半小时冰雹，同时伴有8级大风，受灾农田面积1680.8公顷。富太乡岫水村和徐家村，玉米秆约80%被风刮倒，水稻稻粒有33%被冰雹打落，秋白菜全部被毁。

9月7日晚5时，磐石县的明城、石嘴、呼兰的部分地区也遭冰雹，持续15分钟，受灾农田面积753公顷。

1989年 5月11日15时至20时10分，梅河口市的牛心顶、双泉、一座营、兴华、双兴等5个乡相继遭冰雹和暴雨袭击，直接经济损失达153万元，其中农田受灾面积0.57万公顷，成灾面积96.7公顷。

6月2日14时，农安县伏龙泉镇降了一场冰雹，最大直径1厘米，持续15分钟，玉米叶被打成条状，大豆、烤烟、地瓜叶子被打光，有14户菜农的大棚被打坏，此次雹灾波及7个村42个社，受灾面积0.15万公顷，其中玉米666.7公顷，大豆216公顷，烤烟480公顷，蔬菜124公顷，减产8成以上的有大豆187公顷，蔬菜30公顷，绝收5公顷，其他减少1～4成，初步估算损失达30多万元。

6月8日18时，农安县华家乡遭冰雹袭击，6个村14个社1100农户，受灾面积0.1万多公顷，成灾面积866.7公顷，其中玉米570公顷，高粱22公顷，马铃薯180公顷，向日葵97.2公顷，甜菜37公顷，瓜类15公顷，绝收292公顷，主要是大豆、向日葵、甜菜、瓜类，初步估算损失达174.5万元。

6月10日14时50分至15时23分，公主岭市降了一场冰雹，冰雹最大直径4毫米，朝阳坡、大榆树、南崴子、环岭、黑林子、放马沟等6个乡镇37个村290个屯，遭受冰雹袭击，大面积农作物受灾，面积达1.37万公顷，其中玉米1.16万公顷，大豆666.7公顷，水稻0.12万公顷，高粱12公顷，瓜菜94公顷，其它69公顷，受灾总面积中有0.79万公顷减产1～3成，0.47万公顷减产4～6成，0.11万公顷绝收。

6月24日17时20分，前郭县降冰雹，冰雹最大直径达3毫米，持续4分钟，17时10分至17时25分，前郭县西部查干花乡降冰雹，冰雹最大直径达3厘米，鸡蛋大小，持续15分钟，造成绝收面积0.41万公顷，打死1名男孩，倒塌房屋33间，打死大小牲畜2864只。

6月24日，扶余县9个乡降了冰雹，受灾面积达1.93万公顷。

6月24日傍晚，农安县伏龙泉、永安、三盛玉、杨树林、小城子、高家店等6个乡31个村152个社6817农户遭冰雹袭击。冰雹直径一般为1厘米，大者如杏，最大者如鸡蛋。受灾面积0.71万公顷，其中成灾面积0.42万公顷，在成灾面积中有190公顷烤烟绝收，减产5～8成的面积0.15万公顷，其中大豆569公顷，烟叶445公顷，葵花190公顷，甜菜30公顷，地瓜40公顷，蔬菜210公顷，西瓜25公顷，减产3～5成的面积0.25万公顷，其中玉米0.25万公顷，其他66.7公顷，初步估算经济损失达580多万元。

6月26日，敦化县下了一场冰雹，有9个乡镇受灾，受灾面积0.67万公顷。

7月2—3日，农安县有11个乡镇27个村5785户遭受暴雨冰雹袭击，降雹持续时间15～20分钟，直径1～2厘米，受灾面积466.7公顷，经济损失约400多万元。

7月9日下午，农安县有4个乡镇8个村42个社1897户遭受暴雨冰雹袭击，降雹持续时间15～20分钟，直径1～2厘米，受灾面积0.21万公顷，经济损失约300多万元。

7月10日下午3时10分至4时40分，黑石镇遭特大雹灾，大的雹粒如小碗、鸡蛋。这场冰雹由镇西南入镜，长30千米、宽5千米，覆盖面积150平方千米，是黑石镇总面积的62.5%。全镇15个村有11个村受灾，437人受伤，重伤12人，直接经济损失1152万元。

7月13日，图们市大面积降雹，受灾地区有山岘、水南村、松林村、下嘎村、新基洞，受灾面积800公顷，绝收面积为118.9公顷，重灾面积为340.7公顷，损失4.2698万元。

7月26日，大安县静山乡9个村受雹灾袭击，长15千米，宽7～8千米，持续14分钟，最大冰雹有鸡蛋黄大，一般直径1厘米左右，受灾面积0.24万公顷，绝收面积0.15万公顷，黄烟、田菜、豆类、瓜果作物遭灾严重，核算经济损失300万元。

1990年 5月15日，大安县乐胜遭受大到暴雨并伴有冰雹的袭击，持续时间30分钟，最大冰雹有鸡蛋大，受灾面积180公顷，豆类、甜菜、瓜类等绝收，全部毁种。同一天，大安县龙沼、大岗乡降雹，持续时间20分钟，受灾严重的大岗子乡53.3公顷，龙沼80公顷，80%的地块毁种，经济损失达7万元。

5月27日，双辽县降雹，冰雹最大直径15毫米，王奔乡、郑家屯镇、建设乡受灾，受灾面积933.3公顷。

6月10日，通化市东昌区金厂镇的龙头村遭冰雹袭击。受灾面积120公顷，经济损失约6万元。

6月13日，大安市红岗子乡、月亮泡镇焕新村受雹灾。降雹5分钟左右，最大冰雹如云豆粒大，同时降雨50毫米，烟叶受损严重，灾后多数地块改种或补种，损失减到最低限度。

6月15日19时06分至19时23分，受东北冷涡及南方气旋共同影响，双辽县降了一场冰雹，冰雹最大直径22毫米，最大平均重量4克，全县12个乡镇受灾，农作物受灾面积近0.91万公顷，其中绝收面积近114公顷。

6月15日，大安市大岗子乡、龙沼乡降雹20分钟，大岗子乡53公顷、龙沼乡80公顷耕地几乎绝收，灾后有80%的地块毁种晚田作物，经济损失在15万元左右。同日晚10时20分左右，乐胜乡降冰雹半小时，冰雹最大的如鸡蛋，同时降雨27毫米，受灾面积180公顷，豆类、田菜、瓜类受损严重。灾后毁种一半以上，经济损失10万元之多。

1991年 5月15日，舒兰县7个乡镇受暴雨、冰雹袭击，茎叶折断，受灾面积

377.5 公顷。

6 月 17 日下午 4 时，双阳县遭受冰雹袭击，受灾的乡镇有太平镇、山河镇、土顶乡、石溪乡等 4 个乡镇 113 个生产小队，冰雹持续了 20 分钟，最大冰雹直径约 30 毫米，全县受灾面积 0.33 万公顷，其中玉米 0.28 万公顷，大豆 386.7 公顷，烤烟 123 公顷，西瓜 5 公顷。农作物主要表现为玉米叶片被打成条状，大豆被打掉生长点的有 20%～30%，烤烟的大片叶子被打成碎片，减产 30%左右。受灾最严重的是石溪乡常家村，全村 30 公顷大豆被冰雹打掉生长点的有 50%。

6 月 30 日，永吉县遭受冰雹袭击，2/3 的叶子被打坏，1/7 的植株倒伏，受灾面积达 0.72 万公顷，占 74.9%。

7 月 2 日、5 日、8 日、14 日，敦化市 18 个乡镇降冰雹，总受灾面积 1.21 万公顷，成灾面积 0.11 万公顷，其中风雹灾 0.88 万公顷，虫灾 102 公顷，粮食作物绝收面积 0.25 万公顷，经济作物绝收面积 733.3 公顷，粮食减产 2356 万千克。10343 户、41552 人、149 个村受灾，倒塌房屋 79 间，冲坏水库（小型塘坝）3 座，桥 22 座，经济损失 3300 万元。

7 月 3、4、5 日，和龙县勇化乡、崇善乡诗满、东城、头道、龙门先后降雹，烤烟绝收 350 公顷，大豆重灾 400 公顷，轻灾 220 公顷，玉米重灾 260 公顷，轻灾 160 公顷，水田 0.13 万公顷，亚麻受灾 50 公顷。

7 月 5 日，大安市同建乡、两家镇遭受严重雹灾，2 个多小时降雹平均 10 厘米厚，最大的如鸡蛋大，约 1000 公顷农作物受灾。

7 月 9 日晚 6 时左右，大安市静山、太山、西大洼、大榆树等乡遭受冰雹袭击，大片作物受灾，467 公顷烤烟几乎绝收。总的经济损失达百万元。

1992 年　6 月 13 日下午 5 时许，白城市洮北区林海乡甜水村 2、3 社遭受雹灾，受灾面积达 80.7 公顷，减产 4～5 成，损失严重。灾后，市领导非常重视，积极采取措施，毁种早熟作物，轻灾地块进行补种，力争把灾情减到最低程度。

9 月 11 日，和龙县土山乡、和龙镇、芦果乡降雹，受灾面积 43.7 公顷，其中黄烟 7 公顷、黄豆 6 公顷、白菜 29.2 公顷、果树 1.5 公顷，损失塑料大棚薄膜 2000 千克，直接经济损失 26.2 万元。

7 月 24 日 16—17 时，镇赉县建平乡洋管子、连泡、二龙等村屯遭雹灾。受灾面积近千公顷。其中绝收面积百公顷。受灾最重的是二龙村，玉米被打成麻状，烟叶全部被打碎，20 厘米直径的树木被刮断百余棵。

1993 年　5 月 21 日，通化县有 2 个乡镇受雹灾，冰雹直径为 3～4 毫米，共打坏玉米 236 公顷。

进入 6 月份，省内雹灾频发，涉灾地区有 5 个，以吉林、长春、通化地区和梅河口市为重。主要发生在 6 月 6—9 日，其中舒兰市、双阳县、德惠县受灾最严重。受灾 30 多个乡镇。最大冰雹如鸡蛋，中等似蛋黄，小的似黄豆粒大。最大积雹深度 40 厘米，降冰雹强度大，持续 30 多分钟。舒兰市为有资料以来最重的一次，共 12 个乡镇 95 个村受灾。受灾面积 6.4 万公顷，成灾面积 2 万公顷，绝收 2.2 万公顷，预计减产 0.55 亿千克。打死一女孩，打伤17人，打死牛1头、猪41头、农禽640只，倒塌房屋4间、塑料大棚750个，打碎玻璃几千块，果树的果胎、蔬菜、庄稼全部打光，总直接经济损失1.5亿元。

6月7—8日，敦化、安图、汪清等县降暴雨、冰雹，受灾20个乡镇、93个村，冰雹直径7厘米以上。受灾面积1.87万公顷，其中重灾0.53万公顷，经济损失6202万元。

6月7日，桦甸县遭受大范围雹灾，主要集中在桦南乡、公吉乡、红石镇、苏密沟乡，共有12个村35个社1572户农田受灾，其中减产3成以下有578公顷，减产3～5成的有288公顷，减产5～8成的有128公顷，减产8～10成的有98公顷。此次冰雹最大直径达到43毫米，最大平均重量18克。

6月14日，大安县六合乡降冰雹，受灾面积866.7公顷，其中烤烟受损较大。

6月14日，白城市洮北区的洮儿河、永胜、洮东乡（镇）遭冰雹袭击。重灾区冰雹覆盖平均厚度为6厘米，低洼地冰雹覆盖厚度为33厘米，雹粒直径3厘米。玉米、向日葵被打成光秆，豆科作物被打成茬。致使19个村69个社1.57万人受灾，受灾农田6830公顷，其中，绝收面积1879公顷。直接经济损失900万元。灾情发生后，各级领导采取有力措施，筹措资金，补贴受灾村社。

6月25日，白城市洮北区平安镇辉煌村遭冰雹袭击，农田受灾面积600多公顷，成灾460多公顷，其中绝收面积300多公顷。

6月25日，洮南市2个乡降冰雹，持续20分钟，冰雹最大直径1.5厘米，受灾面积506.7公顷，绝收133.3公顷，受灾15个村61个庄3443户1.41万人，直接经济损失700万元，间接经济损失142.5万元。

7月3日，前郭县重新乡7个村17时55分至18时35分遭历史罕见的暴雨、冰雹袭击，40分钟降雨42.5毫米，冰雹最大直径5厘米。受灾1820户，受灾面积0.47万公顷，成灾面积0.27万公顷，直接经济损失539.6万元。7月3日镇赉县13时50分至15时55分先后降冰雹，最大冰雹似鸡蛋，7个乡受灾，受灾面积0.49万公顷，绝收533.3公顷，直接经济损失126.4万元。

7月3日下午13时50分至15时55分，镇赉县坦途、保民等7个乡（镇）相继遭受冰雹袭击。受灾面积达4850公顷，灾情严重的乡（镇）有保民、坦途和嘎什根。据不完全统计，经济损失至少达千万元，仅黄烟一项就损失126.4万元。

7月6日，德惠县西部遭受龙卷风夹冰雹袭击，降雹时间长达40分钟，受灾面积0.3万公顷，绝收400公顷，直径30厘米的杨树刮断200余棵，58间房顶被掀掉，农户进水，一农民家遭受雷击，电视机、家具被毁。

7月8日，洮南市蛟河乡降雹，受灾3个村，降雹10分钟，最大雹粒似鸡蛋大，受灾面积800公顷，绝收500公顷。

8月9日，乾安县出现一场历史上罕见的风雹灾害，冰雹大者如拳头、鸡蛋，小的如黄豆粒大小，局地伴有强风，将直径30厘米的大树折断。受灾的地区有：仙字乡、道字乡、占字乡、乾安镇、水字镇、鳞字乡、让字镇、腾字种畜场等8个乡镇场。成灾面积1.39万公顷，造成粮食减产4050.417万千克，油料减产1768.36万千克。死亡畜禽865只（头），损坏民房1428间，折断树木1823棵，电线杆15根。直接经济损失1888.64万元。

1994 年　6 月 12 日 12 时 55 分至 14 时 30 分，龙井市白金乡突降局地暴雨和冰雹，造成泥石流灾害和雹灾，4 个村 1000 人受灾，毁坏房屋 1200 平方米，农田绝收 470 公顷，估计经济损失 60 万元。

6 月 12 日，和龙县降雹，德化镇柳洞村、兴进村，受灾面积 114 公顷，其中玉米 16 公顷，大豆 66 公顷，黄烟 17 公顷，经济作物 15 公顷。勇化乡广德村受灾面积 80 公顷，其中玉米 15 公顷，大豆 50 公顷，经济作物 15 公顷。

6 月 17 日 19 时左右，龙井市老头沟镇下了一场冰雹，直径达 2～3 毫米，农作物受灾面积为 70 公顷，减产 20%的有烤烟 20 公顷，水稻 70 公顷，玉米 15 公顷，大豆 14 公顷；减产 30%的果树 5 公顷，甜菜 4 公顷，其他 8 公顷，直接经济损失达 5 万元。

6 月 18 日 15 时，双阳县双阳河乡遭受一场特大冰雹袭击，冰雹最大的有鸡蛋大，持续时间为 20 分钟。据统计有 380 多公顷农田受到损害，其中玉米 230 公顷，减产 6 成以上的有 170 公顷，占玉米受灾面积的 44.7%，大豆 110 公顷，减产 2～4 成的有 20 公顷，减产 5～7 成的有 45 公顷，绝收的有 45 公顷，占大豆受灾面积的 40.9%，细菜 35 公顷，西瓜 5 公顷，1 座变压器被雷击毁，40 多间房屋受到不同程度的毁坏。

6 月 27 日，安图县小沙河乡下了一场冰雹，冰雹最大直径 30～40 毫米，持续 5 分钟，农作物受灾面积 360 公顷，其中绝收 40 公顷。

8 月 24 日 14 时左右，延吉北郊部分地区降了一场局地暴雨并伴有冰雹大风，受灾群众反映为短时暴雨，风力超过 8 级。受灾范围为 2 个乡和 1 个果树农场。受灾面积为 350 公顷，绝收 37 公顷，农场有 15 户房屋倒塌，全市 1450 户进水，37 个大棚被淹，直接经济损失 300 万元。

8 月 27 日 15 时 2 分至 15 时 18 分，龙井市开山屯镇降了一场历史上罕见的冰雹，冰雹最大重量达 50 克左右，农作物受灾面积为 666.7 公顷，绝收面积 533.3 公顷，其中水田 165 公顷，玉米 115 公顷，大豆 195 公顷，杂粮 63 公顷，果树 30 公顷（绝收），蔬菜 31 公顷，向日葵 20 公顷，烤烟 30 公顷（损失 30%），甜菜 21 公顷（损失 40%）。另外，还打死家禽 330 只，小牛 1 头，打碎房屋瓦 665 户。灾害造成的直接经济损失达 457.6 万元，涉及 4 个村 665 户 2074 人，其中船口、厚洞等村受灾最重。同日，在石井乡也受到了雹击，受灾面积为 647 公顷，其中重灾面积 371 公顷（轻灾 276 公顷），其中水田 57 公顷，玉米 90 公顷，大豆 99 公顷，烟叶 90 公顷，谷子 1 公顷，甜菜 34 公顷。减产 40.3 万千克，经济损失达 56.1 万元。重灾户 283 户，轻灾户 1216 户。

1995 年　自 6 月 11 日至 14 日，公主岭、伊通县、东丰县、集安市、柳河县等 11 个乡镇 23 个村遭受冰雹袭击。受灾农作物总面积达 0.49 万公顷，成灾面积 0.27 万公顷，绝收 205 公顷。其中：公主岭市响水镇的四合、风凰坨、岳家店、刘小窝棚 4 个村的 32 个屯遭受冰雹和龙卷风袭击。冰雹和龙卷风持续时间 35 分钟左右，受灾农作物面积 0.16 万公顷、成灾 0.11 万公顷，绝收 12 公顷，绝收面积全部为瓜菜，岳家店村四屯 2 村户五间瓦房上的瓦全部被风刮掉。

伊通县小孤山镇降雹时间约 13 分钟，降雹密度大并伴有大风。全镇 7 个村受灾，2 个村最重，受灾农作物面积达 0.23 万公顷，成灾面积 733.3 公顷，其中水田 35 公顷，玉米受灾轻的沿叶脉撕开，重的全部打折，受灾水稻根分蘖节位全部被淤泥压上，造成相对插深，受灾较重的西大友村1村民3间房屋盖被大风掀起。

东丰县拉拉河等8个镇10个村受灾，农作物面积666.7公顷，成灾620公顷，绝收123公顷，经济作物20公顷。

集安市双岔乡和老岭村受冰雹灾害200公顷，其中绝收70公顷。受灾作物主要是玉米、大豆。

柳河县凉水镇数百户农民受灾。6月11—14日凉水河子镇遭暴雨和冰雹袭击，2场暴雨来势凶猛，所降冰雹厚度平均在25厘米左右，冰雹最大直径4厘米左右，冰雹所降之处，农作物受到毁灭性的袭击，全镇摧毁塘坝2座，水渠23万延长米，农作物受灾376.9公顷。

7月2日下午2时左右，通化市二道江区的二道江乡桦树村遭受大风和冰雹袭击，受雹灾面积13公顷多，风灾面积27公顷多。绝收面积13公顷多，其中玉米8公顷、大豆2.7公顷、蔬菜1公顷、瓜果1.3公顷、其他杂粮0.7公顷，减产5成以上的面积2.7公顷。

1996年 5月25、31日、6月13日，柳河县受冰雹袭击，受灾面积为400公顷，绝收面积266.7公顷。

5月2日、6月14日，集安市受冰雹袭击，全市受灾面积为0.21万公顷，绝收面积146.7公顷，直接经济损失50万元，间接经济损失60万元。

5月30日，汪清县受冰雹袭击，受灾面积为500公顷，直接经济损失6.2万元。

6月2日18—22时，敦化市下了冰雹，共有6个乡受灾，总受灾面积为0.49万公顷。其中：玉米0.13万公顷，烟600公顷，大豆0.23万公顷，其他800公顷。

6月23日下午，受冷涡天气影响，四平市所辖的双辽市，下了35.0毫米的阵性强降水，同时伴有冰雹天气出现，双辽本站从14时12分起至14时25分止，下了13分钟，冰雹直径为5～14毫米。有2个乡镇受灾，其中建设乡有约500公顷庄稼受灾，其中重灾200公顷，20公顷绝收，王奔乡有约800公顷受灾，200公顷绝收，其中有5个村冰雹直径在20毫米以上。

6月30日，梨树县董家乡等7个乡镇遭受冰雹袭击，成灾面积1.12万公顷，占比例为6%，玉米秆被打断，叶子被打成麻秧状，大豆头枝被打掉。预计减产15%，打死家禽563只。

7月5日夜间，受东北冷涡天气系统影响，东丰县永合、二龙、黄河、中育、仁合等5个乡镇先后遭受了暴雨、风雹的袭击，最大的雹粒直径为5厘米，降雹长达15分钟。5个乡镇平均降雨量75.6毫米，最大降雨量为94毫米。东丰县气象局实测降水50.2毫米。暴雨、风雹过后受灾农田一片汪洋，水稻秧苗水冲沙压。玉米叶片被梳成条状，大豆幼苗枝叶被打，农作物损失惨重。这5个乡镇共有0.31万公顷农作物受灾。成灾面积0.19万公顷（其中玉米0.12万公顷、水稻560.2公顷、大豆83公顷），在成灾面积中减产3～5成的有335公顷（其中玉米214公顷、水稻121公顷）；减产5～8成的有522公顷（其中玉米60公顷、水稻162公顷）；绝收面积866.7公顷（其中玉米527公顷、水稻282公顷、大豆83公顷）。这场灾害涉及到54个村6812户2.64余万人，其中成灾1.03万人，轻灾2010人，重灾408人，特重灾4832人。这场灾害致使260户616间民房遭受不同程度损坏，其中有32户73.5间民房倒塌，公路中断13处23.5千米，损坏桥涵131座，损坏通讯线路27级。水毁塘坝60处，这场灾害造成的经济损失达1555万元。

6月27日至7月5日，白城、松原、农林、白山、辽源、通化等个别地方出现了局地性大风、冰雹天气。这些灾害性天气直接影响农作物的生长，影响产量结构的形成。据初步统计：全省受灾总面积为3.92万公顷，其中成灾面积为2.9万公顷，绝收面积为1.02公顷万公顷。6月28日和7月5日，白城市洮北区7个乡（镇）先后2次遭风雹袭击。每次持续20多分钟，冰雹最大直径3厘米左右。经风雹打过的玉米叶零乱不堪，瓜菜、豆类作物叶片被打光，完全绝收。这场风雹灾害致使28个村3700户1.48万人受灾，倒塌民房20余间，受灾耕地面积6167公顷，成灾面积3875公顷，绝收面积2312公顷，直接经济损失693万元。受灾乡（镇）、村在各级政府的关怀下，生活都得到了妥善安排。

7月1日中午12时至12时20分，通化市二道江区的五道江镇遭受严重冰雹灾害。冰雹所经区域，农作物普遍受灾，严重地段的农作物被打死，造成绝收，较轻地段玉米叶子被打成丝条，黄豆苗只剩光秆。受灾总面积318公顷，绝收面积150公顷。

9月6日14时30分至15时15分，蛟河市南岗子乡部分村社出现强雷雨冰雹天气。冰雹最大直径60毫米，给农业生产造成了一定损失。此次雷雨冰雹天气致使该乡的4个村14个社遭受严重损失。据统计该次降雹24小时后还没化掉，到处可见农田中的豆荚、豆粒、农作物茎叶。没上架晒烟绝收30多公顷，减产9万千克，经济损失惨重。农作物受灾面积为733.3公顷，成灾面积为435公顷，绝收36公顷，减产粮食40.9万千克，直接经济损失达83万元之多。雷击死亡大牲畜2头、家禽150多只，打伤学生、工人、社员数人，10多户农房被冰雹打碎，直接受灾户为264户2012人，成灾840人。

9月6日下午3时至5时半，龙井市普降了冰雹，全市受灾乡镇有12个，其中最严重的有德新、开山屯、东盛、铜佛寺、朝阳川、老头沟等，受灾面积1.4万公顷，其中减产幅度15%的有0.61万公顷，农作物受灾面积0.48万公顷，经济损失572万元，烟叶受灾面积733.3公顷，经济损失423万元，果树受灾面积490公顷，经济损失119万元，其他经济损失88万元，这次雹灾对龙井市农业损失达1202万元。

9月24日，安图县三道乡、松江镇遭受雹灾，受灾面积三道乡163.7公顷，松江镇260公顷，主要农作物是水稻和黄豆，绝收20%～30%。

1997年　5月31日，梨树县河山乡遭受雹灾，成灾面积166.7公顷，占0.4%。

6月10日17时13分，图们市区及红光五村、石岘、长安镇部分地方降雹，受灾果树56公顷，大豆55公顷，烟叶1.4公顷，经济损失70多万元。

7月21日21时，大安市龙沼镇遭受冰雹袭击。降雹约10分钟，最大雹粒有玉米粒大小，1300多公顷农作物受灾，其中龙沼村和太平村的700公顷农作物受灾较重，4.8公顷黄烟绝收。

7月22日晚，通榆县的西艾力、双岗、鸿兴、兴隆山、同发和四井子6个乡遭受雹灾。受灾面积1.36万公顷，成灾面积1.17万公顷，绝收面积0.83万公顷。受伤10余人，砸死羊10余只。直接经济损失达5905万元。

1998年　5月26日，梨树县、公主岭市部分乡镇遭冰雹袭击。梨树县孤家子镇、沈洋乡的冰雹最大直径为30毫米，最大重量为13克，受灾农田面积约0.2万公顷，但因时间短，灾害程度较轻，仅有10%的植株叶片被打坏。果树受灾较重，有30%以上幼果被打落。部分蔬菜叶片被打坏近30%。油毡纸盖顶的房屋每户顶有100多个洞，还有少量瓦及玻璃被打碎。公主岭市受冰雹袭击的有怀德镇、双城堡、毛城子、扬大城、玻璃城、秦家屯、双龙等乡镇，但因降雹时间不长，灾情很轻。

6月8—11日，受高空偏北冷涡影响，全省多阵雨、雷阵雨并伴随冰雹天气，据气象部门统计，全省有10个县（市）降了冰雹。

农安市6月8、9、11日相继出现3次降雹天气，受灾面积达2.3万公顷，受灾程度属重灾。

九台市6月9、11日出现2次降雹天气，受灾面积达2.75万公顷，冰雹最大直径达40毫米，最小达8毫米，受灾程度属重灾。

榆树6月10、11日出现2次降雹天气，受灾面积达2.75万公顷。

6月11日，德惠、长春、永吉、蛟河、磐石、辉南、东岗等地出现降雹天气，冰雹直径达2～6毫米。

6月10日，梨树县白山乡、东河乡出现降雹天气，受灾面积达0.19万公顷，玉米茎叶被击破，茎叶受害30%，受灾程度属轻灾，预计减产0.5%。6月8、15、16日，伊通县出现降雹天气，受灾面积0.57万公顷，成灾面积0.41万公顷，绝收面积105公顷，受灾人口1.74万，成灾人口1.45万，直接经济损失752万元。

6月13日，下午4时30分至4时55分，白城市洮北区遭受风雹灾害。6～7级的大风夹带着冰雹，能见度不超过5米。青山、永胜、洮东、三合、金祥、林海等乡（镇）的22个村遭到冰雹袭击，最大冰雹直径达3厘米。因风雹农作物受灾面积7535公顷，成灾面积5599公顷，其中，减产3成以下的有535公顷；减产3～5成的有2160公顷；减产5成以上的有1906公顷；毁种998公顷。农业直接经济损失1510万元。

6月14日下午13时至14时10分，松原地区宁江区北部的3个乡镇（伯都、新民、朝阳）的部分村屯出现冰雹，冰雹直径大的3～5厘米，个别地块积雹10～15厘米厚，作物受灾总面积0.23万公顷，绝收100公顷，受灾严重的玉米叶片被打光，仅剩主茎。

6月14日14—15时，扶余县的6个乡镇长春岭、四马架、徐家店、伊家店、社里、增盛共30个村遭雹灾，降雹时间持续约10分钟左右，密度较大，最大冰雹直径可达3～4厘米，较高棵玉米叶被打成丝状，个别小苗打没，瓜菜损失较大。成灾面积达0.5万公顷，其中绝收0.16万公顷（多数是瓜菜），受灾农户达9460户。

6月20日16—18时，吉林省5个市（县）遭到冰雹、大风和局地暴雨的袭击。初步统计：全省农作物受灾总面积为0.98万公顷，绝收1.77万公顷。受灾较重的为榆树和永吉2市。榆树市8个乡镇受灾，榆树市24小时降水量50～70毫米，风力8～10级，冰雹最大直径5～6厘米，冰雹持续时间达20分钟。据气象部门调查：全市粮食作物受灾总面积为3.2万公顷，其中绝收1.7万公顷；经济作物受灾总面积0.23万公顷，绝收289公顷；蔬菜受灾总面积0.15万公顷，绝收0.13万公顷。大牲畜死亡110头，家禽死亡39390只。树木折断1.57万棵。毁坏房屋1.4333万间，倒塌房屋258间。电线杆刮倒909根。冲毁桥涵107座。57人受伤，1人死亡。全市直接经济损失达2亿元。永吉7个乡镇遭雹灾，全市受灾总面积0.34万公顷，其中玉米0.17万公顷，大豆649公顷，水稻509.7公顷，杂粮196公顷，其他经济作物0.43万公顷。德惠市岔路口镇受灾，岔路口镇有7个村遭到冰雹的袭击，农作物受灾总面积0.43万公顷，其中玉米548公顷，大豆110公顷，水稻0.35万公顷。冰雹最大直径为4～5厘米，地面积雹约10厘米厚。

6月28日，由于受局地强对流天气的影响，吉林省的九台、农安、榆树、扶余、通榆5个市（县）受到暴雨、大风、冰雹的袭击。灾情波及33个乡镇，全省受灾总面积6.64万公顷，其中绝收面积2.41万公顷。九台市5个乡镇受到暴雨、冰雹的危害。全市受灾总面积0.47万公顷，重灾0.17万公顷，20间房屋倒塌。农安县10个乡（镇）、1个场遭受暴雨、冰雹、龙卷风的袭击。14时15分左右，农安县的三宝、城郊、青山、农安、滨河、鲍家、华家、新刘家、万顺、黄鱼圈和县原种场等10个乡、1个场遭受局地暴雨、冰雹和龙卷风的袭击。全县平均降水量达50毫米，最大降水量超过80毫米，冰雹直径最大达3厘米以上，由于风大雨急，雹势凶猛，农作物受灾严重。全县作物受灾总面积1.6万公顷，绝收0.93万公顷，刮断树木2812根，108人受伤。直接经济损失近14560万元。扶余、通榆10个乡镇遭受雹灾，受灾面积1.82万公顷，绝收面积达1.4万公顷，直接经济损失近1亿元以上。17—18时之间，扶余市4个乡镇遭雹灾，全市受灾总面积0.29万公顷，绝收800公顷。

8月19日，龙井市德新乡出现雹灾，受灾面积666.7公顷，直接经济损失508.7万元。

1999年　6月1—7日，由于受冷涡或切变天气的影响，吉林省3个县（市）出现局地性降雹天气，其中德惠市出现了较为严重的灾情，对农作物的损失较大。6月3日，德惠县万宝等3个乡13个村遭到暴雨和冰雹袭击。当日下午2时，德惠市万宝、米沙子、三胜3个乡镇上空突然乌云密布，大雨倾盆而下，并伴有冰雹，地面冰雹厚1～2厘米，冰雹直径均在1厘米以上。据初步统计：3个乡镇受灾总面积1.08万公顷，其中绝收0.26万公顷，冲毁桥涵24座，房屋5栋14间。

6月2日，松原地区长岭县出现冰雹，冰雹直径8毫米；

6月5日，长白县出现降雹天气，冰雹直径5毫米。

6月份，据不完全统计，全省有21个站次30多个乡镇发生冰雹天气，降雹直径一般在4～6毫米，扶余降雹最大直径达50毫米，全省受灾总面积为4.8万公顷，绝收面积0.47万公顷。

6月份，全省自然灾害发生频繁。6月2—3日、6月24—26日、7月15—16日、7月29—30日、8月3—5日，共发生5次风雹灾，8个地区遭受不同程度的袭击，尤其是6月24—26日的风雹危害较为严重，松原地区长岭县5个乡镇和长春地区的农安、德惠12个乡镇受灾较为严重，最大风速达22米/秒，最大冰雹直径10厘米左右，不仅农作物受到严重危害，民房、树木、电力设施也受不同程度的破坏。据统计全省风雹受灾面积17.25万公顷，成灾面积10.7万公顷，绝收3万公顷。

9月9日，受高空切变影响，14时永吉县出现短时强雷雨、大风、冰雹天气，15时21分冰雹直径达8毫米，10个村受灾，其中8个村受灾严重。农业受灾面积0.27万公顷，蔬菜38公顷。

2000年　5月21日，扶余、九台、德惠等地10多个乡镇出现局地性暴雨天气和短时间冰雹天气，暴风雨经过的地方，农作物倒伏严重，全省风雹灾总面积 15 万公顷，绝收 3.6 万公顷。

5 月 21 日 17 时 12 分到 17 时 40 分，洮南市的 5 个乡（镇）受冰雹危害，冰雹直径最大可达 3 厘米以上，降雹时间达 19 分钟。冰雹危害较重。受灾面积为 5 个乡（镇），25 个村 94.9 公顷田地，直接经济损失达 1164.6 万元。受灾的乡（镇）有黑水镇、安定镇、向阳乡、幸福乡和洮府乡，受灾较重的是黑水镇和洮府乡，两乡（镇）经济损失为 1063.6 万元。其各项损失分别是：作物 0.41 万公顷、水稻作物 0.1 万公顷、蔬菜作物 0.13 万公顷、经济作物 0.3 万公顷。按作物分类为，玉米 0.35 万公顷、蓖麻 0.25 万公顷、西瓜 544.1 公顷、豆类 595.7 公顷、水稻 0.1 万公顷、蔬菜 0.13 万公顷、果树 6200 株、蔬菜秧苗 1260 万株。地膜 4.4 万千克，塑料大棚 3810 个。

5 月 21 日下午 4 时 45 分至 5 时 03 分，白城市洮北区突降冰雹，冰雹覆盖面大，来势猛，最大冰雹直径 51 毫米，持续时间 18 分钟。青山、三合、大岭、平安、侯家、金祥、保平、林海、兴建等乡（镇）的 44 个村遭受了不同的毁坏性灾害。特别是部分烟农、果农、菜农损失惨重。保平乡砸坏塑料大棚 7 个 2100 平方米。全区农作物受灾面积 1.79 万公顷，成灾面积 1.21 万公顷，绝收（毁种）面积 3348 公顷（其中，烤烟 130 公顷、杂粮杂豆 1204 公顷、瓜果类 1052 公顷、蓖麻 15 公顷、葵花 20 公顷、蔬菜 80 公顷、其他 847 公顷）。造成直接经济损失 916 万元。灾后，各级政府高度重视，发动各单位向灾区捐款捐物，使灾民的生活得到了保障。

8 月 5 日 12 时 27 分，白城市洮北区突降冰雹，致使林海镇、保平乡、德顺乡的部分村屯严重受灾。冰雹袭击后的玉米、绿豆、白菜、地瓜、果树等已绝收。3061 人受灾，2045 人成灾。农作物受灾面积 3687 公顷，绝收面积 1065 公顷；直接经济损失 196.9 万元，农业直接经济损失 107 万元。

8 月 25 日，梨树县小城子雹灾成灾面积 0.37 万公顷，占 1.5%。玉米叶子受害折断，大豆、水稻折断，预计减产 0.2%。

第五章　寒潮霜冻

第一节　概　　述

寒潮是一次强冷空气入侵后造成局地或大范围地域温度剧烈下降的天气现象。霜冻灾害一般均是由寒潮降温引起的。吉林省地处中高纬度，距离冷空气源地相对较近，根据吉林省的气候特点，每年春季（3—5 月）和秋季（9—11 月）出现的寒潮对工农业生产、交通运输和人民生活影响较大。伴随寒潮前后而来的往往还有强降水、大风、沙尘暴等，因此寒潮是吉林省春秋季主要灾害性天气之一。

寒潮标准：24 小时日平均气温下降幅度大于等于 8℃且日极端最低气温低于等于 2℃。

一、春季寒潮概况

1. 春季寒潮的空间分布特征

春季寒潮出现较多的地域分布有两个中心（见图 5.1），一个在辽源地区，另一个在白山地区北部和东部及延边地区西部。较少的也有两个中心，一个在吉林省的东南角和东

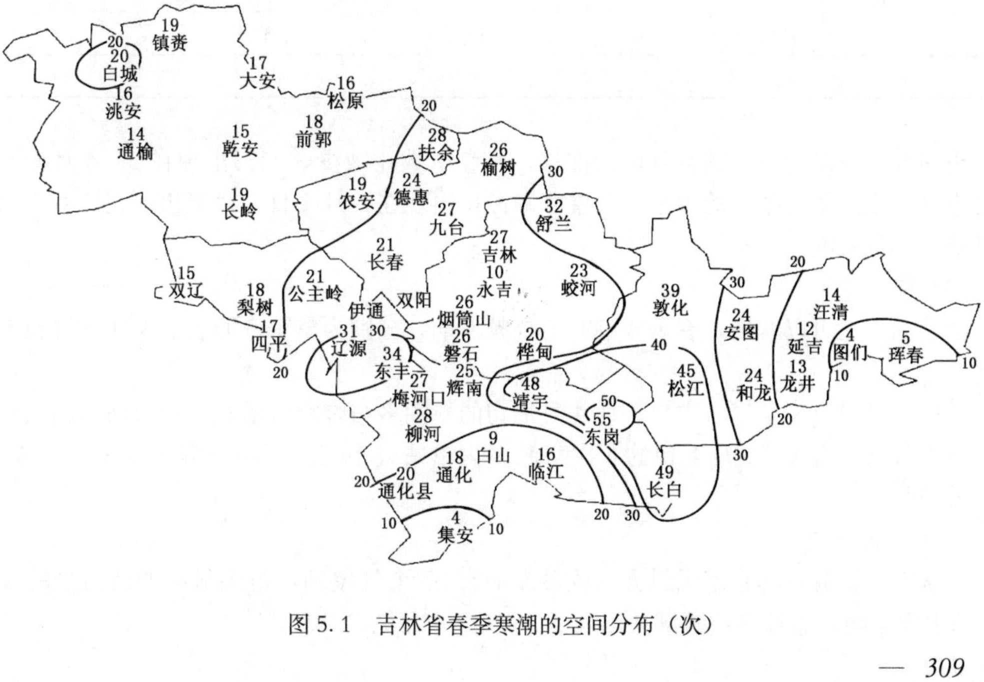

图 5.1　吉林省春季寒潮的空间分布（次）

北角，另一个在吉林省西部。最多在东岗站，40 年中共出现 55 次寒潮，平均每年 1.38 次；最少的在集安站，仅 4 次，即平均每 10 年 1 次。这和该省的地形特点密切相关，寒潮多发生在中南部平原地区及高寒山区，而在长白山脉和大兴安岭的背风坡寒潮发生的几率较少。

2. 春季寒潮的时间分布特征

（1）年分布（见图 5.2）

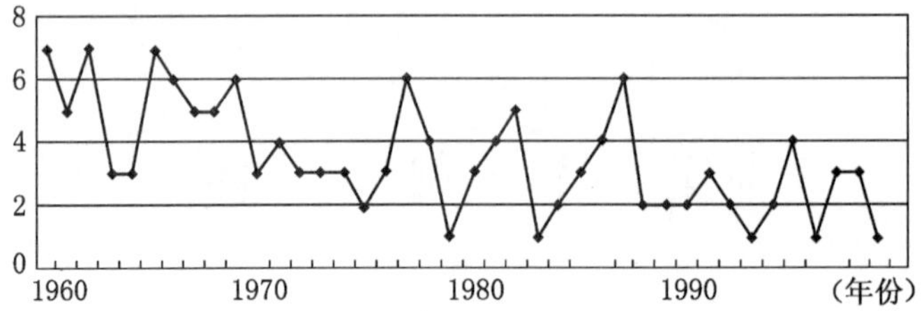

图 5.2 吉林省春季寒潮年分布（次）

40 年共出现 140 次寒潮，平均每年 3.5 次，最多的年份有 7 次，分别为 1960、1962、1965 年，最少有一次，分别为 1979、1983、1993、1996、1999 年。由图 5.2 可以看出，春季寒潮随着年代推移呈减少趋势。

（2）月分布（见表 5.1）

表 5.1 吉林省春季寒潮的月、旬分布

旬 / 次数 / 月	上	中	下	合计
3	25	22	20	67
4	13	13	37	63
5	1	1	8	10

由表 5.1 可以看出，随着月份的推移，寒潮次数在减少，93％出现在 3、4 月份，这和冷空气强度减弱有很大的关系。春季寒潮最早出现在 3 月 1 日，最晚出现在 5 月 31 日，即开始早、结束晚。

（3）旬分布

由表 5.1 还可以看出，春季寒潮有三个频发期，分别为整个 3 月份、4 月下旬和 5 月下旬。

其中 3 月份时冷空气占主导，而 4 月下旬的寒潮多与暖空气活跃，造成前期剧烈升温而后冷空气入侵有关，5 月下旬的 8 次寒潮多为单站或小范围（小于等于 4 个站）寒潮，局地性较强。

3. 寒潮的范围

一次寒潮造成吉林省范围最大的或最多的有 37 个气象站，范围最小的或最少的仅有 1 个站出现寒潮，而且单站寒潮共出现了 28 次，占总数的 20.0％。

4. 春季寒潮的特点

（1）连续两日出现寒潮的少，仅有 21 次，占总数的 15％。

（2）两次寒潮间隔的时间较长，都大于或等于 3 天。

（3）没有发生过同一站点两天接连出现寒潮现象。

（4）降温幅度大，最大日平均降温幅度为 25℃，出现于 1987 年 4 月 30 日松江站。

二、秋季寒潮概况

1. 秋季寒潮的空间分布特征（见图 5.3）

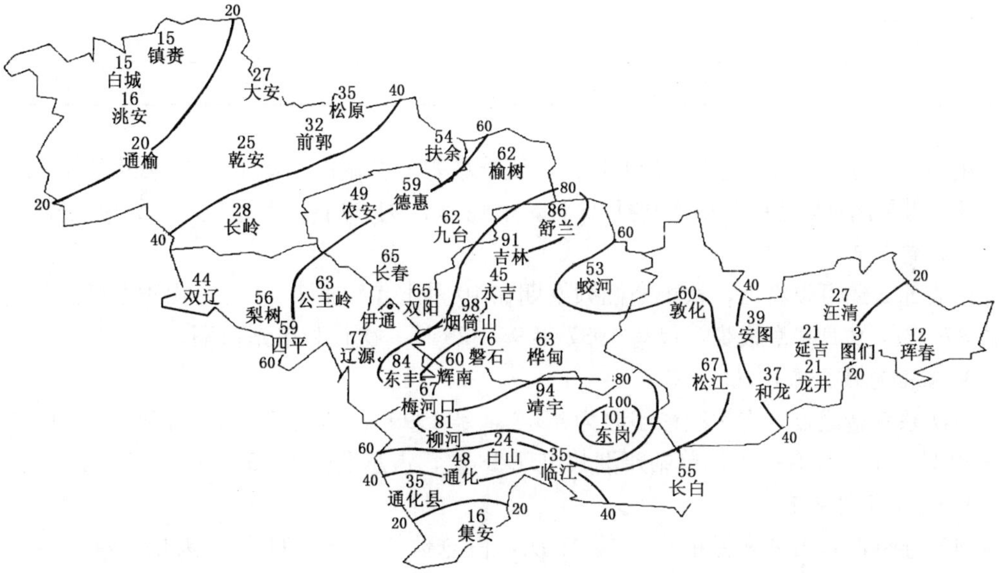

图 5.3　吉林省秋季寒潮空间分布（次）

秋季寒潮地域分布呈两头少，中间多的态势，有两个大值中心，一个在吉林地区西部，另一个在通化、白山地区北部和辽源地区东部。最多的站为东岗站 40 年共出现 101 次，平均每年 2.52 次，最少为图们站，平均每 7 年才有一次。

2. 秋季寒潮的时间分布特征

（1）年分布（见图 5.4）

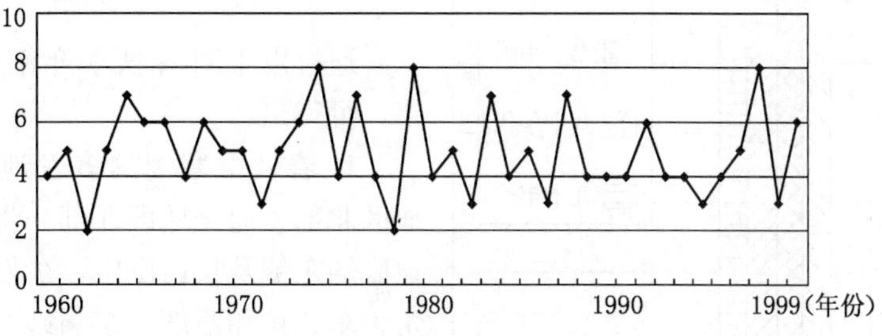

图 5.4　吉林省秋季寒潮年分布（次）

40年共出现195个寒潮日，平均每年4.88次，最多的年份有8次，分别为1974、1979、1997年，最少的年份有2次，分别为1962、1978年。

（2）月分布（见表5.2）

表5.2　吉林省秋季寒潮的月、旬分布

月＼数目＼旬	上	中	下	合计
9	0	0	1	1
10	4	19	29	52
11	35	54	53	142

由表5.2可以看出，随着月份的推移，秋季寒潮次数增多，这和冷空气强度逐渐加剧有关，秋季最早出现寒潮的日期为9月25日，最晚为11月30日，开始较晚，结束也较晚。

（3）旬分布

由表5.2还可以看出，秋季寒潮频发期在10月下旬和整个11月，出现寒潮次数占总数的87.7%，9月寒潮极少，仅有1987年9月25日一次且为单站寒潮。

3. 寒潮范围分布情况

一次寒潮造成吉林省站次最多时为48个，是1999年11月23—24日和1966年11月28—29日。最少仅有一个。单站寒潮共出现38次，占总数的19.5%。

4. 秋季寒潮特点

（1）连续两日出现寒潮的多，共45次，占总数23.1%。即第一天出现在（中）西部，第二天在（中）东部。

（2）两次寒潮间隔时间短，最短间隔仅为2天。

（3）同一站点可两天接连出现寒潮，甚至3天连续出现。

（4）降温幅度较大，最大日降温幅度达到19℃（1999年11月23—24日东岗站）。

（5）出现寒潮范围大，全省大于等于38个站点同时出现寒潮的有6次之多。

（6）连续两天日平均气温降温幅度之和最大，达27.8℃，（1999年11月23—24日梅河站）。

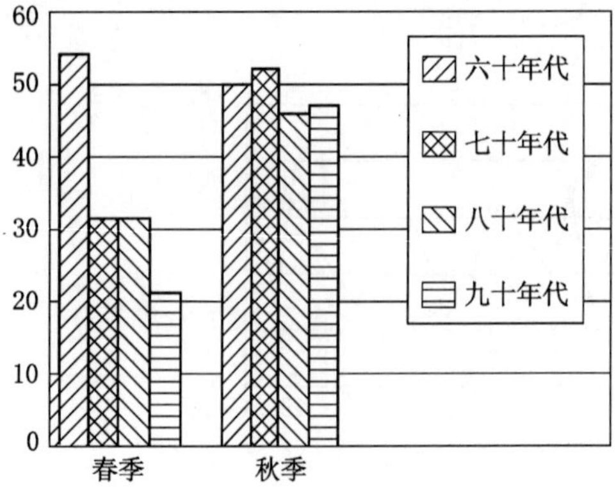

图5.5　吉林省春秋季寒潮各年代次数分布

三、春秋季寒比较

通过以上对春秋季寒潮气候特征分析结果，可得出：

1. 春秋季寒潮的多发地都在辽源、白山地区北部、通化地区北部一带，即中南部平原地区的东侧及长白山区，少发地在吉林省东南角、东北角和西部。东岗站春秋季寒潮均为多发地之首。

2. 年代分布显示（见图5.5），春季寒潮呈减少趋势，秋季次数变化不大。但春季寒潮次数少于秋季寒潮。

3. 春季寒潮随着月份推移逐渐减少，秋季反之。

4. 春季的5月和秋季的9月寒潮发生次数较少，且多为单站或小范围寒潮，但正因为如此，预报起来有一定难度，易漏报。

5. 春季大范围寒潮站数分布少于秋季寒潮。

6. 秋季寒潮连续两日出现寒潮次数多于春季。

7. 秋季两次寒潮间隔时间比春季短。

第二节 公元1948年以前的寒潮霜冻

元 至元二十四年（公元1287年） 九月，咸平、懿州、北京以纳延叛民废耕作，又霜雹为灾，告饥。诏以海运粮五万石赈之。九月，吉林民废耕作，又霜雹为灾，告饥。

元 元贞二年（公元1296年） 秋八月，金、复二州陨霜杀禾。

清 康熙二十八年（公元1689年） 十月辛巳，盛京、辽阳、兴京屯庄所种田地，顷因亢旱及霜陨，米谷不收，应免其纳租。

清 嘉庆十七年（公元1812年） 七月，吉林霜害稼，缓征官庄壮丁公仓粮一万六百八十石，兵丁义仓粮四千九百九十二石，民户地丁米折银五万六千五百九十一两。

清 道光八年（公元1828年） 农历八月，伊通县降严霜，大部作物冻死。

清 道光十二年（公元1832年） 农历八月初五，榆树降霜，庄稼受冻减产。

清 道光十三年（公元1833年） 农历八月三十，榆树初霜，比历年提前二十五天左右，大部分作物冻死。

清 光绪二年（公元1876年） 农历五月初二，榆树地冻五六厘米，高粱、谷子、大豆全冻死。

清 光绪三十二年（公元1906年） 七月二十日，东丰县西路四乡（今横道河良善村）出现酷霜，玉米减产一半，转石砬子一带庄稼全部遭灾。

民国 元年（公元1912年） 九月十四日，磐石县先雨后雪，破晓前一片“鹅毛”，至午天晴，有的地方雪深数尺，粮谷大减产（月内降雪、霜多次），实属历史罕见。

九月十四日至十八日，通化县连降严霜，沿江一带损失严重，山高林密之区竟颗粒未收，全县计算仅四成年。

民国　二年（公元 1913 年）　长白县全县降早霜，粮食歉收。

九月十九和二十日，东丰县西路二乡连降严霜，大部分庄稼、蔬菜遭霜冻致死。

民国　五年（公元 1916 年）　九月十一日，东丰县西路三乡降霜，九百五十七公顷农作物被霜成灾。

民国　十年（公元 1921 年）　九月二十九至三十日，延边普遍遭受霜冻。珲春受灾面积一点四万多公顷，龙井受灾一千四百三十公顷，敦化受灾一点六万多公顷，汪清粮豆产量比一九二零年减产百分之三十，和龙比一九二零年减产百分之四十。

民国　十五年（公元 1926 年）　桦甸县有霜灾，七区遭受霜灾农田一千八百五十三公顷；三区江东各地于夏历五月初五、六、七连续三日霜冻，农田禾苗受害甚多。

民国　十七年（公元 1928 年）　入春以来，通榆县雨水永未调和，春耕已竟失时，独地农户虽然勉强种上，好在夏季雨水不缺，秋收仅看四五分望，正待秋收之际，忽于夏历八月十二日下午二时许天忽阴雨，气候变凉，十三日早竟结冰一寸许，经午前十二时方始解冻，屈此禾稼正是熟非熟之际，未割者完全冻死，又经十三、十四两日大风，熟者全被大风刮散，未熟者全行冻坏。虽然早经收割者，不过糜子、荞麦而已。此次被巨风、大冻之灾较他年旱灾尤甚，全县平均秋收年景有二分之望，此诚吾邑数年来未有之奇灾。

九月二十五日，瞻榆县（通榆县）忽然阴雨，气候倏凉。二十六日早结冰三厘米左右，中午才开始解冻。作物未成熟者全部冻死，全县只有二分年成。

民国　十九年（公元 1930 年）　乾安县低洼地带遭霜害。两次霜冻，第一次减产九成，第二次高粱减产七成。

民国　二十年（公元 1931 年）　龙井、珲春、汪清、和龙等地因受霜冻，当年减产百分之三十。

是年，珲春县普遍受霜冻灾，粮食减产百分之三十。

民国　二十四年（公元 1935 年）　长白县下早霜，庄稼均未成熟，有的地方颗粒不收，年景仅六成，缺粮者二万余人。

民国　二十九年（公元 1935 年）　长岭县早霜，西八大公司、利发盛、福庆长、头段、大二号等村屯受灾耕地三百八十八公顷。

民国　三十二年（公元 1938 年）　扶余县湿润地带遭霜害。

民国 三十六年（公元 1947 年） 长白县早霜减产五成。

民国 三十七年（公元 1948 年） 长白县受霜灾面积达二百三十五公顷。

第三节 公元 1949—2000 年的寒潮霜冻

1949 年 安图县遭霜灾，受灾面积 3770 公顷，占播种面积的 24.1%，其中绝收的 1750 公顷。

1950 年 9 月 19 日，东丰县降酷霜，农作物被冻死，仁合等 4 个村冻坏烤烟 1 万千克。

1951 年 全省 7 个气象站，有 4 个站达到了严霜灾年指标，占 57%。5 月 14 日有一次强烈降温，东部山区出现了严霜，通化市地面最低温度达到了 -4.7℃。

1952 年 永吉县霜灾 7500 公顷，虫灾 6612 公顷，减产粮食 4028 万千克。

1953 年 该年农作物生长季（5—9 月），气温偏低，作物成熟期推迟，9 月 18—19 日因强烈降温，白城、长春、四平、吉林、延边地区大部分市县和通化地区部分市县遭霜灾，因霜期早，作物大部份又都没有成熟，霜灾较重。

是年，乾安县霜冻，受害面积 3683 公顷。

是年，扶余县霜冻，受害面积 5432 公顷。

是年，安图县遭秋霜，作物受灾面积 7242 公顷，占播种面积的 51.1%，其中绝收面积 2855 公顷。

是年秋，抚松县出现了一场罕见的大霜冻，全县总动员防霜。

5 月，长白县 80 公顷玉米、谷子、大豆出芽后被冻死，有些地块翻种。

9 月 5 日，敦化县早霜，受灾面积 1.27 万余公顷。

1955 年 播种至出苗期气温偏低，出苗偏晚。5 月 22 日延边地区河谷盆地下了一场大到暴雨转雪，雪后强烈降温，5 月 23 日清晨，延吉最低气温降至 -1.8℃，地面最低温度达到了 -5.2℃，龙井最低气温降至 -2.2℃（无地温观测），该年虽出苗偏晚，但延边地区除高寒山区外都已经出苗，灾情较重。

1956 年 4 月 21 日至 23 日，开通、瞻榆县（通榆县）受冷空气侵袭影响。大风、雨、雪连日，并伴有沙尘暴，县气象站测得，12 小时降温 6.7℃，最低气温降至 0.0℃附近，雨、雪量合计 15.7 毫米。爱国农业合作社死亡牛和驴 60 头、马 2 匹；哈拉道农业合作社死马 9 匹、驴 5 头、羊 10 只；聚宝山农业合作社死马 6 匹、牛 2 头、驴 2 头、羊

6只。

9月20日，瞻榆县（通榆县）降霜，全县有15个乡1.36万公顷农田受霜灾，减产粮食220.2万千克；其中，同发、兴隆、西太、向海庙乡受灾较重。

1957年 5月下旬，长春冷害。长春受灾面积7.6万公顷，榆树县受灾2万公顷，九台县受灾4.33万公顷，德惠县受灾1.2万公顷。

9月23日16时15分，长岭县气温降至3℃，出现微霜；24日4时气温降至－0.1℃，地面温度为－1.7℃，全县普遍出现霜冻。个别地方23—25日连续3天出现霜冻，地面变白，各屯井槽子结冰有铜钱厚，最厚达5厘米。全县（北正镇区未统计）受害耕地2.71万公顷，成灾面积1105.2公顷。

1959年 该年播种至出苗期气温正常，出苗正常，5月12—13日因强烈降温，长春、吉林地区大部分市县和通化、白城地区少数县遭霜灾，因遭灾地区的市县温度较低（地面最低温度达－5～－3℃），严霜较重。桦甸遭受严重霜冻，受害面积2309.68公顷，其中玉米1037.99公顷，大豆709.92公顷，谷子355.86公顷，高粱71.1公顷，青麻13.86公顷，菜8.5公顷，向日葵5.11公顷，苏子43.43公顷，其他63.91公顷，另外，苗圃树苗和果树苗冻死很多。

1961年 该年播种至出苗期气温正常，出苗正常，5月12日因强烈降温，长春地区的多数市县，四平、吉林、通化、白城地区的部分市县遭霜灾，长春地区严霜较重，双阳县地面最低温度达到了－5℃。

是年，桦甸县霜害，受灾农田428公顷。

1962年 该年播种至出苗期气温偏低，出苗偏晚。5月27日因强烈降温，白城、镇赉、洮安、公主岭、靖宇等市县遭霜灾，这次霜灾范围不很大，但时间晚、温度低（白城市地面最低温度近－6℃），遭灾地区灾情较重。

6月6日靖宇有霜冻，影响靖宇县74.6公顷玉米等作物生产发育不良，另外，由于本月初2次大风和旱灾，玉米的旱象尚未解除，本县受灾面积为1857.32公顷（其中358.71公顷均未出苗，占旱田的22.6%），水田29.74公顷干涸。

该年农作物生长季气温正常，9月22—25日因强烈降温，白城、长春、四平地区约半数的市县遭霜灾，长春、四平地区温度较低，严霜较重。

1963年 该年播种至出苗期气温正常，出苗正常，5月23—27日因强烈降温，高寒山区普遍有霜灾，靖宇、抚松、安图县的地面最低温度都达到了－4～－3℃。其中23日和25日靖宇县有霜冻，受灾7892公顷，占总面积9.1%。辉南东部山区有10个公社大豆遭冻害，受冻面积897公顷；5月23日，据安图统计局统计，安图县受霜冻影响，作物受灾总面积658公顷，其中明月232公顷受灾较轻，作物部分受害，另426公顷受灾严重，作物全部受害；汪清因低温该县部分地区出现霜冻，致使黄米、谷子、玉米等农作物和蔬菜冻死577公顷。敦化出现霜冻使大田作物冻坏4000余公顷，菜田冻坏也很多。

5月15日和25日，抚松县2次出现霜冻，出土的禾苗全都被冻死，成灾面积40多公顷。

5月23日至28日，通化县连续5次霜冻，温度在零下2～4℃。73个生产队受灾，受灾面积1095公顷。其中光华、兴华（今兴林）、大安、石湖、三棚甸子、车岭背为重点灾区。

是年，桦甸县霜冻，全县受灾农田1449公顷。

是年，敦化县晚霜，受灾面积4000余公顷。

1964年　4月1日，东岗由于强度大的冻结雨雪影响（在直径20毫米的电线上，聚有64毫米粗的冻结物）通讯线路大部分遭损，电报、电话几乎断绝。

5月26日，汪清县有10个公社遭受霜灾，大部分地区是汪清县北部和东北部地区，毁种总面积为241.5公顷，补种面积341.2公顷，主要受害作物是大豆、谷子，有一小部分玉米。

该年农作物生长季气温正常，9月21—23日和27日因强烈降温，白城地区、长春、四平地区大部分市县和吉林、延边地区部分市县遭霜灾，四平、长春、白城地区温度较低（公主岭、九台、扶余地面最低温度达－7～－5℃），严霜较重。

9月22日，通榆县部分地方出现霜冻，9585公顷农田受到不同程度的危害。

是年，乾安县霜冻，受害面积8938公顷。

是年，磐石县夏季低温，作物生育期延长，秋冻危害较大。

1965年　该年播种至出苗期气温偏低，出苗偏晚。5月16—18日因强烈降温，白城、四平、吉林、延边地区的多数市县以及通化地区的个别县遭霜灾，温度比较低，有不少市县地面最低温度达－6～－3℃，严霜较重。5月18日长白出现冻害使全县冻害面积78公顷，其中全县需要毁种的有28公顷，冻情较严重的有长白镇、十四道沟公社。

6月7日，东岗因霜冻引起大田作物及蔬菜冻害，东岗公社调查受害47公顷，毁种13余公顷；靖宇受霜灾总面积164公顷。

春至9月上旬，通榆县普遍发生旱、涝、虫、风霜等不同程度的自然灾害。全县成灾农田面积6.55万公顷，占播种面积的53.1%；其中，内涝2205公顷，虫灾4715公顷，霜灾3.1万公顷，旱灾2.2275万公顷，风灾5277公顷。受灾生产队665个，占全县生产队总数的71.8%。

9月23日至30日，通榆县多数地方出现轻霜和严霜（冻），3.1万公顷农田受到严重危害。

是年，扶余县霜冻，受害面积17872.8公顷。

1966年　该年高寒山区的播种至出苗期气温正常，出苗正常。5月23—24日，因强烈降温，大部分地方出现了霜灾，安图县和汪清县温度较低（地面最低温度－4～－3℃），严霜较重。

该年农作物生长季气温偏低，作物生熟期偏晚。9月15—17日和22—23日因强烈降温，延边地区大部分市县和四平、通化地区部分市县以及长岭县、吉林市郊遭霜灾。

9月11，敦化县早霜，农田受灾。

1967年 6月2日早，松江县松江、小沙河、西江、二道等6个公社普遍出现霜冻，农作物受灾面积1672公顷，需毁种的569公顷，其它大部分需补种。

该年农作物生长季气温特高，作物成熟期因高温少雨显著提前。9月10—11日有一次强烈降温，全省约有20%以上的市县温度达到了严霜标准，但因作物未成熟而遭霜灾的市县仅10%左右。遭灾的地区主要在延边地区和通化地区的高寒山区。该年是全省大范围严霜最早的一年，由于作物成熟期特别早，所以霜灾并不重。

1968年 该年播种至出苗期气温偏高，出苗偏早。5月6—10日因强烈降温，全省除高寒山区未出苗外，多数市县遭霜灾，各地区均有部分市县温度较低（地面最低温度－5～－3℃），严霜较重。

1969年 该年播种至出苗期气温正常，出苗正常。5月12—13日和17—22日因强烈降温，全省多数市县遭霜灾，全省有约半数市县温度较低（地面最低温度达－5～－3℃），严霜较普遍，也较重。

9月1日，通化县兴华（今兴林）公社遭酷霜，大部分农作物均未成熟，粮食减产严重。1968年全公社粮豆总产量211.6万千克，1969年全公社粮豆总产量73.4万千克，减少138.2万千克，减产65.3%。

该年农作物生长季气温特低，作物严重贪青，全省大部分市县作物都没有完全成熟。严霜期又较早，9月19—22日就有部份县出现了严霜，9月26日全省又普遍强烈降温，地面最低温度均达－2℃以下，最低的达－7.6℃（东丰），最低气温多数市县也达0℃以下，最低的达－6.3℃（松江）。1969年的严重减产是严重冷害加严霜造成的。

是年，秋，抚松县部分社队遭受霜害。

10月8日，长白县境内大部分地区降酷霜，减产37%。

1970年 5月下旬，通化县的四棚、金斗、三棵榆树、富江、六道沟（今果松）、石湖、二密、光华、兴华（今兴林）等公社遭霜冻，成灾面积为2164公顷。

6月1日早，舒兰山区榆树沟、新安、开源、上营等地来电话有霜，部分幼苗受些冻害。

1971年 该年播种至出苗期气温正常，出苗正常。5月20—21日，因强烈降温，通化、延边地区大部分市县和四平、吉林地区少部分市县遭霜灾，高寒山区大部分温度较低（地面最低温度－5～－3℃），严霜较重。

5月21日，敦化县马号地区结冰寸许，致使庄稼禾苗被冻毁。

1972年 该年播种至出苗期气温偏高，出苗偏早。5月9日前后、16—17日因强烈降温，全省除高寒山区外，大部份市县遭霜灾，多数市县温度较低（地面最低温度－6～－3℃），严霜较普遍，也较重。

5月12日，霜冻遍及乾安县全县，11个社（镇）1.2万公顷地幼苗受害。

5月12—15日，由于低温霜冻，海龙的小相、吉乐等公社共有786.8公顷作物受冻害。

5月12日，扶余县霜冻遍及全县，37个社（镇、场）1.6万公顷幼苗受害。9月24日，秋霜严重，受害面积达10.79万公顷。

5月15日梨树出现了较严重的霜冻，地面最低气温达-1.1℃，因霜使小苗受灾，特别是高粱冻死很多，相当大的面积毁种，总面积共21万公顷，补种9000公顷；柳河全县受冻面积10.11万公顷，毁种2067公顷，补种4400公顷。

5月15—17日，集安县出现霜和霜冻，全县受灾面积达4892公顷，主要作物是谷子、大豆，其中毁种160公顷，补种2393公顷。大安霜冻全县有20%作物受冻，三合公社比较重，毁种300公顷，大洼公社冻死2头牛。

5月18日早晨，桦甸县霜冻，全县遭灾农田1.03万公顷，其中成灾484公顷。桦甸镇移栽的蔬菜大部分被冻死。

5月21日，敦化县晚霜，受灾面积5260公顷。

5月29—30日早晨，榆树县于家公社大部分大队出现了不同程度的霜冻，最重的是中山大队，据社员反映，2个早上草房上及烂柴堆上有霜大钱厚，作物不同程度的受害，其中大豆198公顷受害，达30%～40%；清种玉米151公顷受害，达25%；高粱、谷子和玉米370公顷受害，达30%；柳河山区凉水、大甸子降雪1小时左右，有407公顷大豆、玉米受冻1成以上。

春季，浑江市区遭受霜冻灾害，有1290.7公顷秧苗受害，其中重灾面积达364.5公顷。

5月31日，榆树县出现了轻霜，危害程度不一。

8月31日，桦甸八道江公社有霜，四方子间严重，个别地方有霜严重。

8月末9月初桦甸、蛟河、舒兰东部、永吉部分地区遭霜，受灾面积2200公顷。通化霜冻1467公顷，成灾1267公顷。

9月8日，梨树县早霜，晚熟高粱、玉米遭霜冻，粮食减产3%。

是年，春，通化县连续3次霜冻。其中5月23日最重，遭灾面积1.63万公顷，占全县播种面积的51.8%。

是年，安图县霜冻面积1368公顷，占播种面积的8%，其中成灾面积820公顷。

1973年 该年播种至出苗期气温正常，出苗正常。5月10—11日和21—23日因强烈降温，白城、长春、四平、通化地区约半数市县和吉林、延边地区的少数县遭霜灾。其中白城、长春地区温度较低（地面最低温度-6～-3℃），严霜较重。

是年春，通化县部分地区遭霜冻，成灾面积1709.6公顷。

9月26日，长白由于降湿雪冻结而造成灾害，谷子、水稻除了个别公社无降雪外，其他全部倒伏，电线、电话线部分压断，交通受阻半天。

1974年 该年播种至出苗期气温偏低，出苗偏晚。5月21—24日因强烈降温，全省6个地区都有部分市县遭霜灾，以长春地区为最重，5月下旬以来，由于连续降温，许多地方出现霜冻，造成灾害。榆树县 24 日凌晨最低气温为 -1℃，地温为 -2.5℃，地面结白霜，霜冻严重。大豆瓣被冻掉，严重的生长点被冻死，高粱、玉米、谷子地面上的茎叶有的已变黑死亡，其他作物也遭受了不同程度的霜冻。据调查，全县有 32 个公社 299 个大队 2213 个生产队遭受霜冻，面积 11 万公顷，其中成灾面积 5 万公顷，延边地区的敦化县也遭受霜冻，全县受冻面积 1 万公顷，需要毁种的 1500 公顷，初步检查了 7 个公社，大豆均被冻死。

1975 年　该年播种至出苗期气温偏高，出苗偏早。5 月 15—17 日因强烈降温，白城、长春、延边地区的半数市县和四平、通化、吉林地区的部分市县遭霜灾，其中，长春、延边、白城地区温度较低（地面最低温度 -4～-3℃），严霜较重。五月中旬，由于气温下降，出现冻害。据延边、吉林、长春 3 个地区不完全统计，受灾面积 11 万公顷。5 月 23 日，长春市霜冻，8.8 万公顷农作物被灾。

5 月 14 日，安图县大雪飞扬，农田受冻害面积 4000 公顷，占播种面积的 15%。其中成灾面积 1200 公顷，占播种面积的 4.6%。同年 9 月 7 日降霜，农田不同程度受灾。

9 月下旬，通榆县八面公社一些生产队出现霜冻，受灾农田 40 公顷。

1976 年　7 月 29 日，抚松县漫江公社（漫江镇）遭霜冻袭击，所有农作物全被霜打死，全公社基本没有收成。

9 月 9 日至 10 日，通榆县的团结、瞻榆、新发、良井子、新华南部等地，相继遭受严霜危害，受灾农田 9054 公顷，减产 5～7 成以上。

9 月 9 日，伊通县农作物尚未成熟，大部分因早霜而冻死，全县普遍受灾，东部和东南部灾情更重，伊丹公社粮食减产 5 成左右。

是年，敦化县晚霜，受灾面积 3862 公顷。

1977 年　5 月 12—15、16—17 日冷空气连续侵入吉林省，全省范围内气温明显下降，降温幅度一般达 10℃左右，高寒山区最低达 -4℃左右，降了雪，雪后出现霜冻，受这一场低温冷空气影响较大的是通化和延边 2 个地区，作物受冻害面积为 2.63 万公顷，其中冻害严重，需要毁种面积为 1.21 万公顷，通化地区受害的主要县有抚松、靖宇和通化县，抚松县需毁种面积为 1746.67 公顷，其中大豆 220 公顷、玉米 1273.33 公顷、谷子 253.33 公顷；延边地区受冻害面积为 1 万公顷，需毁种的 3800 公顷，比较严重的是安图、汪清、敦化 3 个县，安图县 14 日晚下了雪，15 日早出现了霜冻，受灾面积为 4000 公顷，占地播种面积的 30%，受冻严重的有 1200 公顷；汪清县罗子沟、鸡冠、蛤蟆塘、东新等公社有 2466.67 公顷地受冻。罗子沟公社由于 14 日气温下降至 -5℃左右，土层冻了 3.3 厘米多，致使 1000 公顷地受到毁灭性的冻害。且该年没有严重的旱灾和涝灾，所以，该年的歉收主要是霜灾造成。

3 月 23 日至 24 日，因强冷空气侵袭影响，通榆县风雪大，降温多。降雪量 4.4 毫米，积雪深 4 厘米；24 小时最低气温下降 9.5℃，为 -11.7℃。全县死牛 7699 头、马 2579 匹、羊 2.57 万只。

5 月 12 日至 17 日，冷空气侵入伊通县，降温幅度达 10℃左右，并有降雪，雪后出现霜冻。

该年生长季气温偏高，作物成熟期提前。9 月 19—21 日全省范围强烈降温，最低气温大部分市县降至 0℃以下，地面最低温度降至 - 7～ - 2℃，霜灾很重。该年全省粮食总产量比前一个高产年（1975 年）减产 20%。

是年春，通化县的四棚、三棵榆树、富江、六道沟（今果松）、东来、石湖、二密、光华、兴华（今兴林）、大安等公社遭霜冻，成灾面积 2559 公顷。

是年春，安图县农田受冻害面积 4868.4 公顷，占播种面积的 18.7%。其中成灾面积 1400 公顷，占播种面积的 5.4%。

1978 年　春季，浑江市遭受霜灾面积 2575.2 公顷。其中大豆面积 1441.7 公顷；玉米面积 1133.3 公顷。

5 月 24 日和 6 月 2 日，抚松县大营、松江、兴隆、东岗、漫江、泉阳和北岗等社镇下霜，出土禾苗被冻死，受灾面积 3279.4 公顷。

1979 年　德惠县霜冻 5000 公顷。

8 月 28 日，长白县龙岗公社的大豆正开花，被霜打死，受灾 733.33 公顷。

9 月 23 日，通榆县的同发、兴隆山、四井子、西艾力、新兴、苏公坨、包拉温都等公社（场），遭受严霜冻害，仅四井子就有 1500 公顷庄稼被冻死。

是年，磐石县发生早霜冻，受灾面积 3320 公顷。

1980 年　5 月 15 日，长白县出现霜冻，5 月 15—17 日，受寒潮天气影响，连续 3 天低温，叶子受冻。

5 月 16 日，梨树县晚霜，全县农作物遭霜冻，大部分玉米幼苗被冻伤，高粱坏种，冷棚黄瓜秧苗被冻死。

5 月，汪清县冷暖交替明显，有 3 次冷空气活动。15—17 日受强冷空气影响，最低温度达 - 0.8℃，地面最低温度达 - 5.0℃，东部和北部地区更低，因此，全县各地普遍出现霜冻，冻害面积 1147 公顷，其中谷子 705.13 公顷、大豆 291 公顷、玉米 139 公顷，毁种 394 公顷、补种 375 公顷。

9 月 7 日以来降霜，安图县部分地区有 83 公顷大田遭受霜冻，汪清县的 230 公顷大田遭酷霜。

9 月 8 日，安图、松江有一场严霜，最低气温达 - 2.3℃，地面最低温度达 - 4.6℃。

9 月 20—23 日和 26 日因强烈降温，延边地区大部分市县和其他地区部分市县遭霜灾。

9 月 20 日，敦化县出现最低气温 - 22℃，比历年同期低 3.9℃，致使全部作物受冻致死。同日，三岔河出现霜，县城以西较严重，农作物一次都冻死。

9 月 21—23 日，长白县出现霜冻，受寒潮影响，连续 3 天降温，全县大部分地区受害，叶子全部冻死。

9 月 26 日，九站冰冻较严重，粮食作物全部冻死，基本停止生长，初霜早。

9 月，公主岭有 2 次较强的冷空气入侵，其中第 2 次影响较大，出现在 9 月 26 日，日最低温度为－0.6℃，出现了霜冻。

9月，榆树气温偏低，比历年低1℃，9月20日全县普遍出现霜冻，比历年早6天，对贪青晚熟作物有很大影响。

长岭县春季气温低，该年是个低温年，年平均气温4.5℃，比历年4.9℃低0.4℃，同时，霜来得早，多数作物被冻死，东部较重造成籽粒不饱满，玉米秃尖，影响了产量。

1981年 5月2—3日，桦甸有一次较强的冷空气入侵，普遍降雪。

5月，蛟河气温偏低，比历年低0.7℃，月内有3次降温天气，其中中旬出现倒春寒天气，使果树开花受到冻害，水稻和蔬菜育苗也受到一定影响。

5月前半月，永吉县气温明显低，降温幅度大，2—4日、15—19日平均气温比历年同期低4.0℃之多，最低气温0.7℃，此时正值种子发芽出苗，有粉种、坏种现象。

5月，罗子沟气温偏低，对作物生长不利，特别是31日地面最低气温在0℃以下，出现霜、冰冻，内河大队20多公顷谷子被冻死，上河、永生大队60多公顷谷子、大豆部分冻害，其他大队的作物冻害较轻，一部分蔬菜苗冻坏。

8月至9月上半月，农安由于气温明显偏低，对农作物生育成熟十分不利，9月8日降霜，全县尚有2万公顷的玉米、高粱等贪青作物受害。

9月10日，靖宇最低气温为－0.6℃，地面温度为－2.0℃，有霜冻，全县6666.67公顷粮田被霜打死，造成很大损失。

9月上旬，榆树有一次弱冷空气活动，下旬有一次强冷空气影响本县，带来严霜和冰冻，初霜出现在27日，比历年早5天。

9月26日以后，公主岭气温较低，28日有一次明显的强冷空气侵入，影响全县，普遍出现霜冻和结冰。

9月28日，大安县发生严重的霜冻，28日早最低气温达－1.4℃，出现冰冻，未达到成熟标准的植株全部冻死。

9月28日，延吉市遭受霜冻，全部植株、叶片受冻害，最低气温达－1.3℃。

9月28日，长春、四平地区出现一次强烈降温，长春地区大部分市县、四平地区部分市县遭霜灾，地面最低温度达－7～－2℃，严霜很重。

1982年 5月14日，汪清县全县普遍出现霜冻，部分社队黄烟苗有损失。

5月17日，永吉县、榆树市出现霜。永吉县的西阳、杨木、缸窑等公社有轻霜，苗叶受轻度冻害，稻苗受轻度影响，双河镇、五里河公社霜轻，最低气温达2.1℃，山区稍低。榆树市地面最低温度－1.2℃，受霜冻影响，叶片边缘卷曲变白，之后变干枯。

9月3—4日，敦化大部分地方降霜。其中青沟、黑石、额木3个公社中有15个大队，受早霜危害，有1200公顷庄稼减产2成以上。

10月，农安有2次冷空气侵入，分别在19日和31日，尤其19日这次冷空气，持续时间长达6天，最低气温为－11.3℃，使部分未收的秋菜被冻。

10月21日至24日，受强冷空气影响，通榆县气象站测得，最低气温由－3.7℃降至－14.5℃，加之8级以上大风，秋菜（尤其白菜）普遍遭受严重冻害，损失很大。

1983 年 9 月 26 日，延吉市出现轻霜冻，有 10%的植株上、中部叶片受冻，出现凋萎现象。

1984 年 9 月，长春气温偏低，比历年低 0.7℃，初霜出现在 25 日，最低气温≤0℃，比常年早 11 天。由于本月气温较低，在一定程度上延迟了农作物的生育成熟时间，加之出现霜冻比常年早，对贪青晚熟作物有一定危害。

1985 年 5 月 20 日、21 日、26 日和 27 日，珲春县下霜，130 多公顷农田遭受霜冻。

5 月 26—29 日，因强烈降温，吉林市郊区、延吉市、敦化、汪清、安图、图们和靖宇等县遭霜灾。地面最低温度达 - 4.9～ - 2.0℃，最低气温达 - 2.6～1.3℃。吉林、延边 5 月 25、26 日受到霜冻危害，受冻面积达 3.4 万公顷，有 1.33 万公顷已进行毁种。5 月 27 日，敦化市出现霜冻，1%叶及植株冻死，8%植株叶尖冻伤。5 月 27 日，九站出现终霜，比历年晚 14 天，最低温度为 1.3℃，地面最低温度达 - 2℃，郊区已移栽的蔬菜遭受霜冻而死亡。全区受灾面积近 600 公顷，青苗直接损失达 20 万元。5 月下旬，罗子沟气温低，出现了冰冻，北部几个村受灾 900 多公顷，其中毁种 300 多公顷，补种 400 多公顷。5 月 26 日，图们出现霜冻，造成蓖麻受冻 20 多公顷左右。

5 月 27 日，敦化县晚霜，冻死大量参苗，补种面积 7683 公顷。

1986 年 4 月 19 日，磐石县普遍降了一场历年少见的大雪，降雪时间持续了 4 个小时，积雪厚度 150 毫米，全县被积雪压坏大、中、小水稻育苗塑料大棚 949 个（面积 1950 平方米）；磐石镇内 150 亩大头菜，全部被雪埋住。同年 5 月 8 日，全县出现了罕见的大雪和雷暴的恶劣天气，降水量 26 毫米。同月 13 日，全县普遍降了雨加雪，24 个乡镇全部受害。1000 多个大、中、小水稻育苗棚被压坏，旱田受灾面积 2138 公顷，蔬菜受灾面积 23 公顷。

5 月初，镇赉地面温度最低出现过 - 7.8℃，造成冻害。

5 月 7 日，长春受强冷空气影响，气温明显下降，8 日平均气温为 3.7℃，48 小时降温 18.1℃，打破了历史同期最大幅度降温值。9 日地面最低温度为 - 5.7℃，对已出土的小苗造成一定程度的冻害。

5 月 8 日，榆树降温幅度大，9 日早最低气温 - 0.9℃，地面最低温度达 - 6.2℃，出现了霜冻，对已出土的小苗有一定的危害，部分叶茎植株死亡，大部分受冻害。

5 月 8 日，农安降了一场小雪，个别地方雪量较大，使已出苗的农作物受冻害。

5 月 8 日，桦甸出现特大的雨夹雪，明显降温，已移苗的蔬菜 167.33 公顷全部冻死，压坏塑料大棚 37 个，已出苗玉米叶片冻坏。

5 月 8 日，长岭县下了一场自有气象资料记录以来最大的雨雪，并出现了霜冻，部分地、塘秧苗遭受冻害。

5 月 8 日，梨树下了一场少见的降雪天气，积雪深度达 1 厘米，气温降至 - 1.7℃，地面冻土深度 0.8～1.0 毫米，冻害比较严重，对农业生产很不利。

5 月 8—9 日，梨树市各县降了一场雨夹雪，过后气温急剧下降，9 日最低气温降到 - 1.7℃，出现严重冻害。冻害持续时间短，但范围广，使各地刚刚出的玉米幼苗遭到严重冻伤，显现出水烫状，但其根部和生长点并没有冻坏，能够重新缓苗。

5月8日，公主岭出现了历史少见的降雪天气，9日出现了霜冻，对农作物有一定影响，玉米冻死56公顷、大豆冻死740公顷、蔬菜损失估计500公顷左右。

5月8日，东丰县普遍降了一次大的雨夹雪转雪，雪后降温，地面最低温度达−8℃，由于雪量之大，降温之快，致使全县2万公顷出苗地中有1.6万公顷青苗程度不同地受到冻害，水稻普遍出现青枯病，蔬菜损失价值达1万元。

5月8日，永吉降大雪，9日有冰冻。雪后降温到−0.5℃，地面最低温度降到−3.1℃，全县各耕作物受灾1885公顷，其中大豆300公顷，玉米150公顷，总损失389万元。

5月8—9日，延边地区普遍出现雨转雪天气，最大积雪15厘米，地温最低达−8.9℃。农作物苗期受害面积（包括蔬菜、水稻、旱田作物等）为162公顷，降雪压垮水稻塑料大棚30多公顷，蔬菜塑料大棚17个。这次灾害造成经济损失约386万元。

5月9日，双辽发生历史罕见的霜冻，受灾面积为9.33万公顷，其中蔬菜为18公顷。

5月9日早晨，九台由于受强冷空气影响，使全县7.1万公顷玉米和大豆遭受冻害。

5月10日，珲春出现霜冻，平原地区玉米受霜冻较严重，达200公顷、大豆4公顷。同年7月气温特低，比同期低2.6℃，使作物生育期比历年延迟10多天，比去年延迟15天。

5月8—22日，九站出现低温段，对农业生产影响很大，特别是8—9日的低温不仅推迟了粮食作物的出苗期和夏季菜的种植期，而且冻死各种蔬菜498公顷，冻死秧苗近150万株。

5月中旬，汪清气温特低，8—16日，由于受贝加尔湖冷空气南下影响，日平均气温低于历年同期值。受华北气旋影响，8—9日，全县下了一场雨转雪并伴有降温，雪深为4厘米，使全县部分蔬菜及水稻苗床损失达6万平方米，经济损失约为4万元左右。由于8—16日低温多雨，部分秧苗发生生理性立枯病，故全县约有175公顷水田面积缺苗。

5月，伊通出现了较明显的阶段性高低温天气，并且升降幅度大，导致5月中旬出现了较为严重的倒春寒天气，使农作物生长发育受到严重影响，其中9日早晨最低气温达−2.3℃，地面最低达−5.1℃，全县冻坏玉米面积达2.47万公顷。

1987年　3月29日，通化市东昌区突降大雪，损坏菜田塑料大棚543个，保护地22.3公顷。4月24日霜冻损坏菜苗128.892万株，共计损失约80万元。

春末夏初，通化市二道江区全区普遍遭受霜灾，成灾面积211公顷，粮食减产，直接经济损失90万元。

4月24日，九站出现冰冻和霜冻，最低气温−6.8℃，冻死各种秧苗近1.4亿株。

9月，三岔河气温偏低，比历年同期低0.6℃，初霜早，出现在9月15日，由于气温低，初霜早，对晚熟作物很不利，尤其是24—26日一场连阴雪，加上27日的霜冻，把贪青作物全部冻死，减产较重。

1989年　9月，农安气温偏低，比历年低1.0℃，严霜初日较早，为9月20日，比历年早 8 天，使大田作物普遍受灾。

1990 年 10 月 31 日至 11 月 2 日，受冷高压影响，德惠县出现寒潮天气，且降温幅度大，24 小时降温 10℃，暴发了流感。

1991 年 通化市二道江区全区遇低温。5 月上旬，鸭园镇霜冻成灾，菜苗全部冻死，受灾面积 46.7 公顷。

1992 年 4 月 4—5 日，受贝加尔湖冷空气东南移影响，造成德惠县出现强寒潮天气，此寒潮天气过程影响全县，正值水稻育秧、坐床时间，对水稻影响较大，使播种期推迟，已播种的遭受冷害，最低气温 -4.3℃，降温幅度 3～11℃。

6 月 4—6 日，通榆县兴隆山、八面、向海等 15 个乡镇出现了较严重的霜冻。在遭受霜冻灾害的 4928 公顷农田中，有 4000 公顷农作物被冻死。

春末夏初，通化市东昌区的环通乡遭受连续低温冷害，受灾面积 228.6 公顷，造成蔬菜减产 633.1 万千克，减少收入 366.8 万元。

9 月 19 日夜间，受冷高压影响，德惠全县出现霜冻，最低气温 -1.3℃，大面积农作物受霜冻危害。

进入 6 月后，特别是 6 月 4、5、6 日 3 天，白城市洮北区气温突然下降，出现了多年未见过的霜冻，使大部分农作物受到严重危害，受灾面积之广、程度之大，是前所未有的，除玉米、高粱等大田作物稍轻一点外，其他经济作物大部分冻死，成灾面积多达 8817 公顷，占全区播种面积的 28.3%，其中减产 3～5 成的 2549 公顷，减产 5～8 成的 3085 公顷，8 成以上的达 3183 公顷。据调查统计，经济损失可达 1500 万元。全区出现危房 210 户 518 间，需解决建房救济款 15 万元。

年内，大安市发生严重的霜冻灾害，造成大面积减产。

1994 年 5 月 17 日至 7 月 19 日，桦甸市相继出现霜冻。叶片变色，各乡普遍受灾，东部山区、夹皮沟、白山、二道甸子等乡镇受灾严重，全日株叶片受害，幼苗期遭受霜冻，受害程度是近年来最为严重的。

年内，白城市洮北区发生霜冻灾害，农田受灾 800 多公顷，成灾 300 多公顷。

年内，通化市东昌区的金厂镇遭到晚期霜灾，受害作物达 65%，粮食作物减少 30%。

1995 年 9 月 14 日，永吉县全县 26 个乡镇玉米受灾，受灾面积 5244 公顷，占玉米播种面积 10%，叶子受冻害变黄白色。

1996 年 5 月 7 日，九台市出现了一次倒春寒天气过程，气温骤降，8 日出现了降雪，雪深达 2 厘米，9 日最低气温 -1.6℃，出现结冰，此次过程虽然持续时间短，但危害严重，致使 7.1 万多公顷玉米和大豆受到冻害，果木过早落花，这种灾害性天气在历史上少见。

6 月 5 日，安图遭受霜冻灾害，全县 9 个乡镇 40 个村屯受灾。受灾面积 1580 公顷，其中成灾面积 1411 公顷，粮食作物受灾 1360 公顷，绝收 820 公顷。

1997 年　4 月 20—6 月 12 日，通化市东昌区连续阴雨、低温，造成低温冷冻灾害，农业受灾面积 2405.1 公顷，其中，大田 1177.4 公顷，菜田 1128.7 公顷，保护地 99 公顷。受灾面积占耕地的 90%，约减产 3～5 成。重灾户 7082 户，轻灾户 5663 户。

1998 年　4 月 24—26 日，受贝加尔湖强冷空气南下影响，白山市出现了强降温天气，25 日最低气温在 0℃以下，东部山区达 -3.8℃，并出现雨转雪天气，积雪深度达 2 厘米。由于前春气温高、回暖早，果树等花期提前，因此受害极为严重，大部分果树因受冻花蕾脱落。全市果树 0.27 万公顷，均遭受不同程度的灾害，各种果树受灾面积（仅市郊乡）：2.3 公顷苹果、22.9 公顷梨、76 公顷李子全部绝收、600 公顷出土 2～3 厘米的人参大部分受灾。

5 月 30—31 日，长白县连续 2 天出现最低气温 0℃以下的霜冻天气，对农作物影响极为严重。30 日早晨，最低气温达 -1.2℃，31 日最低气温达 -0.7℃。2 天都出现冻害，受害最严重的农作物幼苗，由于受冻，幼苗叶发黑。此次霜冻对人参影响较大，受灾面积 77.863 公顷，绝收 15.733 公顷，白山市其它县区仅 30 日东岗和 31 日的白山最低气温在 2℃以下。

5 月 25 日，敦化和安图县境内大部分地区农作物遭受了严重的霜冻，有大面积的毁种和补种。具体情况如下：

敦化市受灾乡镇：大蒲柴、翰章、大山、青沟子等，受灾面积 300 公顷；安图县受灾 1.69 余万人，成灾 1.57 万余人；受灾面积 2812 公顷，其中，大豆 1510 公顷、玉米 1208 公顷、其他 94 公顷；毁种面积 989.1 公顷，其中大豆 56.41 公顷、玉米 425 公顷。

5 月 25 日、29 日和 30 日，受地面冷锋影响，集安市岭后高寒山区的热闹镇、杨木、天桥、文字等村屯出现霜冻灾害，受灾总面积 160 公顷，成灾面积 107.73 公顷，其中玉米成灾面积 42 公顷，绝收面积 20.67 公顷，大豆成灾面积 31.33 公顷，绝收面积 13.73 公顷。

1999 年　白城市洮北区发生霜冻灾害，农作物受灾面积 2300 多公顷，成灾 1100 多公顷。

2000 年　白城市洮北区发生霜冻灾害，致使全区果树大面积减产，农作物受灾面积 3000 多公顷，成灾 1600 多公顷。

第六章　暴雪灾害

第一节　概　　述

暴雪是北方冬季的主要气象灾害之一，常给交通、农业设施和畜牧业带来严重影响。吉林省暴雪灾害既可发生在春末夏初，也可发生在秋末冬初和冬季。一般来说从当年10月下旬进入初冬开始至次年3月份，历时近半年的时间为冬季，因此，将其分为初冬、隆冬和冬末春初。春季大雪经常是以雨夹雪的形式出现的，雨量和雪量不易区分，且降雪湿度及强度均较大。冬季大雪时间主要指12月至次年2月，也就是人们常说的隆冬。

1. 大雪标准

凡日降雪量≥5毫米称之为大雪；日降雪量≥10毫米称之为暴雪。

区域性大到暴雪标准：

日降雪量≥5毫米的相邻站≥5个站或有一站≥10毫米的暴雪，即为一次区域性大到暴雪日。

2. 春季大雪概况

从各年代春季大雪的分布情况来看，20世纪60年代、80年代春季大雪出现的次数要高于70年代、90年代，其中80年代最多，为35次，70年代最少，为18次。统计表明：1960—1999年40年中平均每年出现大雪约2.4次，但年际变化较大，最多的年份可出现7次（1999年），最少的年份一次也没有出现过（1963年、1968年、1972年、1975年、1977年、1993年）。从各旬出现的次数来看，出现在3月中旬至4月中旬之间，约占78.1%，这一时段也正是冷暖空气活动较频繁的时期，因此降雪次数较多。而3月上旬则以冷空气活动占主导地位，降水主要以纯雪为主；4月下旬至5月上旬暖空气势力明显增强，降水中雨的成分占有相当的比例，因而这两个时段内大雪出现的次数相对较少，约占21.9%，春季大雪最晚出现的时间为5月9日（1986年），5月中、下旬无大雪出现。

空间分布特征：统计（1960—1999）单站出现日雨雪量≥5毫米的降雪频数（见图6.1），基本上呈现出中部多、两头少的态势，特别是四平地区东部、长春地区南部、辽源、吉林地区、通化地区中部和北部、白山地区西部和北部一带，降雪频数更高一些，一般≥40次，其中靖宇站频数最高，为55次；而白城地区大部分测站及延边地区南部的小部分测站降雪频数较低，均≤10次，这种分布与地表特征是密切相关的。吉林省中南部地区的多数测站处于长白山脉的迎风坡，因而降雪频数较高；而白城地区处于大兴安岭的背风坡，因而降雪频数较少；另外，延边地区南部的部分测站处于一个盆地之中，这也是导致降雪相对较少的一个主要原因。

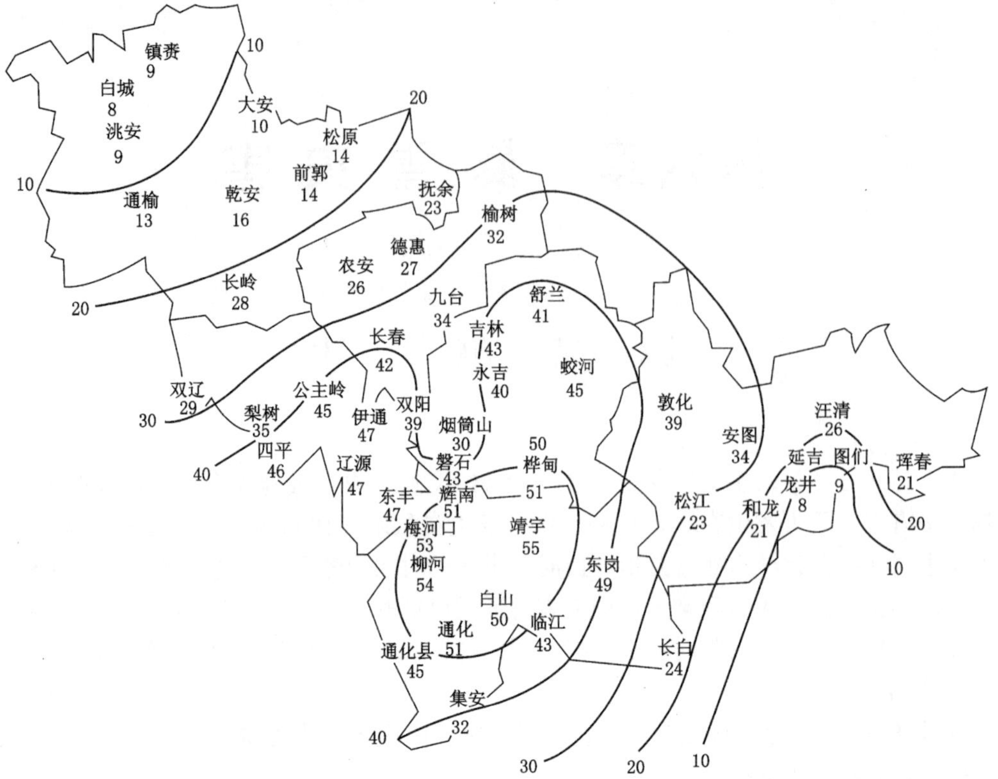

图 6.1　3－5 月各站出现日雨雪量≥5 毫米的降雪频数

2. 冬季大到暴雪概况

(1) 大到暴雪的时间分布特征

据本年 12 月至次年 2 月大到暴雪出现的日数进行统计，其结果表明：

①除 1995 年冬季没有大雪日发生外，其余 39 年的冬季均有大雪日数，年平均大雪日 4.8 天，其中出现大雪日最多的年份为 1971 冬季为 10 天，其次是 1999 年冬季 9 天，各年大雪日数分布见图 6.2。

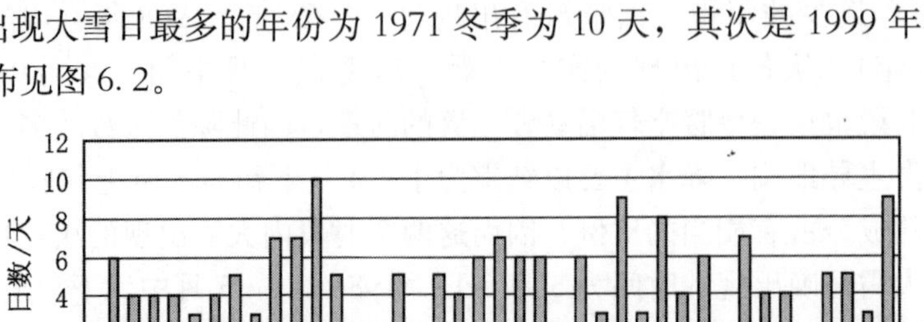

图 6.2　大雪日数年际变化

②暴雪不是每年冬季都有，40 年中有 10 年没有暴雪，即发生暴雪的年份占 75%，年平均暴雪日为 1.3 天，其中 60 年代末至 70 年代初、70 年代末至 80 年代初、90 年代末至 2000 年代初的冬季暴雪日数相对多些约为 3 天。另外，除 1977—1986 年这 10 年间每年

均有暴雪日数外，其余年份具有明显的3年周期（见图6.3）。

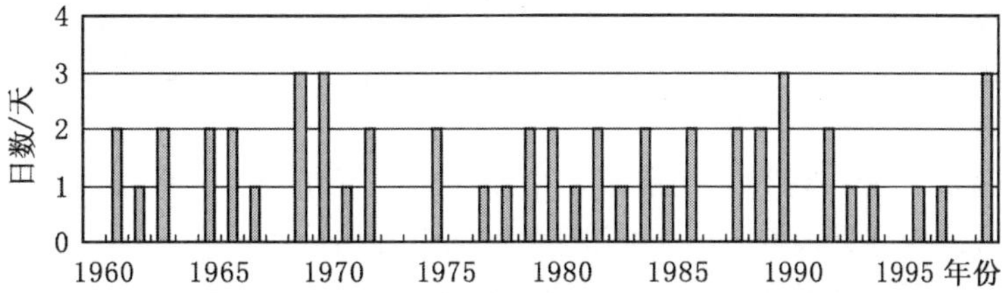

图6.3　暴雪日数年际变化

③区域性大到暴雪的年分布特征

40年中区域性大到暴雪有8年没有出现，即有区域性暴雪的年份占80%，年平均为1.7天。其中1970年最多，为5天，1971年和1990年为4天。有3天的共有5年，只有1973年、1974年连续空2年，其余均只空1年，一般为3～5年将空1年，只有1977—1986年10年间年年均出现，次长段为1960—1967年7年间也年年出现，像这样连续多年均有的，但每年一般为1～2日，不会太多。年出现日数多的均在3～5年周期年中，1969—1972年尤为突出。（见图6.4）

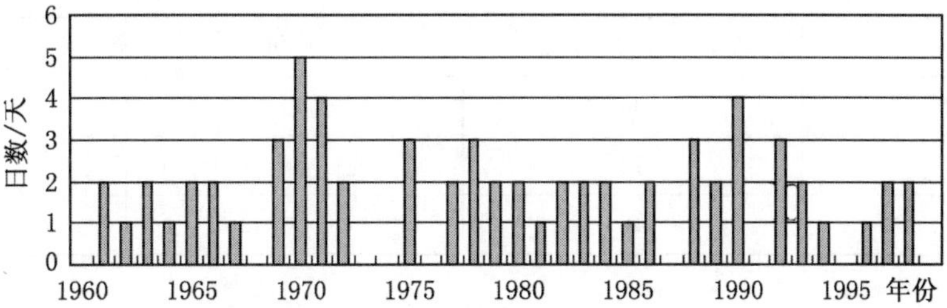

图6.4　区域性大到暴雪日数年际变化

（2）大到暴雪的月分布

从各月大雪的日数分布来看，12月份的大雪、暴雪以及区域性大到暴雪日数相对较多；2月次之；1月大雪日数与2月接近，但暴雪和区域性大到暴雪日数所占的百分比较12月和2月少得多。（见表6.1）

表6.1　大到暴雪月分布（%）

	大雪	暴雪	区域性大到暴雪
12月	40	46	51
1月	29	15	13
2月	31	39	36

12月大雪日数最多的年份是1992年为5天，暴雪日数最多的年份是1990年为3天，区域性大到暴雪日数最多的年份是1990年为4天；1月大雪日数最多的年份是1986年和1999年均为6天，暴雪日数最多的年份是1999年为3天，区域性大到暴雪日数最多只有

1天，共有9年；2月大雪日数最多的年份是1968年、1970—1973年、1989年均为4天，暴雪日数最多的年份是1961年、1969年、1972年、1982年和1989年，均为2天，区域性大到暴雪日数最多为2天，共有9年，出现1天的有6年，有25年一次也没出现。

（3）大到暴雪的旬分布特征

12月和1月的旬分布均为上旬最多，中旬次之，下旬较少。但2月份则是中旬最多，下旬次之，上旬最少（见表6.2）。大范围大到暴雪各旬分布见表6.3，由表6.3可知，12月上旬为最多，中下旬相差不多；1、2月中旬为最多，下旬次之，上旬最少，尤其是2月上旬只占8%，而中旬占50%。

表6.2　大到暴雪旬分布（%）

	上旬	中旬	下旬
12月	45	33	23
1月	42	31	27
2月	6	48	46

表6.3　大范围大到暴雪旬分布（%）

	上旬	中旬	下旬
12月	44	29	27
1月	22	44	33
2月	8	50	42

（4）大到暴雪的空间分布

图6.5是12月到翌年2月各站≥5毫米降雪分布情况，其主要特征是：南部大雪远多于北部；东部多于中西部，而西北部地区有5站40年竟没有大雪天气出现。

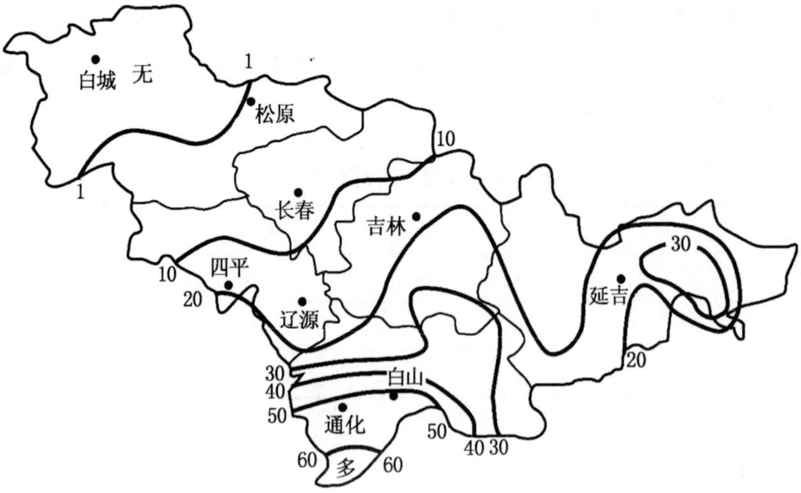

图6.5　1960—1990年12月至翌年2月大到暴雪以上日数分布

图 6.6 是 12 月至次年 2 月暴雪各站分布情况，由图可见，吉林省暴雪分布具有西北向东南增加且主要发生在中东部地区的榆树、长春、双辽一线以东地区。且有两个暴雪最集中的区域，一个是通化地区南部，二是延边地区的东部，而西部的白城、松原（除扶余外）、长春地区北部，近 40 年几乎没有发生暴雪天气。

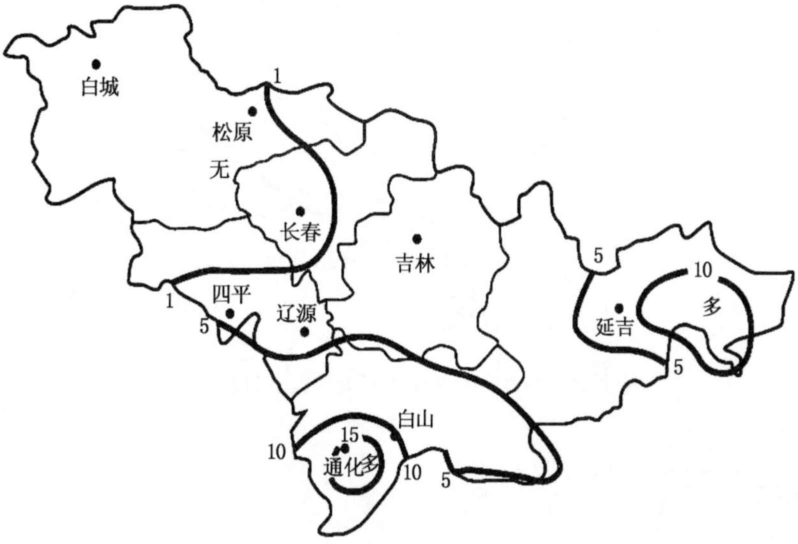

图 6.6　1960—1990 年 12 月至次年 2 月暴雪以上日数分布

（5）各月大到暴雪的地理分布

图 6.7、6.8、6.9 是各站≥5 毫米降雪的各月地理分布情况，可见从 12 至次年 2 月各月大雪的地理分布略有差异。12 月份的大雪主要分布于吉林地区东部和南部、通化、白山和延边地区中部，三个大值中心依次分别位于集安、桦甸和汪清。

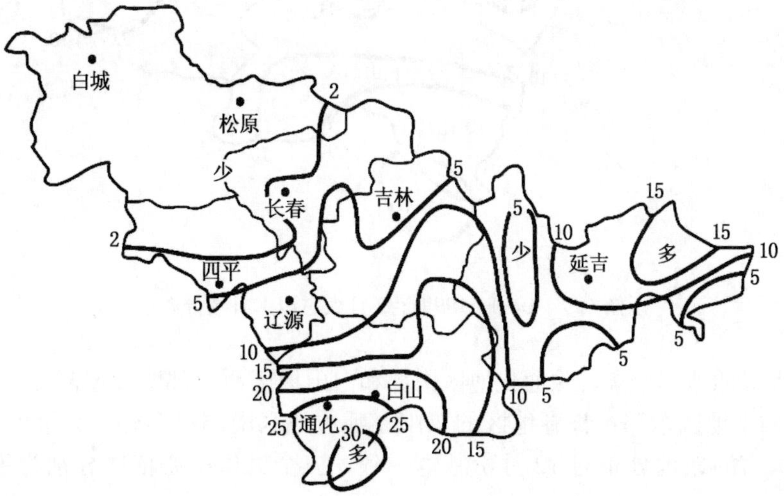

图 6.7　1960—1999 年 12 月大雪以上日数分布

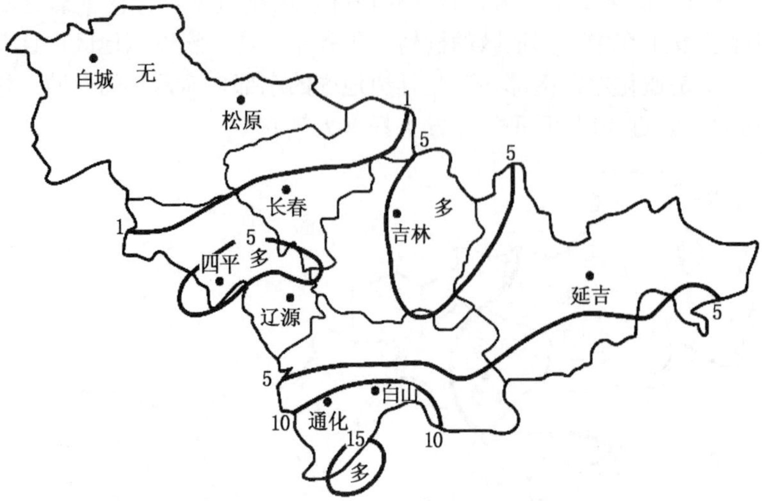

图 6.8　1960—1999 年 1 月大雪以上日数分布

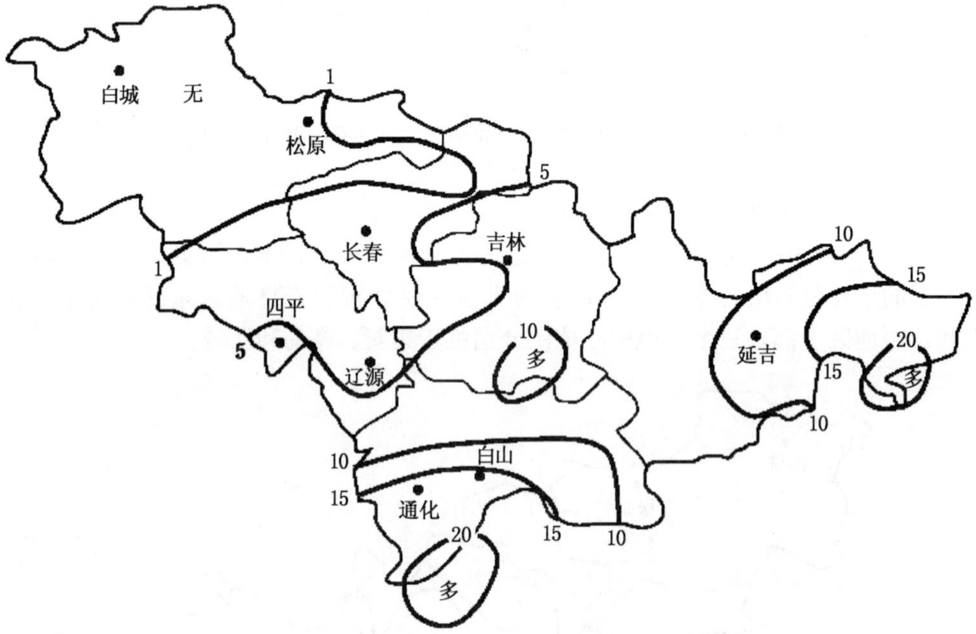

图 6.9　1960—1999 年 2 月大雪以上日数分布

1 月份大雪的地理分布，除通化地区南部和白山地区西南部明显偏多外，其次是吉林地区东部、四平地区东部、长春地区的双阳、延边地区南部略多外，其余差异不是很显著；2 月份大雪的地理分布与 12 月份基本一致，三个大值中心依次分别为集安、珲春、和桦甸。

图 6.10、6.11、图 6.12 是各月暴雪的地理分布，其主要分布特征是，12 月份的暴雪位于吉林省的中南部，尤其是通化地区南部为暴雪多发区；1 月份的暴雪位于吉林省的东

南部，除个别站外，延边地区相对较多；2 月份的暴雪也主要位于吉林省的东南部地区，但两个大值中心相对较为突出，一是延边地区的珲春，二是通化地区的柳河。

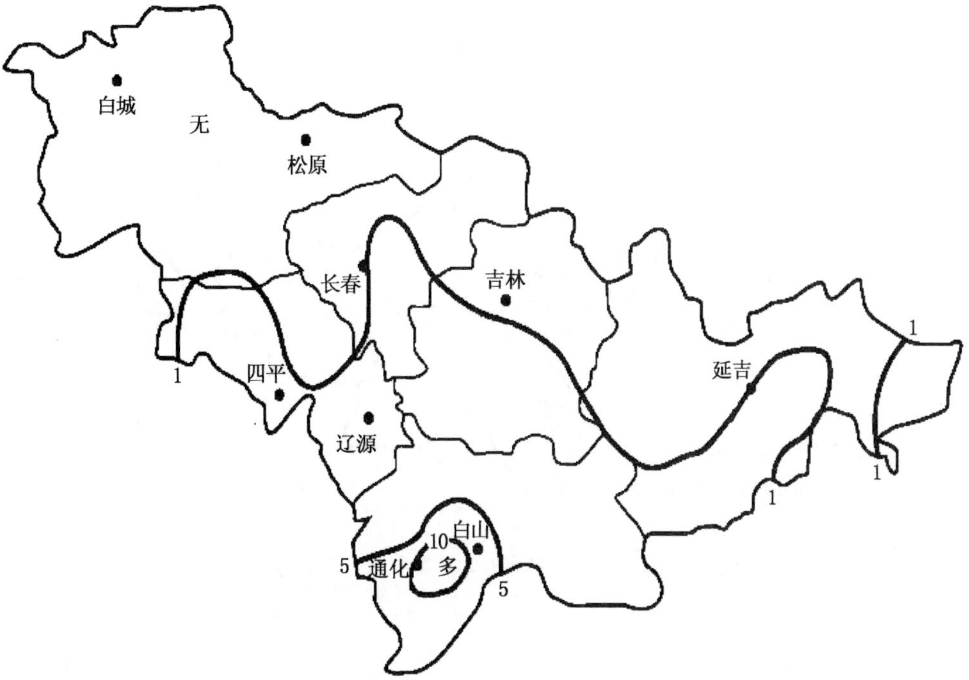

图 6.10　1960—1999 年 12 月暴雪以上日数分布

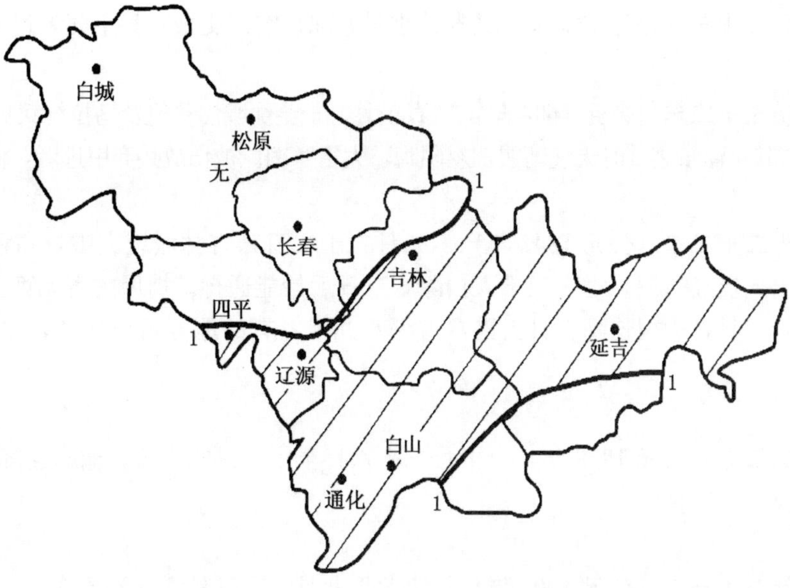

图 6.11　1960—1999 年 1 月暴雪以上日数分布

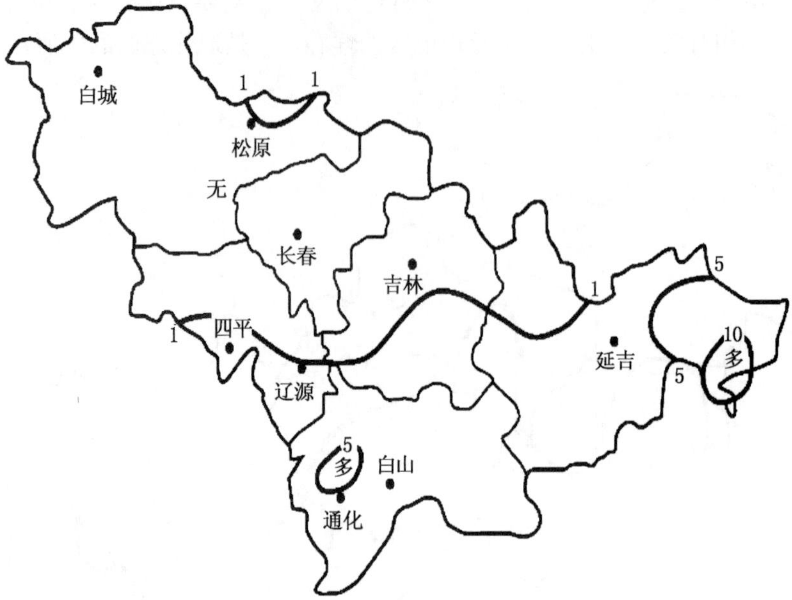

图 6.12　1960—1999 年 2 月暴雪以上日数分布

第二节　公元 1948 年以前的暴雪灾害

唐　开元二十年（公元 732 年）　吉林小阻寒冻，雪深丈余，兵士死者过半。

明　万历三十二年（公元 1604 年）　春正月，于斐优城代善追及乌拉统兵贝勒博克多，从马上左手获其胄而斩之。时天气晴明，忽阴晦，大雪寒冽。被伤敌兵弃甲逃者，僵仆甚多。

清　道光二十二年（公元 1842 年）　二月二十二日，吉林城垣大雪，高积二丈二尺有余，人民出入俱经雪洞。雪夫三千人扫除，三日后始能通行。坍屋憋畜无算。

二月二十二日，榆树连降三日大雪，雪深八九尺，有的地方雪没房脊，牛、马、猪、羊堵死无数。

清　光绪四年（公元 1878 年）　十月二十六日至十一月二十日，榆树连降三场大雪，平地雪深五尺。

清　光绪二十七年（公元 1901 年）　海龙县七月三十日降雪，深尺许。

民国　元年（公元 1912 年）　八月，辉南县境内大雪为灾。

民国　十六年（公元1927年）　五月十五日十一时许，临江县普降大雪，直至十六日五时雪止。积雪深处六十多厘米，较浅处也在三十厘米左右。凡出土的禾苗多被冻死。

民国　二十九年（公元1940年）　秋末冬初，白城县（今白城市洮北区）降大雪，一夜降雪一尺许，庄稼尚未收完，尽埋地中。避风处，积雪成岭，漫没房屋，各户晨挖雪撬门，薪米同贵。

第三节　公元1949—2000年的暴雪灾害

1954年　3月19日，三岔河有强烈的雪暴出现，积雪被吹起，能见度差。

1955年　5月22日龙井下雨后降大雪并有雷暴，形成积雪深度达10厘米，树枝一部分被雪折断，雨雪到14时24分停止，雨雪量共83.2毫米，23日气温最低下降至-2.2℃，农作物受到影响，豆类幼苗有不少被冻死，使本地历史上少有的5月后大雪。延吉降罕见大雪，因降雪先降雨，冰冻结在电线上的最大厚度已达4厘米，对大部分树木与电线有损害。

1958年　5月22日，海龙降雪气温低，对水稻、高粱、玉米等刚出土幼苗发育不利，且发生了病害。

1960年　10月15日，四平市气温骤降，突降大雪，秋白菜与未收运完毕的农作物均被大雪埋住，冻在田间，农民特别是菜队损失较重。

1962年　2月10日，靖宇降雪量41.2毫米，雪深38厘米，使靖宇县至清障镇交通受阻，停止通车达10日之久。

东丰10日到11日降雪总量24.1毫米，地面平均积雪深度18厘米，为11年中最大的春雪，使交通通行十分困难。

1964年　1月11日，辉南从11日夜间开始因气温高降湿雪，冻结在电线上，气象站附近电话线压断。

11月12日，中旬明月连续8日下了一场历史前所未有的特大暴雪，使交通断绝公路达4天之久，铁路达7小时，明月站室外电话线压断，影响电报拍发，影响打场达10天之久；延吉降入冬以来第一场历史上罕见的特大暴雪，由于雪凇粘性大，大部分树枝折断，造成了停电，交通受到阻碍。

1966年　4月15日珲春夜间下暴雪，因电线积冰直径达4～5厘米，县内送电线路和邮电线路不同程度的自然破坏使全县停电，大部分邮电通信停止，送电线路破损情况：高压输电线甩湾子和口断1处，镇内高压线断1处，低压线断96处，进户线700余处，高压线杆倒了3基，低压线杆倒15基，农村送电线路马川子公社倒电杆32基，25千米的低压配电线路断空80%，进户线几乎全部断线，3家公社高压线断3处，低压线断空20%，进户线断40%左右，凉水公社高压线断空4处，低压线或进户线也破坏不少，密江县低压线断空4处，50余户进户线断落，板石、英安、敬信等公社也受到不同程度的破坏。有电线路破坏情况：镇内线路倒杆30根，农村线路倒杆50根，木横担折断100个，铁横担弯曲60个，瓷瓶破坏700个，断线路的农村占总线路的60%，镇内占60%，已播下去的水稻尼龙床被压在13厘米厚的湿雪下，大部尼龙支架被压断。

1970年 12月13日，海龙12日晚因降雪量大，又出现吹雪，据铁路车站说，由于铁路道岔被雪覆盖，影响列车正点运行。

1971年 10月11日珲春降特大暴雪，成熟的庄稼全部被压在雪地里，先雨后雪，积雪深度达12厘米，早晨有冰冻，白天和夜间风力7级左右，谷子已割完，但未拉地，水稻除种子田外，全部未割，积雪第二天全部溶完，对收割和庄稼无影响。

1972年 2月29日至3月2日，在冷空气侵袭影响下，通榆县连日降雪，还伴有8级以上大风。全县死牛4100头、马320匹、羊5100只。

1973年 9月26日，松江因湿雪使部分谷子和水稻被压倒，并使永庆至明月镇电话线不通。

1974年 10月21—22日，双阳县降了一场特大雪，总降雪量达28.4毫米，积雪深度达24厘米，积雪时间长达6天，这场大雪对双阳县秋收工作造成很大影响，庄稼大部分被雪埋着，籽粒膨胀影响拉场，庄稼上场，而且还影响交通运输，公路汽车停运1～3天，秋菜大部分被雪埋着、冻坏，总之这场大雪给粮食、秋菜及交通运输都造成一定的影响。

1977年 3月23日至24日，因强冷空气侵袭影响，通榆县风雪大，降温多。降雪量4.4毫米，积雪深4厘米；24小时最低气温下降9.5℃，为-11.7℃。全县死牛7699头，马2579匹，羊2.57万只。

1980年 10月25日，受高空低涡和地面气旋入海回流天气的影响，松江县普遍降了头场大雪，纯雪量达20.5毫米，积雪深度达24厘米，是该县二十几年来所少有的，这场雪给该县农业生产带来很大损失。

1981年 3月24—26日，受地面低压影响，通榆县降了3天大风雪，过程降水量为23.4毫米，同时伴有降温天气，积雪深度厚的地方有1米多深，使牲畜挨冻受饿和被雪淹没不能走动，造成大量失踪和死亡。据全县统计，死亡牛1906头、马618匹、羊1325

只、猪43头，另有大量牲畜失踪。红星公社冻死2人，跃东公社冻死1人。全县公路由于雪阻，中断交通多日。同时，乾安县连续降雨转雪，过程降水量为18.2毫米，并伴有5～6级偏东风，使得全县各公路停运，于4月7日才先后通车。这次雪阻是乾安县1957年以来最严重的一次。长岭县降雪47小时，降雪量达21.4毫米，由于降雪时风速大，公路雪堆严重，最大积雪深度达2米，使交通中断，长—太公路中断3天，长春到长岭公路中断2天。

1983年 4月25—29日，受高空低涡、切变线和地面气旋的影响，白城地区出现风雪天气。4月25—29日，通榆县出现阴雨转雪天气，持续5天，过程降水量为102.3毫米，造成牲畜大量死亡和失踪，交通和通讯受到严重影响。雨雪交融，气温低下，积雪盈尺，道路堵塞。死亡大牲畜8157头（占年初总头数的4.98%），其中，牛7242头、马800匹、驴115头，死亡羊7658只，占羊总数的5.26%。尤其是在死亡大牲畜中，耕牛2130头、耕马441匹，致使1563户农民失去了农耕动力；120个养牛专业户破产。由于风刮雪压，高低压线杆倒折1670根，损坏房屋552间。

4月26日11时到28日20时，受高空低涡、切变线和地面气旋的影响，乾安县降了暴雨并伴有大风雪，过程降水量为76.2毫米，这场重大灾害性天气是历史上所没有的，造成全县停电，电话不畅通，大棚压坏，幼苗冻伤。白城市出现特大湿雪，过程降水量为58.6毫米，使其工农业生产遭受严重损失。

1985年 11月8—11日，受高空低涡和地面气旋的影响，白城地区出现大雪天气。11月9—10日，乾安县降了一场大雪，过程降水量为9.5毫米，雪量之大为历年所罕见，降雪伴随降温现象，严重危害了畜牧业的发展，造成了大量牲畜死亡，也给交通带来了很多不便。11月8—11日，长岭县降了一场大雪，过程降水量为14.9毫米，雪深达17厘米，加之严冬到来，使积雪长期不能融化，大地一片银白，农民缺少烧柴，牛羊无饲草冻饿而死。

1986年 4月19日，受高空槽和地面冷锋的影响，辽源降了一场雨夹雪，过程降水量为26.2毫米，雪深达12厘米，造成塑料大棚顶积雪过厚，电线积雪厚度达10厘米，水田育秧棚、乡镇的蔬菜棚压倒严重，全县旱田苗床棚压倒81.5%，253个木杆大棚全部压倒，蔬菜大棚压倒10个，压坏秧苗0.53公顷，损失达1600万元，水稻铁架育苗大棚9套，共144栋，136栋压倒；邮电通讯线路压断多处，造成几个乡镇电话停话3～4天；供电局66千伏电路停电3分钟，1000伏10号变压器爆损1台，220伏低压线断4处，接户线断45处，农田局104千伏高压线路断21处，380～220伏线路断45处，接户线断102处，损失计10.3万元。

5月8日，受切变线和地面暖锋的影响，长岭县降了一场大雪，降雪量达7.1毫米，雪深达2厘米，是气象站建站以来仅有的一次。大雪使部分出苗的农作物叶片全部冻死，但对根部无危害，所以损失不大。

5月8—9日，受切变线和地面暖锋的影响，磐石出现一次雨转雪过程，过程降水量为26.5毫米，雪量达到暴雪。大雪压坏大、小型塑料棚220多个。

5月8—9日，受切变线和地面暖锋的影响，和龙县降特大暴雪，过程降水量为36.2毫米，使部分地方遭受冻害，农田播种期也延迟3～5天。

1993年　11月，集安全市出现了一次20年未遇的大雪天气，降雪量21毫米，积雪深度24厘米。雪后出现大幅度降温，造成市内交通堵塞，农村公路交通中断。

1996年　3月16—17日，受河套气旋北上影响，吉林省中部地区普降大到暴雪，给4个地市的房屋建筑造成危害。全省平均降雪量为5.8毫米，其中长岭25.8毫米、榆树25.0毫米、农安21.0毫米、双辽20.7毫米、九台20.0毫米、德惠16.0毫米、三岔河15.4毫米、长春14.1毫米、舒兰12.0毫米、吉林11.0毫米。25毫米以上的有2个县（市），超过10毫米的有10个县（市），5.0毫米到9.9毫米的有7个县（市）。

预报服务情况：这场大到暴雪天气，省气象台及各市气象台均预报正确，服务及时、主动、超前到位。省气象台中期预报提前72小时，在3月13日就预报中部地区有大雪，局部有暴雪，建议各有关单位做好预防工作。从3月14日开始就预报有降雪天气，3月15日晚上在省电台、电视台以“降雪消息”为标题的预报中提出“受河套倒槽北上影响，从今天夜间到明天白天，吉林省自西向东有一场明显的降雪过程，中部地区可达大到暴雪，望有关单位做好预防”。专项预报提前24小时做出准确预报并通知粮食、铁路、蔬菜生产、保险公司等部门的18家用户，结合生产情况提出了可行性指导建议。省气象台加强了对各级台站的预报指导，中期预报提前就通过电台向台站发布了编码预报，短期预报与地区台、县站进行了七次会商，起到了灾害性天气联防指导中心的作用。

决策服务情况：在给省领导服务方面，省气象台主管台长在3月14日把《气象简报》及时送到了省领导机关，并向省政府办公厅作了汇报，强调16日至17日这次过程范围大，以大雪为主，部分地方有暴雪，主要影响中部地区产粮县，应注意防灾减灾。在3月15日的全国春耕抗旱电视会上，又向副省长汇报了预报意见。16日下午，省气象局局长向省长汇报了降雪情况，省长非常满意。

预报服务显著效益：由于各级政府和有关部门的重视，初期得力的防灾措施，使雪灾损失减到最低限度，经济效益和社会效益显著。据初步了解，粮食部门有万吨以上的玉米免受损失，蔬菜塑料大棚损失极少，交通管理部门加强路面巡视，极大地减少了交通事故的发生。各级气象台站的预报服务工作也得到了社会上的高度赞誉。

1997年　受华北气旋影响，从1996年12月31日至1997年1月2日08时，吉林省出现了明显的降雪过程，除白城、松原、长春北部以及长白县外，大部分地方出现了大到暴雪天气。全省平均过程降雪量为9.7毫米，各市、州平均过程降雪量如下：白城0.5毫米，松原3.2毫米，长春7.2毫米，四平12.9毫米，辽源15.9毫米，吉林9.3毫米，通化17.4毫米，白山11.2毫米，延边12.9毫米。由于此次过程降雪量大，积雪深，并伴有强风，对吉林省的公路、铁路、民航等均造成了严重影响。铁路方面：长春铁路分局由于风雪较大，道岔无法对接，客车全部晚点，货车滞留。由于广大铁路职工的努力，在短时间内即恢复了正常。民航方面：长春飞机场1月1日由于风雪太大而关闭，2日才恢复正常。市区街路交通受阻：长春、四平、辽源、延边、白山、磐石等市区交通受阻，长春市区54路有轨电车停运2天。

1998年 11月27—30日，受渤海气旋影响，集安市降大到暴雪，降雪量21.9毫米，积雪深度25厘米，全市公路交通中断2天。

2000年 1月2日，集安市降雪11.7毫米，积雪深度17厘米，造成公路交通中断2天。1月6日，再次降雪10.8毫米，最大积雪深度27厘米，公路交通又中断3天。

1月1—3日、5—6日，受暖锋和地面气旋的影响，全省除白城、松原外，相继出现区域性大雪或暴雪。1月1日08时—6日08时，全省平均总降雪量13.1毫米，其中总降雪量在10.0～19.9毫米的有31个县（市），在20.0毫米以上的有7个县（市）：通化27.0毫米，集安22.7毫米，白山21.4毫米，临江25.2毫米，汪清32.2毫米，图们24.8毫米，珲春30.9毫米。强降雪主要分布在吉林省的中南部及东部地区。积雪深度西部一般为4～10厘米，四平西部、通化西北部、白山东南部、延边西南部为13～19厘米，其他大部分县（市）在20～30厘米，最大积雪深度出现在汪清站，为34厘米。大雪或暴雪给航空运输、地面交通带来极大的不便，交通阻塞等现象屡屡发生。

第七章 低温冷害

第一节 概 述

低温冷害是指在作物生长发育期内的某一个或几个阶段出现了低于作物正常发育所能承受的低温天气，从而使作物生长发育和产量形成受到严重影响，导致较大幅度减产的一种灾害。低温冷害发生在作物生长发育较温暖的时期，低温影响表现在内部，是一种后效应。

20 世纪 50 年代以来，全省性的严重低温冷害主要有 5 年，分别是 1954、1957、1969、1972 年和 1976 年。由于 20 世纪 50 年代至 70 年代中期，吉林省处于作物生长季气温的冷周期内，因此，低温冷害频繁发生，平均每 5 年就有一次全省性的严重低温冷害出现。20 世纪 80 年代以后，吉林省作物生长季的气温进入暖周期，加之全球变暖的影响，全省性的严重低温冷害基本没有出现，但东部地区仍常有局地性或区域性低温冷害发生。

低温冷害俗称“哑巴灾”，对吉林省农业生产影响较大，其中减产幅度最大的是水稻，平均减产 34.5%，其次是高粱，平均减产 25.1%，大豆、玉米和谷子平均减产分别为 19.7%、13.6%和 6.9%。

一、新中国成立以来的低温冷害

由于人们对低温冷害的认识较晚，历史上没有此种灾害的相关记载，加之新中国建立前气象站点稀少，气象资料有限，所以关于低温冷害的系统分析始于观测网初步建立的 1951 年。新中国成立以来的严重延迟型低温冷害年有 1954 年、1957 年、1969 年、1972 年和 1976 年，主要障碍型低温冷害年有 1954、1964、1971、1980、1982、1986、1988、1990、1993 年和 1998 年。

二、低温冷害的类型

1. 按危害机制分类

按照危害的机制和症状，把冷害分为延迟型、障碍型和混合型。

延迟型冷害：由于生育期间较长时期连续低温，致使作物生育期推迟，直至秋霜到来时尚不能成熟而减产。遭受延迟型冷害后，作物的最终表现为单位面积穗少，籽粒少而小，含水量高，品质下降，产量低。其典型年有 1954、1957、1969、1972 年和 1976 年。

障碍型冷害：这类冷害是在作物生理温度最敏感期出现强降温天气，虽然持续期短，总积温也不低，但仍使作物受到严重危害而减产。在吉林省，水稻孕穗、开花期对低温反应敏感，易发生障碍型冷害，有时高粱也发生此类冷害，玉米、大豆则很少发生此类灾害。障碍型冷害年主要有 1954、1964、1971、1980、1982、1986、1988、1990、1993 年和 1998 年。

混合型冷害：延迟型和障碍型冷害在同一作物、同一年内发生，这种灾害即为混合型。混合型灾害减产最严重。吉林省主要在 1954、1964、1971 年和 1986 年发生了混合型冷害。

2. 按发生时期分类

根据冷害发生时期分类，把冷害分为前期冷害、中期冷害和后期冷害。

前期冷害：一般是作物营养生长期出现持续低温天气，使其生长发育缓慢，发育期推迟，生物量小，对以后的生长发育及产量形成造成严重影响。

中期冷害：在吉林省一般是作物幼穗形成至抽穗开花期的冷害，其特点是幼穗发育缓慢，出穗期推迟，并严重影响开花授粉等生殖生长，造成减产。

后期冷害：是在作物灌浆成熟期出现持续低温，使灌浆速度慢，籽粒小且不能正常按期成熟，甚至遭到秋霜危害，造成严重减产。

在吉林省的严重低温冷害年中，1972、1969 年为前期冷害，1976 年以后期冷害为主，1954 年为前期、中期并发型冷害，1957 年为典型的中、后期并发型冷害。一般中、后期冷害较重，前期冷害相对较轻。

3. 按天气类型分类

按照冷害年的天气类型，把冷害分为低温多雨型（如 1957 年）、低温干旱型（如 1972 年）、低温早霜型（如 1969 年）、低温寡照型（如 1993 年和 1995 年）等。

三、低温冷害指标

冷害的发生与否主要取决于气温条件，同时也与作物种类、品种有一定的关系。这是一个极为复杂的过程，不同的作物（或不同的品种）在不同的生长发育阶段，有不同的受害指标。

1. 延迟型冷害指标

延迟型冷害按危害程度可分一般冷害和严重冷害两种。

延迟型一般冷害指标：

$$\triangle T_{5-9} = -94.8 + 3.24T_{5-9} - 0.037T^{25-9} + 0.00014T^{35-9}$$

延迟型严重冷害指标：

$$\triangle T_{5-9} = -80.47 + 2.96T_{5-9} - 0.035T^{25-9} + 0.00014T^{35-9}$$

式中，$\triangle T_{5-9}$为 5—9 月平均气温和的距平，T_{5-9}为某地方 5—9 月平均气温和的多年平均值。

也可以按表 7.1 通过 5—9 月平均气温和的负距平值来估算粮豆作物的受害程度。

表 7.1 不同 T_{5-9} 下的冷害指标/℃

T_{5-9}		80	85	90	95	100	105
$\triangle T_{5-9}$	一般冷害	-1.1	-1.4	-1.7	-2.0	-2.2	-2.3
	严重冷害	-1.7	-2.4	-3.1	-3.7	-4.1	-4.4

2. 障碍型冷害指标

障碍型冷害危害较重的作物主要是水稻，水稻障碍型冷害分孕穗期障碍型冷害和开花期障碍型冷害两种。

水稻孕穗期障碍型冷害指标为：孕穗阶段的 20 天内，出现连续 2 天日平均气温≤17℃的年份。

水稻开花期障碍型冷害指标为：开花阶段的 20 天内，出现连续 2 天日平均气温≤19℃的年份。

四、低温冷害的地理分布

1. 延迟型冷害的分布

(1) 一般冷害

一般冷害出现频率的分布规律大致是，山区多于平原，由东向西递减。东部山区冷害频率多在 30%以上；向西越威虎岭和龙岗山脉为吉中低山丘陵已减至 20%～30%；平原地区最小，除其西北的部分地区外，均在 10%～20%之间（见图 7.1）。

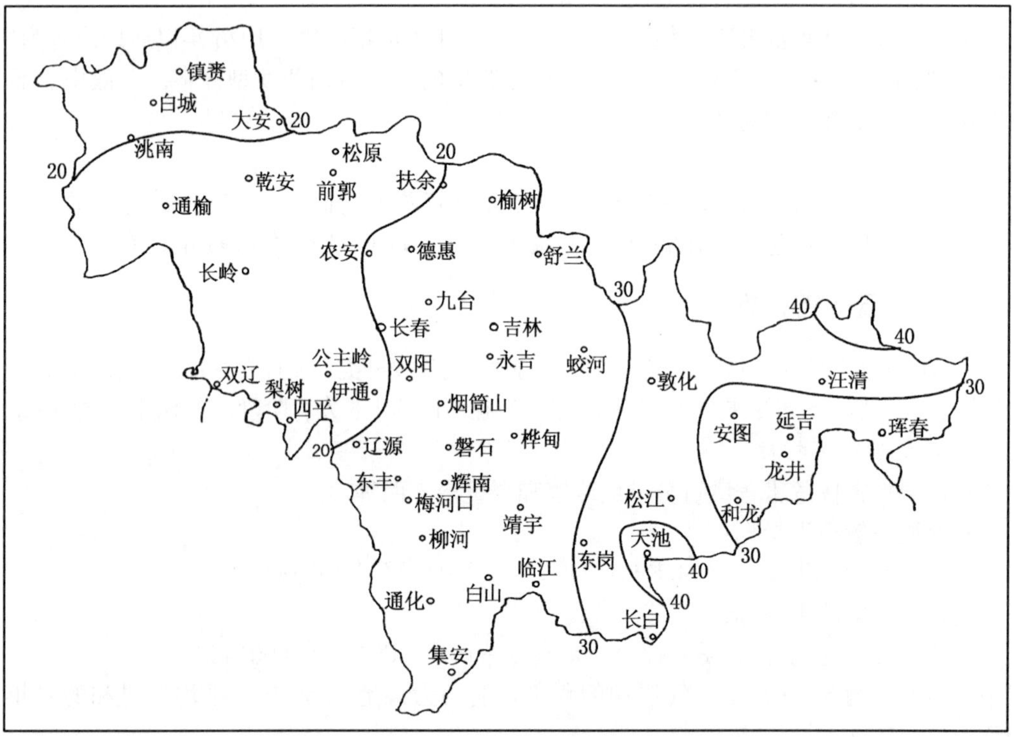

图 7.1　吉林省一般冷害频率（%）

(2) 严重冷害

严重冷害频率的地区分布趋势与一般冷害大致相似，不过冷害出现的频率已明显减小，一般减小 10%左右（见图 7.2）。

2. 水稻障碍型冷害的分布

(1) 水稻孕穗期冷害

水稻孕穗期冷害多发生在东部山区，而西部平原地区基本上未出现。东部长白山区孕穗期冷害的频率一般为 30%～50%，且随高度而增加，地势高处可在 60%以上；延吉盆

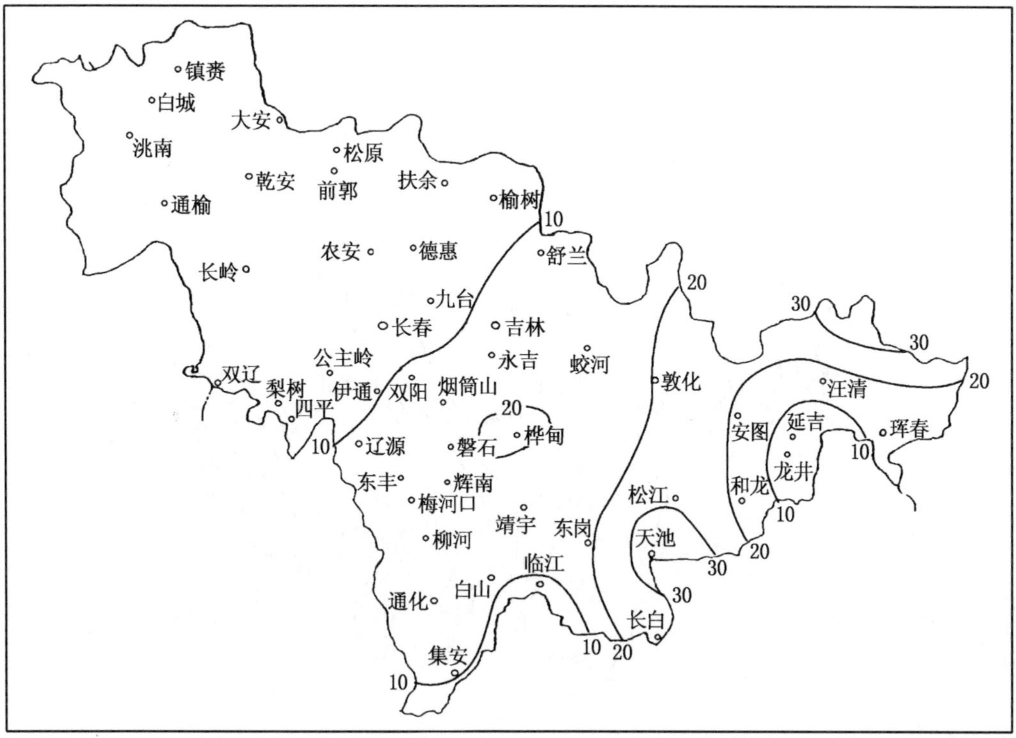

图 7.2　吉林省严重冷害频率（%）

地多在 30%以下，其中延吉、珲春等地较小，已不到 10%；吉中丘陵以及通化的南部地区也不多，一般在 10%以下（见图 7.3）。

（2）水稻开花期冷害

水稻开花期冷害频率一般高于孕穗期，以长白山为中心，开花期冷害频率最大，一般在 40%～60%之间；中西部平原地区在 30%以下，其中平原的西部及通化以南地区最小，冷害频率不足 10%（见图 7.4）。

五、低温冷害的年际变化

吉林省的冷害平均 3～4 年出现一次，但年际变化较大。以长春为例，自 1909 年至 1983 年的 75 年中共出现冷害年 24 个，平均 3 年多出现一次冷害。其中严重冷害年 12 个，占冷害年的一半。冷害年出现频率与夏季气温所处的冷期或暖期有关。在长春的 75 年中，1909—1919 年和 1953—1974 年为冷夏期，1920—1952 年和 1975—1983 年为暖夏期。冷夏期发生冷害的几率为 45.5%，暖夏期为 21.4%，前者比后者高出一倍。特别是 20 世纪 80 年代进入暖夏期以来，气候变暖明显，加之全球变暖的影响，低温冷害发生的几率明显减小。

六、防御低温冷害对策

（一）合理安排品种搭配

掌握低温冷害气候变化规律，注意品种选择，不盲目推广晚熟品种，选择耐寒的高产

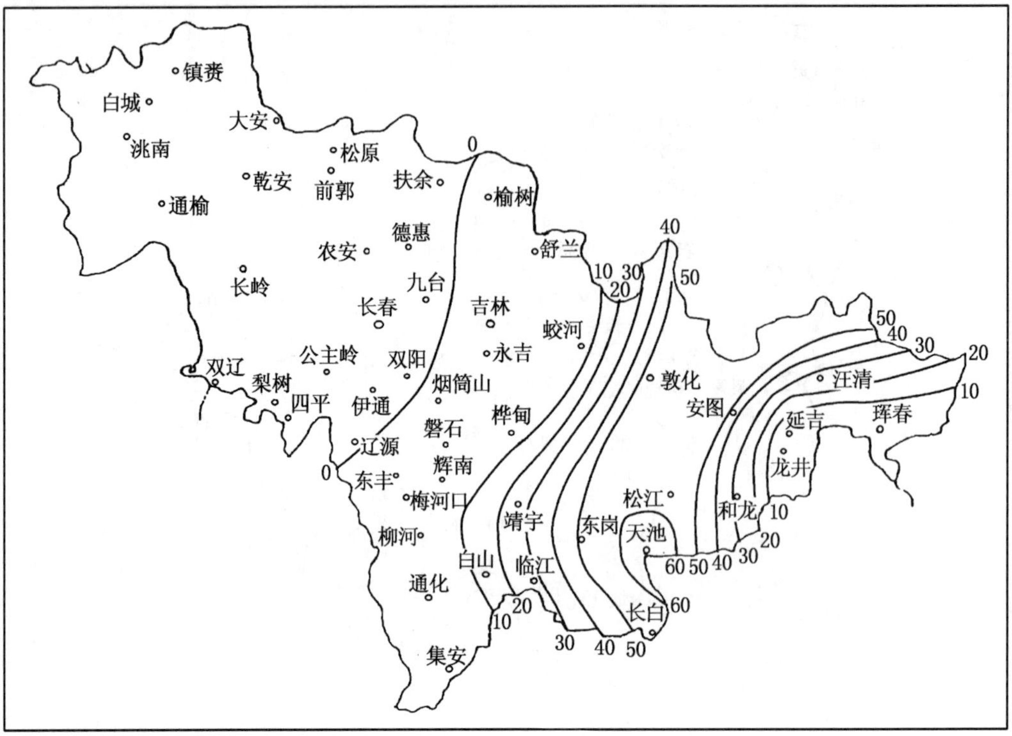

图 7.3 吉林省水稻孕穗期冷害频率（%）

品种，搞好品种搭配，在不同气候区和冷、暖期，安排早、中、晚品种按最佳比例种植，暖期内加大晚熟比例，冷期内加大中、早熟比例，从而提高抗御低温冷害的能力，求得最大减灾效益。

（二）适时早播

各地应遵循当地气候规律，根据天气实况和预报及短期气候预测，适时早播，以避免延迟型低温冷害。

（三）水调温控

水的比热大，热传导性低，在遇低温冷害时，可以水调温，避免或减轻低温冷害影响。提高水温的具体办法有设置晒水池、轮换灌水口、加宽灌水口、昼晒夜灌、减少灌溉次数、清除渠道杂草等。另外，花期遇冷害时，应尽量灌 15～20 厘米的深水保温，缓和低温危害。

（四）其他农业生产措施

使用抗低温助长剂、加强田间管理、改善种植制度等，也是防御低温冷害影响的有效措施。

（五）加强低温冷害预报预测的研究与应用

短期气候预测有利于调整作物布局和品种搭配，中、短期天气预报可为及时采用应急的抗御措施提供可靠依据。因此应加强低温冷害预报预测技术方法的研究，并合理应用于低温冷害的防御决策中。

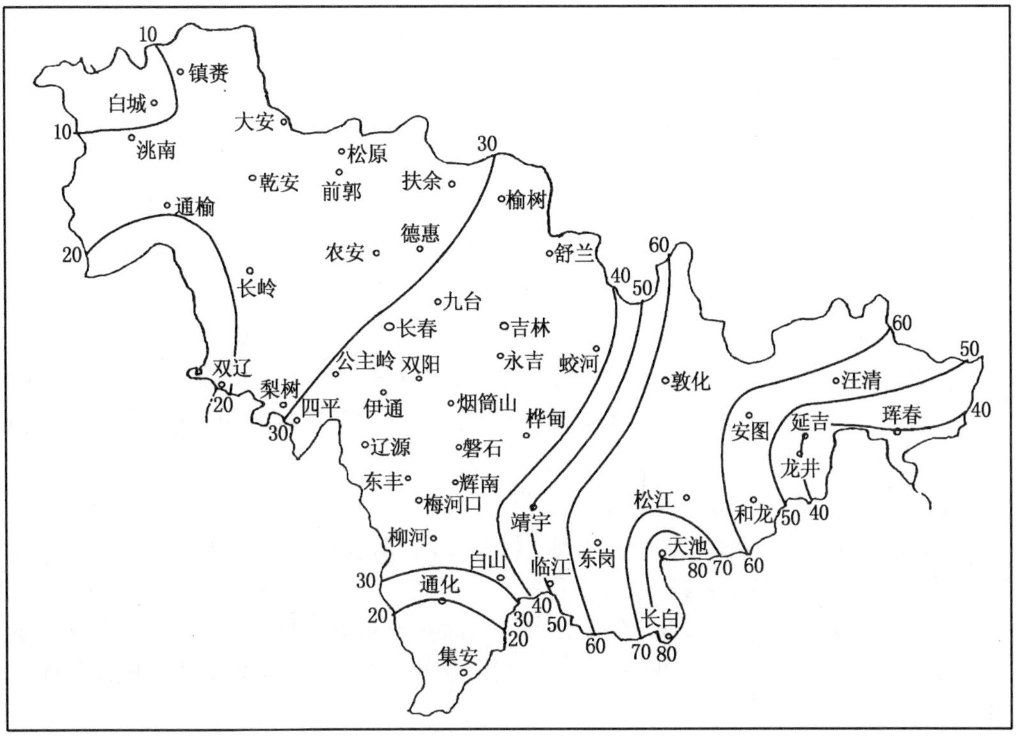

图 7.4 吉林省水稻开花期冷害频率（%）

第二节 公元 1911—2000 年低温冷害

清 宣统三年（公元 1911 年） 八月四日，柳河县气温骤降，草木结冰，庄稼冻死。

民国 三年（公元 1914 年） 柳河县发生较大的低温冷害，造成农业大减产。

民国 二十九年（公元 1940 年） 柳河县发生较大的低温冷害，造成农业大减产。

1952 年 四平（7 月 31 日至 8 月 19 日，开花期）、怀德（7 月 29 日至 8 月 17 日开花期）、长春（7 月 28 日至 8 月 16 日开花期）、蛟河（7 月 23 日至 8 月 11 日开花期）水稻发生了障碍型冷害。

1953 年 前郭、长岭水稻发生了延迟型冷害，通化水稻发生了延迟和障碍型（7 月 27 日至 8 月 15 日开花期）冷害。

1954 年 5、6、7 月温度特低或偏低，8、9 月温度正常或偏高，受冷害主要是在作物生长3过程的前期和中期。全省各地5—9月生长季气温均比常年偏低，平均达4.7℃，相当于比常年5—9月积温低143℃·日，尤以延边地区5—9月温差为最大，延吉市5—9月温度比常年低8.4℃，相当于比常年5—9月积温低257℃·日。由于长期低温，旱田播种、出苗晚，水田插秧晚，各种作物的发育期从一开始就明显推迟，秋收时各种作物都普遍贪青。延边地区农民形象地描述秋收时的庄稼形态说："水稻宁死不屈（秋收时稻穗尚未压圈）；玉米永葆青春（秋霜后仍然茎叶青绿）；大豆穿皮袄（秋收时豆叶未落）。"可见该年延迟型冷害的严重程度了。这一年全省粮豆总产只有53.1亿千克，比前一个高产年（1952年）减产13%。

1954年在水稻孕穗期有2次强降温，一次在7月下旬初，一次在7月下旬末，致使长春、吉林、延边、通化地区多数县的水稻减数分裂期遇到了严重的障碍型冷害。同时该年又遇到严重的延迟型冷害，全省水稻大幅度减产。受灾最重的延边地区水稻近于绝收，全州平均亩产仅44千克。

1954年白城、前郭、长春、四平、通化、蛟河、海龙、临江、敦化水稻发生了严重的延迟型冷害，长岭、双辽水稻发生了延迟型冷害。前郭（7月26日至8月14日开花期）、三岔河（7月26日至8月14日开花期）、蛟河（7月14日至8月2日减分期，7月23日至8月11日开花期）、海龙（7月27日至8月15日开花期）、临江（7月27日至8月15日开花期）、敦化（7月8日至7月27日减分期，7月17日至8月5日开花期）水稻发生了障碍型冷害。

1956年 蛟河、延吉、龙井水稻发生了延迟型冷害。四平（7月31日至8月19日开花期）、桦甸（7月26日至8月14日开花期）、海龙（7月27日至8月15日开花期）、敦化（7月8—27日减分期，7月17日至8月5日开花期）水稻发生了障碍型冷害。

1957年 5、6月份气温正常，7、8、9月气温持续特低或偏低。受冷害主要是在作物生长的中期和后期，全省各地生长季5—9月气温比常年偏低4.8℃，相当于比常年5—9月积温低147℃·日，长春地区5—9月气温偏低最多，比常年低6.0℃，相当于比常年5—9月积温低184℃·日。由于冷害严重区位于吉林省主要产粮的长春、四平、白城地区，全省粮豆总产只有42.94亿千克，比前一个高产年（1955年）减产23%。该年冷害的主要特点是，作物生长旺盛期和灌浆期连续低温多雨，致使作物发育期推迟、灌浆速度极慢，成熟度很差，大幅度减产。

是年，白城、前郭、乾安、三岔河、通榆、长岭、长春、榆树、四平、双辽、辽源、吉林、舒兰、蛟河、桦甸、磐石、通化、海龙、靖宇、东岗、临江、长白、延吉、敦化、汪清、珲春、龙井、和龙发生严重的水稻延迟型冷害。集安发生水稻延迟型冷害。前郭（7月26日至8月14日开花期）、乾安（7月28日至8月16日开花期）、三岔河（7月26日至8月14日开花期）、榆树（7月26日至8月14日开花期）、吉林（7月26日至8月14日开花期）、舒兰（7月24日至8月12日开花期）、蛟河（7月23日至8月11日开花期）、桦甸（7月26日至8月14日开花期）、磐石（7月28日至8月15日开花期）、通化（7月27日至8月15日开花期）、海龙（7月27日至8月15日开花期）、靖宇（7月16日至8月4日开花期）、东岗（7月17日至8月5日开花期）、临江（7月27日至8月15日开花期）、长白（7

月4—23日减分期，7月13日至8月1日开花期)、延吉(7月18日至8月17日开花期)、敦化(7月8—27日减分期，7月17日至8月5日开花期)、汪清(7月26日至8月14日开花期)、珲春(8月2—21日开花期)、龙井(7月29日至8月7日开花期)、和龙(7月18日至8月6日减分期，7月27日至8月15日开花期)发生了水稻障碍型冷害。

1958年　乾安(7月28日至8月16日开花期)、伊通(7月28日至8月16日开花期)、磐石(7月28日至8月15日开花期)、靖宇(7月16日至8月4日开花期)、柳河(7月27日至8月15日开花期)、临江(7月27日至8月15日开花期)、长白(7月4—23日减分期，7月13日至8月1日开花期)、集安(8月3—22日开花期)、罗子沟(7月5—24日减分期，7月15日至8月3日开花期)、敦化(7月17日至8月5日开花期)、汪清(7月26日至8月14日开花期)、珲春(8月2—21日开花期)、龙井(7月29日至8月7日开花期)、松江(7月15日至8月3日开花期)、和龙(7月27日至8月15日开花期)发生了水稻障碍型冷害。

1959年　三岔河(7月26日至8月14日开花期)、蛟河(7月23日至8月11日开花期)、靖宇(7月10日至8月4日开花期)、东岗(7月8—27日减分期，7月17日至8月5日开花期)、长白(7月4—23日减分期，7月13—8月1日开花期)、延吉(7月18日至8月17日开花期)、罗子沟(7月5—24日减分期，7月15日至8月3日开花期)、汪清(7月26日至8月14日开花期)、珲春(8月2—21日开花期)、龙井(7月28日至8月7日开花期)、松江(7月6—26日减分期，7月15日至8月3日开花期)、和龙(7月27日至8月15日开花期)发生了水稻障碍型冷害。

1960年　白城、镇赉、大安、乾安、长春、榆树、九台、伊通、吉林、舒兰、罗子沟、汪清发生了水稻延迟型冷害。伊通(7月28日至8月16日开花期)、靖宇(7月16日至8月4日开花期)、东岗(7月17日至8月5日开花期)、长白(7月4—23日减分期，7月13日至8月1日开花期)、罗子沟(7月5—24日减分期，7月15日至8月3日开花期)、敦化(7月8—27日减分期，7月17日至8月5日开花期)、汪清(7月26日至8月14日开花期)、明月(7月8—27日减分期，7月17日至8月5日开花期)、松江(7月15日至8月3日开花期)、和龙(7月27日至8月15日开花期)发生了水稻障碍型冷害。

1961年　三岔河、德惠、农安发生了水稻延迟型冷害。长白(7月4—23日减分期，7月13日至8月1日开花期)发生了水稻障碍型冷害。

1962年　乾安(7月28日至8月16日开花期)、长岭(7月28日至8月16日开花期)、四平(7月31日至8月19日开花期)、怀德(7月29日至8月17日开花期)、双辽(7月30日至8月18日开花期)、伊通(7月28日至8月16日开花期)、梨树(7月29日至8月17日开花期)、辽源(7月28日至8月16日开花期)、东丰(7月27日至8月15日开花期)、长春(7月28日至8月16日开花期)、德惠(7月27日至8月15日开花期)、九台(7月27日至8月18日开花期)、双阳(7月28日至8月16日开花期)、磐石

(7月28日至8月15日开花期)、辉南(7月27日至8月15日开花期)、海龙(7月27日至8月15日开花期)、柳河(7月27日至8月15日开花期)、长白(7月4—23日减分期,7月13日至8月1日开花期)、罗子沟(7月5—24日减分期)、敦化(7月8—27日减分期,7月17日至8月5日开花期)、明月(7月8—27日减分期,7月17日至8月5日开花期)、和龙(7月18日至8月6日减分期)发生了水稻障碍型冷害。

1963年 珲春发生了水稻延迟型冷害。白城(7月28日至8月16日开花期)、乾安(7月28日至8月16日开花期)、通榆(7月29日至8月17日开花期)、长岭(7月28日至8月16日开花期)、四平(7月31日至8月19日开花期)、怀德(7月29日至8月17日开花期)、伊通(7月28日至8月16日开花期)、梨树(7月29日至8月17日开花期)、长春(7月28日至8月16日开花期)、靖宇(7月7—23日减分期)、东岗(7月8—27日减分期)、长白(7月4—23日减分期,7月13日至8月1日开花期)、集安(7月25日至8月13日减分期,8月3—22日开花期)、延吉(7月20日至8月8日减分期,7月18日至8月17日开花期)、罗子沟(7月5—24日减分期,7月15日至8月3日开花期)、敦化(7月8—27日减分期,7月17日至8月5日开花期)、汪清(7月17日至8月5日减分期)、明月(7月8—27日减分期,7月17日至8月5日开花期)、珲春(8月2—21日开花期)、松江(7月6—26日减分期,7月15日至8月3日开花期)、和龙(7月18日至8月6日减分期)发生了水稻障碍型冷害。

1964年 7月中旬有一次大范围的强降温,吉林省除四平地区大部和通化地区南部外都达到了障碍型冷害受害标准。白城(7月28日至8月16日开花期)、镇赉(7月26日至8月14日开花期)、乾安(7月28日至8月16日开花期)、三岔河(7月26日至8月14日开花期)、怀德(7月29日至8月17日开花期)、伊通(7月28日至8月16日开花期)、梨树(7月29日至8月17日开花期)、东丰(7月27日至8月15日开花期)、榆树(7月17日至8月5日减分期,7月26日至8月14日开花期)、德惠(7月27日至8月15日开花期)、农安(7月27日至8月15日开花期)、九台(7月27日至8月18日开花期)、双阳(7月28日至8月16日开花期)、吉林(7月26日至8月14日开花期)、舒兰(7月15日至8月3日减分期,7月24日至8月12日开花期)、蛟河(7月23日至8月11日开花期)、烟筒山(7月26日至8月14日开花期)、磐石(7月28日至8月15日开花期)、辉南(7月27日至8月15日开花期)、海龙(7月27日至8月15日开花期)、靖宇(7月7—23日减分期,7月10日至8月4日开花期)、柳河(7月27日至8月15日开花期)、东岗(7月8—27日减分期,7月17日至8月5日开花期)、长白(7月4—23日减分期,7月13日至8月1日开花期)、罗子沟(7月5—24日减分期,7月15日至8月3日开花期)、敦化(7月8—27日减分期,7月17日至8月5日开花期)、汪清(7月17日至8月5日减分期)、明月(7月8—27日减分期,7月17日至8月5日开花期)、珲春(8月2—21日开花期)、龙井(7月28日至8月7日开花期)、松江(7月6—26日减分期,7月15日至8月3日开花期)、和龙(7月27日至8月15日开花期)发生了水稻障碍型冷害。因降温时间较早,仅早熟品种水稻受害,对各县水稻的总产量影响不大。罗子沟发生了严重的水稻延迟型冷害。汪清发生了水稻延迟型冷害。

1965 年　大安、长白发生了严重的水稻延迟型冷害。镇赉、罗子沟、松江发生了水稻延迟型冷害。白城（7 月 28 日至 8 月 16 日开花期）、镇赉（7 月 26 日至 8 月 14 日开花期）、大安（7 月 26 日至 8 月 14 日开花期）、洮安（7 月 28 日至 8 月 16 日开花期）、扶余（7 月 26 日至 8 月 18 日开花期）、前郭（7 月 26 日至 8 月 14 日开花期）、三岔河（7 月 26 日至 8 月 14 日开花期）、四平（7 月 31 日至 8 月 19 日开花期）、梨树（7 月 29 日至 8 月 17 日开花期）、长春（7 月 28 日至 8 月 16 日开花期）、榆树（7 月 26 日至 8 月 14 日开花期）、德惠（7 月 27 日至 8 月 15 日开花期）、农安（7 月 27 日至 8 月 15 日开花期）、九台（7 月 27 日至 8 月 18 日开花期）、舒兰（7 月 24 日至 8 月 12 日开花期）、抚松（7 月 21 日至 8 月 9 日开花期）、临江（7 月 27 日至 8 月 15 日开花期）、长白（7 月 4—23 日减分期，7 月 13 日至 8 月 1 日开花期）、延吉（7 月 20 日至 8 月 8 日减分期）、罗子沟（7 月 5—24 日减分期，7 月 15 日至 8 月 3 日开花期）、敦化（7 月 8—27 日减分期，7 月 17 日至 8 月 5 日开花期）、汪清（7 月 17 日至 8 月 5 日减分期，7 月 26 日至 8 月 14 日开花期）、明月（7 月 8—27 日减分期，7 月 17 日至 8 月 5 日开花期）、珲春（8 月 2—21 日开花期）、松江（7 月 15 日至 8 月 3 日开花期）、和龙（7 月 18 日至 8 月 6 日减分期，7 月 27 日至 8 月 15 日开花期）发生了水稻障碍型冷害。

1966 年　明月、珲春、松江、和龙发生了严重的水稻延迟型冷害。梨树、靖宇、抚松、东岗、长白、延吉、罗子沟、敦化、汪清、龙井发生了水稻延迟型冷害。四平（7 月 31 日至 8 月 19 日开花期）、靖宇（7 月 7—23 日减分期，7 月 10 日至 8 月 4 日开花期）、抚松（7 月 21 日至 8 月 9 日开花期）、东岗（7 月 8—27 日减分期，7 月 17 日至 8 月 5 日开花期）、长白（7 月 4—23 日减分期，7 月 13 日至 8 月 1 日开花期）、集安（8 月 3—22 日开花期）、延吉（7 月 18 日至 8 月 17 日开花期）、罗子沟（7 月 5—24 日减分期，7 月 15 日至 8 月 3 日开花期）、敦化（7 月 8—27 日减分期，7 月 17 日至 8 月 5 日开花期）、汪清（7 月 26 日至 8 月 14 日开花期）、明月（7 月 8—27 日减分期，7 月 17 日至 8 月 5 日开花期）、珲春（8 月 2—21 日开花期）、龙井（7 月 28 日至 8 月 7 日开花期）、松江（7 月 6—26 日减分期，7 月 15 日至 8 月 3 日开花期）、和龙（7 月 27 日至 8 月 15 日开花期）发生了水稻障碍型冷害。

1967 年　长白（7 月 4—23 日减分期，7 月 13 日至 8 月 1 日开花期）、敦化（7 月 17 日至 8 月 5 日开花期）、汪清（7 月 26 日至 8 月 14 日开花期）发生了水稻障碍型冷害。

1968 年　罗子沟、松江、和龙发生了水稻延迟型冷害。伊通（7 月 28 日至 8 月 16 日开花期）、辽源（7 月 28 日至 8 月 16 日开花期）、东丰（7 月 27 日至 8 月 15 日开花期）、吉林（7 月 26 日至 8 月 14 日开花期）、舒兰（7 月 24 日至 8 月 12 日开花期）、蛟河（7 月 23 日至 8 月 11 日开花期）、烟筒山（7 月 26 日至 8 月 14 日开花期）、桦甸（7 月 26 日至 8 月 14 日开花期）、磐石（7 月 28 日至 8 月 15 日开花期）、辉南（7 月 27 日至 8 月 15 日开花期）、海龙（7 月 27 日至 8 月 15 日开花期）、柳河（7 月 27 日至 8 月 15 日开花期）、延吉（7 月 18 日至 8 月 17 日开花期）、罗子沟（7 月 5—24 日减分期，7 月 15 日至 8 月 3 日开花期）、汪清（7 月 26 日至 8 月 14 日开花期）、珲春（8 月 2—21 日开花期）、龙井

（7月28日至8月7日开花期）、和龙（7月27日至8月15日开花期）发生了水稻障碍型冷害。

1969年 5、6月份气温特低，7、8、9月气温正常或偏低。全省各地生长季5—9月气温均比常年偏低，平均达4.8℃，相当于比常年5—9月积温低147℃·日。由于作物生长前期严重低温，旱田播种、出苗晚，水田插秧晚，各种作物的发育期明显推迟，作物普遍贪青，作物生长的中、后期温度虽正常稍低或偏低，但由于严霜比常年早，因此各种作物的成熟度都很差。白城、镇赉、大安、洮安、扶余、前郭、乾安、三岔河、通榆、长岭、长春、榆树、德惠、农安、九台、双阳、四平、怀德、伊通、梨树、辽源、东丰、吉林、舒兰、蛟河、烟筒山、桦甸、磐石、通化、辉南、海龙、靖宇、抚松、柳河、东岗、临江、集安、延吉、罗子沟、敦化、汪清、明月、龙井、松江、和龙水稻发生了严重的延迟型冷害，双辽、珲春水稻发生了延迟型冷害。白城（7月28日至8月16日开花期）、洮安（7月28日至8月16日开花期）、通榆（7月29日至8月17日开花期）、靖宇（7月10日至8月4日开花期）、东岗（7月17日至8月5日开花期）、长白（7月13日至8月1日开花期）、罗子沟（7月5—24日减分期，7月15—8月3日开花期）、敦化（7月8—27日减分期）、明月（7月8—27日减分期）、松江（7月6—26日减分期，7月15日至8月3日开花期）发生了水稻障碍型冷害。

4月中旬到5月中旬，通化县气温低于常年2.9℃，5月下旬到6月下旬，气温较常年低8.8℃。1968年全县粮豆总产量为8668.4万千克，1969年粮豆总产量为5039.1万千克，减少3629.3万千克，减产41.9%。兴华公社（今兴林乡）1968年粮豆总产量为15.9万千克，而1969年仅产5.9万千克，减少10万千克，减产63.4%。

该年全省粮豆总产只有49.87亿千克，比前一个高产年（1967年）减产23%。

1970年 白城（7月28日至8月16日开花期）、镇赉（7月26日至8月14日开花期）、扶余（7月26日至8月18日开花期）、三岔河（7月26日至8月14日开花期）、东丰（7月27日至8月15日开花期）、长春（7月28日至8月16日开花期）、榆树（7月26日至8月14日开花期）、德惠（7月27日至8月15日开花期）、九台（7月27日至8月18日开花期）、舒兰（7月24日至8月12日开花期）、海龙（7月27日至8月15日开花期）、靖宇（7月7—23日减分期，7月10日至8月4日开花期）、抚松（7月21日至8月9日开花期）、柳河（7月27日至8月15日开花期）、东岗（7月8—27日减分期，7月17日至8月5日开花期）、长白（7月4—23日减分期）、延吉（7月18日至8月17日开花期）、罗子沟（7月5—24日减分期，7月15日至8月3日开花期）、敦化（7月8—27日减分期，7月17日至8月5日开花期）、汪清（7月26日至8月14日开花期）、明月（7月8—27日减分期，7月17日至8月5日开花期）、龙井（7月28日至8月7日开花期）、松江（7月6—26日减分期，7月15日至8月3日开花期）、和龙（7月27日至月15日开花期）发生了水稻障碍型冷害。

1971年 7月下旬初有一次强降温，致使吉林、延边、通化地区北部的较大范围遭受了严重的障碍型冷害。据吉林地区调查，8月2日到7日，出穗的京选11号品种水稻的空壳率达28%～58%。

吉林、东岗、延吉、罗子沟、敦化、汪清、珲春、龙井、松江发生了严重的水稻延迟型冷害，白城、洮安、扶余、三岔河、长春、榆树、德惠、农安、九台、双阳、怀德、伊通、辽源、东丰、蛟河、烟筒山、磐石、通化、辉南、海龙、靖宇、抚松、柳河、集安、明月、和龙发生了水稻延迟型冷害。伊通（7月28日至8月16日开花期）、东丰（7月27日至8月15日开花期）、吉林（7月26日至8月14日开花期）、舒兰（7月24日至8月12日开花期）、蛟河（7月14日至8月2日减分期，7月23日至8月11日开花期）、磐石（7月28日至8月15日开花期）、辉南（7月27日至8月15日开花期）、海龙（7月27日至8月15日开花期）、靖宇（7月10日至8月4日开花期）、抚松（7月21日至8月9日开花期）、柳河（7月27日至8月15日开花期）、东岗（7月8—27日减分期，7月17日至8月5日开花期）、长白（7月13日至8月1日开花期）、延吉（7月20日至8月8日减分期，7月18日至8月17日开花期）、罗子沟（7月5—24日减分期，7月15日至8月3日开花期）、敦化（7月8—27日减分期，7月17日至8月5日开花期）、汪清（7月17日至8月5日减分期，7月26日至8月14日开花期）、明月（7月8—27日减分期，7月17日至8月5日开花期）、珲春（8月2—21日开花期）、龙井（7月20日至8月8日减分期，7月28日至8月7日开花期）、松江（7月6—26日减分期，7月15日至8月3日开花期）、和龙（7月18日至8月6日减分期，7月27日至8月15日开花期）发生了水稻障碍型冷害。

1972年　全省5、6月份气温偏低，7月气温偏高，8、9月份气温特低或偏低。全省各地生长季温度（5—9月），均比常年偏低，平均低4.2℃，相当于比常年5—9月积温低129℃·日。该年作物生长前期和后期低温，特别是后期温度特低，再加上旱灾，这一年灾情特别严重。该年全省粮豆总产只有55.69亿千克，比前一个高产年（1970年）减产25%。

是年，大安县出现低温冷害，造成大面积减产，粮食平均亩产只有59千克。

是年，是前郭县严重障碍型低温冷害年。5月12日，气象站所在地最低地温达零下4.8℃，冻害遍及全县20多个公社，受灾幼苗近1万公顷。9月24日，气温降至2℃以下，部分晚熟作物尚未成熟，产生严重霜冻。全县除王府、洪泉、大山、长龙等公社岗地未受霜害外，其他各地均遭霜害。受害面积达1万公顷以上，当年粮食产量比1971年减产26%，其中水稻减产79%，高粱减产38%。是前郭县历史上降温早且强度又较大的一次。

大安、扶余、前郭、三岔河、长春、榆树、德惠、农安、九台、四平、怀德、双辽、伊通、梨树、辽源、东丰、舒兰、蛟河、烟筒山、桦甸、磐石、通化、辉南、海龙、靖宇、抚松、柳河、东岗、临江、集安、罗子沟、敦化、明月、松江、和龙发生了严重的水稻延迟型冷害，白城、镇赉、洮安、乾安、通榆、长岭、延吉、汪清、龙井发生了水稻延迟型冷害。三岔河（7月26日至8月14日开花期）、四平（7月31日至8月19日开花期）、伊通（7月28日至8月16日开花期）、辽源（7月28日至8月16日开花期）、东丰（7月27日至8月15日开花期）、长春（7月28日至8月16日开花期）、德惠（7月27日至8月15日开花期）、双阳（7月28日至8月16日开花期）、舒兰（7月24日至8月12

日开花期)、蛟河（7月23日至8月11日开花期)、烟筒山（7月26日至8月14日开花期)、桦甸（7月26日至8月14日开花期)、磐石（7月28日至8月15日开花期)、通化（7月27日至8月15日开花期)、辉南（7月27日至8月15日开花期)、海龙（7月27日至8月15日开花期)、靖宇（7月10日至8月4日开花期)、抚松（7月21日至8月9日开花期)、柳河（7月27日至8月15日开花期)、东岗（7月8—27日减分期，7月17日至8月5日开花期)、临江（7月27日至8月15日开花期)、集安（8月3—22日开花期)、延吉（7月18日至8月17日开花期)、敦化（7月17日至8月5日开花期)、汪清（7月26日至8月14日开花期)、明月（7月17日至8月5日开花期)、珲春（8月2—21日开花期)、龙井（7月28日至8月7日开花期)、松江（7月6—26日减分期，7月15日至8月3日开花期)、和龙（7月27日至8月15日开花期）发生了水稻障碍型冷害。

1973年　双阳发生了严重的水稻延迟型冷害。通榆（7月29日至8月17日开花期)、德惠（7月27日至8月15日开花期)、长白（7月13日至8月1日开花期）发生了水稻障碍型冷害。

1974年　自从进入5月份以来，直到6月5日，吉林省气温一直不正常，由于气温低，水稻秧苗长得小、长得密，致使水稻插秧进度推迟。

5月31日至7月18日，珲春县连续49天低温、阴雨，两种类型冷害兼有。障碍型冷害使水稻粒数减少10%以上，空壳率增加20%以上，全县总产量降低900万千克左右，水稻不同程度的障碍型冷害的受害几率为80%。

延边地区进入6月份以来，一直低温多雨。整个6月份是全区20多年来阴天最多、光照最少的1个月。6月份历史上20年平均日照为215小时，今年只有116小时，比历年少99小时，由于低温冷害的影响，全区各种作物苗情长势普遍较差，不如上年。

长白、延吉、罗子沟、敦化、珲春、龙井、松江、和龙发生了严重的水稻延迟型冷害。汪清、明月发生了水稻延迟型冷害。长白（7月4—23日减分期，7月13日至8月1日开花期)、罗子沟（7月5—24日减分期，7月15日至8月3日开花期)、敦化（7月17日至8月5日开花期)、明月（7月8—27日减分期，7月17日至8月5日开花期）发生了水稻障碍型冷害。

1975年　5月中旬由于气温下降，吉林省出现冻害。据延边、吉林、长春3个地区不完全统计，受灾面积达11.1万公顷。

蛟河发生了严重的水稻延迟型冷害。靖宇（7月10日至8月4日开花期)、东岗（7月17日至8月5日开花期)、长白（7月4—23日减分期，7月13日至8月1日开花期)、罗子沟（7月5—24日减分期，7月15日至8月3日开花期)、松江（7月6—26日减分期)、和龙（7月27日至8月15日开花期）发生了水稻障碍型冷害。

1976年　该年5、6月份，全省温度偏低或接近正常，7月温度正常或偏高，8月温度特低或偏低，9月温度正常。全省各地5—9月生长季月平均气温均比常年偏低，平均低3.3℃，相当于比常年5—9月积温低101℃·日。四平地区、吉林、通化地区大部分市县、长春、延边地区一部分市县达到了严重低温冷害标准，仅部分市、县为一般冷害。白城地区大部分市县为一般冷害年，只有长岭县为严重冷害年。这一年全省粮豆总产量为75.55亿千克，比前一个高产年（1975年）减产17%。

4月，吉林地区出现低温。桦甸气温偏低，比历年低2.5℃，影响了春播的正常进行。磐石气温比历年低2.6℃，是1957年以来第2个低值年，因此，春播开始时间推迟5～10天。蛟河气温比历年低2.7℃，由于阴雨天多，气温低，含水量大，使大田播种迟迟不能进行。

7月上旬，汪清县水稻处于幼苗穗分化及孕穗期，由于出现了低温，形成了严重的障碍型冷害，使水稻空壳秕粒增加，影响产量。

7月，松江气温偏低，尤其是下旬特低，昼夜温差大，为20几年来所未有的低温，严重影响农作物发育，发育期普遍推迟6天左右，造成部分水稻遭受了障碍型冷害。

7月，德惠气温偏低1℃，由于本月气温偏低，特别是雨量特少，对农作物拔节、抽穗、开花、结实等都受到不同程度的危害，造成农业减产。

7月，伊通气温低，比历年同期低0.9℃。主要是受发展强盛的日本海大槽后部的偏北气流影响，造成下旬气温为有记录以来的最低值，比原来的最低值21.9℃还低1.3℃，对农作物生长有一定影响。

8月，松江县是大田作物乳熟期，出现了严重的低温冷害，使大部分作物贪青晚熟，明显减产。

8月，龙井气温特低，是1955年以来最低值。中旬低温寡照，这时正值水稻扬花的时期，严重影响开花授粉。

德惠、农安、双阳、四平、怀德、双辽、伊通、梨树、辽源、东丰、吉林、舒兰、蛟河、烟筒山、磐石、通化、辉南、海龙、靖宇、抚松、柳河、东岗、长白、罗子沟、敦化、明月、松江、和龙发生了严重的水稻延迟型冷害，白城、大安、洮安、扶余、前郭、三岔河、通榆、长岭、长春、榆树、九台、桦甸、临江、通化县、集安、延吉、汪清、图们、龙井发生了水稻延迟型冷害。东岗（7月17日至8月5日开花期）、长白（7月4—23日减分期，7月13日至8月1日开花期）、集安（8月3—22日开花期）、延吉（7月18日至8月17日开花期）、敦化（7月17日至8月5日开花期）、龙井（7月28日至8月7日开花期）发生了水稻障碍型冷害。

是年，梨树县夏季低温，伴有伏旱和早霜。

1977年　图们、珲春发生了水稻延迟型冷害。白城（7月28日至8月16日开花期）、镇赉（7月26日至8月14日开花期）、大安（7月26日至8月14日开花期）、洮安（7月28日至8月16日开花期）、扶余（7月26日至8月18日开花期）、前郭（7月26日至8月14日开花期）、乾安（7月28日至8月16日开花期）、三岔河（7月26日至8月14日开花期）、通榆（7月29日至8月17日开花期）、长岭（7月28日至8月16日开花期）、四平（7月31日至8月19日开花期）、怀德（7月29日至8月17日开花期）、双辽（7月30日至8月18日开花期）、伊通（7月28日至8月16日开花期）、梨树（7月29日至月17日开花期）、辽源（7月28日至8月16日开花期）、东丰（7月27日至8月15日开花期）、长春（7月28日至8月16日开花期）、榆树（7月26日至8月14日开花期）、德惠

（7月27日至8月15日开花期）、农安（7月27日至8月15日开花期）、九台（7月27日至8月18日开花期）、双阳（7月28日至8月16日开花期）、吉林（7月26日至8月14日开花期）、舒兰（7月24日至8月12日开花期）、蛟河（7月23日至8月11日开花期）、烟筒山（7月26日至8月14日开花期）、桦甸（7月26日至8月14日开花期）、磐石（7月28日至8月15日开花期）、通化（7月27日至8月15日开花期）、辉南（7月27日至8月15日开花期）、海龙（7月27日至8月15日开花期）、靖宇（7月10日至8月4日开花期）、抚松（7月21日至8月9日开花期）、柳河（7月27日至8月15日开花期）、东岗（7月17日至8月5日开花期）、临江（7月27日至8月15日开花期）、通化县（7月18日至8月6日减分期，7月27日至8月15日开花期）、长白（7月4—23日减分期，7月13日至8月1日开花期）、集安（7月25日至8月13日减分期，8月3—22日开花期）、延吉（7月18日至8月17日开花期）、敦化（7月17日至8月5日开花期）、汪清（7月26日至8月14日开花期）、明月（7月17日至8月5日开花期）、珲春（8月2—21日开花期）、龙井（7月28日至8月7日开花期）、和龙（7月18日至8月6日减分期，7月27日至8月15日开花期）发生了水稻障碍型冷害。

1978年 该年吉林省春季低温，出现了30年来少有的“倒春寒”。全省4月份气温持续偏低，特别是中旬平均气温比常年低3～4℃。由于低温春寒，使春播与大田整地拖后，春耕播种和水稻育苗、插秧都比往年推迟7～10天。大田作物比去年同期出苗慢，起身晚，长势小。

是年，伊通县春季低温，出现了30年来少有的“倒春寒”，使播种推迟7～10天，大田作物比历年出苗慢，起身晚，长势小。

蛟河（7月23日至8月11日开花期）、靖宇（7月7—23日减分期）、长白（7月4—23日减分期，7月13日至8月1日开花期）发生了水稻障碍型冷害。

1979年 8月上旬通化地区气温偏低，水稻抽穗期延迟。

四平地区8月中旬气温比历年同期低2.3℃，对作物抽穗、扬花有一定影响。东辽县有20%～30%的水稻刚抽齐穗。

长白、罗子沟发生了严重的水稻延迟型冷害，辽源、东丰、通化、柳河、临江、通化县、集安、图们、龙井、和龙发生了水稻延迟型冷害。

伊通（7月28日至8月16日开花期）、辽源（7月28日至8月16日开花期）、长春（7月28日至8月16日开花期）、双阳（7月28日至8月16日开花期）、磐石（7月28日至8月15日开花期）、靖宇（7月10日至8月4日开花期）、东岗（7月17日至8月5日开花期）、长白（7月4—23日减分期，7月13日至8月1日开花期）、集安（8月3—22日开花期）、罗子沟（7月5—24日减分期，7月15日至8月3日开花期）、敦化（7月8—27日减分期，7月17日至8月5日开花期）、明月（7月8—27日减分期，7月17日至8月5日开花期）、松江（7月15日至8月3日开花期）、和龙（7月27日至8月15日开花期）发生了水稻障碍型冷害。

1980年 由于春播夏锄以来吉林省气温低、雨水多，小苗出土慢，起身晚，长势小，到6月17日，水稻秧苗比去年同期少一片叶。

是年，通化县虽然5—9月通过0℃积温为2718℃，超过2700℃，但因春季气温低，小苗出土慢，仍造成作物减产。

延边地区7月下旬至8月中旬，一直持续低温。水稻出穗比历年同期晚7、8天，部分地块出现贪青晚熟。

图们、长白水稻发生了严重的延迟型冷害，辽源、桦甸、抚松、集安、敦化、珲春、龙井、松江发生了水稻延迟型冷害。白城（7月28日至8月16日开花期）、靖宇（7月10日至8月4日开花期）、抚松（7月21日至8月9日开花期）、东岗（7月8—27日减分期，7月17日至8月5日开花期）、长白（7月4—23日减分期，7月13日至8月1日开花期）、延吉（7月18日至8月17日开花期）、罗子沟（7月15日至8月3日开花期）、敦化（7月8—27日减分期，7月17日至8月5日开花期）、汪清（7月26日至8月14日开花期）、明月（7月8—27日减分期，7月17日至8月5日开花期）、珲春（8月2—21日开花期）、龙井（7月20日至8月8日减分期，7月28日至8月7日开花期）、松江（7月15日至8月3日开花期）、和龙（7月18日至8月6日减分期，7月27日至8月15日开花期）发生了水稻障碍型冷害。

1981年 5月，图们受东北冷涡影响，出现了持续性的连阴低温天气，冷暖阶段性变化明显，中旬气温特低，是有记录以来最低年，典型的倒春寒天气。

6月下旬至7月上旬，榆树温度较低，特别是6月下旬气温为17.8℃，是1957年以来的最低值。对玉米拔节、孕穗不利，使玉米发育比去年晚3～4天，8月上旬温度特低，比历年同期低2.0℃左右，因此使玉米灌浆速度迟缓，生育期延迟。

8月3—6日，永吉县出现冷害，此时水稻处在扬花、授粉期，由于温度低，有10%植株受害，个别地块水稻扬花、授粉受阻。这次冷空气从3日开始持续10天，平均气温为18.5℃，比历年同期平均低2.6℃，最低气温为9.4℃。

8月，大安气温偏低，比历年同期低1.5℃，使农作物贪青晚熟，给一些公社农业生产造成严重损失。8月，公主岭气温比历年同期低1.2℃，其中上旬明显偏低，5日较强的冷空气入侵，地面最低温度降至8.7℃。8月，农安气温特低，为19.9℃，比历年同期低1.5℃，是有资料以来第2位低温年份，仅比最低的1972年高0.2℃，由于气温低，农作物贪青推迟成熟期。

1981年，镇赉县农作物进入抽穗期后，遇低温连雨，造成“淹脖”现象，开花期气温特低，平均在19.9℃。此期间，高粱生殖器官发育、生理活动最强，对温度条件要求较高，一般在26℃～30℃为宜，而该期日最高仅25.7℃，并在开花的5天中有4天阴雨，对开花授粉极为不利。这是促成空壳的重要原因，也是造成千粒重下降的基本因素。

长白、图们发生了严重的水稻延迟型冷害，抚松、临江、集安、罗子沟、龙井、和龙发生了水稻延迟型冷害。扶余（7月26日至8月18日开花期）、乾安（7月28日至8月16日开花期）、三岔河（7月26日至8月14日开花期）、通榆（7月29日至8月17日开花期）、长岭（7月28日至8月16日开花期）、四平（7月31日至8月19日开花期）、怀德（7月29日至8月17日开花期）、伊通（7月28日至8月16日开花期）、梨树（7月29日至8月17日开花期）、辽源（7月28日至8月16日开花期）、东丰（7月18日至8

月6日减分期，7月27日至8月15日开花期）、长春（7月28日至8月16日开花期）、榆树（7月17日至8月5日减分期）、德惠（7月27日至8月15日开花期）、农安（7月27日至8月15日开花期）、九台（7月27日至8月18日开花期）、双阳（7月28日至8月16日开花期）、吉林（7月17日至8月8日减分期，7月26日至8月14日开花期）、舒兰（7月24日至8月12日开花期）、蛟河（7月23日至8月11日开花期）、烟筒山（7月17日至8月5日减分期，7月26日至8月14日开花期）、桦甸（7月17日至8月5日减分期，7月26日至8月14日开花期）、磐石（7月18日至8月6日减分期，7月28日至8月15日开花期）、通化（7月27日至8月15日开花期）、辉南（7月27日至8月15日开花期）、海龙（7月27日至8月15日开花期）、靖宇（7月7—23日减分期）、抚松（7月21日至8月9日开花期）、柳河（7月27日至8月15日开花期）、东岗（7月8—27日减分期，7月17日至8月5日开花期）、临江（7月18日至8月6日减分期，7月27日至8月15日开花期）、通化县（7月18日至8月6日减分期，7月27日至8月15日开花期）、长白（7月4—23日减分期）、敦化（7月17日至8月5日开花期）、汪清（7月26日至8月14日开花期）、明月（7月17日至8月5日开花期）、龙井（7月28日至8月7日开花期）、和龙（7月18日至8月6日减分期，7月27日至8月15日开花期）发生了水稻障碍型冷害。

1982年　7月16—29日之间，汪清县出现了障碍型冷害，此期间水稻正处于穗始分化时期，对温度条件十分敏感，这时出现低温造成了障碍型冷害，据农业部门反映，长白六号受害严重，空壳率高达30%～40%以上。

7月中旬和下旬有2次强降温，其中，7月中旬的降温使白城、延边2个地区达障碍型冷害标准，因白城地区很少种植早熟品种而无遭灾反映；7月下旬的降温，仅延边地区达受灾标准，因延边在水稻的减数分裂期有2次降温达受害标准，故有的水稻品种空壳率很高，如汪清气象站在观测地段测到8月10日抽穗的水稻长白6号空壳率高达43%。

7月26—28日，和龙县日平均气温≤17℃，连续2天，致使植株卷叶。

长白发生了水稻延迟型冷害。靖宇（7月7—23日减分期，7月10日至8月4日开花期）、抚松（7月21日至8月9日开花期）、东岗（7月8—27日减分期，7月17日至8月5日开花期）、长白（7月4—23日减分期，7月13日至8月1日开花期）、罗子沟（7月5—24日减分期，7月15日至8月3日开花期）、敦化（7月8—27日减分期，7月17日至8月5日开花期）、汪清（7月26日至8月14日开花期）、明月（7月8—27日减分期，7月17日至8月5日开花期）、松江（7月6—26日减分期，7月15日至8月3日开花期）、和龙（7月18日至月6日减分期，7月27日至8月15日开花期）发生了水稻障碍型冷害。

1983年　6—7月，吉林省出现低温冷害。

5月2日至6月20日，洮南县积温为817℃，比历年同期平均积温的894.9度少77.9度。6月份平均气温为17.6度，比历年同期平均气温低2.4度。6月20日红石岭大队，玉米“吉单101”叶片数仅为8片1心，比1981年和1982年同期的12片1心少4片。玉米株高75厘米，比1981年同期株高103厘米矮28厘米，比1982年同期株高96厘米矮

21 厘米（按气象部门资料记载，减少 100 度积温，就相应减少 1 成粮食）。

6 月 2 日至 7 月 25 日，延吉市出现低温冷害。从 6 月 2 日开始到 7 月 25 日之间相继出现持续 52 天低温冷害天气。6 月至 7 月平均气温为 16.7℃，比历年同期低 2.8℃，因此，水稻大面积营养生长期比历年显著推迟 12 天左右。

6 月 2 日至 7 月 25 日，汪清县出现低温冷害。主要影响为生育期株矮、分蘖少、烂根、叶子发黄，内涝影响铲趟，草苗齐长，估计年成减产 2 成左右。

6 月 2 日至 7 月 26 日，珲春县持续 50 多天异常强的低温连阴雨天气，即严重的延迟型冷害，为 30 多年来最为严重的。因此，导致死苗现象严重，普遍形成草苗齐长。据不完全统计：水田死苗 1500 多公顷，涝洼地 1430 多公顷，旱田 20%左右，尤其土豆几乎不收。农作物生育期推迟，水田半个月，旱田 10 天左右。

6 月 21—30 日，龙井县开始出现全县局部地区低温冷害，是建站以来最为严重的一年。受害面积水稻占全县移栽面积的 1.13 万多公顷的 15%～20%，预计这个面积还要扩大，水稻分蘖有死亡现象。低温从 6 月 2 日开始持续到 7 月 25 日，严重影响了玉米从营养生长转入生殖生长，孕穗期比去年推迟 13 天。

6 月，松江受东北冷涡和静止锋影响，连阴雨低温，气温偏低，是典型的前期延迟型冷害，严重影响作物正常发育，水稻插秧以后遭遇到连阴雨低温，返青慢，不分蘖，生长期推迟 10～12 天，大田作物生长期推迟 6—7 天。

6 月，双阳上、下旬温度特低，比历年同期低 1.0℃，其中上旬比历年同期低 1.7℃，中旬接近常年，下旬比历年平均低 1.5℃。同年 7 月气温度低，月平均温度为 21.7℃，比历年同期低 1.9℃，中期比历年低 1.2℃。

6 月，镇赉气温持续偏低，月平均气温比历年同期低 2.9℃，与几个低温冷害年比较，比 1969 年低 1.3℃，比 1972 年低 2.0℃，比 1976 年低 1.5℃等，是历史上的又一个低温值，致使农作物生育期普遍推迟。

6 月，大安气温偏低，比历年同期低 2.9℃，对农作物生育不利。

6—7 月，榆树 6 月气温特低为 17.0℃，是历史极值年，连续低温对作物生长不利。7 月上、中旬气温特低，全月平均气温比历年同期低 1.4℃。

6—7 月，伊通气温比历年同期低 1℃左右。此时正是水稻分蘖、稻穗初始化期，对幼穗的形成有一定影响，所以产量分析，穗粒数较少同时对产量会有一定影响。

7 月，三岔河镇上、中旬出现低温冷害，旬平均气温比历年同期低 2.0℃，日照偏少，月日照百分率仅 45%。

7 月，长春气温偏低，比历年同期低 1.3℃，最低气温达 14.0℃，3—6 日出现低温，由于气温低，对农作物有一定影响。

罗子沟、图们、珲春、和龙发生了严重的水稻延迟型冷害。白城、镇赉、大安、汪清、龙井发生了水稻延迟型冷害。白城（7 月 28 日至 8 月 16 日开花期）、扶余（7 月 26 日至 8 月 18 日开花期）、乾安（7 月 28 日至 8 月 16 日开花期）、三岔河（7 月 26 日至 8 月 14 日开花期）、长岭（7 月 28 日至 8 月 16 日开花期）、四平（7 月 31 日至 8 月 19 日开花期）、怀德（7 月 29 日至 8 月 17 日开花期）、双辽（7 月 21 日至 8 月 9 日减分期，7 月 30 日至 8 月 18 日开花期）、伊通（7 月 28 日至 8 月 16 日开花期）、梨树（7 月 29 日至 8 月 17 日开花期）、辽源（7 月 28 日至 8 月 16 日开花期）、东丰（7 月 27 日至 8 月 15 日开花期)、长春（7月28日至8月16日开花期)、榆树（7月26日至8月14日开花期)、德惠（7月18日至8月6日减分期，7月27日至8月15日开花期)、农安（7月18日至8月6日减分期，7月27日至8月15日开花期)、九台（7月27日至8月18日开花期)、双阳（7月28日至8月16日开花期)、吉林（7月26日至8月14日开花期)、舒兰（7月24日至8月12日开花期)、蛟河（7月23日至8月11日开花期)、烟筒山（7月26日至8月14日开花期)、磐石（7月28日至8月15日开花期)、辉南（7月27日至月15日开花期)、海龙（7月27日至8月15日开花期)、靖宇（7月7—23日减分期，7月10日至8月4日开花期)、柳河（7月27日至8月15日开花期)、东岗（7月17日至8月5日开花期)、长白（7月4—23日减分期，7月13日至8月1日开花期)、罗子沟（7月5—24日减分期，7月15日至8月3日开花期)、敦化（7月8—27日减分期，7月17日至8月5日开花期)、明月（7月8—27日减分期，7月17日至8月5日开花期)、松江（7月6—26日减分期，7月15日至8月3日开花期）发生了水稻障碍型冷害。

1984年 延吉发生了水稻延迟型冷害。白城（7月28日至8月16日开花期)、镇赉（7月26日至8月14日开花期)、洮安（7月28日至8月16日开花期)、通榆（7月29日至8月17日开花期)、长岭（7月28日至8月16日开花期)、四平（7月31日至8月19日开花期)、怀德（7月29日至8月17日开花期)、双辽（7月30日至8月18日开花期)、伊通（7月28日至8月16日开花期)、梨树（7月29日至8月17日开花期)、辽源（7月28日至8月16日开花期)、东丰（7月27日至8月15日开花期)、长春（7月28日至8月16日开花期)、德惠（7月27日至8月15日开花期)、农安（7月27日至8月15日开花期)、九台（7月27日至8月18日开花期)、双阳（7月28日至8月16日开花期)、磐石（7月28日至8月15日开花期)、通化（7月27日至8月15日开花期)、辉南（7月27日至月15日开花期)、海龙（7月27日至8月15日开花期)、柳河（7月27日至8月15日开花期)、东岗（7月17日至8月5日开花期)、长白（7月4—23日减分期，7月13日至8月1日开花期)、延吉（7月18日至8月17日开花期)、罗子沟（7月15日至8月3日开花期)、珲春（8月2—21日开花期)、龙井（7月28日至8月7日开花期)、松江（7月15日至8月3日开花期）发生了水稻障碍型冷害。

1985年 7月下旬，农安正值植物抽雄、开花期，降水多，气温低，光照不足，对整个授粉阶段不利；8月上旬进入灌浆期又遇连阴雨，气温低影响灌浆，造成后期的秃尖，比前年减产17%。

11月9—11日，乾安有一次较大的降雨，为历史罕见，致使中、下旬气温偏低，严重威胁畜牧业的发展，给牲畜越冬带来困难。

1986年 4月13—18日，磐石出现低温多雨段，这一期间是农田整地播种的关键时期，由于低温多雨而影响了农业生产的进度，推迟播种期7～10天。

7月，镇赉气温比历年低1.8℃，上、中、下各旬分别比历史低1.8、1.8和1.9℃，是历史同期低温较明显的一年；同年8月持续低温时间长，对农作物生育不利。

7月，延吉气温明显低，比历年同期低2.4℃，是建站以来的第二位，其中上旬比常年低 2.0℃，中旬比常年低 3.1℃，下旬比常年低 2.2℃，连续 3 旬比常年低 2～3℃是历史罕见的。

7 月，磐石气温特低，比常年低 1.4℃。是自 1957 年建站以来除 1957 年最低的 1 年，延迟了农作物的生育期。

7 月，龙井气温特低，比历年低 2.5℃，是建站以来同期月份的最低，造成延迟型低温冷害，使农作物生长与历年同期相比推迟 10 天左右。

7—8 月，通化县由于低温使水稻生长延迟 10 天之多。

8 月，梅河口气温为 19.8℃，距平为 -1.2℃，水稻抽穗、扬花迟缓，灌浆速度慢，生育延迟。

8 月，梨树县连续 30 天低温、多雨，影响玉米授粉，造成大面积减产。

年内，集安水稻在开花期最低气温达 15℃，使水稻发育期生长受到不同程度的影响，分蘖偏少，影响了当年的收成。

1987 年　5 月，镇赉月平均气温比历年低 1.7℃，中、下 2 旬分别比历史同期低 2.8℃和 1.1℃，对种子发芽影响很大。

8 月中旬末至下旬初，扶余县出现连阴雨，温度低、光照少，农作物受到很大影响，贪青晚熟。

年内，前郭发生综合型低温冷害，无霜期为 132 天。全县受灾面积 1.17 万公顷。

1988 年　7 月，汪清气温偏低，比历年同期低 1.7℃，下旬特低，从 14—29 日长达 16 天的低温少雨，给农业生产造成很大影响。

7 月，珲春月内出现低温连阴雨天气，气温偏低，日照特少，农作物不同程度地遭受延迟型冷害。

8 月 30 日至 9 月 4 日，由于受东北冷涡天气的影响，龙井降水 101.7 毫米，加上 9 月下旬气温低，玉米贪青，烟叶发生了赤星病。

年内，延吉市出现低温冷害，灾害分布全市各乡镇，全市水稻成灾面积 1338 公顷，成灾比例 100%，造成大量空壳，受害器官 60%，灾情比较严重，估计减产 665.8 万千克，山区晚稻及晚熟品种受害较重。

1989 年　6 月中旬至 7 月，镇赉温度持续偏低；9 月气温比历年同期低 1.1℃，上、中两旬分别低 0.8℃和 2.7℃，致使玉米有贪青趋势，其他作物籽粒饱满程度较差。

年内，前郭发生综合型低温冷害，无霜期为 127 天。全县受灾面积 4.07 万公顷。

1990 年　7 月，珲春多低温多雨天气，对农作物生长不利。据调查，全市共 3000 公顷水稻得了稻瘟病。

1991 年　6 月下旬，镇赉温度特低，为历史少见，对作物发育有一定影响；7 月气温比历史同期低 2.0℃，为历年同期最低值。其中上、中、下旬分别比历史低 2.0℃、1.6℃和 2.7℃，致使农作物生育期有所推迟，对后期作物成熟产生影响。

年内，前郭发生障碍型低温冷害，夏季连续4旬低温，农作物减产约10%。

1992年 6月4—10日，大安市遭受低温冷害。

6月上旬，镇赉县出现持续低温多雨天气。据资料统计，上旬平均气温13.3℃，比历年同期低5.7℃。6月5—6日早晨，地面最低温度达到2℃和0.9℃（最低气温3.5℃），均突破历史记录。由于严重持续低温，并降至作物生长极限温度，使农作物严重受害，生育期推迟1周左右，很多幼苗（如瓜、菜、豆等作物）已冻死。

6月1—10日，舒兰县出现低温冷害，全株100%受害，全县3.07万多公顷水稻普遍受害，扎根浅，叶龄少1片，苗势弱，分蘖期延迟。

6月，图们气温低于历年同期1.1℃，日照少6%，因此，对农作物生长极为不利，有的地块因低温而缺苗、断条，有的地块缺苗1/3左右，造成减产。

8月，扶余气温与历年同期相比明显偏低1.5℃，上旬4—10日出现了明显的低温冷害，8日最低气温达到了4.7℃，使农作物在不同程度上受到了一定的危害。

年内，前郭发生延迟型低温冷害，无霜期为130天。全县受灾面积1.27万公顷。

1993年 延边州发生障碍型冷害。水稻进入生殖生长期后，遇到了长达1个月的低温天气。其中8月上旬气温比历年同期低3.9～4.9℃，多数水稻正处在减数分裂期，受到严重的障碍型冷害，使水稻大量形成了空壳秕粒。据统计，水稻减数分裂期前后11天最低气温为14.5～16.9℃，造成了严重障碍型冷害，预计水稻空壳率达30%～69%，减产达30%～48%。

7月13日至8月11日，和龙市出现冷害，95%以上的植株受害，水稻整个抽穗期和开花期受害。

7月21日至8月20日，珲春相继出现低温冷害。6月份出现低温连阴雨，造成延迟型冷害，使水稻营养生长期缓慢，长势不齐，植株矮小，未能形成正常的产量结构；7月下旬到8月中旬关键性的30天失去积温120℃·日，延迟了水稻生育期使水稻减数分裂期和抽穗、开花期受到严重的障碍型冷害，导致空壳率加大，大部分绝收。

年内，安图县发生冷害。6、7、8月3个月连续低温，尤其是作物生长的关键时期。从7月下旬到8月中旬气温特低，是有气象记录以来的最低值，8月上旬整旬无日照，作物生长关键时期失去积温95℃·日，日照90多小时，推迟作物生育期15天左右，水稻遭受减数分裂期和开花授粉期双重低温障碍，导致空壳率加大，有的地方甚至绝收。

7月下旬到8月上旬、中旬，辉南县气温一直偏低且寡照，平均气温比常年同期偏低1.2℃，日照时数比常年同期偏少62.1小时，给水稻的抽穗、扬花以及灌浆带来一定影响。

年内，前郭发生延迟型低温冷害，无霜期为128天。全县受灾面积500公顷，大田减产约20%。

1995年 5月，九台气温特低，月平均气温为12.9℃，仅次于最低的1960年12.4℃，比历年平均气温低2.1℃，其中5月下旬受东北冷涡影响，多阵雨、雷阵雨天气，气温低导致出现倒春寒，使农作物生长延迟。

7月，吉林省出现阶段性低温，低温天气影响作物的正常生长，致使发育期普遍推迟1周左右。

1997年 9月，永吉气温偏低，比历年同期低0.8℃，主要是中旬严重低温，比常年低3.2℃，对玉米成熟度有明显的不利影响。

1998年 7月11日至8月2日，延边州发生了严重的障碍型低温冷害，造成水稻大幅度减产。冷害主要出现在7月11日至8月2日，这段时期正值水稻的拔节孕穗期，也就是减数分裂期，对低温反映最敏感，造成水稻受害，空壳率大增，结实率显著下降，预计空壳率将达到50%左右。

延吉市的受害情况是：全市1333.33公顷水稻全部不同程度的受害，其中绝收（受害达70%以上）433公顷，占总面积的32%，造成全市减产665.8万千克，直接经济损失1065万元。

7月11日至8月10日，和龙市出现低温冷害，次此灾害分布在全市各乡镇，水稻成灾面积为1.68万公顷，成灾比例为70.8%，造成大量空壳，植株全田受害，器官受害90%，灾情较为严重，全市预计减产4335.2万千克。

7月11日至8月31日，图们市发生了低温冷害。7月中旬至8月下旬旬平均气温偏低2℃，最低时7月下旬和8月上旬分别偏低3.7℃和2.9℃。同时7月下旬和8月上旬日照少，日照百分率只有8%～9%，造成水稻障碍型冷害，空壳率将达到20%～40%，造成农业严重减产。

1999年 5月，吉林省大部分地方出现低温阴雨天气，全省月平均气温为14.2℃，比常年同期低0.6℃，月平均气温除四平外，其他均低0.3℃～0.8℃。月内气温变化剧烈，高低温段交替出现，有17天日平均气温低于常年同期，14天高于常年同期。月内阴雨天数较多，白城、松原、长春、辽源、吉林一般5～8天，四平、通化、白山、延边为11～16天。由于低温阴雨，使全省农作物出苗和水稻插秧受到一定的影响，大部分县（市）插秧与返青期略有推迟，主要农作物玉米等株高、叶片较常年同期矮或少。

第八章 其他灾害

第一节 雷暴闪电灾害

清 道光十六年（公元 1836 年） 梨树：风雷大作。吉林：三姓地方被灾。

民国 二十一年（公元 1932 年） 十月，浑江市红石崖双顶沟农民苗喜俊堆在岭上场院的豆堆被雷电击燃，约两万多千克黄豆全部被焚毁。同时烧毁于道河家堆在场院的两百捆荞麦。

民国 二十八年（公元 1939 年） 六月十七日，白城子自本月以来，雨水时降，有云即下雨。十二日晚六时许，云忽四起即时雷声隆隆，大雨降临。该市六区五棵树管内村民六人被雷击，死一人，五人皆昏倒于地不省人事。又有一人正以牛耕地之时亦被雷击，人牛同时而死。

1954 年 6 月 14 日，三岔河 11 时一声巨雷将离测站 3600 米左右靠近江边的两根电线杆劈坏，1 根高 3 米，1 根高 5 米。

1955 年 5 月 20 日，21 时 48 分白城有雷暴出现在天顶，并有落雷现象，据电话修理员反映，白城附近大部分电话保险丝震断。

6 月 29 日，临江发生雷暴落雷，击毁临江镇正阳街边防团部屋角及附近电杆、电话线路等。

1956 年 6 月 14 日，海龙有雷暴使邮电局线路多处断，镇内居民草房触电着火，球状闪电入居室内又移出。

7 月 20 日，海龙住宅区雷电入室。

1957 年 6 月 28 日桦甸落雷打死 2 人。

7 月 10 日，临江因雷暴放电强烈毁坏电话避雷器及电表保险盒，在外有被打断电线。

7 月 22 日，在三岔河东北方约 2000 米处有落雷，击坏民房 1 角，震昏 3 人，座钟等被摔坏。

8月16日延吉雷暴损害情况，据邮电局反映，河北电路全部停电并打坏电路。

1958年 5月26日4时10分，九站附近由于落雷大部分电话和电灯被击坏。

8月6日前郭发生角落雷现象，落于水田里，打死1人。

8月8日，19时观测后有大雷暴过境，九站有落雷现象，全部电话和电灯被雷击坏，距九站1000米左右的1根电杆被雷将上面的木板击折，电场的变电箱被击起火。

1959年 5月24日，长岭气象站西西北方向约600米处出现球状闪电，电死1人，伤3人。

6月29日，东岗有强雷暴，雷暴落在一根小树上，旁边种田的有2人受伤。

10月28日，伊通站夜间出现雷暴，在气象站西南方向150米处落，雷劈坏电杆3根，使该站收音机、闹表、电话损害，电闸的电木外壳被炸裂。双阳23时强雷暴打进气象站办公室，将电话和有线广播弄坏。

1960年 4月25日四平电业局因打雷损害了4台电锅，1台段路器。

1961年 7月2日，桦甸红石乡雷击死1人。

1962年 6月25日，通化雷暴落地将环城公社到光大队的9间草房烧毁，烧死3匹马、5只羊，烧伤3匹马，烧毁1辆大车。

7月7日，因大雷暴打坏九站市内线路，电话数日不通，农研工人被落雷击死1人。

1963年 6月24—25日，据九站电工说，雷暴打坏九站气象站电话并引起火灾。孤店子电灯及电话被打坏。省研及市内好几处电话被雷击坏。

7月16日，长春市郊区电话线全部被雷暴损坏。

1964年 6月22日，东岗雷暴强度大，将电话线路震断，使13份气象报未传出而缺报。

6月28日，大安雷暴强度较大，大来镇北部有多处电话用保险盒电缆被震坏。

1965年 7月2日，通化被雷击死3人，击伤2人，打死牛1头。

1966年 6月19日，三岔河电话遭雷击损坏。

1967年 5月30日17时，敦化县贤儒公社北冈屯的社员孙绪保在南边大道上被雷击中，烧伤腹部、臀部、腿部，击中后神志较清醒，无生命危险。

1968年 5月16日早6时20分磐石有轻型落雷，造成室内电表、电话被震坏。

7月12日，大安站遭落雷，电接风向风速仪、电灯线路、广播及2处家属房被击坏。

1969年 5月29日，大安有落雷将站内市话机、电接风指示器部分机件、收音机烧坏。

6月17日12时57分，敦化气象站遭落雷，电线被击断3根，电接风向风速仪插头外壳被击坏，各保险丝均被烧断。

1973年 6月22日，长白气象站发生落雷，电接风向风速仪被击穿，不能使用。

1974年 6月30日19时40分，烟筒山北方约2000米处雷电落地，烧毁民房2间。

1975年 6月21日，集安县二股流大队（离气象站1.5千米）出现球状雷暴，击死妇女、学生各1名，打昏学生1名，同时下小冰雹，对农作物影响不大。

1978年 9月25日，长白山自然保护区头道施业区4分区三七林班，因雷击起火。由于扑救及时未引起火灾。

1980年 8月21日，磐石遭到暴雨和雷暴的袭击，降雨68.8毫米。由于雷暴与暴雨强烈，击死1人，高压线被击断。

1982年 10月8日8时左右，浑江市机砖厂仓库被雷电击燃起火，烧毁手推车轱辘、手推车、内胎、胶质线及搅刀等生产工具和机械设备，烧毁了卫生所的全部药品，同时烧毁民房9间，共计损失5.3716万元。

1985年 8月11日1时前后，降水强度较大，天顶雷暴很近，据了解，有部分房屋倒塌，低矮房屋进水，部分农田被淹，1人被雷电击伤。

1993年 6月18日15时，双阳县双河乡1座变压器被雷击毁。

6月28日12时，长春地质学院院内居民楼中发生一起雷击事件，3名正在装修房屋的外地民工遭受雷击，造成1人死亡，2人受伤。

7月6日，德惠县西部遭受龙卷风夹冰雹袭击，降雹时间长达40分钟，受灾面积3000公顷，绝收400公顷，直径30厘米的杨树被刮断200余棵，58间房顶被掀掉，农户进水，一农民家遭受雷击，电视机家具被毁。

8月10日，农安被雷劈坏和大风刮倒不同粗细树木30余棵，最粗的直径达20厘米，红星村四社一农妇在自家门口被雷电当场击死。

1994年 6月18日15时，双阳县双阳河乡遭受雷击，1座变压器被雷击毁。

6月18日15时，柳河县圣水乡小白篙村出现短时局地阵雨并伴有雷暴冰雹，主要是落地雷，共有14户村民受灾，击死1人，重伤2人，轻伤5人，击坏电视机12台，还有电风扇等，直接经济损失达2万元以上。

1996 年 9月6日14时30分至15时15分，蛟河市南岗子乡部分村社出现强雷雨冰雹天气。雷击死亡大牲畜2头、家禽150多只，打伤学生、工人、社员数人，十多户农房被冰雹打碎，直接受灾为264户2012人，成灾840人。

1998 年 4月20日15时左右，延边州龙井市勇新乡一带出现雷暴，并击中山上的高压电线引起火灾。龙井市森林防火指挥部办公室于4月21日07时40分钟收到龙井市光新乡新化7队村民打来的警报电话。当时的气象条件如下：4月20—22日，受暖高压脊和地面高气压影响，出现历史上罕见的30℃以上的高温天气，其中4月20日龙井市的极端最高气温为32.5℃，风向多半为西南西方向，10分钟平均最大风速为8.7米/秒，并且4月20日14时54分至15时27分出现雷暴。这次森林火灾过火面积为325.4公顷，其中受害森林面积为67.9公顷，其直接经济损失为42.72万元。2600余人参加了火灾扑灭，耗费油料1000余千克，直接费用为3.8万元。火灾于4月23日基本被扑灭。

6月15日19时，九台市西营城镇天空突降大雨，一道亮光从天而降。一个通亮的火球将在附近山上放牛的一农民击倒，将另一农民击昏，7头牛被击死。周围的菜地也有被烧的痕迹。

7月，舒兰发生雷暴，击死耕牛5头。

8月12日16时24分至23时，受局地强对流天气的影响，通化市区出现了有历史记录以来的最强降水，6小时降水量达150毫米，同时伴有电闪雷鸣和9级大风。市区部分供水设施被雷电击坏，致使市区供水中断；江西配电线被打掉5条，损坏变电站3处，高压断线1处，低压断线若干处，致使市区部分地段供电中断。

第二节 病虫灾害

金 大定元年（公元1161年） 辽东旱。蝗灾。

金 大定十六年（公元1176年） 辽东等十路旱、蝗。

元 元统二年（公元1334年） 六月，大宁、广宁、辽阳、开原（今农安）、沈阳、懿洲水旱蝗，大饥，诏以钞二万锭遣官赈之。

明 正统元年（公元1441年） 十一月以各卫今岁旱蝗无获，从巡抚左副都御史李浚奏请也。

明 弘治六年（公元1493年） 四月丙午，以虫、旱灾，免辽东广宁、前屯等二十四衙弘治五年屯粮有差。

明 万历十四年（公元1586年） 十二月，辽东抚按会题，辽镇雨、水、风、虫相继为灾，议照被灾较重，蠲免有差。

民国　十三年（公元 1924 年）　十月，梅河口的双顶子等地发生虫灾，受灾面积七点六万亩，七分绝收。

民国　十五年（公元 1926 年）　由于天旱，梅河口虫灾严重，受灾面积一点二万亩，减产百分之七十以上。

民国　十六年（公元 1927 年）　秋，柳河县农作物遭受轻微虫灾，略有减产。

民国　二十三年（公元 1934 年）　七月，东丰入夏以来阴雨连绵，忽有虫灾现于各地，发现黑虫甚多，其形小而黑，头有红色，食庄稼甚快，各地灾民忧形于色，颇感不安。

7 月，范家屯自入夏以来阴雨连绵，晴时寡者，见洼地积水数尺，禾苗被淹，高地幸未被淹，尽起黑虫，农民叫苦，恐秋收难望。

民国　二十八年（公元 1939 年）　梅河口有一点八万亩作物受虫灾。

民国　三十年（公元 1941 年）　夏，柳河县发生粘虫灾，部分农作物，特别是水稻、玉米、谷子受灾严重。

民国　三十一年（公元 1942 年）　梅河口受虫灾七点八万亩。

民国　三十二年（公元 1943 年）　梅河口受虫灾二点九万亩。

民国　三十六年（公元 1947 年）　据哲里木盟乌力图盟长讲述，哲里木盟灾荒甚重，辽河决堤被淹耕地达四五百万垧，荒灾种类有水、旱、风、雹、虫等灾。

民国　三十七年（公元 1948 年）　八月四日，本科中旗茂区受风、虫、雹、坏种等灾害，坏苞米、高粱、谷子等一千九百四十垧，大家积极补种晚田，现已全部补完。

1949 年　长春市农田受虫害有 419.93 公顷，其中春阳区 212.61 公顷，劝农区 120 公顷，净月区 54.5 公顷，大西区 32.82 公顷。

5 月，四平市发生虫灾。

7 月 15 日统计，永吉县虫灾面积 691.57 公顷，占耕地面积的 19%，比较严重的黄旗堡区受灾面积 136.51 公顷。

是年，锄后，磐石县境内发生虫害，受灾面积 1222.73 公顷。

1951 年　6 月 20 至 30 日，磐石县发生夜盗虫害，受灾面积 174 公顷；大豆蚜虫虫害，受灾面积6277公顷；大豆金龟子虫害，受灾面积30公顷；水稻泥负虫和泥包虫虫害，受灾面积10公顷。

7月，四平市发生虫灾。

1952年　8月，四平市发生虫灾，9万多人次灭虫。

1953年　6月，临江县发生了历史上少有的夜盗虫害。全县有1997.3公顷农田受到不同程度的灾害。中共临江县委、县人委带领90多名干部分赴各灾区，发动和组织群众3.7万余人，捕虫杀虫，除162.7公顷农田庄稼被夜盗虫吃光外，其余农田得到了防治。

是年，梅河口春旱夏涝，发生虫灾，受灾总面积4913公顷。

1954年　6月，柳河县柳南乡遭虫灾。

1955年　6月，辽源市农作物发生夜盗虫害，受灾面积2666公顷。

7月，四平市发生虫灾。

是年，永吉县发生粘虫面积8500公顷，其中有500公顷被粘虫吃光。

1956年　永吉县桦皮厂200公顷水稻被粘虫吃光。

1957年　夏，柳河县全胜乡遭受轻微蝗虫灾害。

1960年　夏，榆树、农安、九台、德惠等县90个人民公社816个管理区6371个生产队受虫灾。受灾农田30.2万公顷，占耕地面积的24.6%。害虫有芽虫、粘虫、蛞虫等3种。

7月，白城县（今白城市洮北区）农村大田普遍发生病虫害。害虫种类有钻心虫、大豆蚜虫、玉米螟、粘虫、豆斑蝥、卷叶虫等，全县受虫灾作物面积达4200公顷。县委采取了紧急措施，发动群众捕捉和药物杀虫。

夏，四平市发生虫灾。驻平空军出动飞机协助灭虫。

1961年　6月，永吉县水稻绿腐病面积1.25万公顷，坏种40万千克，纯受灾面积2899公顷，减产粮食0.14亿千克左右。

1962年　6月，白城县（今白城市洮北区）大岗林场发生虫灾。省林业部门派飞机喷洒农药灭虫。

8月13—31日，辽源市东丰县发生大豆蚜虫，受害面积2.02万公顷，占耕地面积9.52万公顷的21.2%。

8月份，永吉县发生蚜虫作物面积达2.1万公顷。

1964年　永吉县作物遭受地下害虫灾害，受灾面积约18.5万公顷，毁种1630公顷。

1965 年　6 月 25 日，梅河口全境各处虫灾达到高峰，由沿河两岸的低洼地蔓延到山区；由 2 种作物扩大到几种作物。28 日统计，全境发生粘虫的有 192 个大队 885 个自然屯，受灾农田 8973 公顷，占旱田总面积的 38%，其中被粘虫吃光的面积有 548.8 公顷，一般被害率占 50%以上，每株粘虫 1～6 头，较重地块株株有虫。

1966 年　永吉县自春耕以来，32 个社镇的大部分农作物程度不同地遭受到粘虫的危害，受灾面积 3.7 万公顷，危害较重的有 6800 公顷。仅乌拉街就有 160 多公顷谷子被害虫吃光。

是年，镇赉县 18 个人民公社 11 个国营农牧林渔场发生粘虫，受害面积 9.1 万公顷，占全县粮食作物播种面积的 86.8%。

1968 年　辽源市东丰县发生粘虫，全县受害面积 5.47 万公顷，占耕地总面积 9.4 万公顷的 58.2%，粮食减产约 500 万千克。

1970 年　7 月 22 日，白城市（今白城市洮北区）北大岗机械林场种植的国防林发生"双尾天社蛾"虫灾。受灾面积 2200 公顷，其中重害 1000 余公顷，每棵树有害虫 5～7 只。虫害发生后，林场积极组织人力捕杀。

1971 年　7 月 10 日统计，吉林省发生虫灾 145.1 万公顷，已防治了 98.9 万公顷，占发生面积的 68.2%。其中，延边地区发生虫灾面积 1.5 万公顷，已防治 1.4 万公顷，占发生面积的 93%，已基本控制发展局面；白城地区发生虫灾面积 47.9 万公顷，已防治 22.1 万公顷，占发生面积的 46.1%。有 4 个县粘虫的发展已基本得到控制，只有洮安、突泉、科右前旗 3 个地方有所发展。洮安由 1.3 万公顷发展到 2.7 万公顷，防治 1.3 万公顷。突泉由 1.5 万公顷发展到 3.1 万公顷，已防治 1.8 万公顷，哲盟发生 20.1 万公顷。吉林地区粘虫已基本得到控制，全区统计有 253 公顷被吃光，目前呈下降趋势。现在主要影响吉林地区的灾害为稻瘟病，舒兰平安公社发生稻瘟病 13.3 公顷，吉林市已通报各县立即采取防治措施。

7 月 15 日，长春受虫灾 3.47 万公顷。

7 月 20 日，长春虫害禾 4.27 万公顷。

7 月 26 日，长春虫害稼 1533 公顷。

8 月 9 日，长春虫灾 2.6 万公顷。

8 月 17 日，长春虫害面积 8000 公顷。

1972 年　6 月以来，吉林省各地普遍发生粘虫、蚜虫、稻瘟病等多种病虫害。受灾面积 150.5 万公顷。受灾较重的长春，虫灾发生面积 45.9 万公顷。白城 48.6 万公顷，四平 27 万公顷。据科研单位记录考察，1972 年是虫灾大发生年。

7 月 10 日，长春市受虫害 82.07 万公顷；同月 15 日受虫害 86.87 万公顷；8 月 25 日虫害 39.27 万公顷；9 月 5 日虫害 39.27 万公顷。

1973年 6月24日，长春市受虫害面积15.52万公顷，同月25日受虫害31.4万公顷；7月5日受虫害面积35.59万公顷，是月11日受虫害面积42.74万公顷，同月16日受虫害面积13.8万公顷；8月6日受虫害11万公顷，是同15日受虫害2.03万公顷。

1974年 进入6月份以来，气候条件有利于蚜虫的繁殖、扩散，再加上去冬蚜虫越冬卵量大，天敌数量少，大豆蚜虫发生早，来势猛，面积大，危害重。至7月中旬，据全省7个地区不完全统计，大豆蚜虫发生面积40多万公顷，占大豆播种面积的63%。长春地区的榆树县，大豆蚜虫发生面积7.5万公顷，占大豆播种面积的94.3%。全县38个公社，除个别地块外，全部发生，严重程度比大发生的1972年同期高8～10倍。

7月14日，榆树县因大豆蚜虫成灾7.55万公顷，占大豆播种面积的94.3%。是年7月15日长春受虫害面积达30.2万公顷；同月20日受虫害面积达32.35万公顷；是月30日受虫害面积达50.65万公顷；8月5日受虫害面积20万公顷；同月15日，受虫害禾面积16.67万公顷。

截至7月16日，吉林省病虫害发生面积为65.6万公顷，比去年同期的48.1万公顷多17.5万公顷，据长春地区反映，全区大豆蚜虫普遍发生，已达到14.7万多公顷，占大豆播种面积的67.5%，榆树县达91%。

8月25日四平、长春地区反映，当前玉米大斑病有发展、蔓延的趋势。四平地区玉米大斑病发生面积为10万公顷。长春地区的农安、德惠发生玉米大斑病1.8万公顷。

1975年 6月25日，长春市受虫害禾50.16万公顷；7月5日，受虫害禾58.83万公顷；同月15日，受虫害禾37.89万公顷，主要是粘虫和蚜虫为害；同月25日受虫害稼49.59万公顷；是月30日受虫害稼20.07万公顷；8月15日受虫害稼4.27万公顷。

1976年 6月25日，长春粘虫、蚜虫成灾19.63万公顷。

7月5日，吉林省虫灾发生面积152.6万公顷。从发生的情况看，粘虫发生的范围广，面积大，有66万多公顷。严重的地块粘虫把庄稼吃的只剩茬。蚜虫把大豆、小麦腻的叶子打卷、变黄。另外，哲盟扎旗马力吉木仁公社6月上旬还发生土蝗，面积17.3万公顷，危害草原4万公顷。有6个生产队的草全部被草蝗吃光。

是年，镇赉县17个人民公社、11个国营农牧林渔场发生粘虫，受害面积4.5万公顷，占全县粮食作物播种面积的46.3%。

1977年 6月6日，长春被虫害禾23.67万公顷；同月10日，受虫害禾为29.77万公顷；是月15日，受虫害29.98万公顷；是月25日受虫害40.3万公顷；同月30日，受虫害稼64.89万公顷；7月1日，受虫害面积45.47万公顷。

年内，根据病虫害预测预报，吉林省是粘虫、大豆蚜虫的大发生年。发生程度将超过大发生的1972年。6月上、中旬，部分地方粘虫蛾量迅速增加。部分地方已达到了大发生指标。粘虫的特点是：蛾量高峰出现的晚，比历年同期晚5～7天，卵块大，卵粒多。往年1个卵块一般几十粒，今年高达1、2百粒，早期产的卵已孵化成幼虫，有的才产卵，危害期可能延长。如不及时防治，可能造成严重危害。小麦和大豆蚜虫也比往年发生早，哲盟3.4533万公顷小麦，已有2.67万公顷发生了蚜虫。水田地区，部分地方发生水稻负泥虫，潜叶蝇已经发生，扎鲁特旗还发生了土蝗。到6月15日统计，全省各种虫害面积达43万多公顷，预计6月下旬到7月上旬，粘虫和大豆蚜虫将进入盛发阶段。

进入6月中旬后，吉林省中西部地区粘虫蛾量猛增。不少地方已经达到大发生指标。全省小麦蚜虫普遍发生，西部的白城、哲盟地区比较严重，白城地区10万公顷小麦中，已有4.7万公顷发生蚜虫。洮安、前郭、扶余3县发生麦蚜面积达3.3万公顷，密度比较大。洮安县洮东公社有蚜株率达98%，单株蚜量40～50头，多的100多头，有的已经上了麦穗。全省初步统计，已发生病虫害面积58万公顷，其中有35万公顷进行了防治，病虫害发生的面积比上年同期的21.9万公顷多36.1万公顷。

到7月16日，吉林省病虫害发生面积达223.7万公顷，哲盟全年粘虫发生面积50多万公顷，最严重的6.8万公顷，底叶被吃光。

8月18日统计，永吉县有19个公社程度不同地发生稻瘟病，面积达2520公顷。

1978年 6月10日前后，吉林省各地进入幼虫萌发期，中部的大部分地方和东部的部分地方虫量高达发生指标，尤其严重的是小麦的幼虫密度很高，超过了防治指标的几倍甚至几十倍。是时各地虫已达二、三龄。

6月下旬以来，由于温度偏高，湿度适合，粘虫发育得快。中部和西部的长春、四平、哲盟和白城地区局部地方虫口密度已超过每米垄长7～10头的防治指标。有的麦地已达几十头。

由于持续高温少雨，6月下旬吉林省各地发生大豆蚜虫。白城地区29个点报告，有8个点超过发生指标。

到7月18日，大豆蚜虫大部分地区已发生，四平地区有的社队有蚜株率达100%。一块豆地调查，百株蚜量达到了50多万头，7月7日发生面积26.3万公顷。

1979年 6月21日，农安、德惠、九台、双阳4个县15.48万公顷田禾被虫害。

6月21日，白城市（今白城市洮北区）机械林场北大岗林木发生大面积虫灾，省有关部门派飞机撒药灭虫。

到7月2日，大豆蚜虫、粘虫和水稻负泥虫在吉林省各地普遍发生，发生面积达44.1万公顷。

到8月25日，长春地区高粱蚜虫、二代粘虫发生面积达1.78万公顷。吉林地区发生稻瘟病1.6万多公顷，正在积极防治，已基本控制。

年内，磐石县发生虫害，受灾面积2700公顷。

是内，镇赉县的嘎什根、套保等公社发生高粱蚜虫，受害面积5667公顷，占全县高粱播种面积的47.6%。

年内，吉林省各种农作物病虫害也较普遍发生，发生面积大。危害比较严重的有高粱蚜虫、大豆蚜虫、玉米大斑病、水稻稻瘟病等。蚜虫危害较严重的洮安县，全县1.7万公顷高粱普遍发生蚜虫，每株高粱有蚜虫高达7、8万头，3～5天就上到顶叶。由于蚜虫危害，1.7万公顷高粱平均减产4～5成。吉林地区水稻稻瘟病发生严重，全区有6万公顷水稻发生稻瘟病，占水田面积的62%。由于稻瘟病的危害，6万公顷水稻平均减产3成以上。

1980 年 6 月 23 日，长春受虫害面积 5600 公顷。

辽源市发生玉米螟虫灾害，受灾面积约 5000 公顷，损失粮食 1000 万多千克。

1981 年 5 月 20 日，长春受虫害 4133 公顷。6 月 24 日，虫害 4353 公顷；同月 30 日，受虫害 11.6 万公顷；7 月 5 日被虫害面积达 15.8 万公顷；是月 10 日被虫害面积达 17.87 万公顷；是月 20 日，被虫害面积达 18.73 万公顷；是月 30 日，长春郊区、农安有第二代粘虫出现。

年内，辽源市发生玉米螟虫灾害，受灾面积约 5333 公顷，损失粮食 1000 万多千克。同年，发生大豆蚜虫灾害，受灾面积 1 万公顷，损失粮食约 200 万千克。

1982 年 由于干旱影响，草地螟、大豆蚜虫、粘虫等害虫已经出现，并有大发生的趋势。据吉林农校黑光灯诱测，6 月 7 日有草地螟成虫 120 只，6 月 8 日猛增到 4500 只，有的已开始产卵。这些成虫目前多集中在草地或树带里。榆树县发布公告，号召各生产队立即进行防治。

据各地 6 月 26 日反映，蚜虫、粘虫、草地螟、等各种病虫害已相继发生和危害。到 6 月 25 日统计，全省各种病虫害发生总面积 75.1 万公顷，是上年同期 21.5 万公顷的 3.5 倍，防治面积 52.9 万公顷。年内草地螟来势猛，密度大，危害重。长春市被虫害面积 36.8 万公顷。榆树县 7016 公顷甜菜、大豆、葵花等作物叶子被吃成网状。双阳县齐家公社管家大队卜家小队有 0.13 公顷大豆地在草甸子中间，已被草地螟全部吃光。鹿乡公社崔家大队有 2 公顷大豆叶片被吃成网状。吉林地区反映，市郊区有 400 公顷大田作物和 100 公顷蔬菜已基本被草地螟吃光。

6 月 30 日统计，吉林省全省虫害发生面积达 105.5 万公顷，是近几年来同期虫害发生程度最重的一年。旱田中草地螟发生面积 53.3 万公顷；大豆蚜虫发生面积达 25.3 万公顷，约占当年大豆播种面积的 40%；粘虫发生面积 15.4 万公顷。草地螟危害已进入盛期，长春地区有 1 万公顷庄稼叶肉被吃光。榆树县刘家、八号等公社，农药不足，积极组织人工捕捉。通化、吉林 2 地区水田有 2.4 万公顷发生了潜叶蝇，2.7 万公顷出现了负泥虫，基本上都进行了防治。

到 7 月 10 日，吉林省病虫害发生面积达 185.1 万公顷，为近年同期发生面积最大的年份。中部当前主要是粘虫、蚜虫危害；西部草地螟还在盛期；东部水田出现了负泥虫、潜叶蝇。进行防治的面积有 134.9 万公顷。

据吉林省 44 个高粱蚜虫测报点查，7 月 25 日至 8 月 3 日，高粱蚜发展速度快，虫口密度大，发生面积广，危害严重。各测报点平均有蚜株 37.7%，高的达 100%，平均百株蚜量 1.0068 万头，高的达 5 万多头，起油株率 5.2%，高的达 68%。洮安县德顺公社有蚜株率 100%，百株蚜量 1.5 万头，起油株率 25%。怀德县农科所调查，有蚜株率 71%，百株蚜量 5.36 万头，起油株率 11%。农安县小合隆公社有蚜株率 98%，百株蚜量 4.16 万头，起油株率 22%。从发生程度看，高粱蚜接近或超过大发生的 1979 年。气温高，干旱，有利于高粱蚜的繁殖。

到8月14日止，长春地区二代粘虫发生面积8.0064万公顷，已防治面积5.8283万公顷，占发生面积的72.8%。其余正在防治中。因此，当前没有造成严重危害。总之，该年防治二代粘虫抓得早，落得实，效果好。

同年8月31日，农安县小合隆人民公社农田百株蚜虫量为1600头。

年内，大安县发生虫灾，受灾面积15.92万公顷。

年内，柳河县柳南乡再遭虫灾。

1983年 根据白城、四平、长春、吉林地区的19个草地螟测报点查，5月15日农安县伏龙泉公社，百步惊蛾42头，18日58头，21日102头，24日大安县安广镇百步惊蛾超过千头。31日长春郊区幸福公社八一大队大豆地百步惊蛾百头以上，萝卜籽地百步惊蛾1万头以上。29日长岭、梨树、农安，1台黑光灯分别诱蛾90、352、484头。长春市农科所1台卤化灯诱蛾8491头。6月1日省农科院植保所1台黑光灯诱蛾1.5719万头。6月2日诱蛾34万头。梨树县植保站诱蛾121498头。当年草地螟发生早，数量大，1天1台黑光灯诱蛾最多的比大发生的1982年同期的116头高2.931倍，比1982年最高诱蛾量91500头高3.7倍。

据四平、长春、吉林、通化、延边地区21个水稻潜叶蝇测报点的调查，年内水稻潜叶蝇的成虫发生较为普遍，数量多，卵量高，卵孵化进度较快。浑江市孙家子公社农业站，5月25日平均1个诱蝇盘诱蝇195头，28日安图县万宝、汪清县百草沟公社农业站分别诱蝇135和263头。经统计，在21个点中有7个点的诱蝇量已超过100头的防治指标。

据18个测报点5月30日调查，平均有卵株率为23.3%，高的达86%，比上年同期平均有卵株率的16.2%高7.1%。百株卵量平均为135粒，一株有卵最高的15粒。卵孵化进度比较快，6月4日卵平均孵化率为34.9%，比上年同期的25.2%高9.7%。

6月，农安县发现有潜叶蝇活动，是月23日诱杀133头。7月30日长春市叶稻瘟病1.89万公顷。

年内一代粘虫在吉林省中部地区属大发生，虽经防治，但残虫量仍较大。中部地区大部分测报点于7月15日出现二代成虫，到7月25日止，从各测报点10个杨树枝的诱蛾量来看，除白城、通化、延边地区很少外，长春、四平、吉林地区大多数测报点7月19—23日蛾量较多。省农业总站7月20日诱蛾290头，比大发生的1980年的75头多215头。农安县植保站23日诱蛾133头。九台县农业站20日诱蛾139头，长春市农科所23日诱蛾284头，比1980年的148头多136头。永吉县良种场19日诱蛾141头，比1980年的8头多133头。梨树县植保站23日诱蛾94头，比1980年的45头多49头。怀德县平安公社20日诱蛾123头。

7月下旬，由于全省多雨、高温、寡照，气温有利于稻瘟病病菌的发生和传播。据统计，至7月29日，全省的叶稻瘟病发生面积由7月中旬的2.6万多公顷扩大到10.8万公顷，其中通化地区近3万公顷，吉林地区1.8万公顷，长春地区1.9万公顷，四平地区4.1万公顷，白城地区330公顷，延边地区2.7公顷。叶稻瘟发生较严重的通化地区，仅海龙1个县发生面积就达2.4万公顷，柳河县受稻瘟病危害严重的部分水田已濒临绝收。

1984年 4月中旬至5月24日，吉林省中西部地区连续高温、干旱，有些地方苗期害虫发生危害严重。其特点是发生时间集中，来势猛，由于高温、干旱虫量大。间杂草少，害虫集中危害作物幼苗，特别是葵花、甜菜受害较重。蒙古灰象蚜发生比例大。约占苗期害虫的60%～70%，给防治工作增加了困难。据农安县农业技术推广中心站5月22日在葵花和甜菜地调查，平均每米垄长有蒙古灰象蚜5～6头，多者40余头。靠近草甸、林带的玉米地块每米垄长有3～4头。全县苗期害虫发生面积10.2万公顷。目前继续蔓延，预计5月末至6月初将进入危害盛期。又据前郭县卡拉本乡农业技术推广站5月19日调查，葵花每平方米有黑绒金龟子6～8头。大安、扶余、乾安、白城市等，各种苗期害虫普遍发生，截至5月21日统计，白城地区苗期害虫发生面积1.98万公顷，主要危害葵花、甜菜和玉米。辽源市农业技术推广总站统计，全市苗期害虫发生7.72万公顷。

8月，白城市（今白城市洮北区）大岭乡发生虫灾。1045公顷农田遭虫害，损失达1.6亿元。

1985年 5月22日，农安县发现蒙古灰象蚜，葵花、甜菜地每棵集6头之多。

年内，镇赉县粘虫发生面积2.9万公顷，占全县播种面积的41%。

1986年 7月，前郭县平凤乡小麦发生粘虫灾害，每平方米25头以上，小麦叶片被吃光，全乡受灾面积3000公顷。

1987年 长春虫害禾8000公顷。

7月，前郭县毛都站镇玉米粘虫大面积发生，每平方米11～22头，受灾面积3000公顷。

1989年 由于高温干旱天气，榆树县发生虫害面积3.35万公顷，害虫主要有二条、十甲、蛴螬、地老虎、金针虫等，已有300多公顷地因虫灾毁种。

1990年 从6月15日至7月末，榆树市有29个乡镇296个村受虫灾，受灾面积8.34万公顷，其中，减产3至5成的约1.38万公顷，5至8成的2.95万公顷。

1998年 6月，前郭县蒙古屯乡发生玉米枯心叶蛾灾害，受灾面积50公顷。

9月初，前郭县长山镇库里村发生土蝗虫，受灾面积80公顷。查干花草原发生大面积蝗虫。

1999年 前郭县玉米螟普遍发生，全县农作物减产20%。

附录一　吉林省各区域终霜日期

年	西　部	中　部	东　部	年	西　部	中　部	东　部
1951	5月9日	5月19日	5月14日	1976	5月5日	5月13日	5月14日
1952	5月23日	5月8日	5月24日	1977	5月14日	5月14日	5月18日
1953	5月13日	5月16日	5月1日	1978	5月9日	5月9日	5月6日
1954	5月23日	5月10日	5月17日	1979	5月11日	5月10日	5月12日
1955	5月6日	5月6日	5月5日	1980	5月6日	5月16日	5月26日
1956	5月22日	5月15日	5月6日	1981	5月9日	5月4日	5月3日
1957	5月11日	5月1日	6月1日	1982	5月1日	4月20日	5月14日
1958	5月22日	5月12日	5月22日	1983	5月3日	4月30日	4月30日
1959	5月6日	5月13日	5月13日	1984	4月29日	4月22日	5月1日
1960	5月9日	5月9日	5月8日	1985	5月6日	4月29日	4月29日
1961	5月15日	5月5日	5月5日	1986	5月10日	5月9日	5月10日
1962	5月27日	5月5日	5月4日	1987	5月13日	5月17日	5月18日
1963	5月14日	5月5日	5月5日	1988	5月5日	5月4日	5月8日
1964	5月5日	5月5日	5月11日	1989	5月10日	4月24日	5月9日
1965	5月17日	5月17日	5月11日	1990	5月5日	4月28日	4月29日
1966	5月7日	5月4日	5月4日	1991	5月2日	5月3日	5月11日
1967	5月3日	4月15日	5月3日	1992	5月10日	4月25日	5月10日
1968	5月9日	5月13日	5月9日	1993	4月30日	4月27日	5月15日
1969	5月20日	5月20日	5月20日	1994	4月29日	5月18日	5月19日
1970	5月10日	4月26日	4月27日	1995	5月11日	5月11日	5月11日
1971	5月5日	5月5日	5月17日	1996	5月6日	4月20日	5月5日
1972	5月16日	5月16日	5月17日	1997	5月2日	4月21日	5月5日
1973	5月11日	5月8日	5月22日	1998	4月27日	4月25日	4月26日
1974	5月10日	5月24日	5月10日	1999	5月4日	5月1日	5月10日
1975	5月16日	4月18日	5月6日	2000	4月24日	5月6日	4月25日

附录二　吉林省各区域初霜日期

年	西　部	中　部	东　部	年	西　部	中　部	东　部
1951	9月10日	10月9日	10月10日	1976	9月28日	10月6日	10月4日
1952	9月29日	9月26日	9月26日	1977	9月19日	9月20日	9月20日
1953	9月18日	10月13日	9月19日	1978	10月3日	10月5日	9月27日
1954	9月27日	10月3日	9月26日	1979	9月23日	9月22日	9月28日
1955	9月25日	9月25日	10月2日	1980	9月24日	9月20日	9月20日
1956	9月19日	10月2日	9月27日	1981	9月27日	9月27日	9月28日
1957	9月24日	9月24日	9月25日	1982	9月10日	9月21日	9月21日
1958	9月16日	9月29日	9月19日	1983	9月26日	10月5日	10月1日
1959	10月11日	10月11日	10月15日	1984	9月25日	9月25日	9月25日
1960	9月28日	10月1日	9月28日	1985	9月22日	9月22日	9月22日
1961	9月29日	9月30日	10月1日	1986	9月27日	10月7日	9月28日
1962	9月22日	9月23日	9月25日	1987	9月27日	9月26日	9月26日
1963	9月23日	10月1日	9月23日	1988	9月24日	10月1日	10月1日
1964	9月17日	9月22日	9月22日	1989	9月16日	10月5日	9月16日
1965	9月17日	9月30日	9月28日	1990	10月8日	10月8日	10月7日
1966	9月9日	9月22日	9月15日	1991	9月28日	9月28日	9月29日
1967	9月10日	9月10日	9月11日	1992	9月18日	9月26日	9月27日
1968	9月21日	9月21日	9月28日	1993	10月1日	10月2日	10月2日
1969	9月19日	9月26日	9月26日	1994	10月7日	10月16日	10月8日
1970	9月30日	9月25日	9月26日	1995	9月14日	10月3日	10月5日
1971	9月28日	9月29日	10月2日	1996	9月21日	10月5日	10月4日
1972	9月11日	10月7日	10月2日	1997	9月11日	10月4日	10月5日
1973	9月25日	9月26日	9月27日	1998	9月22日	10月19日	10月4日
1974	10月3日	10月4日	10月4日	1999	9月16日	9月30日	10月3日
1975	10月9日	10月11日	9月29日	2000	10月9日	10月11日	10月3日

附录三　吉林省各站累年日降水量极值

（建站到2000年）

站　名	日最大降水量（毫米）	出现时间	站　名	日最大降水量（毫米）	出现时间
洮南	125.3	1996.7.6	通化	170.0	1995.8.7
镇赉	132.7	1994.6.26	梅河口	147.5	1995.7.29
大安	138.1	1966.8.29	集安	162.7	1975.8.1
白城	119.2	1957.7.28	通化县	139.3	1995.8.7
通榆	131.0	1974.7.31	辉南	124.2	1995.7.29
长岭	171.5	1994.7.13	柳河	136.3	1995.7.29
乾安	104.5	1966.7.29	吉林城郊	119.3	1969.7.27
前郭	106.2	1981.7.8	蛟河	128.9	1989.7.22
扶余	188.7	1994.8.6	桦甸	115.6	1995.7.30
松原	105.7	1997.8.21	永吉	142.0	1989.7.22
长春	130.4	1976.7.31	磐石	188.8	1970.7.29
农安	156.3	1966.7.29	烟筒山	132.3	1991.7.22
德惠	137.8	1995.7.26	舒兰	123.9	1970.7.15
九台	122.2	1960.8.6	白山	150.4	1995.7.30
榆树	143.0	1988.7.18	靖宇	135.7	1957.8.21
双阳	160.2	1991.7.22	长白	93.5	1965.8.6
敦化	138.7	1999.9.8	临江	126.0	1960.8.23
松江	120.6	1960.8.23	东岗	162.9	1960.8.23
延吉	105.3	1965.8.7	四平	157.1	1997.8.21
汪清	137.8	1965.8.7	双辽	152.4	1994.7.13
安图	139.8	1960.8.23	梨树	139.0	1998.8.5
和龙	124.6	1982.8.28	公主岭	194.5	1989.7.22
龙井	135.4	1982.8.28	伊通	160.4	1965.7.31
珲春	176.1	1961.8.4	东丰	137.6	1995.7.29
图们	138.2	1982.8.28	辽源	119.2	1964.8.30

附录四　吉林省县以上政区地名新旧对照

说　　明

1. 本文所使用的各种资料下限截止时间为2000年底。

2. 本文列出的地名为省名、各市名、县名、区名，以及城区、县城的聚落名称。

3. 在每一个地名中，一般是按照历史时间顺序介绍曾用过的地名，尽可能注明曾用名开始使用的时间。

4. 对目前尚有争议的地名本文没有列入。使用时间短，甚至并没有真正开始使用的地名一般也不列入。

5. 每条地名一般分两部分，先说明该行政区域历史上政区名称沿革，后说该政区中心城市（市区、县城、老县城）聚落名称的沿革。有的则按时间顺序一并说明。

6. 追溯每个地名的演变时，视其历史的不同情况而定，有的久远，有的与历史上的政区设置区域不同，便从该区域划定时写起。

7. 在聚落名称基础上设政区名的按时间顺序写。设立政区时，驻地与政区名不一致的，后说驻地地名的演变过程。

吉林省

是中国一级行政区划，简称吉。1644年属盛京驻防内大臣辖区。1653年设宁古塔昂邦章京，驻今黑龙江省宁安，是吉林省设置的开端。1662年宁古塔昂邦章京改称镇守宁古塔等处将军，简称宁古塔将军。1676年宁古塔将军驻地由宁安迁至吉林乌拉城。1757年改称镇守吉林乌拉等处将军，简称吉林将军。1907年设吉林省。沦陷时期，吉林省被支解为滨江、三江、“间岛”、吉林4个省。1945年以后，建立过吉合区行政委员会。1945年12月27日，在永吉县岔路河成立吉林省政府，驻地曾在延吉、吉林，1954年省会由吉林迁到长春。

长春市

1800年置长春厅，初设治时驻地俗称新立城（长春堡）。1825年长春厅迁入宽城子。1888年改设长春府，又置长春道（后改西南路道）。1913年改称长春县。1929年设长春市政公所，后设长春市政筹备处。1932年置新京市，又称新京特别市（伪满洲国首都）。建国后曾设长春地区。曾为中央直辖市。省会。别称汽车城、春城。

南关区

早年俗称南门、南关，曾有南关大街。1825年以后，先后称长春厅、长春县、长春市政公所、长春市政筹备处。1940年伪新京特别市设大同区、长春区、东光区。1946年国民党设中正区。1948年长春解放后，设长春区、胜利区。1950年长春区改称第一区，胜利区改称第三区。1955年第一区改称长春区，第三区改称南关。1957年长春、南关两区合并，成立南关区。

宽城区

早年俗称头道沟、二道沟。初名宽城子站，后俗称铁北二道沟一带为宽城子。1937年在铁路以北设宽城区。1945年铁南称中山区。1948年将铁南中山区改称头道沟区。1950年铁北改称第六区。1955年铁北复称宽城区。1957年将头道沟区和铁北的宽城区合并称宽城区。

朝阳区

1937年设兴安区、顺天区、承德区、惠仁区，均在今朝阳区境内。1940年撤兴安区，划入顺天区。1942年承德区改称西阳区，惠仁区改称安民区。1945年被划为钟华、西阳和安民3个区。1948年今朝阳区被统称为中华区。1950年改称第四区。1955年改称朝阳区。

二道区

1934年设和顺区、东站区、东荣区。1950年和顺区改称第五区。1955年将东站、东荣两区并入，改称二道河子区。1995年改称二道区。

绿园区

1913年设长春县。1949年长春市设5个农业区。1955年将第7区～第12区合并，改为4个农业区：兴隆山、范家店、大屯、净月。1957年成立长春市郊区。1995年改设绿园区。

双阳区

1406年设苏完河卫，亦称苏瓦延。1576年设出万河卫。1681年设苏瓦延站。1910年设双阳县。1941年与伊通县合并，称通阳县。1946年改称阳春县。1946年9月26日恢复双阳县。1995年改称双阳区。

农安县

两汉时曾是夫余国的都城。隋朝为高句丽夫余城。唐朝是渤海国的夫余府。辽代改黄龙府，并设黄龙县。1882年设农安分防照磨。1889年设农安县。俗称农安镇为龙安、龙湾、隆安，曾名农安堡。

九台市

1932年置九台县，治下九台。1988年撤县设九台市。今市区旧称下九台、晒尔台、上九台。

榆树市

1811年设伯都纳厅，1882年伯都纳厅署移驻大孤榆树屯。1906年升新城府，并置榆树县，治孤榆树屯（今榆树市区）。1909年榆树县改直隶厅，1913年复设榆树县。1946年增榆南县。1947年撤，又设长宁县，1948年撤。1990年撤县设榆树市。今榆树市区最早叫榆树底下屯，后来演变为大孤榆树屯、孤榆树。

德惠市

1910年设德惠县，驻大房身，在今市区东北。1936年迁治张家湾。后张家湾改称德惠。1946年组建德农县，同年撤。1994年撤县设德惠市。

吉林市

1432年后被称为船厂。1663年称吉林乌拉。后来简称吉林。1673年筑城。1676年宁古塔将军衙门迁至吉林乌拉城。1747年置吉林厅，治今吉林市。1881年改厅为府。1907年设省，吉林市为省会。1913年改设吉林县。1929年改吉林县为永吉县。1936年析永吉县城区设吉林市，与永吉县并存。1954年省会从吉林市迁至长春市。

昌邑区

清朝末年建昌邑屯。1936年设昌邑区。1951年称第一区，后称朝阳区。1955年恢复昌邑区名。1964年将哈达湾区并入昌邑区。

龙潭区

俗称土城子。清初在此设尼什哈驿站（亦称乌拉站），光绪年间为吉林府辖下水智社之一部。1930 年属永吉县第十区。1936 年设江北区、龙潭区。1950 年改称江北区。1951 年改称第六区。1953 年改称第四区。1956 年改称龙潭区。龙潭山：区片名，在龙潭区南部，属龙潭山乡，又泛指龙潭山一带。

船营区

1420 年开始在此造船，被称为船厂。1661 年清政府在临江门一带造船，设水师营，故亦有船营之称，1929 年设区时沿用船营之名。1951 年称第四区，1954 年改称第三区，1955 年恢复船营区。

丰满区

佛尔门山。明设佛尔门卫。俗称风门、小风门。1937 年建小丰满水电站。后有丰满电站、丰满水库、松花湖等名。取境内丰满水电站名，派生出大丰满村、小丰满口子等名。光复后曾称第八区。1948 年设丰满特区，1953 年撤销，改称第七区。1955 年又改称丰满区。1957 年称丰满乡。1958 年称丰满人民公社。1959 年改称丰满街道。1961 年设丰满区。1964 年改为丰满街道。1992 年恢复丰满区。

永吉县

明末有乌拉国。1727 年设永吉州。1747 年改称吉林厅。1881 年升吉林府。1913 年改称吉林县。1929 年因与省重名，改称永吉县。1936 年析永吉县城区置吉林市，与县并存。1941 年改称吉林县。1945 年恢复永吉县。1947 年成立永南、永北二县，分属吉南吉北专区。1948 年恢复永吉县。1970 年县治由市区迁驻口前镇。今永吉县城口前镇曾名：哈达卫、三区、七区。

蛟河市

早年称俄莫鄂漠辉、额莫惠、额莫贺。额穆赫索罗村、额穆赫索罗站。额穆赫索罗佐领。额穆索街。1909 年设额穆县。1939 年改称蛟河县。1989 年撤县改设蛟河市。

桦甸市

最早称夹皮沟。1876 年开放苏密甸子一带荒地。大兴镇。曾名桦树林子、桦皮甸子、官街。1908 年设桦甸县。1988 年撤县设立桦甸市。

舒兰市

苏勒赫、舒兰站。四家房。1909 年设舒兰县。1992 年撤县改设舒兰市。

磐石市

磨盘山。1902 年设磐石县。1995 年撤县改设磐石市。

四平市

简称四。夫余、一面城。五站。四平街。1937 年设四平街市。1941 年伪满洲国成立四平省，为省会。1945 年为辽北省省会。1947 年将四平街市改为四平市。1958 年设四平专区，后改为四平地区。1983 年撤销四平地区，改设四平市。

铁西区

1900 年东清铁路经此设站，遂成聚落，后称为“满铁附属地”。俗称道里。1983 年设铁西区。

铁东区

初名一面城。俗称道东、道外。1983 年设铁东区。

梨树县

招苏城、偏脸城。1821 年设梨树城分防照磨。1877 年设奉化县，属昌图府。后因重名，1914 年改称梨树县。今梨树镇初名梨树城，后改称偏脸城。奉化屯。1877 年为奉化县治。当时称买卖街，后从县名。1949 年称一区。1956 年设镇，1958 年改称人民公社。1983 年复设镇。

伊通满族自治县

曾有益褪、一秃、易屯、一统、义屯、伊敦等名。明朝时称东河卫、马忽山卫。明朝末年为叶赫国。1670 年设伊通边门。1728 年设二旗公署。1814 年设伊通河分防巡检。1882 年设伊通州。1909 年升为直隶州。1913 年改称伊通县。1941 年与双阳县合并，称通阳县。1946 年恢复伊通县。1988 年撤销伊通县，改称伊通满族自治县。伊通镇早年称伊屯必拉、乌苏站。1814 年后改称“伊通河”、伊通街。

公主岭市

初名苇子沟。1898 年后称三站、公主陵。1905 年后改称公主岭。1913 年为怀德县治所。镇称公主岭街。1942 年称公主岭市。1949 年设公主岭市，再次为怀德县治。1985 年设公主岭市（地级）。1986 年降为县级市。

怀　德

辽代称信州，并置武昌县。信州及武昌县治所均设在今新集城。元朝称信州站。明朝称亦东河卫。清朝初年属开原。1821 年属昌图厅。1866 年设八家子分防经历。1877 年设怀德县。1948 年设辽北省第二专区。1956 年设怀德专区，后更名为公主岭专区。1958 年撤，改设四平专区，另设怀德县。1985 年撤销怀德县，另设公主岭市，存怀德镇。怀德镇 1877 年称八家子，后更名为怀德。俗称老怀德，1931 年改称怀德街。1948 年称一区。1953 年称怀德镇。1958 年后设乡级镇，后又称人民公社。1965 年恢复怀德镇。

双辽市

辽代称凤州。金代称韩州。1880 年属康平县。1902 年设辽源州，驻郑家屯。双山镇早年称纳鲁窝集、采和新甸，达窝堡。1912年设双山县。1913年辽源州改为辽源县。1940年将双山县、辽源县合并，改称双辽县。1996年改设双辽市。

辽源市

简称辽。唐朝为南苏州。明朝属三万卫、塔鲁木卫、司吉河卫。清朝末年在老虎嘴设保甲分局，后迁大疙瘩（今龙山）。1902年设西安县。1948年析西安县城置西安市，与西安县并存。曾名北丰县。1952年因重名更辽源市。

龙山区

原为西安县城。1983年置龙山区。

西安区

曾有西安煤矿。1983年置西安区。

东辽县

1902年在大围场西流水老虎嘴地置西安县，次年迁治大疙疸（今辽源），属海龙府。1956年因重名改西安县为东辽县。1959年、1969年、1980年曾三度撤县并入辽源市。1962年、1976年、1983年又三度恢复东辽县。县政府1987年从辽源市区迁驻白泉镇。白泉镇曾名炮手堆子、安慈。

东丰县

1902年设东平县，属海龙府。1914年因重名取吉祥意改称东丰县。东丰镇1902年始为县城，原名大度川，亦写成大肚川。

通化市

汉朝置上殷台县。晋朝置平州。唐朝称正州。明朝属建州卫。清末市区称头道江、五股流。俗名金厂、二亩地。1877年设通化县。1941年析出通化街，设通化市，为省会。此后市县四分三合。1985年通化地区改称通化市。

东昌区

初名头道江，俗称五股流。后称东昌，有东昌街。1986年设东昌区。

二道江区

在通化市区东部。俗称二道江。1985年设二道江区。

通化县

政区名见通化市条。县驻地快大茂俗称快打锚、快戴帽子、帽子山、帽儿山。快当帽子、快大茂子等。

辉南县

亦写成回霸、回跋、回怕、回扒。1909年于大肚川置辉南直隶厅。1910年由大肚川迁至谢家店（今辉南镇）。1913年撤厅置辉南县。1928年设东边道镇守衙门。1929年析置金川县，1941年撤。1949年辉南县政府迁至朝阳镇。

柳河县

早年称“鲜围场”、“票山”。1878年为通化县柳河分防县丞。曾属养字路21保、蒙养保。1902年设柳河县。县政府驻地柳河镇以河名镇，初名柳树河子屯。1934年称柳河街。1948年设城厢镇，1951年设柳河镇。1953年改城关区。1956年复设柳河镇。

梅河口市

早年称“东流水围场”。土名龙城。1880年设海龙厅。1902年设海龙府。1913年改称海龙县。1956年县治从海龙镇迁至梅河口镇。1985年撤销海龙县，改置梅河口市（地级），1986年梅河口市降为县级市。

集安市

公元前107年设西盖马县。7世纪末设丸都县。辽代设桓州。明朝属建州卫。1877年设通沟分防巡检。1902年设辑安县。1964年改称集安县。1988年撤县设集安市。集安市城区曾名国内城、丸都城、尉那岩城。俗称通沟甸子、通沟口、洞甸、通沟、洞沟。

白山市

西汉属辽东郡。公元前108年属上殷台县。唐朝属哥勿州。渤海时置神鹿县。宋朝时建立定安国。清朝初年设猫耳山边台，满语称多拉哈苏苏。1877年设猫耳山分防巡检。1902年设临江县，治临江。后在临江设“临长海等处分巡兵备道”。1915年在八道江设分防县佐。1960年撤临江县，在八道江改设浑江市。1985年浑江市升为地级。1993年浑江市更名为白山市。

八道江

俗称老鹳沟，又称八道江。1912年为五区。1923年为六区。1930年称镇江村。1935年称八道江镇。1936年称八道江街。1939年复称六区。1956年设八道江镇。1985年设八道江区。

抚松县

早年民间称“韩边外”。1875年属长白抚民局。1906年属长白府。1908年属濛江州。1909年设双甸县。1910年改称抚松县。抚松县城早年称双甸子，又称甸子，俗称甸子街。1951年置抚松镇。1958年废。1961年复设抚松镇。

靖宇县

早年称濛江大甸子。1854年后俗称“韩边外”。1896年初建濛江街，后建新街区，俗称“上街”。1907年设濛江州。1913年改称濛江县。1946年改称靖宇县。

长白朝鲜族自治县

西汉属苍海郡，后为乐浪郡。渤海属丰州。辽金属长白山部。1877 年属通化县。1902 年属临江县。1909 年设长白府。1911 年改称长白县。1958 年改称长白朝鲜族自治县。县城旧名塔甸。1912 年后称县街、长白街。1955 年设长白镇。

江源县

原属临江县。民国年间属林长海道五区。沦陷时期属临江县五区。1947 年称十区。1951 年称十区。1956 年设三岔子镇。1959 年称三岔子人民公社。1962 年称浑江市三岔子镇。1985 年设浑江市三岔子区。1996 年设江源县。县城孙家堡子镇为 1885 年开发，1903 年形成较大聚落，称孙家堡子。1908 年属德生堡。1947 年称第十区孙家堡子村。1959 年称三岔子人民公社。1961 年称孙家堡子人民公社。1962 年称孙家堡子镇。1985 年为三岔子区驻地。1995 年为江源县驻地。

临江市

西汉属辽东郡。公元前 108 年后属上殷台县。唐朝属哥勿州。渤海时置神鹿县。宋朝时建定安国。俗称猫耳山（又写成帽儿山），满语称“多拉哈苏苏”。清初设猫耳山边台。1877 年设猫耳山分防巡检。后猫耳山改称临江。1902 年设临江县。1960 年撤临江县，改设临江镇。1985 年设临江区。1992 年又设临江县。1993 年设临江市。

松原市

渤海国为夫余府。辽代设长春州、宁江州、混同县。金代设肇州。1198 年设新泰州，隆州府利涉县。1644 年设伯都讷站。1692 年设伯都讷副都统。1727 年设长宁县。1737 年改设州。1747 年改设巡检。1811 年设伯都讷厅。1906 年改称新城府。1913 年改设新城县，后又改称扶余县。1985 年设立扶余市（地级）。1988 年撤销扶余镇，改设 7 个街道办事处。1992 年改名为松原市。

宁江区

1058 年设宁江州。1616 年设伯都讷站。1693 年筑城，称新城。1914 年随县名改称扶余，后设扶余镇，为扶余县城。1988 年设街道办事处。1992 年设扶余区。1995 年改名为宁江区，下设街道办事处等。

前郭尔罗斯蒙古族自治县

辽金属长春州、长春县。清初 1648 年置郭尔罗斯前旗。1956 年改称前郭尔罗斯蒙古族自治县。前郭镇清同治初年始建，初名“瓦房”。逐渐又形成前瓦房、腰瓦房等聚落，逐将原瓦房叫成“后瓦房”。1935 年称前郭街。1958 年称前郭镇。

长岭县

渤海国置长岭府。1908 年设长岭县。长岭为县治，1956 年设镇，后废。1980 年恢复长岭镇。

乾安县

清朝末年设分防照磨。1928年设乾安设治局。1933年称乾安县。乾安县城原名长发屯。

扶余县

古称夫余。渤海国时称夫余府。辽代称混同县。金代称利涉县、会宁县。清初称伯都讷站。1726年置长宁县。1737年改设州。1747年改设巡检。1810年置伯都讷厅。1913年改称新城县。1914年改名为扶余县。1987年设扶余市（县级）。1992年改设扶余区。1995年恢复扶余县。今扶余县城三岔河曾名谢家岗子。民国时称六区。1946年称七区。1947年称三岔河区。1957年称三岔河镇。1995年始为扶余县城。

白城市

简称白。曾名泰州城。1198年降为金安县。元朝属肇州。明朝属台州。1904年设靖安县。1914年改称洮安县。1945年成立白城子专署。1946年设吉江行署。1954年设白城子专区，同年改称白城专区。1971年改称白城地区。1993年撤销白城地区，改设白城市。

洮北区

1904年设靖安县，治白城子，属洮南府。1914年改称洮安县。1929年设市政筹备处，拟建兴安市。1934年改称白城子县。1938年改白城县。1945年恢复洮安县。1950年又改为白城子县。1954年改称白城县。1958年更名为洮安县，另设白城市。1993年改称洮北区。

镇赉县

1910年在南查干挠设镇东县。次年迁镇东村。1913年在东查干挠建县衙。1946年设赉北县，治五棵树。1947年镇东与赉北两县合并，称镇赉县，以原镇东县治镇东村为镇赉县城。镇东村随即改名为镇赉。1955年设镇赉镇。1958年称镇赉人民公社。1979年恢复镇赉镇。

通榆县

清末设札萨克图蒙荒行局。1905年在七井子设开通县。1909年设醴泉县。1914年改称突泉县。1915年析设开化县。1917年因重名，更名为瞻榆县。1958年开通、瞻榆两县合并，称通榆县。今通榆县城初名七井子。1904年改称富平镇。不久又更名为开通。初属开兴社。1906年属三区。1910年属四区。1928年划为一区。沦陷时期称开通街。建国后称“城区”。1956年始称开通镇。1958年改称通榆。1983年恢复开通。

洮南市

1904年于双流镇设洮南府。1913年改称洮南县。1914年设洮昌道。1916年移治今双辽市。1958年白城县与洮南县合并称洮安县，1987年撤销洮安县，改设洮南市。市区初称“砂鸡盖茅都”、“盖毛都”（蒙语），亦称沙茅头、沙鸡街。1903年改名双流镇。1910年称城厢。1925年改称一区。解放初称一、二、三区。1950年合并为一区。1956年设洮南镇。

大安市

金代属新泰州。明朝属泰宁卫、塔儿河卫。1905年设大赉厅。同年在谢家窝棚设安广县。1936年将安广县治迁至龙泉镇。1913年改称大赉县。1946年大赉、安广两县合并，称赉广县，治大赉城。1947年恢复两县建制。1958年两县再次和并，这次改称大安县。1988年撤销大安县，设立大安市。今大安城区初名莫利红岗子、莫利烘昭、莫勒冈子。1908年改称大赉城。设大安县后亦称大安。安广镇初名嘎罕诺尔，汉名嘎山屯。1937年后改称龙泉镇。

延边朝鲜族自治州

1881年设珲春副都统，又设吉林边务督办。1902年设延吉边务督办公署，简称“延边”。1909年裁撤珲春副都统，后改设吉林省东南路分巡兵备道（驻延吉）。1910年裁撤延吉边务公署。当时又称延边为“延珲”（“延”指延吉，“珲”指珲春）。1916年设延珲镇守使（驻延吉）。1920年改称延吉镇守使。当时有延珲诸边、延珲全境、延吉地方、延吉区域等名称，此后这些名称渐渐被“延边”取代。1928年成立延边区委。1931年设吉林特派驻延行政办事处，1933年改称吉林省延边行政督察专员公署办事处。1945年设吉合区行政委员会延边地区行政督察专员公署。1947年成立延边专区。1952年成立延边朝鲜族自治区，1955年改称延边朝鲜族自治州。

延吉市

明朝属锡嶙卫、瑚叶吉朗卫、布尔哈图卫、爱丹卫。清朝称南荒围场、南荒、南岗。1902年设延吉厅。1913年改称延吉县。1943年设“间岛市”。1946年改称延吉市。1953年从延吉县中划出延吉市，设县级市。1955年定为延边朝鲜族自治州首府。延吉市区曾名烟集岗、延吉岗、烟集、烟集街、局子街、土地局子等。

图们市

唐朝设卢州。明朝设毛怜卫。1881年为志仁社。1890年后称“灰慕洞”。又称下甸子、艾蒿甸子。1933年改称为图们。1936年称图们街。1945年设图们市。1956年改设图们镇。1965年设图们市（县级）。

敦化市

汉朝属上殷台。唐朝时为震国的忽汗城，公元755年后为渤海国建国初期的国都。明末清初为建州属地。清朝设额穆赫索罗佐领，驻鄂多里城（今敦化市区东侧）。1882年设敦化县。1985年撤县设敦化市。今市区又称“渤海旧国”、鄂东城、敖东城、阿克敦。1956年设敦化镇。1985年撤镇，改设4个街道办事处。

珲春市

明朝设密拉卫、乌尔珲山卫、童宽山卫。1714年设珲春协领。1859年升为副都统衔协领。1881 年设珲春副督统。当时俗称珲春为“旧城”。1909 年设珲春厅。1913 年改设珲春县。1988 年撤销珲春县，改设珲春市。珲春市城区建县初称首善乡珲春城。1930 年称第一区。1936 年称珲春街。1945 年以后称珲春市、城区、城关区、第一区、珲春镇等。

龙井市

初名六道沟。清朝末年又称龙井。1931 年将六道沟、龙井两名并用。后来定名为龙井村。1934 年改称龙井市。1936 年称龙井街。解放后称龙井镇。1950 年延吉县治迁龙井。1983 年延吉县改称龙井县。1988 年撤县，改称龙井市。

和龙市

1886 年设和龙峪抚垦局。1902 年设和龙峪分防经历。1910 年设和龙县，治和龙峪，又名大砬子。1940 年迁治三道沟。1993 年撤县设和龙市。今和龙市城区初名三道沟，后称和龙街、和龙镇。

汪清县

1909 年在哈顺站设汪清县。1910 年迁百草沟。1938 年再迁今址。今县城早年俗称大肚川，后改称旧市街，又更名为汪清街。1954 年设汪清镇。

安图县

1909 年设安图县，治娘娘库。1932 年县城娘娘库改名为安图。1949 年县政府迁至明月沟。1968 年再迁回松江（安图 1956 年改为松江）。1983 年又迁回明月沟。今安图县城俗称明月沟。公元 698 年称杉卢。后称瓮声砬子。1884 年为崇礼社驻地。1912 年称瓮声砬子村。1913 年称第三区。1945 年称明月区。1956 年改称明月镇。

附录五 吉林省金、南宋时期全图

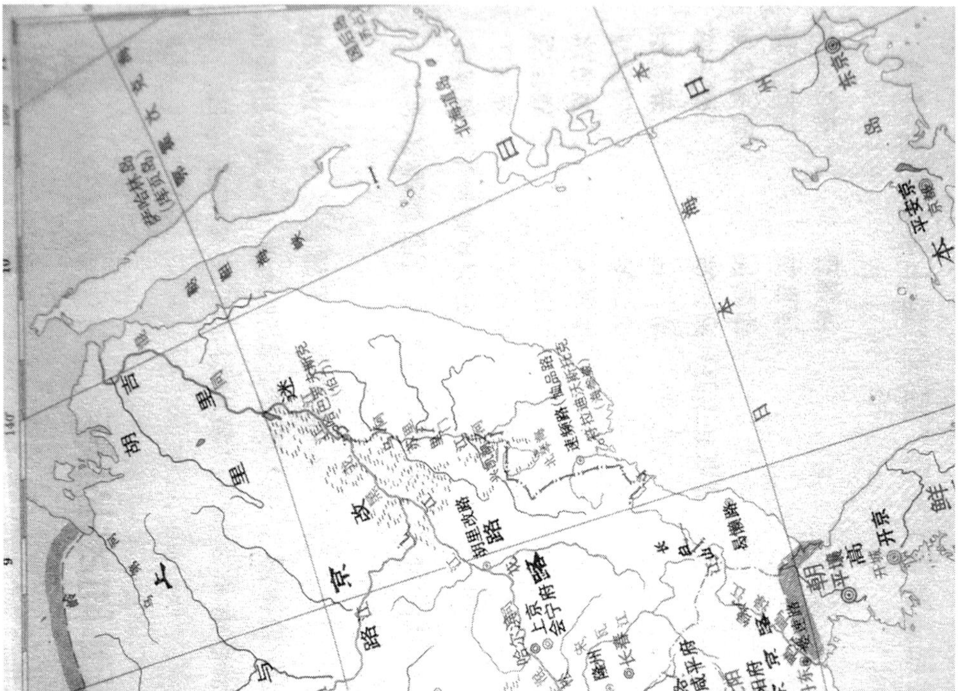

附录六　吉林省元时期全图

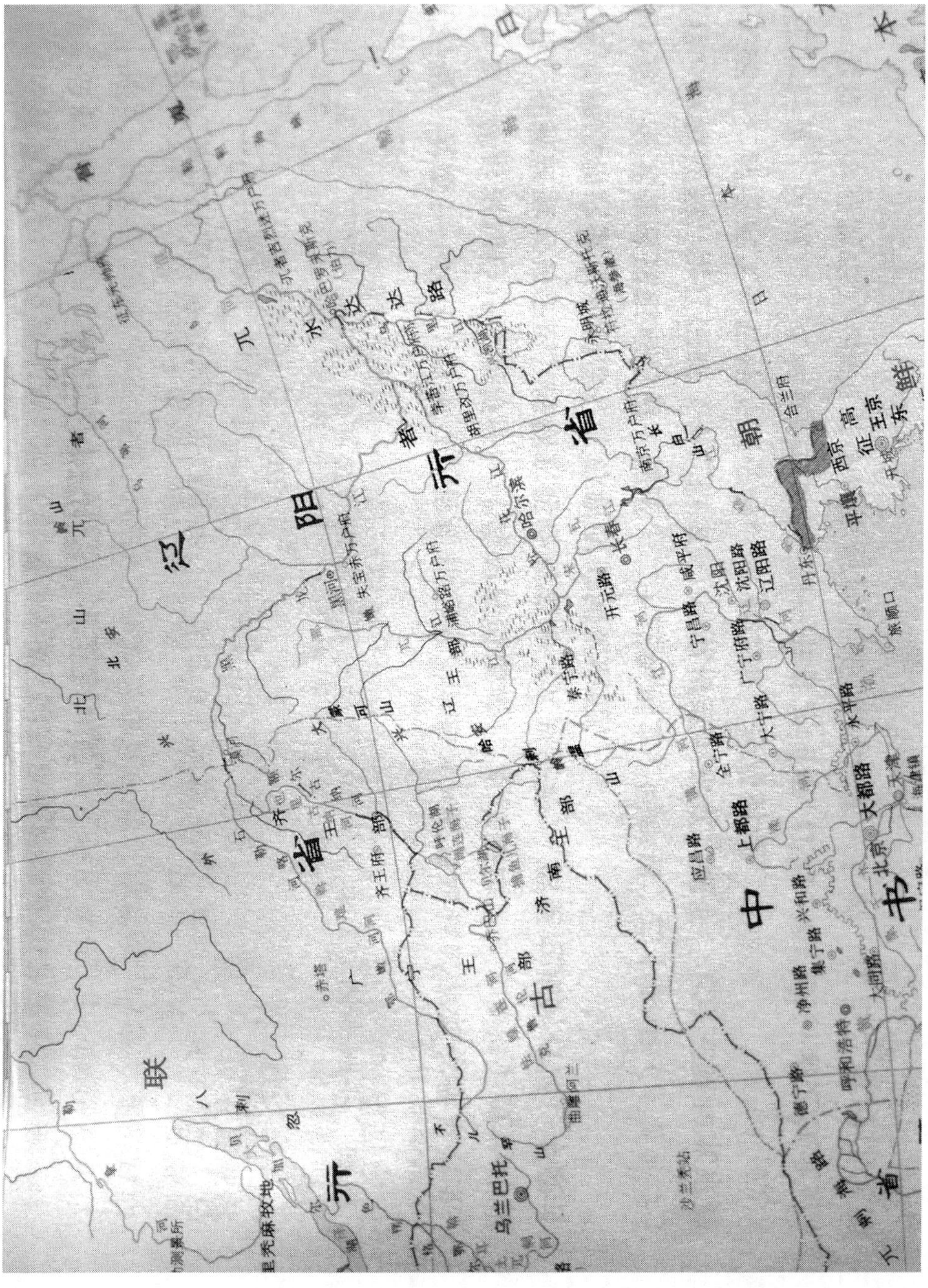

附录七　吉林省明时期全图

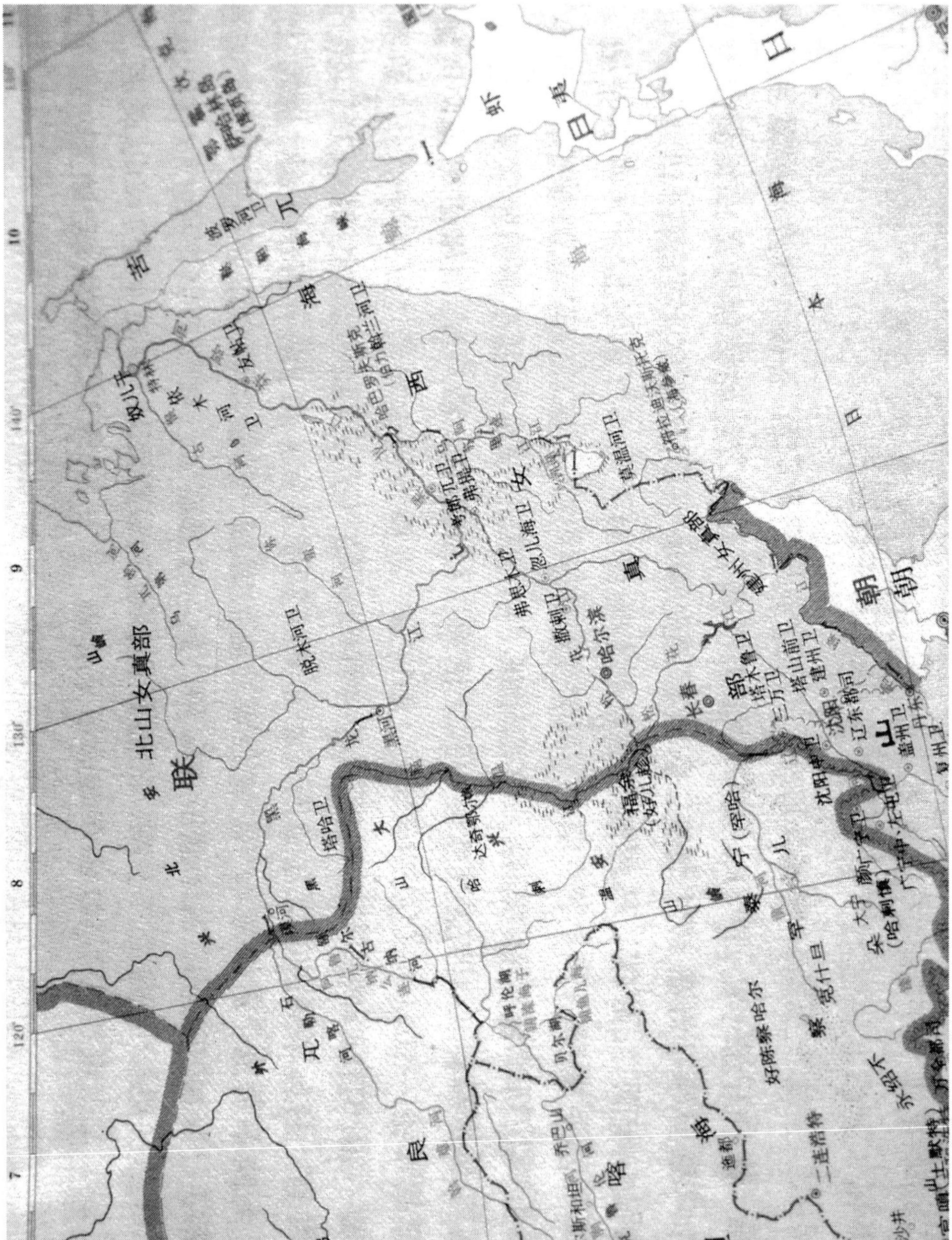

附录八　吉林省清时期全图

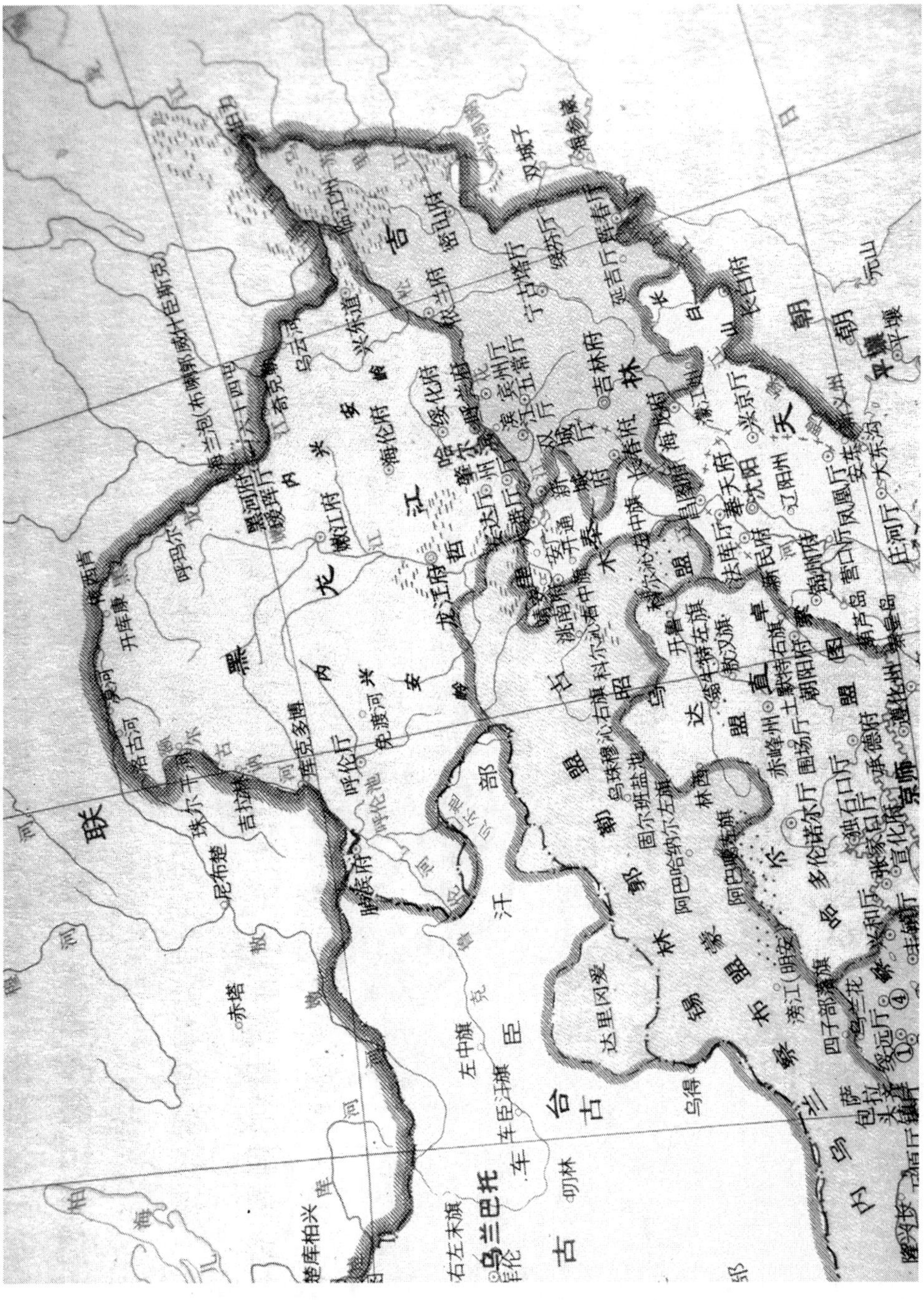

附录九　吉林省民国时期全图

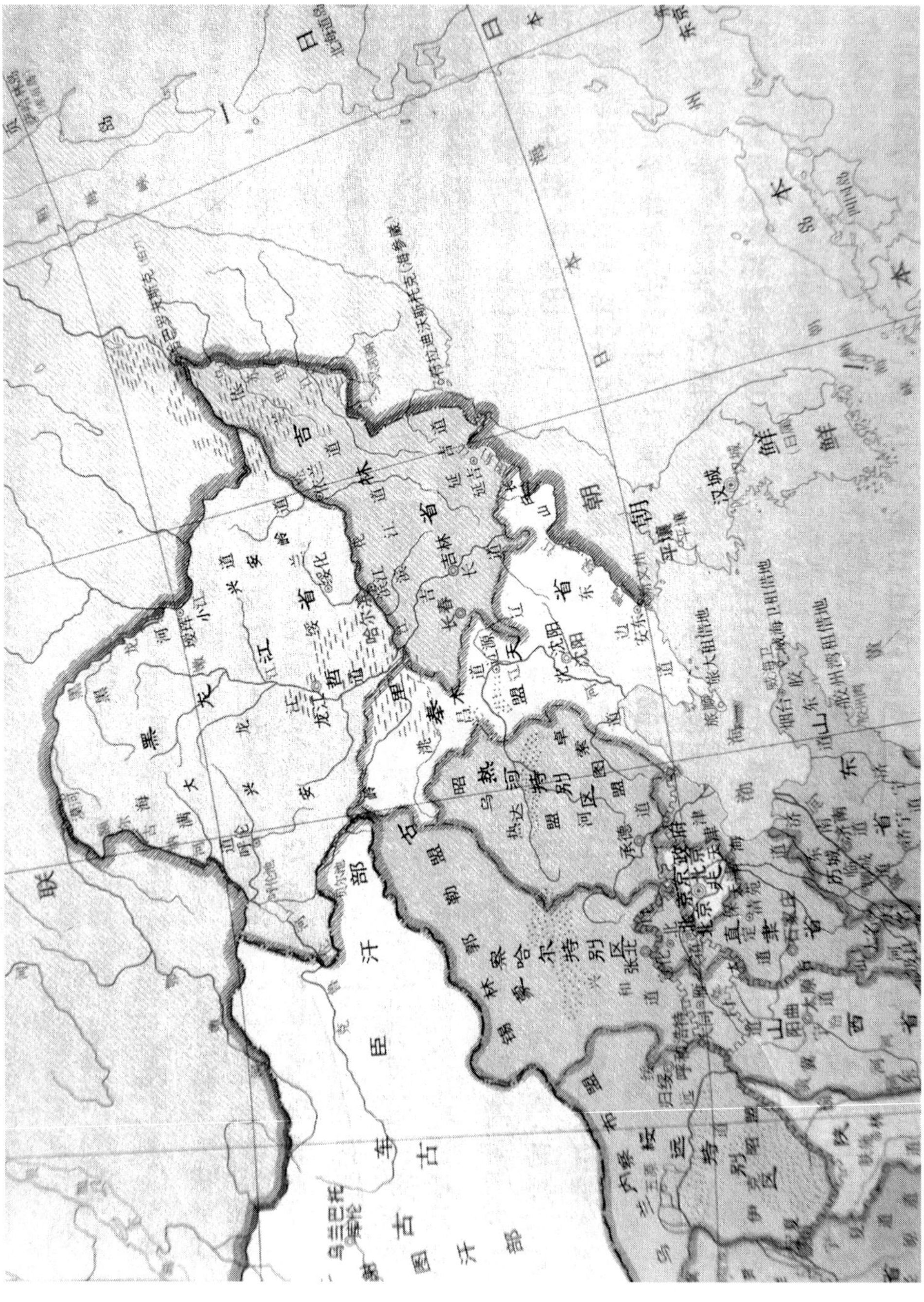

参考文献

［1］吉林通志．清光绪十七年，1891 刻本．

［2］吉林省水利厅．吉林省洪水调查资料（第一册）．1981.

［3］吉林省地方志编纂委员会．吉林省志・气象志．吉林人民出版社，1996.

［4］中央气象局，华北、东北十省（市、区）气象局，北京大学地球物理系．华北、东北近五百年旱涝史料．1975.

［5］吉林省地方志编纂委员会．吉林省旧志资料类编．吉林文史出版社，1985.

［6］长春市水利志编审委员会．长春水利志资料（第一期）．1987.

［7］通化县志．民国二十四年（1935，伪满康德二年）铅印本．

［8］海龙新县志．吉林省图书馆油印本，1960.

［9］王惠清，吴忠义，等．吉林省气候［M］．北京：气象出版社，1997.

［10］水利部松辽水利委员会．东北地区 1995 年大洪水［M］．长春：吉林人民出版社，2000.

［11］《中国农业全书・吉林卷》编辑委员会．中国农业全书・吉林卷［M］．北京：中国农业出版社，1994.

［12］吉林省抗灾救灾办公室．吉林省减轻自然灾害研讨会论文集［M］．长春：吉林科技出版社，1992.

［13］朱其文．未来十年发展生态环保型效益经济的气象对策［A］．面向经济 面向未来 科教先行和实现可持续发展［C］．长春：吉林大学出版社，2000：542－544.

［14］马树庆．吉林省农业气候研究［M］．北京：气象出版社，1996.

［15］王书裕．农作物冷害的研究［M］．北京：气象出版社，1995.

后　　记

《中国气象灾害大典·吉林卷》是中国气象局于2001年7月份下达的编纂任务。吉林省气象局领导非常重视，及时成立了编纂委员会，对吉林卷的编纂工作进行了详细的规划和具体的编撰，并拨出专款给予支持。经过多方收集、整理、文字编写，经过编纂委员会的多次审查、修改，现已完成。

《中国气象灾害大典·吉林卷》是吉林省第一部系统、全面地反映吉林省气象灾害的史书，也是吉林省开展气象灾害研究，指导防灾减灾最全面、最权威的资料性工具书。本书为防灾减灾，进行灾害学科研究提供大量详实的基础资料；为建立灾害数据库、实施灾害应急救援决策打下坚实的基础。

《中国气象灾害大典·吉林卷》共分8个部分，9个灾种，共45万余字。查阅了有关的文献、方志、报刊、专著、档案等历史文献，收录灾情照片43幅。

《中国气象灾害大典·吉林卷》由刘秀花、王晓明、刘实、宣兆民为主要编写人员。其中刘秀花负责古代、近代气象灾害资料的收集和编写，为现代灾害部分补充收集编入部分资料。并负责对全书进行编校、整合，按照有关规定对全书的计量单位进行标准化、规范化统一修订，收集灾害照片，有关附录的图片和凡例，后记等；王晓明负责1950—1975年气象灾害资料的收集和编写，并为本书的暴雨洪涝灾害、大风灾害、冰雹灾害、寒潮霜冻灾害和暴雪灾害编写了概述；刘实负责1976—2000年气象灾害资料的收集和编写，并为干旱灾害和低温冷害编写了概述；宣兆民为本书撰写了绪论，并收集了部分资料。另外，刘敏、朱玉琴等为本书的资料录入、排版做了大量的工作，一并致谢。

在本书的编写过程中，得到了吉林省各市县气象局的大力支持和帮助，在此表示感谢。

本书虽经多次修改，但因历史跨度大，内容涉及面广，加之编纂人员水平有限，不足之处在所难免，望广大读者批评指正。

《中国气象灾害大典·吉林卷》
编写组
2008年4月

中国气象灾害大典
西藏卷

主　　编　温克刚
本卷主编　刘光轩

气象出版社

图书在版编目（CIP）数据

中国气象灾害大典．西藏卷/《中国气象灾害大典》编委会编．—北京：气象出版社，2007.12

ISBN 978－7－5029－4437－7

Ⅰ．中… Ⅱ．中… Ⅲ．①气象灾害－气象资料－中国②气象灾害－气象资料－西藏 Ⅳ．P429

中国版本图书馆 CIP 数据核字（2007）第 198440 号

出 版 者：气象出版社
地　　址：北京市海淀区中关村南大街 46 号
邮　　编：100081
电　　话：总编室　010－68407112　发行部　010－62175925
网　　址：http：//cmp.cma.gov.cn
E－mail：qxcbs@263.net
责任编辑：毛耀顺
终　　审：陆同文
封面设计：刘　扬
责任技编：都　平
责任校对：赵寄宇
印　　刷：北京中新伟业印刷有限公司
装　　订：北京恒智彩印有限公司
发 行 者：气象出版社
开　　本：787mm×1092mm　1/16
印　　张：14.25
插　　页：10
字　　数：345 千字
版　　次：2008 年 1 月第 1 版
印　　次：2008 年 1 月第 1 次印刷
印　　数：1—3000
定　　价：60.00 元

ISBN 978-7-5029-4437-7

9 787502 944377 >

《中国气象灾害大典·西藏卷》编委会

主　　任： 刘光轩

副 主 任： 索朗多吉　高　扬

委　　员： 吴施红　杨德昌　许　燕

《中国气象灾害大典·西藏卷》编写组

主　　任： 高　扬

副 主 任： 吴施红

编　　辑： 杨德昌　许　燕

总　　序

我国是一个季风气候特点显著的国家。季风气候有利的方面是：气候类型多样，气候资源丰富，世界上绝大多数动植物类型都能在我国生存繁衍，从而为大农业（农林牧副渔）的发展提供了宝贵的种质资源。但是，季风气候不利方面是：它的不稳定性又使我国成为气象灾害频繁发生的国家。干旱、洪涝、台风、寒潮以及冰雹、龙卷风、高温酷暑、低温冷害等对国民经济和人民生命财产安全造成严重危害，此类灾害所带来的损失约占所有自然灾害的70%，随着经济不断发展，气象灾害造成损失的绝对值越来越大。20世纪90年代全球重大气象灾害造成的损失比50年代高出10倍。我国每年因气象灾害造成的经济损失占GDP的3%～6%。天气气候的变化，气象灾害的发生是客观存在。中国几千年的文明史就是认识自然，掌握天气变化规律，与气象灾害作斗争，推动生产力向前发展的历史。早在原始社会时期，人类就学会了在各种天气气候条件下生存的本领，在殷商时期的甲骨文中就有关于气象灾害的记载，在2000多年前，黄河流域一带形成了反映季节与农事活动关系的“二十四节气”。随着生产力的发展，人类为了取得生产的主动权，更加关心天气气候的变化，在生产实践中逐渐加深了对气象变化规律的认识，学会了在复杂变化的天气气候条件下生产、生活，逐步积累了预防、抵御气象灾害的经验，从而推动了气象科学的发展。气象科学的发展离不开劳动人民的实践与智慧。

随着现代科技水平的提高与全球化趋势的发展，气候变化和气象灾害问题受到世界各国的普遍关注。由于人类对自然认识的局限性以及社会经济和科技发展水平等诸多原因，从总体上说，今后相当长的时期内气象灾害对国民经济和人民生命财产安全带来的危害仍然是难以完全避免的。但是，只要我们在规划国民经济、社会发展时坚持可持续发展的观点，依靠科技进步，充分重视气象灾害所带来的影响，加强对气象灾害规律的研究、监测和预报，立足于趋利避害，增强防灾抗灾意识，克服侥幸心理，树立长期作战的思想，人类必将在防御减轻并最终战胜气象灾害的斗争中不断前进！

编纂《中国气象灾害大典》（以下简称《大典》）正是在这样的背景下经过长期酝酿而付诸实施的。编纂《大典》旨在全面反映我国几千年来发生过的气象灾害以及劳动人民与其斗争的历史，总结历史经验，承上启下，继往开来，服务当代，有益后世。编纂《大典》既是气象文化建设的内在要求，也是社会主义精神文明建设系统工程的组成部分。《大典》把实用性放在第一位，以现代资料为重点，由近及远，详今略古，立足气象行业，面向全社会。

《大典》的问世将有助于提高全民族对气象灾害的忧患意识，加深对气象工作在经济、社会发展中的地位和作用的认识，为各级党政领导规划经济、社会发展和组织防灾减灾提供科学依据。《大典》收集了大量宝贵而翔实的资料，不仅可以为气象科研人员研究气候变化特别是短期气候预测提供基础性资料，同时也为其他学科的专家学者从事社会、经济、军事、科技、文化诸多领域的研究提供历史证据，为后人搜集整理我国劳动人民与自然作斗争的史料奠定基础。

编纂《大典》按照“大统一，小灵活”的原则，整体上分卷、章、节、目四级。全书编成若干卷，每卷单独成册，综合卷为全国性气象灾害的综述、评价；地方卷为各地具体灾害的“概述”与个例的辑录，分地区单独成卷。章按气象灾害种类划分，每卷设章数量按各地灾害种类发生的多少与频繁程度而定；节按年代划分，每章设节的多少按资料密集程度而定。章节的设定地方卷有一定的灵活性。章节之前分别撰写“绪论”和“概述”。条目是《大典》内容的基本单元，每个条目包括：灾害出现时间、地点，灾情（气象要素、造成的危害），防灾减灾措施等，编排按时间先后列出。

《大典》既是历代劳动人民的贡献积累，也是当代气象工作者集体智慧的结晶。编纂者虽然尽了很大的努力，但不足与疏漏仍在所难免，恳请读者批评指正。

《中国气象灾害大典》编委会

2005 年 3 月 23 日

凡　　例

一、本卷以马克思列宁主义、毛泽东思想、邓小平理论和江泽民“三个代表”重要思想为指导，坚持唯物主义史观，客观记述历史。

二、本卷坚持横排竖写、详今明古、述而不论的原则。全书以文字记述为主体，宏观反映西藏气象历史灾害情况。

三、本卷上限为清乾隆三十年（1765年），下限至2002年底。

四、本卷采用章、节、目结构，另附凡例、彩插、附录和编后记。

五、本卷采用的资料以西藏自治区气象局、西藏自治区农牧厅抗灾办提供的资料为主，并参考西藏自治区社会科学院的一些历史著书。

六、本卷列用的术语均为标准的气象专业术语，需要注明的事项在当页脚注，图、表注解在图表下，地名以新名在前，原名或变动名在后加括号注。本卷中全自治区一律简称为全区，西藏自治区一律简称为自治区。气象数据的资料年代为1971—2002年，由西藏自治区气候中心和信息网络中心提供。

七、本卷所用的度量单位1949年以前采用原西藏地方政府通用的度量单位，1949年后以《国务院关于在我国统一实行法定计量单位的命令》、国家语言文字工作委员会等部委1987年联合公布的《关于出版物上数字用法的试行规定》为准，但部分历史事实记述的度量单位因无法进行换算，仍沿用其原有的度量单位。

八、本卷纪年，中华人民共和国成立前采用朝代纪年，在括号里为藏历纪年和公元纪年，1949年起使用公元纪年。

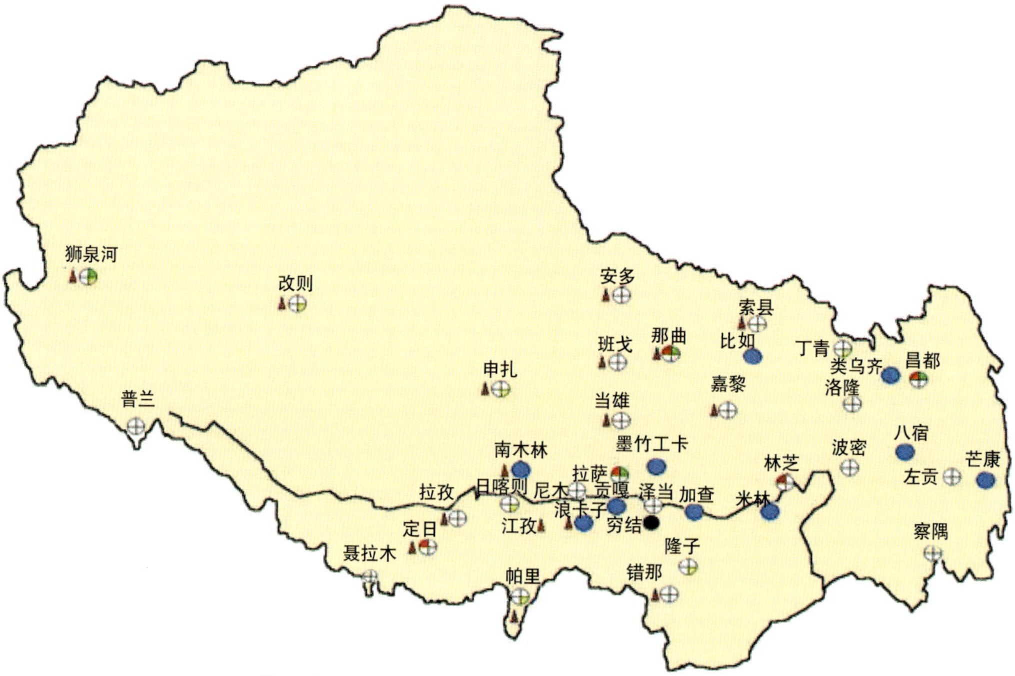

西藏自治区气象台站分布图

国家基本站　探空站　测风站　日射站
气候站　国家一般站　海拔高度>4000米

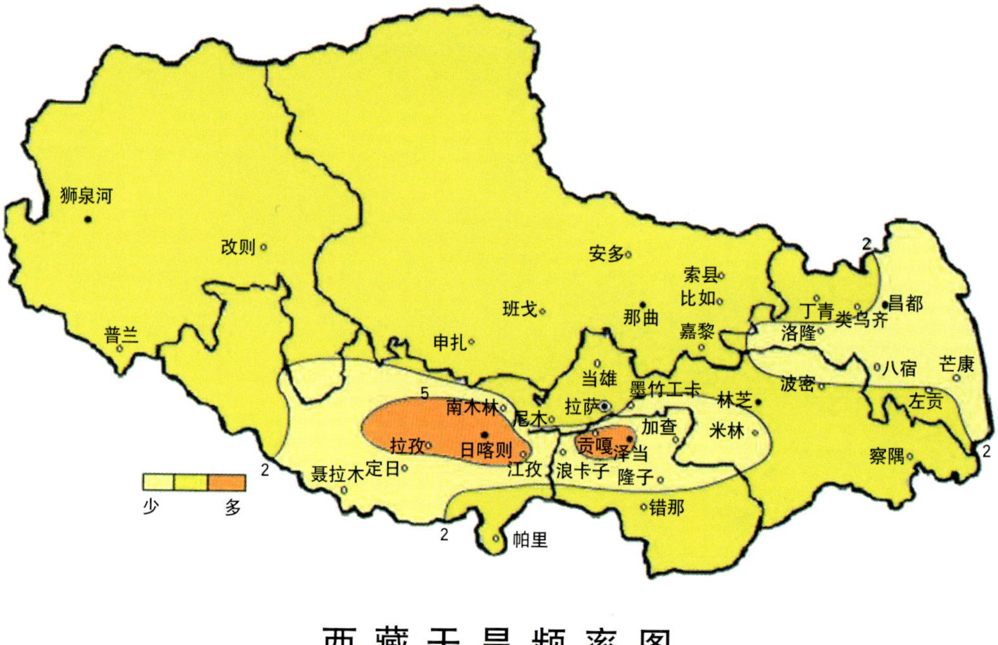

西藏干旱频率图

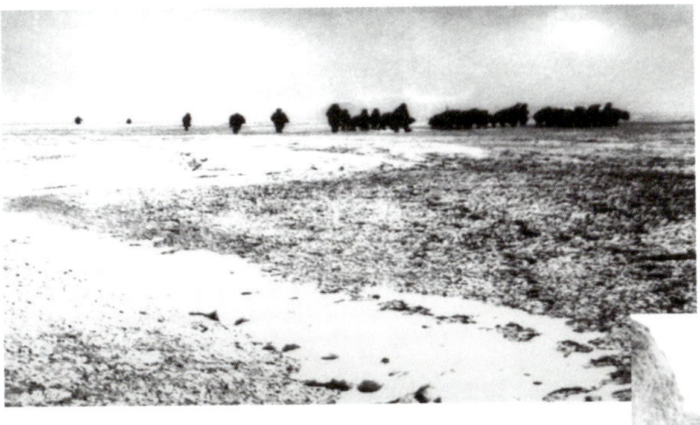

藏北草原干旱，牧场遭受严重破坏。图为申扎牧场干旱沙化状况（1956 年摄）

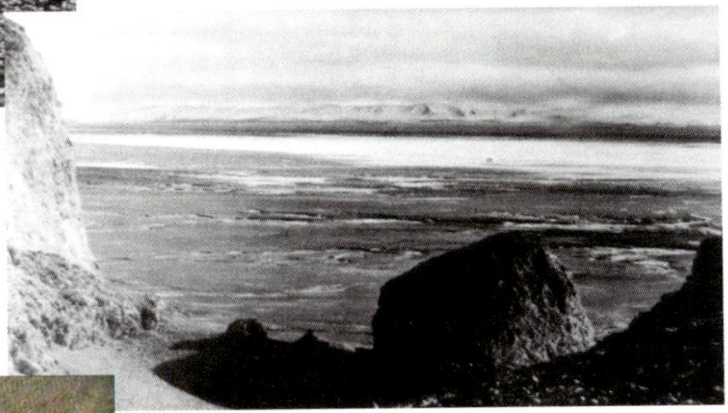

逐渐萎缩的班戈湖（1956 年摄）

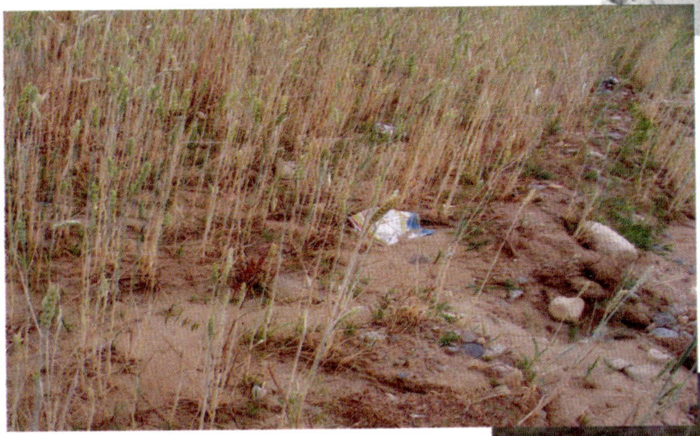

1996 年，山南地区农作物遭受干旱

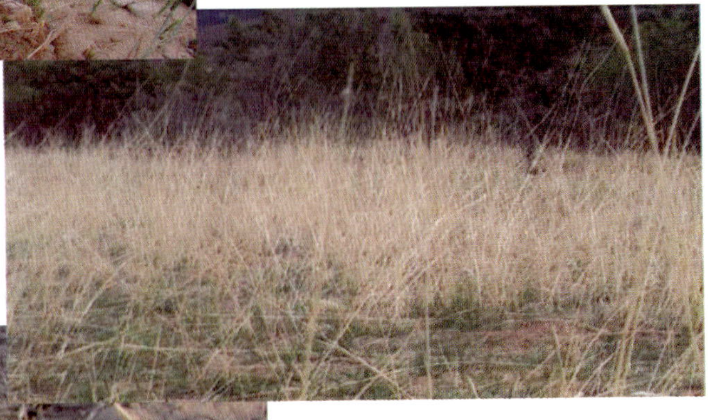

受旱的草场

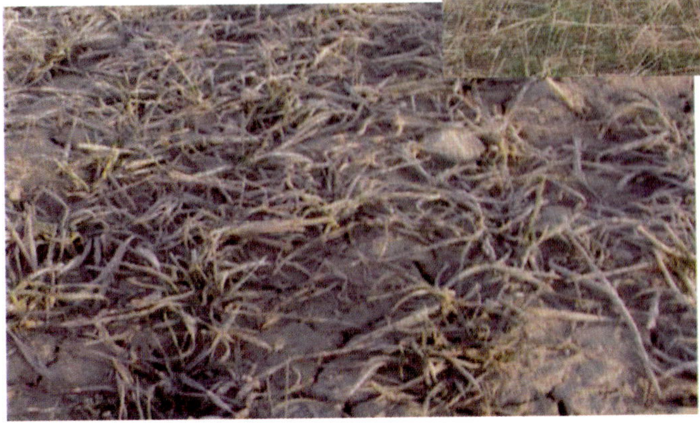

干裂的土地

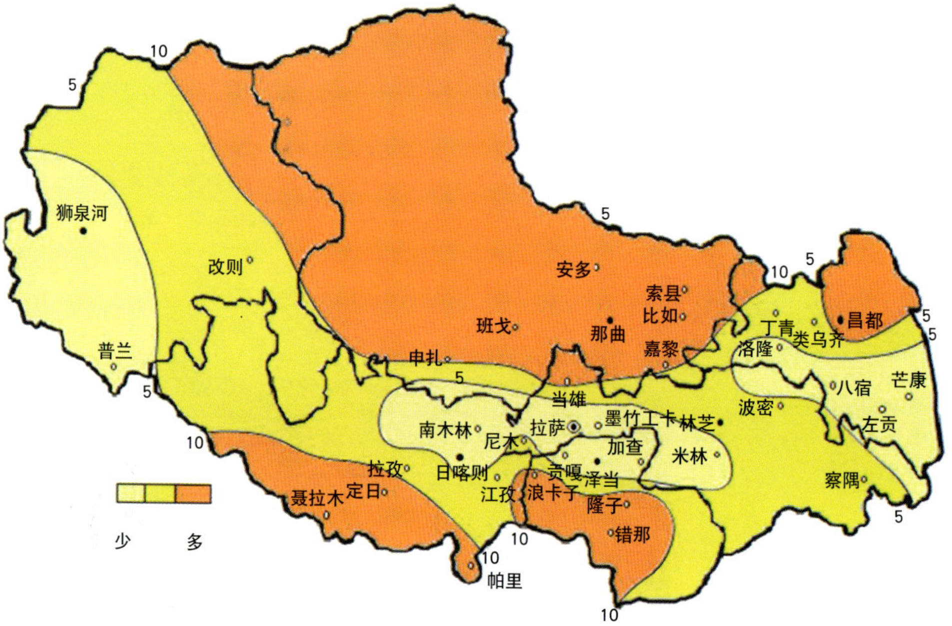

西藏雪灾频率图

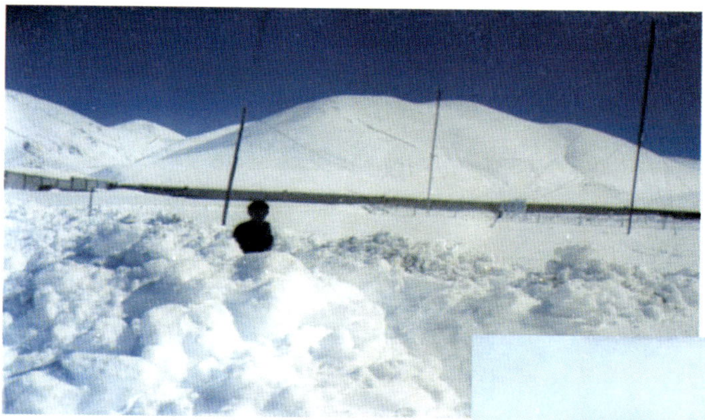

1995年11月至1996年3月，帕里地区遭受雪灾，图为帕里气象站观测人员艰难地从观测场返回值班室

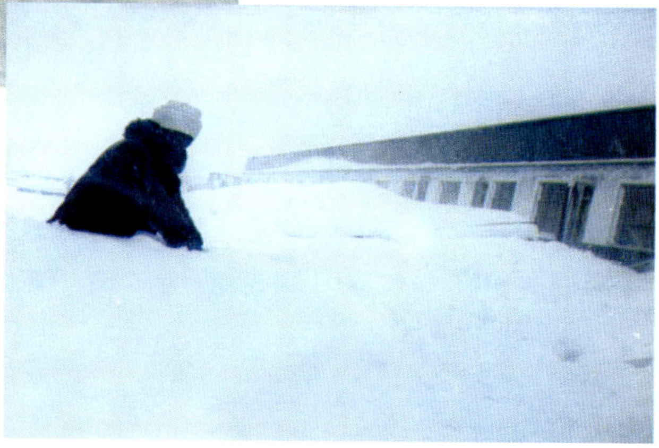

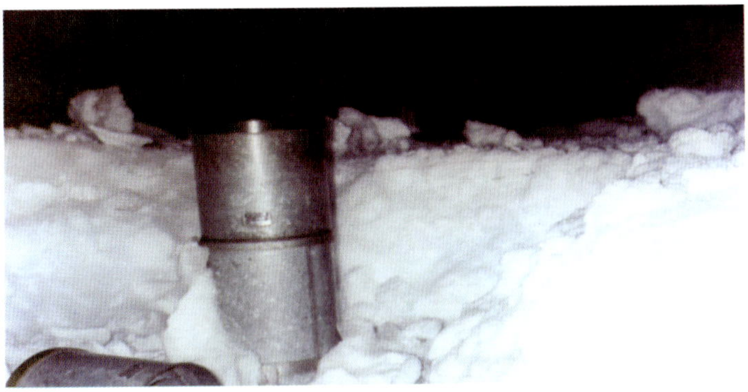

积雪掩没了气象观测场地和仪器

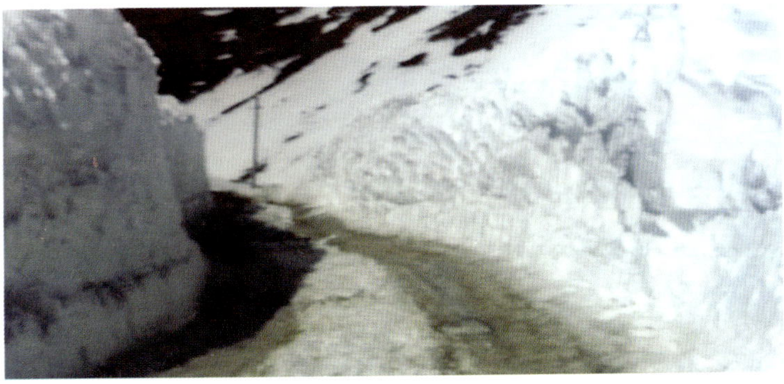

积雪对道路交通产生影响

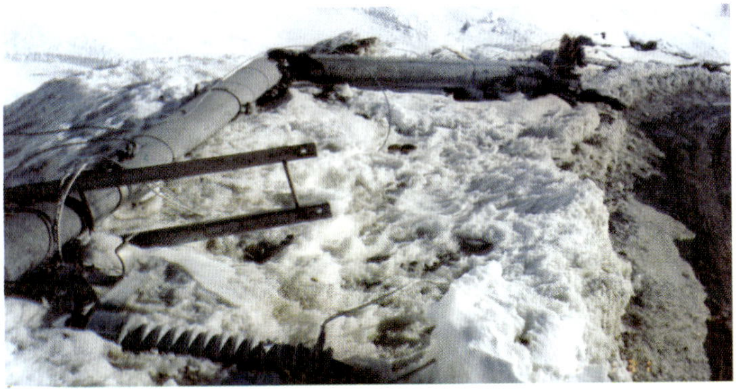

被暴风雪折断的电线杆

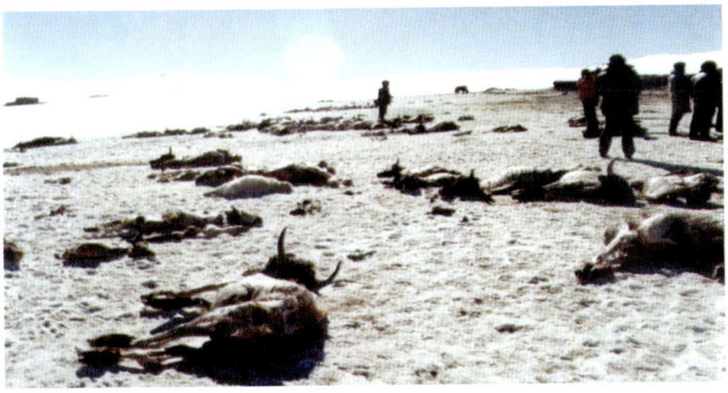

1998 年 3 月，聂荣县发生重大雪灾，大批牲畜死亡

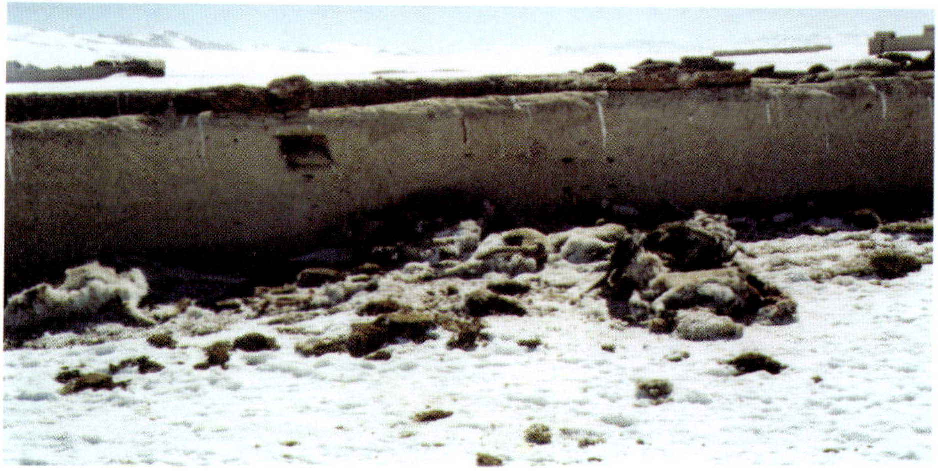

1998 年 3 月，仲巴县雪灾，大批牲畜死亡

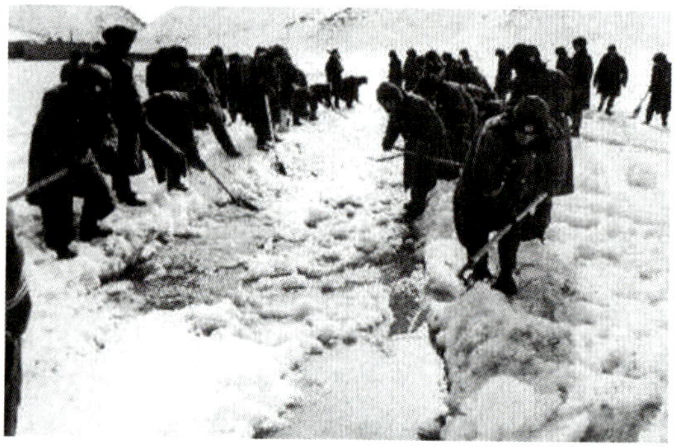

解放军、武警官兵挖雪寻路

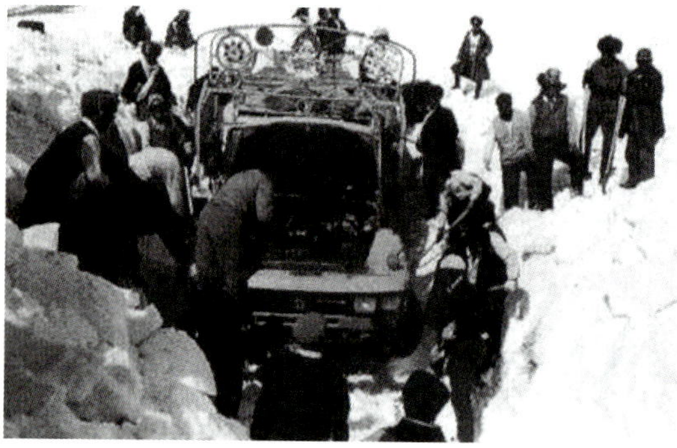

干部群众抢运抗灾物资

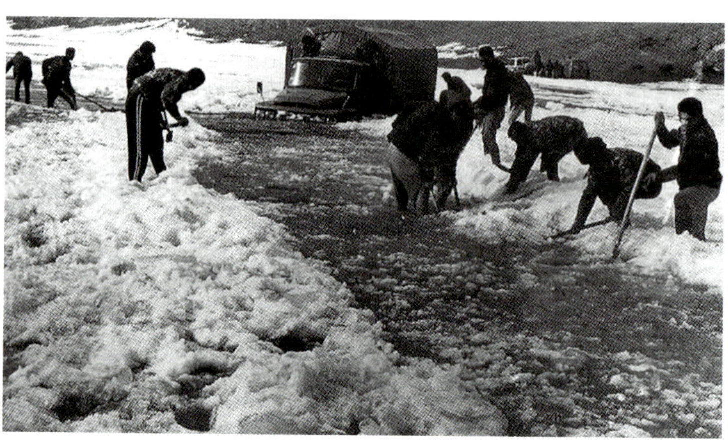

武警那曲支队救援车队的官兵在青曲河畔跳进一米多深的冰河中挥动铁锹，砸开冰块，开通道路

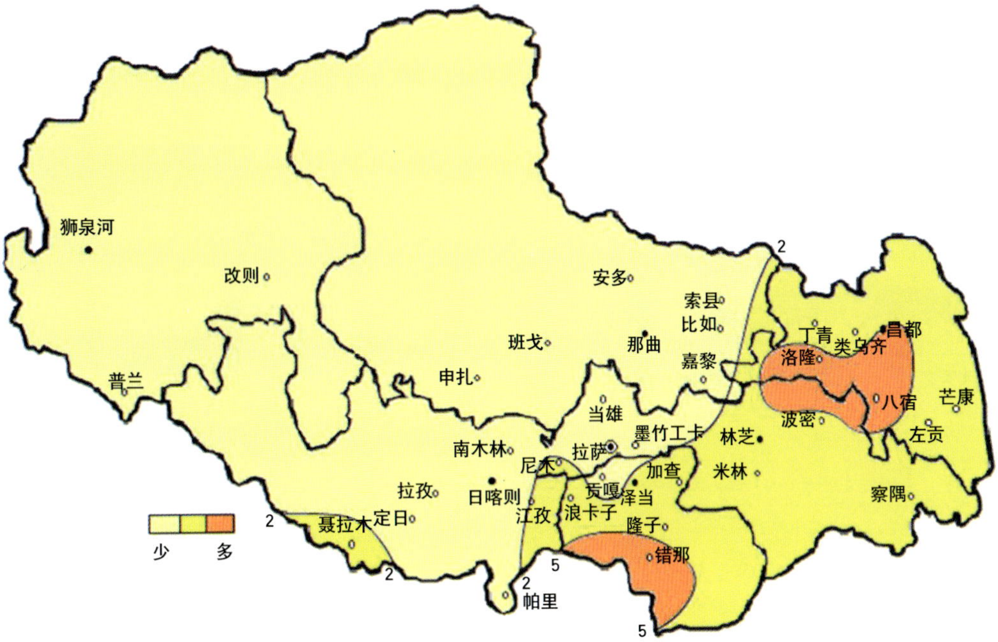

西藏霜冻频率图

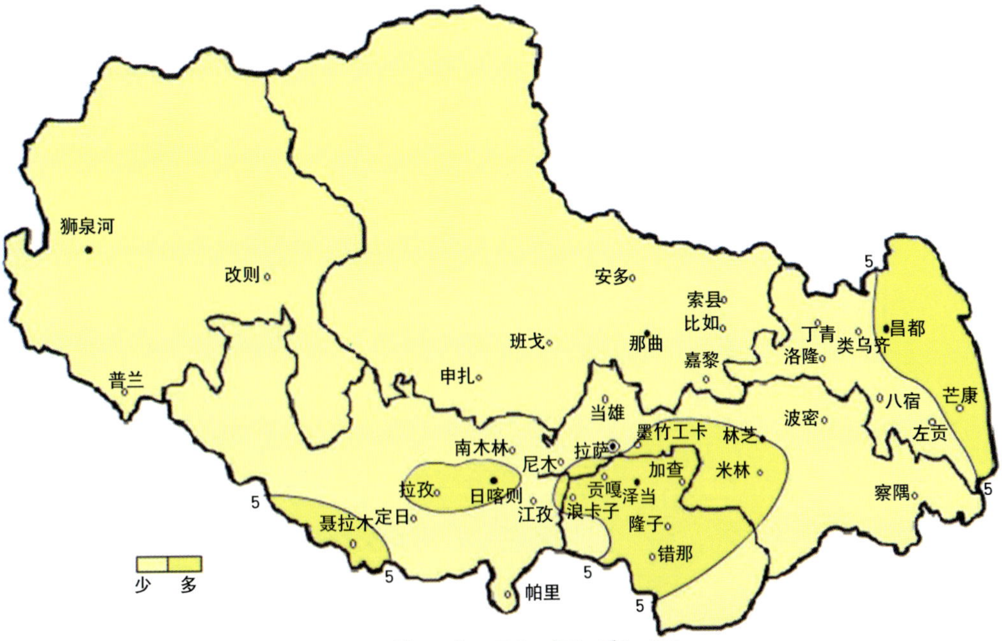

西藏冰雹频率图

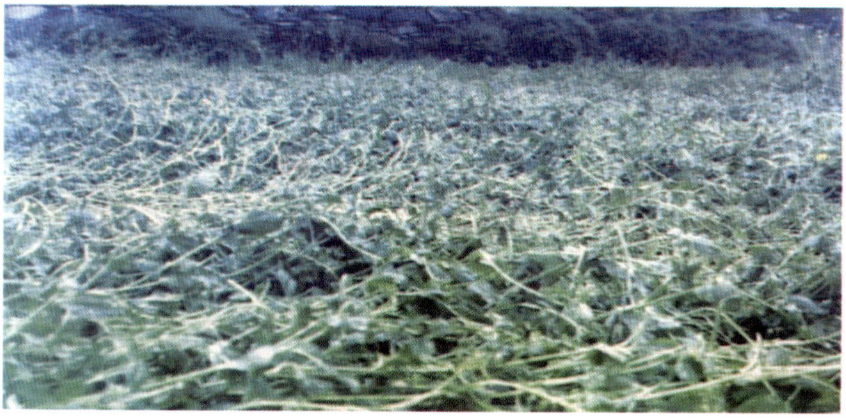

被冰雹袭击过的油菜田

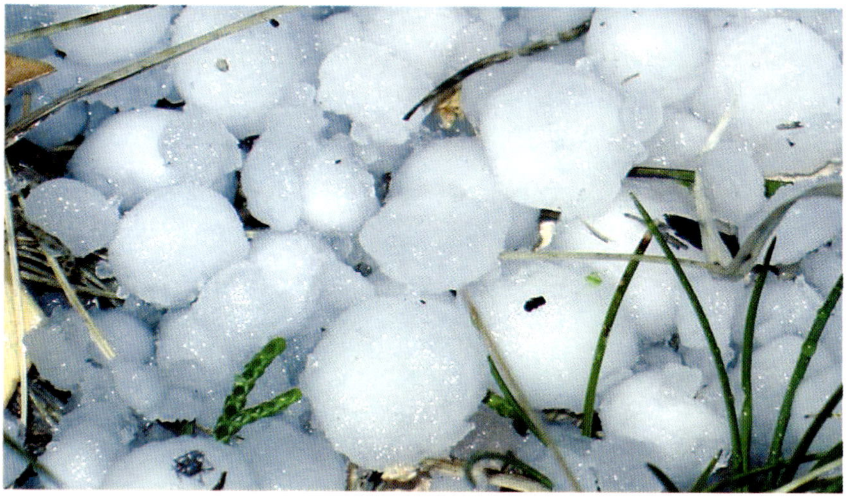

降落在林芝气象观测站的冰雹

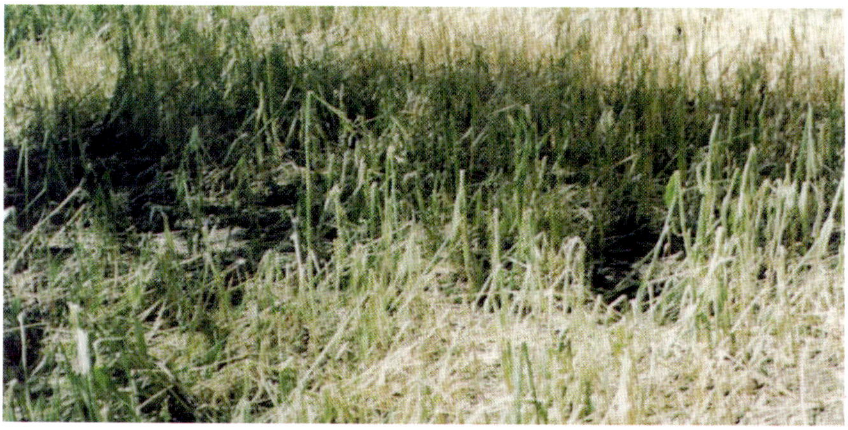

扎朗县遭受严重雹灾，庄稼荡然无存

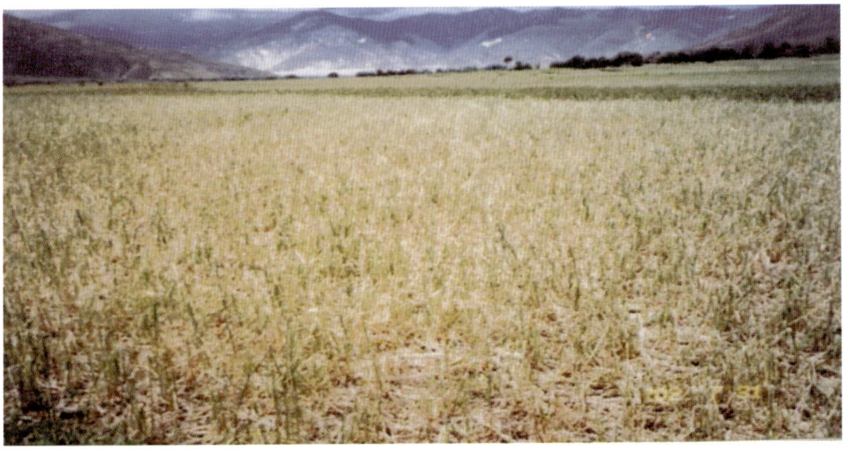

即将成熟的青稞被冰雹毁于一旦

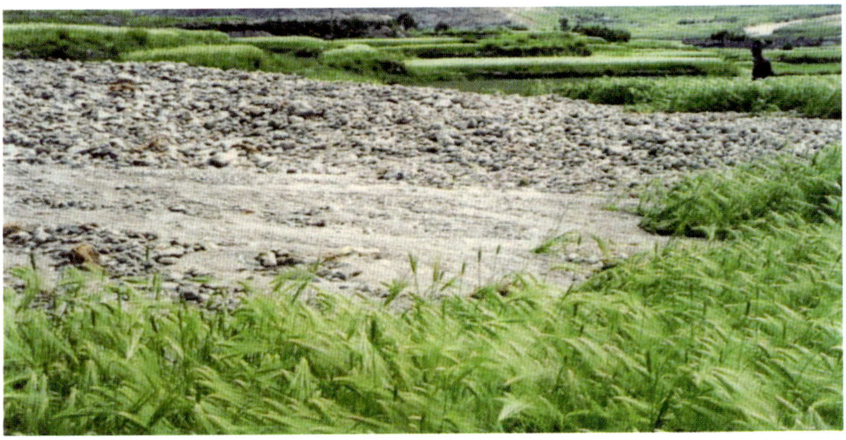

冰雹过后，引发泥石流灾害，冲毁庄稼

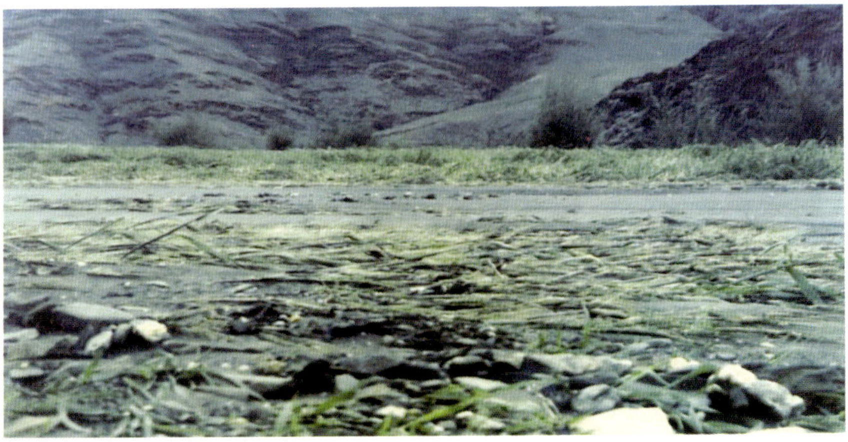

被冰雹扫荡后的农田

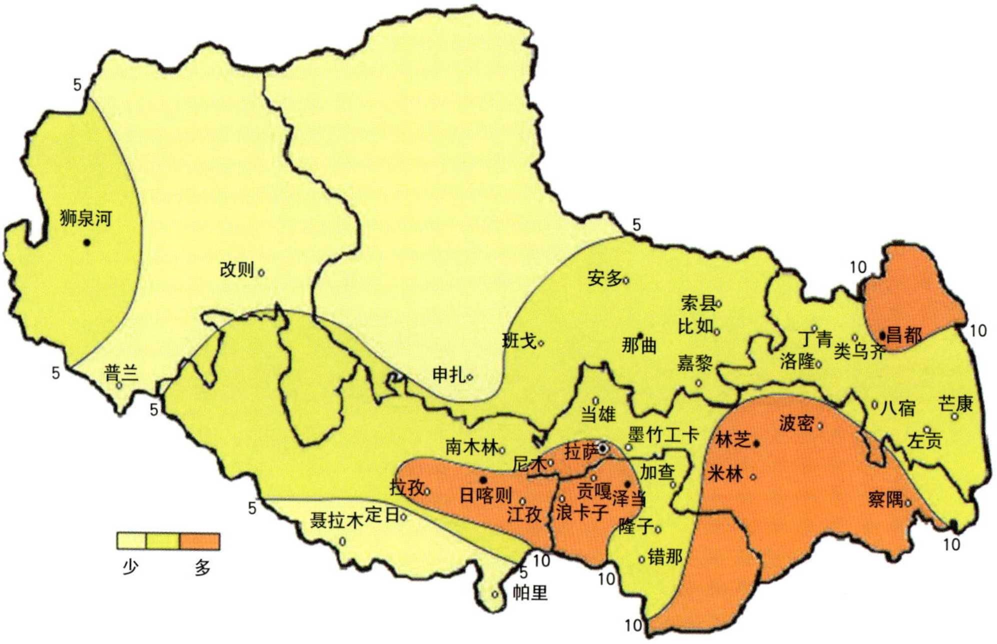

西藏洪涝频率图

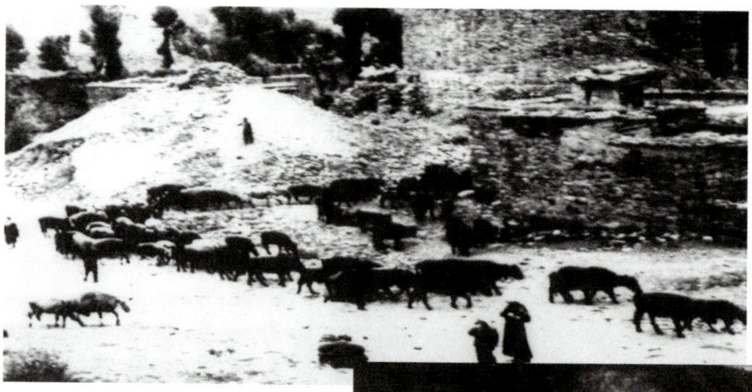

一场暴雨把藏南金龙村农舍冲为废墟（1957 年摄）

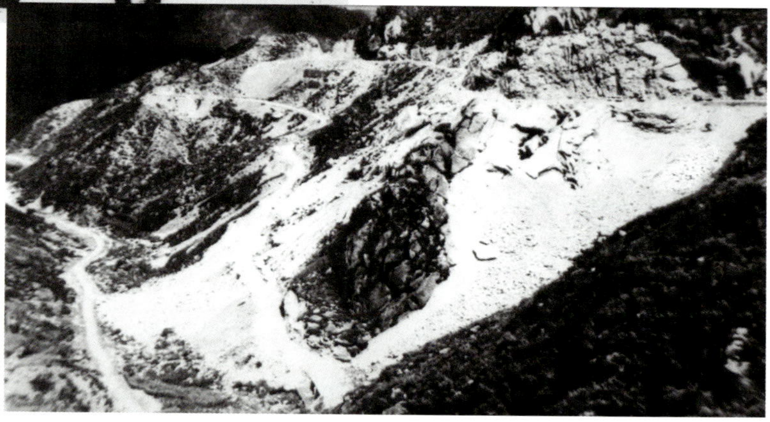

1972 年，因暴雨造成川藏路通麦段山体滑坡

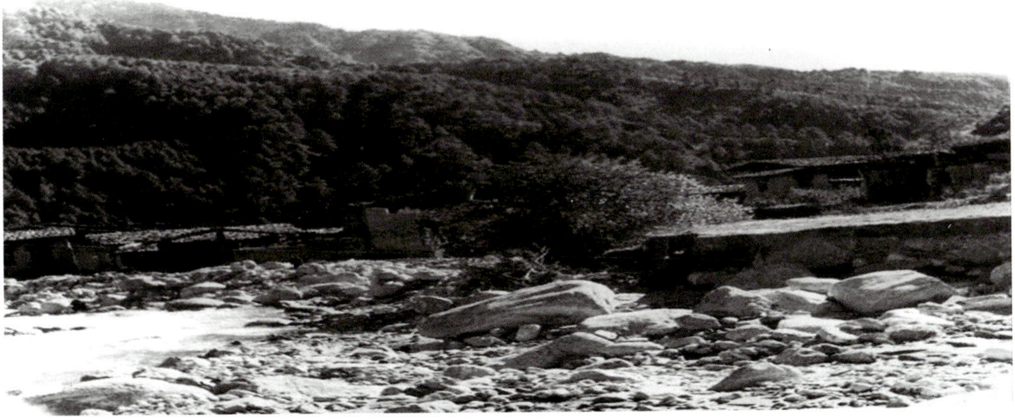

亚东县遭受强降水，暴发泥石流，仁青岗被洪水冲毁，照片的下方为原河道，由于洪水导致河流改道，现已干涸无水

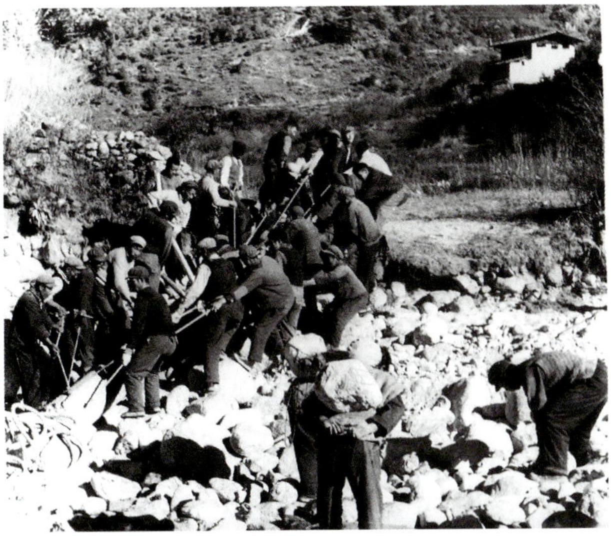

亚东县遭受洪灾，受灾较重的仁青岗地区的群众正在运木料架桥，修复公路

山南地区气象局职工帮助遭洪灾老百姓抢收麦子

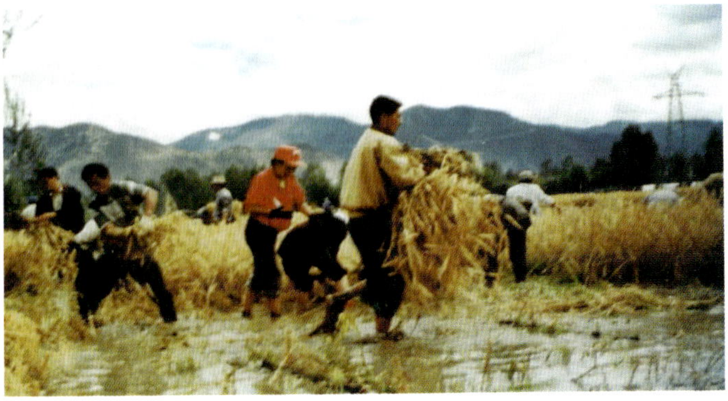

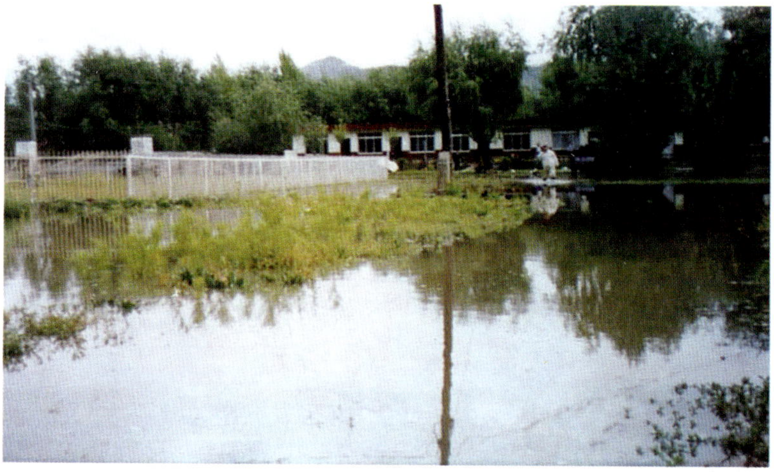

被围困在洪水中的贡嘎县气象局

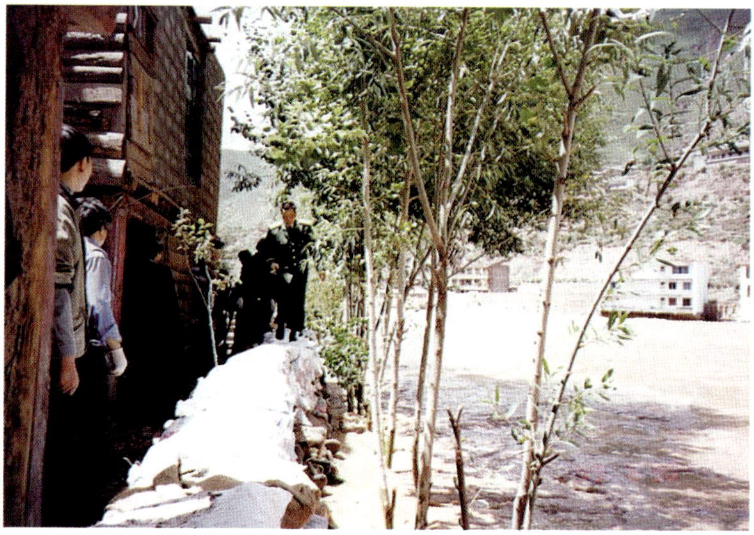

澜沧江洪水淹及昌都镇内沿岸居民

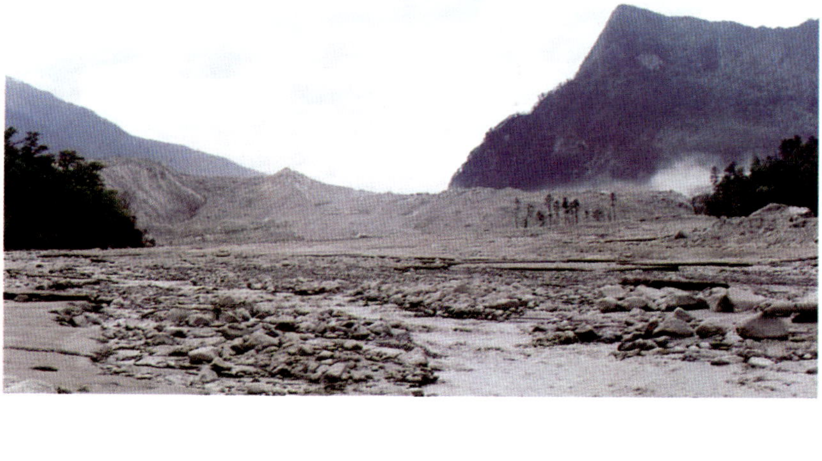

易贡发生特大雪崩泥石流后，崩塌的土石方为4.5亿立方米，形成了一座长2.5千米、宽1.5千米、高500米的“天然大坝”

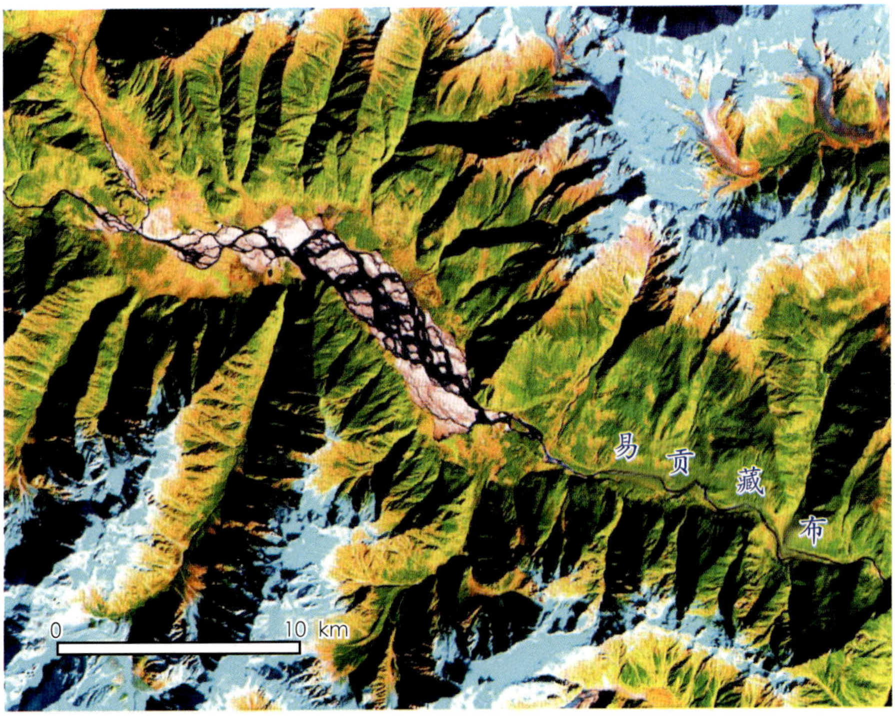

2000 年 4 月，易贡湖受灾前卫星图片

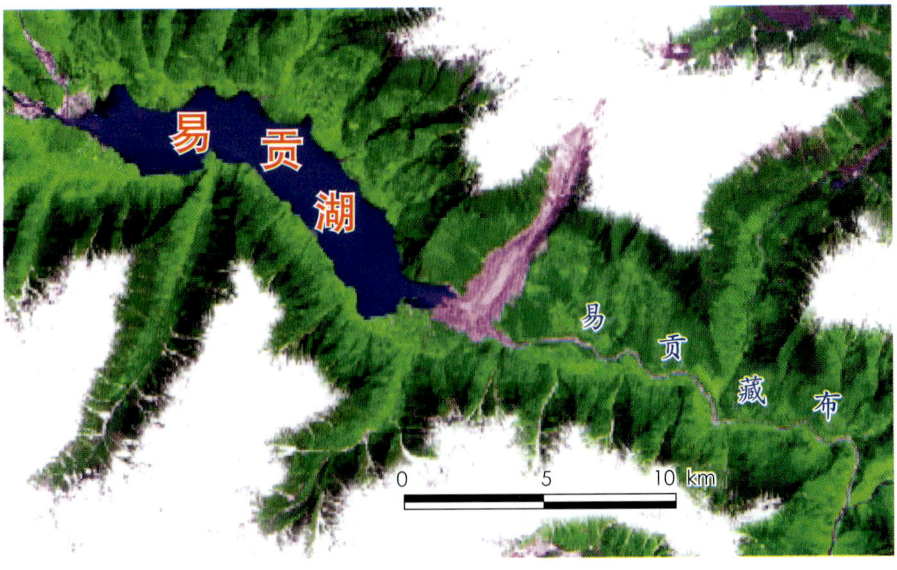

2000 年 4 月，易贡湖受灾后卫星图片

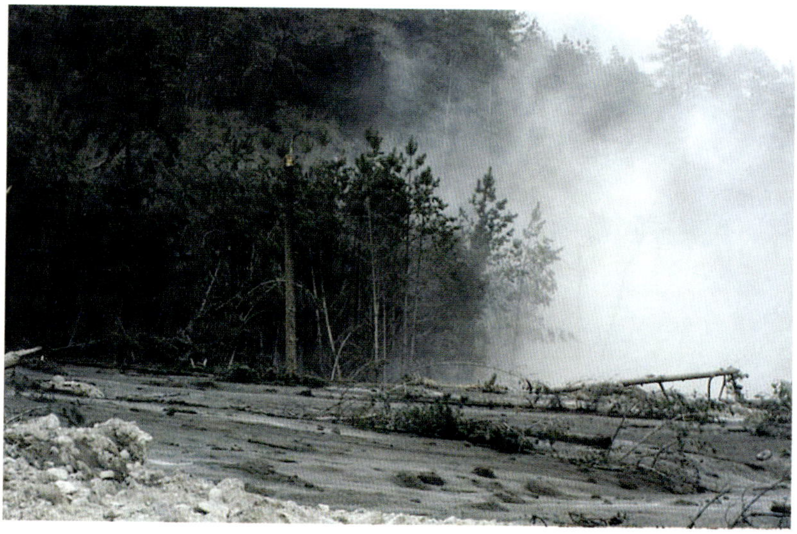

易贡发生特大雪崩泥石流时，滑坡体滑动产生的气流烧焦了两旁的树木

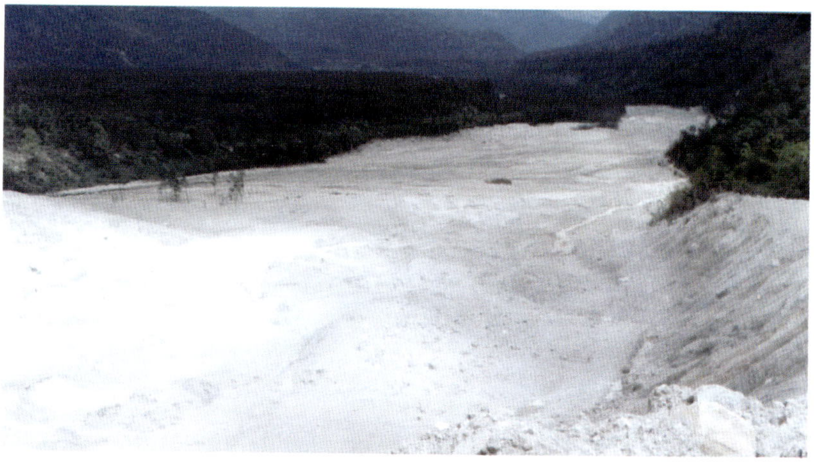

泥石流随扎弄沟直泻而下

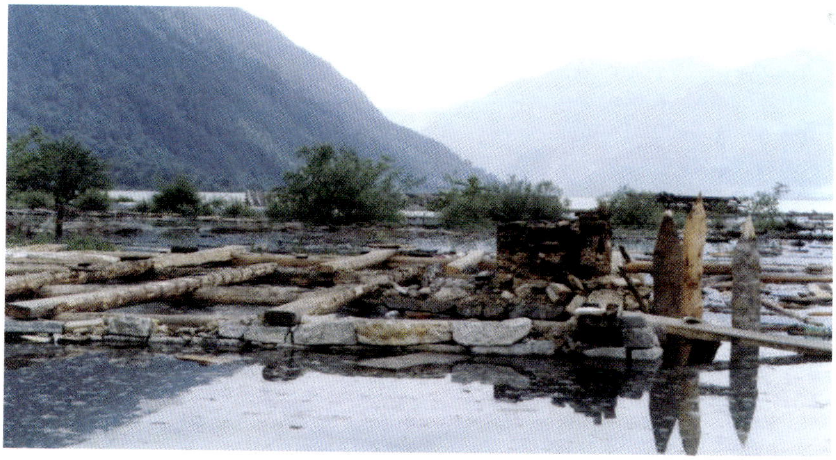

被泥石流淹没的易贡茶场

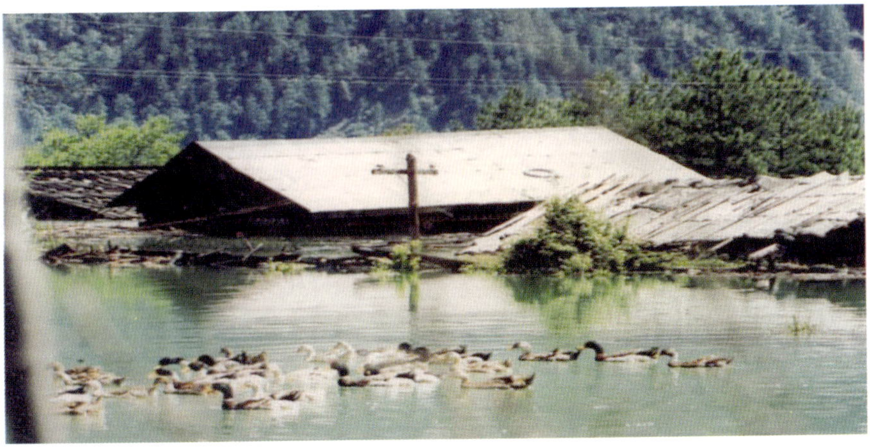

被洪水淹没的民宅

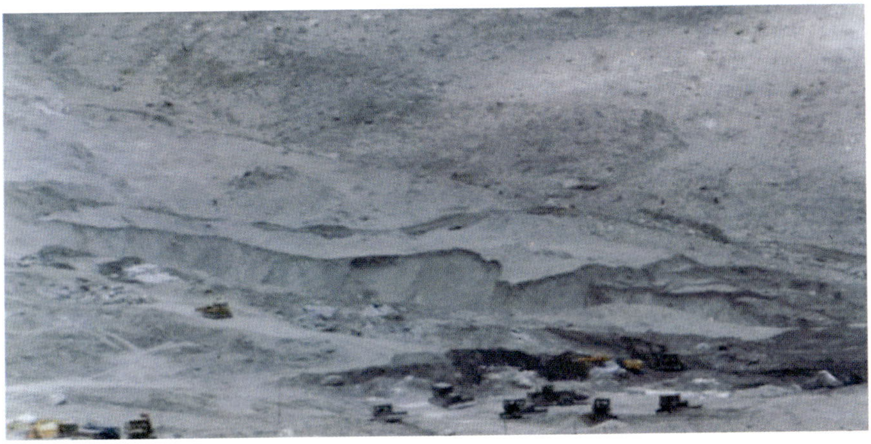

抢险队在泥石流灾区附近搭起工棚挖渠泄洪

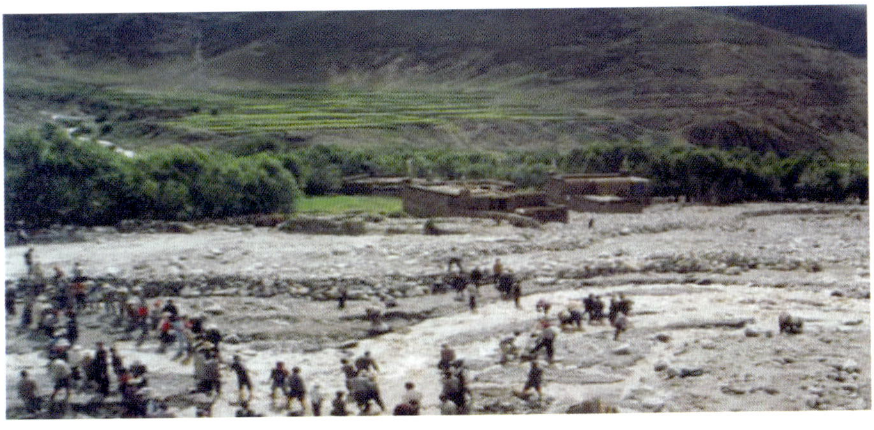

广大民众奋勇抢险

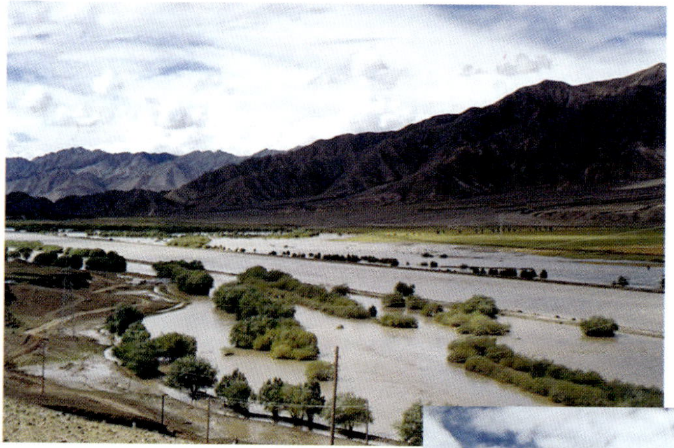

年楚河河堤决口，白朗县洛江乡的日江公路被毁，交通中断

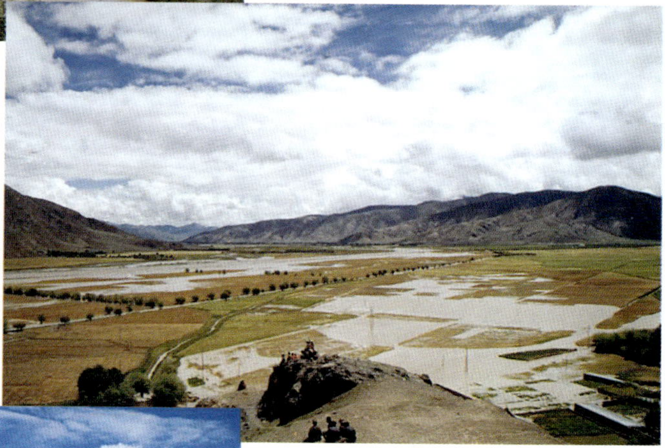

洪水导致即将成熟收割的庄稼地被淹

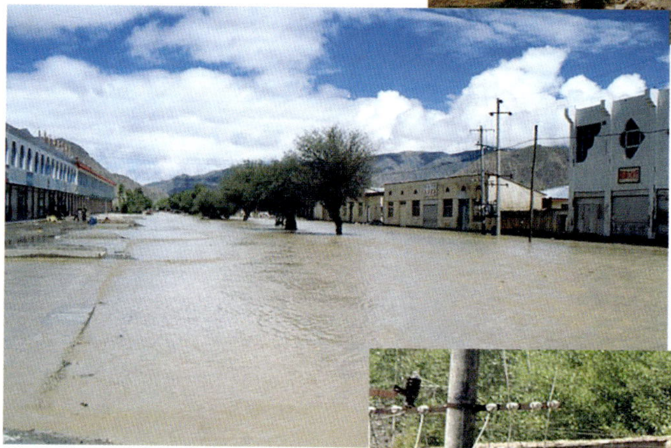

由于年楚河河堤决口，白朗县城内一片汪洋

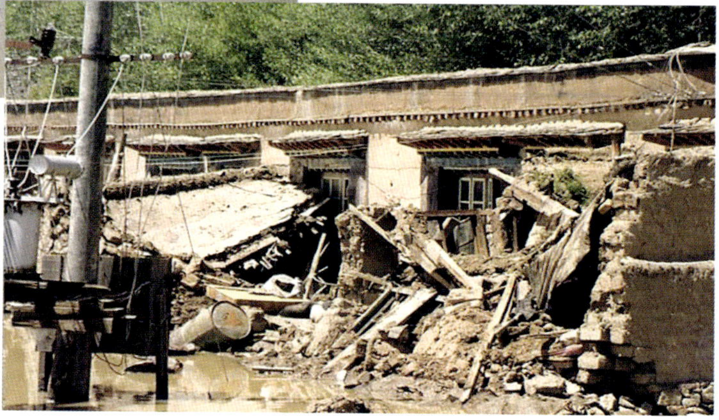

洪水造成民房被淹而倒塌

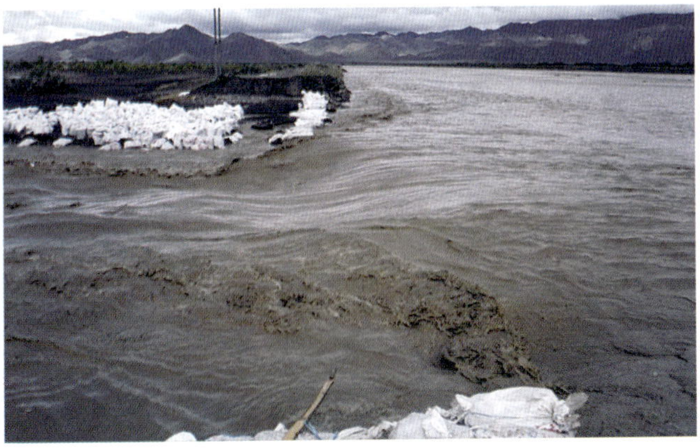

年楚河流域发生大洪水时，白朗县境内 11 处河堤决口

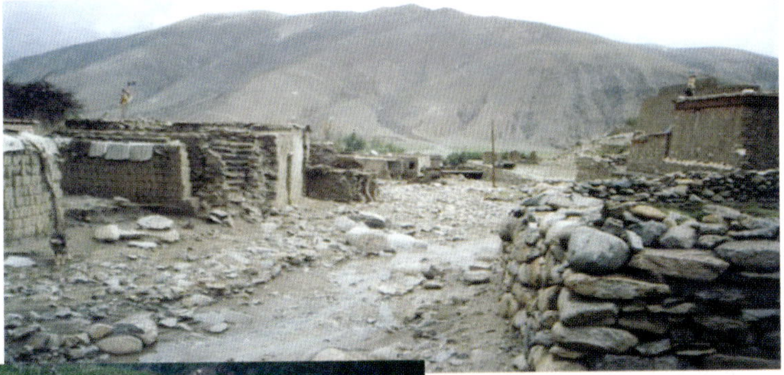

村庄的道路被洪水冲毁

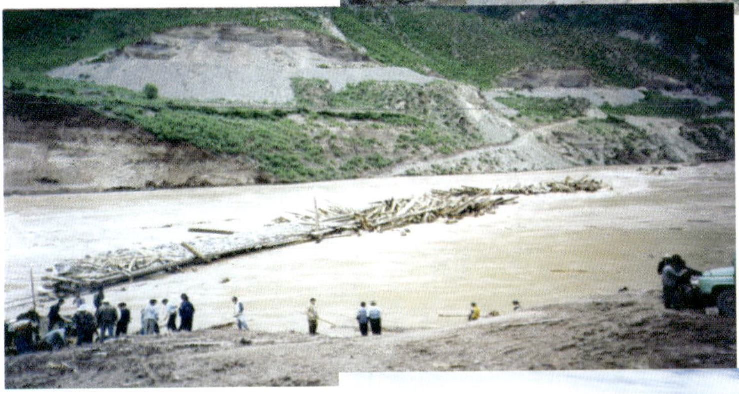

洪水带来的漂浮物堵塞江面

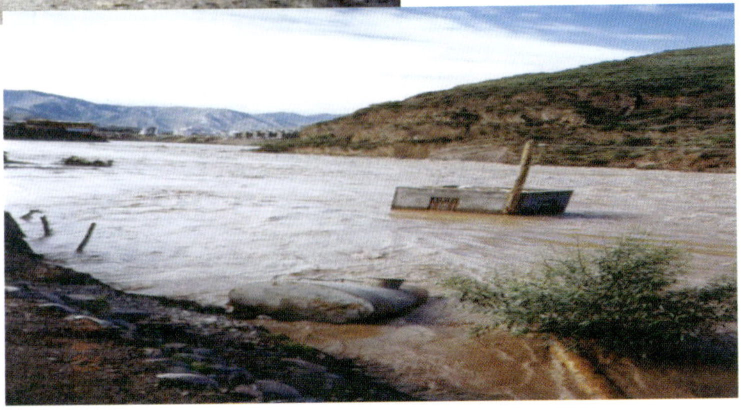

洪水冲毁的堤灌设施

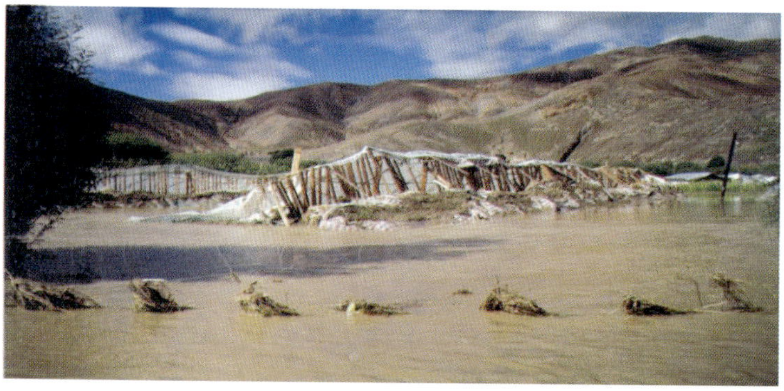

白朗县科技园被淹没

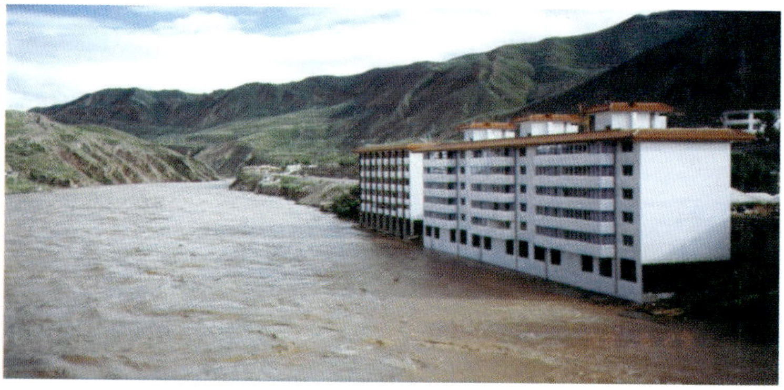

澜沧江发洪水，沿江一线遭受洪灾，图为洪水危及江岸昌都镇的建筑

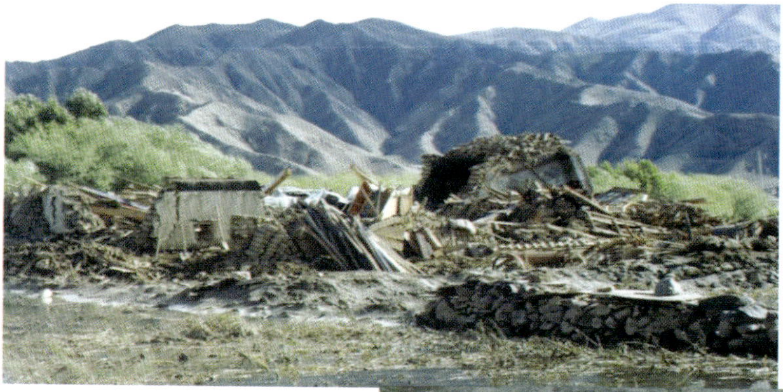

被洪水冲毁的民房

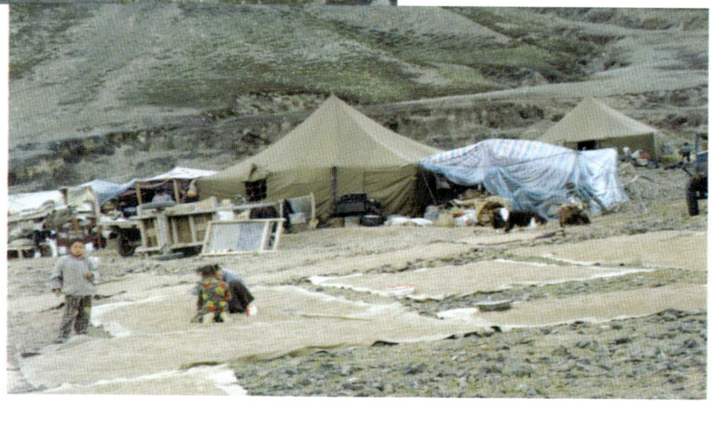

搭建的临时救灾篷和被洪水浸泡过的粮食

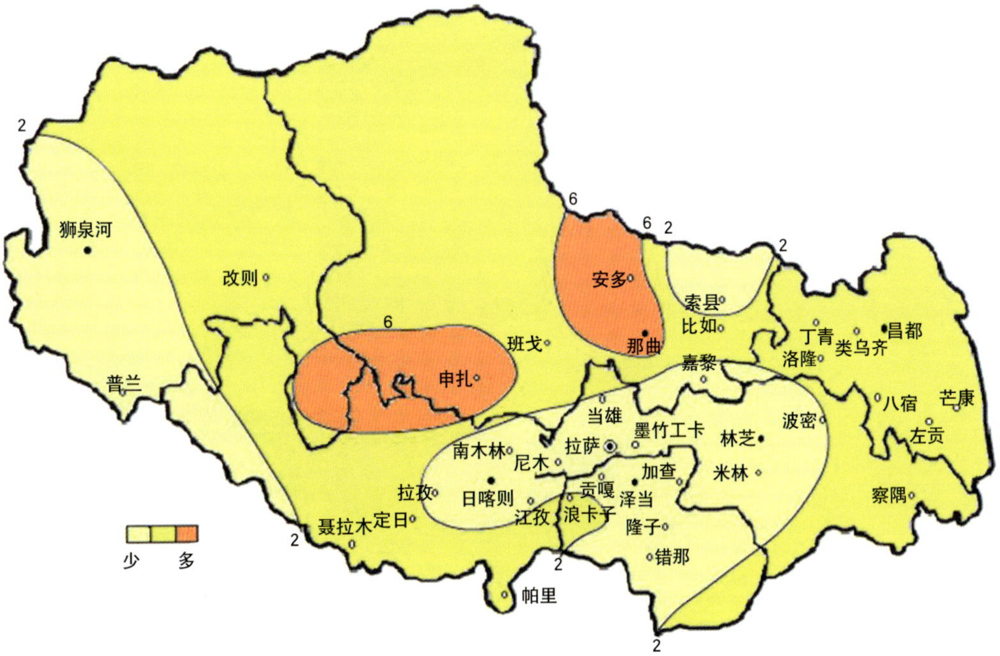

西藏大风频率图

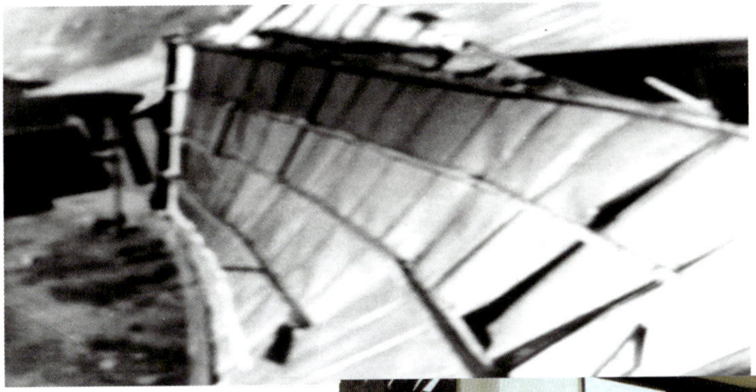

错那县遭大风袭击，气象站房盖被大风掀开

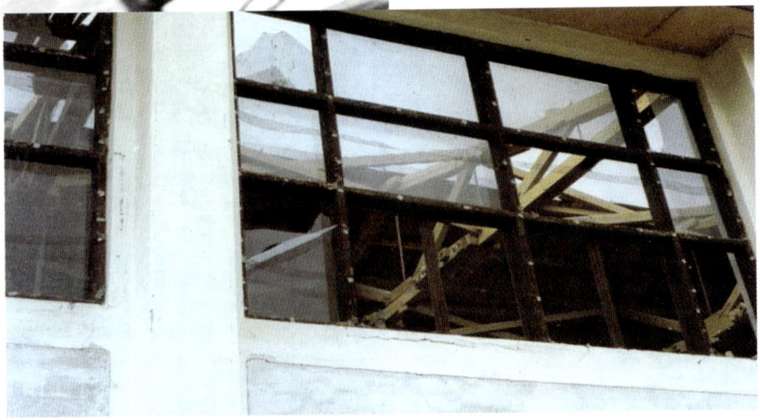

日喀则甲措乡遭大风袭击，种子加工厂房盖被大风刮走

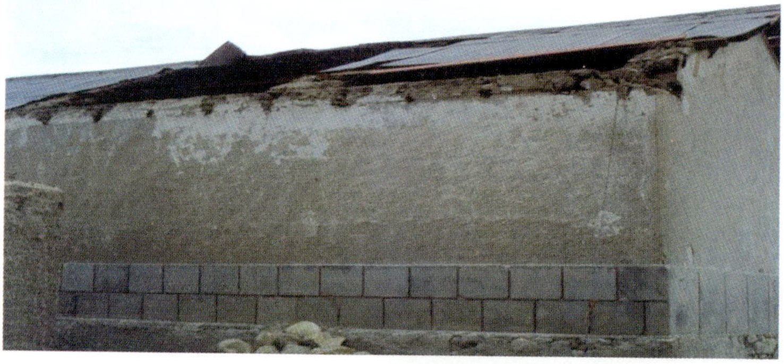

萨迦县人民医院职工住房房顶被大风刮走

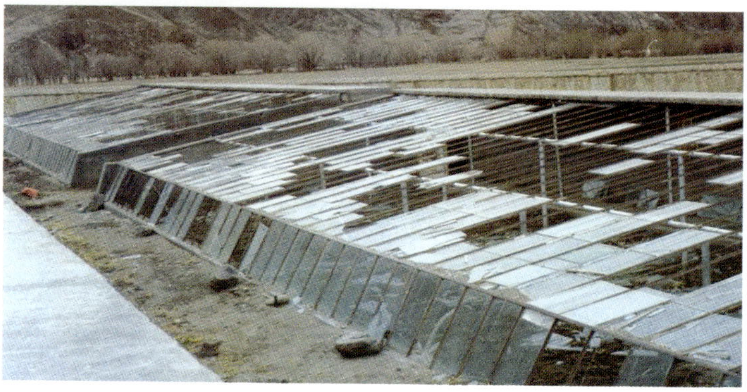

拉孜县温室玻璃被大风刮走

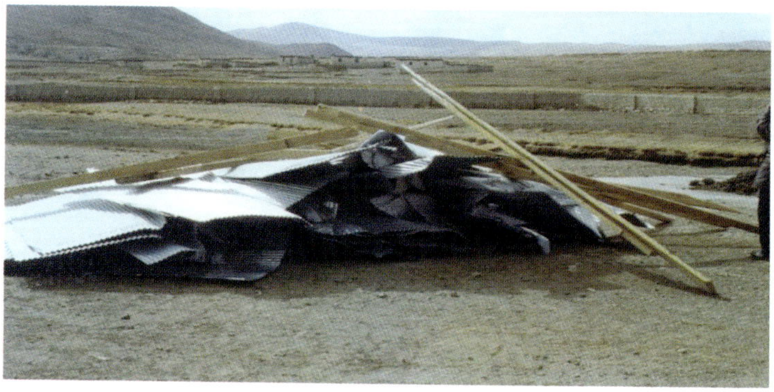

拉孜县小学被大风刮走的房顶铁皮

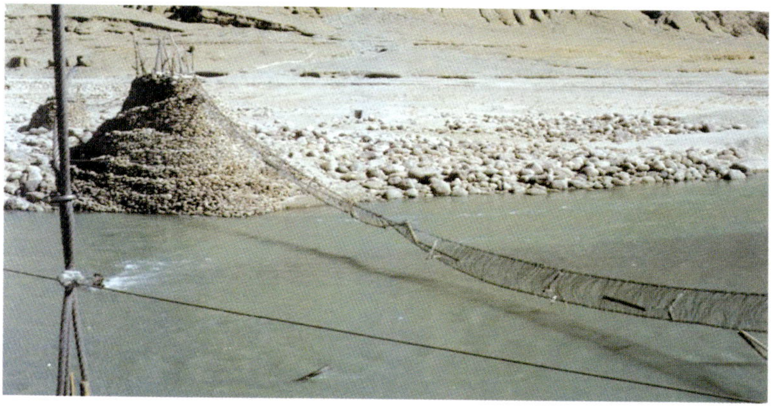

拉孜县彭措林乡有500年历史的铁索桥被大风刮断

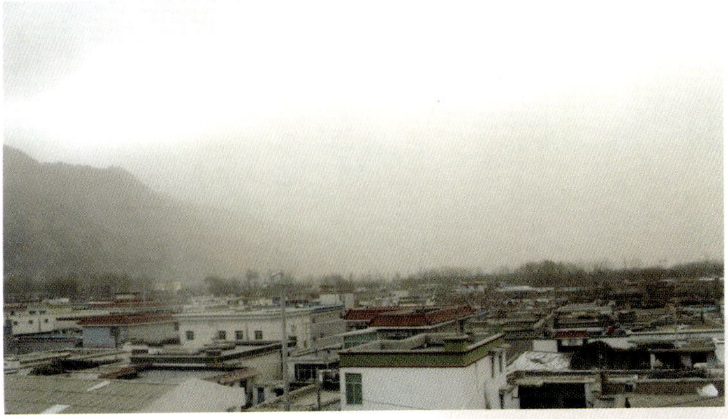

被称为风沙之口的山南泽当镇，每年都要出现这样的风沙天气

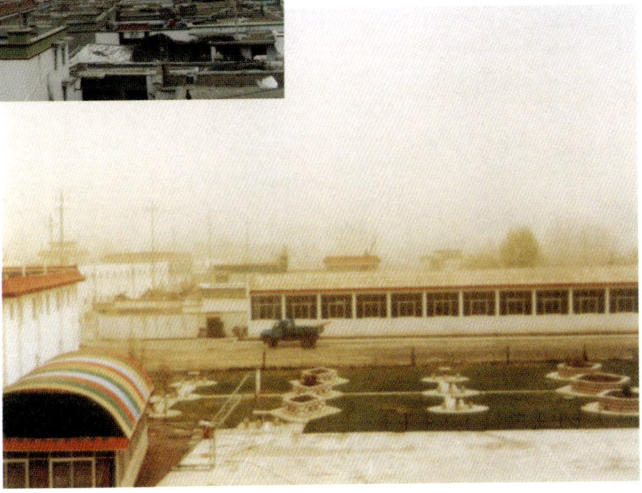

风沙弥漫，天空灰暗

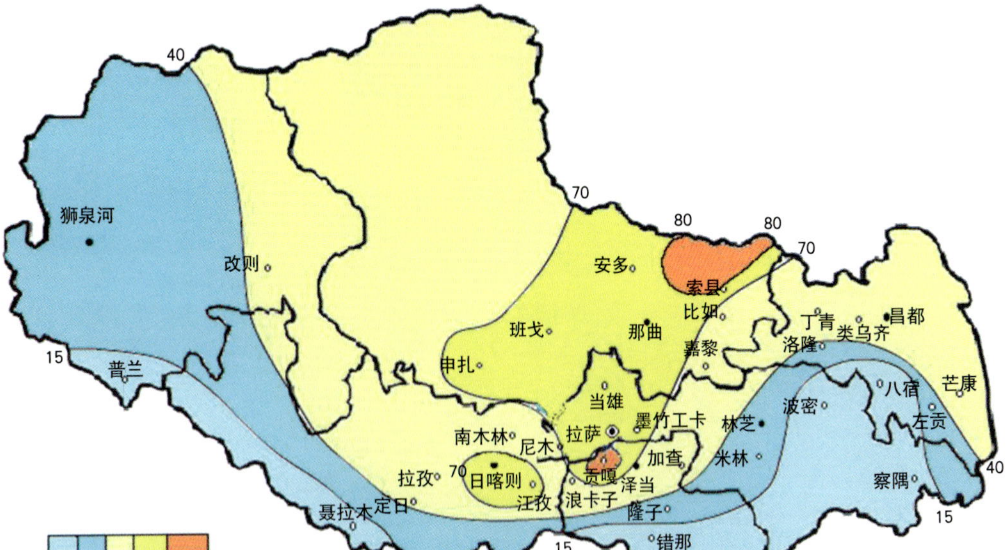

西藏雷暴日数分布图

目　　录

绪 论

一

青藏高原是地质运动的产物。随着青藏高原的逐步形成，这一地区的气候状况也随之产生了巨大的变化。科学家们利用地层发掘的动植物化石或沉积物等，与目前动植物群落生活环境和分布界线进行对比，可以推定西藏地区古代气候变迁经历了高原隆升初期——上新世——第四纪冰期、间冰期3个地质时期。从地质时期来看，在侏罗纪和早白垩纪时，青藏高原地区很大范围还是海洋，但也有部分陆地，那时的西藏还处于热带、亚热带的环境之中，气候比较湿热，具有热带、亚热带暖热潮湿的气候特征。随着海域的消失，气候也发生了相当大的变动。到上新世末期青藏高原地区再次处于夷平状态，其高原面海拔高度约为1000米左右，喜马拉雅山脉也只有2000～3000米，冈底斯山、唐古拉山、昆仑山等山体，多低于2000～2500米，整个高原地区海拔不高，地势也远较现今平缓，因此对西风带气流的阻塞和绕流作用不及现今明显。同样，高原的热力作用也小，不会使环流形势发生巨大的变化。此外，雅鲁藏布江下游一带相对高程较低，北面、西面均有高山阻挡，冷空气不易侵入，温度较高，最北部的年平均气温在14℃以上，南北的温度差异比现今要小得多。但当高原面继续隆升到3000米时，许多高大的山脉已达到4000～5000米的高度，冰川、积雪面积已大为增加，这对近地面气流或高空气流都将产生巨大的影响。随着高原不断隆升，高原北部冬季西伯利亚高压日益加剧，高原南部夏季印度低压加深，西南季风暴发，此时平均环流已逐步接近现代的大气环流形势。高原的气候变化也趋于寒冷、干旱，气候类型亦异常多样。到了距今二百多万年的第四纪冰期，与上新世末期（晚第三纪）相比，随着冰期、间冰期的接踵出现，高原继续在隆升，总的温度变化趋势是寒冷化，内部气候愈加复杂化，但其总的分布形式，与现代平均状况没有什么根本性的变化。距今大约一万年以来的全新世（亦称“冰后期”），气候曾经历过数次波动。粗略地可以认为，全新世初距今3000～7000年是继末次冰期以后的升温期，尤其距今5000～6000年左右是一个很温暖的时期，有的称为“亚里期”。这一时期，气候的温暖使藏北有古人类活动。从这个温暖时期以后，出现寒冷时期。大体可划分为新冰川期和现代小冰期两个阶段。

自第四纪以来，温度明显下降，并可划分出4次冰期。其中以中更新世的聂聂雄拉冰期气候最为寒冷，温度下降值可达10℃左右。每次冰期之间的间冰期，表现较温暖，一般都比现今气温高3～5℃以上。

总之，在高原隆升过程的各个阶段，西藏地区经历了干热、暖湿、凉湿、凉干、冷干等气候变化过程。

由于西藏有关天气气候的历史记载少，所以用气象观测资料和文史资料来研究西藏历史气候变化十分困难，因此，有关科技人员利用湖泊的退缩、树木年轮变化等自然现象的变化，对西藏过去的气候进行推测。从历史时期来看，西藏的湖泊，特别是冈底斯山、念青唐古拉山以北的湖泊，大多是完全依靠冰川融水和天然降水补给的内陆湖泊，湖泊水位的下降和湖泊的退缩，表明湖水来源的减少，反映出气候的变化。自第四纪以来，西藏的湖泊几乎是一致性的退缩，在这些湖的湖岸上，都保留着湖水退缩时留下的条条痕迹，从卫星图片上，能清晰地看到湖水退缩后残留的层层阶地。如浪卡子县境内的沉错，过去与羊卓雍错、空母错等几个大小湖泊连成一片，为外流湖泊，由于湖水趋于减少，逐渐被分割成几个内陆湖泊，尤其是沉错水位下降极为明显，从阶地层次也说明过去湖泊面积相当大，几次演变及湖水水位多次下降，反映气候有变干的趋势。1876 年曾记载过帕里以北的嘎拉错宽 3.2 千米，沿湖居民以打鱼为生，到 1966 年湖面宽不超过 1.54 米，湖水面退缩一半以上，而现在湖面又大幅度退缩，这显然与气候变化有着直接关系。另外，冰川的退缩、地下水位的降低、江河封冻期的缩短等自然变化迹象，也都说明气候变得较过去温暖些、偏干些。

根据树木年轮资料进行气候分析，近 2000 年来西藏的气温变化趋势为：公元初较为寒冷，尔后较暖。3 世纪到 5 世纪较冷，此后则维持较长时间的相对暖期。自 12 世纪以后，温度有所下降，并出现较大波动。从最近 500 年来看，有 3 次明显的暖期：16 世纪中期、18 世纪初和 19 世纪至今。另有 2 次显著的冷期，17 世纪和 18 世纪末期，其中最寒冷的是 17 世纪中期，温度与现在比较普遍低 0.5℃以上。

20 世纪中叶以后，随着西藏的和平解放，逐步建起了覆盖西藏全区的气象综合探测网。气象科技工作者根据实际观测的气象记录，对气候冷暖、干湿变化进行了分析。资料分析表明，20 世纪 60 年代到 80 年代，西藏各地平均气温变化有较大的一致性。60 年代平均气温最低，70 年代增温最大，80 年代平均气温最高，有明显的增暖趋势。以拉萨为例，20 世纪 50 年代后期到 60 年代中期平均气温有所下降，60 年代中期到 70 年代中期 10 年间增温 1.0℃，之后呈波动上升趋势，60 年代中期到 90 年代中期 30 年间，平均气温升高了 1.6℃。

二

西藏[①]位于祖国西南边陲，是青藏高原的主体。由于受西风带天气系统和印度洋暖湿

① 西藏：“西藏”这个名称不是古来就有的。两千年前，称为“发羌”（见《后汉·西羌传》）。又经过七百多年，才把它叫作“蕃”和“吐蕃”。元明称“乌斯藏”，包括雅鲁藏布江流域的全部。拉萨位居中部，同时也是政教中心，特别称之为卫（乌斯）。其余部分为藏。乌斯藏以外的吐蕃旧城，则称为“尕甘思”。固时汗统治着整个大高原时，依藏族习惯，以雅鲁藏布地区为“卫藏”，青海草原区为“安多”，丹达山以东为“喀木”。清康熙平定卫藏之乱，始称其地为“西藏”。取《唐书》“藏河之所流也”为义。其称首见于康熙五十九年（公元 1720 年）上谕。

气流的强烈影响，干湿季明显，加之境内高山林立，地形地貌复杂，西藏成为我国自然灾害发生最频繁的地区之一。对西藏农牧业生产造成重大危害的主要气象灾害有：干旱、雪灾、霜冻、冰雹、洪涝和大风等。据不完全统计，1982—2000年平均每年受灾面积为2.844万公顷（图1），其中1983年受灾面积最大，达20.37万公顷，其次是1995年，为13.23万公顷。从各种灾害面积占总受灾面积比例来看（图2），干旱所占比例最大，达38%，病虫害次之，为25%。

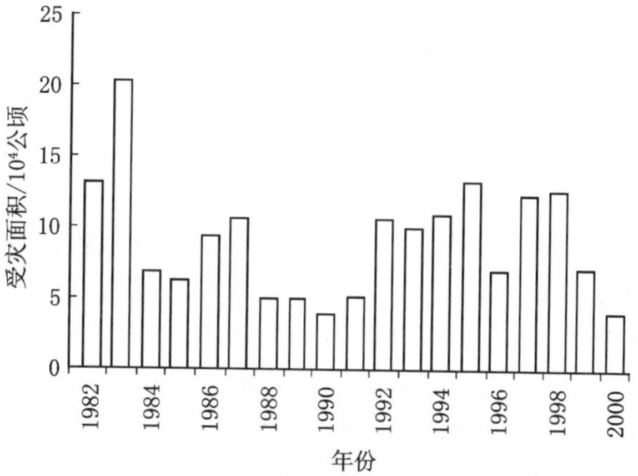

图1 西藏受灾面积变化图

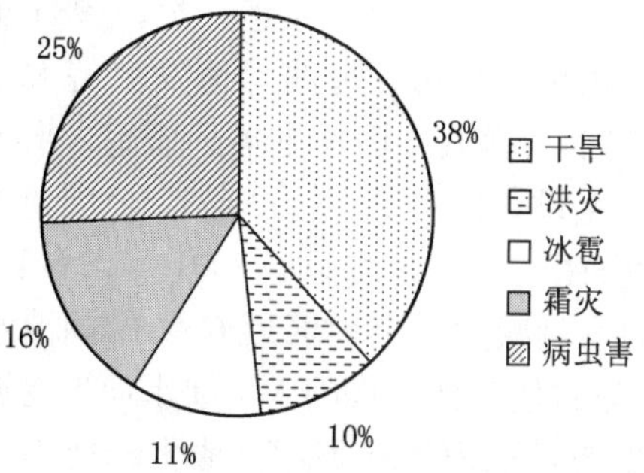

图2 西藏主要灾害受灾比例

每年10月至次年4月，西藏大部分地区为干季，气候干、冷，多大风。5～10月，西藏大部分地区为雨季，气候湿润、温暖、多雨。夏季，主要受印度季风、高原切变线和低涡等天气系统的影响，降水集中，占年降水总量的80%以上。其中，低涡切变线的出现常给高原地区带来强降水，可引发一些洪涝灾害。如果雨季开始偏晚、降水偏少、降水中断期偏长则易造成初夏干旱、伏旱的发生。而持续干旱时常诱发严重的虫灾。每年农作物抽穗期至黄熟期，西藏各地均不同程度地受到由于强对流天气形成的冰雹危害，仅日喀则地区每年就有近600多公顷农田遭受雹灾。夏、秋之际，当中高纬度环流经向度强烈发展，振幅加大时，可导致冷空气侵入高原，造成大范围强降温天气，致使发生大面积霜冻灾害。冬季，受南支槽、印度洋台风北上和西风槽的影响，常常在西藏南部边缘地区和高原主体及其以北地区形成大范围降雪过程。积雪覆盖草场，长期不化，易造成雪灾。

西藏地广人稀，生态环境十分脆弱，传统的农牧业生产基本靠天吃饭。各种气象灾害给西藏人民生命财产带来重大损失。在西藏的各种气象灾害中雪灾居首。西藏是全国五大牧区之一，牲畜是牧民最重要的生产生活来源。雪灾往往造成大批牲畜死亡，使牧民的财产遭受重大损失，并对其生命安全构成威胁。根据西藏地方志历史档案丛书《灾异志——雪灾篇》记载，从清嘉庆二十一年（公元1816年）至1949年的125年中，西藏各地共发生特大雪灾8次，损失十分惨重。《灾异志——雪灾篇》曾记载，清道光七年（公元1827年），“那仓（今那曲地区申扎县境内）普降前所未有大雪，大批人、马、牛、绵羊、山羊死亡，仅剩一二头牛和绵羊，确已沦落破产之境”；公元19世纪末（具体年份不详）那曲雪灾：“今年8月10日至9月15日（藏历）那曲地区遭受雪灾，藏北牧民皆被埋雪底，牲畜无一幸免，尤其是索玛彼日玉许、阿扎、盆塔玛（均在今那曲索县境内），除狗之外，其余均饥饿致死”；民国十六年（公元1927年），“自9月1日（藏历）起，那曲地区六部落连降十日大雪，致使掌心般大的草场亦无处可寻，黑毛牲畜（指牦牛）、山、绵羊等大多因灾致死”。这就是历史上的特大雪灾给牧民们带来的灭顶之灾。1949—2002年的54年中，西藏各地区共遭受大面积雪灾80次，平均每年1.48次。最多的1992年，全年共发生雪灾9次。在发生的大面积雪灾中，受灾牲畜超过200万头（只、匹）的雪灾共发生7次，每次牲畜死亡数超过10万头（只、匹）的雪灾有8次，牲畜死亡数超过100万头（只、匹）的雪灾有3次；由于雪灾而导致粮食减产500万千克以上的年份有2年；积雪阻断国道达10日以上的灾情有1次，阻断省道达10日以上的灾情达2次。在1980—1990年的10年间，藏北地区因雪灾死亡的牲畜达226.9万头（只），占牲畜死亡总数的41.8%，直接经济损失达4亿元人民币。1997年9月至1998年4月西藏6地市普降暴雪，使全区40个县、457个乡（镇）、3104个村、46125户、904779人受灾，受灾牲畜达1000万头（只、匹），占全区牲畜存栏总数（2300万头、只、匹）的近一半。

干旱是西藏最严重的农业气象灾害之一，每年均不同程度地发生。从有数据记录的1959年起，截止到2002年的44年中，受旱面积在5000公顷以上的年份就有19年，平均每2.3年一次。受旱面积在1万公顷以上的年份有13年，平均每3.4年一次。1983年5月下旬至8月，全区出现高温少雨天气，日喀则、山南、昌都、那曲等地发生特大干旱。全区受旱面积共计157412公顷，占播种面积的75.4%。其中因旱未播、播后未出苗和旱死绝收的农田达26013公顷，减产50%的37352公顷，减产20%的96715公顷。山南地区的隆子、贡嘎等4县有80%的作物受旱，绝收面积达55.36公顷。2001年入春后，阿里地区降水稀少，导致狮泉河、象泉河、孔雀河的水量减少，全地区近60%的湖泊水位下降，宜农区大部分泉眼流水细小或干涸；持续干旱致使春播工作因干旱缺水而推迟近一个月，部分乡村到6月份仍无法播种；使得草原生态环境遭受损害，草地生产能力下降，牧草返青晚、长势差，造成牲畜食草困难，长时间处于饥饿或半饥饿状态，体质羸弱，死亡率上升。截至5月31日，阿里地区成畜死亡达92119头，死亡率3.5%，仔畜死亡率更是高达30%。

霜冻灾害在西藏几乎每年都有发生。在1949年以前有记载的102年中，造成灾区颗粒无收的霜灾就有6次，平均每17年一次。据西藏地方历史档案丛书《灾异志——雹霜虫灾篇》记载，清道光二十八年（公元1848年），“贡嘎地区遭受严重霜灾，粮食颗粒无收”；清同治二十三年（公元1884）年，“墨竹工卡地区及切嘎瓦与叟协瓦庄稼遭受严重霜灾，一升（藏族计量单位）未收”；1956—2002年的47年间，造成较大面积颗粒无收的霜灾发生过4次，平均11.8年1次；受灾面积在1000公顷以上的灾害共发生9次，平均5.2年1次。1997年4月25～27日，拉萨市遭受晚霜危害，受灾面积达4669公顷；1999年5月上旬至中旬，山南地区12个县普遍发生霜冻，受灾面积达15300.4公顷。

冰雹是西藏夏季常见的气象灾害之一，大多出现在每年的6～9月。雹区一般呈狭长带状分布，素有“雹打一条线”之说。西藏的冰雹虽然影响范围较小，但因多发生在农作物的生长成熟期，加上强度大，常常与狂风、强降水相伴，有时还可引发山洪、泥石流等次生灾害，故危害极大。从有记录的清嘉庆二年（公元1797年）至1949年的153年中，发生严重雹灾的年份有32年，平均每12.8年就有一次较大雹灾。清同治三年（公元1864年），“7月27日暮时、28日（藏历）黄昏时，南木林宗三奚卡与区之恰布喀尔等地之庄稼遭受严重雹灾，冰雹大如鸡蛋，打入地面砸下脚面深之坑，至29日未溶化，致使秋收无望。”民国十四年（公元1925年），“7月15日（藏历），南木林地区遭受雹灾，受灾面积为小麦474克①，青稞312克、豆子325克。青稞地只能收回六分之一种子，小麦和豆子只能收回十分之一，无更多指望”。1949—2002年的54年中，西藏有雹灾记录的年份也达33年，平均每1.6年中就有一个灾年。其中，受灾面积超过1000公顷的雹灾发生过11次。1998年8月28日，山南地区洛扎、桑日、措美、曲松、浪卡子、错那、贡嘎、加查等8县遭受冰雹袭击，受灾面积达9766.9公顷；2000年6月12日，那曲地区聂荣县突降直径达3厘米的冰雹，直接打死牲畜400多头，受灾面积达23345公顷。

强降水、洪涝是西藏危害性较大的主要气象灾害之一。它的危害是毁物伤人。西藏的6～9月处于雨季，洪涝灾害大多发生在这一时期。据西藏地方历史档案丛书《灾异志——水灾篇》的记载，清嘉庆七年（公元1802年）至1949年的148年中，有灾情记录的年份有43年，约三四年一次。清嘉庆二十四年（公元1819年），“南木林地区萨龙瓦遭受水灾，田地均被水冲成石滩，无法耕种”；清光绪二十六年（公元1900年），波密暴发山洪导致拉雍嘎布山发生大型山体滑坡。滑坡体截断了易贡藏布形成了今天的易贡湖。易贡藏布在被阻塞几个月后自溢溃坝，易贡至通麦一带牲畜尸横遍野，满目疮痍。自1949年至2002年的54年中，出现洪涝灾害的年份有31年，平均每1.7年就有一次洪灾。其中全区性的洪涝灾害出现过4次，平均每13.5年一次。受灾农田面积在1000公顷以上的洪灾出现过16次，约三四年一次。受灾面积超过10000公顷的大灾出现过3次，平均每18年一次。1990—2002年间，更是每年有洪灾发生。1998年6月下旬，全区发生大面积洪灾，共有7地（市）、62县、413乡、48733户、319389人受灾。民房受损倒塌7222间，造成危房约2115间。农田被洪水淹没12039.3公顷，被毁4422.2公顷，绝收4722.4公顷，被毁草场5943.2公顷。全区被毁水渠3736条、各类水库、水塘及水坝352座；冲毁公路9013千米，桥梁、涵洞1809座；毁坏电站33座；全区在用光缆中断135次，在建光缆被毁40余千米。使人民群众的生产、生活、家庭财物，国家财产和经济建设遭受巨大损失。

西藏的大风日数主要集中在12月至翌年5月，远比同纬度其他地方多。风雪交加更是加重了灾情。现代气象观测准确测定风力后所记录的西藏首次12级大风发生在1966年。截止到2001年的36年中，遭受风灾的年份有21年，平均每1.7年就有一个风灾年。出现12级或12级以上大风的年份有12次，平均每3年一次。1972年2月8日，那曲地区遭受12级暴风袭击，卷走地直机关70余间屋顶。1987年，日喀则地区定结、岗巴、萨嘎、昂仁4县遭受风灾袭击，刮断刮倒通讯电杆1537根，部分房屋、仓库倒塌。1999年3～5月，阿里全地区、那曲西部4县持续发生严重风灾，平均风力7～11级，大量牧草被大风刮走，草场干枯。造成阿里地区牲畜死亡3.32万头（只、匹），那曲地区牲畜死亡7.85万头（只、匹）。大风掀掉房顶965间，刮坏帐篷1365顶，毁坏棚圈1084个，暖棚119间。

除上述主要气象灾害以外，虫灾、雷暴等也是西藏较为常见的灾害。特别是虫灾，发

① 克：西藏旧的容量、重量及面积单位名。前者译为如克，公元十七世纪初噶玛·登窘旺布统一西藏时制定的标准藏斗，合20藏升，约盛14千克；后者译音德克，即藏斤，分20藏两，约3.5千克。做面积使用时，1克是指14千克种子所播种的面积。此计量单位在政府公文中一直沿用到1978年。

生的频率虽然不高，但造成的损失每次都比较大。

三

党和政府对气象灾害的防御工作历来高度重视。主要表现在以下方面：首先是加大了对防灾减灾工作的领导力度。各级政府中都有一名领导分管气象工作，及时听取、处理气象部门上报的重要天气信息，并密切关注可能引发气象灾害的重要天气过程的演变趋势。二是加大了防灾工程的建设力度和防灾装备的资金投入力度。如加固河堤、兴修水渠、修筑防护墙等，提高了防洪排涝的能力；配备了防雹、增雨高炮；完成了遥感监测设备的升级换代，提升了对气象灾害的监测预警能力。三是加强了组织保障。建立了遍及区、地、县三级的运转协调、精干高效的防灾、减灾指挥机构，提高了防灾、减灾工作的能力和效率。四是加强了气象灾害的救援和恢复重建工作。在每次重大气象灾害来临时，各级党政领导亲临抗灾抢险第一线，迅速、科学决策，精心组织、协调人力物力开展防灾减灾工作，充分实现了救灾成效最大化和受灾损失最小化。

气象部门在防御和减轻气象灾害的工作中发挥着重要而独特的作用。自1950年解放军进藏时起，逐步建立起了具有现代意义的气象观测站网。至2002年末，全区有地（市）气象局7个，县局32个。有国家基本站28个，国家一般站10个，辅助气候站1个，高空站12个（其中高空气象探测站5个、小球测风站7个），农业气象观测点4个，太阳辐射观测点4个，酸雨观测点1个，其中有15个站点参加全球气象情报交换。自动气象站的建设也在进行之中。基本形成了覆盖全区、布局合理的气象台站网。业务范围涵盖了地面、高空、雷达、卫星探测，农业气象、太阳辐射、酸雨观测，天气预报和气象服务等领域。气象通信形成了自建通信网络与公共通信网络和卫星通信系统紧密结合的通信传输系统，实现了计算机联网和气象信息的自动化处理。气象预报也从最初的短期天气预报发展为短期、中期、长期相结合的天气预报。预报的准确率不断提高，其时效性不断延长、领域不断拓宽，预报的服务质量也随之提升。各级气象台站根据不同用户群体的不同需求开展了专项天气预报。气象服务始终坚持以人为本的宗旨，把公众服务和防灾减灾决策服务放在首位，基本做到“决策服务领导满意，公众服务群众满意，专项服务用户满意”。气象部门按照“准确、及时、科学、高效”的要求，为国家的经济建设、国防需要、人民群众的生产生活提供了有力保障。如1997年末至1998年初，阿里、那曲、日喀则、拉萨等地发生了特大雪灾，自治区气象台早在1997年9月就作出了准确的趋势预测，在雪灾来临之际和每次强降雪过程到来之前，气象部门都及时向自治区党委、政府领导和有关部门汇报天气情况，并发布多期天气消息和警报，运用卫星遥感技术密切监测积雪动态并及时反馈信息，为各级政府防灾减灾决策工作提供了科学依据，为此，1998年3月16日，自治区党政主要领导致信西藏自治区气象局，对自治区气象部门在这次雪灾发生前和雪灾期间的气象服务工作给予了高度评价。

随着全球气候变化和人类活动等诸多因素的影响，重大气象灾害发生的频率有所增加，西藏防灾减灾气象保障工作将越来越重要，利用气象科技趋利避害的任务将更为繁重。本书的出版发行，对提高全区民众的防灾减灾意识大有裨益，对各级领导了解、掌握西藏主要气象灾害的规律大有帮助，对加强气象灾害的监测及预防具有很好的借鉴作用。我们真诚地把它奉献给社会，希望在全面建设小康社会中有所贡献。

第一章 干旱灾害

第一节 概 述

旱灾是西藏最严重的农业气象灾害之一，每年均有不同程度的发生，对农牧业生产的影响极大。

依据干旱发生的时间，大致可分为春旱、夏旱。

春旱是指3～5月因气温偏高，太阳辐射强烈，风力大，蒸发力强，长期无雨，降水量明显偏少所引起的干旱现象。春旱的危害主要影响春播作物的正常播种、出苗及前期的生长发育，造成断垄、缺苗、死苗现象发生；使冬作物返青后幼穗分化过程和拔节期生长发育受阻，导致后期穗数、粒数减少；牧草返青期推迟或延缓其生长速度，导致牲畜食物匮乏、饮水困难。

夏旱是指发生在6～8月的干旱。夏旱有两种情况：一是初夏干旱，这是由于雨季开始期偏晚，推迟到6月中、下旬才进入雨季，那么在6月上、中旬呈现一个降水相对偏少的时段，往往会发生旱象。此时正是春青稞、春小麦拔节之际，需水较大，但雨少干旱时，就会影响作物生长，同时，也会推迟牧草的返青，影响牧草生长，不利放牧、不利抓膘。二是雨季中间间歇性干旱，是指7、8月间，有一段干热少雨的天气，一般称盛夏干旱。这时太阳辐射强烈、气温高、相对湿度低，蒸发旺盛，而此时正逢春播作物抽穗、灌浆的需水关键时期，若遇干旱，影响作物的生长、发育，使穗、粒数减少，同时也会使秕粒数增加，造成严重减产。在西藏地区，盛夏干旱出现的几率虽小于初夏干旱，但若出现，山区和无灌溉条件地区的受灾程度却会比有灌溉条件的地区严重得多。

发生夏旱的原因主要是由于这一时期，伊朗高压加强东伸控制高原或西北太平洋高压西伸控制高原阻挡了高原南部水汽北上，高原上气温上升，辐射加强，造成高原上干旱天气。在西藏地区，夏旱发生的严重程度由西向东呈递减趋势。

春夏连旱，是上述两种干旱于一年中连续发生的干旱现象，因其持续时间长，强度大，危害程度最大，常会导致农牧业生产遭受巨大损失，而且还会导致河水干涸断流，给地方经济发展和脆弱的生态平衡系统带来严重的影响。

依据干旱发生的原因，干旱可分为土壤干旱、大气干旱和生理干旱。以土壤干旱为主。

土壤干旱是指土壤水分不能满足植物需要的一种干旱现象。久晴不雨，长期大气干旱是土壤干旱的主要成因；大气干旱是指大气中的干旱现象。这时空气十分干燥、加之高温，有时并伴有一定的风力。土壤可能并不缺水，但作物蒸腾速率远大于根系水分的吸收，作物体内水分收支不平衡，水分状况亏缺而受旱；生理干旱，并非是土壤缺水而引起的，往往土壤中有足够的水分，但由于其他环境因素不利（如气温过高，土壤通气不良、二氧化碳增多、氧气不足，土壤含盐分浓度偏高，土壤过湿等）或农业技术措施不当（如化肥施得过多，影响根系的吸水），使作物体内水分平衡失调而造成危害。

西藏大部分地区极端最高气温不超过 30℃，并且各种土壤的酸、碱、盐浓度适中，因而作物生长基本上不存在大气干旱和生理干旱现象。相反，在长期无雨或少雨的情况下，土壤干旱现象却时常发生。

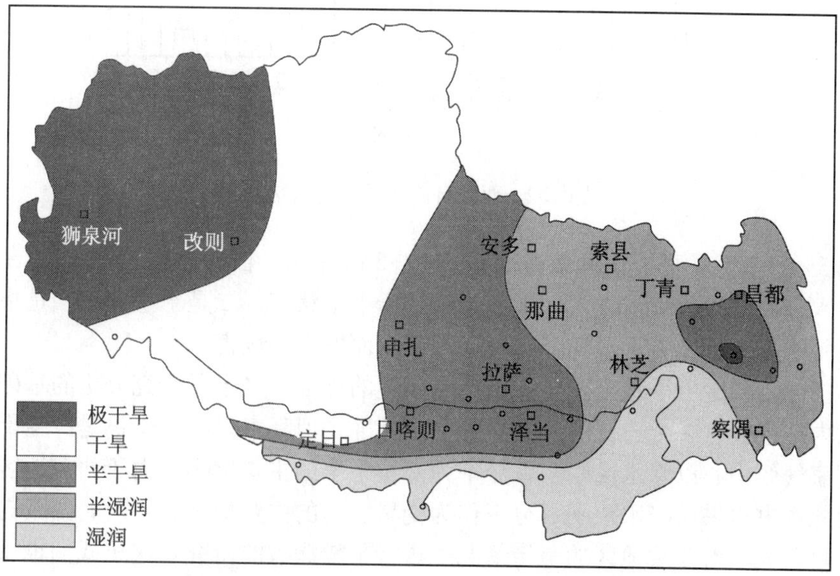

图 1.1　西藏干旱气候分布图

采用湿润度作为干湿气候区的标准，分级标准如表 1.1。依此标准，西藏的干旱气候分布如图 1.1 所示，西藏大部分地区处于干旱、半干旱地区。

表 1.1　湿润度分级及对应的自然植被景观

分级	湿润	半湿润	半干旱	干旱	极干旱
K	＞1.0	0.6～1.0	0.3～0.6	0.13～0.3	＜0.13
植被带	森林	森林草原	草原	半荒漠	荒漠

据不完全统计，1982—1999 年平均每年都有不同程度干旱发生（图 1.2），平均受灾面积为 3.412 万公顷，其中 1983、1986 年为全区大范围的重旱年，受灾面积分别为 10.07 万公顷和 9.3 万公顷。

一、干旱指标

从气象角度看，干旱有两种含义：一是气候干旱，是指最大可能蒸散量比降水量大得多的一种气候现象。如春季（3～5 月）西藏主要农区平均降水量为 20～60 毫米，仅占年

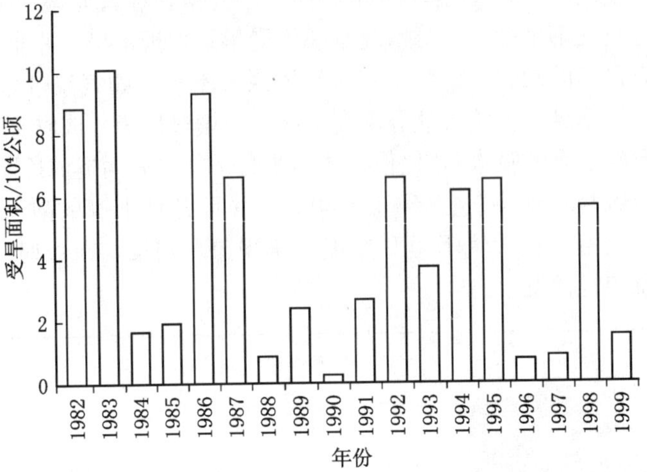

图 1.2　西藏自治区旱灾面积变化

降水量的 5%～10%，而农田蒸散量高达 280～350 毫米，占年蒸散量的 26%～30%。此期，农田水分的支出远大于收入，土壤年年处于干旱状态；二是干旱灾害，是指某一年的年、季或月的降水量比多年平均降水量显著偏少而发生的危害。

干旱指标是确定干旱是否发生及其严重程度的标准，是干旱研究分析的基础。到目前为止，国内外还没有一个公认的、完整的鉴定标准，但降水量的多少仍是产生干旱的主要原因。国家气候中心以降水量距平百分率为衡量干旱的主要指标，由于西藏地区缺乏干旱资料，因此本书也采用降水距平百分率作为受旱、涝的主要指标。同时，西藏自治区气象局的一些科研人员对西藏地区的旱涝情况也进行了较深入的研究，这里我们也将按照《西藏旱涝等级划分与时空分布特征》的研究成果中所采用的 d 指数等级方法来表述西藏旱涝的情况。

（一）用降水距平百分率确定干旱等级

1. 一般干旱年

（1）4～9 月（或 5～9 月）有一个月降水距平百分率≤－60%

（2）4～9 月（或 5～9 月）有一旬降水距平百分率≤－90%

（3）4～9 月（或 5～9 月）连续两个旬降水距平百分率≤－50%

（注：除了东南部及边缘一带为 4～9 月份外，其他为 5～9 月）

以上条件任意满足两条可定为一般干旱年。

2. 大旱年

（1）4～9 月（或 5～9 月）有一个月降水距平百分率≤－70%

（2）4～9 月（或 5～9 月）有三个旬降水距平百分率≤－80%或有一旬≤－90%

（3）4～9 月（或 5～9 月）有一个旬降水距平百分率达－100%（无降水）。

以上条件任意满足两条可定为大旱年。

（二）用 d 指数方法确定旱涝等级

旱涝等级划分为 7 个等级，具体指标规定如下：

大旱　$f \leqslant x_1$（－d）

中旱　$x_1(-d)$ $f \leqslant x_2(-d)$

小旱　$x_2(-d)$ $f \leqslant x_3(-d)$

正常　$x_3(-d)$ $f \leqslant x_3(d)$

小涝　$x_3(d)$ $f \leqslant x_2(d)$

中涝　$x_2(d)$ $f \leqslant x_1(d)$

大涝　$x_1(d) < f$

其中 x_1、x_2、x_3 为常数。根据西藏地区旱涝发生的程度，通过与历史上旱涝事实对比验证后确定为 $x_1=1.5$，$x_2=1.0$，$x_3=0.7$。

（三）区域的划分

西藏各地气候既有共同性，又有很大的地域性。“十里不同天”的说法就说明了西藏气候的复杂性，旱涝也同样存在明显的地域性，所以分析旱涝必须先进行气候区域划分。根据各地气候差别西藏大致分为 5 个气候区域（见表 1.2）。

表 1.2　西藏地区气候区域主要代表站

气候区域	主要代表站
沿江一线	拉萨、泽当、日喀则、江孜、浪卡子
东北部	昌都、丁青、索县、嘉黎
东南部	林芝、波密、察隅
南部边缘地区	聂拉木、定日、隆子、错那、帕里
那曲中西部	那曲、班戈、申扎、当雄、安多

二、干旱主要气候特征

根据前一种干旱指标，按春季（3～5 月）、初夏（6 月）、盛夏（7～8 月）3 个时段计算了西藏各站近 30 年干旱的发生情况。

（一）春旱

西藏春季降水量为 4.6～294.9 毫米，占年降水量的 4%～26%，降水变率较大，蒸发量在 340～910 毫米之间，水分供需矛盾特别突出，大部分地区土壤处于严重缺水状态，尤其是干旱、半干旱地区降水量稀少，3～4 月不足 10 毫米，地表湿润度在 0.01～0.10 之间，处于极干旱时期，大部分年份为干旱。

表 1.3　西藏部分站点春季干旱发生频率（%）

站点＼旱情	轻旱	重旱	干旱合计	站点＼旱情	轻旱	重旱	干旱合计
索　县	30.0	16.7	46.7	左　贡	34.8	17.4	52.2
嘉　黎	36.7	10.0	46.7	林　芝	23.3	16.7	40.0
比　如	38.1	14.3	52.4	波　密	26.7	10.0	36.7
丁　青	30.0	16.7	46.7	米　林	42.9	14.3	57.1

续表

旱情 站点	轻旱	重旱	干旱合计	旱情 站点	轻旱	重旱	干旱合计
类乌齐	54.5	4.5	59.0	察　隅	20.0	13.3	33.3
昌　都	36.7	10.0	46.7	错　那	26.7	13.3	40.0
洛　隆	42.9	14.3	57.1	帕　里	33.3	3.3	36.6
芒　康	38.1	14.3	52.4	聂拉木	33.3	13.3	46.6

从各站春季发生干旱的频率来看（表1.3），那曲地区东部、昌都地区干旱频率在50%以上，平均每2年一遇春旱。轻旱发生的频率在30%以上，以类乌齐发生的频率最高，达54.5%；各地春季出现重旱的频率低于17%，大部分地方平均5～6年一遇，昌都、嘉黎10年一遇，而类乌齐22年才一遇重旱。林芝大部分地区春旱发生的频率在40%以下，平均2～3年一遇，以轻旱为主；重旱一般6～10年一遇，以林芝发生的频率最高。南部边缘地区发生春旱的频率小于50%，其中帕里发生重旱的几率极低，30年一遇。

表1.4　西藏部分站点各年代春旱趋势

年代 旱涝 站点	70年代 1971—1980年	80年代 1981—1990年	90年代 1991—2000年	年代 旱涝 站点	70年代 1971—1980年	80年代 1981—1990年	90年代 1991—2000年
索　县	偏旱	偏旱	正常	波　密	偏旱	正常	偏涝
嘉　黎	正常	正常	偏旱	察　隅	正常	正常	偏涝
丁　青	偏旱	偏旱	正常	错　那	偏旱	正常	正常
昌　都	偏旱	偏旱	偏旱	帕　里	偏旱	正常	正常
林　芝	正常	偏旱	偏涝	聂拉木	偏旱	偏涝	偏旱

表1.4列出1971—2000年各站每10年平均旱涝等级，并且规定≥3.2级为偏旱，≤2.8级为偏涝，介于二者之间为正常。从表1.4中可知，20世纪70年代春季昌都地区北部、南部边缘地区、索县、波密以旱占优势。80年代昌都地区北部、索县春季仍以旱为主，而聂拉木降水偏多，以涝占优势，仅在1984、1985和1990年出现了干旱，且都是重旱。进入90年代后，林芝地区春季以涝为主，发生干旱的频率较低，为30%，主要发生在20世纪90年代初期。

（二）*初夏旱*

西藏各地初夏（6月）降水量为5.8～148.8毫米，大部分地区陆续进入雨季，但是降水变率仍然较大，雨季开始期时常会推迟，造成干旱。从各地初夏旱发生的频率来看（表1.5），干旱频率为36.6%～78.6%，其中那曲地区中西部、阿里地区大部、南部边缘地区大部为50%以上，平均2年一遇；其他大部分地区小于50%，平均2～3年一遇。

那曲地区东部、昌都地区中部、林芝、尼木、南木林等地，初夏出现重旱的频率较高，为20%～30%，平均3～5年一遇。阿里地区西南部初夏近30年未出现重旱。那曲地区中西部、南部边缘地区、泽当至加查一带、日喀则、丁青、芒康发生重旱的频率为 3.3%～10.0%，其中以帕里最低，平均 30 年一遇，其它各地平均 10～15 年一遇。林芝地区东南部、昌都地区北部、拉萨市大部出现重旱的频率为 13.3%～20.0%，平均 5～7 年一遇。

表 1.5　西藏部分站点初夏干旱发生频率（%）

区域	旱情 站点	轻旱	重旱	干旱合计	区域	旱情 站点	轻旱	重旱	干旱合计
阿里地区	狮泉河	50.0	0.0	50.0	昌都地区	昌　都	36.7	16.7	53.4
	普　兰	78.6	0.0	78.6		丁　青	43.3	10.0	53.3
那曲地区	申　扎	33.3	10.0	43.3		芒　康	38.1	9.5	47.6
	班　戈	40.0	10.0	50.0	沿江一线	日喀则	33.3	6.7	40.0
	安　多	40.0	10.0	50.0		江　孜	43.3	6.7	50.0
	那　曲	26.7	16.7	43.4		拉　萨	33.3	13.3	46.6
	索　县	13.3	23.3	36.6		泽　当	33.3	10.0	43.3
	嘉　黎	23.3	20.0	43.3	南部边缘地区	聂拉木	46.7	6.7	53.4
林芝地区	林　芝	16.7	20.0	36.7		帕　里	46.7	3.3	50.0
	波　密	26.7	16.7	43.4		错　那	40.0	10.0	50.0
	察　隅	30.0	13.3	43.3		隆　子	36.7	10.0	46.7

同样，分析了各站近 30 年各年代初夏旱涝趋势（表 1.6），20 世纪 70 年代林芝地区东南部、沿江一线大部、狮泉河以涝为主，出现干旱的几率较小；那曲地区大部、日喀则地区南部、阿里地区南部、昌都发生干旱的频率较高。

表 1.6　西藏部分站点各年代初夏旱涝趋势

区域	年代 旱涝 站点	70 年代 1971—1980 年	80 年代 1981—1990 年	90 年代 1991—2000 年	区域	年代 旱涝 站点	70 年代 1971—1980 年	80 年代 1981—1990 年	90 年代 1991—2000 年
阿里地区	狮泉河	偏涝	偏旱	偏旱	昌都地区	昌　都	偏旱	正常	偏旱
	普　兰	偏旱	偏旱	偏旱		丁　青	正常	偏旱	偏旱
那曲地区	申　扎	正常	偏旱	偏涝		芒　康	—	偏旱	正常
	班　戈	偏旱	正常	正常	沿江一线	日喀则	正常	偏旱	偏涝
	安　多	正常	偏旱	偏涝		江　孜	偏涝	偏旱	偏旱
	那　曲	偏旱	偏旱	正常		拉　萨	偏涝	偏旱	正常
	索　县	偏旱	正常	正常		泽　当	偏涝	偏旱	偏旱
	嘉　黎	偏旱	正常	正常	南部边缘地区	聂拉木	偏旱	偏旱	偏旱
林芝地区	林　芝	正常	偏旱	偏涝		帕　里	偏旱	正常	偏旱
	波　密	偏涝	正常	偏涝		错　那	正常	正常	偏旱
	察　隅	偏涝	偏旱	正常		隆　子	正常	正常	偏旱

20世纪80年代阿里地区、那曲地区中西部、沿江一线、林芝地区大部、昌都地区大部初夏有5～7年出现了干旱，多发生在中后期。90年代阿里地区、南部边缘地区、昌都地区北部、江孜、泽当初夏降水偏少，以旱为主。

（三）盛夏旱

西藏各地盛夏（7～8月）降水量为49.1～319.9毫米，处于雨季，但时常会出现一段高温少雨天气，而造成不同程度的干旱。从各地盛夏旱发生的频率来看（表1.7），干旱频率为36.6%～57.1%，其中南部边缘地区大部、昌都地区西北部、那曲地区东部、日喀则、江孜、普兰在50%以上，平均2年一遇；其他地区低于50%，平均2～3年发生1次不同程度的干旱。

盛夏重旱频率在6.7%～20%之间，只有少数地方，如波密、米林、帕里在20%以上，平均4～5年一遇重旱。当雄、拉孜、聂拉木、加查、洛隆、类乌齐、芒康重旱频率低于10%，平均11～14年一遇重旱。其他大部分地区平均6～7年一遇重旱。

表1.7　西藏部分站点盛夏干旱发生频率（%）

区域	旱情 站点	轻旱	重旱	干旱合计	区域	旱情 站点	轻旱	重旱	干旱合计
阿里地区	狮泉河	33.3	10.0	43.3	昌都地区	昌　都	36.7	10.0	46.7
	普　兰	28.6	17.9	46.5		丁　青	26.7	16.7	43.4
那曲地区	申　扎	23.3	13.3	36.6		芒　康	47.6	9.5	57.1
	班　戈	26.7	13.3	40.0	沿江一线	日喀则	26.7	13.3	40.0
	安　多	26.7	13.3	40.0		江　孜	30.0	13.3	43.3
	那　曲	26.7	16.7	43.4		拉　萨	26.7	13.3	40.0
	索　县	26.7	16.7	43.4		泽　当	23.3	16.7	40.0
	嘉　黎	26.7	13.3	40.0	南部边缘地区	聂拉木	46.7	6.7	53.4
林芝地区	林　芝	30.0	13.3	43.3		帕　里	20.0	20.0	40.0
	波　密	23.3	20.0	43.3		错　那	43.3	13.3	46.6
	察　隅	33.3	16.7	50.0		隆　子	23.3	13.3	36.7

从西藏主要站点近30年各年代盛夏旱的趋势分析来看（表1.8），20世纪70年代林芝地区、沿江一线、昌都地区北部、普兰、聂拉木、错那以旱占优势，有3～5年出现了干旱，其中昌都地区北部发生频率最高。80年代沿江一线大部、林芝地区、昌都地区、南部边缘地区大部盛夏有4～6年出现了干旱，多发生在初期。90年代盛夏旱主要发生在阿里地区、那曲地区大部和聂拉木，10年中有5～6年出现了不同程度的干旱。

（四）春夏连旱

春夏连旱因其持续时间长，强度大，危害程度最大。从西藏各地发生春夏连旱的频率分析来看（表1.9），林芝地区发生频率较低，平均10～15年一遇，不过近30年来主要出现在80年代。聂拉木、普兰、隆子出现春夏连旱频率较高，在33%以上，平均2～3年一遇，各个年代均有发生，其中聂拉木90年代出现的年份最多，为6年。那曲地区平均5～6年一遇春夏连旱，主要发生在20世纪70年代。沿江一线春夏连旱平均4年发生一次，多集中在20世纪80年代，1987—1989年连续3年出现了春夏连旱。昌都地区平均每4～5年一遇春夏连旱，其中20世纪90年代初连续2年出现了干旱。西藏主要站点干旱频率如图1.3所示。

表1.8　西藏部分站点各年代盛夏旱涝趋势

区域	旱涝＼年代 站点	70年代 1971—1980年	80年代 1981—1990年	90年代 1991—2000年	区域	旱涝＼年代 站点	70年代 1971—1980年	80年代 1981—1990年	90年代 1991—2000年
阿里地区	狮泉河	正常	正常	偏旱	昌都地区	昌　都	偏旱	偏旱	偏涝
	普　兰	偏旱	正常	偏旱		丁　青	偏旱	偏旱	偏涝
那曲地区	申　扎	正常	偏旱	偏旱		芒　康	—	偏旱	正常
	班　戈	偏涝	正常	正常	沿江一线	日喀则	偏旱	偏旱	偏涝
	安　多	正常	偏涝	偏旱		江　孜	偏旱	正常	正常
	那　曲	正常	偏旱	偏旱		拉　萨	偏旱	偏旱	偏涝
	索　县	偏旱	偏涝	偏旱		泽　当	偏旱	偏旱	偏涝
	嘉　黎	正常	偏旱	正常	南部边缘地区	聂拉木	偏旱	偏涝	偏旱
林芝地区	林　芝	偏旱	偏旱	偏涝		帕　里	正常	偏旱	正常
	波　密	偏旱	偏旱	偏涝		错　那	偏旱	偏旱	偏涝
	察　隅	偏旱	偏旱	正常		隆　子	正常	偏旱	偏涝

表1.9　西藏部分站点春夏连旱频率（%）

区域	站点	干旱频率	区域	站点	干旱频率
阿里地区	狮泉河	23.3	昌都地区	昌　都	23.3
	普　兰	39.3		丁　青	20.0
那曲地区	申　扎	20.0		芒　康	23.8
	班　戈	30.0	沿江一线	日喀则	23.3
	安　多	30.0		江　孜	26.7
	那　曲	30.0		拉　萨	23.3
	索　县	20.0		泽　当	23.3
	嘉　黎	20.0	南部边缘地区	聂拉木	36.7
林芝地区	林　芝	10.0		帕　里	20.0
	波　密	6.7		错　那	10.0
	察　隅	10.0		隆　子	33.3

（五）极值年

表1.10统计了主要农区干旱极值年，由表可知，由于初夏旱连盛夏旱，造成全区大多数地区极旱年发生在1982、1983和1986年。

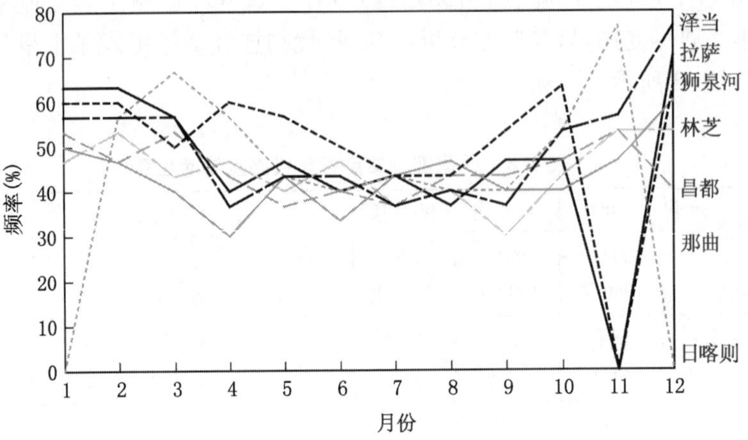

图 1.3 全区干旱频率图

表 1.10 干旱极值年统计表

类型 站点	初夏最早年	盛夏最早年
拉萨	1967 1983 1986 1995	1983 1986
日喀则	1965 1983 1989 1992	1975 1983
江孜	1957 1992	1982 1983
泽当	1983 1995	1983
昌都	1958 1986 1994	
丁青	1992 1994	
林芝	1963	1994
察隅	1983	

三、受旱年

根据前一种干旱指标，我们确定受旱年如下：

(1) 1949—1978 年　这段时期大旱年有：1956、1967、1971、1972、1973、1975 年；小旱年有：1949、1950、1953、1958、1959、1965、1966 年。

(2) 20 世纪 80 年代后受旱情况

西藏地区受旱最重的年份是 1982、1983 和 1986 年，其次是 1992、1994 和 1995 年；小旱年有：1981 和 1987 年。

根据 d 指数方法，我们确定受旱（涝）年如下：

(1) 夏季（5～9 月）：1967、1972、1975、1982、1983、1986、1992 和 1994 年为明显的旱年；1974、1980、1985、1990、1991 和 1998 年为明显全区型涝年。

(2) 初夏（5～6 月）：1972、1975、1979、1983、1986、1987、1992、1993 年为明显

的旱年；1971、1973、1978 年为初夏偏涝年。

（3）盛夏（7～8 月）：1970、1974、1980、1987、1988、1991、1998 年为偏涝年（正值）；而 1971、1972、1974、1982、1983、1997 年为偏旱年（负值）。

（4）全区夏季 1983 年为最大旱年、1994 年为次大旱年；1987 年为初夏最大旱年，1972 年为次大旱年；1994 年为盛夏大旱年。

四、影响及对策

（一）干旱所造成的影响

西藏地区农业基础比较脆弱，抗御自然灾害能力低下，造成粮食产量年际起伏甚大。

干旱对作物造成的影响，主要表现在破坏作物体内的水分平衡，使作物的生长发育过程不能正常进行，结实条件恶化而造成减产。

西藏地区的主要产粮区位于雅江河谷地区，而该区的中、西部地区大多属于半干旱地区，加之全区干湿季较分明，如果冬季的干旱延至来年的 6、7 月份，大部旱地将不能适时播种而被迫因旱搁荒。全区旱地大致有以下几种情况：

1. 等雨播种旱地：多分布在平缓坡上，无水源和水利设施，主要靠接纳雨水后播种，由于缺水少肥，收成有限，每年休闲面积大，投入劳畜力少，耕作粗放。

2. 夏季蓄水保墒旱地：多分布于缓坡，采用截流保墒，无灌溉条件，习惯上是种一年歇一年，施肥管理稍好。

3. 春灌旱地：有一定水源，但地处渠道下游不能保灌，因此必须抢在上游翻前浇水，因此播种很早，在作物生长期间，上游浇水，下游断流，从种到收只能灌一次水，遇到干旱，初夏死蘖严重，产量仅为当地水浇田的 44%左右，还不如保墒旱地稳产。

全区可灌溉面积约为二分之一左右，而真正旱涝保收农田在正常年景只占三分之一，多数农田是无灌溉保证的，实际上处于半干旱状态，真正能保灌的面积不足 25%，其水利化程度可见一斑。

耕地面积大，而且分散，每个农业劳动力负担过重，在现有生产力水平及劳动者素质的情况下，显然已不能保证有良好的耕作管理，而只能付之以粗放的耕作管理生产活动，因而形成了几乎是无灌溉就无收成保证的状况。有些地区由于没有树立长期抗灾、防灾的思想准备，加之大多还处于靠天吃饭的自然农业状态，何况这里的“天”（自然气候）又是干旱频繁，因此农业生产总是大起大落很不稳定。

抗灾救灾资金缺乏，致使在灾害来临时，难以抵挡。

（二）防御对策

1. 科学管理水资源，提高水资源的利用率。实施集水节灌技术，集水和集水补灌农业是有效利用气候资源的重要措施。推广旱作地区地膜覆盖技术，对增温保墒增产具有较好效果。

2. 将地面上的监测与天上的气象卫星相结合，进行干旱监测。

3. 土壤干旱是导致作物受旱的一个重要环节。从小麦生长需水规律出发，研究土壤水分的供给变化，进而判定土壤是否发生干旱及其对作物的动态影响。

4. 从大气降水和土壤水分变化对作物生长过程的影响评估干旱对作物产量的影响，是一条具有机理明确和动态模拟特征的评估途径。

5. 增强防灾抗灾意识，树立长期防灾抗灾的思想，加强农田基础建设，如兴修水利等，是减轻旱灾的战略性措施。另外，加强防灾抗灾的科学研究，是一项带有根本性、长远性的措施，能为减灾提供实用技术和技术储备，提高抗灾后劲。如最近几年西藏地区开展的人工降雨措施等。

6. 选用耐旱的早熟品种，提高作物抗旱性。最好在干旱的环境中进行抗旱新品种的培育和鉴定，以利在干旱区内进行推广。同时，也应该重视、掌握气象情报，做到知己知彼，提高人的随机应变能力。

7. 大力营造农田防护林体系，可以优化生态环境，调节小气候，降低风速，提高空气湿度，减少地面蒸发，整治河道，兴修水利，完善排灌系统。

8. 推广旱作农业技术：依靠冬季蓄水保墒，早春抢墒播种。也就是秋收前在田间灌水，秋收后及时翻耕过冬或者是冬前经过多次灌水，直至水源断流，使水分经固态形式贮存于土壤中。到来年 4 月春播时能提供充足的水分。这种方法已在江孜等地推广，这样做既可抗旱，保证适时播种和出苗，延长作物的有效生长期，有利于增产，又可充分利用头年余水，缓解春季和初夏时（雨季前）水源紧张的状况。

适期播种，提高出苗率是旱地获得增产的关键，耙地是保墒的重要措施之一，对提早出苗、增加苗数有利。由于旱地不保收，平时不投资，有机质贫乏，肥力指数很低。增施化肥，是成本低产量高最有效的措施，而目前实际追用化肥极少，这个倾向亟待迅速扭转。

合理的休闲，是旱作农业增产稳产的积极措施而不是消极的土地荒置浪费。目前，西藏地区可以采用的简单休闲轮作方式有：

青稞—休闲—青稞；

休闲—冬麦—青豌—小麦；

豌豆—青稞—休闲。

休闲地农业增产的主要原因是，它能在雨季以前有充分的时间耕翻土地，使土壤具有渗蓄较多雨水的能力，再配合上雨后及时的耙耱，减弱土壤蒸发，增加了土壤贮水量。

第二节　公元 1949 年及以前的干旱灾害

清　嘉庆十一年（藏历第十四绕炯[①]土龙年　公元 1806 年）　五至六月，山南地区出现大旱。

民国　元年（藏历第十五绕炯水鼠年　公元 1912）　发生干旱，只能扩耕现有土地的三分之一。

民国　二年（藏历第十五绕炯水牛年　公元 1913 年）　日喀则地区因雨水少，河流、池塘干涸，人和牲畜喝水困难，旱灾严重，庄稼无收成且对下一年播种也带来一定影响。

① 绕炯（同迥）：六十丁卯。藏历六十年周期之名。系以公元 1027 年为起算点。倡始自启觉译师月光。

民国　十六年（藏历第十六绕炯火兔年　公元1927年）　全区大部分地区发生干旱，粮食减产，牲畜多病，牧草枯黄。

民国　二十五年（藏历第十六绕炯火牛年　公元1936年）　九月以前，全区普遍发生干旱，由于时间长、旱情重，庄稼播种多次都因干枯致死，尤其是江孜、白朗两地滴水不降，使年楚河断流，大部分农田的作物颗粒无收。

民国　二十六年（藏历第十六绕炯土虎年　公元1937年）　达孜发生特大干旱，一直旱至六月底，除沿河边的极少数田地外，其他基本无收成，造成大饥荒年。

民国　二十六至二十七年（藏历第十六绕炯土虎至土兔年　公元1937—1938年）　萨嘎连续两年发生特大干旱，农牧业损失很大。“山呈白色，毛草不长”。

第三节　公元1950—2002年的干旱灾害

1956年　夏季，那曲地区干旱。

1959年　6月24日至7月28日，昌都县连续33天无中雨，造成严重的盛夏干旱。

1964年　从春播到6月底，山南地区农作物受旱面积6003公顷，占山南地区总播面积的20%。

1964年　5～6月，贡嘎县发生旱情，截至6月11日统计，全县农作物受旱面积4768.1克，发黄面积1525.1克，枯萎面积479.1克，枯死面积37.1克，因旱未播面积422.1克。

1966年　6月，那曲地区遭受旱灾，自治区党委拨出救灾粮320160万斤、铁锹5000把、镰刀5000把，支持那曲的抗灾工作。为抗旱自救，那曲县委从6月中旬至7月初，带领群众兴修水利，共挖水渠586条48961米，打井55眼、挖泉水井81口、筑拦水坝25条、灌溉草场2486.8公顷。

1967年　5～6月，全区普遍发生干旱，虽未影响当年产量的增长，但部分旱地蓄水不足，导致1968年被迫休闲，播种面积缩小，总产量有所降低。

1971年　春末，聂拉木县樟木的立新近13.3公顷麦苗受旱。

1972年　全区普遍发生干旱，1～7月，日喀则降水量仅25.5毫米，比历年同期减少

70%。日喀则地区农作物受旱面积占总播面积的50%，山南地区占25%，昌都地区占40%。

3～5月，山南地区由于干旱，6670公顷的农田未能及时播种，牧草返青推迟，大部分牧草枯死，地表植被稀疏，造成大量牲畜死亡。

6月，贡嘎县前进、姐德秀、江塘等区发生旱情，因旱未播面积2074克，枯死面积179克。

1973年 昌都、察雅受旱严重，贡觉3/4的土地受旱。7月上、中旬，左贡的农作物遭受干旱和霜冻双重危害。

1974年 5月以来，山南地区10多个县先后发生旱灾和虫灾。

自春播至6月下旬，日喀则大部分地区未降雨而导致干旱发生。

6月以来，拉萨地区出现程度不同的旱、虫灾害，曲水7月上旬旱情严重，受旱面积7000克，其中较严重的有1180克，并有虫灾相随。

1975年 入春以来，贡嘎县发生严重旱灾，特别是5月份，由于风大、气温高，全县农作物受旱面积24362克。

春播至7月下旬，拉萨地区旱情严重，受旱面积97149克。

6月，江孜、白朗、萨迦、谢通门、定结、萨嘎、日喀则等县发生严重干旱，受灾面积19.6万克，枯死9966克。江孜县遭灾较重的龙马区，在3～7月，由于干旱，导致牲畜死亡2921头（只、匹）。其中，牛277头，山羊48只、绵羊207只，其他牲畜521头（匹）。灾情发生后，根据自治区党委关于抗灾夺丰收的批示精神，日喀则地委、行署紧急行动，组织干部111人奔赴各灾区，组织领导灾区群众抗灾救灾，宣传教育群众大破“天命观、神救论”。地区驻军投入6000余人抗旱，出动汽车64台（次），日夜奋战，合理用水、节约用水灌溉禾苗，降低了干旱损失。

6～7月，昌都县发生干旱，其中加卡区3个公社10个生产队麦类作物枯死面积265斗，162斗甜菜中有50%未能出苗。大野区因旱未出苗面积有1691斗，枯死面积1288斗，占春播面积的27%。俄洛区农作物受旱面积133.4公顷，未出苗面积6.7公顷。

1976年 7～9月，察雅县的察瓦龙区、古拉区出现干旱，农作物受旱面积164.2公顷，其中颗粒无收面积16.7公顷。芒康县徐中区的格良西、达海龙、门巴3个公社也发生干旱，苗高只有26.6～29.7厘米，虽然抽穗但发白不灌浆，农作物受旱面积53.4公顷，3个公社因旱减产24.35万千克。

1976年11月至1977年5月中旬，芒康县朱巴龙区长期干旱无雨，因旱造成麦类作物穗短、秆瘦、稍干，已播地区有的出苗不齐，有的不见出苗，有的干旱枯死，并有66.7公顷的农田因旱未能播种。

1977年 入夏以来，山南和日喀则地区发生干旱，日喀则地区受旱面积4342克（其中513克较重，102克颗粒无收）。

1979 年　3～6 月，全区普遍发生干旱，尤其是贡嘎县干旱无雨长达 120 天左右，全县农作物受旱面积 1892. 2 公顷。

6 月，岗巴县久旱无雨，农作物受灾面积 600. 3 余公顷，占实播面积的 60%左右。灾害发生后，岗巴县委、县革委领导深入受灾区、社，组织发动群众，把人力、物力集中到抗旱工作上，全力抗旱保苗。

1980 年　7 月中旬，芒康县嘎托、邦达、戈波等区发生旱灾，农作物受旱面积 215 公顷，预计粮食减产 25 万余千克。

1981 年　3 月至 6 月 22 日，山南地区农作物受旱面积 6617. 3 公顷，其中严重受旱面积 719. 4 公顷。

1981—1983 年，江孜县连续 3 年遭受特大旱灾，致使 3334 公顷的农作物受灾，造成 3166 户 1. 97 万人缺粮 275. 5 万千克。山沟社队绝大多数水源涸竭，人畜饮水困难，不少草场的草坯与土壤分离，甚至枯死。

1982 年　5 月底以前、6 月 12 日至 7 月 22 日、7 月底至 8 月底，全区曾先后 3 次遭受不同程度的干旱，加上高温，使麦类作物千粒重下降，农作物受灾 33350 公顷，损失在 30%左右。江孜的农作物受旱成灾面积 6139. 1 公顷，占江孜总播面积的 76. 7%，其中严重受旱面积 1467. 4 公顷，占江孜总播面积的 18. 3%，旱死面积 482. 3 公顷，占江孜总播面积的 6. 1%。

山南地区有 6003 公顷的农作物遭受不同程度的旱灾，其中，扎朗县农作物受旱面积 2623. 3 公顷，占总播面积的 60. 4%，严重干旱面积 589. 4 公顷，基本绝收面积 92. 2 公顷；贡嘎县农作物受旱面积 2668 公顷。

1983 年　山南地区发生旱灾，30281. 8 公顷的农作物有 87. 5%受灾，其中 27. 6%的农田绝收，减产 50%以上的占 34. 5%，成畜死亡率达 10. 4%，羔犊牛成活率仅为 64. 7%。

2 月中旬至 7 月，八宿县发生干旱，总降水量仅为 20. 5 毫米，农作物受旱面积 3335 公顷，因旱未播面积 296. 4 公顷，33. 4 公顷颗粒无收，181. 4 公顷的农作物需重播，不少社队的庄稼成片枯黄干死。干旱还造成牧草未能返青，即使有些已返青，也因干旱而干枯。由于牧场干裂，牲畜膘情急剧下降，截至 7 月底，酥油比 1982 年减产 168 万多斤万多千克，减产了 60%。全县各类成畜死亡 18538 头（只、匹），其中夏雅区死亡 3121 头（只、匹），死亡率占去年底存栏数 4%。邦达区死亡 2718 头（只、匹），死亡率占去年底存栏数 5. 5%。然乌区死亡 3305 头（只、匹），死亡率占去年底存栏数 7. 5%。同卡区死亡 1636 头（只、匹），死亡率占去年底存栏数 6. 3 %。在严重的灾害面前，同卡区委根据八宿县委、县政府多次抗灾精神，组织 98%以上的劳力投入抗旱工作中，共维修水渠 148 条、补修水塘 45 个、追施农家肥 10793 驮。区委还给社队支援水泥 200 千克、炸药 300 千克、青稞种 2500 千克、元根种 2010 千克。同年 5～7 月，昌都县因干旱，农作物受旱面积 145. 7 公顷，灾情较重的多达公社的觉拉、木中 2 个生产队，当年共播种面积 52. 5

公顷，其中有14.7公顷颗粒无收。左贡县的乌雅、扎玉2区的11个公社因旱未播面积166.8公顷，播后因旱未能出苗的有167.8公顷。察雅县总播种面积为3134.9公顷，农作物受旱面积为1837.8公顷，占总播面积的58.6%。截至7月中旬，察雅县由于干旱严重，造成成畜死亡20079头（只、匹），占成畜总头数的6.1%。

7月，日喀则、江孜2县遭受严重干旱，农作物受灾面积10605.3公顷，占实播面积的73%，其中绝收5402.7公顷，成畜死亡1.98万头（只），仔畜成活率低，草场及林卡成片枯死。灾情发生后，日喀则及江孜县委、县政府领导带领130多名县直机关干部，组成39个工作组深入到社队，组织领导群众抗旱救灾。投入抗旱劳力4.3万人，下发铁丝4吨，炸药60吨，钢筋水泥50吨，农药16吨，柴油80吨，锄头5000把，口粮17.43万千克。

5月下旬至8月，全区出现高温少雨天气，日喀则的多数农区，山南的贡嘎、隆子，昌都的左贡、芒康、八宿，那曲的申扎等地发生严重干旱。据统计，全区农作物受旱面积157412公顷，占总播面积的75.4%。其中因旱未播上种、播后未出苗和旱死绝收的达26013公顷，减产50%的37352公顷，减产20%的96715公顷；山南地区的贡嘎、隆子等4县有80%的作物受旱，绝收面积达55.36公顷。

1986年　5月初至7月15日，山南地区持续干旱，高温多风，降雨量比历年同期平均值偏少8%左右，除错那县外，普遍受到干旱影响，特别是扎朗、贡嘎、琼结、隆子、桑日等县旱情严重。山南地区农作物受旱面积7370.4公顷，其中减产50%以上的有370.2公顷，绝收的有366.9公顷，播后未出苗的有346.8公顷，因旱未播的有386.9公顷。干旱还造成牧草返青推迟，有的返青后又被干死，地区人工种草20公顷，其中有6.7公顷被干死，牲畜因缺草膘情得不到恢复，母畜产奶量减少。这次干旱范围之广、持续时间之长、旱情之重接近1983年的特大干旱。

7月，比如县发生旱灾，大片青稞及牧草干黄，造成当年农业收入很低并给第二年的牛羊膘情带来一定的不利影响。

1987年　山南地区农作物受旱面积9004.5公顷，占春播面积的38.7%，因旱未播的有825.8公顷，播种出苗后旱死的有371.4公顷，播种后未出苗的有197.2公顷。

7月，定日、拉孜、萨迦3县发生干旱，受灾面积2789.3公顷，面对灾情，3个县的县委、县政府派出工作组下到受灾乡村，组织群众抗旱救灾并发放救灾物资。

5月至7月中旬，日喀则、山南、昌都、林芝地区和拉萨市发生干旱，农作物受旱面积133400公顷。

察雅县遭受2次干旱，第一次干旱造成高山旱地大面积无法播种。第二次农作物受旱面积1641.5公顷，占实播面积3163.4公顷的51.89%，干旱造成58条泉溪干枯条泉溪干涸、71条水渠无水，34口水塘干枯口水塘干涸。

1988年　4～5月，南木林县久旱无雨，遭受严重干旱，农作物受旱面积612.1公顷。

5～6月，贡觉县遭受严重干旱，农作物受旱面积3951.1公顷，占总播面积的97.6%。

1989年 5月底至7月，八宿县发生旱灾，农作物受旱面积1667.5公顷，占总播面积的30.2%，重灾面积587公顷，颗粒无收面积346.8公顷；贡觉县全县农作物受旱面积3951.2公顷。其中青稞轻灾面积1532.8公顷，重灾面积1179.1公顷，无收成面积235.8公顷。小麦轻灾面积269公顷，重灾面积206.9公顷，无收成面积41.3公顷。元根轻灾面积188公顷，重灾面积144.7公顷，无收成面积28.9公顷。油菜轻灾面积64.9公顷，重灾面积50公顷，无收成面积9.9公顷。

6月，全区受旱总面积5536公顷，严重受旱面积4168.75公顷。

6月，贡嘎县农作物受旱面积1000.5公顷，占全县农作物总播面积的18%，严重受旱面积420.2公顷，因旱未播91.1公顷。

1991年 5月下旬，察雅、边坝、洛隆等县由于气温偏高，水分蒸发量大而发生旱灾。边坝县农作物受旱面积2668公顷，察雅县农作物受旱面积1334公顷，洛隆县农作物受旱面积400.2公顷。

1992年 5月下旬至6月中旬，贡嘎县农作物受旱面积3935.3公顷。

5～7月，山南地区受旱总面积15341公顷。

6月初至7月26日，日喀则地区由于干旱，农作物受旱面积31682.5公顷。

1993年 4～6月，昌都地区普遍发生干旱，农作物受旱面积12006公顷，损失产量500万千克左右。

6月下旬以来，贡嘎县由于长时期的高温干旱，全县农作物受旱面积3373.4公顷，其中冬麦359.5公顷，春麦3013.8公顷，死苗面积133.4公顷，50%以上下部叶片发黄干死面积4869.1公顷。

7月，聂拉木从春播以来未下一场透雨，约667公顷粮田受旱，不少农作物枯死。

1994年 3月至6月底，山南、日喀则、拉萨三地（市）大范围内持续高温少雨，农作物受旱面积分别为：山南地区15714.5公顷，日喀则地区38605.96公顷，拉萨市13760.21公顷。

5月17日至7月21日，那曲地区西部一直持续干旱天气，牧草枯死，牲畜没有草吃处于饥饿、干渴状态。6月下旬至7月21日，那曲地区的中东部出现干旱天气，返青的牧草已提前1个月枯黄。

5月初至7月24日，贡嘎县发生干旱，造成人畜饮水困难，全县农作物受旱面积4002公顷，其中严重受旱面积1000.5公顷，因旱未播面积213.4公顷。

6～7月，类乌齐县发生干旱，全县7个乡镇粮播总面积1945.7公顷，农作物受旱面积621.4公顷，占总播面积的31.9%，无收成面积43公顷。元根总播面积707.7公顷，农作物受旱面积239.4公顷，占总播面积的33.8%，无收成面积3.6公顷。

1995年 1～6月，山南地区播种的30281.8公顷农田中有25346公顷的作物受旱，其中严重受旱面积10005公顷，因旱未播面积2134.4公顷，造成重新补苗、播种的有

4002公顷。扎朗、贡嘎、桑日等县的农作物中间地带麦苗成片枯死；日喀则地区农作物受旱面积33350公顷；昌都地区农作物受旱面积9871.6公顷。

3～6月，当雄县遭受旱灾，农作物受旱面积616975公顷。

4～6月，朗县发生干旱，农作物受旱面积604.8公顷，米林县农作物受旱面积600公顷。

5～6月，洛隆县发生干旱，干土层厚度达30厘米以上，造成幼苗成片枯死。全县农作物受旱面积2452.7公顷，占粮食总播面积的47%，轻灾面积1545.3公顷，重灾面积1167.3公顷；边坝县农作物受旱面积3335公顷。

1997年　3～5月，林芝地区持续干旱，农作物受旱面积14340.5公顷。

4月至6月上旬，昌都地区干旱，其中八宿县农作物受旱面积639.1公顷，洛隆县农作物受旱面积657.2公顷。

6月20日至8月底，拉萨地区出现旱情，造成粮食产量损失较大。

7月中旬至8月20日，贡嘎、扎朗、乃东、琼结、桑日等5县出现旱情，干旱面积6670公顷。

1998年　3月15日至6月4日，江达县出现持续干旱，农作物受旱面积2134.6公顷。

3月至6月上旬，林芝地区干旱，农作物受旱面积5336公顷；日喀则地区也由于持续高温干旱，农作物受旱面积26680公顷。

4月至6月上旬，那曲地区一直持续干旱，直接经济损失468万元。

4月中旬至8月，阿里地区发生干旱，旱灾面积1702.9公顷，占整个播种面积的82%，草场受旱面积1470公顷，占可利用草场的80%。

5月1日至6月中旬，山南地区持续高温少雨天气，农作物受旱面积19142.9公顷。

1999年　1～6月，山南地区持续干旱，农作物受旱面积8004公顷，其中贡嘎县农作物受旱面积2066.3公顷。

3～5月，林芝地区部分县遭受干旱，农作物受旱面积2234.5公顷。

5～6月，阿里地区由于降雨偏少而形成旱灾，使得牧草长势差，草地生产能力下降，草畜矛盾突出，致使牲畜膘情下降，抵抗力降低，牲畜肺炎、口膜炎口腔炎、羔羊痢疾等疾病发生，母畜流产数量增加，幼畜成活率低，幼畜成活57.51万头（只），成活率为58.9%，成畜死亡13.96万头（只、匹），死亡率6.1%。

6月，八宿县发生干旱，旱灾面积391.1公顷，重灾面积145公顷。

2001年　入春后，林芝地区东部个别县前期出现干旱少雨天气，全地区旱灾面积1014公顷。其中波密县农作物受旱面积450.4公顷，绝收282.1公顷；察隅县农作物受旱面积30公顷；林芝县农作物受旱面积113.4公顷；米林县农作物受旱面积140.1公顷；朗县农作物受旱面积280.1公顷；6月30日至7月9日，林芝地区持续10天高温少雨天气，农作物受旱面积700.7公顷。

5月底前，山南地区的12个县和日喀则地区的江孜、白朗、康马等11个县市降水量较少，出现干旱。山南地区旱灾面积166.75公顷，日喀则地区旱灾面积25025.8公顷。其中，江孜9871.6公顷，白朗4002公顷，康马2134.4公顷，定结1334公顷，聂拉木667公顷，萨嘎453.6公顷，昂仁1494.1公顷，定日2001公顷，萨迦1334公顷，吉隆400.2公顷，谢通门1334公顷；6月初至6月27日，日喀则地区那些靠近山沟及常年缺水的地方发生干旱，干旱面积为2166.6公顷，其中日喀则市166.8公顷（曲美乡雨后扩播的166.8公顷农作物全部被旱死），拉孜县锡钦乡266.8公顷，谢通门县荣玛乡等967.2公顷，江孜县卡麦乡等766公顷。

入春后至7月中旬，阿里地区降雨少，导致狮泉河、象泉河、孔雀河宜农区河流的流量少，全地区近60%的湖泊水位下降，宜农区大部分泉眼干涸或流水细小，致使土壤水分含量少，春播工作因干旱缺水而推迟播种近1个月，部分乡村到6月份仍无法下播。牧业生产因干旱造成牧草长势差，草地生产能力下降，牧草返青晚，牲畜食草困难，牲畜处于饥饿或半饥饿状态，体质瘦弱，死亡率上升。截止5月31日统计，全地区成畜死亡92119头（只），死亡率3.5%。因干旱牲畜缺少饲草料，抵抗力下降，致使牲畜肺炎、口腔炎、羔羊痢疾等疾病普遍发生，死亡率明显上升。灾情发生后，阿里地委、行署责成地区畜牧局、兽医站等单位组成工作组赴受灾县调查灾情，及时下拨20万元抗灾资金，协同各级党委、政府积极进行抗灾救灾，把灾害损失降到最低限度。

2002年　5～6月，措美县连续发生干旱，农作物受旱面积84.9公顷。

5月27日至6月下旬，江孜、白朗、拉孜、萨迦、南木林、昂仁、谢通门、仁布等县持续发生干旱，旱灾总面积9718.2公顷，占总播面积的11.5%，其中，重灾面积2367.9公顷。

第二章　雪　　灾

第一节　概　　述

雪灾是发生在西藏地区牧区常见的一种主要灾害，几乎年年都有发生，只是轻重不同而已。

雪灾是指冬春季一次强降雪天气或连续性的降雪天气过程后，出现大范围积雪（或长时间的积雪）、强降温和大风天气，对牧业生产和日常生活造成严重危害及影响的一种气象灾害。西藏有两个雪灾多发区：一是藏北中东部和昌都的北部地区，年降雪在140～200毫米或以上，最大积雪深度为30～40厘米，主要集中在10～11月或4～5月；二是南部边缘地区，尤其是喜马拉雅山脉南坡，最大积雪深度可达30～50厘米，而聂拉木可达100厘米，年降雪量在260毫米以上，多出现在10～11月或3～5月。这里我们重点分析那曲地区雪灾的时空分布特征及其气候变化规律。

雪灾是藏北冬春季最主要、影响最广、破坏力最大的气象灾害。冬春季节，如果出现频繁的降雪天气过程，加之雪后强降温，很容易造成藏北草原大面积的雪灾，其危害极其严重。因降雪时间过长或降雪量过大，积雪覆盖了草场，并且在表面结一层冰壳，使得积雪不能融化而成灾。一旦成灾，牲畜无草吃，膘情较差的牲畜在饥寒交迫下大批死亡。同时，大雪常常封路、封山，给交通运输、邮政通讯、国防建设、地质测绘等行业造成不可估量的损失。

一次雪灾的面积往往比较广阔，一般在10万平方千米以上，而藏北高原的雪灾，受灾面积可达20～30万平方千米，甚至更广更大。那曲地区的中东部是易受灾区，每次遭灾都特别严重且持续时间都比较长；那曲西部一般不易受灾，但是一旦成灾，损失也十分惨重。20世纪90年代以后，大的雪灾发生的频率越来越高，例如1989年冬至1990年春、1995年冬、1997年冬至1998年春的几次大雪灾给那曲地区的畜牧业造成了严重的损失。从统计情况看，雪灾是目前主要阻碍和危害那曲地区牧业生产发展的一个制约因素。

那曲地区一般在9月下旬至次年5月是雪灾多发时段，10月至次年2月发生的雪灾称为冬季雪灾或前冬雪灾；发生在3～5月的雪灾称为后冬雪灾或春季雪灾。通过对那曲地区历史雪灾年份的统计分析，发现冬季雪灾占90%以上，春季雪灾较少，危害较轻，而且多在东部的嘉黎发生。

雪灾对畜牧业的危害主要表现在以下几个方面：（1）积雪掩埋草场，家畜无法采食，得不到草料补充，造成膘情下降，抵抗能力降低。（2）降雪多、积雪深、时间长，会给冬春季转场带来困难，家畜不能及时转到季节牧场，影响保胎保膘，造成母畜流产，仔畜死亡率增高，老弱病残畜伤亡，畜牧业生产基础遭到破坏。（3）破坏交通、通信等基础设施，给抗灾救灾工作造成困难。

目前，西藏还没有根治雪灾的好的办法，只能是尽量把雪灾造成的损失减少到最低程度。

一、雪灾指标

（一）经验指标

如不考虑人们抗御自然灾害的能力，则雪灾危害的程度主要取决于降雪量的多少和地面积雪时间的长短。为此，据多年实践规定：

1. 一次降雪过程，凡出现 2 个站或以上日降雪量≥3 毫米，连续积雪日数达 5 天以上，最大积雪深度≥15 厘米，为轻度雪灾。

2. 一次降雪过程，凡出现 2 个站或以上日降雪量≥3 毫米，连续积雪日数达 10 天以上，最大积雪深度≥30 厘米，为严重雪灾。

3. 若日降雪量>5 毫米，为大暴雪。

（二）气候指标

雪灾的危害一定程度上取决于降雪量的大小、积雪时间的长短、积雪深度、积雪面积的大小等因素，而积雪要素很大程度上和地面气温有关。所以，综合考虑降水量和气温状况，用两要素离均系数的综合指标作为雪灾发生的气候指标，经统计分析，各指标站 S 值与实际情况是一致的。

根据 S 值的反映，可以确定雪灾气候指标：

（1）只要一个大区内有一个指标站的 S≥0.2 时，则认为该区发生了雪灾；

（2）只要全地区有两个大区内的指标站 S≥0.2 且某个指标站的 S≥0.4 时，则认为发生了全地区性的雪灾；

（3）只要全地区有两个大区内的指标站 S≥0.3 且有 3 个大区内的 S≥0.2 时，则认为发生了全地区性的严重雪灾。

二、最大积雪深度

西藏地区年最大积雪深度差异很大。北部和山南的浪卡子、日喀则的帕里地区，其最大积雪深度一年当中都有，表明这些地区是终年处于积雪状态，除此之外，其他地区最大积雪深度也达半年之久。最大积雪深度的高值一般是发生在 12 月至翌年 5 月，个别地方是在 11 月。见附录二中的表 5“西藏部分地县各月最大积雪深度”。

三、雪灾基本状况

每到冬春（从当年 10 月到翌年 4 月），是西藏发生雪灾的季节。一般年份，这个季节下点雪，被风吹散，草场不会被雪覆盖。但某些年份，大雪掩盖草场，加之昼溶夜冻，使积雪表面形成一层冰壳，这样草场积雪不易被风吹走，牛羊吃不到草，同时，大雪后往往伴随强烈降温而导致的饥饿和严寒，使大批牲畜死亡。雪灾主要影响藏北和喜玛拉雅山北麓山地牧区。从调查访问和查阅有关文件表明，1956—2002 年间，全区发生较严重雪灾有9次，即1956年冬至1957年春，1963年冬至1964年春，1965年冬至1966年春，1972年冬至1973年春，1976年冬至1977年春，1979年12月至1980年1月，1989年9月至1990年春，1994年冬至1995年2月，1997年9月至1998年4月。10～12月、3～4月受孟加拉湾台风外围云系及西风槽共同影响，使高原北部和南部边缘地区易形成暴风雪天气，往往造成雪灾。雪灾较重地区一般在北纬30度以北的牧区及北纬28度以南的半农半牧地区。发生雪灾的共同特点是：范围广，强度大，积雪深，持续时间长，灾情严重。

全区冬春大雪，有明显的年际变化，大约每隔1～2年就出现1次，据调查，本区历史上特大雪灾在1915、1926、1932、1939年均出现过。

西藏雪灾主要发生在10月至翌年4月间。严重雪灾发生年度及几率见表2.1。

表2.1　雪灾发生年度及几率

地　区	等　级	出现年度	几　率
藏北一线	严重雪灾	1956—1957、1963—1964、1965—1966 1967—1968、1972—1973、1976—1977、1979—1980 1985—1986、1989—1990、1992、1994—1995、1997—1998	45
南部边缘	严重雪灾	1973、1978、1981、1985、1987、1989、1995、1997—1998	35

四、雪灾气候特征

综合经验指标和气候指标，对那曲地区1971—2001年进行历史统计，得出该地区历史雪灾分布情况，见表2.2。

表2.2　那曲地区雪灾状况分布情况表

地点	雪灾等级	气候频率（%）	发生年份
那曲	轻灾	40	1971—1972、1978—1979、1984—1985、1985—1986、1986—1987、1987—1988、1988—1989、1992—1993、1993—1994、1996—1997、1998—1999、2000—2001
	重灾	17	1977—1978、1982—1983、1989—1990、1990—1991、1991—1992
	特大灾	13	1979—1980、1980—1981、1994—1995、1997—1998
安多	轻灾	50	1971—1972、1972—1973、1980—1981、1981—1982、1983—1984、1984—1985、1985—1986、1986—1987、1988—1989、1989—1990、1994—1995、1996—1997、1998—1999、1999—2000、2000—2001
	重灾	10	1973—1974、1982—1983、1992—1993
	特大灾	13	1977—1978、1991—1992、1995—1996、1997—1998

续表

地点	雪灾等级	气候频率（%）	发生年份
申扎	轻灾	53	1975—1976、1976—1977、1977—1978、1978—1979、1980—1981、1986—1987、1988—1989、1991—1992、1992—1993、1994—1995、1995—1996、1996—1997、1997—1998、1998—1999、1999—2000、2000—2001
	重灾	3	1987—1988
	特大灾	0	
班戈	轻灾	56	1971—1972、1976—1977、1977—1978、1980—1981、1983—1984、1984—1985、1985—1986、1986—1987、1989—1990、1991—1992、1992—1993、1993—1994、1997—1998、1998—1999、1999—2000、2000—2001
	重灾	17	1982—1983、1987—1988、1988—1989、1994—1995、1996—1997
	特大灾	7	1990—1991、1995—1996
索县	轻灾	47	1971—1972、1974—1975、1976—1977、1977—1978、1978—1979、1979—1980、1981—1982、1983—1984、1984—1985、1986—1987、1987—1988、1988—1989、1991—1992、2000—2001
	重灾	17	1975—1976、1985—1986、1990—1991、1993—1994、1999—2000
	特大灾	23	1973—1974、1980—1981、1982—1983、1989—1990、1992—1993、1994—1995、1997—1998
嘉黎	轻灾	33	1972—1973、1973—1974、1976—1977、1981—1982、1985—1986、1987—1988、1990—1991、1998—1999、1999—2000、2000—2001
	重灾	27	1971—1972、1977—1978、1978—1979、1983—1984、1986—1987、1988—1989、1989—1990、1993—1994、1996—1997
	特大灾	23	1974—1975、1979—1980、1982—1983、1991—1992、1994—1995、1995—1996、1997—1998

（一）空间分布

分析图 2.1 可知，那曲地区雪灾发生频率较高，除申扎县外，均在 70%以上。由于地形地势和气候特点存在很大的差别，几乎每年都有不同程度的雪灾发生，中东部及东北部雪灾发生频率要高于西部。其中，索县是高频中心，频率为 87%；次高频中心在嘉黎县，频率为 83%；申扎县是全地区雪灾的低频中心，频率为 56%。

分析表 2.2 可知，那曲地区轻灾发生频率在 33%～56%之间，中西部轻灾频率高于东部，班戈是高频中心，频率为 56%；申扎是次高频中心，频率为 53%。重灾发生频率在 3%～27%之间，东部重灾频率明显高于中西部，嘉黎是高频中心，频率为 27%；申扎是低频中心，频率为 3%。特大灾发生的频率也是东部高于中西部，索县和嘉黎的特大灾

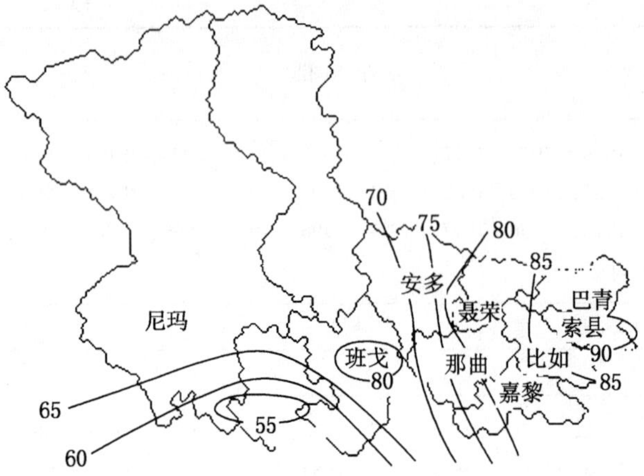

图 2.1　那曲地区雪灾频率分布图

频率都高达 23%。

所以，那曲地区雪灾的分布具有较为明显的地域特征，即东部和东北部是易灾区，特别是重灾和特大灾极容易发生，相对而言，中西部一般不易受灾。

（二）时间变化

1. 月际变化

那曲地区一年基本都有降雪天气，但雪灾一般发生在 10 月至翌年 5 月。其中，出现在 10 月至翌年 3 月时段的频率比较高，这段时间降雪日数也是最多的，平均为 14～53 天，东部在 30 天以上，中西部不足 26 天（图 2.2）。因为这两个时段正好是季节环流转换前后，降水天气过程频繁，降雪量大，容易形成时间长、积雪厚的积雪，致使家畜无法出牧，膘情下降，造成损失。

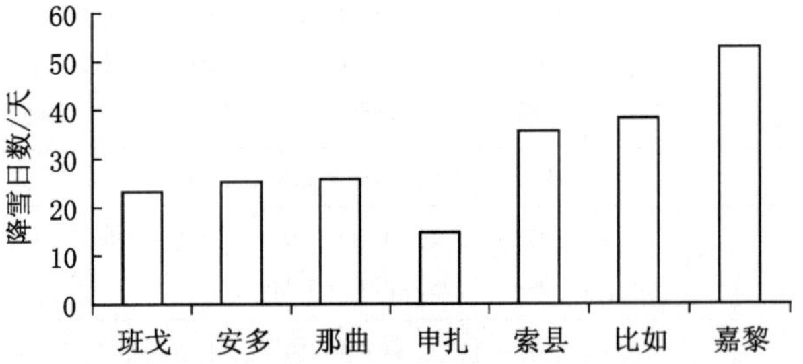

图 2.2　那曲地区降雪日数分布图（10 月至翌年 3 月）

那曲 1971—2001 年的 10 月至翌年 5 月中，共有 74 个月发生了雪灾，占总月数的 29.8%；轻灾 55 个月，占雪灾月份的 74%；重灾 10 个月，占雪灾月份的 13%；特大灾 9 个月，占雪灾月份的 12%。

图 2.3 为那曲县雪灾月际变化图。从各个月出现雪灾的频率分析，11 月至翌年 2 月是雪灾易发时段，重灾和特大雪灾也都在这几个月发生。10 月和 3～5 月一般为轻灾，不会出现重灾和特大灾。

以那曲、班戈、索县为区域代表站，分析那曲地区雪灾时段分布情况，从表 2.3 可以看出，那曲地区雪灾多发于冬季，即 11 月至翌年 2 月，重灾和特大灾也集中在这一时段；春季（3～5 月）雪灾较少，且多为轻灾，重灾和特大灾几乎不发生。

2. 年际变化

把某年度 10 月至翌年 5 月中有一个月发生雪灾的年度定义为雪灾年，统计出那曲地区历史雪灾年份分布情况（表 2.4）。那曲地区历史雪灾频率都很高，在发生雪灾的年度中，重灾和特大灾频率东部明显高于西部，而西部轻灾频率较东部高，中部居中，这与前面分析的空间分布特征相吻合。

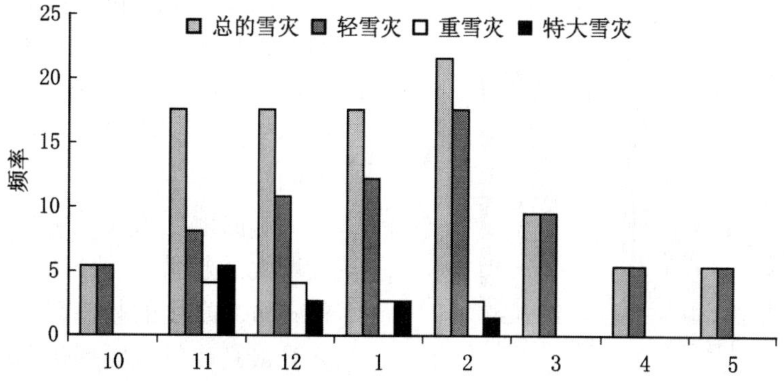

图 2.3　那曲县雪灾频率的月际变化

表 2.3　那曲地区冬、春季雪灾频率（%）

地　点	冬季雪灾			春季雪灾		
	轻灾	重灾	特大灾	轻灾	重灾	特大灾
那　曲	38	19	12	22	0	0
班　戈	51	16	6	32	0	0
索　县	41	16	25	29	0	0

表 2.4　那曲地区雪灾频率（%）年际分布情况

地　　点	总雪灾年	轻雪灾年	重雪灾年	特大雪灾年
那曲	70	57	23	19
安多	73	68	13	18
申扎	56	94	5	0
班戈	80	70	20	8
索县	87	53	19	26
嘉黎	83	36	36	28

注：轻、重、特大雪灾年的频率分别表示其占雪灾年的频率。

选取那曲、班戈、索县为区域代表站，分析那曲地区历史年代雪灾频率分布情况（表 2.5）。在 20 世纪 70 年代，那曲、班戈、索县出现雪灾的年份分别为 4 年、3 年、8 年。其中，轻灾年份分别为 2 年、3 年和 6 年，那曲和索县的重灾和特大灾年份都是 2 年。20 世纪 80 年代，3 县分别有 8 年、8 年和 10 年发生了雪灾，其中，轻灾年份分别为 5 年、5 年和 6 年，重灾年份分别为 3 年、3 年和 4 年。进入 20 世纪 90 年代，3 县有 8 年发生了雪灾，其中，轻灾年份分别为 4 年、4 年和 1 年，重灾年份分别是 4 年、4 年和 7 年。这说明那曲地区雪灾有加重的趋势。

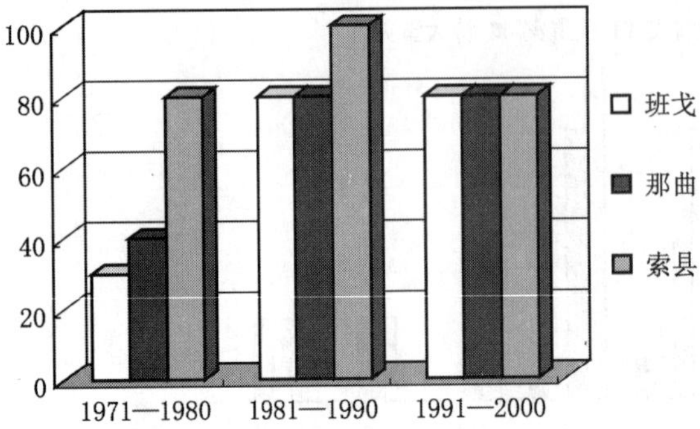

图 2.4 那曲地区各县雪灾频率对比图

从图 2.4 分析，那曲地区雪灾高发期主要集中在 20 世纪 80 年代和 90 年代，发生频率在 80%以上。其中，索县 80 年代的发生频率达 100%，每年都有不同程度的雪灾。

那曲地区雪灾重灾发生频率呈逐年代增大的趋势（图 2.5），特别在 90 年代，重灾发生的频率都在 40%以上，以索县最高，发生频率达 70%。

分析表 2.5 雪灾年份出现的规律，表明那曲地区雪灾的发生具有一定的周期性。20 世纪 80 年代是雪灾高发期，90 年代是次高发期，全地区性的严重雪灾具有 10 年的长周期，同时存在 3～4 年的短周期，特别是 80 年代以后短周期比较明显。

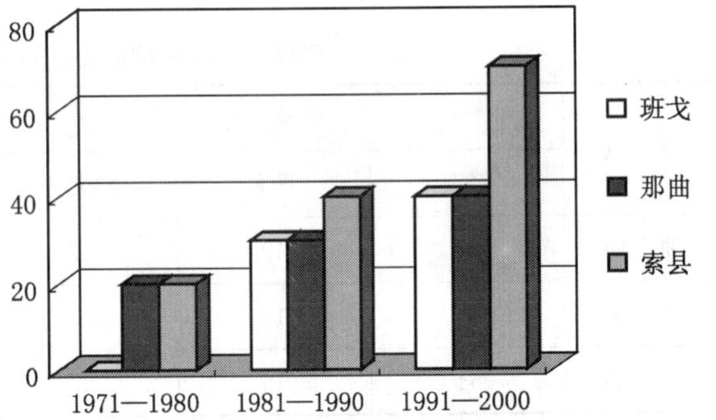

图 2.5 那曲地区各县重雪灾频率对比图

五、冬春雪灾的主要天气形势

冬春大雪的天气系统，藏北地区以南北槽为主，其次是南支槽和偏北槽。据资料统计，全区在大雪前一天 08 时的天气系统中，南北槽占 40%，南支槽占 30%，偏北槽占 14%，具体见表 2.6。

表 2.5 那曲地区雪灾频率（%）年代际变化情况

项　目	70 年代			80 年代			90 年代		
地点	雪灾年	轻灾	重灾	雪灾年	轻灾	重灾	雪灾年	轻灾	重灾
那曲	40	20	20	80	50	30	80	40	40
安多	40	20	20	80	70	10	90	50	40
申扎	40	40	0	40	30	10	80	80	0
班戈	30	30	0	80	50	30	80	40	40
索县	80	60	20	100	60	40	80	10	70
嘉黎	80	50	30	70	50	20	90	30	60

表 2.6 藏北地区冬春大雪各天气系统出现的百分比（%）

天气系统名称	前 1 天（08 时）	前 3 天（08 时）	前 5 天（08 时）
横槽	7	14	14
平直气流、偏西气流			
南支槽	30	19	12

续表

天气系统名称	前1天（08时）	前3天（08时）	前5天（08时）
全部脊控制		2	4
偏北槽	14	23	33
锋区扰动		2	
南北大槽	44	39	33
切变线、南北汇合气流	4		
$+\triangle P_{24}$	1	2	2
低压			2

注：范围：50～100°E，20～55°N。

时间：1961—1978年（11月至翌年3月）。

（一）南北槽

影响全区的南北槽，在入侵之前，一般在巴尔喀什湖以西有一长波槽，并有温度槽相配合，新疆北部为高压脊，贝尔加湖以东又为一低压槽，此形式为二槽一脊模式，高原地区多小波动。在巴湖与咸海间的大槽前部有一片负变高、负变温，在45°N以北，80～115°E是一高压脊，大多有闭合中心，中心数值有时可达572位势什米，且有一温度脊配合，脊顶经常北伸到70°N，贝湖东南部往往有低压生成，在45°N以南，80～105°E的高原地区以西南气流为主，并多小槽小脊活动，温度脊明显，并有暖中心。

影响系统的移动与下游系统的强弱和地形的作用是有直接关系的，当南北大槽移至天山后，由于受地形的阻挡作用，在500百帕图上分成南北两支，到了高原中部，两支槽又汇合在一起造成藏北和藏东北地区的降雪天气。偏北槽在东移的过程中，还受到在45°N以北、80～115°E的高压脊的阻挡，使冷空气不能迅速移向高原，当高压脊缓慢东移后，偏北槽底部的冷空气迅速南下与南支槽汇合，在高原中东部形成切变。由于北部不断有冷空气南下，高原上又始终是一个暖脊，冷暖空气相遇，极易造成降雪。

两槽一脊除前一种形式外，还有一种表现形式：即高压脊东南部基本上都有南支槽的存在。同时，在过程开始前，高原都为温度脊控制。由于槽后冷平流的作用，使槽有规律地东移（移速8个经度左右/日），另外，因高脊势力不强，脊后没有暖平流输送，所以脊在东移的同时减弱以致消失，导致南北槽加速东移，影响高原，造成降雪。

（二）南支槽

南支槽不仅是导致藏北地区冬春季节降雪天气系统的关键成因之一，也是藏南地区降雪天气系统的主要成因，因此，南支槽对全区影响较大。

例如：1977年4月、5月，造成全区雪灾的天气系统主要就是南支槽的影响。4月，在500百帕欧亚平均图上，乌拉尔山东部为一较强高压脊，此脊直至塔什干北部，青藏高原为深厚的低压槽，南部为南支槽，南亚副热带高压位置比平常年份偏西，因而加深了南支槽的发展。在黑海南部为一低压槽，并不断沿高压脊南部东传。昌都、拉萨、江孜一线以东地区为西南气流，带来大股暖湿空气，此线以西地区为偏西或西北气流，两股气流交绥于西藏中、西部地区，形成丁青、嘉黎、拉萨一线的降雪带。同时，本月全区普遍降雪量在10毫米以上，藏南河谷地区降雪量稍小，一般在5毫米左右。5月平均图上，乌拉尔山的高压脊消失，贝湖维持较深厚的槽区，北欧也有一个低槽，并不断东传，加深贝湖的低槽区，维持在南亚的副热带高压偏西，全区的南支槽较强，位置比正常年份偏南。由于欧洲的冷槽东传过程中，给高原不断补充冷空气，出现大片负变温区，而南支槽的西南气流带来大股暖湿空气，这样造成本月降雪量也较大。

（三）偏北槽

偏北槽在影响全区降雪天气的前3天08时500百帕欧亚天气图上，在乌拉尔山附近为低槽区，且有温度槽或闭合低中心，偏北槽的槽线主体位置在50～70°E、35～60°N范围内，乌拉尔山以东为弱的高压脊或西北气流，一般在110°E以东有一南北大槽，乌拉尔山低槽与东亚大槽之间的平均跨度为60个经度左右，整个西风带为两槽一脊的长波系统，印度西部有高压活动。冷空气从偏西路径侵入高原时，在80～100°E、20～35°N范围内有小槽活动。偏北槽取偏东北路径和偏西路径两种形式影响全区，但多数从偏东北路径影响。偏东北路径有两种影响方式，一是乌拉尔山附近的低槽其北段向东或东北方向移动，南段南伸后东移，在印度西部加深，高原上西南气流加强，印度高压减弱。与此同时，巴湖附近，有高压脊生成或发展，原低槽前部的高压脊减弱消失。由于巴湖附近的高压脊的生成和发展，使该地区增温和增高，从而使增温增高区右侧的温度和高度梯度加大，加强了西北气流，从而加强了低槽北段快速向东南移动，冷空气在蒙古青海一带南下，从90°E以东回流入藏东北地区，与高原上西南气流带来的暖湿空气交汇。二是里海附近有高压脊向东北方向发展，乌山地区产生强烈增温增高，同时，在高原东南部有一片强增温区，低槽内的冷空气从西西伯利亚南下，使巴湖一带温度和高度梯度迅速加大，偏北和偏西气流加强，有利于低槽东移南下，原槽前的高压脊迅速减弱消失，冷空气从蒙古、青海入侵藏北地区，与高原东南侧的暖空气交汇，造成降雪天气。

第二节　公元1949年及以前的雪灾害

清　嘉庆二十一年　（藏历第十四绕炯火鼠年　公元1816年）　6月，山南维嘎宗连降三天大雪，造成雪灾。

清　道光四年（藏历第十四绕炯木猴年　公元1824年）　聂拉木地区降罕见大雪，各山头哨站均被雪封，集市中断达五个月之久。有一天中就有七人在雪底丧生，其后又有数人葬身雪底，家畜山绵羊全部死绝。当时大部分百姓几乎饿死，幸诸关税员顾念百姓，从关税米仓中发放贷米，才使众生免于一死。且令经常在尼藏边境开放集市，安定贸易，并在生活上帮助百姓等。

清　道光七年（藏历第十四绕炯火猪年　公元1827年）　那仓[①]遭灾，入冬普降前所未有大雪，即老人亦闻所未闻。大批人、马、牛、绵羊、山羊死亡。现仅剩一二头牛和

① 那仓：在那曲地区中部申扎县境内。

绵羊，确已沦落破产之境。

同年，阿里地区的卓学德萨，过去牧户家境尚可。惟火猪年，由于大降以往闻所未闻的大雪，地方支应“勒”差之牲畜死绝，牧户皆已逃亡。仅余头人洛赤等二户，穷黎维艰，途中驿站源于中断。

同年，萨噶的卓雪地区遭受严重雪灾，玉拉瓦交的牦牛中仅余歪歪倒倒的十二头，其余全部死亡。

清　道光八年（藏历第十四绕炯土鼠年　公元1828年）　九月二十七日，那曲地区普遭雪灾，百姓濒临饥荒，陷于困难，牲畜几乎死尽。地方僧官联合向彭宇的贵族、政府、寺庙三方有粮者摊派粮食近一千克（一克约十四千克）资助灾区。因征集数量大，即令能磨的磨成糌粑，不能磨的就炒青稞，运往那曲救济灾民。发生雪灾后，嘎厦政府拨食用糌粑九百一十五克，用八十头驮牛送往灾区分配给灾民，并赐四百克青稞作为欧多寺寺院僧众的生活基金。同时，命令贵族、寺庙头人亦应对各自所属百姓给予足够救济，不得忽视赈济，不得或不曾赈济而虚报，或赈济一点凑合应付。驻藏大臣发放粮食和牲畜。

达木八族及三十九族均遭雪灾。念及达木官良生计。曾分别赏赐五百两银子。三十九族无依百姓亦于同日受赏银三千两。那曲、萨噶、那仓等地受灾百姓也曾受恩赏钱粮。

此次雪灾使安多果阿学和赛杰坚一百四十户牧民流落至阿里那仓，虽派官员前往阿里将该流落牧民召回，当即遣返各自差主处支应差役，然而却连人影马鬃也未见来，如此则对支差伙伴无有好处。据道光九年具章兵册中载明：霍填，安多麦马雄索等二百九十三户牧民连遭盗匪、饥荒，沦为乞丐，截止道光十年均已破产。幸存者沦为无畜乞户者亦颇多，政府虽新赏给游牧者赈济，仅能用于吃穿，而无力支应差役。

冬，当雄纳木错一带遭受雪灾，局地发生雪崩，造成大批牲畜死亡。

冬，藏北地区，朗如（班戈）北部和南部地区遭受雪灾，造成一百八十三户牧民受灾，死亡牛、羊、马五千六百一十四头（只）。

冬，羌日（申扎）地区三十九族百姓遭受前所未有的雪灾，多数牛、山绵羊受害致死，百姓生活极端贫困。经驻藏大臣奏禀天神皇帝大具主，顷奉圣谕：从拉萨粮台官库中支取纹银三千两，购买牛羊分赏给三十九族遭受雪灾的百姓以为生计。遵照圣旨，驻藏大臣令驻日喀则谢粮台，噶伦吞巴和三十九族地区总管大次仁班觉领取接收上述银两并折换成章嘎（藏币），在那仓地区购买牛羊，待牧草返青时将牲畜集中到那曲，然后送至三十九族，分配给百姓。根据此令，那仓喇嘛绕丹和阿旺根顿购买了优良母绵羊二千一百只和优良母山羊三千七百只。遣派噶伦吞巴和三十九族地区总管固善达二人送往那仓。

清　道光十年（藏历第十四绕炯铁虎年　公元1830年）　道光九年，嘉黎连遭雪灾、匪患，受害惨重。加之进入十二月后连降大雪，且从十二月二十八日至一月四日降雪特大，致使米地卡至本地山川平原全为大雪覆盖，牛马等各类牲畜无草可吃，造成甲德游牧者鲁卡尔和果若两户牲畜约六十三头（只）及差民查穷和乃克二人驮牛约二十头，在赶往路远少雪地方放牧时，遭盗匪劫掠。尤其甲德放牧者及卑等几个贫困户，仅有的几头驮牛亦被强盗赶走，剩余牲畜也因大雪逐渐饿死。

冬，藏北，那仓地区遭受严重雪灾。

折、偏、桑①三地和萨迦、扎什伦布寺遭受严重雪灾，致使折、偏、桑地区牲畜数不足《木马年牲畜清册》② 的三分之一，而其中卓学地区偏吉各官家的牲畜死亡殆尽。

清　道光二十二年（藏历第十四绕炯水虎年　公元 1842 年）　麦莫格玛地区（那曲地区）下大雪，交通阻塞四十八天，牦牛运输任务无法完成。安多、嘎次东部落受到较严重雪灾，藏兵生活受到影响。

同年三月十四日至十七日，错那连降三天大雪，粮食不能按时运到。

清　同治五年（藏历第十五绕炯火虎年　公元 1866 年）　朗如地区自上年冬至是年春，长期降雪，色巴部部落受灾很重，有五十户的牲畜全部死光，共得救济粮一千克，其中色巴得二百克。

清　光绪十三年（藏历第十五绕炯火猪年　公元 1887 年）　阿里的噶尔一带降大雪，大雪覆盖了整个大地，除洛桑和赤乃二户牧民外，其他全部死亡。

同年，萨嘎朝雪地区下大雪，大部分奶牦牛死亡，只剩极少数，牧民无法作酥油，要求减轻酥油税。

清　光绪十四年（藏历第十五绕炯土鼠年　公元 1888 年）　索县道光十四、十五两年连续发生雪灾，六百户牧民就有近一半牧户的牲畜死亡，要求减免牛马差役。

那曲地区因下大雪，安多下属的桑军、压那、哑曲、古多等寺庙的牲畜全部死亡，无法维持下去，噶厦政府赏给寺庙粮食四百克，不准丢失浪费。

安多地区由于牛瘟和大雪，使牲畜全部死亡。

清　光绪十六年（藏历第十五绕炯铁虎年　公元 1890 年）　日喀则南面的甲措，六月下大雪再加上霜冻，致使庄稼霉烂，到秋季颗粒无收。噶厦政府批准十年内给予免租，并借给二千五百克粮食，过十年还清。

清　光绪十七年（藏历第十五绕炯铁兔年　公元 1891 年）　光绪十六年十二月二十八日至光绪十七年一月四日（藏历），嘉黎连降大雪，米地村被大雪覆盖，牲畜无法吃到草，大部分死亡。

光绪十七年十二月八日（藏历）拉日地百（那曲）连续下大雪，草场被雪覆盖，牲畜无法吃到草，大部分死亡。

清　光绪二十三年（藏历第十五绕炯火鸡年　公元 1897 年）　卡多如巴在四个月中下了大雪，牲畜大量死亡，后有连旱，牧民生活极端困难，要求政府豁免差税。

---

① 折、偏、桑：地名。折，在吉隆县境内；偏，在仲巴县境内；桑，在昂仁县境内。

② 《木马年牲畜清册》、《水马清册》：皆为旧时牧区核算牲畜差税的清册。

公元19世纪下半叶（具体年代不详）

嘉黎去年十月至翌年大雪长期降落。二月三十日晚降雪竟有一箭之深，牲畜死亡殆尽。发放的粮食与钱财计有：马二十四匹、青稞约三百克、驮畜九匹。但上述二十四匹马，休说支应一站，连空身走动亦有困难，有的一二十天内，有的五十天内大部死去。

帕里九月底后连降大雪，山原旷野无草可食，本地六部百姓仅保留有少许可资利用之牲畜。虽有人前往江孜之上、下桑木地区购买饲草，但彼桑木地区草量亦不充裕，牲畜大量死亡，本地关卡为市米官商提供大米有限，少量所得，百姓亦无力运输。以前，"卫朴"于五日从帕里出发，至桑吐仅一日路程，如今七日方能抵达。驮牛大部累死，或筋疲力竭无法前进。

聂拉木地区因雪灾，造成犏牦牛死亡二百七十七头、山绵羊死亡一千二百八十三只。死亡人数三十一人。

公元19世纪末（具体年代不详）

兹有今年八月十日及九月十五日，那曲地区遭受雪灾，羌日人皆被埋雪底，牲畜无一幸免。尤其是索玛彼日至许、阿扎、盆塔玛①，除狗之外，其余均饥饿致死。彼日玉许、索马新旧部众又作乱行劫，将过路行人及上下部落牧户抢掠一空，势必危及羌地牧民部落，特别是达仁寺日戳喇嘛、俄脱塔巴林、罗崩寺②、夏绒寺拉章百姓，势必遭其破坏。故请发布汉文告示，集中起来严加防范。

清　光绪二十六年（藏历第十五绕炯铁鼠年　公元1900年）　十月，那曲地区雪灾严重，除差畜马，山羊绵羊外，母牦牛全部死亡，故以减免政府母牦牛三百头差税，从每年的酥油税七百五十克分别在三年、四年、五年里减免四分之一，五分之一，六分之一。为补增租畜母牦牛和完成所欠税畜的酥油税，根据牲畜的死亡数目，补助三百两，二百两，一百五十两藏银的物资，根据情况分别予以分配。

清　光绪二十七年（藏历第十五绕炯铁牛年　公元1901年）　十月，那曲遭受雪灾，牲畜大量死亡，百姓要求减轻差税。

清　光绪三十二年（藏历第十五绕炯火马年　公元1906年）　折、偏、桑三地所属大部地区，发生畜疫，牲畜死亡甚多，以至于有些地方畜疫到火羊年（公元1907年）仍未根绝，继续蔓延。九月二十七日至十月三日，折南一带遭受严重雪灾，仅剩的牲畜又大量死亡。

民国　十四年（藏历第十五绕炯木牛年　公元1925年）　阿里地区的霍尔上、下两地因雪灾，不少牲畜死亡。

十一月至翌年二月，日喀则地区的仲巴、萨嘎等地下大雪，造成大面积雪灾。

① 索玛彼日至玉许、阿扎、盆塔玛：地名，以上三地均在今那曲地区索县境内。
② 达仁寺、俄脱塔巴林寺、罗崩寺、夏绒寺：均在今那曲地区那曲县境内。

民国　十五年（藏历第十五绕炯火虎年　公元 1926 年）　拉日神山①雪崩和山洪暴发，第一次为二月一日，第二次为四月十日。雪崩及山洪致使大树连根拔起，树干中间折断，灾害面积从拉日山腰偏上处至山底被洪水冲毁。

羌地昼夜连降大雪，牲畜损失严重，百姓人等流离交困者甚多。为赈济灾黎，特赐青稞六千克。上述青稞由墨竹工卡、澎（波）、达（孜）、蔡（公堂）、德（庆）地区粮台之存粮中尽量调拨。如需增拨，则从附近贡嘎、曲水粮台之放债粮，以及曲羌②之放贷粮中过斗支付。

自九月始，阿里连遭雪灾，支差的山羊、绵羊和马牛均荡然无遗，百姓沦为乞丐。桑仓③、托钦④和帕嘎⑤ 10 驿站负责地段及部落支应差役之牲畜已全部死亡，使百姓失去了生活所依，无法安居，只好去流浪讨饭。

民国　十六年（藏历第十六绕炯火兔年　公元 1927 年）　冬春之际，朗如北部地区，连降大雪，灾情甚重，马牛羊皆大量倒毙。色巴部落部分牧民迁至羌钦⑥放牧，约有五十牧户之马牛等所有牲畜死亡殆尽。为使牧民谋求生计和差民内部互帮互爱，将承租牲畜平分给各户，并从政府粮库中贷给其青稞一百五十、二百、二百五十克，持有效之盖印凭据领取。向孜恰、拉恰每年交纳的"罗杰"差税，从民国十六年起，二、三、四年内对色巴部落减去五分之一的差税。

藏北六部自九月一日起，连降十日之大雪，致使掌心般大的草场亦无处可寻，黑毛牲畜⑦，山、绵羊等大多因灾致死。年内应向政府交纳之酥油，除少数贫困者略有短缺外，其余人等业已交纳。但来年之政府酥油，已无从缴纳。总之，迫于大雪，牲畜无草可食，死亡日趋严重，幸存之牲畜，亦因无草，踉跄难行，无力载驮。为其目前生活及安抚民心，望速从澎达⑧等较近地区的政府粮中赏给所求粮食五千克、六千克⑨、七千克，其分配方面，一般按兵差分配，实则分配给各部落贫穷困苦之百姓，不得强弱不均，分配应秉公行事。

冬，安多八部落遇严重雪灾，所有牲畜，包括政府租畜，仅残存几头牲畜，几乎死绝，为严防黎民擅自逃散，辖下已逐级连环防范，并已准许在冰雪解冻之前，改道行走⑩，并恩赐六千克粮食，以接济生计。恳请继续开恩准许依然改道行走。

春，霍堆、霍嘉巴⑪二部落遭受严重雪灾，八十四户牧民一万九千八百八十五头（只）牲畜，灾后只剩五千六百六十头（只），其余全部死亡，其中有二十八户的牲口全部

---

① 拉日神山：位于山南地区加查县曲科杰。

② 曲羌：原丹杰林寺一贵族僧官。

③ 桑仓：地名，在今那曲地区申扎县境内。

④ 托钦：地名，在今普兰县境内。

⑤ 帕嘎：地名，在今普兰县境内。

⑥ 羌钦：地名，在今阿里地区日土县境内。

⑦ 黑毛牲畜：指牦牛。

⑧ 澎达地区：即澎波、达孜地区。澎波在今澎波农场、林周农场境内，达孜在今达孜县邦堆区境内。

⑨ 六千克：达赖在此数字上方划了一个记号，即同意给六千克青稞之意。

⑩ 改道行走：即改变原来驿路，从其它道路过往，以减轻当地百姓的差役。

⑪ 霍堆、霍嘉巴：在今阿里地区。

死绝。四十五人在雪灾中死亡，八十八人被迫流离他乡；普兰觉姆、阿岗诺诺等三小部落原共有公母牦牛七百七十六头，绵、山羊六千一百八十七只，马二十五匹。雪灾后剩有公母牦牛七十三头，绵山羊一千一百八十一只，马十匹。剩有牦牛接近原数的十分之一，剩有绵、山羊为原数的六分之一，剩有马匹接近原数的三分之一。其余全部死光；噶达错牧民原有牦牛一千二百九十二头，绵、山羊一万三千三百三十八只，马一百五十匹。雪灾后剩有牦牛三百九十八头，绵、山羊四千七百零五只，马一百三十二匹。上数相冲，只剩有牦牛三分之一，绵、山羊五分之一、马匹十分之九。除此之外，全部死亡；霍邦日部落原有公母牦牛总数为六百九十六头，绵羊四千一百五十七只，山羊九百五十四只，马三十九匹。雪灾后剩公母牦牛一百一十五头，绵羊一千三百九十八只，山羊二百九十二只，马十五匹。公母牦牛为原数的六分之一，绵羊为原数的三分之一，山羊为原数的四分之一，其余死光；堆门士①地区原有公母牦牛总数为一千零八十四头，绵、山羊七千五百七十四只，马三十二匹。雪灾后剩余公母牦牛一百六十六头，为原来总数的六分之一；绵、山羊一千五百九十只，为原来总数的六分之一；马十三匹，为原来总数的三分之一。其余死光；堆丘仓地区②原有牲畜一千一百八十七勒，雪灾后剩余公母牦牛二十八头，绵、山羊五百一十八只。按一头牦牛为一勒，六只绵羊为一勒，八只山羊为一勒，剩余牲畜共为七十四勒，不足原有勒数的二十分之一，此外全部死光。

民国　十八年（藏历第十六绕炯土蛇年　公元 1929 年）　阿里贡居部落雪灾，原有牲畜二千二百九十五“勒”，马四十三匹。雪灾后，还剩余公母牦牛八十六头，绵羊九百五十六只，山羊二百一十九只，马五匹。依例将马匹从“勒”中扣除，仅余二百七十二“勒”，不足原有勒数的十分之一，其余均已死亡。

民国　十九年（藏历第十六绕炯铁马年　公元 1930 年）　那曲、阿里发生雪灾，加之牛瘟病，牲畜死亡，百姓饥荒，无法支应差役。阿里的桑仑达桑要求与珠桑达桑合并支差，以减轻负担。

民国　二十三年（藏历第十六绕炯木狗年　公元 1934 年）　十二月，日喀则扎什伦布寺四周约一站程范围内连降三日大雪，厚者可没膝。一站程之外地区，仅南部降雪较厚，其余地区只掩没脚背。

民国　二十五年（藏历第十六绕炯火鼠年　公元 1936 年）　十月，亚东、帕里一带因大雪，造成两屋楼被埋没及尼泊尔、印度、锡金和不丹的许多商人死亡。

民国　三十一年（藏历第十六绕炯水马年　公元 1942 年）　十一月至十二月期间，萨嘎连续五至六天降雪，积雪达四十五厘米，牲畜死伤甚多。

---

① 门士：地名，在今阿里地区噶尔县境内。

② 丘仓地区：即达欧丘仓，在今阿里地区革吉县境内。

民国　三十七年（藏历第十六绕炯土鼠年　公元1948年）　六月份，甲措地区因大雪灾、霜灾和霉烂严重，一克种子土地的收成，莫说交纳租粮，甚至连种子、口粮都不够。上、中、下三种土地，产量大约只有七升、五升和三升。对甲措辖区之所有穷苦百姓，从甲措粮库拨出二千克、二千五百克、三千克粮食，作为暂借。从来年起，免息十年，按什一制偿还。

第三节　公元1950—2002年的雪灾害

1956年　3月，黑河（那曲）地区遭受大雪灾，全地区3.6万多人中，重灾民达1.8万多人，大量牲畜死亡。灾情发生后，中共黑河分工委立即组织群众转移，发放青稞40000千克，茶叶3560千克，贷款6.5万元，救济贫困牧民1.6万多人。

12月，黑河地区东至夏曲卡，西至班戈湖，南至当雄，北至唐古拉山，积雪数寸至一尺，受灾面积14万平方千米，受灾人口3.6万人。灾情发生后，黑河分工委一边与“羌基”协商，一边积极准备救灾物资，并派出藏汉干部60多人，组成5个工作组深入灾区抗灾救灾。工作组以社会救济为主，结合发放贷款，进行巡回医疗、兽医防治和社会调查。抗灾期间，工作组走遍了黑河8个宗，发放青稞50501千克，茶叶2031千克，救济牧民5070户22260人。

8月至翌年2月，纳本茹山川均被大雪掩盖无放牧处，登记册中所有马、牛、山绵羊饿死近四分之三，所剩一些牲畜亦被流寇盗去。

1957年　羌卡多（藏北）地区大雪昼夜连降，长达4月之久，使牲畜成批死亡。

1958年　6月、9月，贡嘎县觉莫卡然雪山2次发生雪崩，山石坍塌，造成一定损失。

1960年　春季，措美县哲古区降大雪，积雪深度15厘米，且持续时间长，造成大量绵羊死亡。

1965年　10月至翌年1月，那曲境内先后降大雪4次，特别是1966年1月3～5日，普降大雪，一般积雪10～33厘米，部分地区积雪50～65厘米。雪后无风、强降温，气温由原来的－9℃急剧降至－41.7℃，－35～－41℃之间气温持续半月之久，积雪形成冰冻。据统计，全地区9个县65个区313个乡中有55个区177个乡遭到雪灾，19个区50个乡为重灾区，受灾牲畜200万头（只匹），死亡牲畜3万头（只匹）以上。雪灾中，全专区9县52个区171个乡有疫病发生和不同程度的流行，发病人数13044人以上，因救治无效或未及时就医，死亡237人。灾情发生后，那曲地委组织了大批党政干部和120多名医务人员，深入灾区抗灾救灾、防治疫病。各地县先后抽调800多名干部、医务人员组成100个工作组、医务组分赴灾区、疫区第一线抗灾救灾、防疫治病。此外，国家还拨出调剂粮348.5万千克，救济饲料55万多千克，救灾款17.8万元，人用药品10400千克，军区和地方干部捐助防寒衣物9100件支援灾区群众。

1966年　1月3日至2月14日，日喀则地区先后降雪3次，全地区15个县不同程度地遭受雪灾袭击，定日、定结、昂仁、吉隆、萨嘎、聂拉木6个县大部分地区灾情较重，部分地方积雪深度在66.7厘米以上。全地区118个乡8万余人、130余万头（只、匹）牲畜受灾，死亡牲畜1.7余万头（只、匹），由于雪后强降温，灾区群众患各种传染病及造成雪盲、冻伤等55679人，死亡768人。针对灾情，中央和自治区调运医药438箱，兽药487箱，口粮41.5万千克，油菜饼182922千克，下拨救灾款25万元和价值42.6万元的各种御寒衣物。日喀则地区各级党政军也组派政治、医务和兽防人员深入灾区慰问灾民，安排灾民生活，组织灾区群众开展生产自救，调运救灾物资，经过各级党政军以及灾区群众的共同努力，取得了防疫治病、抗灾救灾及组织生产工作的胜利。

1967年　11月中旬至12月上旬，那曲地区9县150余乡不同程度地遭受雪灾，其中重灾乡30多个（以麦地卡最为严重），一般积雪20厘米，最深处达50～70厘米。全地区约250万头（只、匹）牲畜（约占全地区牲畜总数的35.21%）受灾。至12月5日，那曲县团结、金刀两乡患病360多人，死亡14人。比如县死亡4人。为帮助群众抗灾救灾，那曲军分区和地区各部门除抽派1100人组成40个工作组奔赴灾区一线外，并组织350多名干部战士帮助黑河镇居民铲除草场积雪近66.7公顷。自治区党委在同意那曲专区动用25万千克粮食作饲料的基础上，另在那曲全年供应指标中再拨出75万千克粮食供应群众。

1968年　1月28～29日，聂拉木县樟木至充堆一带降雪量达30厘米，由于不断降雪，致使许多人先后患上流感，死亡4人。

3月13日，错那县普降大雪，降雪量46毫米，积雪8天。

10月，岗巴、帕里发生雪灾，帕里一般积雪深度在80厘米，公路被阻塞1个月之久。岗巴一般积雪深度在30厘米，最深处达3米，公路被阻塞至1969年的4月。

1972年　10月28日晚开始，聂拉木县境内降雪36小时，积雪36～100厘米，境内公路全部中断，通拉山积雪达90厘米，车马通道全被堵塞，打场季节较晚的江东区21个打麦场被积雪掩埋，许多牧场也被大雪覆盖，其中江东区柯亚牧场积雪在70厘米以上。门布波绒地区是聂拉木县较大的牧业区，有牛羊5万头（只、匹），积雪在100～150厘米以上。据不完全统计，仅在门布波绒地区就冻伤6人，死亡牛26头、羊74只，得雪盲的羊达577只，患口蹄疫病的羊1700只。大雪之后，县委、县政府立即采取抢救措施、调查灾情，并组织工作组深入灾区，领导群众抢救庄稼，组织力量抢修公路，抽调干群500多名同公路部门一道铲除积雪77千米，炸通2处因雪崩而堵塞之处。截至11月12日，县境内主要通道318国道已基本通车。抗灾队在波绒重灾区，一方面于10月29日立即组织人员将被围困的牛羊赶下山，另一方面组织人接应使牲畜脱险。扎青和夏嘎第六村的牛羊大批被围困在离村庄较远的雪山达4天之久，牧民无食，由于雪大、风急，牛群迷失方向被冲散，加之无草，牲畜冻饿造成伤亡，区乡工作组立即组织对牧民和牲畜的抢救，于11月3日救出了被围困的羊群、4日找回冲散的牛群及200余名放牧及其他人员，3万头（只）牛羊脱离危险。江东区亚来乡、柯亚、来新抢救出被困牛羊12570头（只）。为了促使积雪早日融化，组织人力在波绒等重灾区撒草木灰，清除牧区的积雪，修补羊圈32个，组织商业、交通、粮食、卫生等部门积极调运抗灾物资运往灾区，将雪灾带来的损失降低到最低限度。

10月下旬至翌年5月上旬，吉隆县遭受雪灾，宗嘎、沃马和孔木公社积雪深度在50厘米以上，灾区群众手脚被冻伤和患雪盲，给生产生活带来了困难。灾害发生后，吉隆县委、县政府选派医务、兽防人员赶赴灾区，防病治病，抗灾自救。自治区党委、政府及日喀则地委调运大批救灾物资救济灾民，保障了群众生命财产安全。

1973年 3月，日喀则西部地区遭受雪灾，积雪深度达33厘米，导致交通中断3～4个月，牧区草场全被大雪覆盖，牲畜大部分被冻死，这次因大雪引起的雪崩等冻伤冻死人数有30余人。灾情发生后，党中央、国务院派飞机空投粮草，救助灾民。

10月11～13日，因受印度风暴影响，雨雪连下50多小时，强度大，雨（雪）量集中，是当地群众33年来所未见的大水。帕里和堆拉两地降雪较大。帕里最大积雪深度100厘米以上。平地平均积雪达21厘米。该地往年年降水量为401.3毫米（1956—1972年），在这3天内，降水（雪）量为170.3毫米，占全年的42%。由于雨雪大，水流急，河水猛张，造成嘎林岗山川暴发泥石流，泥石俱下，冲进房屋，房内最大积沙石深度在3米以上。仁青岗河流改道。造成上亚东至下司马镇公路严重塌方和冲毁9处、长度约5000米。因雪造成帕里到上亚东之间的电杆倒、断50余根，致使通讯中断。在嘎林岗，被泥石流冲毁的房屋有20户78间；仁青岗河流改道，造成上亚东至下司马镇公路严重塌方和被冲毁9处，长度约5000米。仁青岗全村共59户人家，其中被冲毁28户102间，被冲走1人，211株苹果树被冲走，冲毁农田121克，损失粮食11172千克。全县共被冲毁农田472.8克，有的农田全部堆石，有的变成了深沟，尚需大量劳力才能恢复的农田约占50%。

1975年 4月11～17日，昌都县降大雪，降雪量达24.2毫米，致使俄昌线、昌拉线公路于14～21日期间中断，其中昌拉线的然乌段中断11天。这次大雪，牛羊死亡3万多头。

那曲东部和班戈、申扎一带大雪成灾，一般积雪深度18厘米，加之气温低，积雪难以融化，牛羊吃草困难，许多牲畜被饿死或冻死。

1976年 6～7月，岗巴下大雪，这时期降雪，历史上比较少见。

1977年 4月下旬至5月中旬，全区除东南部低海拔地区外都降了大雪，藏北一线雪量很大，在30～40毫米之间，普遍形成雪灾。藏南喜玛拉雅山北麓山地，降雪量也较大，如隆子县这期间的降雪量比全年平均降雪总量还大，比同期降雪量大3倍以上。这次大雪使本区牧区、半农半牧区共计21个县都出现程度不同的灾情。那曲地区的巴青、申扎、嘉黎3个县，受这次雪灾的有22个区的42个公社，受灾面积达到50%，其中积雪30～50厘米，牲畜一天半到三天吃不上草的重灾公社有37个。藏北各县受这次雪灾而死亡的牲畜头数普遍在5%～8%。

10月底至11月初，那曲地区东部连续降雪并伴有大风袭击，造成雪灾。

1978年 10月4日晚开始，聂拉木县大部分地区普降大雪2天3夜，使3个区、13个公社的46个生产队1381户6737人受灾，其中江东区有5个公社、门布区有4个公社、琐作区有4个公社（其中3个公社灾情较轻）受灾较重，积雪20～100厘米，草场全部被大雪覆盖，近10万头（只）牲畜被困。灾情发生后，聂拉木县委、县政府立即召开紧急会议，号召全县广大干部群众投入抗灾保畜、保粮工作中，通过连续六昼夜的努力，牛羊全部脱险，对麦场进行打扫翻晒，力求把社队损失减少到最低限度。日喀则地委也十分重视，派出工作组抵达灾区，随后调用了大批物资，共投放灾区盐11977.5千克、油饼31863千克、皮大衣65件、雨鞋1000双、藏鞋450双、棉线衣1776套件、救灾款2.3万元，这次雪灾没有造成人畜伤亡。

1979年 9月，当雄发生雪灾，致使3个区20个公社94个生产队1.4万人受灾。

12月31日至翌年1月3日，比如县降雪量达63毫米，积雪达33.3厘米，因雪灾使120多头（只）牲畜死亡，给农区也带来较大影响。

1981年 1月1～4日，错那县境内连降2次大雪，积雪深度66厘米，覆盖面积13340公顷，使17个公社、40个生产队受灾，牲畜吃草困难，造成牦牛死亡72头、羊339只，部分地区交通中断。

12月10～11日，浪卡子、措美、错那、贡嘎普降大雪。错那县积雪深度78厘米、措美县30厘米、浪卡子县15厘米、贡嘎13厘米。截止12月22日统计，死亡山绵羊1350只、牦牛35头，2万余头（只）牲畜被困，94.9万余头（只）牲畜受灾，占山南地区11个县牲畜总数的44.1%。拉萨贡嘎机场跑道被封，部分通讯设备被毁坏，周围农村里的一些牲畜被冻死。

1982年 3月2～7日，聂拉木县境内连降大雪，积雪达150厘米以上，给人们的工作和生活带来极大困难。据不完全统计，牲畜死亡5000余头（只），占全县牲畜总数的3%，在当年3月初出生的羊羔12000余只中死亡2200余只，死亡率达18.3%。波龙乡的俄亡、夏嘎、色龙3个生产队共有羊13921只，其中7002只患击败病，患病率高达50%，这3个生产队已出生的羊羔576只，其中因患击败病导致死亡的有109只，死亡率达18.9%。全县12173头（只）牛羊中有845头（只）患了较重的5号病，门布区扎青公社的162头牛被狼咬死。

1983年 3月12～14日，昌都县拉多区连降大雪，该区附近平地积雪30多厘米，下属的八崩、玉区、波日3个公社积雪40多厘米，迫使各个公社搬入春季牧场，许多牲畜已有2天无草可吃。

1985 年 3 月初至 4 月 15 日、4 月 24～25 日、5 月 29 日至 6 月 5 日，昌都地区十余县连降数次中、大雪，地面积雪一般为 35 厘米，高寒牧区为 50 厘米左右，个别牧场达 100 厘米。3 月 17 日、19～20 日、4 月 24 日、26 日，八宿县夏雅区连降大雪，牲畜由于无饲草、饲料而大量死亡。其中郭青乡各类成畜死亡 2558 头（只匹）。群众生活也发生困难，有 11 户 54 人断粮、18 户 72 人接近断粮；江达县牲畜死亡 2867 头（只）；贡觉县新生幼畜死亡 35％～40％、周岁畜死亡 35％、成畜死亡 15％；丁青县孕畜死亡 2109 头（只），成畜死亡 14737 头（只）；察雅县成畜死亡在 7％以上，幼畜成活率不到 60％；边坝县拉孜区积雪 120 厘米，牲畜大量死亡，昌都至边坝公路塌方严重，堵车 10 辆 53 人；洛隆县高寒牧区积雪 100 厘米以上，5 万头牲畜受威胁，牲畜死亡 1000 头；类乌齐县平地积雪 70 多厘米，其中巴夏乡牲畜死亡 361 头，死亡率 3.5％，协马乡牲畜死亡 348 头，死亡率 4.3％；4 月 16 日至 5 月 29 日，昌都县妥坝区白日乡连降 3 次大雪，牲畜死亡 3672 头，死亡率为 20.5％。白玉乡牲畜死亡 2482 头，死亡率 16.6％。雪灾发生后，昌都地委、行署领导非常重视，亲赴一线了解情况，指导抗灾，向灾区发放库存饲料 1 万余千克。八宿、左贡、贡觉 3 县已解决饲料 4 万千克，其中八宿县委拨出 8000 元救灾款用于救灾工作。各级兽防部门也组织力量到灾区巡回治疗。

10 月中旬，安多、聂荣、双湖、巴青、班戈、申扎等县（处）遭受严重雪灾，受灾面积达 2 万平方千米，尤其是安多多玛区，10 月 17 日后连续降雪 3 天 3 夜，平均积雪 66.7 厘米以上，该区 7 个乡、800 多户 4032 人、牲畜 36 万头（只匹）被大雪围困，多玛区死亡各类牲畜约 18 万头（只匹）。多玛区的严重灾情得到了各级党委和政府的高度重视，投入资金 300 多万元，派出飞机 30 多架次，出动汽车 300 多台次，运送救灾物资 1080 吨。

1986 年 7 月 17～18 日，浪卡子县晋马羌塘乡遭受雪灾，积雪深度 60 厘米，致使全乡 2 万头（只）牲畜 3 天未能出牧，羔羊冻死 140 只。24 日、26 日又降大雪，积雪深度 80 厘米以上，使牲畜吃草困难、膘情下降。

8～9 月，山南地区普遍出现早雪天气，农作物受灾面积 2461.2 公顷。

12 月 13 日、18 日、30 日，聂拉木县境内普降 3 场大雪，降雪量大、覆盖面积广，琐作区积雪 15 厘米、门布区和波绒乡积雪 35 厘米，其它大部分地区积雪达 100 厘米，重灾区积雪达 120 厘米，县驻地至樟木的公路线上的 4 座村子被大雪覆盖，最高达 8 米以上，中尼公路被堵塞，县境内的 318 国道中断数日。加之雪后的强降温和大风天气，致使牲畜因无地放牧和气候寒冷，被饿死 364 只、冻死 233 只。

1987 年 5 月 16～21 日，阿里地区东三县（改则、措勤、革吉）以北地区普遍遭受雪灾。这次雪灾，造成幼畜死亡 17099 头（只），死亡率达 45％。成畜死亡 16699 头（只），死亡率达 11.2％。改则县全县在受灾期间死亡成畜 1543 头（只），死亡率达 2.33％。

10 月 18～20 日，聂拉木、亚东、定日、吉隆、岗巴、定结、萨嘎、萨迦、昂仁、仲巴等 10 个县 31 个区连续 3 天遭受暴雨、雪的袭击，平均积雪深度 20 厘米至 75 厘米，深处达 100 厘米以上，受灾群众 15170 户 80071 人，患雪盲及冻伤 1401 人，死亡 18 人，受灾牲畜 1807116 头（只、匹），死亡牲畜 12649 头（只、匹），房屋倒塌 111 间、损坏 1233 间，公路、通讯因积雪或雪崩而中断。灾害发生后，日喀则地委、行署派出 6 个工作组深入灾区，组织广大干部职工和农牧民群众抗灾救灾，解救出被大雪围困的中外游客、登山队员和回国藏胞 560 人，下发各种救灾物资 804 吨、抗灾救灾款 60 万元，地直各单位捐款 75970 元，粮票 4201.5 千克，粮食 14087 千克，茶叶 1027.5 千克，衣服 2754 件。

1988 年　4 月中旬，隆子西乡连降大雪，积雪深度达 150 厘米，6347 头大畜、73914 只山绵羊处于饥饿、半饥饿状态，死亡大畜 3%（2400 余头）、幼畜 2296 头（只），占今年接羔总数的 53%。

11 月 27～29 日、12 月 18～19 日、1989 年 2 月 9～12 日、4 月 22～26 日、5 月 24～29 日，隆子县日当乡 4 个村连续 5 次遭受风雪袭击，使 4 个村的 13684 只羊死亡了 1474 只，死亡率为 10.8%。新生的羔羊 6464 只中死亡了 989 只，死亡率为 15.3%。

12 月 5～10 日，申扎连降 2 次大雪，积雪深度平均在 20 厘米以上，4000 多人、2 万头（只、匹）牲畜受灾，雪后无风气温下降，水源封冻，牲畜 5～10 天不能出牧。

12 月 19 日，那曲气温急剧下降，普遍遭受雪灾袭击，在西部文部积雪 50 厘米。

12 月下旬至翌年 2 月下旬，聂拉木、定日、谢通门、南木林 4 县降雪 3 次而成灾，其中聂拉木县受灾最重，积雪深度为 120 厘米，县委、县政府驻地达 320 厘米，气温下降至零下 24℃，死亡 3 人。

12 月 27 日至翌年 1 月 5 日，当雄发生雪灾，这期间下了 5 次雪，当雄县所在地的降雪量为 10 毫米，积雪深度 6 厘米，最低气温零下 26℃，有 2700 多户 16080 多人受灾，占 1988 年底人口的 52%，受灾牲畜有 31 万头（匹、只），占全县 1988 年底牲畜存栏率的 55%。

1989 年　2 月中下旬，错那、洛扎、措美等县遭受暴风雪袭击，洛扎县有 7 万余头（只）牲畜 4 天未能出牧。措美县有 10 头（只）牲畜 3 天未能出牧。错那县有 95 万头（只）牲畜数天未能出牧，由于暴风雪和强降温的影响，错那县供水管道全部冻裂，供电线路中断，直接经济损失 19.5 万元。这次雪灾共死亡牲畜 8576 头（只）。

9 月底至翌年 4 月 30 日，巴青、嘉黎、比如、索县、班戈、那曲等县降雪多次而导致雪灾，积雪深度在 50～100 厘米之间，受灾面积 24.7 万平方千米，其中特重灾 10 万平方千米，交通完全断绝。有 113 个乡受灾（其中特、重大灾 80 个乡），受灾 40316 户 22.23 万人，受灾牲畜 509.75 万头（只、匹），因灾死亡牲畜 119 万头（只、匹），80 个特重灾乡牲畜死亡 98 万头（只、匹），死亡率达 30%以上，其中巴青县死亡牲畜达 40%以上、班戈县死亡牲畜 30768 头（只）、嘉黎牲畜死亡 4.8 万头（只、匹），死亡率为 17.4%。比如县死亡牲畜 158598 头（只、匹），直接经济损失 8760 万元。因灾造成困难户 24357 户、141453 人，分别占灾区总户数、人数的 84.2%和 85.7%，雪灾造成直接经济损失 7.91 亿元。面对雪灾，中央和自治区党政军领导极为关心和重视，先后组织 718 个 2400 余人次的工作组，深入灾区第一线，组织和指挥抗灾、救灾工作。中央根据藏北的灾情，迅速派空军出动，给灾区运送救灾物资，飞行 30 架次，为 22 个被困的居民点空投救灾物资153.5万吨。地方和军队先后出动700余台次车辆，运送1100吨救灾物资送到灾民手中。国务院派出以民政部领导为组长的由民政部、农业部、国家计委、国家民委、财政部等7部委组成的赴藏北灾区慰问组，指导和协调西藏开展抗灾救灾工作。在这次抗灾救灾工作中，中央给那曲地区拨专款5000万元，自治区给灾区下拨救灾款1040万元、生产扶持款2750万元，给16万多灾民发放救济口粮575万千克，扶持牲畜12万头（只、匹）。全国和西藏其他地区也给予灾区极大的支持，捐款捐物价值达270多万元，其中现金130万元、粮食10余万千克、饲料18500余千克，收到集体、个人慰问电、信函2200多件。重灾区群众普遍开展了互助互济、生产自救活动，互助粮食6.3万千克，奶渣4000多千克，燃料12.5万千克，调剂牛羊圈265个，草场22块。那曲地区组织军民3000多人在重要地段清雪疏道，发放生活救济940万元，自治区财政厅、农委分别拨出250万元，自治区商业厅拨出油料指标500吨，自治区人行向那曲提供低息及无息扶贫贷款各100万元，扶持灾区人民恢复生产。

1989年底至翌年4月底，丁青县高寒牧区的甘岩、布塔、木塔、巴达乡和丁青镇的布托村（简称5乡1村），连续降雪，遭受雪灾，平地积雪120厘米，阴山阴沟积雪200厘米左右，有的地方达250厘米以上。大雪覆盖了大片草原，堵塞了山口道路，中断了交通，隔绝了信息传递，致使人缺粮吃，畜无草食，给牧民群众生活带来严重威胁，给牧业生产造成巨大的损失。截止4月27日，5乡1村受灾户1194户7374人，占总户数的100%，死亡牲畜27108头（只、匹），其中牛11651头，羊15245只，马212匹。雪灾给5乡1村造成经济损失在1000万元以上。灾情发生后，昌都地委、行署高度重视，及时组织工作组并建立3个物资分运点，运往灾区粮食5万千克、大茶12400千克、盐800千克，各类衣物1100多件和一些其它生活必需品。

1990年　1月2～4日，康马县遭受大风雪袭击，死亡羊1500只。针对灾情，县里派出3个工作组到灾区指导抗灾救灾，组织转移羊群153个12万只，调运饲草20.57万千克，饲料2.1万千克。

2月13日至3月29日，日喀则地区出现大范围的降雪，大大小小降雪多起，小雪是边下边融化，大雪则造成积雪深度有50厘米，加之伴随的持续低温过程而形成了雪灾。其中江孜县牲畜死亡1500头（只、匹），占该县牲畜总头数的0.5%，谢通门县成畜死亡超过3%。

3月1～3日，索县连续降雪3天，加之从1989年12月下旬就开始降的大到中雪还未融化，造成牲畜死亡16744头（只、匹），冻伤405人，雪盲405人。

3～4月，当雄的纳木湖乡、乌玛乡、龙仁乡发生雪灾。针对灾情，当雄县县委、县政府为受灾群众送去青稞10800千克、面粉603千克、大米382.5千克、茶叶126.5千克、现金4674元、兴办储金会7个、集资602220.93元。

3月4日至4月21日，隆子县高山牧场降大雪，冻死牲畜1541头（只匹）。

3～4月，类乌齐、八宿普降大雪，致使类乌齐牲畜死亡26499头（只、匹），死亡率9.5%，其中，牛10193头，绵羊9800只，山羊6132只，马374匹，受灾2个乡，直接经济损失334.17万元；八宿牲畜死亡7704头（只、匹），1个乡受灾，直接经济损失115.56万元。雪灾发生后，类乌齐县委、县政府调出7000元救灾款，购买元根960.5千克，送到重灾乡村，县民政局也先后动用救灾粮53700袋，救灾款54368元，送达重灾区。

7月30～31日，丁青县下大雪，加上8月1～2日出现的霜冻，致使农作物受灾，面积1417.6公顷。

10月中旬至翌年3月5日，那曲地区出现大小降雪过程13次而造成雪灾。其中有6次大的降雪过程，第1次是1990年10月16～17日，第2次是11月中旬，第3次是1991年1月1～4日，第4次是1991年1月14～15日，第5次是1991年1月19～22日，第6次是1991年3月5日。每次大的降雪过后，平地积雪深度在13～23厘米之间，那曲地区此次雪灾死亡牲畜24.6345万（只、匹）。

10月至翌年3月，浪卡子、错那、措美、洛扎、隆子县遭受风雪袭击，死亡牲畜2909头（只）。

12月31日至翌年1月6日，聂拉木、定日、谢通门先后降雪，积雪深度在10至40厘米以上，樟木至聂拉木、日喀则的公路因积雪太深而中断。吉隆至日喀则的公路因积雪中断10天以上。定日死亡山绵羊505只。

1991年　1～4月，错那县降雪3次，积雪深度在38至50厘米之间，2800头（只、匹）牲畜被围困，死亡牲畜777头（只、匹）。

2月27日至5月中旬，丁青、类乌齐、昌都、八宿、洛隆、江达等县先后连降中到大雪，仅3月1日18时至2日09时，昌都、类乌齐降雪量就达7毫米，3月21日至4月11日，类乌齐全县共下了7场雪，其中，长毛岭乡、岗色乡积雪深度在45厘米以上，类乌齐镇、卡玛乡积雪深度在30至50厘米之间，岗色、类乌齐、卡玛多、长毛岭4乡镇的成畜死亡5729头；江达县的生达、帮格等5个牧区乡，积雪深度在30～50厘米之间，整个草场被雪覆盖，长久不化。由于降雪时间长，范围广，5个乡牲畜死亡15984头（只、匹），死亡率达9%；丁青县的5乡1村受灾户达1209户7783人，占全县总户数的16.43%、总人口的15.56%，死亡牲畜31780头（只），占总牲畜的36%以上。灾情发生后，丁青县委、县政府先后组织了10个工作组30多人次，深入到灾区，组织群众抗灾救灾，组织马队、牛队6个，动员民工160多人次，出动马、牛700多头（只），车辆12部（次），调运粮食37832.5千克，食盐10500千克及其他各类抗灾救灾物资，已送到灾区手中的救济粮19500千克，返销粮15000千克，大茶2780千克，饲料3500千克，绒衣裤335套。

3月，亚东、康马、岗巴、定结、聂拉木5个县降中到大雪，积雪深度平均在20～40厘米之间，冻死羔羊4300只，成畜死亡3200多头（只）。

1992年　2～4月，日土县连降中到大雪，牲畜死亡5万头（只、匹）。

3月中旬至5月3日，措美县大雪，死亡羊3172只。

4月18日至5月6日，尼木县麻江乡遭受雪灾。

10月以来，当雄、林周、墨竹工卡、尼木4县连降大雪，受灾牲畜50余万头（只、匹）。

11月下旬至12月上旬，那曲、班戈县遭受大雪袭击，其中班戈县253105头（只、匹）牲畜受灾，死亡7704头（只、匹）；那曲县羊井乡死亡牲畜157头（只、匹）。

11月23日至12月6日，文部办事处的7个乡、26个村连续降雪，牲畜死亡2506头（只、匹）；申扎县死亡牲畜861头（只、匹）。

12月1～6日，双湖办事处先后下了3场雪，死亡周岁山羊、绵羊237只。

12月下旬至翌年4月底，那曲地区降雪频繁，致使70多个乡、800多个村的500多万头（只）牲畜受灾。

12月下旬，浪卡子、洛扎、错那、隆子等县普降大雪，近30万头（只、匹）牲畜受围困，直接经济损失150万元。

1993年 1月3～14日，工布江达县普降大雪，积雪深度30厘米，全县受灾牲畜80000头（只、匹），死亡926头（只、匹），使58个行政村的农作物受灾。

3月下旬，仲巴、萨嘎、吉隆、聂拉木、定结、亚东等县先后遭受大雪袭击而成灾，平均积雪深度10～15厘米，仲巴县有的地方积雪深度在200厘米以上。灾害造成交通受阻，群众生产、生活遭受影响，母畜、仔畜死亡率达30%，直接经济损失155.13万元。针对灾情，日喀则地委、行署及受灾各县组织人员深入灾区了解灾情，组织领导群众抗灾救灾，防疫治病，安排群众生活并发放救灾物资。

3月19～25日，那曲县因雪灾死亡牲畜1573头（只、匹）；班戈县死亡牲畜24144头（只、匹）；巴青县死亡牲畜2700余头（只、匹）；比如县死亡牲畜295头（只、匹）。

4月7～9日，错那县连降暴雪，积雪深度35厘米，截至4月15日，共死亡牲畜1394头（只、匹）。

9月2日，芒康县遭受雪灾和霜冻的双重危害，9月4日又是雪上加霜，致使粮食产量损失395.5万千克。

10月4日至12月29日，当雄降雪22次，导致雪灾发生，积雪深度8～16厘米，造成8个乡镇、26个村、161个村民小组受灾，当雄县委、县政府为受灾户解决40万千克口粮、饲料9万千克、茶叶4万千克。

12月至翌年3月，阿里地区7县普遍连降大雪，截至3月20日统计，阿里地区死亡牲畜452510头（只、匹），直接经济损失2238.34万元。

1994年 1月15～17日，洛扎、错那、浪卡子等县连降32个小时大雪，积雪深度分别为：洛扎30～60厘米、错那36厘米、浪卡子15～30厘米。洛扎县有3名牧民被冻伤，8万余头（只）牲畜不能出牧，死亡牲畜657头（只）。浪卡子县死亡牲畜789头（只）。错那县死亡牲畜50余头（只）。隆子县死亡牲畜360头（只）。这次雪灾共死亡山绵羊1768只，牦牛276头，牲畜流产726只，错那县和洛扎县交通中断，直接经济损失10万元。

1月10日至2月下旬，昂仁、仲巴、萨嘎、谢通门、吉隆、定日、定结、聂拉木、亚东、康马、岗巴、江孜、萨迦等13个县先后遭受不同程度的雪灾，受灾乡镇68个，324个行政村8.66万人，冻死100余名放牧员，受灾牲畜711165多头（只、匹），死亡20856头（只、匹），直接经济损失达175.2万元以上。灾情发生后，日喀则地区农牧局、民政局调运抗灾救灾饲料21.15万千克，救灾款80万元及棉被等救灾物资运送灾区，各受灾县也及时组织群众抢修公路及房屋，妥善安排群众的生产生活。

11月中旬，当雄县纳木湖发生雪灾，受灾牲畜113654头（只）。

1995年 2月15日后，那曲地区连降暴雪，形成雪灾，重灾面积占全地区的40%以上。此次雪灾来势猛，范围广，持续时间长，据测算，雪灾造成的损失1.94亿元，其中直接经济损失9647.49万元。在抗灾救灾中，共投入资金531万元，发放救灾粮食794000千克，油料115000千克，饲料1146000千克，捐物22283件。地县先后组织257个工作组，1000余人次赴抗灾第一线，雪灾期间，收到各类捐款170万元，捐物折价92万元。

2月14～19日，尼木县麻江遭受大雪袭击，直接经济损失22.7675万元。

2～4月，丁青县出现长达2个月的连续降雪过程，此过程分为几个阶段：2月中旬至2月底，降雪主要集中在中部和西北部。3月初至3月20日左右，降雪覆盖全县范围，西北部牧业乡村草原积雪不断增加。3月30日至4月28日，全县范围又普降大雪，其中，4月8日、13日、16日、18日降雪较大，使得全县15个乡均遭受不同程度的雪灾，其中有5个牧业乡、6个牧业村为重灾区。嘎塔、木塔、布塔3乡的草原平均积雪深度在60厘米以上，甘岩、巴达2乡的草原平均积雪深度为40厘米，丁青镇、协雄乡、桑多乡的3个村草原积雪深度在25～35厘米之间。截至4月12日统计，因雪灾死亡牲畜11617头（只、匹），其中死亡牛5026头，羊6526只，马65匹。灾情发生后，自治区民政厅下拨了3万元的救济金，丁青县委、县政府也立即派出5个工作组，深入灾区，组织群众采取扫雪、滚雪球、撒灰等方法开展自救自助工作，并下发抗灾款1500元及粮食9806.5千克，组织农区群众将饲草饲料511.43万千克运至牧区救灾，并动员县机关、党政军、各乡镇干部职工捐款捐物支援灾区，同时采取分散放牧、增加放牧人员的办法抗灾保畜。

3月8日后，八宿县郭庆乡连降大雪，积雪深度在25～30厘米之间，在几天之内，牲畜死亡1268头（只），其中，牦牛死亡522头，绵羊死亡529只，山羊死亡207只，马死亡10匹。

5月2～8日，芒康县连降5天5夜的大雪，直接经济损失235.71万元。

8月1～16日，定日、聂拉木、康马、江孜4县分别遭受大雪袭击，农作物受灾面积达5302.65公顷。

8月2日凌晨开始，聂拉木县北部的波绒、门布、琐作、乃龙4个乡12个村气温急降、普遍降雪，平均降雪8～10厘米，农作物、草场全部被覆盖，农作物受灾面积722公顷，其中成灾面积722公顷，因雪灾损失产量15%（11.9万千克），由于雪灾还引发洪水暴发，冲坏水渠6条、溢洪道36处、倒塌住房11户、房屋32间、倒塌院墙194.1米、倒塌羊圈31处、12户房屋进水、死亡牲畜62头，这次雪灾及洪水灾害造成全县经济损失共计113.29万元。

11月9～14日，康马、亚东、岗巴、定结、定日、吉隆、聂拉木、昂仁、拉孜、仲巴、萨迦、萨嘎、江孜、白朗等14个县遭受雪灾，受灾乡镇129个260519人，死亡21人，草场大面积被雪覆盖。其中亚东、定结、聂拉木、岗巴4县的草场覆盖率为100%，造成交通堵塞，通讯中断，倒塌房屋252间、棚圈3576座，牲畜受灾333.11万头（只、匹），死亡133157头（只、匹），直接经济损失50282.36万元。11月9日晚8时至晚11

时左右，吉隆县宗嘎、差那、贡当、折巴等4乡范围内连降大雪。吉隆、扎巴、萨勒等林区2乡1镇与9日开始连降大雪2天，全县降雪面积8500平方千米。宗嘎、差那、折巴、贡当等乡政府所在地平均积雪分别达80厘米、30厘米、45厘米和90厘米。积雪最深的是宗嘎乡沃马村以下扎嘎乡以上段，积雪深度120厘米。此次降雪过程，致使吉隆县4个乡、24个村、30个自然村、1141户6580人（纯牧区人口）受灾，83375公顷草场被大雪覆盖，并造成县乡间、乡村间的交通、通讯全部中断。此次雪灾造成3人死亡、500多人冻伤。从9日晚降雪后，全县冻、饿死牲畜5400多头（只、匹），其中大畜465头，小畜4935只，失踪大畜683头，全县有16.3万头（只、匹）牲畜食牧发生严重困难。42000多头（只、匹）牲畜的体力和膘情严重下降。在雪灾发生的同时，宗嘎乡宗嘎村还发生了牲畜5号病，有101头牦牛患了此病，其中有22头死亡。灾害发生后，自治区党委、政府领导先后到受灾第一线，视察灾情并慰问灾民。日喀则地委、行署及各受灾县也派出大批工作组深入灾区，以保人、保畜安全为重点，展开抗灾救灾工作，共投入救灾款345万元，调运饲料132万千克，发放价值84.7万元的人畜药品及其它救灾物资，总运量达4965吨。上海、山东也援助资金、药品和物资总价值220万元。

11月9～17日，错那、隆子、洛扎、措美、浪卡子、曲松等县普降大雪，降雪覆盖面广，达62239平方千米，积雪深度30～140厘米，受灾牲畜10万头（只），5万余头（只）牲畜被困，死亡牲畜907头（只），丢失牲畜360头（只），民房倒塌120间，在解救被困牲畜及抢修道路中130人被冻伤（其中7人重伤、3人致残）。

11月9日至翌年3月底，日喀则、山南、那曲、阿里和昌都地区遭受不同程度的大雪袭击，牲畜死亡150万头（只匹），经济损失超过5亿元。其中，那曲地区在这期间，出现十几次强降雪过程，巴青县先后降雪16次，聂荣、安多等降雪10多次，双湖、尼玛先后降雪7次。特重灾乡84个，其中巴青、聂荣、安多、双湖、尼玛受灾最重，积雪30～50厘米，截止3月10日，巴青县死亡牲畜88540头（只匹），聂荣死亡牲畜71514头（只匹），双湖牲畜死亡率占9%，安多县死亡牲畜76693头（只匹），尼玛死亡牲畜61356头（只匹），仅大畜死亡造成经济损失1.4亿元。

1996年　1月14日上午至15日下午，吉隆县连降一昼夜的暴风雪，萨勒乡及吉隆镇的热马村以上积雪深度超过80厘米，吉隆镇积雪深度超过60厘米，给当地人们的生产生活带来很大影响。

1～4月，丁青、江达、类乌齐、昌都、八宿、左贡、察雅、贡觉等县接连不断普降中到大雪，积雪深度在40～70厘米之间，致使牲畜大量死亡，给农牧民群众生产生活造成严重困难。次此雪灾共造成4928户27573人受灾，受灾牲畜152369头（只、匹），占牲畜总数的27.5%，死亡牲畜41971头（只、匹），占受灾牲畜的7.3%。受灾最重的是丁青县西北部和江达县北部。丁青县牲畜死亡21315头（只、匹），占牲畜存栏数的7.6%。大雪造成山塔、木塔、嘎塔交通中断，木塔乡木塔村有40户240人被雪围困数日。江达县受灾4144户26539人，因雪灾牲畜死亡24388头（只、匹），其中死亡牛12846头、绵羊8738只、山羊2686只、马118匹，雪灾造成587户3278人缺口粮，出现生活困难，已断粮21户105人。类乌齐因雪灾牲畜死亡6544多头（只、匹），造成4678人即将断粮及2364人已经断粮；昌都县积雪深度34厘米，1667户10834人受灾，牲畜死亡12348头（只），其中死亡牦牛6130头、山羊3620只、绵羊2598只。八宿县然乌一带积雪深度在100厘米以上，县城至然乌和邦达的交通已完全中断，过往的40多台车辆被困在80道班一带已达2天，3月24日，80道班附近发生大雪崩，被困1000多人，死亡63人，车毁6台，牲畜死亡2400（只、匹）。贡觉县的拉妥、阿旺、相皮、莫洛等高寒区积雪深度在20厘米以上，加之气温偏低，牲畜多天吃不到草，共死亡牲畜8051头（只、匹）。左贡县4000米以上的高山牧区平地积雪深度在5厘米以上，已死亡牲畜2150头（只、匹）。察雅县积雪深度在30～50厘米之间，死亡牲畜7000多头（只、匹）。雪灾发生后，昌都地区各地县针对灾情，多次派救灾工作组，深入灾区了解核实灾情，积级组织人力、物力打通道路，为灾区调运救灾物资，及时下拨抗灾救灾专款，解决灾区农牧民群众生产生活上的困难。

3月24～26日，浪卡子16个乡普遍遭受雪灾，死亡牲畜1万余头（只）。

10月22～28日，日喀则地区仲巴、萨嘎、昂仁3县连续遭受雪灾袭击，受灾乡19个，牲畜死亡38190头（只、匹），直接经济损失853万元。灾害发生后，日喀则地委、行署及受灾县派出工作组及时奔赴灾区，组织领导群众抗灾救灾，安排群众生活，调拨救灾款，发放饲料、药品、口粮等救灾物资，同时加大对牲畜的淘汰及出栏力度，有效降低了灾害损失。

10月24～28日，措勤县普降大雪，死亡牲畜21000多头（只、匹）。

10月25日至翌年3月30日，嘉黎县北部陆续出现多次降雪过程，导致局部成灾。牲畜死亡8844头（只匹）。地处海拔5000米左右高寒地带的章若乡、措热乡、夏尔玛乡、措多乡气温持续低下、积雪难以融化，灾情严重。章若乡大畜死亡2924头（只匹），死亡率12%，幼畜成活率仅50%。夏尔玛乡大畜死亡2339头（只匹），死亡率11%。那曲地委、行署及嘉黎县委、县政府对嘉黎北部灾区予以高度重视，及时派出了工作组和医疗组，并通过各种渠道给灾区解决救灾资金17万多元、饲料2.5万千克、柴油1000千克。

10月28～31日，错那、洛扎、浪卡子、措美、隆子县普降大雪，局部降大到暴雪，积雪深度41厘米，交通中断数日，牛羊吃草困难，直接经济损失25万余元。针对灾情，山南地委、行署及地区农牧局抗灾办及时转发了防抗灾通知，并调往错那、洛扎饲草各3000余千克。

1997年　1月28日至3月8日，隆子县发生雪灾，直接经济损失1.1万余元。

1月至4月上旬，浪卡子、洛扎、错那、隆子、措美等县连续出现不同程度的暴风雪天气，特别是3月16～30日，错那县普降中到大雪，直接经济损失50余万元。

4月10日至5月1日，尼木县麻江、彭岗、霍德、卡如、东嘎、续普、帕古等几个乡遭受雪灾，直接经济损失百万元，牲畜死亡2677头（只、匹）。

9月开始，那曲地区出现40多次大范围间断性降雪过程，其中大部分为中强度以上降雪，特别是12月9～11日，那曲地区再次普降中到大雪，局部地区降暴雪，造成全地区11个县（区）42万多平方千米全部遭灾。重灾区平地积雪在40厘米以上，特重灾乡、村积雪深度在50～100厘米之间，受灾严重的乡110个、村1103个，分别占那曲总乡数的75%、总村数的72%，其中特重灾乡105个，特重灾村537个。受灾户39766户，占总户数的74%，其中特重灾户19335户。受灾人数26万人，占总人口的83%，特重灾

106688人。这次雪灾的特点为降雪早，气温低，雪后无风加上白天起雾、早晚降霜，导致积雪冻成硬壳，层层加厚难以融化，雪灾持续时间长、受灾面积广。截至1998年6月底，那曲地区各类成畜因灾死亡82.66万头（只匹），因灾造成牲畜死绝、无畜户520户3000人，因灾使2.6万人返贫，7200多人患流感、痢疾等流行性疾病、死亡39人，因雪崩、翻车等事故死亡24人，2万多人患雪盲，2万多人冻伤手脚，直接经济损失6亿元。这次雪灾发生后，党中央、国务院、中央军委极为重视，党和国家领导人多次过问灾情，并派慰问组进藏视察灾情，动用一个专列运送了大量抗灾救灾物资。

面对自治区几个地（市）同时遭受雪灾的情况，自治区党委、政府提出“面向全区，突出那曲”的抗灾救灾思路，多次派出工作组深入那曲灾区一线指导抗灾救灾工作。在抗灾救灾中，地县两级先后组织854个、5600余人次的强有力的工作组，投入大小车辆3926台次，投入资金900多万元。这次雪灾，得到了驻藏部队、武警官兵和兄弟省市、兄弟地市及社会各界的无私援助和大力支持。在抗灾救灾中，西藏军区共出动兵力1600余人次，牵引车50台，运输车200多辆，运送各类救灾物资240万余千克。武警西藏总队先后投入兵力3850人次，各类救灾车辆492台，抢运救灾物资199.5万千克，解救被大雪围困群众180户、988人。浙江、辽宁2省对那曲的灾情极为重视，并各自捐助100万元和大批救灾物资。在整个抗灾救灾期间，那曲地区抗灾办累计收到抗灾救灾物资1057车、折合资金1025.9万元，抗灾救灾资金1951.3万元。在抗灾救灾中，那曲地区抗灾办累计发放面粉33.95万千克、青稞46.05万千克、糌粑1317万千克、饲料46.05万千克、饲草31车、棉衣被子17万件、油料139.8万千克、柴禾404车、煤4046200千克、各种人兽药品93.6万元等大批救灾物资、发放现金237.9万元，各类物资折合资金2415.7万元。

9月至翌年4月，受厄尔尼诺影响，唐古拉山脉喜玛拉雅一线提前降雪，那曲地区、阿里地区、日喀则地区南部、昌都、拉萨及山南地区南部等6地市普降大到暴雪，使全区40个县457个乡（镇）的3104个村146125户904779人受灾。其中灾情重的有32个县295个乡（镇）、2049个村72233户460713人。灾情特重的有15个县184个乡（镇）、1256个村54612户347222人。受灾牲畜1000万头（只、匹），占全区牲畜存栏2300万头（只、匹）的44%，被大雪围困牲畜700多万头（只、匹），因饥饿和寒冷死亡牲畜250万头（只、匹）。灾民中缺粮、断粮的达194444人，缺粮2916.5万千克，缺燃料102524人，缺衣被48872人，缺帐篷7428户，冻伤26185人，患雪盲13636人，患流行性疾病27897人。其中那曲地区共有7200多人患流感、痢疾等流行性疫病，因患流脑、伤寒等疫病死亡39人，因雪崩、翻车等事故死亡24人。灾区90%以上草场被大雪覆盖，有13个县50多个乡交通被阻隔，部分县、乡、村中断联系，造成500多户、2600多名牧民群众一时失踪，情况不明，长达40多天。此次受灾范围广，持续时间长，积雪融化慢，气温下降剧烈，部分地区最低气温超过历史极端最低气温，给灾区群众的生产、生活造成了严重损失，雪灾造成的经济损失约9亿元。

灾情发生后，党中央、国务院、中央军委非常关心，几次听取西藏灾情汇报，中央领导对抗灾救灾工作做了重要指示，中央还派出国家经贸委和民政部的领导同志组成慰问组赴藏，深入灾区第一线，慰问灾民，了解灾情，指导工作。同时自治区党政主要领导先后10多次率工作组，赴那曲、阿里、日喀则等地区，深入重灾县、乡、村，了解实际灾情，鼓励灾民树立抗大灾和战胜灾害的信心。为及时解决灾民的吃、住、穿、烧、医等“五有”问题，国家民政部下拨特大自然灾害救济补助费3300万元。各省市和区内361个单位和个人捐款14916101.3元。区直单位和个人捐款2360101.3万元，捐衣物39659件（床、套、双）。安置转移灾民65880人，救济灾民203703人，救济口粮1222万千克（其中群众互助解决311万千克），跨地区转移牲畜12万头（只、匹），向轻灾乡转移牲畜6.2万头（只、匹），向无灾的邻近乡转移牲畜27.87万头（只、匹）。组织医疗组60余批、200人次，共诊治患者23800人，用去的药物折款150万元。

10～12月，当雄县发生雪灾，8个乡镇受灾，重灾区在纳木湖乡，当雄县委、县政府为受灾户送去价值15453.85元的医药、价值200000元的畜用药、饲料3447.5千克，饲草3100千克、茶叶950千克、青油57千克、面粉4575千克、糌粑7321252千克、青稞126.5千克、燃料8625千克、救济了1200户3201人。

12月9～11日，尼木县麻江乡发生雪灾，受灾牲畜37365头（只）。

1998年 昌都县大部分乡遭受雪灾，造成牲畜死亡14000多头（只匹），其中妥坝、面达、格龙、拉多4个牧业乡死亡牲畜12000多头（只匹）、埃西、若巴、约巴、芒达4个半农半牧业乡死亡牲畜2000多头（只匹），雪灾造成经济损失600多万元。在抗灾工作中落实救灾款30多万元、返销粮6.5万千克、衣物1300多件。

1999年 4月5～8日，错那县11个乡普降大雪，造成直接经济损失8.1万元。

10月至翌年5月9日，岗巴县先后多次遭受风、雪灾，全县牲畜死亡9598头（只），直接经济损失近170万元。

2000年 2～3月，洛扎县、错那县遭受风雪灾，其中错那县牲畜死亡1392头（只），直接经济损失28万元。洛扎县直接经济损失4万多元。

4月9～11日，错那县遭受雪灾，平均积雪深度17厘米，受灾牲畜为91289头（只、匹），其中被困山绵羊76258只，大畜15031头，山绵羊死亡1860只，死亡率为1.6%，大畜死亡459头，死亡率为1.5%，山绵羊流产数2400只，直接经济损失达115.8万元。

4月9～27日，昂仁县遭受雪灾，成畜死亡9933头（只）。

5月17～23日，错那、措美、浪卡子、隆子4县遭受雪灾，直接经济损失31.675万元。

8月28～31日，洛扎县遭受雪灾，直接经济损失904.7168万元。

2001年 3月22日至4月2日，错那县高寒牧区连降中到大雪，积雪深度20厘米，造成牲畜死亡1265头（只），幼畜死亡8320只，成畜的膘情逐渐下降。

5月6～23日，措勤县江让乡的4个村，曲洛乡的3个村，磁矿的2个村，达雄乡的2个村共11个行政村突降大雪，积雪深度10～35厘米，因灾死亡牲畜10987头（只、匹），其中江让乡加莱组、昌仓村和一组在5月17日这一天内就死亡牲畜600多头（只）。

5月28日，改则县部分乡村突降中到大雪，特别是北部的察布乡、古姆乡、麻米乡受灾较重，积雪7.8～30厘米，死亡牲畜4700头（只、匹），直接经济损失117.5万元。

其中察布乡死亡牲畜2046头（只、匹），直接经济损失51.15万元。灾情发生后，阿里地委、行署与地区畜牧局、兽医站等单位组成工作组赶赴受灾现场调查灾情，并及时下拨20万元抗灾资金积极进行抗灾救灾工作，同时认真做好了调运饲料和春播的准备工作，把灾害损失降到最低限度。

10月5日至翌年3月15日，定结县日屋镇多次降雪，其中强降雪8次，尤其是2002年1月16日和2月11日的强降雪，积雪深度35厘米，给日屋镇群众的生产生活带来了较严重的损失和困难，特别是3月下旬临近牲畜接羔育幼的重要生产季节，去冬储备的抗雪灾饲料饲草已全用完，众多牧民陆续出现了断粮现象，受灾户数为181户914人，受灾面达到100%。因灾死亡牲畜381头（只、匹），其中大畜51头（只、匹），小畜330只，死亡率3.1%，流产417头（只、匹），牧业直接经济损失12.06万元。雪灾造成154户792人缺粮5.94万千克，4户16人12间168平方米的房屋成为危房，直接经济损失2.68万元。同时雪灾引发了牲畜心脏积水、痢疾、肺炎等许多疫病，牲畜患病总数3446头（只、匹），发病率高达28%，灾后因交通被堵，劳务创收损失13.96万元。上述各项损失共计28.70万元。灾情发生后，日喀则地委、行署高度重视抗灾救灾工作，及时组织由地区抗灾办、农牧、民政、交通等部门参与的联合工作组，深入灾区第一线，走村入户调查灾情，慰问灾区群众，指导灾区工作，按照“先保人、后保畜”的原则，先后分3次解决了105户540人（次）的口粮8508.5千克。将因灾受困的7160只牲畜及时转移到邻乡（琼孜乡）草场放牧，渡过危急难关。要求县、镇防疫部门拿出备用兽药，及时对患病牲畜进行治疗，安排县养护段出动一部推土机抢修萨尔至日屋公路被堵的路段，确保公路畅通，针对牲畜处于春乏期、抗灾饲料用尽的实际情况，调运饲草饲料2万千克，尽力将雪灾带来的损失降低到最低限度。

2002年　1～3月，阿里地区连续普降小到大雪，中部和东部地区持续出现低温和大风天气，1月中下旬，阿里地区的东部、西南部连续出现3次中雪天气，持续时间长达5天，局部地区出现大雪。改则、札达、普兰、措勤4县乡村的平均积雪在5～10厘米之间，改则站降水量比历年同期偏多33%，1月22日至2月初，改则－40℃的天气持续时间长达11天，极端最低气温达－44℃。2月上中旬，阿里全地区范围内又连续2次普降小到中雪，西南部的普兰、札达连降大雪，持续时间长达7天，各县乡平均积雪深度达15～20厘米，普兰、札达2县及噶尔县的门士乡、革吉亚热乡都仓村平均积雪深度达45～60厘米，普兰、札达2县通往地区的公路完全中断。2月下旬至3月初，阿里地区范围内又连续4次普降小到大雪，2月23～25日、2月28日至3月2日，西南部的普兰和札达县、中部的噶尔及西北部的日土县，2次降中到大雪，连续降雪3天3夜，普兰、札达县平均积雪60～80厘米，噶尔、日土县平均积雪45～60厘米，尤其是噶尔县的门士乡，札达县的萨让乡、曲松乡、底雅乡、达巴乡，日土县的东汝乡阿汝村，革吉县的亚热乡却藏村积雪深度120厘米，个别村达150厘米，普兰、札达的积雪覆盖率为97%，日土县为84%，噶尔县为85%。普兰、札达通往地区的公路打通后又被雪堵断。此次降雪过程使阿里地区7个县的36个乡镇209个村不同程度地遭灾，其中普兰、札达、噶尔、日土、革吉、改则6县均受灾较重，受灾较重的乡村有22个乡镇56个村，受灾人口达4889户22389人，分别占全地区农牧民总户数、总人口的35.12%和34.55%。全地区因雪灾死亡牲畜10.2万头（只、匹），成畜死亡率为3.5%，幼畜死亡34.5万头（只），幼畜死亡率为53%，母畜流产103677头（只、匹），流产率为8.65%。7县中普兰县成畜死亡率为4.76%，幼畜死亡率43.28%，母畜流产率为6.85%，该县巴嘎乡曲喜和部巴2个作业组的绵羊幼畜死亡率高达50%，山羊幼畜死亡率达70%，个别牧户的幼畜死亡率达80%~90%；札达县成畜死亡率为3%，幼畜死亡率为46%，母畜流产率为5.92%，该县萨让乡和曲松乡的成畜死亡率达6%以上，幼畜死亡率高达60%以上；日土县幼畜死亡率为41%，母畜流产率为6.5%，该县东汝乡古美、兰顿一带仅3月2日这一天成畜就死亡150头（只、匹）；噶尔县门士乡成畜死亡率为6.7%，幼畜死亡率达47.6%，母畜流产率为15%；革吉县亚热乡却藏村成畜死亡率为3.5%以上，幼畜死亡率高达75%以上；措勤县江让乡诺仓村成畜死亡率为5.9%，其中周岁羊占70%左右，幼畜成活率极低；3月1~3日，改则县察布村、乡木布村和先遣乡玛果村、巴热村、热雄村死亡牲畜1000余头（只、匹），母畜流产5497头（只、匹）。雪灾造成1300名群众患雪盲，7个县普遍发生流感，患病人数近1万人。牲畜也大范围出现口腔炎、肺炎、羔羊痢疾和羊肠血毒症等疫情。此次雪灾造成直接经济损失2500万元。灾情发生后，自治区党委、政府高度重视，召集有关部门召开了专题会议，决定在2001年12月已预拨抗灾专款55万元的基础上，再追加抗灾专款30万元、救灾款90万元，主要用于购买兽药，解决群众生活问题。自治区农牧厅根据专题会议精神，于2月5日专门派出工作组，赴阿里地区进一步了解灾情并指导灾区开展抗灾救灾工作。阿里地委、行署先后5次召开地委、行署联席会议，专题研究抗灾救灾工作，并明确提出将抗灾救灾工作作为当前压倒一切的中心任务，本着“先保人、后保畜，重点保适龄母畜”的原则，号召全地区军警民积极行动起来，全力以赴投入到抗灾救灾工作中。地委、行署主要领导带队，组成由农牧、民政、卫生等部门参加的工作组，深入到重灾乡调查了解灾情，协助县、乡、村开展抗灾救灾工作。各县也多次组织工作组深入各乡调查灾情，在妥善安排群众生活的同时，组织群众开展生产自救，对已落实到户或联户的冬春草场实行临时调剂使用，及时安排重灾村户牲畜转移等。地县乡为了把工作落到实处，建立了地、县、乡、村4级灾情联络报告制度，将责任落实到人，为掌握灾情动态和领导决策抗救工作提供了依据。到3月5日，全地区已组织下派工作组63个、人员616人（次），动用大小车辆196台（次），共安排抗灾救灾资金454万元，发放救灾粮217720千克、茶叶389条、各类衣物鞋帽6795件、雪镜1185副、饲草料153550千克、柴禾0.9万千克、油料61000千克、人用药品价值12.75万元及兽用药品价值41.57万元。阿里地区还开展了向灾区献温暖活动，共捐款16.82万元，衣物574件，粮食3.04万千克，青油2010千克，罐头1936千克，油料30240千克。新疆南疆军区在得知阿里地区受灾后，也给予了大力支持，共捐赠价值28.7万元的抗救物资。雪灾发生后，抗灾救灾领导小组组织全社会力量多次打通普兰、札达2县和重灾乡村的公路，经过20多天的日夜奋战，于3月13日打通了多次中断的地区通往噶尔县门士乡、札达县的公路，以便及时掌握灾区情况和为灾区调运抗灾救灾物资，积极做好灾区群众的思想工作，没有出现冻死、饿死人的现象，把灾害损失降到最低限度。

1月8日至4月10日，仲巴、萨嘎、吉隆、聂拉木、定日、定结、岗巴、康马、亚东、江孜、南木林11个县连续出现多风、阴云、低温及降雪天气，致使各县主要牧区遭受雪灾，其中仲巴、吉隆、定结、岗巴、康马、江孜6县灾情较重，积雪深度3~90厘米。因灾冻死、压死、病死牲畜31286头（只、匹），其中成畜死亡7984头（只、匹），仔畜死亡23425只。仲巴县仁多、霍尔巴、吉拉、那久4个重灾乡成畜死亡4300头（只、匹），仔畜流产和死亡16000头（只、匹），雪灾还引发了牲畜患痢疾、肺炎、口腔炎、雪盲、心脏积水等诸多疾病。此次雪灾共造成直接经济损失100万元。灾情发生后，日喀则地委、行署高度重视，及时派出工作组调查了解灾情，各县、乡镇把抗灾救灾工作作为当前工作的重中之重，立即召开紧急会议部署抗灾救灾工作，并组织由县级领导带队的工作组，深入灾区组织动员乡村干部群众全力开展以防抗灾物资调动为主的抗灾救灾工作，地区农牧部门也派出得力工作组深入到受灾较重的几个县指挥、指导现场救灾工作，并调动饲草50车、饲料80000千克用于救灾工作。岗巴县委、县政府对整个抗灾救灾工作也做了安排部署，调运饲草172360千克，糌粑3180千克，砖茶205千克，青油273.5千克，干血225千克，油饼1949.5千克，衣物888件，帽子888顶，鞋子888双，眼镜444副，手套444双用于抗救工作。

3月18日至4月11日，朗县6个乡（镇）不同程度地连续降雪，造成高山牧场积雪不化，使得登木乡的拉公塘、纳日塘牧场，拉多乡的仓巴、杰牧场，洞嘎镇的工字荣牧场受灾严重，大面积草场被雪覆盖，积雪深度达40～120厘米，牧场上的牲畜被大雪围困，面临死亡的危险。全县牲畜死亡433头（只、匹），其中登木乡229头，洞嘎镇102头，拉多乡88头，仲达镇12头，金东乡2头。受困牲畜14483头（只、匹），积雪压塌帐篷37顶，直接经济损失60余万元。灾情发生后，得到了自治区党委、政府的亲切关怀和大力支持。自治区农牧厅、抗灾办为朗县灾区下拨抗灾专款5万元。林芝地委、行署也非常关心朗县的灾情，及时给灾区下拨抗灾专款7万元，地区农牧局、地区抗灾办为灾区拨抗灾款3万元。福建省漳州市委、市政府在得知灾情后，发来慰问电和捐赠10万元救灾专用款。4月3日，朗县县委、县政府接到受灾乡（镇）的灾情报告后，立即召开紧急会议，成立了抗灾救灾领导小组，并于4月4日派出6支灾情调查工作小组，奔赴全县6乡（镇），展开灾情调查和组织抗灾救灾工作。地区农牧局领导同志带领县政协、县民政局、地区兽防总站、登木乡书记、电视台工作人员等组成的工作组赴登木乡拉公塘、纳日塘牧场调查灾情，由于山高路险，气候恶劣，积雪覆盖了去牧场的小路，工作组绕道从山南地区曲松县骑马到达牧场，工作组在平均海拔5000多米的高山上走访了18个牧场，在登木乡走村串户调查了解了16个行政村，取得了第一手资料。工作组每到一个牧场，就向灾区人民转达了地委、行署、县委、县政府对他们的问候，并要求灾区人民积极开展生产自救和组织牧民转移牲畜，把雪山上的牦牛、犏牛尽量转移到安全地带，截止4月15日，共转移牲畜5986头。县委、县政府在财政资金十分紧张的情况下，直接为洞嘎镇和仲达镇投入现金1.6万元，运往灾区的救灾物资糌粑4万千克，冬小麦6万千克，砖茶0.8万千克，食盐0.2万千克，群众自筹粮食27.5万千克，县兽防站为灾区解决兽用青霉素、痢特灵等药品折合人民币2万多元。全县运送物资车费3.34万元，全县共投入抗灾物资折合人民币28.9万元。

3月20日至4月12日，山南地区部分县普降中到大雪，特别是南部高寒县连续降雪，积雪深度在20厘米以上，隆子、浪卡子、曲松、措美、错那、洛扎6县损失严重，受灾牲畜33.26万头（只、匹），占年末牲畜存栏数的15%，因灾死亡牲畜11216头（只、匹），其中成畜死亡3637头（只、匹），幼畜死亡7545头（只、匹），直接经济损失

160余万元。3月28日至4月1日，重灾区浪卡子县普玛江塘乡连降大雪造成雪灾，受灾牲畜44群26299头（只、匹），占全乡牲畜的100%，其中牦牛3602头，重灾牲畜为5128头（只、匹），死亡牲畜816头（只、匹）；浪卡子县多却乡有3个村民委员会和6个接羔点受灾严重，受灾牲畜105群67231头（只、匹），死亡牲畜245头（只、匹），其中羔羊234只，周岁羊13只；曲松县全县平均积深度6厘米，邱多江、下江2乡5个村20个牧场，受灾牲畜32154头（只、匹），其中牦牛8000多头，死亡成畜584头（只、匹）；错那县受灾牲畜49000多头（只、匹），死亡牲畜3107头（只、匹），其中成畜死亡951头（只、匹）；措美县扎古、古堆2乡发生雪灾，受灾牲畜58106头（只、匹），死亡牲畜5282头（只、匹），其中成畜死亡725头（只、匹）；隆子县日当镇、热荣乡、雪沙乡平均积雪深度20厘米，受雪灾围困的牲畜107830头（只、匹），死亡牲畜526头（只、匹）；洛扎县受灾牲畜510287头（只、匹），死亡牲畜683头（只、匹），其中成畜死亡338头（只、匹）。雪灾发生后，山南地委、行署高度重视灾情，组成了由副专员带队，地区农牧局抗灾办参加的工作组，前往重灾区浪卡子县调查了解指导抗灾救灾工作。受灾地区的县、乡两级党委、政府也都组织了抗灾救灾工作组到受灾地区调查了解灾情并组织动员群众进行抗灾救灾工作，各县调运饲草32.3万千克，饲料11.8万千克，解决资金8.6万元，其中，浪卡子县普玛江塘乡已投入抗灾救灾干草9825千克、饲料5916.5千克、柴禾22000千克，转移牲畜22群。多却乡共调运抗灾饲草43239千克、饲料14550千克、柴禾5000千克，组织转移牲畜70群。地区农牧局抗灾办调运抗灾饲料8.13万千克、抗灾资金9.62万元帮助群众恢复生产，减少灾害损失。

4月下旬至5月初，亚东县帕里镇一带出现连阴低温天气，特别是4月29日下午开始下雪，持续3个小时，积雪深度2厘米，同时伴随着7级以上的大风，加之帕里镇4个居委会及堆纳乡的吉如、堆纳、拉贵3个村的牲畜放牧点共计50个放群组均在较高寒的牧场放牧，因寒冷冻死牲畜1383头（只、匹），其中羔羊冻死1049只，犊牛5头，成畜死亡264头（只、匹）。帕里镇4个居委会的放牧点死亡牲畜529只，其中羔羊355只，成畜174只。堆纳乡的3个村共死亡牲畜789头（只、匹），其中羔羊694只，犊牛5头，成畜死亡90只。灾情发生后，亚东县县委、县政府及时组织有关人员深入各放牧点调查灾情并进行救灾，20多个放群组及时转移牧场，转到相对低、暖的地带放牧；组织调运饲草29695千克、牛粪13500千克，因抗灾措施及时到位，把损失降到了最低限度。

8月21日，定日县遭受雪灾，接着又连降暴雨，共造成57个行政村2980户16515人受灾，受灾面积2624.3公顷，产量损失188.99万千克，其中粮食177.49万千克，油菜11.5万千克。由于雪灾后又降暴雨，冲毁水渠23条、长2900米，冲毁水坝61处、长4670米，冲毁乡村公路4处、长93000米，造成群众危房41户82间，淹没草场6.7公顷，损失牲畜26只。灾情发生后，定日县委、县政府及时派出4个工作组深入灾区核实统计灾情并深入农户，做群众的思想工作，安定人心，使群众能科学地认识这一反常天气现象，防止迷信思想侵入，动员组织群众施用现有的草木灰，提前做好熏烟防霜等准备工作，在积水较多的田地组织群众立即排水，防止农作物受水浸泡腐烂，并动员组织群众及时抢修已冲毁的水利设施以保证农作物后期生长的灌水需要。

8月17日以来，洛扎、曲松、桑日、加查4县农区相继普降大雪，造成农作物被雪覆盖而严重倒伏，4县受灾涉及2650户13250人，受灾面积1967.7公顷，因灾损失粮食

322.5万千克，油菜20.5万千克，青饲料38.5万千克。其中洛扎县农作物受灾面积553.1公顷，绝收46.7公顷，损失粮食121.22万千克，油菜损失10.9万千克。桑日县农作物受灾面积703.8公顷，损失粮食20.45万千克，损失油菜8.2万千克。曲松县农作物受灾面积333.5公顷，损失粮食91.68万千克。加查县农作物受灾面积377.3公顷，损失粮食89.18万千克，损失油菜1.3万千克，倒塌民房6间，造成部分危房。4县雪灾造成直接经济损失600余万元。灾情发生后，山南地委、行署和有关业务部门高度重视，地区农牧局、民政局、抗灾办等有关部门负责同志组成工作组，先后深入4个县的受灾现场调查核实灾情并指导抗灾救灾工作，组织群众开展生产自救，妥善安排好群众的生产生活，及时迁离危房里的受灾群众，就地解决受灾群众的临时住房问题，动员群众切实加快秋收、秋打进度，做到成熟一片，收割一片，并针对灾后群众的缺粮、缺种问题，设法调剂了部分种子和口粮，使受灾群众生产生活得到了妥善安置。

第三章　霜　　灾

第一节　概　　述

霜，是地面或近地物体在温度0℃或以下时，水汽在其表面凝华而成的白色冰晶。它主要决定于温度的高低和空气湿度的大小，其本身对作物没有直接影响。霜冻属于低温冷冻灾害，在作物生长季节，因植物体温度降到0℃以下，使体内水分冻结，致使作物枯萎，甚至死亡。

一般温度降至0℃或0℃以下的低温危害称为霜冻或冻害。在春、秋转换季节，土壤表面或者植物株冠附近的气温降至0℃以下，造成植物受冻害甚至死亡。

西藏地处高寒，在海拔3800米以上的农区，霜冻严重。其特点是初霜出现早（7月上、中旬），持续时间长（2～3天）而且频繁，往往一场霜冻，就会造成农作物大面积减产，甚至颗粒无收。

按霜冻发生的季节可分为两种：

春霜冻　又称晚霜冻或终霜冻，指春播作物出苗、果实花期、越冬作物返青后发生的霜冻，春季最晚的一次霜冻称为晚霜冻。随着春季温度的升高，晚霜冻发生的频率逐渐降低，强度也减弱，但是发生得越晚，对作物的危害越大。

秋霜冻　又称早霜冻或初霜冻，指秋收作物尚未成熟、露地蔬菜还未收获时发生的霜冻，秋季最早的一次霜冻称为早霜冻。一般早霜冻越早，危害越重。随着秋季温度的逐渐降低，秋霜冻发生的频率逐渐提高，强度也加大。

按霜冻的成因可分为四类：

平流型霜冻　指强冷平流引起剧烈降温，使作物受害的霜冻。发生时常伴有强风，故又称为“风霜”。其特点是危害范围广、时间长（一般3～4天），地区间差异较小。多发生在初春和晚秋。

辐射型霜冻　指在冷高压控制下，夜间晴朗无风，植物表面强烈辐射降温而发生的霜冻，又称为“静霜”或“晴霜”。凡是影响辐射冷却的因子都将影响其强度。其特点是持续时间短（一般几小时，有时也可能连续在几个晚上出现）、危害地区小，地区间差异较大，不同地块、甚至同一植株的不同部位，也会因辐射失热的不同，造成霜冻强度的差异。青藏高原海拔高，多晴朗天气，夜间辐射冷却强烈，故即使是暖季也容易出现辐射霜冻。

平流辐射型霜冻　也称混合霜冻，指平流和辐射冷却共同作用下发生的霜冻。通常是先有冷空气侵入，温度明显下降，到夜间天空转晴，地面有效辐射很强，植株体温进一步降低而发生霜冻。此种霜冻发生次数最多，影响范围大，危害也最重。高原在 6～8 月份出现的霜冻，常常由于平流降温后，紧接着强烈辐射冷却而形成混合霜冻。西藏出现的霜冻，多数属于这一类型。如 1973 年 6 月 30 日到 7 月 2 日的全区性霜冻，先是冷空气侵入高原，气温下降，云层消散，接着夜晚强烈辐射冷却，造成海拔 3800 米以上农区出现大面积的霜冻。

蒸发霜冻 指由于空气变干或植被、土壤表面水分蒸发迅速，植物体耗热较多，株体冷却，而使作物受害的一种霜冻。这类霜冻相对较少，且多发生于干旱地区降雨之后，其强度主要取决于空气温度、大气湿润状况等。

分析西藏各地的霜冻资料，发现前 3 种类型都有发生，唯独没有蒸发型。其中平流辐射型多，平流型少，辐射型罕见。单纯辐射型霜冻只在青藏高原地区有过报道。霜前，由于西南暖湿气流控制，以阴雨天气为主，夜间最低气温比常年偏高。之后，太平洋副热带高压加强西伸以至形成一个小高压，在它的控制下天空转晴，夜间强烈辐射散热而引起温度大幅度下降，使尚未成熟的作物遭受霜冻危害。

单纯的平流辐射也不多见，它多出现在平均初霜日以后，个别也有发生在平均初霜日附近的，就多年平均而言，是处于温度比较低的时期。它发生的天气特点是前期温度偏高，之后，突然有一股很强的冷空气侵入，阴云密布，北风强劲，温度迅速下降而造成霜冻。

大范围的霜冻绝大多数是混合型。对农业生产影响最大的是比平均初霜日提早的早霜冻和比平均终霜日推迟很多的晚霜冻。这两种霜冻都是平流辐射型的。因为这些时期常常平均温度比较高，影响当地的冷空气较弱，单纯的冷平流或单纯的辐射散热往往难以把叶温降到 0℃以下，只有二者结合才可能发生霜冻。平均初、终霜日前后的霜冻绝大多数也是平流辐射型的。比平均初霜日推迟很多的早霜冻和比平均终霜日提早很多的晚霜冻，对农业生产的影响比较小，它们多数也是平流辐射型。

由于西藏常年多冷空气活动，加之高原本身就地高天寒，辐射降温强，昼夜温差大，且多晴空少云天气，因而西藏出现的霜冻以平流辐射混合型为主。根据历年出现的霜冻分析，冷空气侵入高原是造成降温的外来因素。夏秋季节，北方冷空气势力较弱，侵入高原的次数也不多，单一由冷空气降温，还不致于引起霜冻的发生，只有夜间天空晴朗无云，出现强烈的辐射降温，才可能出现霜冻。这两种过程，在高原上引起霜冻的时候，几乎都是同时出现，北方冷空气势力越强，晴朗无云的天气也就越多，强降温也越急，持续时间越长，霜冻危害也就越重。

例如 1963 年 6 月 29 日伊朗高压进入西藏地区西部，影响阿里地区，天气转晴。30 日伊朗高压加强，东移控制西藏全境，风向偏西北，出现晴空少云天气。藏北和藏东冷平流较强，24 小时降温 5～10℃，大部分地区最低气温达 0℃左右，出现大面积霜冻。7 月 1 日控制西藏境内的伊朗高压继续加强，霜冻继续加重。2 日控制西藏境内的伊朗高压分裂，90°E 以东为残留小高压，天气仍晴朗，有霜冻。以西地区风向偏西，天气转为多云，霜冻自西向东先后结束。又如 1997 年 8 月 20～23 日，因伊朗高压东伸及高压控制下的强烈晴空辐射，加之冷空气入侵，导致拉萨市持续 5 天的晴冷降温天气过程，其中 21 日降温尤为明显，全市高寒农区遭受不同程度的霜冻，冻害最重的是海拔 3900 米以上的半封闭山沟或谷地，此时青稞还处在灌浆至乳熟期，遇霜冻致使灌浆受阻，减产严重，全市粮食作物减产5万千克以上。

一、霜冻指标

霜冻是以日最低气温作为霜冻的气象指标要素，根据其影响程度将霜冻分为轻霜冻和重霜冻两种：

1. 轻霜冻：0℃＜日最低气温≤2℃。

2. 重霜冻：日最低气温≤－2℃。

二、霜冻分区

根据平均无霜冻日数的分布情况及对农牧业生产的影响程度，西藏地区可分成如下霜冻区：

1. 无霜冻区：年无霜期在330天以上，区域为20325平方千米，占全自治区面积的1.7％，指东喜马拉雅山脉南麓的低海拔地区，主要包括墨脱县、错那县的南部边缘，这里全年气温较高，作物一年两熟至三熟，基本无霜冻危害。

2. 轻霜冻区：年无霜期在160～330天之间，区域面积为54946平方千米，占全自治区面积的4.6％。主要包括朗钦藏布、易贡藏布、帕隆藏布、察隅曲、三江流域南段的河谷地带；墨脱县、错那县、亚东县、聂拉木县的部分地方。这些地区终霜冻出现时，正值作物抗冻能力较强的苗期，而初霜冻来临时，大部分作物已收割，霜冻对作物的影响一般不大。但异常的终霜，会造成本地喜温作物（玉米）、蔬菜幼苗受冻，影响经济林木开花、坐果。

3. 中霜冻区：年无霜期为100～160天，区域面积为34491平方千米，占全自治区面积的2.9％。主要包括年楚河、拉萨河、山南地区的沿雅鲁藏布江段、三江流域中部河谷农区、阿里地区的扎达盆地、普兰县南部、定日县朋曲冲击平原、定结县陈塘区、吉隆县吉隆藏布、聂拉木县麻樟藏布等地。这些地区终霜冻出现时，正值作物抗冻能力较强的苗期，而初霜冻来临时，大部分作物已收割，但异常的初霜，会造成部分正处于籽粒灌浆期的青稞受冻，影响产量和品质。

4. 重霜冻区：年无霜期仅30～100天，区域面积为403284平方千米，占全自治区面积的33.3％。主要包括阿里地区、那曲地区西部、日喀则地区南部等县的大部分或部分地区；山南地区的浪卡子、贡嘎、洛扎、措美、错那、隆子等县的大部分或部分地区；那曲地区的索县、比如、巴青、嘉黎等县的部分地区；昌都地区的丁青、类乌齐、洛隆、八宿、芒康等县的部分地区。这些地区终霜冻期，作物处于抗冻能力较强的苗期，但初霜冻期，大部分作物处于籽粒灌浆期，常常会造成作物受冻，严重影响产量和质量。

5. 全年霜冻区：年平均无霜期短于30天，主要分布在海拔4200米的广大地区，其中不少地方少于20天。实际上，这些地区并无严格的无霜期，因而，为全年霜冻区，区域面积为696817平方千米，占全自治区面积的57.6％。

三、霜冻的影响及对策

西藏的谷地、洼地最容易发生霜冻，俗有“雪下高山霜打洼”之说。这是由于冷空气密度大，容易下沉汇集于低地，形成“霜穴”。在冷空气的通道、风口、迎风面、森林的向风面、山坡的北坡、干燥疏松的沙性土壤等地易发生霜冻且较重。斜坡的中上部、大河、湖泊边、潮湿的粘性土壤等冻害较轻。可见地势、地表性质、森林屏障、距离水体的远近等局地条件，对霜冻的发生和程度都有很大影响。

针对西藏主要农区农作物、果树生长特点，并结合农民防霜经验，总结了几点防霜措施，供有关部门参考。

（一）果树

果树主要在开花期、坐果期易遭受晚霜冻的危害，主要措施有：

1. 选择较抗晚霜的品种，如苹果中的元帅、红星、红冠、富士等。

2. 加强管理，增强树势，加强病虫害的防治，使树木生长健壮，增强抗逆性和对不良环境的适应能力。

3. 推迟萌芽开花物候期，主要措施：

·在早春萌芽前给树体喷水，可延迟花期 7 天左右。

·早春果园灌水，可适当推迟花期。

·萌芽前或秋末。喷萘基乙酸钾盐 250～500 毫克/千克水或花前喷水，可延迟苹果开花 5～7 天。

4. 霜冻发生前，夜晚给树体连续喷水至日出后冰层融化时停止，利用结冰所释放的热量使花器官免于或减轻霜冻的危害。

5. 霜冻前及时灌水，可提高空气温度、湿度和露点温度，并对霜冻失热冷却过程有缓冲作用，达到减轻霜冻的目的。

6. 盛花期喷硼，对减轻霜冻有显著效果。

7. 建立防护林，可适当改善果园小气候，并有阻挡和缓和冷空气侵入果园的作用，因而可减轻霜冻。

8. 熏烟防霜。

（二）作物

1. 作物种类、品种的合理布局。根据西藏现有主要作物、品种和各地区的气候特点，选择成本低产量稳而高、80%的年份在初霜来到前能完全成熟的作物种类、品种作为当地主栽作物。

2. 适时播种。在作物生长季温度偏高可加速农作物的生长发育而提早成熟，温度较低则延缓作物生长发育而延迟成熟，结果遇上初霜造成减产。西藏农民在春季回暖晚的年份有推迟播种期的做法，这在海拔 4100 米左右及以上的地区受霜冻危害的可能性会增大。因为春季回暖晚的年份，秋季不一定降温就推迟，不仅如此，某些年份 6～8 月还出现低温天气，从而延缓作物的成熟，致使遇霜而造成减产。所以，高寒农区的播种期，不仅要考虑播种时的温度，更重要的是考虑当年霜冻出现时间的早晚和 6～8 月的气温状况，再根据作物生育期确定出当年的适宜播种期，这样才能保证作物的正常成熟。著名的世界高城——帕里镇，就有“早播一天，早熟七天”的防霜经验。

3. 在霜冻到来前，采用抗霜药剂喷洒叶片及穗部，适时灌水，再配合人工释放烟幕（材料为杂草、沥青、煤末、锯末），或使用西藏山南地区气象局于 2000 年 10 月研制成功的高原 SDⅢ和 SDⅣ型防霜烟幕弹等综合方法，能有效地避免或减轻霜冻的危害。

4. 改良作物品种，根据长期趋势天气预报，趋利避害。不适宜种植作物的地方可退耕还草。

第二节　公元1949年及以前的霜灾害

清　道光二十九年（藏历第十四绕炯土鸡年　公元1849年）　扎什豁卡地所种庄稼遭受霜灾，秋粮无收。所经营之政府豁卡阿江、仲玉之半银税、捌一税入库粮等，从道光三十年起可在二十年内缴纳二十分之一，八七利率收入作为白居寺茶基金支付，其余予以减免。

同年，羊卓地区（浪卡子一带）土质本来瘠薄，而庄稼又遭受严重霜灾，秋收无望，属民不得不以捞鱼为生，别无其他生计，应按相似之无多差地每岗以二十五克计，共为三百七十五克，从那孜捌一税入库粮中在今年内予以赏赐，由萨迦仓库员提交。

清　咸丰八年（藏历第十四绕炯土马年　公元1858年）　上年秋季，山南沃卡作物遭受霜灾，可自普玛豁卡粮库贷粮四百五十如克、四百如克、三百五十如克，按沃卡政府差民所支差岗数洽商均分。该粮只作为当年种子，不得挪作他用。

清　光绪十一年（藏历第十五绕炯木鸡年　公元1885年）　上年，墨竹地区遭受严重霜灾，升合未收。现已丧失完成差务之指望，连家中老小之生计亦企求于乞讨。失去支差依托，本地又无借债之处，完全陷于不知所措之境地。口粮、种子之生活基金粮食一百二十五克、一百五十克、一百七十五克，可从沃卡宗捌一穆库中领取，作为从粮库借支。

山南地区的切嘎瓦与叟协瓦地处山沟，地瘠土薄，除青稞外，未种其他庄稼，去岁又遭旱霜两灾，升合无收，无法支应差赋，家中老小亦陷于饥饿境地。可从沃宗①捌一税粮库中贷给一百如克、一百二十五如克、一百五十如克，作为口粮、种子之需。

清　光绪二十五年（藏历第十五绕炯土猪年　公元1899年）　维江二年连遭霜灾，庄稼颗粒无收，百姓无法支应差税。

清　光绪二十六年（藏历第十五绕炯铁鼠年　公元1900年）　沃、强②所处地势高峻，庄稼难耐寒暑变化，成熟不易，前二年又遭霜灾、暴雨袭击，农田被冲，颗粒未收。休说归还所借之粮食、种子利息，就连衣食亦且无着。实已濒临绝境。支应驿站差之一二驮牛，复于十月感染牛瘟。仅有之几头牲畜也死亡无余，拉龙四部之驿站差已无法支应，不能为汉藏大路服役。为利于生计，赏赐救济口粮、种子二百五十克、三百克、三百五十克，可从附近相宜之豁卡领取。提取凭证即作为结算依据。要同所有贫穷者商议平均分

① 沃宗：沃卡宗之简称。

② 沃、强：即沃卡与维色强二地，在今山南地区桑日县境内。

摊，并将详情上报。

清　光绪三十一—三十二年（藏历第十五绕炯木蛇—火马年　公元1905—1906年） 萨巴连遭霜冻危害，连年产量下降。

清　宣统三年（藏历第十五绕炯铁猪年　公元1911年） 墨竹工卡遭受严重霜灾，对油菜危害较重，无法上交食油，要求延期一年上交。

民国　三年（藏历第十五绕炯木虎年　公元1914年） 撒拉谿堆秋粮普遍遭受严重霜灾，尤以澎波达孜地区为重，来年籽种、黑白粮食、豆类完全无着。

民国　四年（藏历第十五绕炯木兔年　公元1915年） 边坝宗庄稼遭受霜灾，甲贡地区能耕种之少量土地，由于旱霜交加，所收仅够偿还种子。甲贡河两岸赖以支差之地，由于草原地水上涌而成灾。

民国　七年（藏历第十五绕炯土马年　公元1918年） 贡嘎地区甲日谿附近，突然出现类似蝗虫之害虫甚多，加之此地连续五天降空前大雪，随后又遭霜灾，收成损失严重。别说种子，连一个多月之口粮亦无着落，饥荒显而易见。百姓只能流落地方行乞，别无他法。

拉布、加措两地接连降雪四昼夜，复又突遭霜灾，秋收无望，为口粮、种子计，可从后藏地区粮台官账册所载今年收取之全部本息粮中支付，若有不足，则从政府粮食中分别借给拉布、甲措两地晒干粮食二千（Δ）、三千、四千克①。由粮台官谿堆、当地佐扎头人等，依据百姓口粮、种子之所需，秉公平均分发，以资生计。

民国　三十三年（藏历第十六绕炯木猴年　公元1944年） 羊卓地区遭受严重霜灾，再加上牛瘟使牲畜死亡，需要从秋粮中选好种子，以备后用。要求减少八分之一或四分之一地租。

澎波地区遭旱灾，随后又遭四次霜灾，秋收甚微，加之该地农田多已荒芜，变为草泽地，比其他农田生产之粮食质差量少，连种子也难收回。

三月，泽当先遭霜灾，入夏后，由于雨水极缺，又遭旱灾，作物长势甚差。

第三节　公元1950—2002年的霜灾害

1956年 林周宗各地先后遭受霜雹旱等灾，本地区水土原本均劣，除山沟内少量田地外，其余绝大部分田地能否收回种子，尚属未卜，即使略有收成，亦因霜灾，粮食品质

① 在这三个数字内，达赖同意哪个，便在哪个数字之上打一记号。今为排字方便起见，记号排在该数字之右。

与产量皆受影响，来年种子也毫无着落。

1961 年　3 月，昌都县遭受霜灾，一区如意乡农作物受灾面积约 1300 斗，较重的有 120 斗，共 1420 斗。二区羊达乡、芒达乡农作物受灾面积约 600 斗左右。三区向达乡、都兰多乡、温达乡农作物受灾面积 14000 斗。四区的 5 个乡全部受灾，农作物受灾面积 10911 斗。五区的 5 个乡也全部受灾，农作物受灾面积 14282 斗。全县受灾总面积 41213 斗。

1970 年　8 月 30 日至 9 月 1 日，江孜县农作物遭受霜冻，造成作物大面积、大幅度减产。

1971 年　6 月 17 日，曲松县遭受霜灾，农作物受灾面积 724. 2 公顷，占全县总播面积的 48. 5%。

8 月 25 日，聂拉木县门布区东风公社、琐作区的夏雄、盆岗、波作公社连续几天遭受历史上罕见的霜灾，农作物受灾面积 180. 1 公顷，其中最严重的门东区东风公社的二、三、四生产队有 103. 7 公顷的青稞绝收。

9 月 15～18 日，亚东县帕里镇遭受霜冻灾害，青稞全部被冻死。

1977 年　5 月 20 日，山南地区遭受霜灾，农作物受灾面积 7833. 9 公顷。

8 月 27～29 日，八宿县然乌、邦达、旺珠等 8 个公社连续 3 个晚上遭受霜冻危害，农作物受灾面积 572. 1 公顷，颗粒无收面积 214. 6 公顷。因霜灾邦达区预计粮食减产 20 万千克，旺珠公社预计粮食减产 1. 25 万千克。

1980 年　3 月 29 日，乃东县发生霜冻，农作物受灾面积达到 50%，损失达到 20%～30%。

1982 年　7 月 30 日至 8 月 1 日，洛隆县遭受霜灾，全县 7 个区各类作物受灾面积 309. 8 公顷，其中青稞 176. 4 公顷、豌豆 101. 3 公顷（绝收）、春小麦 3. 1 公顷、油菜 17. 9 公顷、元根 11. 1 公顷。

1983 年　5 月 12～14 日，八宿县然乌、康沙、雅则 3 公社发生霜灾，农作物受灾面积 104. 6 公顷，占 3 个公社总面积的 29. 24%，其中重灾面积 85. 2 公顷。25 日至 29 日，上述 3 个公社又连续 5 个晚上遭受霜灾，农作物受灾面积 418. 5 公顷，约占 80%的粮食作物都遭受霜灾，重灾面积达 200 公顷。

8～9 月，八宿县扎西则发生早霜冻，沙木社、仲沙社、西则社、吉达社农作物受灾面积 210. 4 公顷，其中重灾面积 51. 3 公顷。

1984 年　9 月 1～2 日，八宿县邦达区连续 2 个早上遭受霜灾，青稞受灾面积 124. 9 公顷，减产程度达到 75%，10 公顷的油菜绝收。

1986年 7月21～28日，8月2～4日八宿县的同卡区，8月4～10日八宿县的邦达区，8月6～10日八宿县的然乌区，接连遭受霜灾，以上3区受灾总面积415.7公顷，其中112.2公顷颗粒无收。

1990年 丁青县色扎乡遭受霜灾，全乡的5个村农作物总受灾面积686.6公顷，粮食减产980387.2千克。其中汝化村受灾程度为55.5%，农作物受灾面积113公顷，粮食减产157598.15千克；索巴村受灾程度为54%，农作物受灾面积93.1公顷，粮食减产109652.75千克；木查村受灾程度为54.4%，农作物受灾面积145.5公顷，粮食减产205994.6千克；卡通村受灾程度为61.5%，农作物受灾面积197.2公顷，粮食减产293234.8千克；贡桑村受灾程度为77.9%，农作物受灾面积137.8公顷，粮食减产213906.9千克。

1991年 日喀则和昌都等地区有霜冻灾害发生，霜灾面积5055.86公顷。

1992年 5月8～14日，八宿县然乌、吉达乡发生霜灾，造成2乡15个行政村590户4016人受灾，农作物受灾面积132.1公顷，减产3.75万千克。灾情发生后，县财政垫支205万元，落实尿素25000千克，解决炸药3000千克，水泥2000千克抢修水渠。

5月中下旬，萨迦、拉孜、昂仁、定日、聂拉木、定结、谢通门、南木林等县的个别乡村发生霜冻，农作物受灾面积为533.6公顷。

1993年 7月5日，洛扎县农作物遭受霜灾，损失6.4万元。

8月2日晚，尼木县彭岗乡遭受早霜危害，产量损失24.61万千克，折款22.64万元。

8月29～31日，类乌齐县遭受霜灾，使正值灌浆期的青稞全部风干，减产幅度达80%，即使勉强能收回的青稞也不能做种子用，部分青稞绝收。农作物受灾面积667公顷，涉及5个乡镇3842户17992人，粮食减产67.6万千克。其中实达乡绝收80.1公顷，卡玛乡所种的36.6公顷的青稞全部绝收。

8月29日至9月2日，昌都县的面达、格龙、嘎玛、埃西、日通、芒达、紫维、沙贡、俄洛等10个乡遭受霜灾，农作物受灾面积1112.4公顷，占10乡总播面积的50%，粮食减产102万千克。

8月29日至9月5日，洛隆县遭受霜灾，农作物受灾面积1042.2公顷，粮食减产942986千克，全县粮食减产幅度为15%～20%。

1994年 全区遭霜灾面积为4082.04公顷。

1995年 4月9日，林芝地区一些县遭受霜灾。其中林芝县农作物受灾面积2285.7公顷；工布江达县农作物受灾面积604.6公顷；易贡茶场农作物受灾面积140.6公顷；米林农作物受灾面积253.5公顷；波密农作物受灾面积930.5公顷。

8月6日、15～18日、21日，丁青县的色扎乡、尺犊乡、上衣乡、丁青镇4个乡镇遭受霜灾，农作物受灾面积 356.7 公顷，其中色扎乡农作物受灾面积 300.2 公顷、尺犊乡农作物受灾面积 33 公顷、上衣乡农作物受灾面积 22.8 公顷。

1996 年　全区遭霜灾面积为 12873.1 公顷。

1997 年　4 月 25～27 日，拉萨市遭受晚霜危害，农作物受灾面积 4669 公顷。

7 月 17～19 日、8 月 19～21 日，尼木县连续 2 次早霜，粮食减产 110 万千克。

8 月 19～23 日，浪卡子县出现霜冻，全县农作物受灾面积 2157.5 公顷，占总耕地的 89%，直接经济损失 609.9 万元。

8 月 20～24 日，洛扎县发生霜冻，农作物受灾面积 504.8 公顷，直接经济损失达 100 万元以上。

8 月 21 日，贡觉县遭受霜灾，农作物受灾面积 340.8 公顷，粮食减产 5.7 万千克。

8 月 22 日，类乌齐县遭受霜灾，农作物受灾面积 438.2 公顷，粮食减产 8.1 万千克。

8 月 23～24 日，错那县连续 2 个晚上出现霜冻，使该县的曲桌木等 4 个乡受灾面积 333.5 公顷，绝收 80.04 公顷。

8 月 20～26 日，昌都地区北部、沿江西段、山南地区南部高海拔农区出现了不同程度的初霜冻，对正处籽粒灌浆始期的春作物影响较大，致使叶片受冻，籽粒灌浆受阻，造成一定程度的减产，严重的颗粒无收。其中山南地区较为严重，措美县等 7 个乡受灾面积 559.1 公顷，绝收 21.3 公顷。

1999 年　2 月，米林县卧龙乡、里龙乡、米林乡、南伊乡发生霜冻，受灾面积 68.7 公顷。

5 月上、中旬，山南地区 12 个县普遍发生霜冻，农作物受灾面积 15300.4 公顷。

5 月 18 日，林芝、波密 2 县出现霜冻，其中，波密县农作物受灾面积 246.8 公顷，绝收 86.7 公顷。直接经济损失 120 万元。

5 月底，八宿、洛隆、左贡遭受霜冻危害，受害面积达 1206.7 公顷。

2001 年　4 月初，山南地区 640.3 公顷农作物遭受霜灾，其中绝收 33.4 公顷，造成粮食减产 0.23 万千克。

4 月中旬左右，昌都县、江达、芒康 3 县遭受霜灾，农作物受灾面积 466.9 公顷；4 月底至 5 月初，八宿、左贡 2 县遭受霜冻，青稞受灾面积 333.5 公顷，其中八宿 266.8 公顷，左贡 66.7 公顷。灾情发生后，昌都地委、行署、地区农牧局和各级政府十分重视，立即派出工作组到受灾现场，调查灾情，加强抗救灾工作的技术指导，研究制定补救措施，筹措资金 37 万元，及时从日喀则调运藏青 320 等良种 2.5 万千克，地区内调剂良种 6.5 万千克，化肥 50 吨用于救灾工作。

6 月 2～3 日，江孜县康卓、日朗、纳荣、热龙、龙马 5 个乡遭受霜灾，农作物受灾面积 368 公顷。

2002 年　4 月 29～30 日、6 月 18 日，隆子县加玉乡、三林乡遭受霜灾，农作物受灾面积 50 公顷，其中 3.1 公顷绝收。

5 月 1 日，加查县沿江一带的拉绥乡、安镇、加查镇、冷达乡的部分地方遭受了霜灾，农作物受灾面积 475.2 公顷。其中对核桃 4189 株、花椒 627 株、苹果 3564 株及桃树 3418 株的危害极为严重，农作物受灾面积达 100％。

5 月 13～14 日，错那县遭受霜灾，农作物受灾面积 331 公顷，受灾达 100％。霜灾发生后，各有关部门积极采取有利的措施，组织群众进行灌水、施肥、补种和翻种，使灾害损失降到最低限度。

第四章　冰 雹 灾 害

第一节　概　　述

冰雹是一种短时强烈的天气现象，虽然它的发生、发展及危害过程只有短短数十分钟，但常常会给农业生产造成严重损失，是在温暖季节里发生的一种局部性气象灾害。雹区一般呈狭长的带状分布（宽仅数十米至数千米），有“雹打一条线”之说。西藏自治区冰雹虽然出现的范围较小，时间也比较短促，但因多发生在作物的抽穗至黄熟阶段，加之其来势凶猛，强度大，并伴随有狂风、强降水，因而对农作物危害极大。据 1990—2000 年不完全统计，西藏雹灾面积为 0.44～1.40 万公顷，成灾面积为 0.28～0.83 万公顷。这些粗略的统计数字说明，目前雹灾依然是危害西藏农业生产的一个重要灾害。

一、冰雹的空间分布特征

西藏地区年平均冰雹日数在 0.1～35.4 天之间，一般藏北地区冰雹最频繁，其中申扎、班戈、安多、那曲一带多达 26 天以上，多雹中心的那曲则高达年平均 35.4 天（1954 年达 64 天之多），这个多雹区正好与夏季高原中部形成的辐合线位置相吻合。另一个次多雹中心发生在浪卡子、定日、隆子县等地，雹日在 10～20 天之间（见图 4.1）。浪卡子降雹次数相对较多，这与其所临羊卓雍湖密切相关。因湖区四周高山重叠，热对流旺盛，测站处在湖区下风方向，当强烈的对流云系移至湖区下风方向时，即可成雹或雨而降落。浪卡子一带冰雹总的分布趋势是：湖盆地区多，河谷地区少。西藏的东南、南部边缘及西部的普兰等地冰雹较少，其中部分地方年均雹日不足 1 天。见附录二中的表 6“西藏部分地县年、月冰雹日数”。

二、冰雹的时间分布特征

（一）冰雹的年际变化

根据西藏年冰雹日数的分布情况，重点分析年冰雹日数在 20 天以上站点（表 4.1）雹日的年际变化。从各站年冰雹日数的年变化趋势（图 4.2）分析来看，近 30 年（1971—2000 年）除安多年雹日变化不大外，其他各地均表现为减少的趋势，平均每 10 年减少 3～8 天，以索县减幅最大（通过 99％的信度检验水平），其次浪卡子，为 5 天。

此外，从各主要站点年冰雹日数的年代际变化来看（表 4.2），大部分站点均呈逐年代递减的趋势，20 世纪 90 年代与 70 年代比较，年冰雹日数减少了 5～15 天，以浪卡子

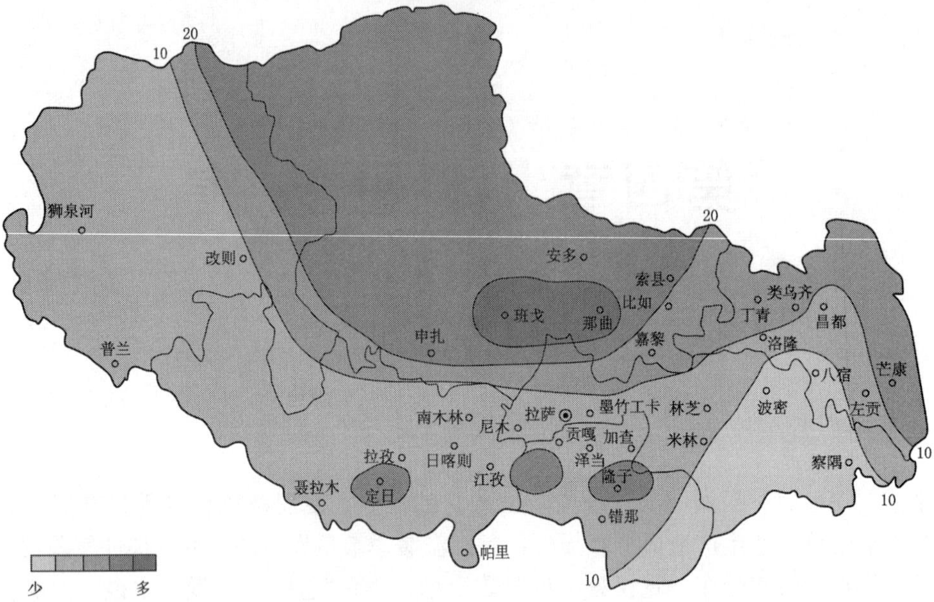

图 4.1　西藏冰雹日数分布图

最为明显。

表 4.1　西藏主要站点的年冰雹日数

站点	年冰雹日数（天）	变化趋势（天/10 年）
那　曲	33.8	-3.4**
班　戈	31.5	-2.9*
安　多	28.0	-0.1
申　扎	26.4	-4.1***
索　县	20.8	-8.3***
浪卡子	20.0	-4.6***

注：*—通过 0.1 信度，**—通过 0.05 信度，***—通过 0.01 信度。

表 4.2　西藏主要站点年冰雹日数的年代际变化（天）

站点 年代	那曲	班戈	安多	申扎	索县	浪卡子
20 世纪 70 年代	38	34	28	29	24	29
20 世纪 80 年代	34	32	31	29	22	20
20 世纪 90 年代	28	29	27	21	14	14

（二）冰雹的月际变化

西藏的冰雹具有降雹季节性强，雹日高度集中的特点，西藏大部分地区的冰雹都出现在 4～10 月份，又主要集中在 6～9 月，一般占全年雹日的 70%～80%，甚至可达 100%，属于典型的夏雹型。

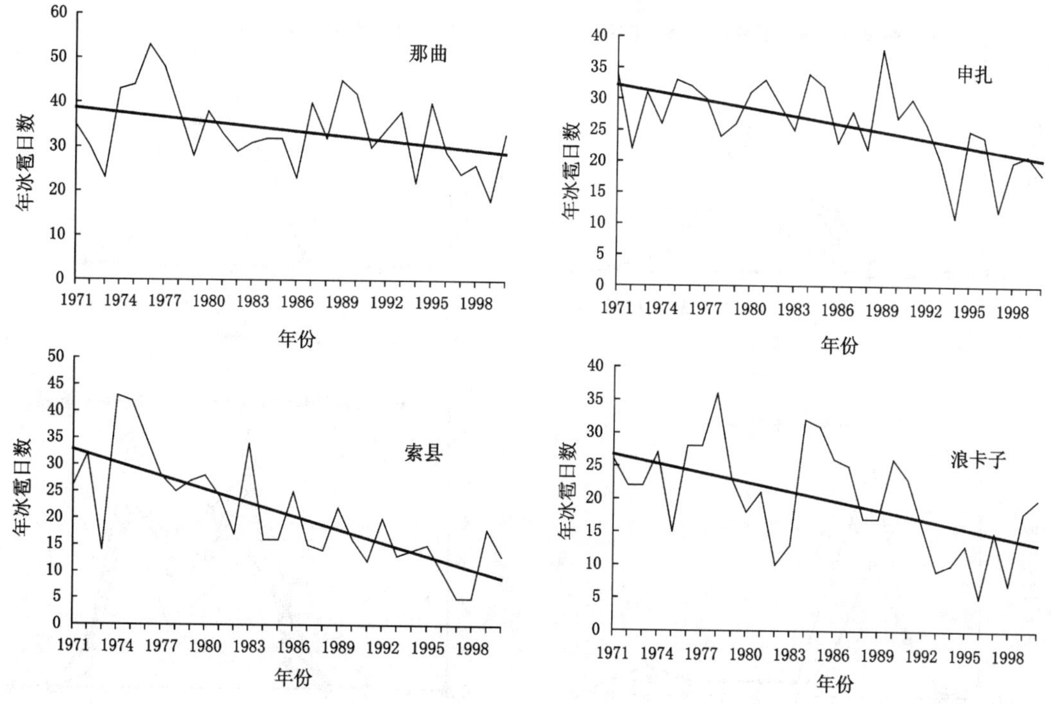

图 4.2　主要站点年冰雹日数的变化趋势
（折线——实测值，粗斜线——趋势值）

西藏冰雹的月际变化分两种类型：一种为单峰型（图 4.3－a、b），阿里地区、那曲地区西部、沿江一线属于这一类型，降雹峰值出现在 7、8 月。林芝地区中西部降雹日也呈单峰型（图 4.3－c），冰雹主要出现在 3～6 月，4 月为降雹高峰期。

另一种为双峰型（图 4.3－d），主要分布在那曲地区东部、昌都地区北部、当雄等地，冰雹出现在 5～10 月，6 月和 9 月为 2 个峰值，7、8 月相对较低。

（三）冰雹的日变化

1. 雹次的日变化

西藏地区一天中的降雹次数也较频繁，一天内有的降雹达 3～4 次，如那曲在 1974 年 7 月 3 日一天内降雹 4 次。西藏地区降雹的日变化亦较明显，夜间和早晨很少降雹，主要是发生在 12～20 时之间。雹日的分布在西藏地区大致为东南部少、北部多、且山区多等特点。

由于冰雹的局地性较强，这里只分析拉萨市、索县冰雹的日变化。

根据 1978—1996 年拉萨市 4 站有观测记录的降雹资料统计分析表明：拉萨市的冰雹可在一天 24 时中的任意时段发生。其中降雹次数最多、频率最高的时段主要是 12～20 时（频率为 72.1%），降雹最低的时段主要是 4～11 时（频率为 3.8%）（图 4.4）。拉萨市冰雹多集中于白天 12～20 时，这一变化规律同我国其他地区，如青海（84.2%）、山西（81.3%）、河北（85.0%）等省的雹日变化规律基本一致。有所不同的是拉萨地区的夜雹出现的频率（24.2%）却远大于这些地区，这说明由于夜间空气温度降低，地面在释放蓄积热量的逆辐射过程中，更易于将暖湿空气输送到上部的对流云中与干冷空气形成不同程

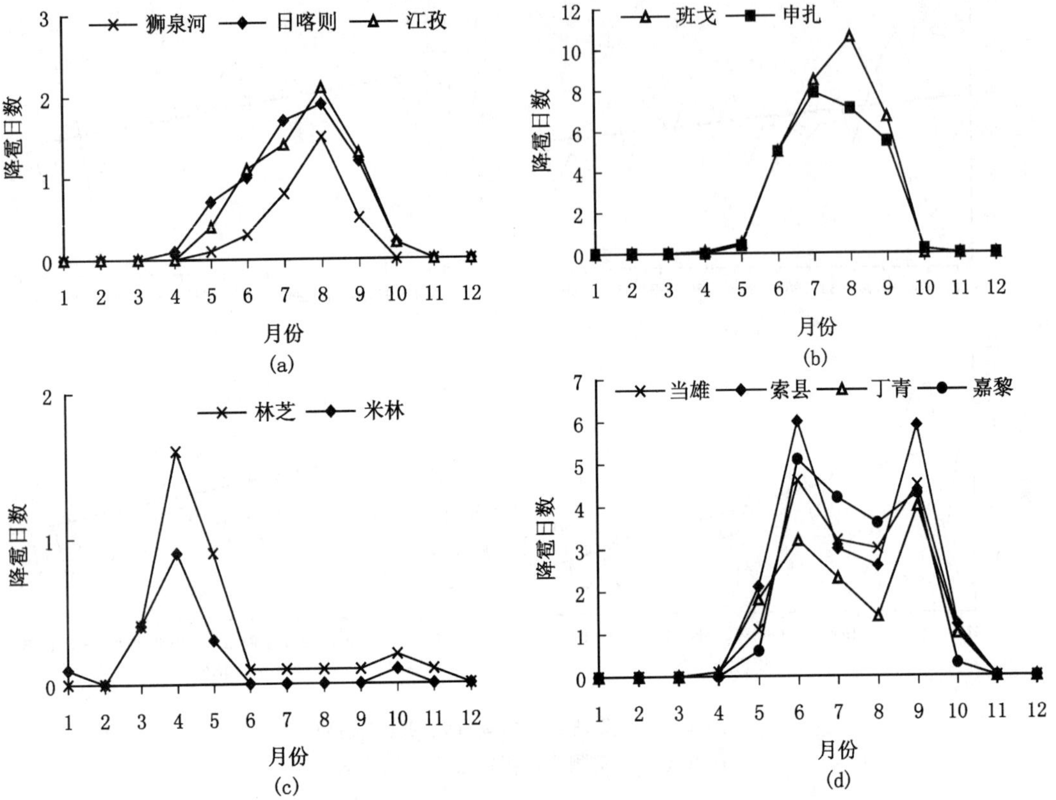

图 4.3　西藏代表站冰雹日数的月际变化

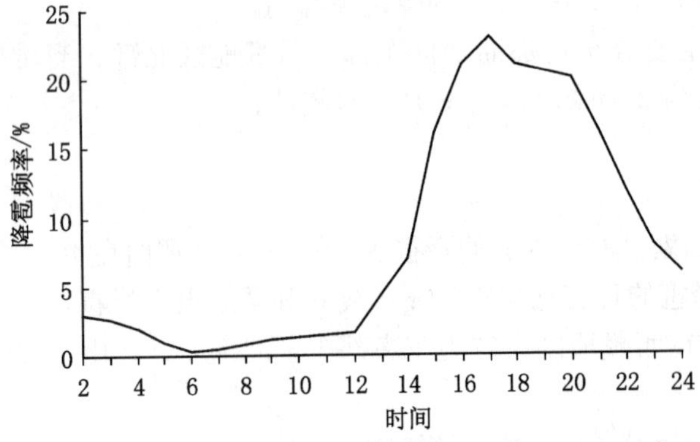

图 4.4　拉萨市降雹次数的日变化

度的对流，对流发展强烈则成雹，发展较弱则成雨。

同样，根据索县 1961—1997 年共 954 次降雹资料的统计分析（图 4.5），冰雹主要集中在午后至傍晚（12～20 时）之间，出现的频率高达 94.6%，明显高于拉萨市（72.1%），其中以 14～18 时最为集中，频率为 60.5%。而 20 时至清晨 8 时，很少出现冰雹，频率为 5.1%。

2. 持续时间

一般各地一次降雹时间绝大多数都在 10 分钟以内，一次降雹时间超过 20 分钟的很少，其中超过半小时的更少。最大连续降雹日数一般在 2 天左右，而那曲在 1954 年 9 月 11～21 日连续 8 天降雹，为全国罕见。由于对流云体的尺度、移动速度、观测站的相对位置等因素差异较大，各次观测降雹持续时间的差别也较为显著，拉萨最长的降雹持续时间为 42 分钟（1978 年 9 月 25 日），最短则在 1 分钟之内，降雹平均持续时间为 7.4 分钟。大多数冰雹持续时间为 1～15 分钟（图

4.6），其频率为90.6％，一日中平均降雹持续时间最长时段出现在06～10时。

同样，根据索县1970—1997年706次的降雹资料分析，最长的降雹持续时间为43分钟（1975年5月22日18时59分至19时42分），最短则在1分钟之内，降雹平均持续时间为8.6分钟，大多数降雹持续时间为1～15分钟，出现的频率为86.8％；持续时间在10分钟内的，出现频率为74.5％；持续时间在20分钟内的，出现频率达93.6％。另外，对持续时间进行分段统计（图4.7），结果表明：降雹持续时间为3～6分钟，出现的频率最高，为34.0％，其次是1～3分钟和6～9分钟，出现的频率分别为14.2％和19.8％。

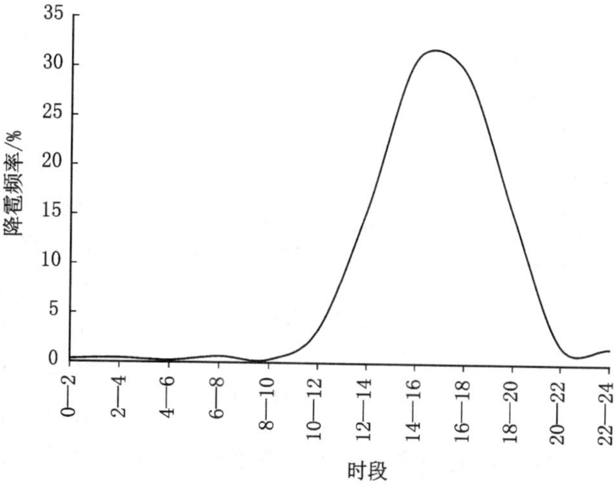

图4.5　索县降雹次数的日变化

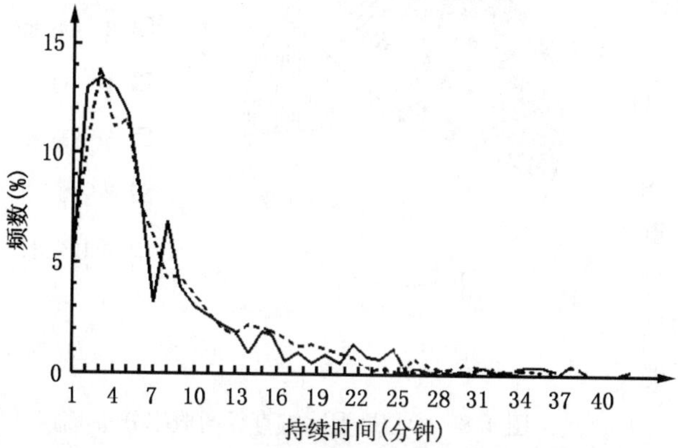

图4.6　降雹持续时间

1978—1996年拉萨地区569次冰雹观测值

1973—1979年青海全省1142次冰雹观测值

三、冰雹的直径

西藏地区冰雹直径一般不大，多为直径小于5毫米的小冰雹，据统计，直径大于3厘米的较为少见。历史上有记录以来，1969年9月1日，昌都县出现最大冰雹直径为3.0厘米，据调查访问70余岁的老人回忆，他们都说一生以来未见过这样大的冰雹。冰雹最大平均重量出现在丁青县，1965年9月12日，平均重2.1克，罕见重量10.4克。这2次冰雹都造成较大损失，特别是昌都这次冰雹造成青稞、小麦95％的损失；造成严重雹灾的冰雹其直径多在1～3厘米之间。一般来说，冰雹发生时对农作物构成的危害程度，除了与农作物品种、生长地带和生育期有关外，还与单位面积上降雹密度、持续时间和雹径大小有关。其中，雹径的大小则是决定雹灾轻重程度的关键因素，大的冰雹不仅会给农业生产带来毁灭性的灾难，而且还会造成牲畜死亡，甚至危及人的生命安全。根据拉萨市（1978—1996）5个测站414次平均降雹直径的观测资料表明：拉萨市降小雹过程多，大雹过程少，平均降雹直径为1～5毫米的雹块，占总观测次数的83％；6～14毫米的雹块占15.3％；平均降雹直径为15毫米以上大雹过程仅占总观测次数的1.7％。历年平均降雹直径为3.5毫米，历年最大降雹直径为20毫米（拉萨1991年7月19时31～39分观测

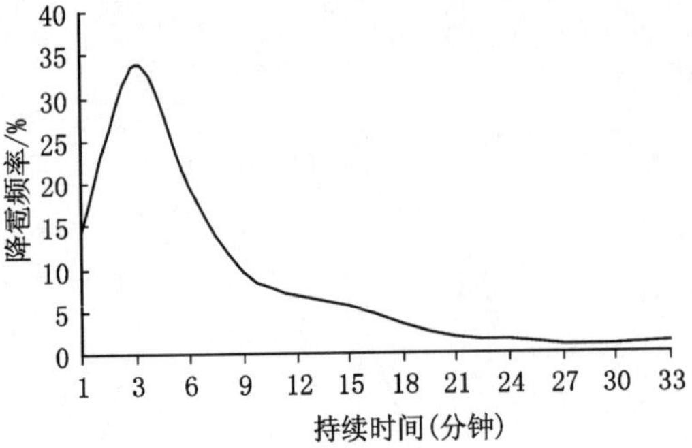

图 4.7 索县降雹持续时间

值)，雹块平均重为 2 克。这一最大降雹直径同我国青海省 1976 年 7 月 8 日 14 时 30 分前后，在南门峡利用雷达监测到的直径达 80 毫米的雹块相比，相差 60 毫米。虽然拉萨地区下垫面复杂、海拔高、日照强烈、空气干燥，对流云空间尺度较小，各种暖湿水汽易被蒸发、吸收，不易具备形成大雹的各种天气条件。但本地区降雹直径在 9～20 毫米和大于 10 毫米的降雹过程发生在 7～9 月的 16～20 时频率各为 76.6%和 80%，而这一时期正是该区农作物生长发育的关键期，一旦形成雹灾，其损失不仅十分惨重而且往往无法弥补。拉萨市降雹的另一特点是夜雹（20 时至翌日 02 时）平均直径大于一日中其他时段的平均直径。

此外，根据索县 1981—1997 年 288 次的雹径观测资料的统计分析，平均最大雹径为 1～5 毫米的冰雹，占总观测次数的 81.3%，6～10 毫米的冰雹占 13.3%，直径为 10 毫米以上的冰雹仅占 6.2%。历史平均最大雹径为 4.1 毫米，最大雹径为 43 毫米，出现在 1986 年 8 月 31 日 15：51～16：05，最大平均雹重达 14 克。雹径在 10 毫米以上的降雹过程共出现 18 次，主要出现在 13～16 时，占 72.2%，傍晚后（18～21 时）出现的概率占 16.7%。

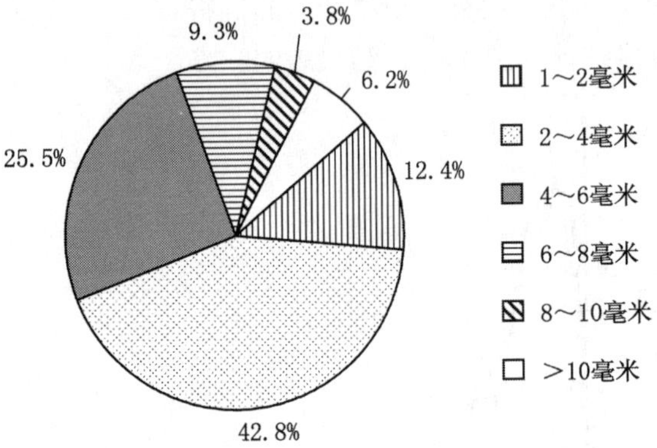

图 4.8 索县最大冰雹直径的概率分布

根据对最大冰雹直径的分段统计（图 4.8），结果表明，最大雹径在 2～4 毫米的降雹过程出现的频率最高，为 42.6%，其次是雹径在 4～6 毫米的降雹过程，频率为 25.4%。雹径在 10 毫米以上的降雹过程，出现的频率为 6.2%。

四、出现冰雹的天气形势

（一）切变线

高原切变线有的是因西太平洋高压加强西伸，而使西风槽南段移速缓慢，留在高原转变成东西向切变线，有的是两小高压之间形成的，或是西风环流上的小波动形成的。因太平洋高压西伸脊后部的西南气流，带来暖湿空气，偏北、偏东北气流较干冷，在此切变线上两股气流的交绥，加之上下层冷暖空气不稳定层结，具有强烈上升下降运动，天气恶劣，常有冰雹产生，这是西藏产生冰雹的主要天气系统。

（二）低涡

西藏低涡出现频数最大的地方位于那曲地区，所以那曲地区全年冰雹日数多。低涡常与切变线相结合，也有高空槽南段切断留在西藏而形成的。低涡是西藏产生冰雹仅次于切变线的天气系统。

（三）西风槽

西风槽移入西藏时带来冷空气，在槽前锋区明显，地面相应有冷锋，槽前引导暖湿气流北上，水汽充沛，辐合加强，常有冰雹产生。

（四）西太平洋高压后部

当太平洋高压加强西伸，进入高原后，湿度明显加大，并从低空到高空均有增大。当午后因局地性对流加强时，也可产生冰雹天气。

五、冰雹的危害及防御

冰雹是西藏局地性的灾害性天气，对部分农区影响较大，仅次于干旱和霜冻。

冰雹虽然出现的范围较小，时间也比较短促，但多因发生在作物的抽穗至黄熟阶段，加之来势凶猛，强度大，并与狂风、强降水相伴，对农作物危害极大。在日喀则地区，每年都有近万亩农田遭受雹灾。

可根据当地气候条件，宜草种草、宜林造林，改善气候条件，减弱空气温度的急剧变化和强对流，抑制冰雹产生。也可采用人工影响天气的方法减少冰雹危害。

第二节　公元1949年及以前的冰雹灾害

清　嘉庆二年（藏历第十三绕炯火蛇年　公元1797年）　南木林地区遭受雹灾，收成全无。为此，每天每人赏赐糌粑官斗一升，共十个月，另行发给修筑堤坝基金净粮一百五十如克；维修邦洁神殿基金粮一百如克；修建尼姑庵围墙基金粮一百如克；筑坝所需酥油二十克等。

清　嘉庆十一年（藏历第十四绕炯土龙年　公元1806年）　七月三日夜，山南地区堆学豁卡遭受冰雹袭击，平地约一半被雹水冲打，田地受淹，要求减免税赋，不然就无法生存。

清　嘉庆十二年（藏历第十四绕炯火兔年　公元1807年）　白朗宗穷阿根布[①]属下及日亏二部落之庄稼遭受雹灾，生活无着者，可按穷阿根布属下及日亏巴之灾情大小，从宗豁内差中，酌情减免。

清　道光二年（藏历第十四绕炯水马年　公元1822年）　六月二十六日，日喀则颇拉地区遭受严重雹灾，豁卡自营地约播种二百二十克之农田以及所属百姓之约播种四百克之农田，秋收全无，估计只能勉强收回种子，而每克种子地秋收按单产十二克估算缴纳，

① 根布：传达差役通知或直接分派乌拉差役的头人。

百姓亦按上述估算支差缴税，实难承担。同时，农田分散，庄稼仅能到手一半。

清　道光二十二年（藏历第十四绕炯水虎年　公元 1842 年）　七月底，仁布地区巴、札、沛三地之政府谿卡自营地及所属百姓之庄稼，遭受严重雹灾，秋收势必无获。翌年之种籽，可从仁布之捌一税粮[①]库中借贷粮食一百五十、二百、二百五十如克，限三年全部偿还。

清　道光二十五年（藏历第十四绕炯木蛇年　公元 1845 年）　扎襄县各沟谷地区冰雹成灾，粮食无收。

清　道光二十六年（藏历第十四绕炯火马年　公元 1846 年）　今年，扎希[②]地区遭受两次雹灾，收成全无。凡所属百姓，则按灾情轻重，收三分之一、四分之一、五分之一租金税。

十九世纪四十年代（具体年份不详）

六月间，蔡德上部地区因遭受特大雹灾，使拉巴谿及德庆谿只能收回少量庄稼，其余全部被毁。

清　道光二十八年（藏历第十四绕炯土猴年　公元 1848 年）　六月一日、二十五日、七月三日，贡噶政府差民曲康根布属下五户之庄稼连遭严重雹灾，仅能收回种子，其他无望，且因地处山沟，雹灾导致山洪暴发，水渠被冲断，农田被山洪淹没，今后失去耕种之依托。

七月二日，曲水地区遭受雹灾，庄稼一半被毁；七月十二日，山川平原各地再次发生雹灾，水害极为严重，辖区上下人等不知所措，且宗府上缴谿卡粮食之各谿卡自营地亦遭雹灾水患，秋收毫无希望。其内部百姓中有功德林寺庙谿卡拉玉、塔林政府差民雪巴、扎西孜、改洛、柯玛等，亦无限制收成。

清　咸丰元年（藏历第十四绕炯铁猪年　公元 1851 年）　林周宗地区自木蛇年以来，出现牛瘟，今年五月三十日下午至日落前，卡尔、美多与伦雪三地又遭受严重雹灾，以政府谿卡自营地为代表之农田基地，颗粒无收。

清　咸丰六年（藏历第十四绕炯火龙年　公元 1856 年）　协嘎尔庄稼遭受严重雹灾，此后又连续七夜发生严重霜灾，致使翌年种子亦无着落，百姓委实苦楚。

清　咸丰十年（藏历第十四绕炯铁猴年　公元 1860 年）　五月间，吉普曲谿遭受

① 什一税粮、捌一税粮：按规定，种植西藏地方政府土地，要把收获粮食的十分之一和八分之一分两次缴纳于政府设在当地的仓库，合称什捌入库粮。

② 扎希：在今拉萨市北郊。

严重冰雹和洪水灾害，约有十四克种子农田因洪水冲击而被沙石覆盖。据宗堆报告，此项土地属于铁狗年清查土地时确定差役，而现在实已无法耕种。灾余土地之地租一百五十九克十升中可以按二分之一、三分之一、四分之一比例减收。此事可由宗堆、乡会①共同商洽。

七月十八日，卡尔孜地区庄稼遭受雹灾，卡尔宗自营地、租地，嘎谿百姓、贵族与寺庙抛荒之顿②差地遭受雹灾，秋收将减产三分之一、四分之一、六分之一至八分之一不等，秋收减产四分之一者无需减免租税，减产三分之一者可减免五分之一。对谿卡之粮食收入自负盈亏，故不予减免。至于百姓，可依据雹灾大小、收入情况，对租税作适当减免，而并无减免汉饷、柴费、传召糌粑以及其他差赋之例。

清　同治二年（藏历第十四绕炯水猪年　公元1863年）　七月十九日，林周各宗谿遭受严重雹灾，秋收无望，百姓将沦为乞丐，拟从公共生活种子基金粮中拨出该谿卡水猪年上缴粮二百、二百五十、三百克进行救济。

清　同治三年（藏历第十四绕炯木鼠年　公元1864年）　七月二十七、二十八日，南木林宗辖三谿卡与区之恰布喀尔三十一岗地，扎木、卓嘎十岗地，缀云岗地，东八岗差地等之庄稼遭受严遭雹灾，秋收无望。请求按收人免除差半银③与八、七差，以及百姓之汉饷、柴费及传召糌粑等差税，并从口粮、种子基金粮库中拨粮救济，噶厦政府拟从南木林宗所属租粮土羊年之堪孜④处或从粮库旧粮中拨二百、三百、三百五十克粮食给各谿卡，按每岗差地发放救济粮十、十二、二十克。

清　同治四年（藏历第十四绕炯木牛年　公元1865年）　今年，加措地区庄稼遭受雹灾。

囊⑤地区遭受雹灾，只能收回种子六分之一，其余无望，可酌情从公粮库房中赏赐粮食三百、四百、五百如克，按灾情大小在内部进行分配。

清　同治六年（藏历第十五绕炯火兔年　公元1867年）　五月二十二日，加措地区农田遭受严重雹灾，庄稼被毁，秋收无望。只可从租税中作少量减免，而无减免财物税之例。为政府贫困差民生计着想，拟从上述土地租税收入中减免三分之二、二分之一、三分之一。为解决口粮、种子，拟从南木林等附近宗谿之捌一税粮库中赏赐粮食二百、三百二十五、三百五十如克。另外，在三年内可偿还之四百克、六百克、七百克粮食，亦可借支。

日喀则贵族唐白瓦自营地庄稼遭受严重雹灾，可依据受灾程度，在当年需向库房缴纳之租税中减免17如克。

---

① 乡会：或译作乡村公会，是一定地方全体居民的共同组织。

② 顿：西藏地方政府计算差地面积单位名。一顿为二岗。每顿面积的大小不定，大者可播种青稞八十克，小者可播种四十克。依土地多少规定每顿交纳田赋若干克，畜力差徭若干头次，兵役差若干名等。

③ 差半银：租赋差一半缴纳银钱。

④ 堪孜：堪穷与孜本的合称。

⑤ 囊：在今拉萨市曲水县。

五月五日、七日，加措地区洛杂根布属下农田遭受严重冰雹，此后天晴，又遭到严重霜灾，残存之少量庄稼，根部亦已枯萎，根穗均无收获指望。

清　光绪元年（藏历第十五绕炯木猪年　公元1875年） 卡麦地区连降三次冰雹，造成庄稼无收。

清　光绪十四年（藏历第十五绕炯土鼠年　公元1888年） 久唐地方因遭受严重雹灾，政府谿卡自营地及百姓差地今年均无收成，可据灾情轻重给予减免。

十九世纪八十年代（具体年份不详）

秋收之际，南木林宗穷地沟里外二次遭受严重雹灾，此后又遭霜灾，秋收无望。

七月十七、十八日接近黄昏时，林周宗地区庄稼遭受雹灾。冰雹大如桃，不仅使农田秋季无收，连麦草能否收到亦成问题。飞鸟及野兔之尸体到处可见，房屋亦倒塌严重。

八月，雪卡地区遭受雹灾，冰雹大者如鲜核桃，中等者如鲜桃[①]，小者如拇指，因此连种子也无法收回。

八月二十日，林周塔玉上、东、西大部分地区遭受严重雹灾，政府差民孜孔杰堆巴之汉军训练、古装武士军差地五岗、达曲嘎阿瓦之顿差地二顿半等支应差税所依之庄稼，为冰雹所毁，麦穗、麦秆全无收成。

七月二十七、二十八日，南木林宗属区恰卡尔、卓年、扎木、垂等地之作物遭受特大雹灾，约有四分之一被全部砸毁。如对口粮、种子之生活基金，不按岗数给予大量救济，家境贫穷者即可能流落他乡。

六月二十六日，日喀则颇拉农田接连数天遭受严重雹灾，致使谿卡附属村落班觉热杰被山洪淹没。谿卡可耕种之约二百二十如克农田及百姓支差租地可耕种之约四百克农田，秋收无望。公房雄仁姆之西边上下房屋、白热之储草房，均已倒塌，明年军饷基金亦无法供出。

清　光绪二十二年（藏历第十五绕炯火猴年　公元1896年） 林周县降冰雹，加之霜灾，造成庄稼颗粒无收，要求政府供粮救灾。

清　光绪二十六年（藏历第十五绕炯铁鼠年　公元1900年） 尼木地区的普村遭受雹灾，再加上前一年遭受的大地震，人、畜损失严重，要求从江布宗粮仓借粮一百五十克（无息借期三年），但仓中无粮，呈报噶厦政府。

清　光绪二十九—三十年（藏历第十五绕炯水兔—木龙年　公元1903—1904年） 萨巴连遭冰雹危害，秋粮无收。

清　光绪三十年（藏历第十五绕炯木龙年　公元1904年） 六月九日，琼（穷）结发生雹灾，受灾面积三百克，颗粒无收，要求豁免一岗军差地、三年及旧荒户收入之租

① 桃：西藏的山桃个体较小。

粮、肉类、酥油、氆氇、羊毛、养菜牛等实物。另请从今年收入中借给口粮八百克等。

清　宣统三年（藏历第十五绕炯铁猪年　公元1911年）　五月，隆子宗遭受雹灾。

民国　二年（藏历第十五绕炯水牛年　公元1913年）　六月五日，南木林宗所辖十六岗农田突遭严重雹灾，颗粒无收。

民国　四年（藏历第十五绕炯木兔年　公元1915年）　南木林宗今年种植之庄稼遭受严重雹灾，农田共三十五块，播种量合计为五十一如克六升二点五合，被泥沙湮埋根本无法耕种。

另，水沟被泥沙湮埋。无法修复，恰如墙倒难以用棍棒支撑。沟下根本无法耕种之田共计一百五十三块，耕种面积为标准藏斗八十三如克十四升四合。

民国　五年（藏历第十五绕炯火龙年　公元1916年）　功德林嘎尔则豁、澎波林周地区遭受雹灾。政府要求尽量自行救济。对于受灾土地面积大者补足种子。如果政府差民中需要口粮、种子者，可从当地粮息管理人员的帐目上，按照缴纳干粮执照精神交给作质土地支取，今后按本息偿还。

民国　九年（藏历第十五绕炯铁猴年　公元1920年）　上年四月底，色豁降冰雹二次，致使秋季无收，百姓犹如门槛上的小鸟，随时都可能飞走，现播种时节已到，因此从粮台官就干耗粮事从曲羌处借贷粮食一千二百克，从色豁连带之丹杰林属下旁顶豁卡土马、土羊两年入库粮中借贷八百克，共计二千克，十年无息，恳准予贷给为感。十年后再如数偿还干耗利息粮，其基粮每次可归还十分之一。再者，划归政府之曲羌粮债，以往在曲羌巴经营期间已积债甚多，难以偿还。对此，代表政府行使权力之僧俗二官长予以关怀，让巨额旧债，干耗利息以及欠缴之利息，每年以租税缴纳。

七月五日，太阳落山之际，江孜地区仁岗突然遭受冰雹，大小犹如鲜桃，长达二个小时之久，所种庄稼彻底毁灭。要求豁免此前从薪粮局先后借贷之粮食本息，并祈请赏赐二千克粮食，以解决当年与翌年之口粮、种子。其本金请允许每年归还二十分之一。

民国　十四年（藏历第十五绕炯木牛年　公元1925年）　七月十五日，南木林地区遭受雹灾，总计为小麦播种四百七十四克，青稞播种三百一十二克，豆子播种三百二十五克。青稞地只能收回六分之一之种子，小麦地和豆地只能收回十分之一，无更多指望。

贡嘎、曲水二宗的许多谷地近二年均发生了雹灾，曲水有一半田地因雹灾不能收获，损失极大。

民国　二十九年（藏历第十六绕炯铁龙年　公元1940年）　六月二十八日，曲水尼塘地区遭受雹灾，作物颗粒无收，要求免租。

七月五日，色擦恰营官二部之秋收作物遭受冰雹，噶地共一百九十四户，恰地共一百九十五户，口粮、种子毫无希望。

第三节　公元1950—2002年的冰雹灾害

1950年　日喀则加厦尔政府之差民、白曹谿卡等遭受雹灾。其中低洼水浇地，每朵尔①以上、中、下三等之中等计定有种子4如克、旱地每朵尔定有1如克种子，洼地及旱地共计有868朵尔，种子为2880如克，全无收获。

日喀则雪地政府及拉章百姓耕种之庄稼遭受严重雹灾，耕地面积计405.1朵尔，每朵尔按中等量计算为4克10升，播种量共1516克20升3合，这些土地只能收回少许籽种外，别无收获，今后亦无法利用。有197.6朵尔、播种量为746克28升4合半的土地只有一半收成。另有139.1朵尔、播种量为554克39升4合半的土地只能收回种子。

日喀则拉阿谿百姓之庄稼遭受雹灾，致使85朵尔之庄稼无收成。

7月23日、26日，日喀则翁堆麦地区遭受雹灾，致使272.1朵尔、播种量为1647克14升1.5合的土地受灾；7月26日，日喀则贵族寨通巴自营地及差地农田遭受雹灾，受灾农田为上等土地121又1/2朵尔，可下种子729克；中等土地103又1/4朵尔，可下种子516克；下等土地77又1/2朵尔，可下种子190克。上述土地总计为222又1/4朵尔，可下种子1435克，除能收少许麦秆外，粮食颗粒无收。此外，房子北面的墙遭到较大破坏，玻璃被打碎，树木叶子也被严重打落。

7月26日傍晚，日喀则扎厦布②自家及其他住户长时间遭受冰雹袭击，致使304朵尔，种子1189克13升2合的农田，除少许草秆外，颗粒无收。此外，房子北边墙壁受损较重，玻璃窗破裂。

7月27日晚，扎其谿卡及所属的开吹部落、措雪部落、措旦部落、曲禅部落、奴堆部落、夏居门仲部落、呈那部落等7部落及南色林上下两地之间等，约可播种2300克农田遭受严重雹灾，秋收已属无望；同一晚上，堆穷地区降雹其后又遭霜灾，种子、口粮全无。

1955年　6月27日傍晚，丁谿③自营地、顿差地遭受雹灾，秋收除只能收少许麦穗麦秆外，其余全无指望。

1957年　5月30日，岗巴山地区遭受特大冰雹和洪水袭击，许多田地被冲走。

1958年　7月9日，日喀则甲夏与拉阿谿所属勒卓地方之庄稼遭受雹灾，作物大多无收成，要求减免差税债务。

20世纪50年代（具体年份不详）　贡嘎达堆农田，以政府自营地为主之附近农田，

---

① 朵尔：一对耕牛。指以两头耕牛并耕一日的面积，作为耕地之单位。
② 扎厦布：在扎什伦布（堪厅）供职的官员。
③ 丁谿：在今日喀则地区谢通门县。

均遭冰雹袭击。

甲措区政府差民雪扎噶尔根布属下与普唐根布属下之庄稼，遭受严重雹灾。

1960 年　8 月，扎朗的吉林、热正岗 2 乡遭受冰雹袭击，作物受灾面积 78.4 公顷，占 2 乡总播面积的 18%，粮食减产 50%。

1965 年　7 月 7 日，谢通门县塔丁、吉丁、卡嘎、通门 4 乡遭受雹灾，农作物受灾面积 4991 克，其中绝收 850 克。灾害发生后，谢通门县委、县政府派出工作组深入受灾乡村，组织并带领群众抗救灾并发放救灾款物，安排群众生产生活。

9 月 12 日，丁青县遭受雹灾，冰雹平均重 2.1 克，罕见重量 10.4 克，造成较大损失。

1966 年　7 月 12 日，日喀则县曲夏、扎西吉彩、塔杰人民公社遭受不同程度的雹灾，农作物受灾面积 2022 克。针对灾情，日喀则县、乡党委及时稳定群众思想情绪，组织群众抗灾保苗，采取补种、扩种、追肥等措施，减轻了灾害损失。

1969 年　9 月 1 日，昌都县城遭受雹灾，冰雹最大直径 3.0 厘米，平均重量 0.9 克，最大重量 9.4 克，青稞、小麦损失 95%，大部分庄稼颗粒无收，蔬菜地面部分全部被打烂，高压电杆被吹倒 2 根，羊子被打死 11 只，3 个小孩被打成重伤，住进医院。

1970 年　期间，浪卡子县张达乡遭受 1 次冰雹袭击，损失惨重。

8 月，贡嘎县东拉、前进两区先后遭受冰雹、洪水袭击，211.4 公顷农田受灾，减产达 50%，其中 25.4 公顷的农作物颗粒无收，被冰雹打死或冻死 113 只羊、小牛 9 头。

1971 年　7 月，加查县红旗公社遭受 1 次冰雹袭击，冰雹最大直径 5 厘米，积雹厚度 5 至 15 厘米，随即引起山洪暴发，3 个生产队农作物基本被毁，有 79 只羊死于冰雹和洪水之中。

8 月，隆子、加查、曲松、错那、琼结、贡嘎、扎朗等县遭受冰雹袭击，引起山洪暴发，农作物受灾面积 166.1 公顷，冲毁水渠 64 条、河坝 3 处、林卡 5 处、县区公路 400 米，冲塌民房 3 间、水磨 2 座，1 名 11 岁女孩被淹死。

1973 年　7 月底至 8 月初，康马、白朗、达孜、尼木部分地区遭受雹灾。

1975 年　6 月 23 日晚，江达县的同普、矮拉、城郊 3 公社遭受雹灾，降雹时间为3～4 小时，冰雹直径 1 厘米，降雹同时又伴有大风，农作物受灾面积为 1500 克。

6 月下旬至 7 月，贡觉县连续遭受雹灾，农作物受灾面积 2087 克。莫洛、相皮、哈象、则巴等 4 区的 8 个公社农作物受灾面积 1431 克，其中，被冰雹打坏颗粒无收的 325 克，减产 50%的有 215 克，减产 20%的有 891 克。

1976 年　7 月 7～9 日，昌都县部分地方冬麦作物遭受冰雹袭击，其中嘎玛区农作物受灾面积1000朵尔，大野区拉达公社农作物受灾面积1360.32朵尔，其中203.31朵尔颗粒无收。

1977年 聂拉木县的北部地区遭受冰雹袭击，损失较重。

1978年 6月，隆子县新巴乡遭受冰雹袭击，引起山洪暴发，导致公路中断，冲毁大小水渠20多条，冲毁民房2间，3个粮库进水，损失粮食15万千克，820.4公顷的农田受灾。

7月8日18时50分至19时17分，聂拉木县门布公社遭受冰雹袭击，冰雹直径1至2.5厘米，地面积雹达7厘米以上，受灾严重的三大队部分庄稼被击毁，农作物受灾面积224.6公顷，其中112.1公顷的青稞绝收，共造成25万千克粮食减产，24人头部被击伤，几十只羊被打死，1014只山绵羊被击伤。

7月14、15、27日，贡嘎县东拉区的东拉、贡嘎、吉穷3个公社遭受冰雹袭击，79.4公顷的农田受灾，粮食减产237317千克。

1979年 8月以来，昌都和日喀则地区分别遭受冰雹袭击，其中昌都地区的八宿、洛隆、芒康、类乌齐，昌都5县雹灾面积144.1公顷，其中20.7公顷绝收；日喀则地区雹灾面积7036.6公顷，其中2597公顷较重，690公顷绝收。

8月24日，江孜县遭受冰雹袭击，受灾面积928.2公顷，尤其是热索公社，该社440.6公顷农作物全部受灾，其中206.5公顷绝收，损失粮食60万千克。

1980年 6月28日，拉萨贡嘎机场遭受冰雹袭击，冰雹最大直径6毫米，机场地面通讯设备遭到毁坏，周围农田里的蔬菜、玉米等农作物严重减产。

8月上中旬，芒康县老然、宗西、戈波3区的部分社队，遭受冰雹袭击，农作物受灾面积98.5公顷，减产粮食7.5万千克以上。

1982年 6月17日至7月6日，贡觉县遭受雹灾，农作物受灾面积414.8公顷，占全县实播面积的10%，损失产量在35万千克以上。

7月21日，拉萨城关区遭雹灾，2365.5公顷庄稼受灾。

7月27日至8月3日，南木林遭雹灾面积2668公顷左右。

7月下旬至8月上旬，加查连续3次遭受雹灾，391.3公顷农田受灾，重灾面积为79.3公顷，颗粒无收面积为12.6公顷，冰雹还砸死3只羊，打伤11只。

1983年 6月22日，边坝县沙丁区遭受冰雹袭击10分钟，农作物受灾面积124.1公顷。

8月，拉孜、加查、墨竹工卡遭受冰雹袭击，农作物受灾面积1334公顷，其中近667公顷遭到了毁灭性的损害。

8月28日18时40分至19时，芒康县如美区卡纳公社的许公、西玉、巴子贡、卡均生产队，遭受冰雹袭击，农作物受灾面积23.3公顷。

1986年　6月17日，芒康县遭受冰雹袭击，朱巴龙、戈波、宗西、如美4区农作物受灾面积101.8公顷。

8月31日下午，在索县与巴青县交界处，突降冰雹十几分钟，冰雹最大直径5厘米，最小直径1.5至2厘米。这次冰雹打伤群众14人和2名机关职工，打坏帐篷36顶、房子15间、温室4座、北京牌小汽车篷布2顶，直接经济损失4万余元。

1988年　7月11日，聂拉木县琐作乡冲康村、孔穷村遭受冰雹袭击，农作物受灾面积18公顷，超过播种面积的90%以上，产量损失达20%；

7月11日，岗巴县大部分地区普降冰雹，降雹时间长达1小时，雹粒直径1厘米多，青稞、油菜等农作物普遍受灾，农作物受灾面积180.1公顷，其中重灾120.1公顷，绝收13.3公顷。雹灾发生后，岗巴县、乡领导及时奔赴受灾乡村调查了解灾情，组织群众抗灾自救，加强田间管理，采取各种补救措施，降低了损失。

8月28日，聂拉木琐作乡甲本村及周边地区遭受冰雹袭击，近7.5公顷庄稼绝收，其余减产在40%以上。

1989年　7月14日17时开始，贡觉县降雹持续3个小时，受灾最重的是莫洛乡热巴村和达龙村，其播种面积的24.1公顷全部被冰雹打折、打断，只能收点饲草。全县有7个乡受到了不同程度的雹灾，农作物受灾总面积571.8公顷，其中，绝收面积362.2公顷，损失粮食78.6万千克。

1990年　6月5日下午，昌都县加卡乡遭受冰雹袭击，长达30分钟，造成冬播作物茎秆中部折断，麦穗光秃，旗叶折断，每平方米受灾植株达25%～65%，“昌东一号”良种，每平方米内受灾植株高达98%。春播作物也叶片断裂。全乡受灾农作物33.7公顷。灾情发生后，县农牧局调拨2000千克尿素，用于群众救灾。

7月19～23日期间，达孜、墨竹工卡、林周、曲水、堆龙德庆及拉萨市城关区遭冰雹袭击，农作物受灾面积1009.4公顷。

7月20日，隆子县局部地方遭受冰雹袭击，其中俗坡乡16.7公顷庄稼受灾；新巴乡3村持续下了20多分钟冰雹，毁坏庄稼50.8公顷。

7月20～21日，贡嘎县的朗杰学乡、吉纳乡分别于这2日遭受雹灾，2个乡农作物受灾面积330.9公顷，占总播面积的35.3%，其中绝收的有49.5公顷。

7月26日15～17时，亚东县堆纳乡一、二村遭受雹灾，降雹时间长达2小时，农作物受灾面积30.4公顷，其中绝收16.7公顷，直接经济损失4万元。雹灾发生后，亚东县委、县政府派出由1名常委带队的抗灾工作组深入灾区调查了解灾情，安排群众生活，组织领导群众抗救灾。

8月24日，浪卡子县的浪卡子乡、柯来乡、古穷乡、翁果乡遭受冰雹袭击，89.5公顷的农田受灾。

1991年　6月，桑日县沃卡乡遭受雹灾，22.7公顷农田受灾，其中2.7公顷的油菜地受灾最重，叶片全部被打碎，另有3只羊、1匹马驹被冰雹打死。

6月12日23时30分左右，江达县汪布顶乡吉来、嘎桑等8村遭受冰雹袭击，直径为1.8厘米，长达5分钟，造成粮食减产216875千克。灾情发生后，江达县委、县政府立即从粮食局调拨种子1万千克用于抗救灾。

6月16日，贡嘎县昌果乡遭受冰雹袭击，农作物受灾面积160.1公顷。

6月16日20时40分，曲水县才纳乡雪荣等5个村普遍受到冰雹袭击，时间为20分钟，农作物受灾面积178.1公顷。

6月19日，工布江达县金达乡的达青等6个村遭受冰雹袭击近1个小时，作物受灾面积63.7公顷。

6月至7月31日期间，加查县遭受冰雹袭击，农作物受灾面积123.2公顷。

7月7日，贡嘎县吉雄乡遭受冰雹袭击，积雹厚度20至30厘米，最厚达50厘米，农作物受灾面积55公顷。

7月8日，乃东县曲德沃乡遭受冰雹袭击，农作物受灾面积7公顷。

7月8日16～18时，贡觉县莫洛、相皮2乡遭受冰雹袭击，农作物受灾面积137.8公顷，其中莫洛乡农作物受灾面积为124.2公顷，绝收面积为37.5公顷。

7月9日20时30分至21时03分，谢通门县达那乡遭受冰雹袭击，雹粒直径3厘米，使得让琼、扎西顶、如贵3村当年实播农作物全部受灾，绝收面积405.1公顷，死亡牲畜126只，部分农舍玻璃遭冰雹击碎。雹灾发生后，日喀则地区及谢通门县委、县政府派出工作组深入受灾乡村，调查了解灾情，慰问受灾群众，组织领导抗救工作并解决部分救灾物资。

7月11日，贡嘎县吉雄乡遭受冰雹袭击，冰雹最大直径1.5厘米，农作物受灾面积129.1公顷。

7月14日、16日，乃东县贡德沃乡遭受冰雹袭击，农作物受灾面积56.4公顷，50米长的防洪坝、40米长的公路被毁坏，使88户、398人受灾。

7月15日，乃东县金鲁乡、昌珠乡遭受冰雹袭击，农作物受灾面积95.3公顷，使36户、185人受灾，死亡山羊4只，水渠决口18米。

7月24日，贡嘎县朗杰学乡遭受冰雹袭击，农作物受灾面积42.8公顷，其中34.3公顷的青稞颗粒无收。

8月4日22时左右，达孜县唐家乡遭受20分钟的冰雹袭击，农作物受灾面积75.7公顷。

1992年　6月20日，林周县的切玛、克布2乡遭受冰雹袭击，农作物受灾面积53.6公顷。

6月21日18时30分，工布江达县仲莎乡娘村等5个村遭受冰雹袭击。

7月12日下午，谢通门县的卡嘎、通门乡分别降雹，农作物受灾面积469.8公顷。

7月19日19时20分至20时30分，浪卡子县道布龙乡的雪瓦和晴达2村遭受冰雹袭击，直接经济损失116743.8元。

7月27日19～21时，拉孜县遭受冰雹袭击，农作物受灾面积689.6公顷。

7月29日、31日，日喀则的江当乡卓村和甲措雄乡遭受冰雹袭击，农作物受灾面积134.5公顷。

8月14日晚上、8月20日晚上、9月8日06时至07时30分，浪卡子县白地乡白地村遭受冰雹袭击，直接经济损失70632元。

8月22日22时，冰雹袭击了堆龙德庆县的巴拉、嘎仲、赤布3村。

1993年　6月4日16时，工布江达县遭到冰雹袭击，时间6分钟，冰雹直径约1厘米左右，农作物受灾面积30.3公顷，麦类作物有70%～80%的秸秆全部被打断，油菜有80%～90%的植株叶、花被打散，豌豆有50%～60%被冰雹袭击，致使受灾作物减产在70%以上。

7月2日19时左右，工布江达县2个乡、3个村遭冰雹袭击，时间10分钟，农作物受灾面积45.8公顷；同日，日喀则昂仁乡、东嘎乡也遭受冰雹袭击，农作物受灾面积325.9公顷。

7月12日17时30分左右，曲松县遭受30分钟的冰雹袭击，农作物受灾面积67.4公顷。

7月20日，贡嘎县达然多村遭受强降水和冰雹袭击，使27户受灾，农作物受灾面积5.1公顷。

8月2日20时40分，达孜县邦堆乡一、二村降雹20分钟，积雹厚度15厘米，经济损失10万元。

8月5日15时30分至16时30分，琼结县强庆乡降冰雹1小时。

8月9日22时左右，达孜县穷达乡、唐嘎乡、雪乡、拉姆乡遭受冰雹袭击，农作物受灾面积1174.5公顷，产量损失231.44万千克，折款213万元。

8月17日17时左右，贡觉县遭受冰雹袭击10分钟，农作物受灾面积45.7公顷，占总播面积的80.58%。

1994年　6月15日18时，昌都县芒达乡说八、若洛、俄日、冷多、西强等5村遭受冰雹袭击4分钟，冰雹最大直径3厘米，受灾78户、558人，农作物受灾面积43.4公顷，占总播面积的83.8%。

6月16日18时，扎朗、隆子、加查3县遭受冰雹袭击，农作物受灾面积99.2公顷，死亡山绵羊49只，直接经济损失55万元。

6月18日19时左右，堆龙德庆县德庆、朗巴、马、古荣4乡遭受冰雹袭击25分钟，导致泥石流发生，造成青藏公路堵塞。

7月5～30日期间，康马、谢通门、定日、昂仁、定结、日喀则市、白朗7县（市）先后遭受冰雹袭击，农作物受灾面积共计1431.3公顷。

7月6日18时30分左右，隆子县新巴、松巴、日当3个乡遭受冰雹袭击，直接经济损失81.29万元。

7月17日，当雄县当曲卡镇当曲村三组遭受雹灾，损失42只羊，24.1公顷的人工操场遭到破坏，1人死亡，直接经济损失42505元。

7月20日，定日县白坝乡遭受雹灾，降雹时间为45分钟，农作物受灾面积135.1公顷，占总播面积的56.8%，其中绝收27.3公顷，死亡牲畜160只。面对雹灾，县委、县政府一方面稳定群众思想情绪，组织人力投入灾后的生产自救，另一方面筹措救灾物资，解决双扶款2万元，化肥1500千克。

7月27日，堆龙德庆县古荣、那嘎2乡遭受冰雹和泥石流袭击，直接经济损失91.45万元。

8月21日晚，浪卡子县张达乡遭受冰雹袭击，冰雹直径2～3厘米，农作物受灾面积174.3公顷，其中86公顷的作物颗粒无收，损失粮食28.85万千克。牧草损失75%～80%。

1995年 5月27～29日、6月9～12日，丁青、察雅、洛隆、芒康4县分别遭受冰雹袭击，农作物受灾面积1840.9公顷，经济损失208.1万元。

7月2日至8月7日期间，白朗县旺丹、曲奴、洛江等7个行政村遭受雹灾，农作物受灾面积295公顷，粮油大面积减产。针对灾情，白朗县、乡党委、政府发动群众开展生产自救，采取补救措施抗灾保苗并发放农药、化肥等救灾物资，降低了灾害损失。

7月8日17时30分左右，察雅县王卡乡吉奶、多巴、地土、莫多4村遭受冰雹袭击15分钟，冰雹直径1厘米左右，农作物受灾面积41.3公顷，4个村受灾户为100%，重灾64户、338人，粮食减产12.5万多千克，直接经济损失42.17万元。灾情发生后，县委、县政府解决种子款4000元，对42户236人特困户群众。解决了救灾款18000元，返销粮6000千克。

8月6日，浪卡子县浪卡子乡遭受冰雹袭击，冰雹最大直径0.7厘米，农作物受灾面积44.2公顷。

8月29日，当雄县公塘乡巴嘎村五组遭受雹灾，直接经济损失21185元。

9月，昌都县金通、加荣2个行政村的金通等5个自然村遭受雹灾，农作物受灾面积30.7公顷，其中，绝收面积24.7公顷。

1996年 7月16日19时，洛隆县新荣、俄西、康沙3乡部分行政村不同程度地遭受冰雹袭击，3乡农作物受灾面积53公顷。

7月18日18时至18时15分，八宿县同卡乡俄觉、卡顶、亚同等3个行政村的10个自然村遭受冰雹袭击，冰雹直径大约2厘米，受灾总面积67.4公顷。

1997年 6月11～24日期间，达孜、墨竹工卡、堆龙、曲水等县先后遭受冰雹袭击，农作物受灾面积1949.5公顷。

6月12日，贡觉县遭受雹灾，农作物受灾面积133.9公顷。

8月6日下午，隆子县新巴乡、桑日县绒乡遭受冰雹袭击，冰雹最大直径0.9厘米，农作物受灾面积270.5公顷。

9月13日19时，贡觉县突降冰雹，持续45分钟左右，农作物受灾面积148.7公顷，粮食减产176855千克。

1998年 6月，江达县遭受冰雹袭击，农作物受灾面积583.9公顷。

8月28日，洛扎、桑日、措美、曲松、浪卡子、错那、贡嘎、加查等县遭受冰雹袭击，农作物受灾面积9766.9公顷。

1999 年　5 月 25 日、28 日，工布江达县朱拉乡、峡龙乡遭受冰雹袭击。25 日下午，朱拉乡白拉村、流色郎村降雹 70 分钟，受灾 60 户、292 人，农作物受灾面积 23 公顷；28 日 19 时，峡龙乡拉果旁村，遭受冰雹袭击长达 1 个多小时，地面积雹 4～5 厘米，造成泥石流滑坡，受灾 34 户、131 人，农作物受灾面积 19. 5 公顷，冰雹造成 2 乡直接经济损失 125 余万元。

6 月 13～23 日期间，朗县登木、仲达 2 乡连降 4 次冰雹，直接经济损失 1. 19 万元。

6 月 17 日至 7 月 6 日期间，墨竹工卡县多次受到冰雹袭击，直接经济损失 16. 4 万元。

6 月 21 日 20 时，贡嘎县甲竹林镇、岗堆乡遭受冰雹袭击 9 分钟左右，冰雹最大直径 1. 5 厘米，平均直径 1 厘米，农作物受灾面积 368. 4 公顷，共有 547 户、2948 人受灾，直接经济损失 237. 1 万元。受灾后，采取对绝收田迅速组织劳动力翻种早熟作物及对受灾较重地块组织人员浇水、追肥、施用喷施宝等措施。

6 月 28 日至 7 月 14 日期间，日喀则地区受雹灾总面积为 2799. 5 公顷。

6 月 30 日 18 时左右，康马县涅如堆乡乃龙村和贡巴村遭受雹灾。农作物受灾面积共 73. 9 公顷，其中乃龙村受灾 47. 2 公顷，损失（减产）20%，减产 26900 千克；贡巴村农作物受灾面积 26. 7 公顷，减产 15200 千克，2 个村共减产 42100 千克。

6 月～9 月，特别是 9 月份，山南地区 12 个县普遍遭受多次冰雹袭击，受灾面积 1602. 3 公顷。

7 月 27 日，贡嘎县甲竹林镇遭受冰雹袭击，直接经济损失 5 万元。

8 月 4 日下午，南尼乡遭受雹灾，农作物受灾面积 40 公顷，减产 34800 千克。

2000 年　5～7 月期间，日喀则地区遭受雹灾，具体受灾情况为：5 月 26 日 22 时，日喀则市机关农场遭受冰雹袭击；6 月 15 日 19 时，江当乡努桑村遭受雹灾；6 月 21 日 21 时 30 分，拉孜县曲玛乡遭受冰雹袭击；6 月 22～29 日期间，昂仁县秋窝、卡嘎 2 乡多次遭受冰雹袭击；6 月 26～27 日期间，拉孜县热莎乡连续 2 次遭受冰雹袭击；6 月中旬以来，谢通门县通门、卡嘎、达那普、荣玛 4 乡均遭受不同程度的雹灾；6 月 26～28 日期间，日喀则市确布雄、江当、纳尔、东嘎 4 乡分别遭受不同程度的雹灾；7 月 2 日 17 时 30 分，冰雹袭击了仁布县查巴乡曲怎村 1 个多小时；7 月 3 日 18 时 20 分，冰雹再次袭击了查巴乡。以上农作物受雹灾面积共计 1340. 7 公顷。

6 月 10 日 18 时，加查县拉绥乡遭受冰雹和强降水袭击，直接经济损失约 1. 1 万元。

6 月 12 日下午，聂荣县中东部的白雄乡遭受东西走向的冰雹袭击，冰雹直径为 3 厘米左右，打死牲畜 400 多头（只），农作物受灾面积 23345 公顷，直接经济损失 15 万元。

6 月 16 日 17 时 58 分至 18 时 10 分，隆子县新巴乡、松巴乡等地遭受冰雹袭击，冰雹直径为 0. 6 厘米，伴有强降水和大风天气，农作物受灾面积 80 公顷，直接经济损失 18 万元。

6 月 19 日 21 时 30 分，桑日县的桑日镇遭受冰雹袭击，持续时间 1 个小时之久，农作物受灾面积 234. 4 公顷，使 67 户 2968 人受灾，直接经济损失 193. 9 万元。当晚 23 时左右，乃东县颇章乡也遭受冰雹袭击达 15 分钟左右，直接经济损失达 141. 7 万元。

6 月 23 日 19 时 10 分，达孜县德庆、章多等乡遭受冰雹袭击近 20 分钟，农作物受灾面积587公顷。

6月28日、7月10日、7月11日，扎朗县的扎其乡、扎唐乡先后3次遭受冰雹洪水袭击，直接经济损失150万元左右。

6月29日14时45分，曲松县下江乡下江村和增嘎村遭受冰雹袭击，直接经济损失在7.8万元左右。

7月4日下午，浪卡子县热乡遭受冰雹袭击，直接经济损失11.1万元。

7月5日16时，贡嘎县东拉乡吉琼村遭受强降水和冰雹袭击30分钟，直接经济损失36万元以上。

7月5日，浪卡子县张达乡遭受冰雹袭击1个多小时，造成12.7公顷的农作物绝收。

7月8日20时30分左右，曲水县达嘎乡色达村遭受冰雹袭击，直接经济损失33.72万元。

7月18日18时40分，浪卡子县多却乡热玛瓦村和东热村遭受冰雹袭击，直接经济损失28.9993万元。同日，浪卡子镇道布隆村遭受冰雹袭击，直接经济损失20.31万元。

8月3日17时40分，丁青县尺犊镇遭受30分钟的冰雹袭击；色扎乡18时遭受15分钟的冰雹袭击，2乡镇农作物受灾面积411.7公顷，粮食损失857947.5千克。

8月23～26日期间，丁青县协雄乡、沙贡乡、尺牍镇、嘎塔乡、丁青镇遭受冰雹袭击，330户2558人受灾，农作物受灾面积214.5公顷。灾情发生后，丁青县委、县政府及时组派工作组，赶赴灾区第一线，协同灾区乡镇干部，调查了解灾情，组织人力物力，积极展开抢救受灾人口，安置受灾人口，补救受灾生活困难人口及安抚受灾人口情绪等工作，共落实救灾款92.3万元，救灾救济粮97275千克，救灾油饼2.5万千克。

2001年　5月9日，江孜县甲克乡遭受雹灾，造成431只绵羊死亡，132只绵羊受伤。

6月6日18时，谢通门县的菜玛、通门、塔定、卡嘎、达那答等5个乡连遭冰雹和强降水袭击，长达30分钟，冰雹密集、雹粒较大，冰粒直径0.5～2.3厘米，致使冬麦、油菜损失较重，通门乡坚白村20.3公顷冬麦正值抽穗时期，麦茎基本被打断，粮食减产50%左右；同日，17时50分至19时30分，日喀则市聂日雄乡、城北办事处、边雄乡2乡1办8个行政村（居委会）也遭受冰雹袭击，冰雹直径2.5～3厘米，农作物受灾面积368.7公顷，其中重灾162公顷，有33.7公顷的春小麦损失程度在60%以上。蔬菜（主要是土豆、萝卜）农作物受灾面积20公顷，损失程度在30%。有11只小羊被冰雹打死，4只大羊被打伤。边雄乡孔布林村农作物受灾面积14.7公顷，油菜损失程度在70%。灾情发生后，日喀则市农牧局及时发放救灾化肥5000千克，并指导受灾群众要抓住雨季及时对农田进行灌溉追肥，尽量把灾害造成的损失降低到最低限度。

6月22日晚，班戈县遭受雹灾，严重影响了群众的日常工作及生活。

6月23日22时左右，拉孜县遭受冰雹袭击，造成该县日萨乡3个村的66.7公顷农田受损，15%的农田绝收，锡钦乡和拉孜镇各有13.3公顷农田受灾。

7月2日下午，普兰县多油村发生冰雹和降水天气，时间长达4个小时，致使农田受灾86.9公顷，其中绝收0.7公顷，减产面积86.2公顷，冰雹引发泥石流冲毁水渠802米，冲毁公路3千米，民房受损16套（间），其中15间成为危房，倒塌1间。

7月19日、22日17时至20时30分，日喀则市甲措雄乡夏鲁、冲堆7村、8村、普努、布夏、联卓等6个村，曲米乡的那当、尊冲、曲冲、宗、白容、曲米、德等7个村，城南办事处曲夏居委会，确布雄乡顶村等遭受冰雹和强降水袭击，农作物受灾面积524.7公顷，其中绝收面积22公顷。由于农作物大部分已进入抽穗灌浆期，对产量影响较大。灾情发生后，日喀则市同珠市和乡党委领导一行立即赶赴受灾现场，了解灾情，组织灾民抢救物资，同时召集乡村干部和夏鲁寺民管会人员，安排部署防灾救灾工作。日喀则地区农牧局还及时发放化肥1万千克，编织袋2000条，铁丝4000千克等用于曲米、确布等乡进行救灾。

8月3日，措勤县达雄乡夏东村暴风夹着冰雹和雨水，时间长达3小时，地面积雹约10厘米，造成牲畜死亡684只，直接经济损失13.68万元。

8月17日下午，浪卡子县浪卡子镇哈西、浪卡子居委会、扎玛龙村遭受冰雹和强降水袭击，农作物受灾面积101.7公顷，占总播种面积的59.4%，其中绝收34.2 公顷，0.5公顷完全被毁，粮食损失19.04万千克，油菜损失0.72万千克，冲毁防洪坝50米，损坏民房2间，直接经济损失26.99万元。灾情发生后，浪卡子县委、县政府积极组织人力和物力开展抗救灾工作，同时山南地区抗灾办发放抗灾物资和防冰雹炮弹，增设防冰雹炮架，并大力提倡对低产农田的改造和维修农田设施。

8月22日20时，贡嘎县江塘镇娘索村遭受30分钟的冰雹袭击，冰雹直径最大1.7厘米，最小0.5厘米，受灾面积162.7公顷，占总播种面积的82%，其中绝收110.2公顷，占受灾面积的67.7%，损失50%～80%的面积32.5公顷，损失20%以下有20公顷，因灾造成粮食损失67.5万千克，油菜1.35万千克，土豆3万千克，因灾造成1000多人缺粮，全村缺种达54900千克，直接经济损失108.74万元。灾情发生后，索村村委会一方面及时将受灾情况上报镇党委、镇政府，另一方面组织村干部党员做群众的思想工作。镇党委、镇政府收到灾情汇报后，立即上报贡嘎县委、县政府及有关部门。县委、县政府组织抗灾工作组到受灾现场调查了解灾情，动员群众做好抗灾自救工作，并将受灾情况及时上报山南地区地委、行署，地委、行署领导对此非常重视，安排民政、农牧部门和贡嘎县有关部门组成的工作组于8月24日到受灾现场调查了解灾情，同时动员受灾群众尽量弥补灾害造成的损失。

8月25日7时左右，类乌齐县吉多乡5个行政村10个自然村遭受不同程度的雹灾，受灾总面积107.3公顷，共减产粮食9.55万千克。

8月29日19时，琼结县下水乡翻身村遭受30分钟的冰雹和强降水袭击，农作物受灾面积24.7公顷，占总播种面积的77%，暴发的洪水冲毁农田0.1公顷，冲毁水渠1249米，冲毁防洪坝5000米，冲毁水磨房4座，造成2户群众危房。以上灾情造成该村粮食损失达9.42万千克，油菜损失0.53万千克，灾害造成63户281人缺粮缺种，直接经济损失17.86万元。灾情发生后，下水乡党委、政府一方面积极组织受灾村的干部群众开展生产自救工作，修复水渠、加固防洪坝等。另一方面将灾情及时上报县委、县政府。琼结县委、县政府在得知灾情以后，立即组织抗灾工作组到受灾现场调查了解灾情，同时动员受灾群众开展生产自救工作，尽力减轻灾害造成的损失。

9月19日18时10分左右，贡嘎县岗堆镇达热多村遭受16分钟左右的冰雹袭击，青稞受灾面积24.5公顷，占青稞播种总面积的35%，其中9.3公顷绝收，因灾损失粮食

8.18万千克，直接经济损失13.8万元。灾情发生后，贡嘎县委、县政府立即采取措施，一方面做好群众的思想工作，稳定灾民情绪，另一方面组织群众，按照农业工作会的精神，做到成熟一块，收割一块，力争将灾害造成的损失降到最低限度。

2002年 6月19～22日期间，那曲地区部分县发生雹灾。6月19日，巴青县拉西镇16、24、25、27村，23.3公顷农田遭受雹灾；19～22日期间，索县亚拉镇和嘎木乡连降冰雹，最大直径1.2厘米，造成42.5公顷的青稞和12.5公顷的元根绝收，40公顷的青稞和13.2公顷的元根减产，直接经济损失40万元。雹灾发生后，索县县委、县政府采取了补救措施，对遭雹灾较轻的进行了追肥，对严重的青稞秸秆割做了青饲料。

6月23日至7月9日期间，山南地区雹灾面积126.3公顷，损失在25%以上，其中粮食损失9.86万千克，油菜损失0.74万千克，蔬菜损失5.16万千克，死亡山绵羊11只，直接经济损失23.31万元；7月9日下午17时至18时，浪卡子县境内3乡3个村遭到冰雹袭击，农作物受灾面积55.1公顷；同日，贡嘎县岗堆镇普努村遭受10分钟的冰雹袭击，农作物受灾面积30.2公顷，其中，重灾14公顷，轻灾13.5公顷，绝收2.7公顷，直接经济损失17万元。

7月21～29日期间，曲水县5乡1镇不同程度地遭受冰雹、强降水的袭击，780.2公顷农田受灾，25间房屋倒塌，受损水渠7660米，被水淹或冲毁公路12580米，冲毁防洪坝1492米，冲毁进水口共40处，冲毁谷坊共11座，冲毁林地、草地61.8公顷，冲毁钢筋丁字桥3座、格栅坝2座，各乡镇受灾经济损失情况为：聂当乡114.5万元，南木乡67.36万元，才纳乡56万元，曲水镇130万元，达嘎乡154万元，全县共损失521.86万元。灾情发生后，拉萨市委、市政府领导高度重视，拉萨市农牧局、水电局、民政局等相关部门对灾情也非常关心。曲水县委、县政府积极组织群众进行生产自救，抓紧对水毁公路、水渠、桥梁等设施的修复和重建工作，切实抓好当前的“三秋”工作，做到成熟一片，抢收一片，确保颗粒归仓，同时对受灾严重的及时进行复种、补种，以减少经济损失。县委、县政府精心组织好受灾严重群众的灾后救助工作及全县受灾户的帮扶工作，力争把受灾引起的损失降到最低限度。

7月28日18时15分，扎朗县扎其乡塔巴林、桑珠等5个村遭受冰雹袭击，冰雹直径2厘米，致使348户2398人受灾，农作物受灾面积250.6公顷，其中绝收248公顷，粮食减产88.03万千克，油菜减产5.04万千克，直接经济损失189.6万元。

7月28日，昂仁县卡嘎镇、秋窝乡、亚木乡的5个村，254户1319人遭受冰雹和强降水袭击，农作物受灾面积131.8公顷，绝收26.7公顷，淹没农田2.9公顷，死亡牲畜43只，淹没水渠13条长12100米，冲毁水渠4条长3250米，冲毁水坝13座长3800米。

8月7日，噶尔县门士乡门士村遭受冰雹灾害，冰雹持续了2个小时左右，造成42.4公顷农作物受灾，成灾面积38.1公顷，0.5公顷的蔬菜绝收，粮食损失10.8万千克，90%以上的房屋严重损坏，其中房屋漏水、积水达50%以上。

8月11日，噶尔县左左乡朗久村遭受雹灾，冰雹持续2个小时左右，造成18公顷农作物绝收，1100米水渠被冲毁，35间民房漏雨或不同程度地损坏。

第五章　洪涝灾害

第一节　概　　述

水灾是指与水有关的自然灾害，如洪涝灾害、泥石流灾害、冰湖溃决、风暴潮、水土流失等。

洪水一般指由强降水或急骤融冰化雪、水库垮坝、冰湖溃决等引起江河水量迅速增加、水位急剧上涨的自然现象。洪水能否造成灾害，与人类社会经济活动有着密切关系，在地广人稀、洪水可以到处漫流的远古时代，无所谓洪灾，只有当洪水威胁到人类安全和影响社会经济活动并造成损失时才能成为洪灾。西藏的洪水灾害多数由山洪造成。

5～9月，从印度季风低压东侧北上的海洋热带暖湿空气，受高原地形阻挡分成两支，一支沿喜马拉雅山脉中西段转为偏东气流，起到维持印度北部低压作用。另一支沿喜马拉雅山脉中东段转为西南气流，使南部暖湿空气向高原输送。高原北侧，由于伊朗高压东伸或西风槽后冷空气南下，这支偏北气流受高原阻挡易形成高原北部活动性小高压，提供高原北部冷空气南下，并与高原中部的西南气流形成辐合发展成低涡切变，造成高原上的洪涝灾害。

由于山高坡陡，强降水形成的洪水汇流时间短，所形成的洪水虽然历时短暂，但来势迅猛，常常毁坏建筑物，淹没农田，并使人、畜伤亡。西藏地区的山洪具有突发性、冲刷力强、时间地点很难预测及破坏力大的特点，一般发生在山区的溪沟，流域面积在50平方千米以下，按其形成的原因可分为高原强降水山洪、融雪山洪和冰川消融山洪。

据统计，1982—2000年全自治区洪灾面积为0.09～4.31万公顷（图5.1），以1998年最大，达4.31万公顷。80年代受洪灾面积小，90年代中后期受灾面积大。

一、洪涝发生规律及其分布

根据西藏降水特点，主要分析西藏各地初夏、盛夏发生洪涝灾害的频率。

（一）*初夏涝*

阿里地区、那曲地区西部、日喀则地区西部初夏（6月）降水量不足50毫米，尤其是阿里地区更少，仅为5.8～17.3毫米。西藏其他大部分地区已陆续进入雨季，时常会出现连阴雨天气，造成局地性的洪涝灾害。从各地初夏涝发生的频率来看（图5.2），洪涝频率为16.7%～40.0%，其中那曲地区中东部、沿江一线大部、林芝地区大部在30%以上，平均3年一遇。昌都地区大部、南部边缘地区小于30%，平均3～5年一遇。

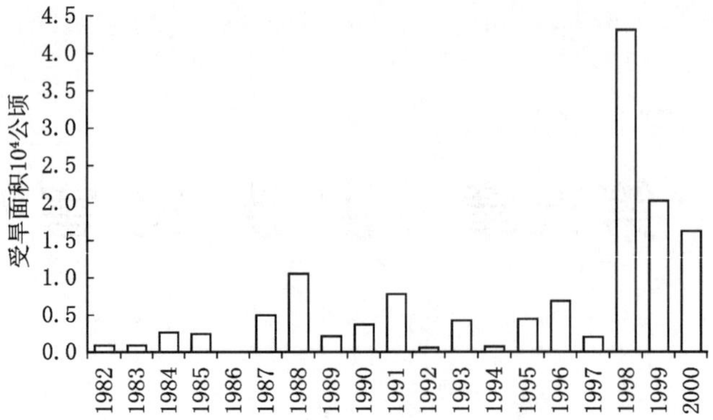

图 5.1　西藏自治区洪灾面积变化

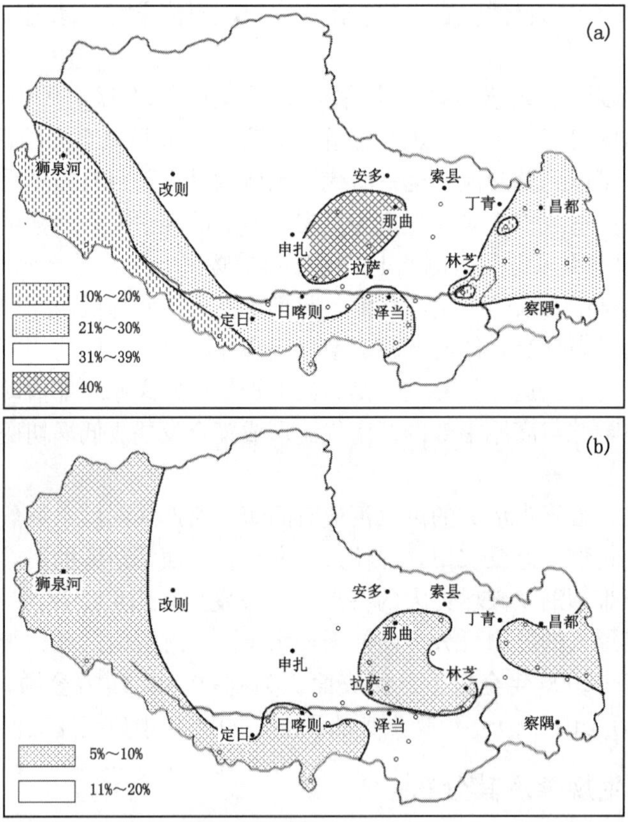

图 5.2　西藏初夏洪涝频率分布图（a—涝，b—重涝）

那曲地区东部、昌都地区北部、林芝地区东南部、山南地区大部初夏出现重涝的频率较高，为 13.3％～16.7％，平均 6～8 年一遇。其他各地低于 10％，平均 10～15 年一遇。

从各地近 30 年初夏各年代的洪涝趋势来看（表 5.1），20 世纪 70 年代林芝地区东南部、沿江一线大部降水偏多，以涝占优势，其中林芝地区有 4～5 年出现了不同程度的涝，而沿江一线有 5～7 年发生了不同程度的初夏涝。80 年代全区各地降水偏少，初夏涝出现的频率较低。90 年代林芝地区中东部、日喀则、安多以涝为主，其中林芝地区有 4 年出现了洪涝，日喀则、安多初夏涝分别出现了 6 年和 5 年。

表 5.1　西藏部分站点各年代初夏旱涝趋势

区域	站点	70 年代 1971—1980	80 年代 1981—1990	90 年代 1991—2000	区域	站点	70 年代 1971—1980	80 年代 1981—1990	90 年代 1991—2000
阿里地区	狮泉河	偏涝	偏旱	偏旱	昌都地区	昌　都	偏旱	正常	偏旱
	普　兰	偏旱	偏旱	偏旱		丁　青	正常	偏旱	偏旱
那曲地区	申　扎	正常	偏旱	偏涝		芒　康	—	偏旱	正常
	班　戈	偏旱	正常	正常	沿江一线	日喀则	正常	偏旱	偏涝
	安　多	正常	偏旱	偏涝		江　孜	偏涝	偏旱	偏旱
	那　曲	偏旱	偏旱	正常		拉　萨	偏涝	偏旱	正常
	索　县	偏旱	正常	正常		泽　当	偏涝	偏旱	偏旱
	嘉　黎	偏旱	正常	正常	南部边缘地区	聂拉木	偏旱	偏旱	偏旱
林芝地区	林　芝	正常	偏旱	偏涝		帕　里	偏旱	正常	偏旱
	波　密	偏涝	正常	偏涝		错　那	正常	正常	偏旱
	察　隅	偏涝	偏旱	正常		隆　子	正常	正常	偏旱

（二）盛夏涝

西藏大部分地区盛夏（7～8 月）降水量在 100 毫米以上，处于雨季，时常会出现连续性强降水天气，造成山洪暴发、江河水位猛涨，发生不同程度的洪涝灾害。从各地盛夏涝发生的频率来看（图 5.3.a），洪涝频率为 17.4%～46.4%，其中沿江一线、那曲地区大部、昌都地区北部、林芝地区大部在 30%以上，平均 2～3 年一遇。昌都地区南部盛夏发生洪涝的可能性较低，平均 5～6 年一遇。其它各地在 20%～30%之间，平均 3～5 年发生 1 次不同程度的洪涝。

盛夏重涝频率在 6.7%～20.0%之间（图 5.3.b），以波密发生重涝的频率最高，平均每 5 年一遇。昌都地区中南部、南部边缘地区、贡嘎、浪卡子、尼木、南木林、申扎重涝频率低于 10%，平均 10～15 年一遇重旱。其他大部分地区在 13.3%～16.7%之间，平均 6～8 年一遇重涝。分析西藏主要站点近 30 年各年代盛夏涝的趋势表明（表 5.2），20 世纪 70 年代西藏各地盛夏出现涝的频率极低。80 年代仅有安多、索县、聂拉木以涝占优势，有 5～6 年发生了洪涝。90 年代林芝地区中东部、昌都地区北部、沿江一线大部和山南地区南部盛夏雨水偏多，以涝为主，多发生在后期，即 1998—2000 年；大部分地方 10 年中有 5～6 年出现了不同程度的洪涝，其中泽当 1998—2000 年连续 3 年为重涝。

（三）灾害分布

西藏地区洪水灾害的地域分布较广，由于西藏区内多为高原山地，工农业生产活动又多数集中在河谷地带，因此，这些地带应是洪水灾害多发区。受自然地理环境和气候条件以及各地（市）社会经济等因素的影响，造成各地（市）洪灾的特征和灾害程度有着较大差异。

西藏地区多年平均年降水量总的分布趋势为东南部高、西北部低，年降水量在 74.8～901.5毫米之间（指有测站的地区）。从雅鲁藏布江大拐弯至藏东南边缘，年降水量

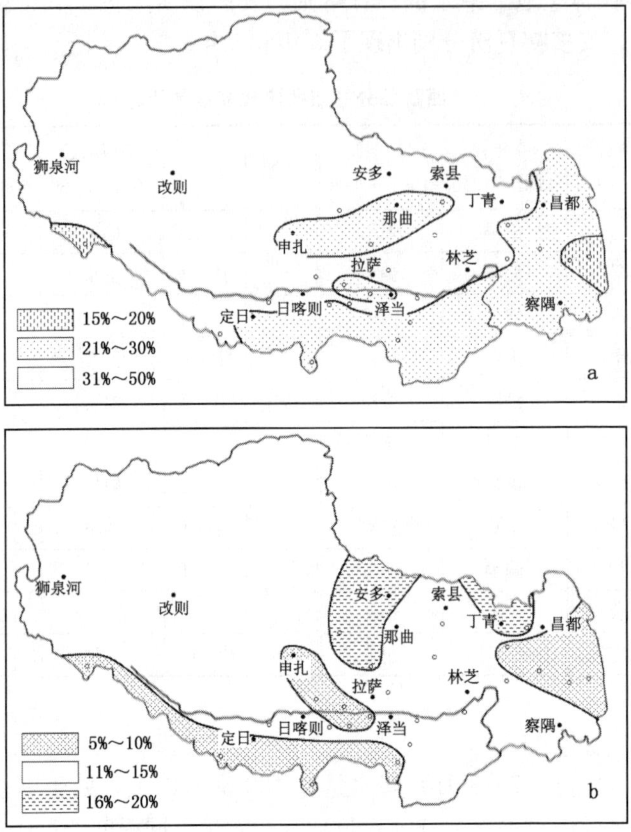

图 5.3　西藏盛夏洪涝频率分布图（a—涝，b—重涝）

表 5.2　西藏部分站点各年代盛夏旱涝趋势

区域	站点	70 年代 1971—1980	80 年代 1981—1990	90 年代 1991—2000	区域	站点	70 年代 1971—1980	80 年代 1981—1990	90 年代 1991—2000
阿里地区	狮泉河	正常	正常	偏旱	昌都地区	昌　都	偏旱	偏旱	偏涝
	普　兰	偏旱	正常	偏旱		丁　青	偏旱	偏旱	偏涝
那曲地区	申　扎	正常	偏旱	偏旱		芒　康	—	偏旱	正常
	班　戈	偏涝	正常	正常	沿江一线	日喀则	偏旱	偏旱	偏涝
	安　多	正常	偏涝	偏旱		江　孜	偏旱	正常	正常
	那　曲	正常	偏旱	偏旱		拉　萨	偏旱	偏旱	偏涝
	索　县	偏旱	偏涝	偏旱		泽　当	偏旱	偏旱	偏涝
	嘉　黎	正常	偏旱	正常	南部边缘地区	聂拉木	偏旱	偏涝	偏旱
林芝地区	林　芝	偏旱	偏旱	偏涝		帕　里	正常	偏旱	正常
	波　密	偏旱	偏旱	偏涝		错　那	偏旱	偏旱	偏涝
	察　隅	偏旱	偏旱	正常		隆　子	正常	偏旱	偏涝

在800毫米以上，是西藏降水量最多的地区，其中，波密地区降水量最为丰沛，为901.5毫米。从加查以东、嘉黎、丁青以南至雅鲁藏布江大拐弯，年降水量一般在600～800毫米之间，是西藏降水量较多的地区。雅江中段的大部分地区，年降水量在400毫米左右，是半干旱地区。而在怒江河谷一带的八宿、察雅地区，年降水量在200毫米左右，是昌都地区的干旱区域或少雨区。在阿里的中西部地区及可可西里无人区，年降水量较少，在100毫米以下，是干旱或极干旱地区（见图5.4）。根据西藏历代地方噶厦政府所属各宗的灾情上报材料和近代、现代灾情资料统计，西藏地区从藏东的"三江"流域至藏北的羌塘高原内陆湖区都有洪灾发生。

1. 藏东"三江"流域

藏东"三江"（金沙江、澜沧江、怒江）流域地区的芒康、左贡、八宿、江达、昌都、察雅、类乌齐、丁青、巴青、索县、边坝、洛隆、比如各县洪灾主要由强降水形成的山洪造成，并多以山洪泥石流的形式出现，灾情以冲毁农田、道路、房屋、水渠等基础设施者居多。

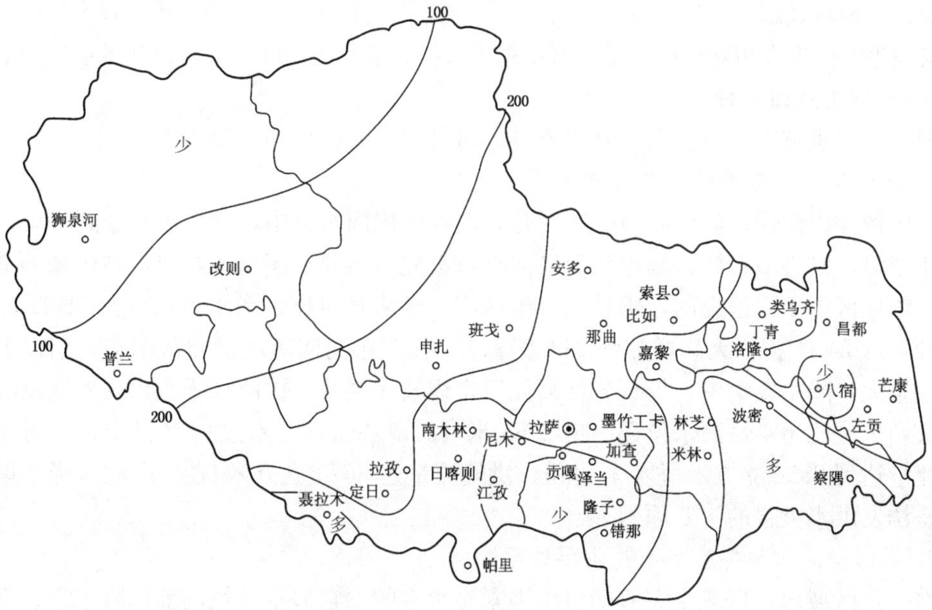

图5.4　西藏年降水量分布图

2. 帕隆藏布、尼洋河及雅鲁藏布江中下游段

该地域内的嘉黎、波密、林芝、米林、墨脱、工布江达各县所发生的洪灾主要是由于降雨和冰雪消融形成的洪水造成。该地区位于水汽通道的前沿，降水量丰沛，降水日数多，山高谷深。灾情以冲毁农田、道路、房屋和水利水电基础设施为主。尼洋河下游林芝县境内河滩地多数年份受到洪水威胁，该地域系山洪泥石流和冰雪消融型泥石流多发区，每年洪水期都出现冲毁道路、桥梁等灾情，使交通常常中断。

3. "一江两河"流域地区

该地域包括年楚河、拉萨河和雅鲁藏布江，是西藏政治、经济、文化的中心和人口较集中的地区，也集中了西藏最为著名的历史文化遗迹，是西藏主要防洪区域。该区域内的年楚河流域在未治理前年年洪灾不断，沿河两岸的江孜、白朗、日喀则等县的农田受到洪水的严重威胁。经治理后，这一情势得到了有效控制；雅砻河流域系属雅鲁藏布江支流，其沿岸是山南地区经济文化的中心，也是藏民族的发祥地，是国家重点风景名胜区，雅砻河流域多数年份都有洪灾发生；拉萨河流域的堆龙河和流沙河汛期由于强降水形成的洪水对拉萨市的工农业生产和城市居民生活产生严重威胁。近年来，对堆龙河下游河段和流沙河城区段河道经过治理后减轻了洪水对拉萨市区的威胁，但是由于河堤防洪标准低，工程运行多年，年久失修，遇上特大洪水，拉萨市区洪灾隐患仍然存在。

4. 喜玛拉雅山脉南坡地区

该区包括吉隆、聂拉木、亚东等地。吉隆、聂拉木、亚东地处喜玛拉雅山南坡，降水丰沛，洪水灾害发生频繁，是西藏洪水灾害多发区。灾情以冲毁道路、房屋、毁坏农田为主。

另外，处在该区的错那、洛扎、隆子等县洪水灾害也时有发生，由于人口稀少，灾害程度相对较小。灾情主要以冲毁农田、房屋为主。

5. 羌塘高原内陆湖区

该区域地域辽阔，人口稀少，素有“万里羌塘”之称，气候寒冷干燥，降水量极少，虽有水灾发生，但损失相对较小。是西藏洪水灾害损失最小的地区。灾情以冲毁草场为主。

（四）灾害成因分析

通过对洪水灾害情况和有关降水资料，对其灾害成因作如下分析：

1. 同期降水量超常偏大是主要原因

以实例加以说明，如 1962 年 7～9 月，西藏区内雨水集中，又多连续中到大雨，拉萨河、年楚河、雅鲁藏布江、澜沧江等诸河流域都先后出现了超出各站自设站以来的最高水位。山南地区由于雨季提前，雨量大，雨区广，延续时间长，降水量从 6 月 25 日的 30.3 毫米到 7 月 24 日（30 天）增加到 243.8 毫米，比多年同期降水量异常偏多 1 倍以上。因过程雨量大，降水段集中，导致各江河先后出现较大洪峰，拉萨河干流出现 4 次洪峰。羊村水文站水位比历年最高水位还高出 2.53 米（假定基面以上米数）。8 月份，羊村水文站洪峰流量达到 8550 立方米/秒，9 月份，洪峰流量达 8870 立方米/秒。因此，降水量异常偏大是诱发洪水灾害的主要原因。

2. 局部强降水和持续降水是主要诱因

在一定区域内，造成水灾害的自然因素是很多的，它包括区域内前期降水量、降雨强度、地质地貌、沟床比降以及植被覆盖率等。这些自然因素在造成水灾害的过程中起着相互制约、相互促进的作用，同时也是各自然因素间相互连锁反应的结果。在各地发生水灾时，一般情况是流域内前期降水较为丰沛，在灾害发生当日，均有强降水天气出现。因此，流域内长时间普降大雨或发生强降水，加之前期降水量亦较往年偏大，是造成水灾害的主要诱因之一。

（五）强降水天气与水灾害的分布特点

由西藏 7 个主要地（市）月降水量分布图可知（图 5.5），11 月至翌年 2 月，西藏地区降水较少，5～9 月较多。5～9 月降水量占年降水量的 80%～90%，雨季和干季比较分明。相应地在 5～9 月时段内，如果出现强降水天气，使得降水量与同期比较超常偏大，容易形成洪水灾害，给公路、桥涵及河道两岸低洼地构成严重威胁，并容易使大片河滩地、草场被淹。

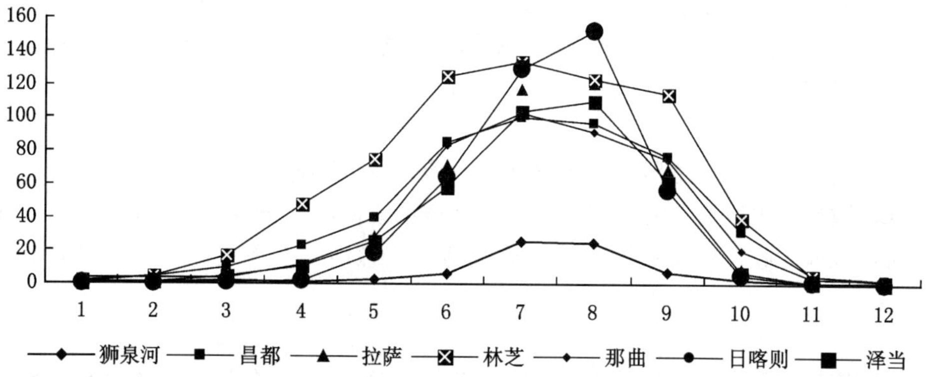

图 5.5　西藏 7 个主要地（市）月降水量分布图

（六）水灾害的两种降雨类型

通过对雨洪灾害和泥石流灾害的调查分析，造成水灾害的降雨类型可分为两类：一是强降雨型，二是连续降雨型。

局部强降雨型水灾害，日降水量一般较大，可达 20 毫米以上。

持续降雨型水灾害，连续降雨日数一般为 6 天左右，累计降水量在 50 毫米以上。

二、防御对策

对西藏地区水灾害成因及减灾研究，仅是初步，尤其在灾害发生的频率及地域分布的研究亟待深入。

1. 植树造林和兴修水利是减小农田洪涝威胁的基本措施。在河流的流域集水区，特别是上、中游的山区，造林尤为重要。因为森林的涵养水源、减轻洪水危害的功能是显而易见的；而为预防洪涝的兴修水利应具备泄洪、拦蓄洪水功能以调节下游的洪峰。此外，应该在汛期前做好救灾物资的贮备和健全各级防汛组织，加强气象与水文的联合预测预报工作。

2. 加强水害调查和治理措施研究，增建部分雨量站点，以利于灾害的预报。

3. 为保障川藏公路的畅通和沿河经济建设的发展，河道治理应与公路防护相结合，以期取得综合效益。

第二节　公元 1949 年及以前的洪涝灾害

清　乾隆三十年（藏历第十三绕炯木鸡年　公元 1765 年）　五月，降大雨，从拉萨至工布江达沿线的所有桥梁均被洪水冲毁，行人无法通行，公事被误。

清　嘉庆八年（藏历第十三绕炯水猪年　公元 1803 年）　去岁桑林[①]一带遭受严重

① 桑林：即桑珠林，现为拉萨市达孜县德庆区桑珠林乡。旧时，桑珠林豁卡为贵族桑珠林之庄园

水灾，丹林[①]所属洛卡瓦之四岗地、密宗院寺产朋康巴之三岗地、村内政府差民之二点五岗地、甲堆豁卡[②]之自营地、公堂拉章所属那卡瓦之一点五岗地、桑林所属三地区之田地等，若雨量仍如去年，则其房屋、田地可能荡然无存。

清　嘉庆二十二年（藏历第十四绕炯火牛年　公元 1817 年）　谢通门萨麦[③]，由于遭受洪水，致使江水改道，五分之二之田地，被水毁损，无法耕种；五分之三之田地，江水暴涨时，颗粒无收，江水小时，收成亦甚微薄。恳请另拨差地，以资替换，或蠲免差税。

清　嘉庆二十四年（藏历第十四绕炯土兔年　公元 1819 年）　南木林地区萨龙瓦之欧顿[④]田地，计六十二克五升种子地，均被水冲成石滩，无法耕种，不能再支应差赋。

清　道光三年（藏历第十四绕炯水羊年　公元 1823 年）　十一月十日晚，沃卡宗[⑤]真齐以东偏僻之肖卡山沟，暴发白色洪水，桥梁等全被冲毁。

清　道光四年（藏历第十四绕炯木猴年　公元 1824 年）　去岁以前，江孜连年普降大雨，今岁以来，雨涝严重，政府及所属地区贵族、寺院之土地，因年楚河[⑥]改道，均深受其害。

清　道光八年（藏历第十四绕炯土鼠年　公元 1828 年）　火猪年（公元 1827 年），乃东地区香波河[⑦]泛滥成灾，冲毁卡多林钦[⑧]所属曲科瓦、昌萨、卡多夏林卡，科仓沼泽等地亦遭泥沙淤没，即将收割之牧草，荡然无存。吉蔡、林钦堆、赞塘当布等处田地，亦被水冲，存留各半。颇章地区札之仓、格杰两林卡，各被水冲毁一半。杰林林卡之下方，被冲毁少部分。哈拉那钦大草滩西端，被冲毁地段宽二十余马步。颇章那钦大草滩、肖姆林卡、哈拉那钦、颇章等应割草处亦被冲毁八分之一。

雅堆地区[⑨]洞琼之三处草滩，仅下面尚存一小块，其余全部被冲毁。阿雅郭荣山谷和上下草滩下部，都被冲毁。琪果瓦看守之戮布草滩上部尚在，下部全被冲毁。江热林卡上部被冲毁无遗。西草滩亦如之。扎卡草滩除上部残存的一小块外，其余尽遭水毁。郭乃地区直隆巴看守之乃登草滩，东部被冲毁三分之一。达喀看守之纳木草滩，下部东面宽约三百马步之地段被冲毁。定仲麦巴看守之苏布草滩，南端宽约二十余马步之地段，被泥沙淤没，西部河

---

① 丹林：即丹杰林寺，在今拉萨市市区，清乾隆、嘉庆和光绪三朝，此寺的寺主第穆呼图克图，曾先后担任西藏地方政府的摄政。

② 甲堆豁卡：即甲措堆豁卡。

③ 萨麦：即达那萨麦，地名，在今日喀则地区谢通门县境内。

④ 欧顿：欧，指贵族庄园土地，由该贵族直接经营者；顿，指分给差民耕种者。

⑤ 沃卡宗：简称沃宗。沃卡，地名，在今山南地区桑日县境内。宗，县级行政区或治所名。

⑥ 年楚河：源出喜马拉雅山北麓，流经西藏自治区的康马、江孜、白朗、日喀则 4 县而流入雅鲁藏布江。

⑦ 香波河：即雅拉香波河，在西藏自治区乃东县雅隆沟，发源于措美县卡珠谷里，为雅鲁藏布江一支流。

⑧ 卡多林钦：卡多，地名，在今乃东县昌珠区镜内。林钦，大树林之意。

⑨ 雅堆地区：在今乃东县亚堆区，原西藏地方政府曾在此设宗。

滩被彻底冲毁。康贡看守之洞琼草滩，北端宽约二十马步地段，被沙石泥草淤压。载多林卡，除上部仅残留宽十多马步之地段外，其余皆被冲毁。通门曲科瓦看守之吉雄林卡车，仅存三分之一，其余全被冲毁。总之，平均计算，全部草滩将减收饲草三分之二。

同年，山南地区隆子县发生水灾，有七十多克耕地被水冲淹，当地百姓要求噶厦政府补充土地。

清　道光九年（藏历第十四绕炯土牛年　公元 1829 年）　闰五月八日后，白朗连降大雨，年楚河暴涨，河水漫溢，该区百姓赖以支差之田地、住房及扎西岗豁卡自营地，均遭严重水灾。白朗大桥之七孔桥及其上游南岸多波地约一百步宽，恰仓对岸约二百步宽之地段，均被水冲毁。

清　道光十一年（藏历第十四绕炯铁兔年　公元 1831 年）　七月十七日，江达地江水暴涨，桥梁全被冲毁，无法通行。

清　道光十二年（藏历第十四绕炯水龙年　公元 1832 年）　托宗[①]拉隆部落所属拉堆塞松巴及顿林部落所属宇基两地之格年卡日山附近窝久朗地方，上年四月山沟雪崩，洪水暴发，农田、草地、桥梁、水渠遭受灾害。今年五月十二日晚，于去年发生灾情之地及其他山涧，复发洪水，来势汹猛。本区上下之固定桥梁十六处，以及附近政府、贵族、寺庙之田地、草滩、渠道、水磨、房屋等，凡洪水经流之地均遭较大毁坏，今后难以恢复原状。与宗邻接之地，名贡嘎鲁定，其草滩、林卡、房屋等，受灾亦严重。

清　道光十七年（藏历第十四绕炯火鸡年　公元 1837 年）　林豁地区山沟洪水暴发，加之地震，不少土地被冲毁，江河泛滥，水渠也被冲毁，损失很大。

清　道光十八年（藏历第十四绕炯土狗年　公元 1838 年）　七月十九日鸡鸣时，孜拉岗宗[②]甲拉白山及巧纳纽桑山[③]，对峙两山呼啸，两面崩塌，截断江水达二日之久。二十一日黎明，约于上次两山崩塌时刻前后，一声霹雳，轰鸣巨响，将阻断江水之处冲开，江水复又奔泄。巧纳纽桑山以上，恰隅以下，巧嘎[④]甲拉孜冬以上，隆布切以下各地，河水遍布沟谷与滩涂。

清　道光二十一年（藏历第十四绕炯铁牛年　公元 1841 年）　铁牛年河水改道，多豁朗达瓦之草绳一千三百二十庹[⑤]，过往牲畜草料三分之二有麦秆一百六十五斤，吉德秀过往牲畜草料减半有三百二十三斤，色麦政府差民减免草料五分之一有十四斤全遭水灾。

同年，因河水突涨，拉萨甘丹寺所属塔吉土地被水淹没，庄稼被冲毁。噶厦政府批示

① 托宗：原为一个小宗，在今山南地区洛扎县境内。

② 孜拉岗宗：简称孜宗，在今林芝县境内。

③ 甲拉白山、巧纳纽桑山：均在今林芝县境内。

④ 巧嘎：地名，在今林芝县境内。

⑤ 庹：量词。西藏以前长度单位名，一庹为成人两臂左右平伸时两手之间的距离，约合 5 尺。

可以减轻岗税，以示救灾。

觉木宗[①]因河水、山洪泛滥，田地遭受严重灾害。遭水灾之差地，仅能收回种子，对上下噶玛、唐嘎、苦加、萨宇、青多和觉嘎等遭灾地区，从粮食收入中，减收粮差一百克、一百五十克、二百克[△②]，但应根据各户受灾轻重，公平减免，免遭非议。

清　道光二十二年（藏历第十四绕炯水虎年　公元 1842 年） 白朗宗有五又六分之一之差岗地，庄稼先后遭水冲毁，荡然无存。

铁鼠年、铁牛年二次被沙石淤压之地，确已无法耕种，又因今年流沙河水泛滥，沙淤土地，除已减免之差赋外，再从马匹、驮畜、人力三差役中减免五分之一。对政府差民巴日夏之田地减去租赋一半，对色拉寺属百姓支应之马匹、驮畜、人力三差，减去十一点五顿又一百八十分之一，从水兔年（公元 1843 年）起，五年内准予减免。俟五年后，仍支应全部差赋。

清　道光二十三年（藏历第十四绕炯水兔年　公元 1843 年） 上年流沙河泛滥，贡贡（龙王潭后面）一克十一升差地遭受严重灾害。当年河水再次决堤，田地被流沙淤压殆尽，不仅今年秋收无望，今后也无法耕种，从今年起，可酌减租赋。俟泥沙清除能耕种时，仍照原定数额征收租赋。

清　道光二十四年（藏历第十四绕炯木龙年　公元 1844 年） 日喀则政府所属托雄巴住地发生大洪水，土地、房屋受到损失，百姓无法交付借债，只交利息。

清　道光二十五年（藏历第十四绕炯木蛇年　公元 1845 年） 达孜宗渠源改道，酿成严重水灾，水渠道受破坏，灌溉、饮水都无法引来。

清　道光二十八年（藏历第十四绕炯土猴年　公元 1848 年） 六月十六、十七、十八三日，江水猛涨，贡噶宗辖吉雄豁卡之自营地，皆被水淹。原冀水退后，能收少许粮食。后田地地露出水面，但庄稼尽粘于淤泥之中，秋收无望，处境维艰。灾情较轻之地，虽尚存少量麦穗，亦仅能收回种子，其他则秋收无望。另尚有政府、贵族、寺院所属贫困户之二十岗地，及宗与百姓共营之二十一岗地，亦如政府豁卡自营地，同被江水淹没，仅能收回种子，其余无收。

堆[③]地区因田地遭受水灾，粮食无收，故生活所需、明年种子以及修堤费用等，均可从孜差德列空在堆朗杰之粮库内，提取一千五百如克、一千如克、八百如克作为赏赐。

清　道光三十年（藏历第十四绕炯铁狗年　公元 1850 年） 多达区堆觉瓦所种政府豁卡田地被水毁沙淤，请减什一粮，计青稞六百二十一克四点五升又六分之一，麦草四千

① 觉木宗：简称为觉宗，在今林芝县境内。

② Δ：表示系达赖或摄政在这一数字上用朱笔点红审定者。为便于排版，改在右上角。

③ 堆：豁卡名，在今山南地区贡嘎县境内。

三百三十克十两。

仁布宗田地遭冰雹、洪水灾害，不能耕种，差民生活无着。

六月十五日至二十七日，哲林谿堆多特沟暴发山洪，扎琪上部一带泛滥成灾。从门秋翁巴至门秋阿妈，哲林谿卡六块自营地，共二十克，均遭受严重水患，秋收无望。尤甚者，举唐康吉，自雄卡以下至江色夏以北一带，有十四块自营地，共约一百克，受灾较重，粮草仅半收而已。其他地方也水患严重，肯定无收。同时，历任各哲林谿堆，将政府差民绝户娘热卓卡等之二岗地，七十多克，其大小差赋，与一般政府差民一样，由谿堆支应。六月份，三次发大水，粮草皆无收获之望。

清　咸丰二年（藏历第十四绕炯水鼠年　公元 1852 年）　去岁四月，巧日寺谿卡纳玉[①]地方洛卡朗山沟，洪水暴发，大小十二户之差岗地及房屋等，全被冲毁。今年五月，第却顶热山沟洪水复发，差户之五岗差地冲毁无遗。人财牲畜受损，差地三分之二、拉章[②]田地二十块被淤。布久地区各山沟，同时涌出洪水，仲麦村差户大小三十二户，差地二百一十九块、大小割草场四十八处，第穆扎仓[③]电布施基金分成田六十三块等，或全部淤毁，或淤毁一半，或三分之一。

清　咸丰三年（藏历第十四绕炯水牛年　公元 1853 年）　年楚河水上涨，白朗宗廓波更布所属政府差民米冉巴、曲努、嘉拉、总诺、巴罗、嘉白、米仲、崩达巴、日喀瓦、大小玉拉等支应文武差赋之差地，冲毁严重。今后年楚河可能再次改道，残留之地有被冲毁之虞，必须筑堤。为此，着果波贡热、总嘉、亚俄巴等更波所属差民备石料。如确需支派乌拉，则可各向管理人白蔡和觉杰申请。

清　咸丰六年（藏历第十四绕炯火龙年　公元 1856 年）　日喀则宗所属政府差民曲夏鲁然瓦之四十二如克八升种子地、磨房二座、生长中等周长约二百五十马步的巴登草地林卡，损毁殆尽，该地至今依然是年楚河河床。

清　咸丰七年（藏历第十四绕炯火蛇年　公元 1857 年）　澎波朗唐谿卡赤门之租赁地及差地都被水冲毁，水渠亦被冲毁，水源枯竭，土地荒瘠，无法耕种。

五月五日，太阳啣（xian）山之际，上聂拉木名坚之东部山沟，同时从三处涌出泥石流，漫渠横流而下。刹那间，渠道狭窄处被巨石泥沙堵塞，导致再次涌出泥石流，如瀑布下泻，来势迅猛。本区地势低洼，从宗府到樟木间四站道路，除个别高地未遭泥石流外，其余上、下栈道，皆冲毁殆尽。惊涛拍崖，道路断绝，不但住户、商旅无法通行，即使派往樟木措地区视察之人员，亦仅一二名身手矫健者，攀山越岭才得通过，此系西藏、尼泊尔间之主要驿路，向拉恰[④]进献物品及往来贸易，全经此路，沿路孤弱穷困百姓之衣食，

① 纳玉：在今林芝县境内。

② 拉章：第穆摄政之家庙。

③ 第穆扎仓：第穆摄政之寺庙，在今林芝县境内。

④ 拉恰：即拉恰勒空，西藏原地方政府专管放高利贷和宗教开支的机构，设在大昭寺内。

亦全靠此路来往行人维持。现今则已路断粮绝。

清　同治二年（藏历第十四绕炯水猪年　公元1863年）　今年，拉萨蔡地区之地水上涌①，藏曲河水上涨，酿成上加错空前之水灾，致使豁卡粮食减产。

孜拉岗宗前迥姆一带政府所属百姓之差田，遭受严重水灾。

仁布宗雍达林豁卡之房屋，有上下羊圈、草房、堆穷②房、南北马厩、打禾场房屋等，因后山暴发洪水，房、地均被冲毁。被冲毁房屋之木材，又被沙石淹埋，今后根本无法盖房。

6月，河水猛涨，山南温豁堆嘎炯殿堂之莲台东部被水严重冲毁，山脚也遭雨水严重冲刷，形成裂缝。为此，桑耶寺③执事、宗堆和房管员等，派人前往温豁堆支派乌拉，排渍清淤，同时，督促桑耶寺所属远近大小户，疏浚河道，再筑堤防洪，修复莲台等。

清　同治六年（藏历第十五绕炯火兔年　公元1867年）　墨竹工卡宗所营之官田以及征八一税之官田及汉藏塘汛、草场等，过去曾被洪水冲毁大部，今夏又遭严重水灾，请求赏给附近之土地，以替换原有之差地，并恳请在几年内尽量减轻差赋。

土蛇年，山南琼（穷）结地区之四点五顿又四分之一之差地、差房，先后被水冲毁。水马年、水羊年，约四十克种子地和空隙地，因水渠被冲毁，水源枯竭，故而荒芜。上述被水冲沙压之田地，既无法作为支差之地，亦不可作它用，鉴于差地和差房多次遭受水灾，政府考虑从力役租税中适当减免，且山沟内之草场，差民现已使用，虽频年受灾，而百姓人数并未减损。

五月四、五日，堆龙德庆县山沟突然暴发洪水，地方政府的土地、百姓的房屋、寺庙土地，财物和牲畜均遭水淹，要求噶厦政府减免赋税。

清　同治九年（藏历第十五绕炯铁马年　公元1870年）　因拉萨河水改道，塔杰庄园自营地中约五百克种子地、打麦场、榨油坊，以及庄园围墙等，均被水冲毁，为此，对修堤之百姓为使其有维持生活之条件，特赏赐粮食一千如克、一千二百如克、一千五百如克，从细康清粮中领取。

清　同治十二年（藏历第十五绕炯水鸡年　公元1873年）　日喀则宗孜隆巴等遭受泥石流灾害，大量农田、房屋，以及牲畜等，被水冲走。后又遭雹灾，秋收无望，念及官府所属极贫差民之生计，解决受灾差民之口粮、种子及修复差巴之住房等事宜，可从萨④、扎⑤向地方政府缴纳现储日喀则粮库之粮中，赏给一百克、一百五十克、二百克。

---

① 地水上涌：草原地区之地下水向上涌出。

② 堆穷：西藏封建农奴社会中无差地的农奴，其经济地位低于有地差民。

③ 桑耶寺：在今山南札囊县桑耶区（原为桑耶宗），八世纪中藏王赤松德赞和印度佛学家白玛穹乃、希瓦措共同创建，仿照印度阿登达波日寺形式，并揉合汉地、西藏及印度建筑风格为一体。桑耶寺虽曾几度遭受水灾，均经修复。十一世纪中，原流亡康青各地的僧徒重返西藏，聚居该寺，遂成为宁玛派（红教）的主庙。

④ 萨：萨迦之简称。

⑤ 扎：扎什伦布之简称。

同年，喀孜地区贵族聂贡自营和顿差之田地、房屋，因彭宇年楚河泛滥成灾，土羊（公元1859年）、水猴（公元1872年）两年，被水冲沙淤，本年夏末，年楚河复发大水，总计：自营地八十五克十五升种子地，仆杰仲巴之地三十七克种子地，皆被水冲沙石淤压，加以水渠中断，农田变成贫瘠沙淹地，皆属事实。

从铁羊年（公元1871年）起，豁卡之二岗[①]地，虽连续遭洪水冲洗，但其亏损尽量自行承担，负累已有数年，今年夏末，复发大水，河流改道，田地几乎全被冲毁，眼下已无所依托。

清　光绪五年（藏历第十五绕炯土兔年　公元1879年）　朗林宗贵族颇章岗巴之田地，因香曲河改道，先后多次被水淹没，请求减轻顿差。

清　光绪九年（藏历第十五绕炯水羊年　公元1883年）　姐德秀地区因布河和雅鲁藏布江涨水，冲毁土地不少，百姓向噶厦政府呈报，要求减免差税。

五月四、五两日日落时，森姆拉山顶和寺庙沟谷地带突然暴发特大泥石流。该地政府差民切堆所种清册内所载之更波扎西多吉十顿差地及六岗兵差地，一并冲毁。此外，上述地区政府差民之房屋、差地，各寺庙差地及分成租地，男女百姓、财物、家畜等，亦被水淹，生活无依。

清　光绪十年（藏历第十五绕炯木猴年　公元1884年）　南木林河水上涨，冲走土地三百四十克，当地百姓没有土地支差，要求减免减税。

江孜宗帕拉[②]自营及顿差地，因水马（公元1882年）、水羊（公元1883年）两年连降大雨，致使年楚河与普曲河改道，土地被洪水冲毁被砂砾淤压。

江达宗贵族阿沛之顿属土地被水冲毁，请求赏给替换土地。

六月里，布达拉宫东面之卡纳冬岩角及药王山南面岩石崩塌少许。此后于黎明时分，又闻夏鼓[③]之声。最近七月里，仰成和多底两地突发空前之洪水，房屋、水磨被毁，两侧沙提多处决口。第希大沼泽[④]，亦受害甚重。

六月九日晚，达宗[⑤]宗所辖地区阿兰多与俄之间，汉藏大小通道必经之途色格大桥及昌都大桥间，南面石山塌方，突发两股山洪，大量泥石将河流阻断，两座大桥亦全被冲毁，不仅牛马不能通行，即传递奏摺或地方政府之呈文、传票之属，亦需从当地百姓中挑选身手矫健者，腰系绳索，绕道周围山腰传送。至于新修桥梁之事，因目前水势正盛，虽已动用俄地区贵族、政府、寺院所属强壮之男女百姓，并外地千人之协助，但收效甚微。除此之外，其余各处尽为峻岩渊壑，附近确实无路可行，能通行少数牛马之小道，虽绕道亦难寻觅。

六月十七日，洛隆宗旺许地方突发泥石流，差民房屋坍塌，有三人和大部分家畜殁于

---

① 岗：原西藏地方政府计算差地的单位，通常两岗为一顿。

② 帕拉：原西藏大贵族之一。

③ 夏鼓：雷的别称。

④ 第希大沼泽：在今拉萨市西郊。

⑤ 达宗：地名，在今昌都地区边坝县。

洪流之中。从曲翠山以内至夏荣间之四座桥梁及栈道，均已被水冲毁，毫无踪迹，因而连驿递汉文奏摺，眼下均无路可行，驻藏文大臣之行李亦被阻于此地。

清　光绪十九年（藏历第十五绕炯水蛇年　公元 1893 年）　五月二十九日夜，嘉黎司布暴发洪水，支朗桥梁全被冲垮。

六月上旬，江孜果西等地的泽西达捻山发生强降水，水势之猛将山刮去一层皮，并将巨大的石头冲下山坡，堵塞水渠，致使农田无法进行灌溉。

清　光绪二十三年（藏历第十五绕炯火鸡年　公元 1897 年）　绒夏打昌村发生水灾，冲走房屋九十九间，一百八十二人受灾，冲毁土地二百一十二克，冲垮桥梁五座，冲断道路无数，庄稼受灾，无法秋收。

清　光绪二十四年（藏历第十五绕炯土狗年　公元 1898 年）　五月二十八日后，河水猛涨，达宗本地各座桥梁俱被洪水冲毁。本地政府所属差民户数较小，且桥所需木料，又需从五站以外砍运而来，故近期无法重修，只得听任金桥①中断。

清　光绪二十八年（藏历第十五绕炯水虎年　公元 1902 年）　藏历七至八月间，札木弄巴在长期连续降大雨之后，突然断流十五天。一天下午从山内冲出泥石巨流，山谷振荡，房屋摇晃，五千米外能听到响声。泥石流跃过易贡藏布，直爬岸坡，将沟口附近一带五十余户房屋、牲畜及大片庄稼地瞬间淤埋其下，易贡藏布被阻断达一月之久，形成巨大河道型湖泊，湖水比以前高出五十余米以上。据目击者说，泥石流发生前夕未发生过地震，泥石流发生时，甲中地方有七位猎人跃马扬鞭企图冲出沟，结果连人带马覆没于泥石流之下。

清　光绪三十三年（藏历第十五绕炯火羊年　公元 1907 年）　今年，江达地区雨水特大，大小道路、桥梁、村寨遭严重水灾。

白朗地区果然根布所辖，遭受洪水灾害，水渠和庄稼，全被冲毁。

清　宣统二年（藏历第十五绕炯铁狗年　公元 1910 年）　7 月 14 日，孜拉岗发生特大洪水且很久不能跌落，不但使庄稼颗粒无收还影响下一年耕地播种，要求减轻当年各种税赋。

民国　二年（藏历第十五绕炯水牛年　公元 1913 年）　乃东因雨水过多，庄稼被水冲毁，房屋倒塌，要求减轻税赋。

六月五日，南木林宗南边仲萨地方洪水泛滥，差地被淹，水渠被冲毁。

民国　四年（藏历第十五绕炯木兔年　公元 1915 年）　自水牛年（公元 1913 年）

---

① 金桥：西藏称汉藏官道为金桥。

起，至上年止，隆子宗田地被洪水逐渐侵蚀，已成石滩者约三十克，本年复被冲毁约三十五克。引水沟渠中部被冲毁约二百步。田地被水冲毁属实，今后无法耕种。

今年雅鲁藏布江暴发洪水，致使泽当嘎却寺庙产约五百一十五克土地，百姓各户差地四百五十克十三升，阿却扎仓庙产约三百五十克种子地，均遭受严重水灾，秋收无望。

六月，江达觉宗发生水灾，致使迥定所属之八点五顿又六分之一差地，除三克下等地外，全被洪水淹没，无法耕种。与此同时，娘鲁四岗补偿地，除莎噶所属之下等地一克一升外，其余也全被洪水冲没。

十二月二十二傍晚，岗底斯山之色东久松背面，山洪暴发，直接流至达拉。

民国　五年（藏历第十五绕炯火龙年　公元 1916 年）　隆子宗因遭受水灾，共计三十如克五合之庄稼荡然无存。

达尔宗的恩朱格地区因遭水灾，土地被冲毁不少，地方政府分给其他土地代替被冲毁的土地。

浪巴瓦聂莫谿突然发生泥石流，土地被冲毁，从日喀则地区公粮中借给无息粮食二千五百克。

民国　六年（藏历第十五绕炯火蛇年　公元 1917 年）　五月五日，上聂拉木称为简的地方，其东部山谷里发生泥石流，有三段同时暴发，将四条道路冲断，只剩下高处，其他都被泥石流淹没。

民国　七年（藏历第十五绕炯土马年　公元 1918 年）　拉萨河流域发生水灾，热岗扎南山麓一带不少道路被水冲毁，要求派人维修。

民国　十年（藏历第十五绕炯铁鸡年　公元 1921 年）　闰七月八日，仁布宗贵族然巴之自营和顿差农田共计六十一如克十三升，被水冲沙淤，变为荒地。另从上、下俄夏至隆之间，玛河河床向山脚改道约为六十庹长，隆至桥以上之河床，向山脚改道约为一百一十五庹长。今后为使山边之道路畅通无阻，除了开山凿岩新修道路以外，已别无其他办法。

民国　十二年（藏历第十五绕炯水猪年　公元 1923 年）　七月二十二日晚，仁布宗仰木政府差地杂普沟，暴雨冰雹交加，引起洪水泛滥，担负政府一又八分之一差岗地之差民杂普格西之房舍被水冲塌，支差所依之牲畜伤亡严重，财物被洪水冲走，无所依托。

拉萨地区发生水灾，寺庙、庄园、塔吉谿卡约五百克土地及房屋等被拉萨河水冲走，为救济、修建河堤而拨给一千五百克粮食。

墨竹工卡、达孜发生水灾，上密院庙产琼达扎康和土地被大水冲毁，损失极大，需修四百多米长的河堤，要求派工。

民国　十三年（藏历第十五绕炯木鼠年　公元 1924 年）　四月一日，隆子杰康普暴发洪水，七十八克土地被冲毁，冲垮草场、树林及房屋三至四所。

岗堆地方持续水灾，七月河水猛涨，三十五克土地被冲毁，一百六十米长的水渠被冲垮。

工布江达的孜岗宗、则拉岗宗等地，夏季多雨，河水猛涨，大面积土地被淹，约十点五顿多土地被水冲毁，百姓要求借四百克青稞，限期八年归还。

谢通门的土布加暴发洪水，二十户百姓的四十五间房屋被水冲毁，七户人全被冲走，大量土地被冲毁。六月十一日，格日布大水冲走十九户百姓的七十七间房屋。

曲水、羊八井由于雨水过多，河水猛涨，发生水灾，桥堤被冲毁，三百克土地被冲走，百姓逃荒的不少，在雪巴只剩五户，达扎只剩四户，无法生活。

孜拉岗宗政府所属贫苦差民之支差份地、庄稼皆被洪水冲走，收成无望，目前差民乏食，为照顾所属政府差民生计，可从孜宗粮库先借给粮食七百如克，免息三年，由差民向孜康勒空[1]出具及时还清之甘结。

民国　十九年（藏历第十六绕炯铁马年　公元1930年）　由于夏季多雨，河水猛涨，彭波地区上下二座桥，工布江达所有小桥均被冲垮，工布江达大桥周围也遭受严重损失，上报噶厦政府。

民国　二十年（藏历第十六绕炯铁羊年　公元1931年）　五月二十日，因大雨，羊八井贵仁拉朗吉德普地发生水灾，道路被冲毁；同日，位于哲蚌寺附近的桑洛康村旁的贵仁拉山，突然发生洪水，有一人及四箱茶、二驮桃子、三驮糌粑、四驮马饲料、五十至六十斤大米、藏皮袍一件被水冲走。

六月八日晚，波密地区绒堆称作鲁姆湖源之亘古雪山，崩塌入鲁姆湖中，以致暴发山洪，淹没上绒堆大小村落七处，冲毁冲走巴扣支差差民二十三户之土地、房屋、财产以及男女差民约七十二人，除麦巴部落、司姆、司德、拉沃等山地外，其余水边农田及游牧帐地，均被冲毁，总之，年内易贡地区和上下波密等地，发生山洪、泥石流等，百姓一无所有，要求减税救济。

另，由于雨水过大，萨嘎的牲畜瘦弱，盐被冲走，百姓要求免交税租。

民国　二十六年（藏历第十六绕炯火牛年　公元1937年）　觉木宗乌巴地方的卓辛有四点五顿地，绷之约有十克种子地被山洪冲毁。后来由于河水横溢，巧那之绷沙等地约四十如克种子地，乌巴下部地方约七十克种子地，也被水冲毁，仅靠差地无法为生，生活几陷于绝境。

民国　二十九年（藏历第十六绕炯铁龙年　公元1940年）　六月五日晚十二时，康堆地区所属伦波加洞雪山前之曲佩湖南，发生雪崩。西边上面之湖，湖水泛滥，致使下面湖泊决口。康布及下亚东域萨岗前之比比唐一带，发生特大洪水，使下亚东总管主仆、文书及驻军之住房和百姓及差民之房屋二十间，全被冲走，剩下四十户之房屋，下层也被水所淹而遭到严重破坏。亚东总管交接簿内所载大小移交物件、印鉴、驻军之武器以及亚东总管代表、文书主仆五人，亚东驻军定本普顿父子五人，普通兵丁十二人等，男女共一百

---

[1] 孜康勒空：西藏原地方政府计算经济收支之机构。

四十九人，被水冲走。上、中、下等地，共五千九百一十一克种子地，物资、骡马、绵羊等，簿册中所载之土地、房屋、百姓、财物和牲畜等，荡然无存，山边小路、桥梁均被冲毁。经各驿站去印度之旅客和当地人等，均难以通行。为设置差岗补偿缺损，由汉政府捐助大洋二万元整，按大洋一元折藏银纸币一两零五分计，共值藏银二万一千两，已交亚东总管四品官帮达，为解决差民之口粮、种子，政府已下令可从附近合适之粮库中，提取粮食一千二百五十如克、一千五百如克、一千七百五十如克，领粮之令条已发出，可根据下亚东和康布百姓遭灾之不同程度，公平合理分配赏给。

英历[①]七月十日夜十一时，除多吉贡布之房屋外，亚东比塘所有房屋及域萨岗之七座房屋，皆被水冲走，政府命令抢修桥梁进行救援。当时，锡金总管捐送银元（对遭受损失较重的十五户，每户捐送一百三十五元，对其他受灾较轻的每户捐送十元）。

民国　三十年（藏历第十六绕炯铁蛇年　公元1941年）　亚东、帕里、康布等地因前一年的大雨，致使今年康布湖水溢出，将亚东总管驻地及周围地区淹没。

民国　三十一年（藏历第十六绕炯水马年　公元1942年）　六至七月，萨嘎连续下雨一个多月，引起山洪暴发。

民国　三十三年（藏历第十六绕炯木猴年　公元1944年）　孜拉岗宗沃唐定窝阿夏之政府差民田地遭受水灾，被水冲毁四百克种子地中，抛荒淤芜地计一百二十四克五升种子地。

民国　三十六年（藏历第十六绕炯火猪年　公元1947年）　南木林宗仰木豁卡，除去五分之一夏休地十六克七升二合，其余六十五克九升二合，全被水冲没，砂石覆盖，致使草木不长，无法耕种。即使春天勉强耕播，夏天也会被山水冲淹。

五月十六日和六月五日夜间，乃东东部地区强麦吓日降大雨，造成洪水泛滥，湖水溢出，田地、公路和水渠被冲走。

五月二十九日，乃东江梅地区暴发洪水，三十五克农田被冲毁，四十多棵果树和六人被冲走，另有四人受伤。要求减免差税。

民国　三十七年（藏历第十六绕炯土鼠年　公元1948年）　普莫雍错和羊卓雍错两湖湖水泛滥，周围地区受灾，土地、草场、道路等均遭水淹。

民国　三十八年（藏历第十六绕炯土牛年　公元1949年）　六月，江水空前暴涨，孜岗宗经营之觉木豁卡和苏东之土地三十克种子地庄园，宗和雪巴嘎玛百姓之田地均被淹没，不仅当年颗粒无收，此后亦难以耕种。

夏季，雨水甚大，雅鲁藏布江水猛涨，扎朗（札囊）宗的堆河堤上部一带及姜囊等处发生水灾，差地农田被水淹没约二千零三十五如克，秋季作物，麦穗尽毁。

---

① 英历：即公历。

同年，南木林地区政府差民之军差地十五岗地，先后被香曲河冲毁，面积至少约三百五十如克种子地。因香曲河水改道，农田与河岸之间断裂，深约一层楼高，河堤被水冲刷，有些地段至今仍被冲刷。西部一带被冲毁面积较大。

同年，俄巴三定[①]土地遭洪水冲淹。

同年，堆谿雨水多，加之突然发生草滩冒水，致使山沟洪水泛滥，以官府各林卡为主之百姓差地遭水淹没。其中：嘎才南北农田中的二十七克、桑丘瓦农田中的十升、扎恰瓦农田中的五克、甲果巴农田中的十一克五升、萨萨瓦农田中的十五升、达热瓦农田中的三克以及官府差民夏瓦尖所属达巴夏农田中的十五克、羌巴农田中的四克等，均遭受水灾，为砂石掩埋，今后无法耕种。

第三节　公元1950—2002年的洪涝灾害

1950年　4月，上亚东田地及下亚东山头，发生强降水天气达1周之久，水势浩大。上、下亚东水势险处自不待言，即下亚东之下日、上亚东之如丙岗等地，原系缺水之地，今亦突发洪水。下亚东夏日之差房、差民等，皆遭水患。阿桑地方之差房亦损坏坍塌。实际上，上、下亚东各处均洪水泛滥。亚东地区大小道路、桥梁等，几乎全被冲毁，交通中断。阿桑、夏日有3、4人及骡子7匹被水冲走。此外，下亚东大部，上亚东之如丙岗、嘎林[②]、竹居、下司[③]、春丕等处，必定尚有多处差房倒塌，田地冲毁，或被沙石淤没。山沟内外洪水横溢，江水猛涨，水渠泛滥。本月27日，所有道路、桥梁全被冲毁，木料多被冲走。而桥梁受损尤为严重，除亚东总管桥、切马大桥、加林大桥外，其余桥梁无一幸免。总管府后、春丕旧桥前，被冲毁之遗迹，土质虽坚硬，今亦被逐渐冲蚀。总管府门前兵营一带所受灾害之重，实前所未有。

又，亚东总管府后山南，突发洪水，因系白天，发水之初，即令官兵设法使其改道，故本处玛尼水磨之水渠，进水很少，未造成任何损害。本处政府房屋及移交诸物由于本身职责所在，本管及驻防官兵人等，寝食难安，于水边彻夜巡视，千方百计预防发生险情。

1952年　夏季，拉萨河水猛涨，有好几处被水冲淹，罗布林卡附近有100米左右的河堤被冲毁。

1953年　萨迦遭受大雨袭击，造成一定损失。

1954年　6月，仁蚌两宗发生洪水，政府差民之差房、土地被洪水冲没、沙土掩埋约三分之一岗差地；山南尼若普水灾，250克土地被水冲走，请求拨给寺庙粮食。

---

① 俄巴三定：今之边巴县俄巴区。三定，即三个定本。

② 嘎林：嘎林岗之简称，在今亚东县境内。

③ 下司：下司马之简称，在今亚东县境内。

7月17日，随着夏季气温的升高，年楚河上游源头冰川区，由于界面滑动产生冰崩，江孜大量冰雪突然坍塌于桑旺湖（亦称色旺湖）中造成湖水猛涨，冲垮该湖西北角的堆积物，形成200多米深、100多米宽的缺口，近3亿立方米的湖水，发出雷鸣般的轰隆声，卷起无数巨石和泥沙，居高临下咆哮着涌入雅鲁藏布江的支流年楚河，接着又以排山倒海之势顺河而下。有的地方水头高约一二丈，有的峡谷水位猛增到十多层楼房高，导致日喀则、江孜、白朗发生特大水灾。洪水经过之处，有的村庄全部被洪水吞没，如离湖较近的有20多户人家的涅如村和有30多户人家的达巴村，除1人出日喀则办事幸免外，其余全部被冲走。田禾、房屋、牛羊、财产被冲得一干二净。有的地连地形地貌也变了样。距江孜城20千米的谷谿粗，几十户人家，上百头牛马、数千只羊，全部冲走。这次特大水灾，仅江孜和白朗（不含日喀则），就冲毁大小村庄170个。受灾户数3017户，人数16180人，淹死691人（不含印度兵营的），淹死牛马等大牲畜1730头（匹）、羊6949只，淹没农田5733.33公顷，其中被冲掉和不能再耕种的农田867公顷，倒塌房屋10074间，其他财产无法统计，大部分受灾群众没有住房和衣穿，没有粮食供食用，处在死亡线上。灾情发生后，驻军部队、机关人员全部出动，奋力抢救人民生命财产，转移被水围困的干部群众，发放大米25余万千克、青稞11余万千克及衣物9718件。8月，中央拨出80万元银元救济灾民。10月13日，中央再次拨款300万银元，“以工代赈”修建江日公路、江亚公路，解决了1/4灾民的生活，维护了社会稳定。

7～8月，拉萨河水泛滥，布达拉宫以西公路被水淹没，行人爬山绕道而过；昌都、波密也发生大洪水。

1955年　日喀则地区萨迦寺寺产谿卡江莫①西面一带，因典丹巴、江浦、凯宗三处山沟河水改道，东面一带，上、中、下三处江水改道等，田地大部被水冲毁。田地已被冲毁和正被冲毁者，秋收无望。江莫地区连筑堤石料都没有，筑堤各个方面困难重重，难以成事。

1956年　南木林香香曲河发生水灾，300克土地和部分堤坝被冲毁。

1957年　5月20日傍晚，日喀则市南部甲措宗的塔拉岗布上、下地区，突然猛降大雨，大水从岗布山顶岩缝间流到殿堂附近，山洪从东、西两边相逼，水势汹涌。两边洪水将岗雪界约10户差民、堆穷之差地13顿左右冲淹。除个别户和西边山下少量耕地外，有9户差巴、5户堆穷之房屋、差地和所有之财产，被水冲走或冲毁。拉章、扎仓、部分佛殿、古朗宗②属噶热扎仓之租地，原一直缴纳100如克地租之农田以及谿卡房屋等，全被洪水冲毁，有13人被水冲走，损失惨重，今后土地已不能耕种。该地原有森林极其繁茂，现已冲成乱石荒滩。噶厦发放给寺庙和老百姓救济粮分别是500克、400克。

1958年　7月9～10日，白朗宗连降大雨，年楚河水猛涨，因河堤不牢固，白朗宗自

① 江莫：在今萨迦县境内。
② 古朗宗：达布地区之古热朗杰宗。

营地之恰仓豁卡78克青稞地分成租地24克农田，几乎全被年楚河沙石淤压，还有100克土地被冲走。当年作物颗粒无收，要求减免税赋，重修水渠堤坝。

1959年 夏季，萨迦出现强降水，类似1953年的情况。

1962年 6月21日，南木林县南木林、白马当乡发生洪灾，农作物受灾面积2950克，倒塌房屋1间，冲毁桥梁3座，冲走羊111只。灾情发生当日，当地政府组织群众抗洪救灾和生产自救，降低了灾害损失。

7月～9月，西藏境内雨水集中，又多连续中雨，拉萨河、年楚河、雅鲁藏布江、澜沧江等诸河流域都先后出现了超出各站自设站以来的最高水位。山南地区由于雨季提前，雨量大，雨区广，延续时间长，降水量从6月25日的30.3毫米到7月24日（30天）增加到243.8毫米。因雨量较多，各江河均先后出现较大洪峰，拉萨河干流出现4次洪峰。羊村水文站水位比历年最高水位还高出2.53米（假定基面以上米数）。8月份，羊村水文站洪峰流量达到8550立方米/秒，9月份，洪峰流量达8870立方米/秒。据全地区不完全统计，粮食减产3～6成的耕地有15760克，粮食减产6成以上的耕地有2429克。房屋倒塌1482户，死亡各种牲畜上千只。昌都干线公路和支线公路遭受严重的水毁，仅塌方川藏线就有399700多立方米，昌丁线31000多立方米，邦宁线17000多立方米。据丁青、宁静（芒康）、左贡、察雅、类乌齐等5县统计，先后被洪水淹死群众16人，倒塌房屋156间；奴下流量站洪水一直淹没到站房边，测验河段汪洋一片，过河缆被洪水冲倒，观测台和基线被淹没，河面漂浮物特别多，以致于流速仪和浮标均无法测流；羊村流量站9月2日上午4时，站房附近防洪堤突然溃口，滔滔洪水冲进站内，该站职工除一人看守测船外，其余职工奋力抢救水文资料和测验仪器设备。站房水深达1.5米左右，房屋被洪水泡塌；奴各沙流量站吊船索被洪水冲走；旁多水位站通往观测场的桥被洪水冲走。

8月，拉孜县遭洪水袭击，淹没农田5858克，其中绝收689克，冲毁桥梁21座、林卡3处、堤坝111处、水渠150条、公路30千米，淹死2人，牲畜死亡88头（只）。面对灾情，县领导及时采取措施，发动群众开展生产自救和抗灾救灾，并发放救灾款及救济口粮；萨迦遭受强降水袭击，引进山洪暴发，冲毁河堤，河水改道而流。

8月26日，因发生强降水天气，吉隆县境内的东林藏布河上游“白九”（译音）冰川暴发，吉隆藏布河的洪水和东林藏布河的泥石流，冲毁了尼泊尔境内的公路、桥梁、房屋等，造成了较大的洪水灾害。

1970年 7月，察雅县阴雨连绵，致使河水上涨而引发洪水，许多桥梁被冲垮，道路被冲坏，土地被刷损，牛羊被冲走，房屋被冲倒。其中浮龙乡冲毁大小桥梁8座、水磨2个，冲坏水塘4个，冲毁青稞地面积为18.25克；江布乡被冲走大小牛9头；卡贡乡被冲毁桥梁9座，冲走水磨4个，冲垮房子4座，冲坏水沟9条，冲走树木76棵，冲毁荞麦地面积为9.38克，其中3.38克不能恢复。

1973年 10月11～13日，亚东县连降雨雪50多个小时，强度大、时间短、雨量集中，这3天内的降水量为170.3毫米，占全年降水量的42%。由于雨雪大，水流急，导致河水猛涨，造成嘎林岗山川泥石流暴发，泥石俱下，冲进房屋，房内最大堆积的沙石达到100厘米以上。在嘎林岗，被泥石流冲毁的房屋有20户78间；仁青岗河流改道，造成上亚东至下司马镇公路严重塌方和被冲毁9处，长度约5000米。仁青岗全村共59户人家，其中28户102间被冲毁，1人被冲走，211株苹果树被冲走，冲毁农田121克，损失粮食11172千克。全县共被冲毁农田472.8克，有的农田全部堆石，有的变成了深沟，尚需大量劳力才能恢复的农田约占50％。

1975年　6月23日，昌都县仁达公社6个生产队因遭受强降水天气导致山洪暴发而遭受水灾，农田受灾面积656克，其中绝收89克，农田被山洪冲刷成梳状而减产50％者有567克。

1978年　6月16～23日，江孜县连降大雨，引起山洪暴发，淹没农田160.4公顷，其中绝收18.6公顷，22户社员房屋倒塌。灾情发生后，江孜县委、县政府组织全县党政军民全力抗洪救灾，采取排水、松土、扶苗、追肥等措施降低灾害损失。

8月，贡嘎、扎朗（囊）因连续性发生强降水、冰雹，造成山洪暴发，社员工人被洪水冲走2人，其中1人被淹死。降雨后又连降冰雹打死山羊70多只，打坏庄稼100多克，扎囊县羊嘎水轮泵站引水渠造成决口，宽度4～5米，淹没姐德秀区耕地1000多克，耕地内水深达50厘米。新播饲料荒地400克被淹，大部分无收。

1979年　8月，由于强降水，八宿、洛隆发生水灾，10公顷农田、10间房屋、1座桥梁及12条长8千米的水渠被冲毁，有6头猪被淹死。

1980年　8月21日，由于前期连续遭受强降水而引发洪水，芒康县盐井区被冲走盐水池170口、盐田34块，新修的盐井也被水淹没，盐业被迫停产。

1983年　7月28～29日，波密培龙弄巴暴发泥石流，冲毁沟口1孔32米长、10米高的钢筋混凝土桥1座，毁坏公路100米，淤埋推土机2台、汽车1辆、104道班房10间，该地当年暴发大的泥石流3次，阻车28天。

1984年　6月16日，波密培龙弄巴暴发洪水泥石流，冲毁公路桥。8月7日19时再次暴发洪水泥石流，使架桥工人6人死亡。8月23日又一次暴发，泥石流持续23小时，淹没104道班房，堵塞帕隆藏布河道，抬高水位10米以上，冲毁淹没公路6千米，在沟口形成长822米、宽407米、厚达30米的扇形地，这一年共暴发了3次洪水泥石流，阻车总计达67天。

7月，谢通门、昂仁、仁布、拉孜、聂拉木、岗巴6县发生山洪和泥石流灾害，农作物受灾面积2315公顷，其中绝收319.8公顷，冲毁房屋5间、水磨1座、桥梁2座、水坝5座，死亡牲畜75头（只）。洪灾发生后，各级党委、政府组织人力、物力、财力抗灾救灾，采取措施，加强田间管理，抢种早熟作物，并向灾民发放救灾物资。

1985年 5月29日、6月18～20日，波密培龙弄巴持续暴发洪水泥石流，阻塞帕隆藏布河道，使雨季河水流量常在100米/秒以上的河流迅速抬高水位20米以上，6月20日，回水淹没公路长达6.8千米，使停靠在公路边上的79台大小车辆淹泡在水中，堵坝溃决时，连同坝下公路上的一台货车共80 辆汽车全被冲走，仅此直接经济损失就达500万元以上。洪水和泥石流还冲毁培龙以下40千米内的5座吊桥和索桥、培龙村8公顷土地、公路道班房及村民住房22间，这次灾害造成川藏公路断道270天之久。

1986年 江孜县发生洪灾，1300余头（只、匹）牲畜被洪水冲走、淹死或冻死。

1987年 8月，位于曲水县境内的拉萨河右岸支流热堆沟内普降大雨，洪水冲毁了1974年修建的一座土坝和康曲果村2间民房。

1988年 6月下旬，南木林县部分乡村遭受强降水和冰雹袭击，引发洪灾，农作物受灾面积222.2公顷，倒塌房屋72间，死亡3人，冲走牲畜253头（只），冲毁电站1座、水渠296条、大小桥梁49座，直接经济损失160万元。洪灾发生后，南木林县委、县政府领导深入灾区组织群众抗灾救灾自救，并下拨救灾资金5.9余万元，调运水泥2375千克、铁丝2150千克、炸药2吨、雷管2000枚。

7月28日至8月31日，昂仁县部分乡村遭受洪水灾害，作物受灾面积264.8公顷，冲毁水渠、水坝、水塘、桥梁等设施，导致交通受阻，倒塌房屋57间，死亡4人，伤14人，冲走牲畜404头（只）。灾害发生后，昂仁县派出工作组深入各受灾乡村，慰问群众，稳定群众思想情绪，组织抗灾救灾工作，并下发救灾物资。

8月中下旬，日喀则市连降中到大雨，引发洪灾，受灾作物2734公顷，倒塌房屋782间，淹死牲畜824头（只），冲毁水渠425条、防洪堤坝618条、桥梁20座，致使交通、通讯中断。灾害发生后，日喀则市各级领导深入灾区组织群众抗灾救灾，并调运水泥20.2吨，铁丝17.35吨，炸药5.82吨，雷管3230枚等救灾物资。

1989年 6月份后，西藏大部分地区都降了中到大雨，因而发生山洪暴发，出现塌方和山体滑坡，造成公路、桥梁、水渠被毁，电厂被淹，民房倒塌及人员伤亡等灾情。截止8月31日统计，全区被冲毁大小桥梁357座，塘坝31892座，水渠427625米，被毁公路19490米，倒塌民房328间，受灾人数达3.4万人，37人死亡。其中，工布江达县林达桥冲毁时，有6名包工人员落水淹死。川藏公路102道班至103道班发生山体滑坡时，有4人在路过大滑坡地段时落入河中死亡。104道班班长在抢修阻塞公路时被飞石击中头部而牺牲。有一学生在河边打水时，被洪水冲走。林芝地区先后死亡18人；日喀则市甲措雄乡下鲁村遭受洪水时死亡1人；类乌齐县水泥桥和察雅通往香堆的钢桥被冲毁时，被水卷走6人；7月5日，林芝地区普降大雨，山洪暴发，八一电厂遭到严重的水毁，洪水冲毁主厂房排水沟150米，洪水直冲主附厂房，厂房内积水1米多深，全部机房机电设备被淹没于水中，二级电站也被迫停产，财产遭受严重损失；昌都地区由于遭受了强降水袭击，使昌都地区与部分县的交通中断，指挥联络全靠无线电通讯，川藏公路南北线塌方、泥石流达几十千米，318线至波密无法通车。黑昌线的丁青县境内，沙贡乡半边山体下滑，路基全部坠入河中。地区水泥厂到马查拉公路塌方，原煤运不下来而中断生产。全地区的运输车辆由于路塌，几乎全部被困。特大的洪涝灾害给农牧业生产、工交、运输、基本建设造成了严重的损失。全区各种灾害损失预计达5171.4万元。灾情发生后，自治区各级领导十分重视赈灾工作，把抗防灾工作当作一件大事来抓。自治区人民政府发出了抗灾紧急通知，要求各级政府做好抗灾工作。自治区农委也发出了关于抓好防旱、抗旱、防霜、防洪的紧急通知，各地、县也组织召开了抗灾防灾会议，安排部署了抗灾工作，从思想上、组织上、物质上都做好了准备。及时下拨抗灾款和调拨抗灾物资。自治区财政厅、农委根据各地市受灾情况先后下拨了农牧业抗灾专款295万元，民政厅下拨特大自然灾害救济款375万元；当林芝地区遭受强降水袭击后，自治区人民政府专门召开了抗灾救灾紧急会，自治区水利局给波密县防洪经费5万元，要求各有关部门及时抽调人力、物力、财力积极支援灾区，同时由自治区政府、工业电力厅、计委、民政厅组成联合工作组深入灾区了解灾情，帮助灾区进行抗灾自救。林芝地区也组织动员了广大干部、职工、解放军、武警部队和农牧民群众13万多人次，车辆150台次进行抗灾自救，地区财政先后拿出70万元救灾款和1.38万千克救灾粮，解决灾民急需，稳定了受灾群众的情绪；昌都地区灾情发生后，地区先后派出15个救灾工作组，75人深入灾区和群众一起抗灾救灾，同时安排救灾款45万元，救灾粮9.15万千克，返销粮90万千克，解决了灾区群众的生产、生活问题。

7月下旬后，山南地区雨量集中，强降水、洪涝、冰雹频繁。截至8月15日，山南地区8个县遭洪水冲毁或淹没农田面积达1075.2公顷，毁坏林卡及林间草地80.5公顷，冲垮道路累计达35.8千米，毁坏桥梁27座，水库1座，339户群众住房进水，134间房屋倒塌。冲走、淹死大小牲畜4000多头（只）。受灾较重的乃东县雹、洪灾面积达646.6公顷，271户群众住房进水无法居住。

7月份后，由于降雨集中，造成昌都地区各县都发生了不同程度的水灾害，据统计，昌都地区洪灾面积达307公顷，冲毁农田189公顷、水渠217条，冲走牲畜236头（只）。贡觉县洪灾毁坏农田115.3公顷，水渠142条，大小桥梁85座，冲走牲畜82头（只），倒塌房屋88间，造成困难户3130户，占全县总户数的49.14%，困难户总人口13906，占总人口的16.67%，一些重灾户已经断粮，生活面临严重困难。灾情发生后，昌都地区各级政府对抗灾救灾工作极为重视，先后给受灾县下拨了特救款55万元，社会救济款42万元，农牧业生产抗灾款20万元，返销粮103.5万千克，为灾区人民解决了实际困难。

1990年 6月18～21日，贡嘎县连续遭受强降水袭击，全县147个乡（镇）不同程度的遭受洪涝灾害，受灾面积126.1公顷。洪水造成9户群众住房进水，264只羊被冲走，并冲垮水渠4700米、水坝125米、乡村道路270米、桥梁3座。

7月19～23日，达孜、墨竹工卡、林周、曲水、堆龙德庆、拉萨市城关区连遭强降水袭击，受灾面积896公顷。

7月22日下午6～7时，八宿县吉日村沟暴发大规模灾害性洪水泥石流，洪水泥石流从村庄中部通过，将吉日村一分为二，将泽松、相巴洛布、扎西卓玛3户房屋冲毁，全村46户村民中有一半的房屋受到不同程度的危害，牛、羊被冲走。泥石流还淤埋了村中饮水和灌溉用渠道，冲毁部分耕地。这次灾害不仅给吉日村群众造成重大经济损失，也对八宿县县城造成直接危害。县贸易公司、运输站、农机站、农机厂均遭受到了不同程度的损失。

7月28～30日，类乌齐县甲桑卡乡康沙行政村连续发生强降水，引起山洪暴发，洪水冲走民房1间、马1匹，冲毁大小桥梁7座及耕地5.5公顷。

1991年 5月下旬后，昌都地区大部分县发生了不同程度的洪涝灾害。6月中旬，八宿县出现了高温天气，高山积雪迅速融化，致使山洪暴发，河水改道，造成该县的然乌乡、吉达乡、拉格乡、略觉乡、普龙乡和白玛镇等农业乡普遍受灾，受灾群众1521户9061人，受灾农田237.7公顷，其中被洪水冲毁耕地38.7公顷，泥石流覆盖21.4公顷，洪水浸淹庄稼133.4余公顷，40.8公顷因洪涝而诱发黄锈病或条纹病，粮食减产38万千克。洪水卷走牲畜390头，冲毁水渠91条长约28.8千米，冲毁塞曲卡水渠47米，冲坏水磨147座、木桥48座及乡村道路18条，县境内川藏公路塌方19处，堆积泥石流13000多立方米，路基被冲毁25处750米，冲毁水泥桥2座，交通中断20天，冲毁（坏）房屋532间11000多平方米，冲垮民房2户，132人无家可归，生活困难，县电站附近的17户民房被淹没，直接经济损失400多万元；同期，贡觉县也连续发生强降水和冰雹，莫洛乡、相皮乡被洪水冲毁水渠25条，水磨房15座，农田16.1公顷，冲走山羊185只，牛20头；7月8日，莫洛乡遭受冰雹洪水袭击，部分公路、桥梁、房屋被冲毁；6月16～17日，边坝县连续发生强降水，从洛隆与八宿的交界处磨盘山到边坝县驻地之间，冲毁公路涵洞5处，路基250米，路面36千米，淹没路面180米，公路塌方10500立方米；丁青县沙贡乡瓦格村出现硬度滑坡，整个地基下沉，使该村13户109人的住房处于危险之中，群众纷纷要求搬迁；6～8月，江达县驻地发生洪灾，淹没24户群众的房屋，冲毁农田10公顷、桥梁11座、川藏公路线18处，冲走山羊30只、牛25头，冲毁路基和泥石流塌方4762立方米。县直机关和附近民房进水，县中学982平方米的教学楼、500平方米的食堂及县小学的校舍进水1米多深，被浸泡数日，致使房屋变形。

从6月中旬开始，洛隆县连续发生强降水天气23天，与去年同期相比降水偏多100毫米，冲毁农田33.6公顷，其中9.8公顷已成河滩，无法使用，积沙30～50立方米，腊久河河水越堤，使乡政府进水0.3～0.5米，冲毁桥梁52座，水渠决堤49处6740米，淹塌民房160平方米，粮食损失7.5万千克，直接经济损失58.1万元。

7～8月，类乌齐县连续降雨，造成洪水泛滥，类乌齐镇、桑多镇、实达乡、伊日乡4个受灾乡共冲毁河坝12条长2850米，冲毁水渠8条5432米、大小桥梁91座及乡村公路152.2千米，倒塌群众住房40间，住房进水97间，冲毁牲畜棚圈110间，冲毁县城至电站的高压电杆10根、高压线路500米，冲毁农田24公顷、草场17.1公顷，冲走牛羊13头（只），直接经济损失200万元以上。

8月4～14日，察雅县连续发生强降水天气，烟多水渠大部分渠段被冲毁，电站的220米拦河坝、43米防洪墙、57米导流坝和电厂周围的107米保护坎全部被冲走，470米渠道积满了泥沙。麦曲河也超过了历史最高水位，当年新修的130米的防洪堤全部被冲走，造成工程损失达20多万元，电站厂房至引水坝407米长、宽13米的公路及滩地亦被全部冲毁；8月，左贡县遭受洪水灾害，冲毁农作物369.6公顷，冲毁水渠200多条及公路23.35万米，路面堆积物10500立方米，川藏公路318线海通沟外路基塌陷3000米，冲毁骡马驿道130千米及民房40间，造价64万元的玉曲河水泥桥也被洪水冲毁；同月，芒康县连遭受洪水灾害，冲毁农田 171.8 公顷，其中绝收面积 58.9 公顷，冲毁公路 12 千米、桥涵 24 座、水磨 2 个，损坏民房 17 幢、受灾户 185 户，西河水流量超过电厂设计达 388 立方米，洪水还冲毁大坝、消力池钢筋混凝土 833 立方米、渠道保坎 500 米计 1445.8 立方米，盖板被淹 434 米计 204.3 立方米，楚通引水工程基础被洪水掏空 400 米，损失 45 万元。

灾情发生后，昌都地委、行署非常重视防灾抗灾工作，根据气象部门提供的情况，结合当地的实际，昌都地委、行署及时成立了防灾抗灾工作领导小组，把此项工作作为农牧业生产的一项重要内容加以部署，及时将气象部门提供的灾情预报通告各县和有关部门。地区先后派出救灾工作组 15 次、75 人。其中由地委、行署领导带队的 4 次，深入灾区，和群众一起抗灾救灾，安排救灾款 45 万元、救灾粮 9.15 万千克、返销粮 90 万千克，初步安排了灾区群众的生产、生活问题。各级政府不仅拿出救灾款解决灾区群众的生产、生活困难，还动员灾区群众体谅国家的困难，发扬自力更生、互帮互助的精神，依靠集体力量，互相救济，想尽一切办法抓好副业收入，力争农牧业损失互补。

5～8 月，林芝地区连降大雨，加之气温较高，冰雪融化量大，致使林芝地区境内的尼洋河、迫龙河、察隅河、南伊河、金珠河等主要河流及其支流河水暴涨，导致山洪暴发，冲垮水渠 125 条、长 6047 米；冲垮水坝 91 处、长 13494 米，洪水淹没草场 1123.2 公顷，粮食减产 180 多万千克；因水灾造成经济损失波密县 184 万元，察隅县 98.7 万元，林芝县 58.4 万元，米林县 37 万元，墨脱县 100 万元，工布江达县 60 多万元，朗县 5 万多元。川藏公路、八一电厂、尼洋河河堤、易贡茶场、学校等也遭受水灾，林芝全地区直接经济损失 1027 万元。

6 月初后，墨脱县由于气候反常，雨季来得早，来势猛，给生产生活带来了严重困难，刀耕地普遍烧情不佳，质量差于前两年，有的村未烧种，农作物减产已成定局。全县有 200.1 公顷未刀耕火种，减产粮食 80 万千克，乡村道路冲垮 48 处 500 米，冲垮桥梁 107 座，直接经济损失 100 万元，有不少农田被毁，损失严重。

6 月上、中旬，波密县降雨量达 288 毫米，其中 6 月 2 日、3 日、15 日、16 日 4 天降雨 142.1 毫米，由于连续发生强降水天气，加之气温升高、冰雪融化，波密地区帕隆藏布河水水位迅速上涨。6 月 14 日，河水超过了常年最高水位线 10 多厘米。16 日晚，河水再次猛涨，连续发生强降水天气，河水超过最高水位线两米，与此同时，多吉、松宗、札木、古乡、倾多、许木、玉仁 7 乡的河水比往年同期上涨 1.5 米左右，沿河乡村道路、桥梁、民房、晒场受到严重破坏，先后被洪水冲垮大小桥梁 87 座，各乡镇道路 14 处，冲毁路面 5400 米，交通处于瘫痪状态，冲毁水渠 23 条，长达 20000 米，水磨 18 座，直接经济损失达 163.35 万元。受灾农牧民 311 户 1233 人（其中重灾 27 户 188 人）。农作物受灾面积达 205.9 公顷（其中绝收 16.8 公顷，绝收粮食 5 万千克左右），重灾 74.4 公顷，造成粮食减产 5.6 万千克，总共预计因灾损失粮食 31.5 万千克。因交通问题不能转移牧场的 21 个村 300 多户 8000 多头牲畜及 87 户农牧民已搬到山上居住，冲走压死牲畜 36 头（其中有 6 匹马），损失价值达 40322 元。全县水灾所造成的损失就达 184 万元。农作物生长因后期雨水较多，造成锈病、蚜虫发生，病虫害严重，受灾面积达 2001 公顷，造成粮食损失达 30 万千克。

6 月 8 日至 7 月 5 日，那曲地区遭受强降水和冰雹，造成山洪暴发，河水猛涨，致使公路、桥涵、农田、房屋遭到水毁。比如养护段水毁木桥12座，总长109米，冲走桥面板50米，木涵5道，计20立方木材，塌方33处，总长1500米，沙石15630立方米，经济损失70.5万元；那昌线水毁桥涵5座，其中7孔桥1座22米，折断大梁5根，水毁钢架桥1座18米，木涵3座12米，水毁路基3处1200米，清理泥石流3140方，水毁护坡墙120米，经济损失19.8万元；那昌线巴青段水毁钢架桥4座66米，日美桥（钢架桥21米）两头桥台倒塌，清理泥石流7200立方米，水毁路基2千米，经济损失43万元；班戈养护段382大桥水毁引道，毁路面8248平方米，损失9000元，该段经济损失总计4.4万元；嘉黎养护段被冲毁路基17处总长2千米，经济损失2.5万元，另外，水毁乡村骡马驿道300千米。全地区公路桥涵因水毁造成经济损失达148.2万元；农田房屋受灾情况具体为：比如县全县11个乡中，有香曲、良曲、查曲和比如4个乡的农田受灾，受灾农田面积是254.8公顷，占4个乡农田总面积的1/5，其中有20公顷农田全被泥石流覆盖，彻底荒废。4个乡的粮食损失及减产达3.5万千克。比如县4个乡、安多县多玛区及那曲县德吉乡在洪灾中共倒塌房屋36间，1075.79平方米，损失22万元；索县因洪灾、雹灾使粮食减产16.18万千克，损失折合人民币16万多元。人员伤亡情况为：那曲县德吉乡十村一牧户的房屋在雨季里因雨水多造成房屋倒塌，砸死3个小孩；商品损失情况为：安多县多玛区供销社在8月7日的水灾中，损失90934.8元的商品（按零售价计算），按进价计算为83188.65万元。当各种灾情发生后，那曲地委、行署和受灾县（处）的党委和政府对灾情极为重视，以“不冻死、不饿死一个人”、“尽量减少牲畜死亡”、“尽量减少因灾情造成的损失”为原则，把抗灾工作作为中心工作来抓。地、县两级共派出工作组42个、126人次，由主要领导带队，工作组深入受灾乡了解灾情，慰问受灾群众，动员群众发扬自力更生的精神，发扬共产主义风格，组织群众抗灾自救，互助互救。当工作组深入受灾乡了解到灾区牲畜严重缺草、缺饲料的情况后，各受灾县（处）立即决定把县里及各区乡储备的抗灾饲料调运下拨到受灾群众手中，大大减少了牲畜的死亡。地区抗灾办下发给各县（处）抗灾饲料30.5万千克，地、县共下发抗灾饲料36.6万千克。由于受灾乡的部分牧民用口粮喂牲畜，造成口粮紧张、生活困难，部分县（处）在财力十分紧张的情况下拨款救济困难户。据统计，聂荣、文部两县（处）下放救济款12万元用于赈济灾民，安多县还拨出专款买兽药，下发到发生疫病的乡村。那曲地区共拨款41.3万元用于抗灾救灾，其中地区抗灾办拨出救灾款37万元。鉴于各县（处）油料十分紧张，地区及时分配给各县（处）抗灾汽油59000公升。这些抗灾油料发挥了极大的作用，为夺取抗灾救灾工作的胜利提供了物质保证。总之，尽管那曲地区部分县（处）遭到雪灾、风灾、洪灾的袭击，并且个别县（处）的灾情较重，但由于地委、行署及受灾县（处）的领导高度重视，措施得力，再加上灾区干部群众的努力，把灾情损失减少到最低程度，取得了抗灾救灾工作的胜利。

6月14日后，米林县多次连续发生强降水天气，造成严重洪水灾害。全县被冲毁桥梁13座，其中木桥7座已全部冲走，有10座桥头引水道被洪水冲毁，农用物资、生活用品都无法运输，冲垮公路1950米，冲毁水渠7条，长1580米，冲垮水坝16处长2435米，冲毁电站引水渠道30多米，无法发电。淹没农田69.4公顷，其中严重的8.6公顷，冲毁土地3.1公顷，损失粮食1.04万千克。发生锈病1000.5公顷，减产20万千克，总共粮食损失达26.9万千克，淹没草场70公顷。冲毁的桥梁、水渠等受灾损失达25万元以上。

6月15日后，察隅地区连续发生强降水天气，使公路塌方、桥梁被冲毁、交通中断、运输困难，个别地方物价上涨，给群众生产、生活带来了很大影响。县城至下察隅乡5处塌方，长约1200米，到上察隅乡的骡马驿道塌方严重，连人畜通行都十分困难。该乡到木宗、布宗、布玉、松林等村的道路全部中断。群众及部队供应全部中断，引起物价上涨，情况十分危急。全县冲毁桥梁15座，水渠32条，长达3万多米，受灾农田494.9公顷，其中重灾25.3公顷，损失粮食达2.74万千克，绝收面积14.7公顷，损失粮食达4.53万千克，严重发生锈病面积达146.7公顷，共损失粮食达28.25万千克。受灾群众410户1787人，死亡牲畜486头（只，匹）。冲毁道路15处，长达3500米。

6月15日开始，林芝县由于连续降雨，造成林芝县久巴村发生一起历史上从未发生过的泥石流，冲积物长达2300米、宽200米，冲积物高度达15米，冲毁麦田3.5公顷，绝收0.85万千克，至7月10日，百巴乡水淹麦地6.9公顷，造成粮食损失1.08万千克。全县受灾面积达403.8公顷、淹没农田235.6公顷，造成粮食损失45多万千克。待收的有64.7公顷青稞、小麦穗头发芽等，减收19.4万千克。草场被淹807.1公顷，天然草场647.7公顷，冲毁草场80.8公顷。100头（匹）牛马下落不明，冲走牲畜13头（只）（牦牛2头，羊11只）。草场牲畜损失达108875元。冲毁水坝40处、长662米，水渠20条，被洪水淹没水渠2条400米，冲垮木桥3座长35米，冲毁乡村公路110米、桥梁14座，全长387米，冲毁输电高压铝线1650米、水塘1座，损失16.06万元。

6月中旬后，日喀则地区多数地方降了中到大雨，由于雨量分布不均，有些地方发生强降水天气，局部地方还降了冰雹，造成山洪暴发。截至7月10日统计，日喀则地区有9个县（市）、38个乡遭到了不同程度的强降水和冰雹袭击。江孜、拉孜、仁布、谢通门4县灾害尤为严重。由于强降水（冰雹）伴随有大风，且来势猛，导致山洪暴发、泥石流倾泻，使部分农田、草场和水利设施被毁，公路、桥梁被冲垮，通讯设施被破坏，民房进水而倒塌。据9县上报的情况统计，共冲断、冲垮公路长度达6公路，其中冲毁3千米，冲垮水渠73条、长7612米，其中主干渠2条、长600多米，冲垮桥梁11座、拦洪坝116座、长575米，冲走、淹死绵山羊301只，牛1头。洪水淹没冲毁民房134间，其中冲垮、冲倒民房22间。淹没群众口粮2240千克，其中853千克无法食用，淹毁牲畜饲草5000多千克；日喀则市夏鲁村，于7月31日下午8时左右开始，遭受特大洪水的袭击。周围5处洪流同时涌入村庄，持续长达3个小时，最低洼的地方水深达3米之多。夜间11时左右，民房相继倒塌，涉及81户470人，其中最严重的62户404人，死亡1人。这次洪灾倒塌房屋834间，其中群众住房212间，牲畜棚圈343间，厕所76间。死亡牲畜212头（只），其中大畜57头，小畜155只。死亡家禽102只。损失粮食6万多千克。农作物遭受水灾面积达17公顷，其中绝收的8.2公顷，其余减产15%以上。加之其他物品及生产工具等，直接经济损失达451.79万元。灾情发生后，日喀则市领导和地区民政局的领导同志带领市有关部门负责同志立即赶赴受灾现场，就地办公，并迅速给地委行署领导作了汇报。同时组织了由12人组成的紧急救灾领导小组，坚持救人、保人的原则，一是迅速组织受灾群众安全迁移；二是落实、组织和抢运抗灾物资解决吃、住等当务之急，市里共调配解决粮食5000千克，食盐1000千克，茶叶300千克，帐篷24顶，麻袋1.5万条，铁丝30卷，铝锅21个；三是紧急动员村庄的强壮劳力3529人，利用3天时间，抢修防洪堤坝628米，用石头2135立方米，出动推土机2台，拖拉机21台（次），手扶拖拉机3台（次），马车207部（次），汽车1辆；四是组织人力在没有危险的前提下，清理挖掘被埋没的家产；五是由兽防技术人员对死亡牲畜进行消毒深埋，做了妥善处理；六是农技人员及时调查生产上的损失程度，采取补救措施；七是市医院组成了灾区医疗预防小组，为灾区人民防病治病；八是及时作群众的思想情绪的稳定工作，教育他们要振作精神，从痛苦与绝望中解脱出来，把痛苦化作抗灾救灾的力量，增强战胜灾害，克服困难的信心，搞好生产自救。

7月1日至7月中旬，由于连续不断的中到大雨，尼洋河水位已上涨到10.14米，超过历史最高水位，尼洋河河堤一处被洪水冲垮，长达300多米，危险处197米，直接威胁着八一镇居民的安全。为确保人民生命财产安全，在抗洪抢险中连续抢修3次，动用人工3100人次，用麻袋8690条，铁丝9000千克，车辆26台（次），经过数小时的鏖战，决口堵住了，但尼洋河河堤仍面临着危险。进入7月后，林芝、墨脱、米林、八一镇等地又大面积集中降雨。7月2日、6日、9日、10日，八一镇降雨量达125.4毫米，比历年同期降雨量高出两倍多。加之气温的不断升高，高山冰雪融化，导致江河水位猛涨。林芝县布久乡位于尼洋河下游西岸与雅鲁藏布江的交汇处，地势比较低，7月4日、5日连降大雨，河水暴涨，使该乡13个自然村的11个村因洪水灾害受到不同程度的损失。据统计，该乡拦水坝被洪水毁坏662米，引水渠20米被冲毁、400米被水淹。该乡有136.7公顷耕地被淹，部分地里的积水深达80～90厘米，其中荞麦2公顷、冬小麦0.2公顷颗粒无收，还有不少地里的积水无法排出，造成严重涝渍灾害，每亩地减产40%，布久乡损失25万千克左右的粮食。另外，158.7公顷天然草场和648.3公顷围拦草场被淹，冲毁的草场达82.1公顷。这次洪水冲走牦牛2头、山羊11只。因洪水、泥石流灾害，该乡有12户53人被迫搬家，其中五保户1户1人。7月6日后，尼洋河八一镇段水位高达10.12米，比历史最高水位的9.75米高出0.37米，超过警戒水位0.62米（该河段警戒水位9.50米）。由于降雨集中，导致多处河谷连续暴发山洪、泥石流、山体滑坡、公路塌方、桥梁被毁，大片农田、草场被淹等灾情。机关学校和农牧民群众的房屋多处倒塌，八一电站一、二级电厂水毁惨重。据不完全统计，截至7月15日，该地区被冲毁水渠69条、长5208米，冲垮水坝64处、长4342米，冲毁乡村道路105处、长约20千米，冲垮大小桥梁73座，冲毁水库19座，水淹农田1597.1公顷，冲毁农田81.6公顷，约减产180万千克粮食，淹没草场109公顷，冲毁草场152.9公顷，死亡牲畜522头（只），因灾造成生活严重困难的农牧民群众达1016人，5191人受灾，直接经济损失达1027万元，其中农牧业一项达543万元。同时还因洪水、泥石流死亡18人，给人民群众和国家财产带来了重大损失。7月19日，林芝地区因受灾严重，自治区政府召集区直属各有关厅、局、委紧急会议，专门研究受灾严重的林芝地区抗灾救灾方案。与会者通过观看受灾录像实况和听取林芝地区汇报灾情工作组的全面汇报后，对受灾较重的察隅县、林芝县、墨脱县、米林县、波密县、工布江达县、朗县等表示关切和慰问。林芝地委、行署也多次召开联席会议，及时研究制定抗救措施，并先后下拨40万元救灾款，有力地支援地各县的抗灾工作。

7月29日后，墨竹工卡县境内连续发生强降水天气，河水猛涨，冲毁道路、桥梁32座。致使县城与10个乡的交通中断，4条干渠淤积，决口长达461米，水淹农田863.1

公顷，暴风雨使533.6公顷农作物倒伏，预计全县农作物将减产70.11万千克。

7月下旬至8月中旬后，尼木县境内雨水伴着大风，造成青稞大面积倒伏，减产在10%左右。同时尼木河水量剧增，河水溢过水渠，林岗电站受到严重威胁。

8月4～6日，达孜县德庆、塔杰两乡连续2次遭到洪水和冰雹的袭击。8月6日晚11时左右，突然发生强降水天气，德庆乡的8、9、10村的18公顷耕地被洪水淹没，有一座重要的乡村道路桥被洪水冲垮，人畜无法通行，5户房屋进水，550多米防洪堤坝被洪水冲毁。灾情发生后主管领导及有关部门的同志及时前往灾区，实地调查灾情，亲自指导救灾工作，并积极发动群众进行抗灾救灾。为保证德庆乡白纳村群众出入通行，县农牧局及时把抗灾物资送到灾区，搭起了简易桥。德庆乡的全体干部得知灾情后及时到达灾区进行救灾，并组织340名群众进行救灾，对被洪水冲毁的防洪堤进行抢修，从而避免造成更大的灾害。

8月15日起，阿里地区连续6天降冰雹和大雨，狮泉河昆沙区索麦乡于8月份遭受历史上最为严重的洪水袭击。11条农用水渠被冲垮，11间民房进水，出现裂缝、倒塌，6户牧业点被淹。冲走土地7.7公顷，国家投资刚修筑的拦洪坝被冲毁。普兰县于8月15～19日，连降冰雹、大雨，仅西德、吉让2乡冲垮主干水渠2006米、公路200米、农田0.1公顷。札达县被冲垮公路30千米，电杆4根，致使该县一度通信、交通中断。措勤县于8月中旬被洪水冲垮公路、桥梁，损失50万元，倒塌房屋84间。阿里地区仅在8月份，冲毁农田水渠达20300米，冲毁公路6000余米，冲毁河堤2000多米，冲毁桥梁2座，倒塌民房2间，损坏民房44间。

1992年　6月20日至7月7日，林芝地区发生洪涝灾害，受灾情况具体为：6月20日18时40分左右，朗县仲达乡瑞村、仲达村一带突然发生强降水天气，持续时间40多分钟，致使山洪暴发，冲毁公路8处长达450米，淹死绵羊9只、山羊12只，冲毁庄稼1公顷，其中0.7公顷造成绝收，冲毁水渠6千米、草场1.3公顷。6月20日至7月4日，察隅县部分地区连续发生强降水，致使山洪暴发、河水猛涨，冲毁庄稼4.3公顷，其中3.7公顷造成绝收，冲毁水渠29条6970米，损坏桥梁10座，公路塌方13处总土石方为18500立方米，冲毁公路5处全长1300米左右，倒塌民房5间、棚圈6间。6月24日14时，波密县倾多乡如纳村发生洪水，庄稼过水14公顷，冲毁桥梁2座，公路700米，水渠一条长700米，4户民房进水，有19户群众被迫搬家。从6月20日至7月7日，林芝县受灾庄稼68.4公顷，其中造成绝收6.9公顷，冲走或淹死牲畜97头（只），冲毁公路15处，全长2450米，公路塌方13处，总土地18500立方米，冲毁或损坏桥梁12座，冲毁水渠31座，长达13.67千米，民房进水10户，倒塌民房5间，被迫搬迁19户。以上合计，直接经济损失达61万多元。其中减产粮油11.25万千克。灾情发生后，林芝地区各级党委、政府非常重视，立即派人到受灾地区调查了灾情，看望、慰问了受灾群众，并立即组织群众抗灾救灾恢复生产。朗县仲达乡瑞村在灾情发生时，立即组织干部、民兵抢险队，当时就救回正被洪水冲走的130只羊，并组织群众抢修公路、水渠，安排群众在冲毁庄稼的农田上进行复种，以尽量减少损失。波密县在第二监狱和武警部队的大力帮助下，立即转移受灾群众到安全地带居住，并迅速组织两个工作组进一步调查灾情，制定救灾方案。察隅县在地区社教工作队的密切配合和领导下，组织群众全力以赴地进行抗灾救灾工作。为了保证各县、乡抗灾救灾工作的顺利进行，地区抗灾办根据各地受灾情况，把自治区年初分给地区的抗灾款立即分配到各县灾区，以便尽快地恢复生产。

7月4～30日，乃东、措美、浪卡子、错那、桑日、加查、扎朗（囊）等县接连发生风雪、强降水、冰雹、雷击、洪水等自然灾害，农业生产受到很大影响，交通及水利设施遭到严重破坏，还造成了人员和牲畜伤亡。受灾范围涉及到8个县的20个乡镇，受灾户达146户，受灾444人次，其中死亡1人，重伤1人。受灾面积为739.6公顷，其中因发生强降水、大雪而使作物倒伏147公顷，洪水冲毁农田20.4公顷，泥沙淹没造成绝收51.1公顷，灾害造成减产48.75万余千克。洪水冲毁水渠3505米、桥梁21座、防洪坝434895米。受灾牲畜达1571头（只），其中因强降水、大雪、冰雹冻死牲畜1524头（只），洪水冲走1头牛，冲毁棚圈5处，冲毁人工草场36.7公顷。措美县于7月31日至8月5日连续6天时间发生强降水、冰雹、大雪，导致多年少见的山洪暴发，冲毁农田4公顷，260.1公顷青稞严重倒伏，全县70余条大干渠基本被冲垮，修复量很大，冲垮公路100多千米，桥梁冲垮15座，死亡牲畜1543头（只），冲毁羊圈5处、人工草场26.7公顷。灾情发生后，山南地委行署立即组织有关部门组成工作组赶赴受灾现场，和县、乡、村干部群众投入抢险救灾工作，组织财力、物力、人力、运力及时抢修主要干渠及交通要道、防洪河坝，清理农作物地里的泥沙。抢救了大面积的农作物，毁坏的农田在抢修恢复中。此外，地区民政局对受灾户和死者亲属进行慰问，并妥善安排了受灾人员的吃、住以及帮助群众恢复生产。地区农牧局为了及时恢复生产又贷款给受灾重点县、乡，下拨了10余万元，在救灾工作中发挥了积极的作用。各级政府采取得力措施，积极行动，许多群众也自发地冒雨抢修交通、水利设施及冲毁的农田。

1993年 6月，朗县连续发生3场强降水天气，6月2日子龙乡堆巴村321米处山体滑坡，造成78.5米长的水渠被冲垮，全村26户126人、20公顷耕地以及人畜用水和庄稼用水遭到严重影响。根据现场勘察，如不及时修复，水渠将会继续冲毁断水，农田将遭受干旱威胁，人畜用水将日趋困难，此次灾情造成约10万元以上的损失。

7月中旬，曲水县境内色浦沟的一支流叉弄朗沟开始降雨。这场强降水在主沟上游形成，并向下游移动，到叉弄朗沟停滞，在叉弄朗上游分水岭一带形成强降水区。据村民介绍，这场强降水在十几分钟内就将户外脸盆装满。降水过程中先出现了两次较小规模的山洪泥石流，迫使沟口两户居民转移，紧接着便暴发了大规模的泥石流，堆积区呈扇形，从沟口至末端长700米，最宽处达600米，堆积物数万方。这场泥石流灾害吞没两户民宅，一百多头（只）牲畜死亡，淤积、冲毁耕地、草场近20公顷，受灾户及附近农户介绍说：当时像地震一样，1千米以内的村庄都有震感，茶水从杯子里震动而溢出，空气中还有难闻的臭味。7月19日晚，整个流域内又发生强降水，叉弄朗沟又有小规模泥石流发生。

7月中、下旬，察隅县连续发生强降水天气，致使山洪暴发，使察隅县部分乡村遭受历史上罕见的洪灾，冲毁桥梁11座670米，冲毁水渠5条705米，冲毁稻田1.5公顷，冲毁冬小麦1公顷，受灾群众190户1214人。受灾严重的下察隅乡松占村将1991年、1992年投资16万元新修的两条水渠冲毁，造成该村40多公顷农田严重缺水，冲毁部队电站1座，直接经济损失100万元以上；林芝县部分河滩和低洼地积水，有的地块积水深达80厘米，连续阴雨和麦地积水造成大面积涝渍灾害，加上大部分凉棚年久失修，不能存放收割的小麦，严重影响了收获工作的正常进行，使已经成熟的冬小麦不能及时收割，部分地块的麦穗发芽。经实地调查，严重的地块有80%以上的麦穗发芽，麦芽的长度超过1.5厘米。据统计，林芝地区麦穗发芽面积1617.3公顷，较严重的有251.5公顷，主要集中在林芝、波密和米林县以及中、东部的沿江、河地区。其中林芝县728.4公顷，较严重的109.3公顷；波密县454.7公顷，较重的90.9公顷；米林县主要在南伊、羌纳、丹娘、派等乡，面积有427.5公顷，较严重的51.3公顷。连续阴雨天气造成的麦穗发芽影响到林芝地区粮食总产量，初步预计造成减少粮食产量150万余千克。

7月30日至8月1日，林芝3天的总降雨量高达43.8毫米，8月上旬，林芝的总降雨量为78.8毫米，与历年同期的平均值42.2毫米相比，偏多近9成。8月中旬，林芝总降雨量78.2毫米，与历年同期33毫米比较，偏多1.4倍。其他各县在这一时期内的总降雨量也都大大超过了同期历年的正常降雨量。8月下旬仍以持续阴雨天气为主，实属历史罕见。连续降雨，江河水位上涨，造成了江河沿岸的6个村，百多户人家受到洪水威胁，淹没农田17.3公顷，草场233.5公顷，冲垮牧场桥梁11座长28米，冲毁牧场道路3500米，经济损失13万元以上。主要靠种植辣椒、木耳为收入来源的排龙民族乡，雨量过多，长势很弱，腐烂较多，就此一项损失也达7万元之多。由于长时间的阴雨天气，川藏公路通麦至迫龙路段塌方，交通十分困难。灾情发生后，经地区财政局审核、协调，地区抗灾办将抗灾款25万元及时拨到各县，购置部分防汛、救灾必需物资，并要求各县及时采取措施，做好抗洪救灾工作。

7月份后，乃东、扎朗、贡嘎、错那、洛扎、浪卡子、桑日、曲松县连遭冰雹、洪涝灾害，给当地群众的农牧业生产、生活造成了重大经济损失，局部地区人畜生命安全受到严重威胁。据统计，全地区受灾面积达17561公顷，占全地区播种面积的57.8%，其中受洪涝害的面积703公顷。粮油减产500.2万千克，直接经济损失451.08万元。由于连续发生强降水，致使洪水泛滥，冲毁民房67户，96户群众的房屋进水，损坏民房182间，冲垮水渠38770米，防洪坝65911米，冲坏道路79430米，冲走桥梁45座。因灾死亡6人，重伤2人，轻伤32人。死亡大小牲畜25634头（只），其中大牲畜6721头，山、绵羊1891只，造成直接经济损失3240.68万元。全地区受灾户数25769户128845人。8月，曲松县措堆乡一、二、三村洪水泛滥成灾，冲走绵羊224只，冲毁河坝13条，长374米冲垮大小水渠11条，长达38 4米。加查县西贡等4个乡洪水共计冲垮大小桥梁25座，冲垮水渠9条、长1536米，冲毁乡村公路共计50多千米，冲死小畜47只。扎朗（囊）县扎唐乡嘎扎村，由于山洪暴发造成0.7公顷农田进水，冲毁农田0.7公顷，冲毁水渠3条、长300米。浪卡子县阿扎乡点巴村发生山洪泥石流，沙石覆盖草场104.1公顷。8月6日晚9时至10时半，扎朗（囊）县结林乡施公村、白若村遭突发性强降水袭击，导致山洪暴发，村里平均水深达1.5米左右，山洪水头最高达2.5米，81户村民遭洪水袭击，冲走冲毁12户村民房屋共计60间，所有财产被洪水洗劫一空，其余房屋仍处于倒塌的危险之中，这次洪灾造成4人死亡、4人重伤，31人轻伤，冲毁耕地9.3公顷(不能恢复耕种)，死亡44头牛、19头驴、506只羊，冲毁防洪坝2070米、水渠3500米，冲毁林卡24个、约3.3公顷。8月10日，浪卡子乡白地村发生强降水天气，被洪水冲走81只羊，64只没于泥石流中。8月13日下午5时30分，浪卡子乡哈西村发生强降水，有3.5公顷耕地被泥石流覆盖。

7月中旬后，昌都地区各地接连降雨，气温下降，有的地方半月内见不到太阳，洪涝、冰雹等自然灾害发生频繁，造成4335.5公顷农田受灾，其中被洪水冲毁农田66.7公顷，损失粮食近250万千克。其中，7月中旬，贡觉县因山洪灾害，冲毁农田33.5公顷、公路210.7千米、桥涵66处、水渠384条长150千米、骡马驿道164千米、小水电站2座（150千瓦），民房倒塌17栋423间，冲走群众3人、牲畜320头（匹、只）。7月至8月，洛隆县遭受洪水袭击，冲毁水渠19条长65.6千米，冲毁水塘16座、人行桥18座、县公路28.7千米、骡马驿道213千米、民房16间，直接经济损失2337.28万元。

7月27日后，墨竹工卡县境内连续发生强降水，致使山洪暴发，冲毁了个别农户家园，主要乡村道路及农用水利基础设施，大面积农作物被淹被毁。8月2日晚10时，尼玛江热乡仁多村两户村民遭受了两股泥石流的冲击。两家（14人）房屋均被冲毁，淹死牲畜9头（1头黄牛、8只羊），畜棚被冲毁60多平方米。有一户用贷款买的手扶拖拉机也被山洪泥石流冲坏不能使用。1.3公顷油菜地和0.1公顷菜地被淹没冲坏，110米的主要乡村公路被冲毁。由于连续发生强降水天气，使墨竹工卡县水利设施也遭到了毁灭性破坏。“三三五七”项目3号水渠进水口处被泥石流冲毁30米，2米深的干渠全部淤平，7号水渠进水口护坡被冲毁67米。加之拉萨河河床明显南移，南岸的乡村与县里的交通出现中断的危险。另外，墨竹河防洪坝多处决口，已有166.7多公顷良田被雨水淹没。县苗圃和工卡镇林卡也受到洪水的威胁，县苗圃围墙被洪水冲垮20多处共800米。灾情发生后，领导积极组织人力抗洪救灾，8月3日到灾区指导抗灾工作，对受灾群众进行了妥善安排，并希望上级部门在物力、财力上给予大力支持和帮助，以便在最短时间内恢复各项生产和工作，把受灾损失降低到最低限度。

8月6日21～22时，位于扎朗（囊）县西南面约4千米的思功、白荣两村突然发生强降水，6日当晚倒塌民房13座47间，14户民房浸泡于水中，面临倒塌。受这次特大洪水袭击共81户920人，占两村总人数的77.8%，冲毁庄稼77.4公顷，点总播种面积的49.2%，轻灾74.2公顷，损失粮食31.9万千克，直接经济损失38.28万元。在受灾总面积中有9.3公顷耕地近年内难以恢复耕作。冲死黄牛44头、驴19匹、绵羊506只、鸡415只，冲垮防洪坝2070米，冲毁大小干渠25条3500米，冲走群众椽子木料3240根。截至8月8日晚，思功村伤亡小孩4人（大的16岁，小的2岁），重伤3人。群众直接经济损失477.77万元。

8月份后，堆龙德庆县邱桑乡，曲水县达嘎乡、其奴乡，达孜县邦队乡、拉姆乡，墨竹工卡县尼玛、江热乡，拉萨市城关区蔡公堂乡等地连续发生强降水并伴随冰雹，造成山洪暴发，泥石流冲毁民宅住房24间365平方米，牲畜棚圈1025平方米，死亡牲畜152头，使556.8公顷农田受灾，平均减产30%以上。其中32公顷农田被泥石流淹没，近几年无法耕种。冲毁水渠43947米、水磨14座、冲毁乡村道路6310米、桥涵3座、电站引水渠300米、高压电杆10根、高压线900米。冲毁林卡6处面积1公顷、大树16根、草地23.3公顷，短短的几天造成经济损失260多万元。

1994年 6月16～18日，丁青县由于高山积雪融化，导致该县西部嘎曲河、如曲河河水猛涨，水位比常年高出4米以上，致使两河流域的色扎、尺犊、上衣、甘岩、呷塔等5个乡发生洪水灾害，洪水冲毁大小桥梁21座、房屋7间、乡村公路400米，4户房屋被水淹，其中2户已完全倒塌。5个乡11个村的群众无法进行正常的生产生活，直接经济损失150万元。灾情发生后，丁青县委、县政府立即成立了以县领导挂帅的抗灾指挥部，并将大本营设在灾区中游的尺犊进行统一指挥。积极组织人力、物力抗灾救灾，并抽调汽车2辆，水泥5000千克，炸药1000千克及雷管、导火索、铁镐、十字镐等用于抗灾救灾，有关单位做到有钱出钱，有物出物，对嘎曲河、如曲河仅有的3座桥进行抢修，并组织群众在完全中断交通的5个村架设4座溜索桥以解燃眉之急。

1995年　5月12日至6月5日，吉隆县西部贡当乡发生洪水灾害，洪水冲毁乡内的4条主要道路，村级道路10条，18座人畜桥被冲毁，11座水磨房被冲走，15条水渠的取水口部遭破坏，乡机关和许多群众的住房被大水围困，使春播推迟了近1个月。由于交通中断，各类物资无法调入，粮食、盐、茶等生活用品严重短缺，群众生活困难，粮油及其他副业收入减少85%。贡当乡电站水毁严重，取水口拦水坝被水冲毁，冲沙闸底板被彻底破坏，全长350米的引水渠有3处被冲开，前池和尾水部分也遭到不同程度的破坏，加之电站运行时间较长，机组老化，该电站已不能正常运行。

5月26日上午11时至28日下午7时，雅砻河右岸支流先日则（俗称东沟），在晴天无雨情况下分别暴发3次历史上罕见的冰川融洪水，给曲德贡乡造成灾害，16公顷农田和近70公顷草场被淹，其中，6.7余公顷农田颗粒无收，2座小型公路桥、20余座村间便桥被冲毁，20余条水渠和3千米长的公路被冲毁，20多户农家进水，直接经济损失达150万元以上。

6月6日凌晨4时左右，由于春季的降雪量很大，5月下旬气温回升较快，冰川运动加剧，吉隆县境内扎龙沟支流深曲源头的扎那湖东南部冰川滑动，众多冰块和融水汇入湖中，致使以底部渗流为出流方式的扎那湖水位迅速上升，水流漫溢湖堤而溃决，形成高40米、宽10米以上的大溃口，下泄最大洪峰流量1080立方米/秒，使吉隆藏布扎龙沟汇入口一带水位上涨了近10米，数万立方堆积物堵断吉隆藏布河，形成一个天然水坝，坝崩溃后形成的大洪水冲毁了下游沿河两岸的农田和道路。据统计，28千米的路段被毁或淤埋，冲毁冬季草场2001公顷、桥梁29座、水渠15条，水塘11座，使吉隆县至吉隆镇等1镇2乡和边防检查站、边防五团一连等地方与驻军的交通中断近2个月，损失巨大。针对灾情，县里及时下发各种抗灾救灾物资，并组织群众开展生产自救。

6月13日6时，昌都县约巴乡政府驻地附近，突遭强降水袭击，持续20分钟，降水量高达26毫米，瞬息之间，洪水遍及电厂、田野、村庄、森林及草场，折断小树，冲垮房屋，淹没庄稼，毁灭良田，使9.6公顷挂坡地的庄稼及熟土层全部被冲干净，18.6公顷的农田也被冲成条沟形状，苗情损失达30%～40%，给当地群众造成约20万元的损失。

7月3日下午，在尼木县境内的吞巴、霍德、帕古、续普、续迈、卡如、东嘎8个乡范围内普降大雨，洪水冲断公路、桥梁，冲毁农田、草场、水渠等。总损失达178.63万元。由于强降水的影响，诱发流域内多处山洪暴发，洪水挟带大量沙石，汹涌而下，沿途造成很大损失。辞赖普曲是位于尼木玛曲左岸一条支流，流域面积40平方公里，多年平均流量0.3立方米/秒。7月3日16时左右，该河上游开始发生强降水天气，17时，强降水中心向下游方向移动至曲水村。正在两处水磨房中工作的村民听到远处轰隆声，并感到强烈的震动，慌忙跑出门外，发现上游有黑呼呼的东西向下游冲来，顾不得水磨房中的粮食，弃门而逃，此时洪水已至，咆哮的洪水使两处水磨房荡然无存。洪水冲击河道，在农田、道路上横行，昔日村民熟悉的小河，现在却在吞噬着他们赖以生存的土地、财产。洪水持续了3个小时，大水退后，良田淤满沙石，河道也改了，从曲水村至下游汇入口，汹涌的洪水使11.2公顷土地受灾，8.7公顷土地绝收，5.3公顷土地无法复耕。几十亩草场受灾，尼木县至麻江乡公路冲毁19处，冲毁公路桥1座，所有涵洞几乎损失殆尽。几十头（只）牲畜死亡，多处民房出现险情。该河上游所有水利工程均遭毁坏，洪水挟带大量沙石，冲进良田、淤塞河道，使曲水村以下河道改变了模样。7月5日晚，该河上游又发生一次局部强降水，降雨量超过50毫米，引发的山洪在淤平的河道、农田中横行，损失进一步扩大。当地群众反映："这里年年发生强降水天气，洪水也年年都有，但像今年这样大的强降水天气、洪水还没有听说过。"在强降水中心的其他各乡，强降水所形成的山洪到处漫流，随处可见水毁的农田、道路、草场和防洪堤，洪积物使原来的河道、山坡、村庄耕地变得满目疮痍。

7月4～6日，洛隆县连续发生强降水，导致山洪暴发，全县12个乡的27个行政村的156户936人受灾，其中66户396人因洪水冲毁耕地需重新开荒。全县洪涝面积182.8公顷，绝收面积113.9公顷，减产35.5万千克，冲毁或被沙子覆盖的水塘有290座，水塘被毁总面积1250平方米，冲毁水渠701条长37086米，康沙乡民校倒塌15间，冲毁乡村简易公路、骡马驿道70千米，死亡3人。

7月12日，扎朗（囊）县扎朗（囊）沟结林、岗村暴发洪水泥石流灾害，结林至县城一带到处是一片汪洋，使41.8公顷农田被毁，11.1公顷农田受淹，10公顷草场被毁，直接经济损失在50万元以上。

8月，尼洋河流支流娘曲发生洪水灾害，水面高出吊桥附近河堤0.5米，由于江达村大部分民房位置低于河堤，洪水翻越河堤，冲入村内，有50%以上的住房进水，村内积水深达60～70厘米，4公顷农田被淹。

1996年 6月中旬后，乃东、措美、隆子、桑日、琼结、扎朗、贡嘎、加查、浪卡子、洛扎10个县境内部分乡村遭受冰雹、洪涝袭击，造成灾害。截至7月29日，10个县有25个乡受灾，洪灾面积达526.4公顷，山洪泥石流淹毁坏农田50.5公顷，造成绝收面积达75.4公顷，冲毁（坏）水渠95438米、水库（塘）8座、防洪堤29303米、乡村道路100620米、桥梁20座，淹没林地面积61公顷。冲毁草场77.5公顷，倒塌民房46间，约920平方米，冲走、淹死牲畜1226头（只）。

6月25日晚6～7时，因局部强降水造成拉萨市蔡公堂乡附近排洪渠2处决堤，决口长36.5米，其中乡政府西北面决堤达28.0米，造成41户村民受灾，危及230人。军区教导大队、蔡公堂小学院内积水0.6和0.2米深，共有100.1公顷农田受灾。

6～7月，尼洋河流域（途经工布江达县、林芝县及八一镇）内发生强降水天气，并且持续时间长，加之前期降水量亦较往年偏大，造成该流域发生水灾。在135道班上游约600米处，洪水冲毁路基86米，这段公路由于高水位河水流向改变，水流对岸坡产生斜冲，造成岸坡滑塌所致。6月下旬至7月3日，距八一镇20千米的尼洋河右岸支流无名沟连续发生强降水天气，导致该沟暴发历史上罕见的山洪泥石流。这次泥石流造成4公顷森林和50余米长的公路被冲毁。7月中旬，横跨尼洋河的金达桥被洪水冲毁。金达桥是通往金达乡的重要桥梁，于1987年7月建成通车，是一座钢筋混凝土结构的桥梁，桥长85米，因强降水天气致使河水改道，水量猛增，水流产生的强大冲击力，不断冲刷附近河床，水流掏空桥墩周转河床后，桥墩被水流冲倾斜后，整个桥面随之倒塌，桥体被冲到下游70～80米处，造成金达乡交通中断，损失严重。在金达桥下游700米处，有500米长的路段，由于地势较低，每年洪水期高水位时，此段路面均无法通车，且每年均发生岸坡滑塌。位于工布江达县下游15千米的河沛大桥，在7月初的一次洪水中，由于河道水位较高，水量较大，将左右两岸的护堤冲毁19米和18米，直接威胁着大桥的安全。7月12日8时左右，位于更樟水文站上游2千米处的尼洋河右岸支流白绒沟发生了一次较大山洪，给当地群众和农牧业造成了很大危害。冲毁乡村公路500米，约40米的河堤被洪水冲毁，3.3公顷麦地被淹，减产40%左右，0.3公顷小麦地颗粒无收，1.3公顷草场被山洪携带的泥石覆盖，形成洪积扇。另外，由于尼洋河右岸漫滩，约33.4公顷草地被水毁和泥沙淤积，给沙嘎村的牧业生产造成一定经济损失。尼洋河右岸的一条支流加勒沟（又名麻风沟），入夏后，天气一直阴雨不断，6～7月，几乎天天下雨，尤其是7月15日那天，降雨量达40～50毫米。大雨引起洪水泛滥，冲毁加勒沟木桥，淹没了近4公顷农田，造成今年粮食减产60%左右。6月中旬至8月初，尼洋河中游段右岸一条支沟加浦沟内连续发生强降水天气，土壤含水量逐渐增大，土壤、植被对雨水的滞留作用逐渐减弱，降雨形成的洪水迅速汇集，使沟内水量在8月3日左右达到峰值。洪水沿沟床冲出山谷后，顺势直冲右岸，造成右岸阶地塌方，塌方处宽70米、长80米，阶地高近50米，60多米长的乡村公路不复存在，修复困难，0.1公顷耕地随塌方而消失。洪水冲塌岸坡的同时，下游距汇口处1千米的木质公路桥也受到威胁，据村民讲，如果当时不用铁丝将桥捆住，拴在附近大树上，桥早已被冲走。洪水从桥左侧漫过河堤，顺公路流入坚才村，有6户人家进水，耕地被淹，滩地上的耕地被冲毁。据村民介绍，坚才村年年都有洪水灾害发生，发生灾害时，迫使村民临时性地搬到山上居住，水退后又搬回来。水灾害严重威胁村民的生命财产安全和生产、生活秩序。

7月，位于曲水县境内的拉萨河右岸支流热堆沟内连续发生强降水天气，致使流域内多处山洪暴发，主流两侧1992年修建的防护堤水毁严重。1座小桥被洪水冲毁，水渠取水口及部分渠道被冲垮，洪峰流量达40立方米/秒。7月13日20时左右，位于热堆乡政府北面冲沟突然暴发泥石流，聂当乡热堆小学和部分民房遭受泥石流袭击，乡小学后院走廊及办公室水毁严重，淤埋耕地1.3公顷，形成长100多米、宽40米的堆积带，堆积量约3000立方米。

7月2日晚8时，位于拉萨河左岸距拉萨30千米的达孜县塔吉乡朱西沟流域降大雨，沟内水位猛涨，约20分钟后出现洪峰，水中有大量砾石、泥沙。据调查，降雨量在50毫米以上。这次降雨是从塔吉乡开始，逐渐向乔卡村移动，雨下得很大，这次山洪冲毁乡村公路758米、公路桥（混凝土）2座，冲毁农田1.8公顷，其中有1公顷青稞地被砾石、泥沙覆盖，复耕十分困难，颗粒无收，粮食减产20%，直接经济损失约30万元。

7月20日20时至21日6时，察雅县城周围遭受强降水袭击，造成山洪暴发，泥石流堵塞排洪沟，洪水冲进烟多村，受灾56户274人，成灾14户76人，重灾12户，其中有6户房屋出现大面积裂缝和塌陷，泥水浸泡粮食0.47万千克，化肥18袋，青饲料

0.38万千克，被褥126床，低洼处部分群众家中和县贸易公司等单位的仓库、门市部积水达20～60厘米，县果园、县苗园、县农牧局炸药仓库的围墙被洪水泡垮82米，被洪水和泥石流冲毁和覆盖耕地19.4公顷，损失粮食6万千克，冲走牛羊149头（只），冲毁水渠711条和水塘274座，直接经济损失286.78万元。

7月25日下午6时，靠近雅鲁藏布江大竹卡至曲水段的318国道4806千米处附近，两相邻的贡布、吉隆暴发洪水泥石流。在泥石流暴发前，该处出现连续降水，7月1～19日，降水日数18天，降水量达92.2毫米，19日，两沟上游的降水量估计达到30毫米，两沟的沟床、沟坡坡度均很大，岩性为松散的卵石沙土。由于前期降水量大，两沟内地下水位上升，土壤含水量大，在19日强降水的激发下暴发泥石流。两处泥石流下泄堆积物连成一片，下泄量上万方，阻塞公路近千米。公路被迫改道。下泄物还淤满了数亩耕地，直达江边，最大块石约3立方米。同期，沿中尼公路4775、4762、4746千米处均有泥石流发生，使公路阻塞、塌方造成涵洞报废。

7月29日，吉隆县日扎嘎弄发生冰川泥石流，冲毁公路；8月11日，其柱场发生强降水、泥石流，冲毁公路，这些洪水灾害造成了数日不能通车。据当地群众讲，扎嘎弄每年的8月1日前后都会发生冰川泥石流冲毁公路，使公路中断，当地人称“八一沟”。8月24日，念巴弄发生冰川泥石流，冲毁公路。

1997年　7月7日、8日，朗县连降大雨，局部地区发生强降水，冲毁农作物83.4公顷，其中34.7公顷基本绝收。全县冲毁桥梁26座，仅金东乡冲毁桥梁17座，其中公路桥3座，村与村之间的桥梁2座，放牧桥12座。水灾造成2个村400多名群众与外界隔绝，50多名学生不能回家。洪水冲击公路及侵蚀路基造成塌方，中断公路共2000米。由于灾情突然，来势凶猛，给朗县造成经济损失180多万元。

7～9月，浪卡子县卡热乡遭受洪水灾害，冲毁农田68公顷，冲垮水渠长2998米，冲垮蓄水池5个，其中，张达乡遭受洪水冲毁农田50公顷，冲垮防洪坝550米。错那县各区乡因强降水造成山洪灾害，曲措、扎日、门当、边巴4乡洪水灾害较为严重，冲毁农田1.8公顷，冲死牲畜204头（只），倒塌、损坏民房143.5间。7月份后，加查县各区遭受水灾，水毁农田1.3公顷（无法复耕），冲走牲畜50头（只）。7月5日，加查县安绕乡12村发生水灾害，造成3.1公顷麦田绝收，占全村耕地面积的30%，冲毁乡村道路500米，冲走牲畜46头（只）。

1998年［日喀则地区］　6月中旬后，日喀则地区降水量过于集中，阴雨连绵10余天，持续强降水过程引发泥石流灾害。全地区12个县（市）102个乡（镇）7085户35345人受灾。成灾85个乡6121户31117人。农作物受灾面积达9471.4公顷，其中绝收面积为610.4公顷，被洪水、泥石流淹没毁坏农田183.2公顷，22人死于洪水、泥石流和雷电。洪水、泥石流冲毁倒塌房屋231间，损坏民房454间。淹没草场461公顷，毁林13.6公顷，冲毁渠系交叉建筑物128处、水捕80座、水渠368条157858米、机耕道73条109878米，冲毁桥梁93座、涵洞105处，冲毁人行吊桥19座。

6月下旬后，江孜县出现强降水，满拉工程库区周边公路和帕贵移民开发区引水渠道等遭到强降水的袭击，致使洪水暴发，公路发生多处塌方，渠道、渡槽被冲毁。满拉库区周边公路被冲毁1000米，塌方长度500米，冲毁涵洞2处，帕贵移民开发区灌溉引水渠被冲毁800米，15米长的渡槽被沙石堵塞。

6月下旬后，昂仁县降雨量普遍增多，尤其是6月19日至7月12日，秋窝、卡嘎等乡先后遭受了强降水和冰雹的袭击，引发的山洪给全县农牧业生产带来严重经济损失。19个自然村受灾，涉及900户村民共计5288人，受灾面积825.5公顷，其中山洪冲毁农田27.6公顷，淹没农田72公顷。

6月26日至7月15日，仁布县德吉林乡、仁布乡、茶乡等地发生了雹灾和山洪灾害，总受灾面积100.2公顷，山洪冲毁耕地0.8公顷，冲走牲畜71头（只、匹）。冲毁水坝1座，长330米。

6月28日，谢通门县境内发生强降水天气，引起山洪暴发，受灾面较广，全县大部分乡均发生了洪水灾害，灾害涉及1258户村民7141人。淹没农田322.9公顷，绝收面积116.4公顷，泥石流冲毁农田57公顷，有22户村民的33间房屋倒塌，涉及106人，有82户57间房屋损坏严重，涉及529人，冲毁水塘7座、水渠51条长63300米、渡槽29座，冲毁进水口72处、堤坝60处长9361米，冲毁桥梁18座、县乡公路3条长27千米，冲毁水磨房3座、林卡0.2公顷。

7月2日下午4时15分至7时30分，白朗县曲奴村、彭嘎村先后遭受冰雹和强降水袭击。强降水持续时间分别长1个多小时和2个小时。洪水淹没耕地33.4公顷，18户村民受重灾，农田淤积厚达10厘米。

7月3日下午5时30分，江孜县日星乡塔巴村“杂尔”沟上部遭受强降水，持续时间达40分钟，洪水夹带大量泥沙从“杂尔”沟内冲出，洪水泥石流淹没了塔巴村大部分庄稼地和村民居住区。山洪暴发导致农田受灾53.4公顷，占播种面积的86%，其中绝收面积达30公顷，2.4公顷被泥石流覆盖。泥沙淤积厚度达35厘米。300米防洪坝全部被冲毁，新建820米底下引水管道冲毁640米，12户民宅进水，6户42间成为危房，无法住人。

7月3～4日，日喀则市东嘎乡通热村连续发生2次山洪泥石流，造成8人死亡、2人重伤，16户村民的78间房屋及财产被洪水、泥石流洗劫一空，灾害涉及74人，淹没牲畜235头（只、匹）。洪水、泥石流淹没农田59.4公顷，2.3公顷农田淤满沙石，无法复耕。

7月3日23时，拉孜县彭措林乡彭措村突然暴发山洪泥石流，造成9人死亡，3人重伤。这次灾害涉及55户272人，有6户村民的房屋共25间被洪水冲走，屋内所有财产被洪水洗劫一空，27人无家可归，有49户的240间房屋被损坏，淹死牲畜98头（只），被洪水泥石流淹没农田33.4公顷，其中绝收13.3公顷，乡希望小学的24间教室、办公室以及宿舍遭受泥石流袭击，沙石堆积厚达1米左右。

7月6日，仁布县然巴乡马日村发生洪水泥石流灾害，造成27户村民128人受灾，死亡2人，有2户村民16间房屋、土地、财产被洪水泥石流冲毁，洪水淹没农田66.2公顷，其中绝收43.2公顷，毁掉农田10.1公顷，冲垮水渠9条、共4850米，冲毁水坝6处，长246米，冲走牲畜43头，冲毁涵洞6处，公路5处、长1135米，冲毁林卡8处，冲毁水塘2处，冲毁渡槽5处，水磨房两处。

7月27日9时30开始，日喀则市那尔乡帕冲村发生强降水天气3个多小时，造成山洪泥石流暴发，致使15.3公顷农田被淹，4.7公顷农田绝收，泥石流冲毁农田1公顷。

8月2～26日，定日县境内因水灾冲垮水坝620米、水渠1350米、农用桥3座、公路大桥1座，损失60万元。洪水冲毁农田2.5公顷，房屋倒塌840平方米。

8月4日19时，日喀则市边雄乡发生强降水、冰雹，造成20公顷农田受灾，甲瓦村防洪坝决口50米，山洪冲毁农田0.3公顷。

8月16日后，南木林县境内相继发生洪涝灾害，共冲毁农田5.7公顷，淹没农田17.3公顷，冲毁堤坝85处，长10005米，冲毁水渠84条、长21000米，冲毁桥梁32座、长97米，倒塌房屋25间，冲垮水塘1座、长97米，冲死绵羊82只。

8月18日，萨迦县扎岗乡、达布仁村、扎岗村、扎普村山洪泥石流冲毁农田0.4公顷，查荣村山洪冲毁农田0.7公顷，泥石流灾害冲毁农田2.7公顷。

8月20日，萨迦县的拉济乡、雄玛乡、扎岗乡、查荣乡遭受泥石流灾害，受灾面积12.3公顷，泥石流冲毁农田3.6公顷，倒塌房屋9间，被洪水冲走大牲畜2头、小牲畜14只。受灾人数1066人。

8月24～27日，昂仁县亚朵村持续出现强降水天气，导致亚朵村发生洪水和山洪泥石流灾害。重灾户有5户30人，倒塌房屋12间246平方米，冲走粮食660千克，冲毁水磨房5座，洪水淹没农田45.4多公顷，永久性毁田11公顷，冲毁草场11.4公顷，冲毁林卡8处，冲毁水渠9条，长54000米，冲毁水渠27000米，冲走大小牲畜156头（只）。

［那曲地区］ 6月中旬以后，那曲地区出现大范围的持续降水，致使9个县42个乡遭受不同程度的洪涝灾害，冲毁公路361.6千米、乡村骡马驿道634.4千米、各类桥梁618座，造成危桥1座（申扎）、危险涵洞14道，冲毁民房287间、约7580平方米，被迫搬迁42户，50余间，约2520平方米，泡在水中的危房29间、约730米，水毁农田81.9公顷，被淹农田116.2公顷，冲走网围栏9600米、畜棚圈2004个，死亡各类牲畜199头（只、匹）。洪灾中有60多人受伤，5人死亡，水毁渠道444米。索县西昌电站大坝毁坏，部分引水渠被冲。

［拉萨市］ 6月下旬后，拉萨市所辖县（区）普降中到大雨，均遭受了不同程度的洪涝、冰雹、泥石流等自然灾害。全市冲毁农田95.6公顷，农田受灾面积3829.8公顷，其中绝收334.7公顷，减产20%的面积767公顷，受灾草场1231.5公顷，冲毁河堤60412米，冲毁水渠303059米，冲毁公路118.97千米，其中109国道400米，318国道200米，冲毁进水口149座、共16370米，冲毁桥梁、涵洞325座，房屋倒塌9864.5平方米，造成危房15479平方米，受灾户1884户，受灾人数10037人，牲畜死亡1059头（只）。直接经济损失达4331.9万元。拉萨河、堆龙河发生1962年以来的最大洪水。拉萨水文站水位达5.61米，超过危险水位0.16米。拉萨市水泥厂厂区，流沙河河水位比厂区地平面高出80厘米，厂区全部被淹，平均积水深0.6米。西藏自治区商业学校7月4日晚，因流沙河流域连续发生强降水天气，导致北郊一带山洪暴发，山洪顺道路从校外涌进校园，大部分地带遭到山洪的袭击，经济损失26.29万元。自治区针纺公司被冲毁围墙150米，院内污泥遍地。自治区医药公司围墙倒塌85米。

8月21日，曲水县才纳乡3个村遭洪水袭击，共冲毁渠道进水口720米、拉萨河防洪堤2620米，干渠被沙淤满500米，冲毁渠道280米、乡村公路冲垮2900米，洪水冲倒电杆11根、淹没耕地41.2公顷，泥沙覆盖耕地1.4公顷，房屋倒塌380平方米，牲畜死亡 15 头（只）。尼木县 9 个农业乡有 8 个乡受到洪水灾害，全县 101.4 公顷农田受灾，其中 49.5 公顷绝收，冲毁农田 3.9 公顷，草场 474.4 公顷遭受水灾，冲毁草场 0.7 公顷，共损失大小水渠 24 条，东风干渠水毁 40 多处，渠道进水口的挡水墙全部冲垮，水渠大部分淤满泥沙，塔荣电站进水渠外坡冲塌 140 米，停电 10 多天，造成对外通讯中断 8 天。共冲毁桥梁 26 座、公路 60 多千米，房屋倒塌 75 间。堆龙德庆县马乡、古荣乡发生洪灾，马乡冲垮桥梁 1 座，措麦村道路中断，冲走水磨房一座，冲毁农田 1.3 公顷。古荣乡冲毁桥梁 3 座，巴热村房屋倒塌 4 所，18 户 184 人无家可归。

8 月 10 日后，墨竹工卡县遭受强降水天气，导致山洪暴发，河水猛涨。全县 8 个乡（镇）567.7 公顷农田被淹，其中 538.1 公顷绝收，水渠 302 千米被冲毁，河坝 2565 米出现内崩塌，冲毁大小桥梁 60 座、公路 20.575 千米，水毁民房 88 间。灾情发生后，市财政下拨资金 80 万元，用于抗洪抢险。拉萨市区河堤出现几次险情，市政府召开有关单位参加防汛抢险会议，拉萨市区河堤从危险水位开始各单位派人昼夜巡堤。

［**山南地区**］　入汛后，山南地区 12 个县普遍连续遭受冰雹、强降水、泥石流、洪水等自然灾害的交替袭击。特别是进入 8 月份后，全地区普降大雨或发生强降水天气，致使农田被淹、被毁，农田水利水电设施遭受严重破坏。部分县、乡道路及省道中断，桥涵被冲毁，沿江企事业单位、机关、学校部分被淹，群众房屋进水、倒塌。泽当、贡嘎等城镇地下管网破坏严重，无法正常运行，尤其是雅鲁藏布江、雅砻河沿线的贡嘎、扎朗、乃东、桑日、曲松等县遭受了自 1962 年以来的特大洪水袭击。雅鲁藏布江羊村水文站水位于 8 月 22 日 12 时出现了 15.31 米的历史第二高洪水位，沿江、沿河大部分农田被淹，丰收在望的农田变成一片汪洋。8 月 15 日晚，贡嘎、扎朗、乃东、琼结、桑日、曲松等县均遭受了强降水袭击。其中，贡嘎县日降水量 47.6 毫米，泽当 21.8 毫米，琼结县降水量 24.7 毫米，导致雅鲁藏布江和沿线各河流水位暴涨、洪水泛滥。贡嘎县姐德秀镇的江雄河堤出现 5 处重大险情，总长 110 多米，其中决口 1 处，长约 70 米，江雄河洪水和雅鲁藏布江洪水淹没农田 493.6 公顷，占总耕地面积的 67%。扎朗县扎其乡的扎其河坝 3 处决口总长 150 多米，洪水淹没农田 20 公顷。扎塘乡扎塘河河堤 5 处决口，约 100 多米，洪水淹没农田 33.4 公顷，冲毁大桥 1 座，长 20 米。吉林乡山洪暴发冲走 1 名背水妇女。乃东县泽当镇雅砻河出现险情 17 处，其中决口 5 处，长约 120 米，导致交通中断 5 小时。曲松县突然发生强降水天气，曲松河发生泥石流，造成泽曲公路严重毁坏，近期无法恢复交通。浪卡子县卡热乡 2 人死亡；加查县藏木乡五村突然发生强降水天气，造成山洪暴发，引发泥石流，倒塌民房 2 间，2 人因墙体倒塌而死亡。

从 6 月底至 9 月初，全山南地区农作物受灾面积达 7270.1 公顷，其中江水淹没农田 2870.1 公顷，山洪泥石流冲毁、淹没农田 3193.8 公顷、林地 3833.3 公顷、人工草场 4069.8 公顷，因灾死亡牲畜 3104 头（只），洪水冲毁水渠 552.55 千米、防洪堤 417.66 千米、水塘 199 座、小水库 8 座、水磨 147 座、提灌站 7 座、小水电站 2 座，5 处人畜饮水工程损坏严重，2743 间民房进水，倒塌民房 985 间，死亡 14 人。因原住址遭受洪水、泥石流袭击搬迁 417 户、2085 人。预计全地区损失粮食 1430.19 万千克，油菜籽 67.87 万千克，直接经济损失 7834.69 万元。灾情发生后，各级党委、政府高度重视，动员所有力量全力抗灾自救，帮助灾区群众重建家园、恢复生产。

［**昌都地区**］　入汛后，昌都地区遭受水灾，被淹被冲农田 384.4 公顷，其中被冲毁

农作物377公顷，绝收147.7公顷，雨季损失粮食475万千克，毁坏农田17.4公顷，冲毁水渠218574米、水塘31座，冲毁草场533.6公顷，冲走牲畜312头（只、匹）。昌都地区境内317、318、214国道和省道302线发生泥石流，塌方、滑坡115万立方米，毁坏路基154000米，毁坏土路面120千米左右，损坏沥青路面50000多平方米，毁坏涵洞9000余处，县乡公路242.51千米遭不同程度毁损，冲毁骡马驿道144千米，毁坏木桥85座，水泥桥12座，冲毁民房144户，倒塌13户，死亡4人，毁坏河堤1200米，冲垮电站渠道70米、电力线路7000米。贡觉、左贡、察雅3县部分电站也被淹、被冲，芒康如美乡电站全部被冲毁。

6月下旬后，西藏境内发生大面积洪灾，造成的直接经济损失约6.9亿。日喀则、昌都、那曲3个地区直接经济损失约4.3亿元，占总数的61.43%。其中，日喀则地区19690.04万元；昌都地区12906.19万元；那曲地区9300万元；林芝地区8969万元；山南地区7834.69万元；拉萨市6979.57万元；阿里地区3500多万元。全区7个地市共有62个县约413个乡48733户319389人受灾，因灾死亡56人，受伤122人。民房受损倒塌约7222间（户），造成危房约2115间（户），群众需搬迁、无房户约708户6673人。群众因灾造成直接经济损失约5682.99亿元。群众因灾返贫2288户38128人。其中，日喀则地区15个县129个乡11876户108937人受灾。因灾死亡29人，重伤26人，民房受损942间，倒塌696间，危房434间，群众直接经济损失1572.35万元；昌都地区11个县144个乡（镇）13999户85471人受灾，因灾死亡4人，受伤12人，民房倒塌264户，受灾群众961人，危房436户，无房户291户1491人，群众直接经济损失1428.47万元。因灾造成洛隆县50户255人、丁青县163户、江达县108户857人返贫。那曲地区9个县44个乡5779户35851人受灾，因灾死亡7人，受伤65人，民房倒塌445间，危房403间。林芝地区6个县4582户26577人受灾，民房倒塌575间，172户982人受灾，群众直接经济损失463万元。工布江达县有19户118人因灾返贫。山南地区12个县受灾，因灾死亡14人，其中在抗洪抢险中牺牲1人，民房倒塌985间，2743间民房进水，需搬迁、转移的职工、群众达417户4200余人，群众直接经济损失857.64万元。拉萨市4个县58个乡9237户46753人受灾，因灾死亡2人，受伤3人，民房倒塌10386.5平方米，群众直接经济损失571.53万元。因灾返贫1948户11470人。阿里地区5个县38个乡3260户15800人受灾，因灾受伤16人，民房倒塌126间，危房842间，群众直接经济损失近千万元，贫困人口因灾（含雪灾）从上年末的6136人增至25428人。全区有23个县的107所学校（含村教学点）受灾。受灾校舍面积18242平方米，受灾学校直接经济损失497.105万元。

全区因灾造成农牧业直接经济损失11059.47万元。全区农田受灾面积达47236.9公顷，被洪水淹没农田达12039.3公顷，被毁4422.2公顷，绝收4722.4公顷。粮食减产达3515.29万千克。全区草场受灾面积51665.8公顷，被毁草场5943.2公顷。全区因灾死亡牲畜45515头。其中，日喀则地区农田受灾面积14839.2公顷，重灾面积达2444.1公顷，被淹近3335公顷，被毁464.5公顷，绝收2001公顷，草场受灾面积705公顷，被毁153.4公顷，牲畜因灾死亡4555头，农牧业直接经济损失4361.04万元。昌都地区农田受灾面积16781.7公顷，被淹200.1公顷，被毁184.3公顷，绝收147.7公顷，草场受灾面积19688.2公顷，被淹14037.8公顷，被毁533.6公顷，牲畜因灾死亡755头。粮食减产 475 万千克，直接经济损失 921.08 万元。那曲地区农田受灾面积 366.5 公顷，被淹 551.4 公顷，被毁 272.6 公顷，绝收 79.9 公顷，草场受灾面积 551.4 公顷，被毁 272.6 公顷，林地被毁 166.8 公顷，牲畜因灾死亡 1537 头。林芝地区农田受灾面积 5318.1 公顷，被淹 1168.4 公顷，被毁 73.2 公顷，绝收 479.6 公顷，草场受灾面积 1227.3 公顷，牲畜因灾死亡 3936 头。粮食减产 873.5 万千克，粮食霉烂 150 万多千克，预计粮食总损失达 1023.5 万千克，农业直接经济损失 1640 万元。山南地区农田受灾面积 6063.9 公顷，被淹 2870.1 公顷，被毁 3193.8 公顷，绝收 1612.7 公顷，草场受灾面积 4073.4 公顷，被淹面积 426.9 公顷，被毁 3649.6 公顷，牲畜因灾死亡 3104 头。粮（油）减产 1499.05 万千克，直接经济损失 2492.02 万元。拉萨市农田受灾面积 3829.8 公顷，被淹面积 3671.9 公顷，被毁 157.9 公顷，绝收 334.7 公顷，草场受灾面积 18749.7 公顷，牲畜因灾死亡 1638 头。粮食减产 492.75 万千克，直接经济损失 845.33 万元。阿里地区农田被淹 400 公顷，被毁 74.7 公顷，绝收 66.7 公顷，草场受灾面积 6670 公顷，被毁 1334 公顷，牲畜因灾死亡 3 万多头（含雪灾）。粮食减产 25 万千克，直接经济损失 800 多万元。

全区林业因灾造成直接经济损失 1390.6 万元。其中，日喀则地区近 100 万元，昌都地区 221.53 万元，林芝地区 807 万元，山南地区 126.1 万元，拉萨市 135.97 万元。

全区农田水利工程基础设施因受灾造成直接经济损失近 2 亿元。受灾地市被毁水渠 3736 条近 600 千米，防洪堤被毁约 300 多千米，各类水库、水塘及水坝被毁 352 座。其中，日喀则地区被毁水渠 682 条 259.43 千米，水坝 1215 条 84.52 千米，机耕道 73 条 10.4 千米，防洪堤被毁 84.52 千米，水塘被毁 91 座，直接经济损失达 1.16 亿元（含电力基础设施直接损失额）；昌都地区被毁水库水渠 2238 米，水塘被毁 191 座，盐田被毁 50 块，盐池被毁 42 座，直接经济损失 956.64 万元；林芝地区被毁水渠 5.99 千米，防洪堤被毁 2.57 千米，水塘被毁 93 座，直接经济损失 2828.28 万元；拉萨市被毁水渠 253 条 0.31 千米，防洪堤被毁 25.814 千米，水塘被毁 52 座，直接经济损失 3883.14 万元；阿里地区被毁水渠 30 多条 118 千米，防洪堤被毁 8 处 300 多米，水库、水塘和水坝被毁 20 座，直接经济损失 120 万元。

全区交通基础设施因灾造成直接经济损失 17187.74 万元，各类公路水毁 9013.451 千米，桥梁、涵洞被毁 1809 座，交叉建筑物 261 座。其中，日喀则地区国道水毁 153 处 130 千米，省道水毁 87 处 77.3 千米，边防道路水毁 67 处 27.6 千米，县乡道路水毁 365 千米，乡村道路桥涵被毁 214 左，重要大中型交叉建筑物被毁 232 座，直接经济损失 2342.74 万元；昌都地区境内国道 317、318 线、省道 302 线公路水毁 81 处 1110 多千米，塌方约 115 立方米，桥涵被毁 357 座，直接经济损失 9600 多万元；那曲地区公路水毁 2995.58 千米，乡村道路水毁 3027 千米，桥涵被毁 789 座；林芝地区国道 318 线、省道 306 线交通多处中断，乡村道路水毁 277 千米，桥涵被毁 39 座，直接经济损失 2318 万元；山南地区公路水毁 470 千米，桥涵被毁 310 座，直接经济损失 491 万元；拉萨市公路水毁 118.971 千米，桥梁、涵洞被毁 68 座，直接经济损失 936 万元；阿里地区公路水毁 110 千米，边防道路水毁近 300 千米，桥涵被毁 32 座，直接经济损失 1500 万元。

全区电力基础设施因灾造成直接经济损失 763.5 万元。拉萨电网直接经济损失 353 万元。其中纳金电厂 50 万元、平措电厂 160 万元、西郊电厂 50 万元、羊湖电厂 53 万元、羊八井地热电厂 5 万元，拉萨电业局 35 万元；日喀则地区塘河电厂直接经济损失 200 万元；山南地区沃卡电站和姐德秀电站直接经济损失 138.5 万元；林芝地区八一电厂直接经济损失 50 万元；那曲地区查龙电厂直接经济损失 22 万元。全区各类电站被洪水毁坏 33 座，因灾造成直接经济损失 1432.05 万元。其中，日喀则地区 17 个电站均遭受到洪水破坏（直接经济损失额与水利方面一起统计）；昌都地区电站受损 1 座，直接经济损失 261.8 万元；林芝地区电站被毁 3 座，直接经济损失 220 万元；山南地区电站毁坏 2 座，提灌站毁坏 7 座，直接经济损失 324.45 万元；拉萨市电站受损 3 座，直接经济损失 150 万元。

全区邮电通信基础设施因灾造成直接经济损失约 855 万元。拉萨—日喀则、拉萨—山南、拉萨—林芝、日喀则—江孜、兰州—西宁—拉萨光缆以及正在建设中的林芝—昌都、山南—林芝、江孜—亚东光缆大多沿公路铺设，受洪水破坏，损失严重。全区在用光缆因灾中断约 135 次，个别地市通信中断累计达 70 多天，几条在建光缆被毁段约 40 千米。部分地区邮车班车积压，延误率高达 85%。

灾情发生后，自治区党委、政府高度重视抗洪抢险工作，自治区党政领导到第一线指挥抗洪抢险工作。同时各地市党委、行署（政府）也把抗洪抢险作为一项主要工作来抓。在抗洪抢险中各地市组织力量迅速，抢险及时到位，指挥措施得力，奋力堵住了各大江、河决口堤段，全力抢修国道、省道公路水毁路段，保障了重要公路的全线畅通，及时妥善地安置了需要转移的群众，保证全区基本安全地度过了整个汛期。山南地区在雅鲁藏布江堤受持续高水位浸泡，大堤堤身多处出现裂缝，随时有崩塌、溃决的危险时，地区防汛办及时发出“泽当 48 小时保卫战”的命令，组织驻地军队、武警官兵和机关干部组成 3000 人的 24 小时抢险突击队，昼夜严防死守，奋战几昼夜，终于取得了保卫战的全胜。昌都地区共组织 122494 人次，出动推土机，装载机等等机械 1299 台班，投入编织袋 70000 余条，十字镐等工具 8500 把，发放救灾资金 192.15 万元，发放救灾粮食 1.25 万千克，进行抗洪救灾工作。拉萨市抗洪抢险中，投入劳力 328505 工日，机械 9413 台班，编织袋 20.98 万条，石料 82906 立方米，铁丝 91.5 吨，资金 597.5 万元。林芝地区在抗洪抢险中投入抗灾救灾资金 150 万元，衣物 20000 余件，发动军警民投工 28000 多个义务劳动工日进行抗洪抢险。阿里地区在恢复生产工作中提出了“苦战一百天，掀起阿里地区农牧业建设的新高潮”的口号，全地区农牧民投劳 22 万个工日，维修水渠 422 千米，水库和水坝 18 座，羊圈 5236 座。

1999 年　5 月 14 日，洛扎县门当乡代嘎村北部暴发的泥石流，淹没耕地 2.5 公顷，冲毁庄稼 1.2 公顷，淹没草场 433.6 公顷，冲毁沙棘林 217.8 公顷，冲毁水渠 25 条、长 6.2 千米，冲垮河坝 13 千米，冲毁乡村道路 20 千米、桥 8 座，冲毁水磨房 1 座、住房 2 间，冲毁棚圈 1 座、暖圈 1 座，牲畜死亡 66 只。

6 月 14 日，加查县洛林沟由强降水引起的泥石流，淹没农田 7 公顷，倒塌民房 11 间，危房 7 间，造成学校、乡政府、民房进水。6 月 16 日，乃东县的曲德贡乡、曲德沃乡、地新乡、昌珠乡和乃东居委会普遍发生强降水天气并夹裹着冰雹，受灾群众 44 户 157 人，民房 98 间，其中危房 7 间，曲德贡乡小学 9 间校舍受灾，冲毁农田 25.3 公顷，冲垮河坝（堤）11 处长 22.8 千米、水渠 3.5 千米、桥梁 9 座、乡村道路 12.5 千米，冲走及冻死牲畜 140 只。6 月 21 日，隆子县列麦乡遭受强降水天气和冰雹共同袭击，致使山体滑坡，形成泥石流。县水电站机组全部报废，厂房淤泥达4米以上，电站引水渠27处约360米长的地段淤泥严重。泥石流冲毁农田2公顷，水渠12条，长7千米，进水口5处，桥梁2座，渡水槽1座。列麦乡电站也停止了运行。以上合计直接经济损失约950万元。

入汛后，昌都地区局部地域降水集中，导致山洪、泥石流等灾害发生。农田受灾面积77.5公顷，冲毁水渠335条，总长115431米，冲毁水塘83座、电站7座、堤坝48处总长12350米，损坏民房96间。洪灾导致10人死亡，冲走牲畜146头（只、匹）。

6月中旬至8月下旬，日喀则地区大部县（市）受到不同程度的洪水和泥石流危害，农田受灾面积13961.6公顷，其中洪涝灾害1444公顷，严重洪涝灾害664.7公顷，绝收面积115.6公顷，永久性毁灭农田31.3公顷，死亡牲畜861头（只），淹没草场329.7公顷，死亡人数3人，房屋进水83户，民房倒塌123间，倒塌公房16间，冲毁水渠83条、总长29958米，冲毁水坝95处、总长9104.4米，冲毁水塘8处、交叉建筑物98处，破坏乡村公路21处、总长32306米，塌方826米。白朗县段在23日中午1时，在县城下游4千米处堤坝决口一处，长约10米，县委、县政府及时进行了抢堵。雅鲁藏布江的洪水也超过了有水文资料记录的最大值（注：指拉孜水文站以上段）。拉孜水文站的测验设施也被洪水所冲毁。昂仁县多雄藏布洪水冲垮了铁索桥6座，河坝被冲毁，淹没农田，威胁村庄。白朗县天久河发生了3处决口。江河洪水主要对农田产生了较为严重的危害，年楚河100个排洪或进水口，绝大部分出现了河水倒灌的现象，淹没了大片的农田和草场、林带。日喀则市聂日雄乡大片农田被雅鲁藏布江洪水淹没。日喀则地委、行署高度重视防汛工作，多次强调要确保安全度汛，保证社会秩序稳定。3月初至5月下旬，地区水利局和日喀则市水利局联合编制完成了《日喀则市城市防洪预案》。6月初，地区防办和水利局联合发出《1999年安全度汛的通知》，要求各县（市），一是落实防汛工作行政首长负责制，二是抓紧防洪工程的查险除险，三是部署和制定本地区防汛抢险预案，四是动员组织全社会投入到防汛工作中来，五是要求加强对《防洪法》的宣传力度，依法防洪。7月10日，地区防办在《进一步做好防汛工作的紧急通知》中要求全地区水库和水塘必须放空蓄水，保证洪水直流泄出。灾情发生后，日喀则地委、行署立即召开了紧急会议，研究部署救灾事宜，并派出了若干工作组，赴灾区慰问灾民，指导抗洪救灾和安排下一步组织生产和灾区重建等工作，立即组织人员将受灾群众进行合理安置，把他们尽可能转移到安全地带，立即筹集和调运铁丝、水泥、编织袋、帐篷、衣物、种子、化肥、油料等物资到灾区，对受灾群众进行慰问，稳定灾民情绪，保持社会稳定。对毁坏的防洪设施立即组织群众和突击队进行抢修，及时疏通排洪沟渠。组织力量对所有水库、水塘、水渠、桥梁、村镇、校舍进行全面查险、除险、加固。尽快恢复灾区生产，挖沟排涝，拣石清砂，增施化肥，重播补播。汛期，日喀则地区防办和地区水利局给各县（市）发放铁丝28000千克，编织袋2.7万条，合计资金14.406万元。

7月22日，曲松县曲松河堤决口，冲毁河堤45米，直接威胁县城及居民区安全。全地区农作物受灾面积801公顷，其中粮食作物722公顷，农作物绝收面积97公顷，其中粮食作物96公顷。粮食减产1796000千克，冲毁公路39千米，冲毁防洪堤39处、长45千米，冲毁水渠101处、长38千米，冲走山绵羊297只，倒塌房屋8间，死亡1人。造成直接经济损失1068.5万元。

7月28～30日，康马县涅如麦乡连续2天下雨，局部地方遭受强降水袭击，造成山洪灾害，被洪水冲毁水渠3条、总长548米，冲毁水塘一座，被泥沙填埋2座水塘，冲毁羊圈两座，造成严重危险的3座，冲坏涅如大桥附近公路两处共140米。8月11日，雄章乡雄村被洪水冲走母羊140只，直接经济损失1.4万元。灾情发生后，康马县委立即组织有关部门的人员到实地检查受灾情况，并动员群众采取生产自救措施，发扬艰苦创业的精神重建家园，克服等靠要的思想，及早动手，组织广大群众抢修水渠、水塘等，截至8月12日大部分水毁工程已全部修复。

7月下旬至8月中旬，阿里地区7个县普降中到大雨，山洪、泥石流暴发，造成大量农田水利设施被毁坏。许多农田、草场被冲毁、掩埋。房屋与棚圈倒塌，农作物倒伏，交通中断，牲畜死亡，甚至被洪水、泥石流夺去生命。农田受灾面积466.9公顷，其中洪水、泥石流冲毁农田133.4公顷，淹没农田52.2公顷，青稞绝收16.5公顷，农作物倒伏面积达333.5公顷，淹没草场307.8公顷（包括部分人工种草面积），棚圈倒塌3764座，冲垮羔羊暖洞3000多个，4260多只牛、羊死亡。冲毁水坝3条长2240米、水渠56000米、渠道引水口7处、蓄水池11座，直接影响296.8公顷农田与14.2公顷人工种草实验田的灌溉，冲垮防洪堤坝2座300多米，河坝、河堤决口900多米，托林水库决口20多米；日土县德汝电站水库坝堤一再出现险情并被冲毁全部副坝，该电站800多米水渠坍塌，倒塌房屋2143间（套），造成危房336间，出现裂缝漏雨的2140间，219国道多处被冲毁。受灾后，日土县投放10万元对德汝电站急需修复的部分进行抢修。狮泉河有2.4万千克粮食霉烂变质，洪水冲走4人，冲走大小车辆7辆，冲毁大车2辆，洪灾造成54处交通中断，2座桥梁被冲毁，公路被冲坏322千米，许多地段发生塌方或路基被冲毁，有的是被泥石流掩埋，30多千米国道被冲坏，拉狮公路有77千米被毁坏；札达通往狮泉河的公路桑达沟段被泥石流淤满2千米多，新藏公路多处被毁，特别是阿卡孜至麻扎路段毁坏较为严重。受灾后，新藏公路抢修后才能通车。阿里交通本就闭塞，公路被毁坏，交通中断，给人民群众的生产生活以及经济贸易等带来诸多的困难。特别是新藏公路被冲坏，切断了阿里的交通运输大动脉，全地区人民生活必须用品诸如粮、油、燃汽、生活日用品、副食品等面临脱销，建筑材料无法运抵阿里，菜类供应紧缺，价格暴涨。许多建筑工地停工待料，生产、生活及建设难以有序进行，造成直接经济损失近1亿元。

汛期，朗县遭受泥石流灾害，冲毁7.5公顷农田，冲毁水渠120米长，其中电站水渠50米，冲毁一座水磨，农田绝收0.7公顷，灾情涉及45户206人，造成直接经济损失12万元。林芝县排龙门巴族乡唐通村7户41人受水灾，绝收农田1.5公顷，村民住房受到严重的威胁，造成直接经济损失8万元。察隅农场水渠被冲毁500余米，造成直接经济损失6万元。

9月2日凌晨4时许，波密县倾多乡如纳村江村沟，由于连降大雨，造成山体滑坡，发生泥石流灾害，具体受灾情况为：倾多乡如纳村共有53户273人，耕地45.1公顷，牲畜778头（只、匹）。泥石流发生后，全村80%计36.1公顷的耕地被冲毁，15.8公顷由于被乱石泥沙堆积已无法复耕，33户159人受灾，其中9户43人受灾相当严重，耕地完全被毁，房屋全部淹没，急需搬迁。全村共死亡失踪牲畜61头（只），其中牛17头、猪44头。毁坏拖拉机4台，15型柴油机1台。冲垮公路200米，水泥结构的水渠500米，拦河坝1200米，围墙2200米，水磨房1座，直接经济损失达92.84万元。

2000 年　3 月～4 月，由于 1999 年冬至 2000 年春，林芝地区连续降雪，致使高山积雪增多。3 月份后，孟加拉湾暖湿气流和北方冷空气活动频繁，林芝地区出现了持续降水天气，特别是东部通麦、易贡一带降水强度大，持续时间长，山顶积雪进一步增加。4 月 3 日，察隅降水量 86.4 毫米，仅 12 天降水量达 181.5 毫米，下察隅 3 条农田灌溉主干渠被冲毁，7 个自然村的水渠不同程度地垮塌，察瓦龙乡、古拉乡 3 个村的水渠垮塌，部分水渠已无法修复。察隅县吉太河电站、上察隅镇米古电站引水渠被冲毁、垮塌 20 米，导致县城及上察隅镇停电，群众生产、生活受到严重影响。由于连降大雨（雪）给农牧业生产带来危害，水稻烂秧、烂种、水害接连不断，死亡牲畜 1812 头（匹、只），冲毁水渠 20 条，约 48 处总长度 6810 米，县乡公路受阻，乡村骡马道中断。

3 月下旬至 4 月初，波密地区雨季开始，气温回升快，加之雪峰处在阳坡，使得易贡山顶积雪迅速溶化崩塌。4 月 9 日晚 8 时左右，距易贡茶场 5 千米、距川藏公路通麦大桥 17 千米的扎木弄沟（东经 95 度，北纬 30 度 14 分，海拔 5520 米，雪峰海拔 6388 米）上方高达 5520 米的拉雍嘎布山主峰突然崩塌，上亿立方米的滑坡体快速坠落，带着巨大的能量，铲削扎木弄沟两侧山体呼啸而下，滑坡体滑动产生的气流烧焦了两旁的树木，在几分钟内下落了 3300 米，滑程 8 千米，截断了易贡藏布，使易贡藏布 7 千米的主河道及公路被填充覆盖，崩塌土石方为 4.5 亿立方米，堆积体阻塞易贡藏布河床，河水断流，形成了一座长 2.5 千米、宽 1.5 千米、高 500 米的“天然大坝”，致使易贡湖水位每小时以 2.4 厘米的速度不断上涨，超过了历史最高水位，湖水上涨 62 天，拦蓄水量约 30 亿立方米，平均日涨幅 1.0 米，最大日涨幅 2.4 米，水深 62.1 米，造成易贡乡、八盖乡数百亩农田及易贡茶场、茶园、万通公司木地板加工厂、采石场、水电站被淹，交通、通讯中断，被困群众 4000 余名。由于湖水溃决历时短、峰高量大，沿江公路、桥梁、骡马驿道、通讯光缆全部冲毁，局部河道相继发生山体滑坡、塌方等延伸灾害。

这次滑坡被专家们称之为“世界级滑坡”，是近百年来国内最大的山体滑坡，在世界上也属罕见。灾情发生后，党中央、国务院十分关心，中央领导同志多次做了重要指示，要求西藏自治区采取积极有力措施，确保人民生命财产安全，把灾害损失降到最低限度。自治区党政领导在接到灾情报告后，多次召开紧急会议、进行部署，迅速成立抢险救灾总指挥部，全权负责抢险救灾工作。4 月 14 日，国务院领导同志在自治区防汛抗旱指挥部办公室《关于西藏雅鲁藏布江二级支流易贡藏布发生特大雪崩泥石流的情况报告》上做出重要批示。国家防总组织了由水利、国土资源部地质环境等方面组成的 11 人专家组，于 4 月 16 日在成都集中，4 月 17 日到达拉萨并立即赶赴灾害现场。在国家防总专家组的具体指导下，自治区党委、政府经过认真研究，科学分析，报经国家防总批准，确定了非工程措施和工程措施相结合的排险方案。武警部队接到命令后，立即组成前线指挥部，迅速集结人员，调运机具，克服山高路远、道路崎岖等诸多困难，昼夜兼程，赶赴现场。自治区、地区两级交通部门组织有生力量，拓宽道路，加固桥梁，为大型机械、众多人员的顺利通过创造了条件。

从 5 月 3 日正式施工开始至 6 月 4 日撤离现场的 33 个日日夜夜，各施工部队听从指挥，配合密切，完成土石方 135.5 万立方米，渠道下挖 24.1 米，实现了开渠引流减少库容、降低水头的预期目的。组织转移群众，确保人民生命财产安全，按照“就地、就近、就高、就便”的原则转移受灾群众，创造了巨型山体滑坡、巨量洪水暴泄时未伤亡人员的奇迹。武警林芝支队和地、县干部职工一起及时将易贡湖区预计淹没地段的2096人和下游林芝县、墨脱县可能受灾地区的3700余名群众转移到安全地段，在每个安置点都搭建了以户为单位的简易住房，采取易地安排和当地恢复等办法，使所有受灾地区学生全部复课。打通道路、运送物资是保障群众生命安全的根本措施。在不到10天的时间里，武警林芝支队、56021部队和交通职工打通了通麦至易贡茶场的道路，千方百计组织了大批救灾物资，西藏军区紧急调运了冲锋舟、渡槽门桥、汽车，组织山南木工建造了木船，人背、车拉一起上，陆运、水运紧密配合，不分白天黑夜，调运物资300余吨，保障了受灾群众3个月的基本口粮和生活必需品。部队官兵和地方干部职工清理河道漂浮物、拆卸桥板、架高光缆，架设溜索。对易贡下游河道上的桥梁、溜索、主要设施采取了加固和防护措施。地、县人民医院、解放军115医院的医务人员到灾区巡诊、治病、防疫。由于群众转移及时，物资保障有力，保证了灾区群众有饭吃、有衣穿、有住处、有病能治、学生有学上。一位70多岁的老人眼含热泪，紧握指挥部领导的手说："在旧西藏，遇上这么大的灾害，不知要死多少人，不知多少人要流离失所。如今，在社会主义的新西藏，我们在大灾面前仍过着安定的生活，社会主义就是好，共产党就是我们的亲爹娘。"

6月10日午夜易贡湖水溃坝暴泄，最大洪峰流量达到12.4万立方米/秒，水位高于通麦大桥32米，整个通麦地区漆黑一片，地动山摇，野生动物惊恐逃窜，易贡藏布的过高水位压迫帕隆藏布回水倒流，严重威胁着通麦镇的安全。总指挥部果断决策，第一批撤离敬老院的老人和群众，第二批撤离总指挥部工作人员，总指挥部坚持最后撤离。洪水暴泄后，总指挥部与茶场100多人失去了联系，为了探明情况，林芝地委的同志用绳子把自己放下几十米高的悬崖，冒险通过不断塌方的地带，从早上7时走到午夜12时，终于到达目的地与茶场三队全体职工取得联系。在易贡抢险期间，国家防总专家组、技术组的同志天天巡回在时刻会发生危险的堆积物周围，往返在临时住地到工地的路上，历尽艰辛，为总指挥部提供第一手技术资料。部分水文工作人员在荒无人烟的山沟中搞监测，坚持了100多天，搬了十几次帐篷。由于长期没有吃到蔬菜和新鲜肉，身体极度虚弱，为了补充体力，他们不得不用凉水伴着压缩干粮度日。他们克服了常人难以忍受的寂寞和孤独，准确地发回了水情资料，为指挥部正确决策提供了大量第一手资料。在大坝溃决前一刻，水文局的同志仍坚持在大坝上观测数据，6月10日午夜，水文局3名同志坚持打着手电筒监测水情，突然岸边坍塌掉入水中，他们奋力游向岸边，在到岸边的一瞬间，再一次的坍塌将他们推向急流，3人竭尽全力，互相帮助，在岸边人员的帮助下，终于爬上了岸。洪水切断了56097部队的驻地与茶场和通麦的联系。洪水刚过，他们迅速下山开始修筑道路。在粮食、蔬菜和各种给养消耗殆尽的时候，他们挖野菜、吃干粮，仍然坚持工作。在接到撤离现场的命令后，经过连续4天的长途爬涉，历尽千难万险，80多名干部战士全部安全抵达通麦。由于及时采取了工程措施和非工程措施，有效地降低了洪峰流量和水头，延长了湖水下泄时间，实现了确保群众和施工人员安全，把灾害损失降到最低限度。

5月底后，昌都地区连续不断出现阴雨天气，降水历时长、范围广、强度大，致使江达、丁青、边坝、洛隆、昌都、八宿等7县不同程度地遭受洪水灾害，给该地区农牧业生产、交通、水利设施造成较大损失。淹没农田128.5公顷，其中71.8公顷绝收，1000余人受灾，部分房屋倒塌，冲毁桥梁87座，其中乡村桥梁12座，冲毁乡村公路200千米，大部分县乡公路中断，其中国道317线、省道303线昌都境内部分路基严重水毁，交通中断。灾情报发生后，昌都地区行署领导率领民政、水利、交通、农牧等部门组成工作组深入各县指导抢险救灾工作，并及时下拨 104 万千克粮食和 100 万元资金用于抢险救灾，把确保人民群众生命财产安全和恢复交通作为一件大事来抓，动员地区军警民全力以赴投入抗洪抢险救灾工作中，尽最大努力把灾害损失降到最低限度。

6 月 10 日 18 时，加查县拉绥乡遭受冰雹和强降水袭击，持续 30 分钟，造成该乡部分村庄发生洪灾，冲毁水渠、部分农田、乡村公路水毁，两户村民家中进水。13 日 17 时，洛扎县洛扎镇吉堆居委会二组遭受强降水天气袭击，持续 2 个小时，造成山洪暴发，淹没了部分农田，冲毁部分乡村道路、水渠、拦河坝。毁坏乡村道路 3 千米，冲毁水渠 9 条长 2044 米、拦河坝 5950 米、木桥 4 座，淹没农田 0.6 公顷亩，直接经济损失 26.13 万元。

6 月份后，山南地区部分县乡强降水、冰雹、洪水、泥石流灾害相继频繁发生，造成交通中断，水利水电设施损坏严重，淹没农田、草场、林卡、民房，冲毁桥涵，部分乡村学生不能正常上学，个别农户无家可归，牲畜死亡，给国家财产、农牧业生产和人民群众生活带来较大损失。因洪水、泥石流灾害，农田受灾面积 479.8 公顷，淹没草场 3338.7 公顷，冲毁水渠 115 处长 82862 米、简易桥梁 21 座、拦河坝和河堤 48120 米、小水电站 1 座，冲毁水塘 3 座、乡村公路 1846 米，死亡牲畜 76 头（匹、只），冲毁院墙 570 米，14 户民房进水，倒塌牲畜棚圈 6 间，经济损失 326.9 万元（不含公路损失）。

7 月 13 日晚至 14 日 9 时，贡嘎县连续强降水，降雨量达 50.1 毫米，为贡嘎县有气象记录以来的最大时段降雨，冲毁农田 1.7 公顷，受灾农田 500.3 公顷，冲毁堤坝 95 处长 2560 米，毁坏桥梁、涵洞 4 处、提灌站房屋 1 处，造成危房 74 户，432 人受灾。同日，浪卡子县阿扎乡遭受强降水及冰雹袭击，持续时间长达 1 个半小时，该乡营业所、乡机关房屋及 5 户居民家中进水，淹没农田 5.2 公顷，草场 66.7 公顷，冲垮河坝 2140 米。灾情发生后，贡嘎县和浪卡子县的防汛抗旱指挥部调用部分防汛物资抢险救灾，组织群众搬迁，全力以赴投入抗洪抢险工作，争取将损失降到最低点。

7 月 15 日 19 时左右，扎朗县突然发生强降水天气，导致山洪暴发，扎朗河水位暴涨，超过 1998 年的最大水量，致使防洪堤坝多处决口。此次洪灾造成该县 2 镇群众 415 户 2280 人受灾，淹没农田 182.3 公顷，其中 6.8 公顷，已无法复耕，冲毁防洪堤坝 136 处长 3313.5 米、大小桥梁 3 座、水磨 3 座、林地 18 亩，毁坏、冲毁树木 2125 棵、引水渠 1 处 32 米，扎朗县中学围墙倒塌 700 余米，2 公顷农教基地被毁坏，直接经济损失 280 万元。灾情发生后，扎朗县立即组织有关部门及当地驻军部队 1000 余人投入抗洪抢险工作。山南地委、地区防汛抗旱指挥部领导同志率领地区水利局、教委、交通等有关单位领导和技术人员，前往灾区指导抢险救灾工作。

6 月中旬后，尼洋河流域连降大雨，雨区主要集中在尼洋河支流帕桑曲，致使河水猛涨，直接威胁到六〇六电厂。7 月 11 日 18 时，巴河桥水文站洪峰水位 8.37 米，相应流量 977 立方米/秒，超过水文记载以来的最大洪水。洪水冲毁了电厂与外界的公路和通讯线路，中断了电厂对外的交通与通讯，电厂的水工设施多处遭到破坏，危及电厂的安全，6 条输电线路有 65 处基杆塔被冲毁，25 处断线，造成 3 条线路中断供电，洪水漫入生活区，使两栋职工宿舍受损，出现不同程度的倒塌与裂缝，危及职工和家属的生命安全。特别是大坝发生了极为严重的险情，大坝的最高水位 11.4 米，超过警戒水位 3.60 米，过水流量为500立方米/秒，超过设计流量4倍，水工设施、厂房、发电设备的安全和职工的生命受到严重威胁，正常的供电受到严重破坏，职工生活发生极大困难。洪灾发生后，该厂领导采取了有力措施，全厂职工齐心协力，积极投入到抗洪抢险中，及时恢复了对外通讯与两条供电线路，搬迁、安置了危房职工家属，对外公路及时组织抢修。由于尼洋河水位上涨迅猛，位于上游的工布江达县水毁严重，据该县初步统计，冲毁乡村大小桥梁6座，部分乡村道路被毁，冲毁农田6.7公顷，村办小学60平方米教室倒塌。尼洋河右岸八一镇的西藏农牧学院、高原生态所、林芝二中以及光彩农场等单位受到威胁，部分围墙倒塌、居民家中进水。灾情发生后，林芝地委、行署、县领导到一线指挥抗洪抢险工作，地区水利局、防汛办公室组织技术人员昼夜巡堤，密切监视水情变化。

6月中旬后，日喀则地区连续降雨，致使大部分县（市）遭受了不同程度的洪涝、冰雹灾害。昂仁、南木林、拉孜、日喀则、谢通门、仁布、萨迦、康马等9个县（市）30个乡（镇）的70个村受灾。农田受灾面积2688公顷，其中重灾793.7公顷，洪水、泥石流淹没农田460公顷，绝收286.8公顷，冲毁水渠33条长18.1公路，冲毁防洪坝2处长90米，冲毁桥梁8座，破坏公路150千米，冲毁水磨4座，倒塌民房31间，民房进水16户，死亡牲畜408头（只），因水灾死亡1人，受伤2人。灾情发生后，日喀则地区及时充实调整了地区防汛指挥部，成立了以行署专员为指挥长的指挥部，发放铁丝58000千克，编织袋5.4万条，以专员为组长的地区防汛抗灾检查工作组，赶赴各县进行检查指导防汛抗灾工作。

7月，拉萨河流域普遍降雨，河流水位持续上涨。7月12日上午，达孜县曲尼吊桥桥墩护脚被水冲垮，河水冲入孜母才村农户家中。7月13日10时拉萨水文站洪峰水位5.39米，相应流量2250立方米/秒，超过警戒水位0.14米，沿途河堤均不同程度地出现垮塌。7月14日、17日，拉萨市西郊纪念碑以东河堤发生垮塌，纪念碑南侧丁字坝坝头出现坍塌。险情发生后，自治区防讯抗旱指挥部办公室、拉萨市人民政府及自治区水利厅等部门主管领导亲临现场察看，并及时组织制定抢险方案。拉萨防汛抗旱指挥部办公室及时调动防洪抢险突击队，投入沙石、石料123车、铅丝笼160个以及部分编织袋，对垮塌堤防进行除险加固，同时，拉萨市水电局又组织专门技术人员昼夜巡堤，密切注视汛情变化。7月份后，尼木县连续降雨，尼木玛曲、安岗河水位急剧上涨，洪涝、泥石流灾害频繁发生，严重威胁着当地农牧民群众的生命财产安全。该县6个镇被冲毁农田8.1公顷，淹没农田93.4公顷，被冲毁林卡4公顷，淹没林地103.4公顷，倒塌民房4户，死亡牲畜208头（只、匹），被冲毁水塘3座，水渠220米，部分乡村公路中断。灾情发生后，尼木县县委、政府组织了大量人力物力，积极投入抗洪抢险救灾工作中，拉萨市水电局领导率领有关技术人员前往灾区指导抢险救灾工作，调查了解灾情，并及时下拨部分防汛物资和资金。

7月13日下午7时许，加查县洛林乡西贡十村突遭强降水和冰雹袭击，导致山洪暴发，洛林河水位猛涨，受灾农田6.8公顷，其中绝收4公顷，洛林公路塌方约30米，造成交通中断。加查县防汛抗旱指挥部接到险情报告后，及时组织了干部职工和武警、人武部、民兵等200多人的抗洪抢险突击队奔赴现场，同时出动车辆13台，使用防汛编织袋3000余条，铁丝6捆，木桩35根进行除险加固。经过6个多小时的连续作战，灾情基本得到了控制，确保了洛林公路畅通和20公顷生态环境保护林的安全，避免经济损失50多万元。7月13—14日，贡嘎县发生强降水天气，降雨量50.1毫米，为贡嘎县有气象观测记录以来的最大时段降雨量，受灾农田500.3公顷，冲毁堤坝95处长2560米、毁坏桥梁、涵洞4处，造成危房74户，432人受灾。8月份后，乃东、贡嘎、扎朗、曲松、桑日、琼结、错那等7个县先后不同程度地遭受洪水、冰雹袭击。截止8月31日，据不完全统计，受灾范围涉及1665户9071人，受灾农田1067.2公顷，其中洪涝灾害693.7公顷，雹灾366.9公顷，冲毁水渠5.3千米、乡村公路83千米、简易桥79座、防洪堤3.5千米，死亡牲畜7136头（只），倒塌房屋47间，毁坏饮水工程1处、提灌站2座、水磨9座，因水灾死亡1人，造成直接经济损失792.23万元。8月19日至22日晚，贡嘎县岗堆镇连续2次遭受强降水袭击，部分民房倒塌，冲毁农田、水利设施，给群众的生产、生活造成一定的损失。据初步统计：受灾农田23.3公顷，倒塌房屋18间，14户26间村舍进水，部分财物被水冲走，死亡牲畜4头（只、匹），冲毁水渠16.5千米，毁坏乡村河堤16.7千米，部分乡村公路中断，直接经济损失98.7万元。灾情发生后，贡嘎县县委、县政府以及岗堆镇领导及时组织干部群众投入抢险救灾工作，抽调2台推土机和1台装载机疏通河道，使灾情基本得到控制，受灾群众生活也得到妥善安置。8月29日晚，雅砻河最高水位6.54米，流量262立方米/秒，超警戒水位0.04米，致使雅砻河沿岸险情不断，其中泽当至错那公路约100米路面漫水，并有2处约10米路基严重塌方，四十一医院至军分区路段2处约30米堤防及对岸20米堤防决口，屠宰场至导航台约30米堤坝崩塌，河水直冲公路、农田、蔬菜基地，雅砻河沿岸有400米长的河堤也出现不同程度的险情，给泽当镇的党政机关、企事业单位、驻军部队及人民群众生命财产安全造成很大威胁。灾情发生后，山南地委、行署领导极为重视。地委主要领导同志带率领水利、城建等有关部门领导赶赴受灾现场，仅30～31日2天，地委、行署领导就组织了3个工作组分别赴乃东、扎朗、贡嘎3个受灾最严重的县，组织抗洪抢险工作并及时调集武警、驻军部队、公安等防汛抢险机动队约250人进入抢险现场，堵口复堤，组织干部1000余人，出动装载机、汽车、自卸车等各种机械120台，动用防汛抢险物资编织袋30000余条、铁丝百余卷，坚守雅砻河两侧堤防，密切监视汛情。地区防汛抗旱指挥部办公室也紧急调拨10000千克铁丝、10万条编织袋等防汛物资送往受灾乡镇。乃东县共出动装载机、自卸车等20余台，组织机关干部、驻军部队约3000余人坚守雅砻河大堤，以应付雅砻河随时可能出现的各种险情，保证2000年中国西藏雅砻文化节的顺利进行。

8月31日19时左右，错那县曲卓木乡洞嘎村突然遭受强降水和冰雹袭击，受灾农田8.5公顷，冲毁水渠4.25千米，公路2.2千米，6户村民房屋进水，倒塌房屋10余间。21时左右该乡再次发生灾情，受灾农田301.5公顷，冲毁河坝5处长152米，冲毁水渠2处长1.25千米，淹没草场1.3公顷，冲毁公路3处长1.6千米，冲毁桥梁2座，人畜饮水管理道300余米被冲毁，勒布麻玛电站桥梁被冲毁，河坝被冲毁300余米。同日20时，隆子县三林乡4个村庄遭受强降水、冰雹和大雪的共同袭击，冲毁桥梁7座，其中公路桥5座，涵洞2座。8月，浪卡子县张达乡连续降雨15天，该乡巴多、夏西、扎玉、张达等村，遭受严重洪水灾害，造成23.3公顷农田绝收，冲毁桥梁2座，涵洞3座。以上灾情造成直接经济损失301.5万元。8月28—29日，洛扎县普降大雨、冰雹，同时，在高寒地带出现强降雪天气，平均积雪厚度达17厘米左右，此次降雨（雪），造成全县各乡（镇）均发生了大面积的洪水、泥石流、未熟作物被雪覆盖等自然灾害，洪水淹没并冲毁农田、公路、桥梁、水渠、草场多处，民房倒塌，冲走、冻死牲畜，大面积农作物倒伏，病虫害蔓延，特别是麦类作物锈病严重，喷洒农药后，受雨淋失，药效不能有效发挥，又由于水分过多，严重影响了麦类作物籽粒的灌浆，同时导致作物大面积倒伏霉烂。油菜豌豆混播作物倒伏严重，约占春播总面积的70%以上。截至8月31日，全县约86.2公顷农田被水淹没，24.8公顷农田被洪水冲毁，扎日乡、边坝乡、洛扎镇等高寒地带共有645.7公顷农田遭受雪灾，被洪水冲毁、淹没的农田减产66.6万千克，损失106.6万元。受雪灾的农田按减产70%计算，减产271.05万千克，损失433.7万元。共计粮食减产337.65万千克，经济损失共540.2万元。被洪水冲毁草场74.4公顷，损失11.16万元。冲走、冻死牲畜278头（只、匹），其中大畜2头，冻伤70只，共损失4.44万元。倒塌损坏牲畜圈61座，经济损失1.83万元。农牧业受灾造成直接经济损失合计557.7万元。由于洪水、塌方、泥石流等灾害交替发生，洛扎县公路设施遭到严重破坏，乡村公路全部被洪水冲毁，洪水还冲毁桥梁134座，其中大桥10座。县城与各乡镇（除洛扎镇外）的交通中断，各种农用物资、救灾物资和群众的日常生活用品难以运抵各乡（镇），造成的直接经济损失为74.78万元。另外，全县80%以上主干公路因洪水造成严重破坏，造成直接经济损失3625.2万元。其中西环公路洛扎段整治工程全长10.69千米，80%以上已基本完成施工任务，是洛扎县与外界相连接的最主要交通干线，此次遭受洪水袭击，基本上全部被冲毁，2名施工人员重伤，3名轻伤，无人员死亡。灾害造成公路交通直接经济损失近4000万元，其中水利设施直接经济损失134.28万元。水灾造成房屋倒塌、停电、断水以及群众日常生活生产物资被洪水冲走，给广大群众生产、生活带来了很大困难。经统计，损失56.69万元。另外，格乡拉效居民委员会山地出现裂缝，全村家家户户进水严重，整个山体有滑塌的危险。县机关干部职工住房及机关综合办公大楼共3641.28平方米房屋渗漏严重，约50多户近100人受灾。截至8月31日，以上灾害损失直接经济损失达到4770.5万元。这次水灾使得县城以下的4个乡镇公路完全中断，运输极为困难，特别是秋收播种工作即将进行，化肥、农药、种子等各种农用物资、抗灾救灾物资不能及时运抵受灾乡镇，驻洛扎县部队所需主副食品亦难以运送到部队，干部群众生活急需的日用品也不能及时运进来，全县各级学校学生不能及时返校上课，学校教材未能到位。部分民房倒塌，只能暂时相互借住，给群众的生产生活造成极其不便。由于水利设施被洪水冲毁，特别是有些干渠塌方、被冲毁，及时修复困难，对秋收秋播前的灌溉用水难以保证，部分群众的生活用水也难以保证。受倒伏和雪灾的影响，农作物籽粒灌浆不足、饱满度低，质量不高，不能作为播种使用的种子，造成全县种子紧缺，同时，倒伏秸秆霉烂，造成牲畜饲草短缺。由于农牧业生产遭受巨大损失，全县粮食减产严重，缺粮问题十分突出，对当年冬季和翌年春、夏群众的生活造成困难，以致会出现一定的返贫户。由于冬春要利用很多劳力修复公路、桥梁和水利设施，必定影响到群众的副业收入，导致群众收入下降。面对突如其来的灾情，洛扎县委、人大、政府立即组织群众和机关干部职工进行抢险抗灾，仅8月30—31日，县城周围群众与机关干部职工已投入劳力5000多人（次），花费资金近20万元，抢修恢复了部分桥梁和公路。同时，县委、人大、政府立即组织了3个工作组，分赴各乡（镇）进一步调查了解灾情，实地安排指导抗灾恢复生产工作，安置群众生活，全面开展生产自救活动，争取将灾害损失降到最低限度。

7月21～23日，日土县连续3天降雨，新藏公路日松区日松桥及附近的路段被洪水和泥石流冲毁，狮泉河通往新疆的交通中断，严重影响了进藏物资的正常运输，被冲毁农田 16 公顷，冲倒房屋 40 余间，河堤坍塌 160 米，冲毁农田灌溉水渠 1570 米，电站引水渠 850 米，导致小电站大坝裂缝渗水，直接经济损失 100 多万元。7 月 28 日，狮泉河镇加木乡境内河水高涨，水漫路面，河堤多处崩溃，淹没施工场地，冲毁围墙、房屋，严重影响了狮泉河治沙工程的正常开工，造成经济损失 800 多万元。灾情发生后，阿里地委、行署以及狮泉河镇委、镇政府十分重视，及时组织人员和驻军部队 6000 余人，昼夜奋战在狮泉河镇大堤上。地区水利部门已投入编织袋 6 万条，铁丝 5000 千克，防洪经费 10 万元及部分机器设备用于抗洪抢险，力争把灾害造成的损失降到最低限度，确保人民群众生命财产的安全。

8 月 14 日 12 时，八宿县境内发生强降水天气，八宿县川藏公路国道 318 线冷曲河段 K3758 + 750 处对岸，发生大塌方，距下游怒江桥 3.5 千米，塌方体呈锥形体，体积约 7.5 万立方米，阻河成“库”，致使水位一昼夜上涨 20 多米，淹没、损毁公路 2 千米，通讯光缆、318 国道邦达至八宿段再次中断，运往易贡灾区的生活、生产物资及抢修公路、桥梁的 300 多台运输物资的车辆、600 余人被阻。“库区”曾一度长达 1000 米，宽度达 50 米，最大库容 25 万立方米，造成上游公路淹没 1 千米，溃口泄流后，库容为 7.5 万立方米，直接经济损失 900 万元。灾情使八宿、波密、察隅、墨脱 4 县通往外界的交通中断，恢复交通难度较大。灾情发生后，自治区领导十分重视，及时组织有关部门领导召开专题会议，研究布置抢险救灾及恢复交通措施，要求有关部门多渠道调查、了解灾害损失及发展趋势，尽快制定抢险救灾预案。同时，自治区防汛抗旱指挥部将灾害情况及时向国家防总、国务院办公厅报告。国务院领导同志作出重要指示：“立即弄清情况，组织专家提出处置方案，协助地方搞好救灾工作。”水利部、国土资源部领导均做了批示。自治区人民政府领导同志亲自率领水利厅、地矿厅、交通厅领导亲赴受灾现场，制定排险减灾措施。昌都地委、行署和八宿县县委、县政府也派工作组于 15 日赶赴受灾现场调查了解灾情，帮助制定抢险保通方案。

8 月 27 日后，康马、江孜、白朗、日喀则 4 县市连连续出现强降水天气，致使年楚河水位暴涨，形成多次大的洪峰，加之各主要支流同期也发生强降水天气而造成洪水泛滥，使本次洪水远远超过年楚河的防洪标准，给年楚河河堤全线造成了极大的威胁，致使年楚河堤防 98 处决口，长 23.1 千米，118 处堤防漫顶，长 76.5 千米。灾害造成 318 国道、日江、拉亚公路受阻或中断，房屋倒塌 1699 间，损坏 3073 间，受灾农田 11138.9 公顷，其中绝收 3298.4 公顷，草场受灾 7337 公顷，死亡牲畜 1922 头（只）、家禽 4161 头（只），冲毁控制万亩以上干渠 12 条、千亩以上干渠 55 条，39 处人畜引水工程受损，使 43 个乡镇 66126 人受灾，给国家和人民群众生命财产造成很大损失，沿河两岸水利设施损失惨重，有些设施毁于一旦，直接经济损失 41180 万元。由于年楚河堤防结构简陋（均为干砌石护石），防洪标准低，抗冲能力差，在本次洪水过程中 220 千米的堤防有 95%以上超高不足，35%堤防漫顶，对水利设施造成直接经济损失约 6600 万元。28 日后，江孜、日喀则水文站持续出现超过警戒水位的洪水，30 日 11 时江孜水文站洪峰水位 10.86 米，相应流量 435 立方米/秒，30 日下午 6 时日喀则水文站洪峰水位 7.66 米，相应流量 655 立方米/秒。年楚河 110 千米的防洪堤普遍出现漫堤现象，局部河堤坍塌十分严重。8 月 28 日 9 时 30 分，白朗县洛江乡加洛村段、巴扎乡怕闲村段发生严重决堤，洪水漫过堤防淹没两岸农田、房舍，直接威胁到沿河两岸人民群众生命财产的安全，给年楚河流域的农牧业生产、交通水利设施造成了巨大损失。8月29日16时，年楚河左岸河堤决口处宽度已由28日上午9：30的20米扩大到120米，流量约150立方米/秒，占年楚河白朗段河道流量的三分之一左右。此次河堤决口，白朗县巴扎乡，被淹没农田355.5公顷，受灾农民645户，共计5140人，已有270户就近就高搬迁，部分被淹住宅倒塌。冲毁公路约20千米，其中完全被淹没的8千米，致使日喀则至白朗交通中断。这次洪灾使江孜县重孜乡、热索乡，白朗县洛江乡、巴扎乡，日喀则市甲措雄乡等被淹，倒塌房屋1000多间，洪水直接威胁到江孜、白朗、日喀则3县（市）的安全，险情不断发生。灾情发生后，自治区党委、政府高度重视，29日6时，自治区政府领导同志率领自治区水利厅、交通厅、民政厅、自治区防汛办公室等部门领导深入灾区现场指挥防洪抢险工作。日喀则地委、行署主要领导亦迅速赶赴现场指挥抢险救灾，成立了现场指挥部和4个抢险救灾领导小组。到29日，近3000名解放军指战员、武警官兵和干部群众战斗在抗洪抢险第一线，投入各类车辆2136辆，并投入了大量抢险救灾物资。

29日晚23时30分，年楚河白朗段左岸出现第二次决口，位于第一次决口处上游约400米处，灾情发生急剧变化，自治区领导在白朗县主持召开现场会，分析水情变化趋势及抢险救灾现状，认为年楚河流域持续降水，水位持续上涨，流量逐渐增大，灾情不断加剧，河水漫堤，现在抢险救灾的重点是保白朗县城和日喀则市的安全。抓紧白天的有利时机，加高加固天曲河堤防，并特别强调以下4个重点：一要统一指挥，责任、任务分配到单位和个人，协同作战，并确保人员安全；二集中人力物力，想尽一切有效办法，尽快将被困在年楚河堤上的4名解放军战士救出来；三要统一调配、集中使用一切抢险物资；四要求白朗县县委、县政府继续做好受灾群众的搬迁、安抚工作。会议研究决定，首先采取集中军、警、民沿县城公路筑起第二、第三道防线，确保县城安全；第二是特别强调参加抢险人员务必确保安全；第三是自治区水利厅负责连夜从拉萨途经浪卡子、江孜向白朗县紧急调运防汛编织袋2车共15万条，帐篷300顶，运往灾区。武警西藏总队日喀则支队从8月28日后先后抽调431名官兵，分别投入到6个险情较重的河堤上抗洪抢险。在年楚河抗洪抢险战斗中，广大武警官兵充分发挥了抗洪抢险突击队的作用。8月30日上午，自治区人民政府组织日喀则地区抗洪抢险救灾工作，落实抢险措施，同时，出动各类车辆800多台，投入防汛编织袋40多万条，铁丝70000千克，用于抢险救灾工作。8月30日13时左右，由解放军和武警官兵组成营救小分队，开始集中力量营救被困官兵。在营救过程中，白朗县武警中队副指导员伍明成为解救被洪水围困的4名解放军官兵壮烈牺牲。此事发生后，自治区领导立即召集现场指挥部成员商量对策，一方面研究布置营救被困官兵和遇难战士，一方面集中调配人员和物资加高加固天曲河河堤。部分险段已于19时30分完成加固，对缓解白朗县城和日喀则市洪水威胁起到了重要作用。在和平机场空指官兵的配合下，由2名空军战士乘橡皮船于19时10分将被困4名官兵营救到安全地带，并迅速送往白朗县医院检查治疗。截至8月31日，堵拦河堤决口20处，共搬运土石方1万多立方米，抢运物资10万千克，转移灾民465人，在洪水中救出灾民21人，排除险情18处。9月1日14时30分，根据自治区党委、政府的统一部署，从拉萨紧急抽调第二支队500名兵力，连夜赶赴江孜，支援抗洪抢险救灾工作。9月上旬，自治区党政主要领导率领自治区有关厅、局领导赴年楚河流域调查了解灾情，并对抢险救灾和灾后重建工作做了重要指示；国家防汛抗旱指挥部办公室先后3次赴藏，协助自治区制定抢险救灾预案，调查了解灾情，国家财政部、水利部也多次赴藏，检查工作，调查灾情，体现了中央对自治区防汛抗灾工作的重视。全区广大干部职工、人民解放军、武警官兵、农牧民群众积极投身到抗洪抢险中，防汛指挥部门充分发挥职能作用。汛前，自治区水利厅、自治区防汛抗旱指挥部在防汛经费十分紧张的情况下，组织了45万条编织袋、近万只铁锹、5000只十字镐下发到各地区。在汛情紧急的情况下，自治区防汛办与水利发展公司合作，又及时采购、调拨了200多万条编织袋、200000多千克铁丝运往受灾地区。年楚河特大洪水时，抢修了3道防线，保住了日喀则市的安全。自治区防办还坚持24小时值班制度，每天收集汇总大量信息，及时准确地上传下达各种汛情信息并及时向中央汇报灾情，争取支持。自治区政府还下拨救灾款1000万元，并调运大量柴禾、衣被等救灾物资，气象和水文部门充分发挥了耳目和参谋作用，为各级政府及防汛部门提供了大量的水情、雨情信息，在抗洪抢险中发挥了重要作用。10月，重建家园工作全面展开。

2001年 6月份后，林周、达孜、曲水、尼木4县遭受冰雹和强降水的袭击，山洪、泥石流同时暴发，不但使农作物受灾，还同时冲走牦牛88头，绵羊1只，冲毁草场8.2公顷，林地448.1公顷，冲毁水渠7316米、防洪坝8000米，冲坏民房4座。灾情发生后，拉萨市委、市政府及拉萨市农牧局高度重视，主要领导亲赴灾区指导抗灾工作，组织群众恢复生产，重建家园。

6月15日至7月3日，那曲地区出现中等强度的降水过程，聂荣、比如、嘉黎、索县等县受灾，水毁倒塌房屋215间，损坏115间，冲毁各级公路57千米、大小桥梁79座，受损电站1座，损坏电线杆3根，冲毁农田38公顷，畜圈棚倒塌108间、损坏834间，暖棚倒塌21座，牲畜死亡1044头（只）。6月19日，索曲河河水猛涨，索县热瓦乡尼索钢架大桥被水冲毁引桥部分约20米，钢架移位近20厘米，导致尼索大桥不能通行，致使若达、热瓦2乡19个村621户4025名群众、32辆车被围困在山里，投资1623.9万元的索县重点工程亚赤公路被迫停工，362名施工人员被围在山里，停工待料，无法按合同规定在今年底交付使用，因索尼大桥不能通行，防抗灾各项物资准备工作难以落实。6月29日，聂荣县水电站遭受洪水毁坏。

6月20日至7月20日，日喀则地区部分县（市）相继发生了洪涝灾害，农田受灾面积428.3公顷，泥石流淹没农田15.7公顷，冲毁水渠2715米，冲毁水坝5处长约2142米，冲毁或倒塌房屋13间，造成危房181间，冲毁桥梁5座，冲走或冻死牲畜405头（只、匹），冲毁羊圈12座，冲毁草场1.7公顷，洪水造成3人死亡。灾情发生后，各县（市）委、县（市）政府及各乡党委、政府都立即组织工作组赶赴现场，组织开展抗灾自救工作，及时转移被洪水、泥石流威胁的群众，确保群众生命财产的安全，同时组织群众抢修水坝、清淤水渠，对受灾地块进行追肥、补种，在资金、物资短缺的情况下，尽最大努力帮助群众恢复生产，保障生活，并确保日喀则地区的农牧业生产不受大的影响。

7月份以后，由于气温的逐渐回升，山上冰雪融化和连续的强降水天气，导致泥洋河水位上涨，林芝地区中部、西部的几个县、乡发生洪涝灾害，淹没了大量的农田、草场、冲毁了乡村公路、骡马驿道、桥梁、水渠及堤坝等基础设施，农作物受灾面积61.9公顷，绝收 17.5 公顷，冲毁防洪堤坝 895 米，冲毁木桥 11 座，冲毁乡村公路、骡马驿道 54 千米，冲毁和淹没草场 280.1 公顷。更为严重的是泥洋河水位上涨以后，给沿江一带农牧民群众的生活和生命财产安全带来巨大的威胁，群众的住房面临被洪水冲毁的危险。已搬迁 12 户 41 人，还有 40 户 174 人还要搬迁。7 月 17 日，波密县玉普乡阿西村木如沟日拉湖湖坝溃决，湖水下泄，冲毁阿西村至木如沟之间的主干渠 150 米，木桥 11 座，乡村公路和骡马驿道 53 千米，冲毁草场 73.4 公顷，全乡停水、停电，450 多人及牲畜饮水中断，28.1 公顷农作物干旱死亡。7 月 27～29 日，由于连续的强降水，米林农场被淹农田 20.7 公顷，绝收 6.7 公顷，冲毁防洪堤坝 70 米。同一时期，林芝县布久乡嘎玛村、则拉村的防洪堤坝被冲毁 825 米，淹没农田 26.7 公顷，其中小麦 24 公顷，油菜 2.7 公顷，损失粮食 1 万千克，淹没草场 200.1 公顷，直接经济损失 1.5 万元。7 月 29 日，由于前期的连续降雨，导致波密县易贡乡巴玉沟乃曲藏布河水上涨、河流改道，河水逐渐向贡扎村方向逼近。23 户 133 人的生命财产安全面临危胁，需要搬迁，冲毁草场 6.7 公顷。同日，米林县南伊乡琼林村遭受泥石流灾害，淹没农田 8 公顷，绝收 2 公顷，减产粮食 2.1 万千克，11 户 41 人搬迁。7 月 30 日，在 318 国道左侧，位于工布江达县 7 千米的峡龙乡阿沛村（玛当自然村），由于泥洋河水位上涨，造成河水主流改道，河底基部被水冲刷挖空，整个阿沛村遭受河床坍塌的威胁，部分群众住房、围墙陆续出现坍塌，12 户 46 人被迫紧急搬迁，受淹农田 8.5 公顷，5.3 公顷小麦绝收，损失粮食 1.6 万千克。由于雨水不断，8 月 23 日，波密县易贡乡巴玉沟乃曲藏布河水再次上涨，冲垮河堤，造成河堤 2 处决口，冲毁农田 4 公顷，菜地 0.8 公顷，草地 13 公顷，毁坏围墙 150 米。同日，沙玛至加拉村的桥梁因桥洞被堵塞，护桥拦河坝被冲毁 40 米，公路 150 米遭到不同程度的破坏，2 座木桥也十分危险。灾情发生后，林芝地委、行署及地区农牧局、地区抗灾办十分重视，行署专员亲自带领农牧、水利、民政等部门负责人前往灾区调查灾情，慰问灾民，制定防抗灾预案。地区农牧局、地区抗灾办在资金十分紧张的情况下，多方筹措资金，调运抗灾救灾物资，共投入抗灾资金 15 万多元，纺织袋 5000 条，铁丝 5000 千克，水泥 12000 千克，炸药 3000 千克等抗灾物资。工布江达县在发生险情以后，县委、县政府迅速做出决定，将受灾群众紧急搬迁到安全地带，避免了人员伤亡和财产损失。林芝县、米林农场及时组织群众修复防洪堤坝，以防止河水再次进入农田。波密县玉普乡阿西村发生灾情以后，波密县县委、县政府及农牧、水利部门积极组织群众开展生产自救，抢修水渠、桥梁和乡村公路，共出动人员 2216 人次，车辆 103 次，投入木材 20 余方，石料 300 余方，炸药 13 箱，雷管 135 发，导火线 168 米，铁丝 200 圈，麻袋 1500 条，共抢修加固河坝 893 米，维修公路 150 米，以最快的速度确保水渠及公路的畅通。在地委、行署的正确领导下，经过各县（场）及农牧群众的共同努力，基本上缓解了灾情。

7 月 9 日后，札达县境内连降大雨，使县城托林水库出水口被毁，供水中断，造成县城人畜饮水困难，地区缺水停工。达巴乡被冲毁水渠 1000 米，被毁住房 5 间，冲毁农田 6.8 公顷，其中达巴二村被毁农田 4 公顷，造成 6 户 22 人农牧民群众的农作物颗粒无收。萨让乡曲色组被毁农田 2.7 公顷，被淹 0.1 公顷，被冲毁弃耕地 1 公顷，被淹草场 3.3 公顷，羊圈 14 个被冲走，冲走冲倒已长至碗口粗林木 100 棵。香孜乡加德农场水渠全部被冲毁。灾情发生后，阿里地委、行署十分重视，要求农牧、民政部门组成灾情调查工作组赴灾区详细调查受灾情况，并就灾情情况现场提出解决办法，下拨抗灾救灾资金 10 万元。

7月22日，措勤县突然遭受强雷雨天气和冰雹袭击，致使县城积水100毫米，持续时间长达5小时，造成危房50余套2500平方米，严重漏雨住房210余套（间）11000平方米，冲毁羊圈150个22.5万平方米。8月3日，措勤县达雄乡夏东村二组的800余只牲畜被暴风雨卷到崩姆措湖里或遭受冰雹袭击而全部死亡，直接经济损失20余万元。

入汛后，山南地区12个县相继发生不同程度的洪涝灾害，给农牧民群众的生产、生活带来较大损失。8月13日、17日，洛扎县洛扎镇的吉堆居委会、嘎波居委会及浪卡子县浪卡子镇的哈西、浪卡子居委会、扎玛龙村遭受冰雹和强降水袭击，洛扎县2个居委会农田受灾面积22.4公顷，其中5.8公顷农作物绝收，造成浪油减产10.95万千克。洪水冲毁草场103.6公顷，淹没牛羊圈8座，冲毁水渠27232米，冲毁河坝9处、桥梁8座，其中大桥3座、小桥5座，冲毁乡村道路4600米。以上灾情使洛扎县农牧业生产损失49.08万元。浪卡子县被冲毁防洪坝50米，损坏民房2间，直接经济损失26.99万元。2县部分乡镇农牧业生产和群众生活共损失76.07万元。灾情发生后，洛扎和浪卡子2县县委、县政府积极组织人力和物资进行抗灾救灾工作，把灾害造成的损失降到了最低限度。截止9月4日统计，山南地区农田受灾面积39.8公顷，其中被洪水冲毁农田1.9公顷。被冲毁林地74.8公顷，被毁坏民房16间、畜圈棚7间，被冲走牲畜255头（只）（其中小畜250只，大畜5头），粮食损失125.1万千克，油菜损失1.4万千克，直接经济损失256.13万元。灾情发生后，山南地委、行署主管领导与相关部门的技术人员到受灾现场，了解指导抗灾救灾工作，并积极动员广大群众，进行抗灾救灾自救工作，尽力把灾害损失降低到最低限度。

入夏后，昌都地区降雨量较历年明显偏高，导致昌都镇昌都西路发生大面积山体滑坡，致使昌都保险公司、地区工商局和贸易局被迫撤离，受到灾害的还有昌都地区气象局、科委、农技推广站、审计局、肉食品公司、地区配件公司和地区林产品公司等单位，317国道线昌都西大桥也处于滑坡灾害的威胁之中。灾情发生后，昌都地委、行署高度重视，自治区、昌都地委领导带领行署和地区计委、城建、财政、国土、昌都县以及受灾单位的主要领导，会同地质灾害防治工程勘察设计院眉山分院的专家进行实地察看，同时召开现场办公会议，对防救灾工作做了认真的安排部署，撤出受灾严重地段的干部职工及居民，实施滑坡拉裂缝隙回填、滑坡体地表排水沟和降水管井工程，对滑坡体活动情况实行24小时监测，对重灾地段实行断水、断电等措施，以防止滑坡引发次生灾害。

8月20日开始，班戈县连续发生强降水天气，致使群学乡、德保乡9户群众46人严重受灾，受灾房屋面积282平方米，房屋进水最深达1米以上，造成1000多千克粮食被淹。灾情发生后，乡党委、乡政府及时采取措施，组织人力挖沟排水，突击搬迁，没有造成人员伤亡和房屋倒塌。

2002年　5月23日9时20分左右，由于希夏邦马峰岗心措冰川融化，致使附近的湖水外溢造成聂拉木县波曲河发生特大泥石流，最大流量约为950立方米/秒，最大流速为13米/秒，泥石流冲毁了新电站大桥及旧电站引水渠，聂拉木县城318国道大桥北部桥墩外侧被冲出一个直径2.5米的凹坑，致使交通中断，聂拉木至樟木的康萨桥被冲毁，部分路基被冲蚀，导致聂拉木至樟木的公路中断，毁坏水电站1座，县城供电设施已瘫痪，光缆设施被冲断，冲毁农田、草场4.7公顷、民房4间，冲走牲畜1头，直接经济损失570

万元。灾情发生后，日喀则地委、行署高度重视，立即组成了由行署、地区民政局、交通局、电力局、水利局、公路管理分局、电信局等部门负责人组成的工作组，迅速赶赴灾区察看灾情，指导抢险救灾工作。同时，地委、行署向聂拉木县委、县政府发了急报，要求县委、县政府继续采取有力措施，密切注视灾情变化及可能发生的新的灾害，确保人民生命财产安全。聂拉木县委、县政府也立即成立了抢险救灾突击队，明确职责分工，迅速投入到抢险救灾工作。县委、县政府还积极做好防备工作，确保灾区稳定和各项工作的正常开展。

5～7月，那曲地区11个县（区）先后遭受洪灾，倒塌房屋355户474间，面积达11750平方米，造成危房37间，冲毁人畜简易桥80座、乡村道路132.5千米，个别电站堤坝已达警戒水位。各县具体受灾情况为：那曲县有8乡132户767人遭灾，房屋倒塌137间3425平方米，损失羊10只，达萨钢桥被冲毁；嘉黎县乡村人畜简易桥被水毁10座，20座牧桥出现危险，天然草场被淹没3335公顷，那嘉公路严重受损，被水冲没或淹没达7处，贡曲桥基被河水掏空，益拉山、鸽群乡水毁公路40千米，嘉绒路基毁坏多处，直接经济损失150余万元；申扎县有7乡190户968人受灾，倒塌房屋285间6848平方米，倒塌畜圈210个，淹没草场747公顷及网围栏3000米，直接经济损失103.14万元；班戈县青龙乡被冲毁畜圈2个，12只绵羊被洪水冲走，因雨中房屋倒塌而死亡1人，造成危房2间；比如县被冲毁各类桥梁50座、乡村道路85.5千米、涵洞27处，受灾农田7.7公顷、草场15.3公顷，310省道有30千米出现山体滑坡而导致交通中断；巴青县房屋倒塌9间270余平方米，12间夏季牧点转移房受损，冲走牛32头，冲垮冲毁简易桥7座，冲毁乡村道路及山体滑坡42千米，农田受损1.2公顷；安多县帮爱乡73户455人受灾；尼玛县13乡101户6098人受灾；聂荣县8乡119户927人受灾；双湖6乡15户85人受灾。公路干线水毁情况为：省道301线（那曲至西部县）翻浆7处共250米，深度0.7～2.5米；安多至东巧公路k22+800米处道班房屋严重损坏，k25-k50处路段翻浆5处共2000米，平均翻浆深度0.6米，k79+400米处的湖水冲毁公路500米；省道302线在夏曲—比如、边坝县界处，冲毁路基2000余米、木涵3座，发生泥石流27处，路基上下塌方长458米，翻浆6千米，k160+800米处，路基遭冲刷严重，2处山体滑坡，7月30日起交通中断；那曲—聂荣公路，k80千米处冲毁路基长256米、宽7米、高0.6米；那曲—嘉黎公路，贡曲河冲毁护坡长42米、高5米，贡曲桥被洪水掏空15米，西头桥基严重下沉；班戈—申扎公路，扎瓦藏布桥400米引道翻浆严重，玉珠桥引道被冲毁；国道317线，发生多处泥石流，部分桥台垮塌，钢架严重变形，k1630+200米处发生泥石流，交通中断45小时。灾情或险情发生后，那曲地区地、县两级成立的以主要领导直接挂帅的防汛抗洪指挥部，立即组织人员全力投入抢险，及时转移人畜，保持道路基本畅通。民政部门拨出380万元救灾款分发至各县（区），安排受灾群众口粮至9月底，已准备铁丝20000千克、编织袋7万条，其中已下发铁丝2000万千克、编织袋2万多条。地区交通局已预拨77万元水毁抢险款，地区水利局在那曲镇拆除了一些违章建筑，雨夜均派有专人巡堤。巴青县、乡动员干部群众抗洪防灾1240多人次，共投入27万元，分别在拉西镇、雅安镇及县城疏通河道800米，填沙石200多立方，备编织袋1000条、铅丝网1000米，组织装载机、翻斗车等机械和人力抢修道路、清理塌方18000平方米，解救被围困大小车辆36台400多人，使k1630+200米处在交通中断45小时后恢复通车。申扎县共发放救灾粮食84677千克，救灾款20.8万元，出动劳力460多人，动用车辆55台次、编织袋1万条、铁丝1250千克，利用石头503立方米，砂石470立方米；7月29日晚，那曲县在罗玛镇14村抢险中，动用编织袋2000条，装填砂土1000余方。

6月23日至7月9日，山南地区遭受洪水、泥石流灾害，农田受灾面积34.4公顷，冲毁水渠2940米、防洪坝2970米、公路14702米、草场66.7公顷、简易桥8座，淹没民房8间，淹没水磨2座，死亡牲畜148头（只），直接经济损失489.75万元，其中洛扎、隆子2县受灾较重。6月27日后，洛扎县持续降雨，使县城东部的主干公路10余处重点段80%被冲毁，其中下嘎波500米长的公路完全被冲毁，扎嘎村7千米的公路完全被洪水淹没、部分被冲毁，扎嘎村至生格桥的5千米骡马道连人畜都无法通过，色桥被水冲毁，直接经济损失400万元。7月3日16时，隆子县加玉乡六联吉雄村委会突然发生强降水天气，致使当地遭受洪灾，洪水冲毁水渠600米。7月9日晚19时10分左右，乃东县乃东居委会益木沟发生洪灾，致使18户85人受灾，洪水冲入112间住房，其中倒塌6间住房，造成危房43间，55间住房严重进水、进泥沙，26间猪圈、2间车库、3间办公室进水，平均积水深度1米左右，淤积泥沙达50厘米，倒塌围墙151米，300米围墙地基严重下沉，冲走粮食200千克、小猪10头、小鸡50只、现金700元，损坏电视机2台和部分家具，0.2公顷菜地被泥沙淹没，直接经济损失80万元。

6月25～27日，察隅县古拉乡连续3天发生强降水天气，致使该乡次崩、达青2村突发大型泥石流，冲毁群众住房3户及主干渠2条，冲走牲畜11头（只），9.3公顷待成熟的小麦、青稞也被冲毁，交通道路、骡马驿道全部中断，人畜饮水困难，粮食减产3.5万多千克，直接经济损失50余万元。7月2日，察隅县古拉乡扎兴村因前期的连续强降水天气而导致泥石流突发，冲毁即将成熟的青稞33.4公顷，冲毁人畜饮水渠1条，骡马驿道毁坏严重，直接经济损失20余万元。7月8日23时，由于前期普降大雨，大雨过后气温又急剧升高，导致波密县山上冰雪融化而引发了大型山体滑坡，滑坡体约1.75平方千米，造成718米的乡村公路中断，被毁水渠长1230米，133.4公顷草场被泥石流覆盖，200公顷森林受损，25.2公顷农作物无法浇灌，冲毁公路1000米，977人和1928头牲畜饮水中断，交通受阻，直接经济损失60余万元。灾情发生后，林芝地委、行署高度重视，地区农牧局、地区抗灾办与察隅、波密两县紧密配合，为救灾重建做了大量工作。两县县委、县政府及乡上领导及时组织县民政局、农牧、水利等部门领导前往现场调查了解灾情，采取措施开展生产自救，及时将受灾物资运送到位。

7月15日后，谢通门县境内连续降雨，山坡的沙石结构变得松散。7月21日19时30分左右，通门乡由于强降水导致通门村后山的贡巴强沟山洪暴发，淤积在山沟里的雨水夹杂着松散的泥沙形成泥石流开始向山下移动，大约20分钟后，泥石流从距离通门村400米的贡巴强山沟呈扇形下移冲击到通门村，并穿过村庄，直接覆盖到农田平地。由于在移动中形成的冲积扇面越来越大，冲积扇中间跨度200米左右，造成通门村（今谢通门乡政府）群众住房被毁，农田被淹，各类基础设施遭破坏严重。同时，克布仁村、措果村也遭受泥石流灾害。泥石流造成通门乡322户1972人受灾，其中重灾72户349人，特重灾18户108人（均为通门村村民）。全乡共冲毁（倒塌）房屋152间11204平方米，进水浸泡324间18602平方米，冲走牲畜6只，冲走木料2647根，冲走粮食3400千克，冲走藏被17床及家具44件，冲走现金17000元及自行车3辆、农机具5台，电视、电冰箱各

1台，农田受灾面积36.3公顷，其中永久性毁灭7.6公顷，冲毁水渠5处2850米，冲毁水坝6处2180米，冲毁排洪沟3处2100米，冲毁公路3处2900米及标准水泥电杆6根、输电线2000米，冲毁草场2处88公顷，破坏人畜饮水设施2处7500米，冲毁林卡2处26.7公顷，直接经济损失190.02万元。泥石流灾害发生后，日喀则地委、行署立即成立了由地区民政局、水利局、抗灾办等组成的联合工作组于7月22日赶赴现场调查灾情并指挥抗险救灾，地区水利局迅速调拨铁丝5000千克、编织袋500条，民政局调拨帐篷20顶等抗灾物资运往灾区。自治区人民政府领导率领自治区国土资源厅、水利厅、农牧厅、民政厅等部门的负责同志，于7月26日赶赴日喀则地区，会同日喀则地区地委、行署等部门的有关领导一同前往谢通门县，帮助指导灾区做好抗灾自救和灾后生产、生活的恢复工作。谢通门县委、县政府也组织机关干部职工和当地群众进行生产自救，及时转移受灾群众，积极做好群众思想工作，确保人心稳定，组织修复水毁防洪设施及安排恢复生产，对被淹没的农田及水利设施等进行修复，积极做好重建家园的前期准备工作，对因灾失去住房群众的居住及生活问题进行了安排，未出现人员伤亡事故。

7月24日后，墨竹工卡县境内的3条主要河流拉萨河、墨竹玛曲、雪绒藏布河水猛涨，冲毁桥梁23座，淹没农田76.7公顷、草场0.5公顷，冲毁水渠700米，淹没房屋82间，直接经济损失100多万元。

7月26日，白朗县嘎东镇的7个村由于强降水天气导致水灾发生，全镇受灾565户4000余人，农田受灾面积198.3公顷，其中绝收62公顷，38户315间民房进水，倒塌民房221间。死亡牲畜435只，直接经济损失97.24万元。

7月28日，从凌晨4时开始，雅鲁藏布江入夏第一次洪峰抵达米林，至中午14时，水位急剧上涨，将米林农场位居雅鲁藏布江两岸的333.5公顷农田淹没，田间水深1米以上，并将3台联合收割机同时淹没。灾情发生后，林芝地区有关部门的前往现场了解灾情，并立即向自治区防汛办、抗灾办紧急汇报情况，争取防汛、抗灾经费。米林农场员工在农场领导的带领下，在齐腰深的洪水中，连续奋战15个小时，抢收小麦、青稞200.1公顷，并抢救出2台收割机、2台拖拉机。

7月28日20时，位于扎朗县境内的雅鲁藏布江中游支流—扎其河河堤发生决口，长80米，冲毁101国道40米，淹没公路200米，冲毁农田13.3公顷，扎其卡垫厂的4户民房受损。

7月28日至8月6日，革吉县连降大雨，损失房屋712户932间。受灾较重的为革吉镇狮麦二村，共冻死羊323只，其中山羊102只，绵羊162只，羔羊59只。8月5～9日，日土县境内连续发生强降水天气，造成县城内围墙倒塌1355米，房屋倒塌8间106平方米，造成漏雨106间2250平方米，粮食损失2250千克，道路被冲毁3000米，冲毁水渠5000米，损坏计算机2台及电力设备8个（台），直接经济损失360余万元。灾情发生后，阿里地委、行署及农牧、民政等部门高度重视，立即组织工作组到受灾地区调查了解灾情，并就地制定抗灾救灾措施。地区水利局支持日土县水毁工程资金8万元，地区民政局下拨救灾款6万元给日土县，地区农牧局也支持日土县农业抗灾救灾资金1万元。

入汛后，昌都地区由于连续降雨，不同程度地遭受山洪、泥石流等灾害，截至7月底统计，全地区冲毁防洪堤坝1170米、水渠482条87271米、水塘10座，冲毁大槽37根148米，冲毁水磨房16座，冲毁输电线路1600米，冲毁民房28户29间160人受灾，冲走牲畜百余头，造成危房 231 间，冲毁农田 83.3 公顷，淹没农田 418.2 公顷，农作物倒伏 273.5 公顷，冲毁草场 1334 公顷，完全冲毁路基 3191 米，局部水毁 1671 米，水毁路基缺口 3893 米，路基跨塌 112 米，路基沉陷 75 米，冲毁便道 400 米，水毁路面 228900 平方米，水淹公路 561 米，公路冲沟 17 处 950 米，山体滑坡 25200 立方米，水毁塌方和泥石流 108142 立方米，水毁大小桥梁 152 座。持续的洪水造成县乡之间、乡乡之间、乡村之间交通中断，联系不畅，国道 317 线、318 线、214 线和省道 303 线昌都境内部分路段多处发生塌方、泥石流，多次出现交通中断。连续的降雨还造成芒康县邦达乡加尼丁村亚弄角、邦达拉久村，昌都县，八宿县，丁青县，左贡县碧土乡等地不同程度地出现山体滑坡或公路沉陷等地质灾害。7 月 18 日下午，八宿县境内发生强降水天气，引发大面积洪水、泥石流和山体滑坡等灾害的发生，白马镇 9580 米的水渠被冲毁或淤满沙石，冲走牲畜 15 头（只），冲毁农田 1.2 公顷、果园 0.3 公顷，冲毁路基 26 处 400 余米，毁坏水渠 8 条长 400 米，造成危房 18 户，林卡乡扎玛地段滑坡险情加剧，不断发生垮塌现象，山顶出现 1 条约 1.5 米宽的裂缝，林卡乡附近公路被毁严重。全地区直接经济损失 2577.09 万元。

8 月后，尼木县连续发生强降水天气，冲毁农田 9 公顷，其中绝收 4.7 公顷，泥沙淹埋水渠 4 处长 64 米，淹没水池、渡槽各 1 座，泥沙淹没草场 1.3 公顷，冲毁公路 9000 米，其中断路 2000 米，续迈乡续迈村二组有 13 户房屋进水，其中危房 8 户，2 户倒塌，受伤 2 人。灾情发生后，尼木县县委、县政府主要领导及县政府办公室、民政局、农牧局等有关部门负责人立即赶赴受灾现场，抗洪抢险，同时，续迈乡党委、政府也积极组织全乡干部群众开展抗灾自救、重建家园工作，使农牧民群众的生产生活得到了妥善解决和安置，把灾害造成的损失降到了最低限度。

8 月中旬后，洛扎县境内连续出现强降雨天气，致使全县水利设施和民房损毁严重。这次洪灾，共冲毁淹没水渠 99950 米，冲毁水渠进水口 15 处，冲毁溢流坝 2 处，冲毁水坝 130 米，倒塌民房 24 间（8 户 32 人），危房 120 间（24 户 72 人），1307.3 公顷的草场和 1259.1 公顷的农作物受灾，直接经济损失 176.78 万元。该季节农作物正处于籽粒灌浆时期，受灾后，造成作物籽粒灌浆不足，饱满度低，质量不高，不能作为播种使用的种子，而从外地引进的种子，由于不适应当地自然条件，将造成第二年春播时种子的紧缺。灾情发生后，洛扎县委、县政府高度重视，党政主要负责同志和农牧、民政等部门的领导立即赶赴灾区，深入田间地头，对各类灾情进行了解和核实，号召群众把还没有磨面、加工的本地粮食尽量留存下来，作为来年种子用，以缓解缺种问题，并组织群众加固河堤，积极做好防灾抗灾工作。

入汛后，西藏地区降雨持续时间长，降雨量大且发生面积较广，全区有 42 个县（市、区）的 137 个乡 1126 个村遭受洪涝、泥石流、山体滑坡等灾害，受灾人口 17438 户 86145 人，因灾死亡 20 人，倒塌房屋 6742 间，损坏房屋 31237 间，死亡牲畜 7632 头（只、匹），农作物受灾面积 4289.9 公顷，绝收 597.9 公顷，冲毁水渠 79.03 千米、桥梁（涵）82 座、公路 146 千米、水坝 18.8 千米、输电线路 3870 米，造成部分交通、电力、通信中断，直接经济损失 1.65 亿元，其中，农牧业经济损失 0.84 亿元。灾情发生后，自治区党委、政府高度重视，及时召开专题会议，部署抗灾救灾工作，有关领导及时对救灾工作作出重要批示并亲自深入灾区查核灾情、慰问灾民和指挥救灾工作，民政厅下达救灾款3445万元用于救灾。受灾地区的各级党委、政府也加强了对抗灾救灾工作的领导，各地在做好抗洪抢险的同时，将灾民的转移安置和临时生活救济做为救灾工作的重点，通过借住公房、投靠亲友、搭建临时屋棚和调运救灾帐篷等办法安置紧急转移出来的灾民，并通过调运粮食及方便食品解决灾民吃的问题，各地近期已安排抗灾救灾资金462万元。还发动社会力量开展向灾区献爱心活动，共接收捐赠款24.6万元，各类衣物1.67万件(床)，并组织灾民清理环境卫生及派出医疗小组，分发防疫治病的药品，防止灾后疫病的流行。

第六章　风　　灾

第一节　概　　述

在西藏地区，一般11月至翌年3月为高原冬季风控制期，气候干、冷、少雨；7～9月为夏季风盛行期，气候暖、湿、多雨；4～6月和9～10月为高原冬夏季风明显交替期，气候冷、暖、干、湿、云、雨都有急剧变化。

西藏地区年平均风速在0.6～4.6米/秒之间，其分布呈由东南向西北递增的趋势。一般藏东南及东南边缘和藏东北的大部分地区，年平均风速小，在2.0米/秒以下，南部边缘的错那、聂拉木一带及申扎以北地区年平均风速较大，在4.0米/秒以上，其中2～3月，由于副热带西风急流的中心穿过高原上空，高原主体发展由冷高压控制，很强的空气下沉运动带来动量下传，因而风速大于其他月份。而7～9月由于副热带西风急流到达并稳定在高纬度地区，热低压维持最强，因而风速小于其他月份。其他月份副热带西风急流的强度及中心位置变化较大，属于过渡期。见附录二中的表7“西藏部分地县年、月平均风速”。

一、大风日数的空间分布特征

西藏地区冬、春季大风多，风沙大，故此期间又称为“风季”。大风日数主要集中在12月至翌年5月，尤其是1～3月最多，到了7～9月大风日数明显减少，只占全年的8%左右。西藏大风日数远比同纬度其他地区多，平均年大风日数在0～150天之间（图6.1）。

西藏地区有两条主要风带，其一以藏北至阿里地区，大致沿黑阿公路一线为大风区，其中狮泉河、那曲、申扎及改则一带均在100天以上，历年最多的大风日数出现在安多县，达283天（1976年），为全区之冠；其二在喜玛拉雅山与冈底斯山之间的藏南山地，如定日全年大风日数有110天，浪卡子至隆子一线在80天以上。林芝地区大部、山南地区东南部不足10天，其中林芝地区的东南边缘地区终年无大风。见附录二中的表8“西藏部分地县年、月大风日数”。

大风持续日数：西藏大风持续日数，仍以2条风带所处的地区为最长，藏北那曲、班戈、改则至阿里一线，由于其海拔在4500米以上，地势开阔，极易受高空急流的动量下传影响，所以大风持续日数较长；藏南喜玛拉雅山北麓山地，由于狭管效应，大风持续日数也较长。如在风灾年份的1974年2月，藏北班戈、那曲、索县一带大风持续日数在10

天以上，以班戈县为最长，达 15 天。定日，浪卡子、隆子一线，大风持续日数也在 10 天以上，如浪卡子最长可达 16 天。

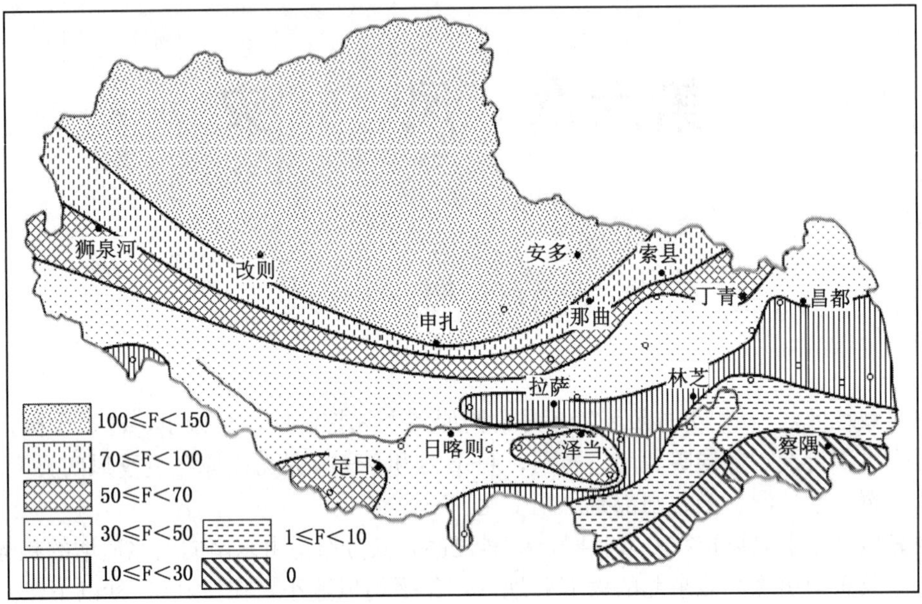

图 6.1　西藏自治区年大风日数分布图

二、大风日数的时间分布特征

（一）大风日数的年际、年代际变化

通过对西藏 23 个站 1971—2000 年年大风日数的变化趋势分析（图 6.2、表 6.1），近 30 年阿里地区、那曲地区大部、沿江一线大部、昌都地区北部表现为极显著的减少趋势，平均每 10 年减少 3.4～50.3 天，以狮泉河减幅最大，达 50.3 天，其中沿江一线每 10 年减少 3.4～35.1 天，那曲地区大部减少 9.2～33.7 天，昌都地区北部减少 16.8～22.2 天。林芝地区、帕里、错那年大风日数少，近 30 年来变化不大。而聂拉木、索县则表现为增加的趋势，每 10 年分别增加了 30 天和 9.2 天。

表 6.1　西藏主要站点年大风日数的变化趋势（天/10 年）

站点	变化趋势	站点	变化趋势	站点	变化趋势
狮泉河	-50.3***	嘉黎	-12.0**	江孜	-3.4
改则	-42.0***	昌都	-22.2***	浪卡子	-22.9***
普兰	-6.3***	丁青	-16.8***	定日	-4.0
那曲	-17.9***	林芝	1.2	聂拉木	30.0***
安多	-33.7***	波密	-0.1	帕里	-0.7
班戈	-9.2	拉萨	-21.2***	隆子	-7.1*
申扎	-25.3***	泽当	-35.1***	错那	1.1
索县	8.2	日喀则	-13.0***		

注：*—通过 0.1 信度，**—通过 0.05 信度，***—通过 0.01 信度

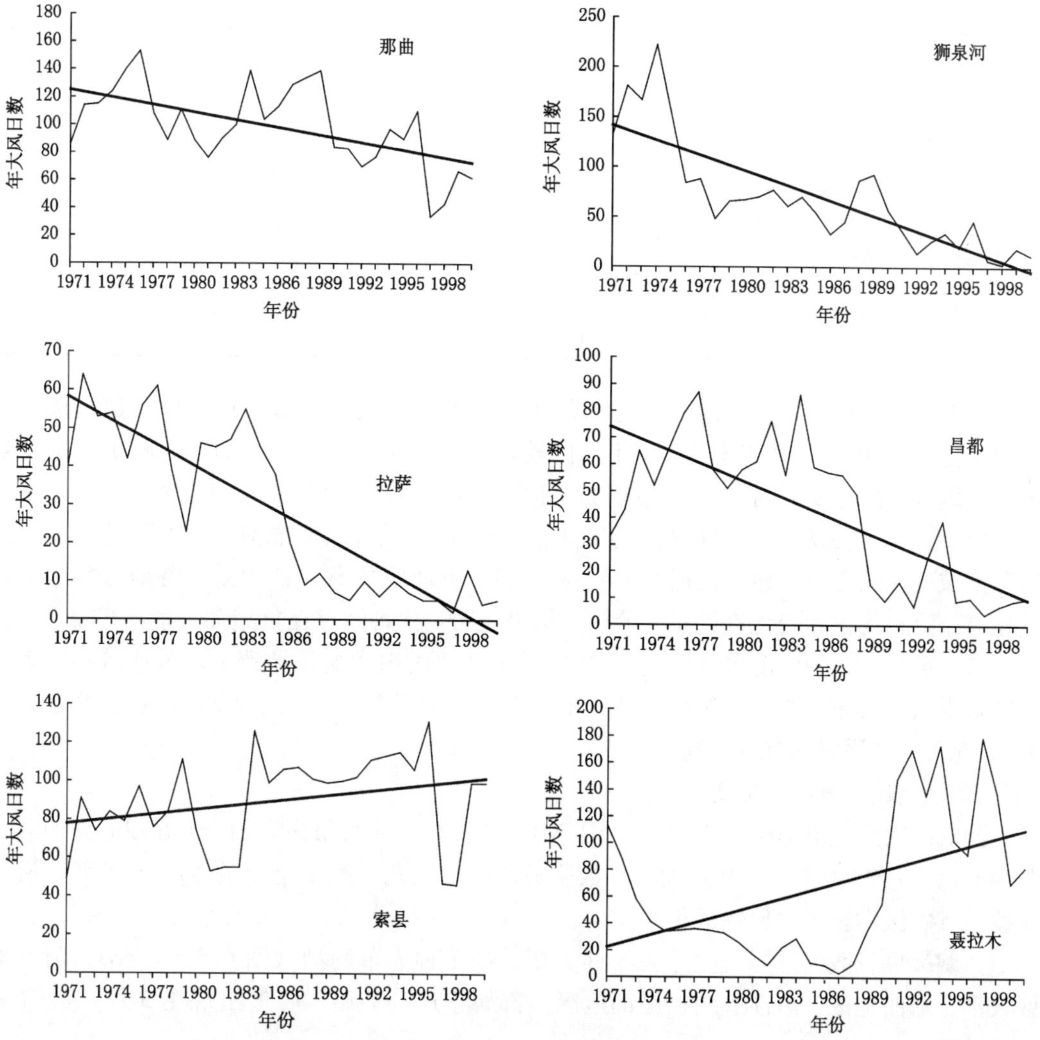

图 6.2　主要站点年大风日数的变化趋势
（折线——历年值，粗斜线——趋势值）

表 6.2　西藏主要站点年大风日数（天）的年代际变化

年代 站点	70 年代 1971—1980	80 年代 1981—1990	90 年代 1991—2000	年代 站点	70 年代 1971—1980	80 年代 1981—1990	90 年代 1991—2000
狮泉河	121	65	22	波　密	5	3	2
改　则	164	101	85	拉　萨	48	28	7
普　兰	30	18	16	泽　当	84	52	18
那　曲	113	111	73	日喀则	50	29	22
安　多	177	163	106	江　孜	39	32	33
班　戈	104	127	87	浪卡子	103	63	54
申　扎	145	165	89	定　日	80	81	72

续表

年代 站点	70年代 1971—1980	80年代 1981—1990	90年代 1991—2000	年代 站点	70年代 1971—1980	80年代 1981—1990	90年代 1991—2000
索　县	82	90	97	聂拉木	50	20	129
嘉　黎	50	61	17	帕　里	23	22	22
昌　都	59	52	14	隆　子	68	77	52
丁　青	77	59	43	错　那	7	11	8
林　芝	10	17	11				

从各站年大风日数的年代际变化来看（表6.2），西藏大部分站点大风日数呈逐年代减少的趋势，20世纪90年代与70年代比较，减少了6～99天，以狮泉河减少的幅度最大。大风日数的减少原因之一可能与城镇建设、气象站探测环境的改变有关；此外，还与近10年人工植树造林，地表植被覆盖度提高有关，大风日数明显减少，尤其是“一江两河”流域表现的更为明显。根据有关研究，对近30年雅鲁藏布江中游河谷地区林地面积变化与拉萨平均风速变化进行相关分析，结果表明，两者间存在负相关关系，相关系数达－0.67（通过0.1的信度水平检验），这也说明林地面积增加是导致平均风速减小、大风日数减少的主要原因之一。然而，聂拉木、索县大风日数90年代较70年代分别增加79天和15天，其原因还有待研究。

（二）大风日数的月际变化

西藏的大风主要集中在10月至翌年5月，尤以2～4月最多，占全年的26%～70%，其中又以3月份最多。7～9月大风日数明显减少，藏北一线占全年的10%～25%，沿江一线河谷农区占全年的比例低于9%。

西藏大风日数的月际变化分为3种类型：第1种为单峰型（图6.3－a，b），阿里地区大部、那曲地区、沿江一线、昌都地区大部属于这一类型，峰值出现在3月，7～8月大风最少。

第2种为丁青的双峰型（图6.3－c），5月份大风最多，为第1峰值，达9.4天，近30年最多可达22天，出现在1984年；1997年最少，未出现大风。月大风日数在10天以上的年份为16a，主要集中在20世纪70年代。9月份进入第2个多大风月，平均为6.4天，最多有15天，出现在1971年；最少仅有1天，出现在1995年。11月至翌年1月大风相对较少。

第3种为嘉黎的“乙”字型（图6.3－d），1～6月大风日数较多，平均每月大风日数为4天，10月份最少，平均仅有1.4天，最多出现在1981年，为5天，87%的年份大风日数不足2天。

（三）大风的日变化特征

西藏的大风具有明显的日变化特征，一天中大风主要出现在午后的13～22时之间。占总时间的85%以上，其中尤以17时为最多，占15%以上。其他14个小时仅占13%。这些地区常常相伴发生“风雪交加”的灾害，且随着风速的加大和持续日数的增多造成的灾害损失也愈重。

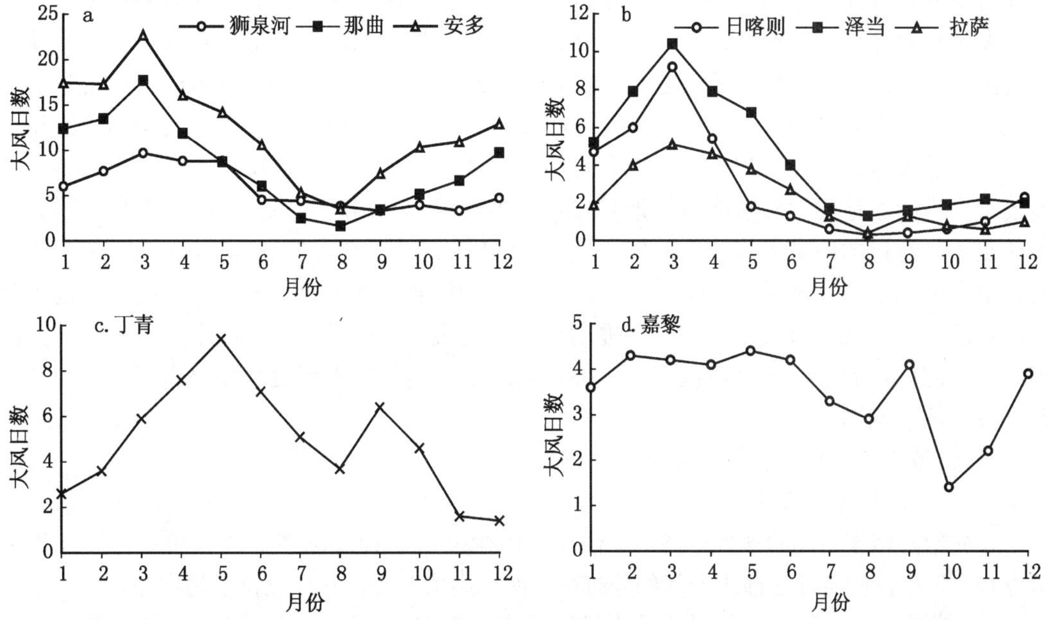

图 6.3 主要站点大风日数的月际变化

三、出现大风的天气形势

(一) 稳定的长波槽

当长波槽稳定在新疆地区时，西藏北部正是槽前强锋区，高空风大，地面气压明显降低，温度升高，有利于高空的动量下传，产生数日大风。当长波槽稳定在高原西部时，大风间歇出现。

(二) 高空槽

指西风带中的槽或小波动，此类系统移速较快，出现次数频繁。午后过境时因受热力作用，常可形成大风。

(三) 积雨云 (Cb) 过境

形成夏季大风常是积雨云（Cb）过境时产生的。

出现连续数日大风的高空系统，主要是受一个移动缓慢的深厚大槽控制，当槽影响高原就开始出现大风，直至槽线移出大风才结束。如 1974 年 2 月，里海有一深厚大槽缓慢东移，配合强锋区，造成 2 月上旬全区性的连续大风日数。其次当乌拉尔山高压脊前面的低槽在天山至咸海之间，槽线静止或形成横槽，强锋区维持于藏北，这种形势也有利于连续大风现象的产生。

四、沙尘天气

在“第一届全国沙尘暴专家委员会第一次会议”上，将沙尘天气分为浮尘、扬沙、沙尘暴和强沙尘暴 4 类。随着我国经济的迅速发展和人民生活水平的迅速提高，人们对环境条件的要求愈来愈高。针对沙尘天气的研究，我国已有一些研究成果，但西藏气象部门对全区沙尘天气的研究还有一定的局限性，下面主要是针对西藏雅鲁藏布江中游地区的沙尘天气时空分布规律和移动路径进行了分析研究，可作为制定相应的防御对策的依据。

发生在西藏自治区雅鲁藏布江中游（拉孜以东，加查以西）谷地冬春（主要为雨季来临之前的春季）季节的沙尘天气是当地特殊的地理环境和气象条件所导致的自然现象。这个地区属于干旱和半干旱地区，尤其是分布于雅鲁藏布江、拉萨河和年楚河等河流沿岸的河漫滩、低阶地、冲积洪积扇等地貌多为沙地、稀疏草地、稀疏低矮灌木及旱作耕地，植被较少，当春季地面回暖解冻时，地表裸露，多细沙土。出现大风天气时，沙尘弥漫，在本地及大风经过的地带形成沙尘天气。如 2001 年 1 月 26～28 日，拉萨河谷及贡嘎附近的河谷地带出现了较大规模的沙尘天气，拉萨市区的能见度小于 10 千米，贡嘎机场也出现了较强的沙尘天气，造成 3 天内所有进出港航班延误，给旅客及市民的出行带来了极大的不便。人们认识到沙尘天气不仅仅是一种自然现象，他的严重程度和频繁出现同时也涉及到生态和环境问题。

（一）沙尘天气的时空分布规律

1. 沙尘天气的空间分布

首先给出多年平均的沙尘（扬沙、浮尘、沙尘暴的合计）出现日数（图 6.4），从图中可以看出，雅江中游地区沙尘天气的分布存在两个高值中心，一个以拉孜为中心，另一个以泽当、贡嘎为中心，拉孜的年平均沙尘日数最多，为 37.9 天，泽当则次之，年平均沙尘日数达到 28.1 天。两个不同的区域中心表明了沙尘天气在雅江中游西段（尼木以西包括尼木）和东段（尼木以东）存在一定的差别，计算表明，其中雅江中游西段的沙尘天气占整个中游地区的 53%，而东段的沙尘天气则占到中游地区的 47%。在 8 个测站中，拉孜的沙尘天气最为严重，他的沙尘天气占到整个中游地区的 26%，占到中游西段的 49%。

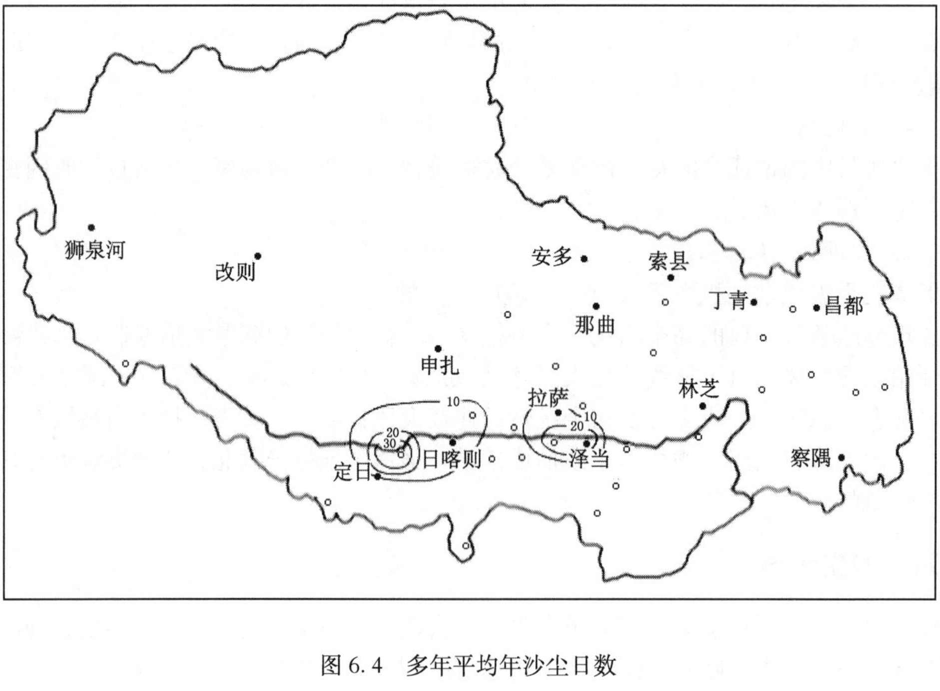

图 6.4　多年平均年沙尘日数

扬沙、浮尘、沙尘暴的地域差别。扬沙、浮尘、沙尘暴 3 种不同天气类型的地域分布是有差别的（表 6.3）。扬沙分别以拉孜和贡嘎为中心，拉孜和贡嘎年平均 20.6 天，浮尘则以拉萨最多，而沙尘暴以拉孜和泽当为高值中心，其中拉孜达到年平均 16. 9 天，泽当达到 10. 6 天。

表 6. 3 扬沙、浮尘、沙尘暴天气的多年平均日数（天）

站名	扬沙	浮尘	沙尘暴	合计
拉孜	20. 6	0. 4	16. 9	37. 9
南木林	8. 6	0. 5	2. 5	11. 6
日喀则	9. 5	0. 1	4. 2	13. 8
尼木	4. 2	0. 6	0. 3	5. 1
贡嘎	20. 6	1. 1	3. 4	25. 1
拉萨	9. 9	1. 4	3	14. 3
泽当	16. 9	0. 6	10. 6	28. 1
江孜	6. 3	0. 4	1. 9	8. 6

2. 沙尘天气的时间变化规律

雅鲁藏布江中游地区属于典型的高原温带季风半干旱气候区，图 6. 5 中给出了冬春季（10 月至翌年 4 月）沙尘天气平均出现日数占全年日数的比例。结果表明，8 个测站的沙尘天气主要集中在冬春季，最少的都达到了全年的 93%。图 6. 6 为中游地区沙尘日数的历年变化趋势，从图中可以看出，沙尘天气日数呈波状逐年下降趋势。在 1979—2000 年的 22 年中，1984 年沙尘日数最多，达到 270 次，1999 年最少，仅为 59 次。

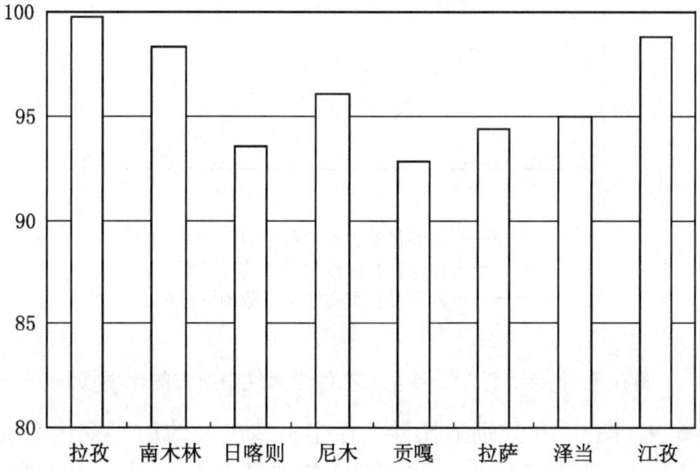

图 6. 5 冬春季沙尘日数占全年的比例（%）

对沙尘天气的年代际分析表明（表 6. 4），20 世纪 60 年代以来沙尘天气出现次数在逐年代减少，平均递减率为 29%/10 年，其中减少最快的为 90 年代，较 80 年代减少了 57%。

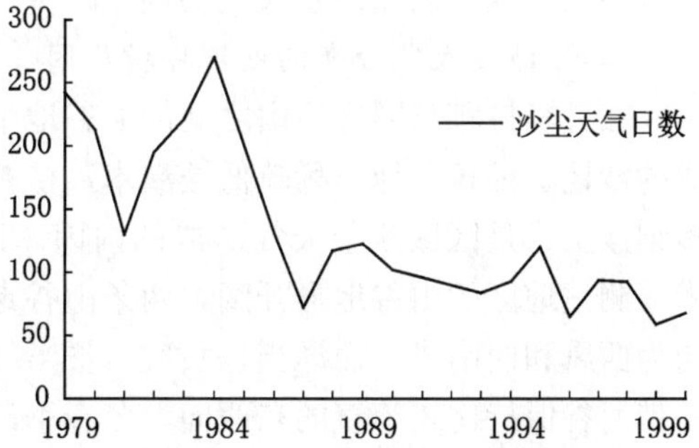

图 6. 6 雅鲁藏布江中游地区沙尘日数的历年变化

由于沙尘天气由扬沙、浮尘、沙尘暴 3 种程度不同的天气现象组成，因此，我们有必要分析3种不同天气类型天气的贡献率的变化情况。图6.7给出了这3种天气占沙尘天气历年百分率的变化情况。从中可以看出，扬沙日数所占的百分率最大，并且呈逐年递增的趋势，在最多的1996年达到97%，而最少的1980年也达到52%。浮尘所占的百分率最小，沙尘暴次之。沙尘暴所占的百分率也呈下降趋势，但浮尘所占的百分率没有十分明显的变化。

表6.4　沙尘天气的年代际变化

年代	沙尘天气总和	逐年代递减率
20世纪60年代	986	/
20世纪70年代	874	11%
20世纪80年代	726	17%
20世纪90年代	312	57%

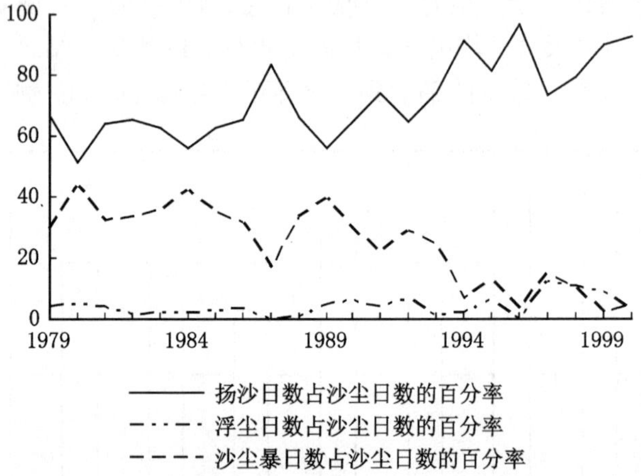

图6.7　扬沙、浮尘、沙尘暴在沙尘天气中所占的比率（%）

图6.8、图6.9、图6.10分别为扬沙、浮尘、沙尘暴的历年变化情况。扬沙从1979年的161次下降到2000年的53次。浮尘在22年中最多为11次，最少为0次。沙尘暴日数的下降趋势最为明显，从1984年的113次下降到1999年的1次。扬沙和沙尘暴的下降趋势导致了这个区域沙尘天气的逐年减少。

（二）沙尘天气分布的地理环境原因

在喜马拉雅与冈底斯山之间的河谷地带多为农耕地，土质疏松。地貌多为河流冲积形成的沙地、稀疏草地、稀疏低矮灌木，植被较少，特别是春季地面回暖解冻，地表裸露，多细沙土，是区域沙尘天气形成的内因。以拉孜为例（图6.11），平均海拔高度为4000米，测站地区的山谷地形开阔，两条山谷走向分别为东西向和西南东北向，冬春季最多风向为西风和西南风。而泽当、贡嘎（图6.12）位于雅鲁藏布江中游宽阔的河谷地带，这一带河谷保持比较笔直的东西向，冬春季最多风向为西风。风沙地貌是本段河谷内一种突出的地貌现象，有新月形沙丘、沙丘链、沙垄、格状沙丘以及沙包等，其中沙丘分布较广，他们覆盖在心滩、河漫滩、阶地、洪积扇甚至谷坡上，有的甚至覆盖到相对高度达

500 米的山地，这种沙质地表（黄色）的广泛分布促进了沙尘天气的产生（图 6.13）。日喀则、泽当同位于雅鲁藏布江河谷中，因两处河谷宽窄不同，日喀则全年大风日数约 33.7 天，泽当则将近 53 天，使泽当发生沙尘暴的次数比日喀则多 6.4 天。以上事实说明，干旱或半干旱区与盛行气流一致的较宽的河谷地带在冬春季较容易出现沙尘天气。

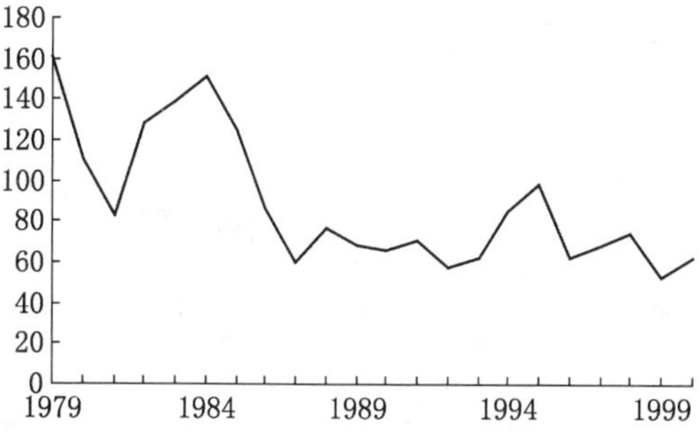

图 6.8　扬沙日数的历年变化

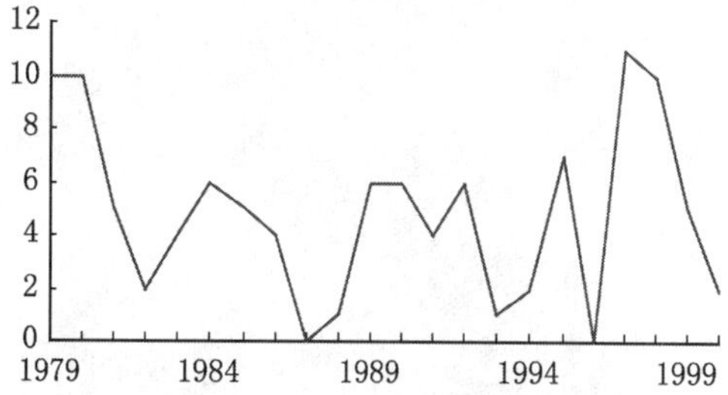

图 6.9　浮尘日数的历年变化

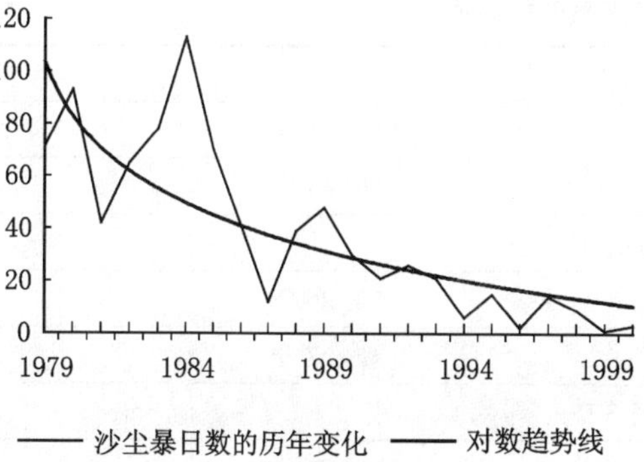

图 6.10　沙尘暴日数的历年变化

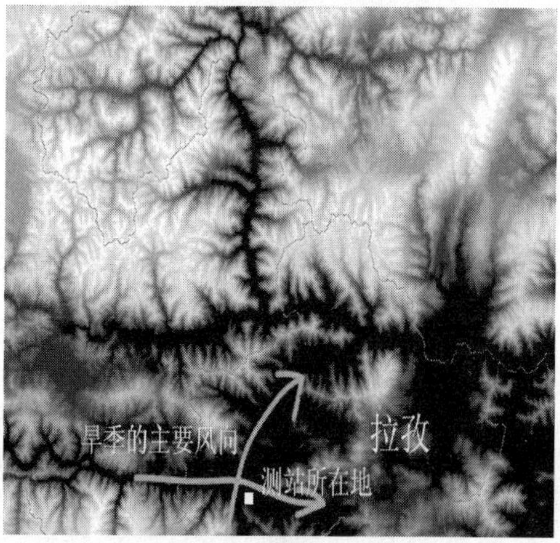

图 6.11　拉孜附近地形及冬春季最多风向

（三）沙尘天气的源地分析

对沙尘天气源地的分析无疑对研究沙尘天气起源及其防治具有重大意义。沙尘天气源地一般是在沙尘天气过程中处于最上风方向的地区。由于高原地区的大风具有明显的日变化特点，一天中大风多出现在午后 14～20 时，占总次数的 80%以上，其他时间出现次数很少。一日中大风出现和最高气温出现的时间是一致的。也就是说，高原加热作用最强的时间正是大风出现最多的时间，也正是大气层结最不稳定的时段，很容易引起高空风的动量下传。另外，这一带峡谷西段的由窄变宽也促使峡谷风在宽谷区域的发展，综合以上原因，高原热力作用造成的大气层结不稳定和地形原因是河谷西段成为该区域大风产生的直接原因，并由于地表原因而导致沙尘天气的产生。

（四）沙尘天气的移动路径

由于高大的山体等地形因素对沙尘天气有明显的阻挡作用，使得雅鲁藏布江中游河谷地区大部分地点的沙尘天气很难发展壮大，但在局部地区能有所发展，这种特点在贡嘎、扎囊、泽当一线的宽谷地带表现得最为明显。

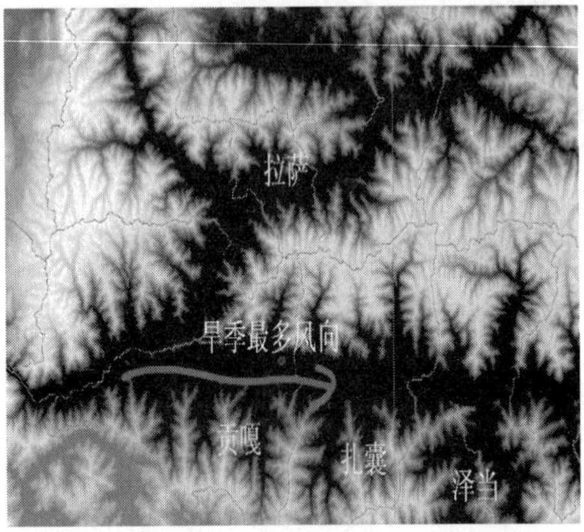

图 6.12　泽当、贡嘎附近地形及冬春季最多风向

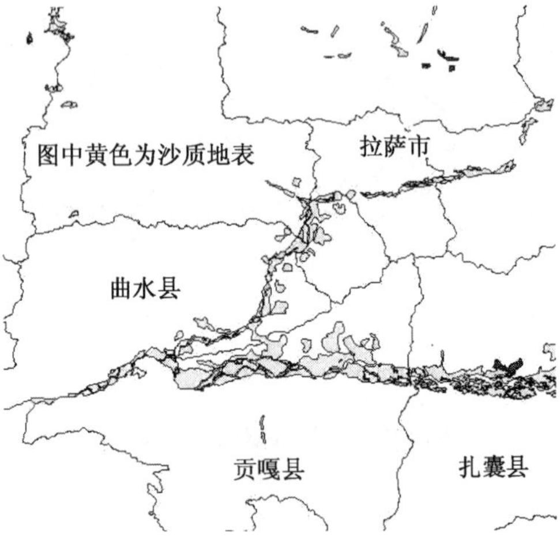

图 6.13　河谷地带沙化土地分布

表 6.5　大风或沙尘天气开始时间

2001 年 1 月 22 日	
贡嘎	17 时 21 分
泽当	18 时 45 分
2001 年 2 月 12 日	
贡嘎	15 时 26 分
泽当	15 时 37 分
2001 年 2 月 5 日	
贡嘎	16 时 22 分
泽当	17 时 53 分

分析表明，贡嘎县与曲水县交接的区域是沙尘天气的源头所在，当该区域的大风形成后，直接向东或向东北方向前进，沿途挟河谷流域旱作耕地上的细土和河流冲积形成的沙子形成沙尘天气。移动路径为：曲水→贡嘎→扎囊→泽当（图 6.14），从表 6.5 中的数据可以很明确地看出大风或沙尘天气在该路径上的移动情况。2001 年 1 月 22 日 17 时 21 分，贡嘎开始有大风和扬沙天气，在 18 时 45 分到达泽当。2001 年 2 月 12 日贡嘎 15 时 26 分形成大风，而泽当于 16 时 32 分形成沙尘暴。由于河谷西段沙尘源地处缺乏数据，无法详细计算沙尘天气的的移动速度。

综上所述：（1）中游地区存在两个沙尘天气中心，一个以拉孜为中心，另一个以贡嘎、泽当为中心。扬沙天气以拉孜、贡嘎为中心，沙尘暴则以拉孜、泽当为中心。

（2）中游地区的沙尘天气主要发生在冬春季（10 月至翌年 4 月），并呈逐年减少的趋

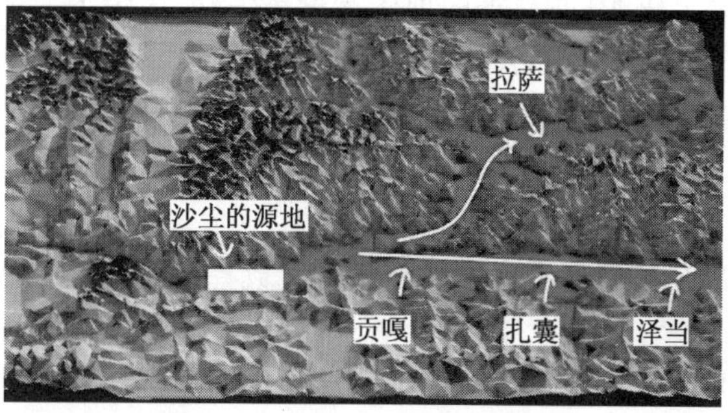

图 6.14 沙尘天气的移动路径

势，扬沙、沙尘暴的减少贡献最多，沙尘暴的减少趋势最明显。

（3）地形和气候总体条件表明，干旱或半干旱区与盛行气流一致的较宽的河谷地带在冬春季最容易发生沙尘天气。大风形成的地方一般就是沙尘天气的源地。大风移动路径上的地表状况决定着是否能形成沙尘天气。

（4）河谷的地理地貌性质决定着沙尘天气的移动路径及移动距离的长短。

五、影响及对策

大风吹散牧群，伤害牲畜，破坏牧场，风蚀土壤，使越冬作物根系裸露在外，造成死苗。大风的方位主要集中在 3 个方向上：即西、西南西、西北西。藏北高原地势开阔，大风的方位尤以西风为最多，如那曲占 66.2%。上面 3 个方位约占 90%，其他方位几乎没有出现。河谷地区的大风方位多数与河谷走向一致。如拉萨河谷是西南至东北走向，大风方位也以偏西南为主，西南、西南西、西 3 个方位占 48%。

实践证明，植树、种草、增加植被等生态工程是降低其发生频率、减少其危害的最佳途径。

（注：风灾资料的收集始于 1966 年）

第二节 公元 1966 — 2002 年的风灾害

1966 年 3 月 6 日和 3 月 23 日，那曲地区部分地方遭受 12 级大风袭击，气温急剧下降，牧民的帐篷被狂风撕破，牧草被卷走，畜群被吹散，那曲县住院部 30 间房屋被揭盖 23 间。

1968 年 3 月 30 日，泽当遭受大风袭击，风速达 20 米/秒，将山南地区邮电局营业室门窗刮倒，并刮倒 10 余根电线杆。

1971 年 2 月 1 日，聂拉木遭受风灾，风速大于 40 米/秒，县粮库房顶被刮走 80 余米。

1972年 2月8日上午10时，那曲地区遭受12级暴风袭击。暴风卷走那曲地直机关70余间屋顶，损失5万多元，班戈、申扎、安多、那曲、聂荣5县及比如、嘉黎部分地区损失严重。受灾后，那曲地区革委会给受灾的5县解决抗灾饲料12.5万千克。

同年，萨迦风力达7～8级，不少羊只被吹走，行人行走极难，一些屋顶被刮掉。

1973年 2月中旬，尼玛县出现大风天气，造成牲畜死亡。

1974年 1月4日至2月3日，当雄纳木湖地区发生风灾，刮跑、冻死各类牲畜154头（只匹）。

2月4日、8日、13日，藏北一线出现持续性大风，风力普遍达12级，造成申扎、班戈、那曲、安多、聂荣、比如等6个县35个区的风灾区，其中受灾的牲畜约计500万头（只匹），严重的有300万头（只匹）左右。这次大风灾害，邦扎草基本刮光，造成牲畜严重缺草，膘情迅速下降，加之气温的骤降，造成牲畜流产、早产、缺奶、疾病相继出现。

3月20日，聂拉木遭受风灾，风力达11级，县气象站、运输站部分房屋铁皮和屋架被风吹掉。

1976年 2月26日，定日县刮大风，风速大于40米/秒，县里部分屋顶被风刮掉。

1984年 1月28日，那曲各县（处）普遍遭受风灾，最大风力超过12级，风速36米/秒以上。这次风灾来势猛、范围大，特别是那曲、安多、文部、双湖等县（处）最为严重，据不完全统计，各县（处）和地直机关掀翻铁皮、屋顶13268平方米，直接经济损失百万元以上。

12月20日，比如县出现了24米/秒的大风天气，县车队的住房屋顶被大风刮走。

1987年 1月7～24日，浪卡子县连续遭受9～12级大风袭击，致使70%的冬春草场的牧草被大风刮走，779只怀孕母羊被迫转场，途中死亡433只，损失率达55.6%。

同年，定结、岗巴、萨嘎、昂仁4县遭受风灾袭击，刮断刮倒通讯电杆1537根，部分房屋、仓库倒塌。

1988年 1月20日至2月13日，文部、巴青县境内遭受风灾。

1989年 1月6日至3月2日，班戈、申扎县连续降雪后又普遍遭受大风袭击，大风持续44天，最大风力达12级以上，雪灾、大风及强降温，造成大批牲畜死亡。1月15日～2月1日，申扎县由于遭受风灾，全县共刮跑帐篷369顶、牛羊皮213张，吹倒牛羊圈91个，掩埋161个，吹坏刮跑挡风棚159个。

1990年 6月20～21日，八宿县连续刮大风，使帮达的嘎玛通尼村、略觉、普龙、拉根、白马、吉达5乡的河谷地带农作物发生倒伏，倒伏面积533.6公顷。

1991年　1月开始，阿里地区连续出现7～8级大风，持续时间长达3个月之久，改则、措勤、革吉和日土县部分地区连遭8～12级大风袭击。

2月初至4月底，那曲地区西部的文部、双湖两个办事处遭到大风袭击，风力均在6～7级以上，经济损失33.14万元。

1992年　2月15日，昂仁、岗巴、康马等县连遭大风袭击，风力达6～7级，最高达8～9级，使牲畜死亡14220多只。

6月20日17时20分，那曲镇遭到龙卷风袭击，直接经济损失73万元。

6月26日18时，龙卷风袭击那曲镇，直接经济损失20万元。

1993年　4月3日14时40分，聂荣县遭龙卷风袭击，直接经济损失34.96万元。

5月30日19时50分，嘉黎县出现龙卷风，风速15米/秒，直接经济损失36万元。

1994年　1月17日凌晨2时，八宿县然乌乡遭受龙卷风袭击，以列古村为中心的然乌湖地带为风暴中心，该村遭风灾约40分钟左右，龙卷风刮倒大松树2棵、吹断大松树4棵、刮倒草架13个、刮断草架17个、刮走畜饲草19200千克、青稞秸秆1650千克，风灾使35户受灾。

1月初开始，措美县普降小到中雪，并伴有4～5级大风，使得牲畜不能正常放牧、膘情迅速下降，到18日止，仅古堆乡就死亡牲畜315只。

春季，那曲地区交通局、地区影剧院遭受龙卷风袭击，直接经济损失110多万元。

1995年　3月11～26日，康马县遭受风灾袭击，风力达8级，草场的草被刮走或被沙土掩盖，受灾牲畜14余万头（只），死亡1371头（只）。面对灾情，康马县领导深入各牧场组织群众生产自救并安排群众生活，调运饲草67279千克，草粉1万千克，饲料8825千克，牛粪16004千克。

1996年　3月22日后，改则、措勤、革吉发生10～12级大风，加之是雪后大风，造成大批牲畜死亡，经济损失无法估算。

6月20～21日，八宿县连续刮大风，使帮达的嘎玛通尼村、略觉、普龙、拉根、白玛、吉达5乡的河谷地带农作物发生早、中期倒伏，倒伏面积533.6公顷。

1997年　2月11～18日，定结、谢通门、岗巴、萨迦、吉隆、拉孜、白朗、江孜、定日、日喀则市、仁布、昂仁、聂拉木、南木林等14个县普遍遭受风灾，风力在8到12级以上，其中定结、拉孜、谢通门3县的风力达11级以上，风速在30米/秒左右。日喀则全地区遭到暴风袭击的人口达47万人，其中因风灾死亡1人，倒塌房屋76间，暴风掀翻铁皮房顶930平方米，吹倒电杆87根，大小树木870株，倒塌棚圈2009个，致瞎和受伤牲畜万头（只），直接经济损失460余万元。

2月中旬，措勤、革吉2县，连刮8～11级大风，使部分牧民的房屋门窗被吹毁，屋顶被掀翻，多数房屋的墙皮被吹掉，被毁帐篷和羊圈达数百个。

2月至3月中旬，浪卡子、洛扎、错那、隆子、措美等县陆续出现不同程度的暴风天气，致使5县26个乡、12万人口，39万头（只）牲畜受灾，损坏民房23间，倒塌棚圈185个，死亡牲畜1089头（只、匹）。其中浪卡子县遭受11级大风袭击，40％房顶铁皮被刮掉，草场干草被刮走。

1999年 2月下旬至3月上旬，那曲地区出现了8～11级大风天气，尤其是3月上旬，风力大，最大风速达到36米/秒，昼夜不停，牧草连根刮走，牲畜逐渐死亡，损失惨重。3月8日，索县从6时06分至20时，一直持续刮大风，风力9级（25米/秒），15时，索县贸易公司索城旅社被大风吹翻屋顶，造成几万元损失，受灾面积160多平方米。3月9日14时30分左右，又开始刮10～12级的大风，索县连队厨房被大风吹翻，受灾面积40平方米，同时，亚安乡希望小学学生宿舍房顶被大风吹翻，受灾面积20多平方米。

3～5月，阿里地区及那曲地区西部持续发生风灾，平均风力7～11级，致使大量的牧草被大风刮走，草场干枯，牲畜缺草，造成膘情下降，母畜流产严重，加剧了牲畜死亡。据统计阿里地区因风灾造成牲畜死亡达3.32万头（只、匹），死亡率1.45％；那曲地区死亡牲畜7.85万头（只、匹），死亡率2.51％。大风掀掉房顶965间，刮坏帐篷1365顶，毁坏棚圈1084个、暖棚119间。

4月20日17时11分，那曲武警支队机动二支队遭龙卷风袭击，直接经济损失30万元。

2001年 1～4月，那曲地区遭受了严重的风灾，风灾涉及范围大、来势猛、持续时间长，尤其是西部几个县不分昼夜遭受大风袭击，最大风力在11级以上，风速达36米/秒。因风灾使一部分群众帐篷和地县机关干部职工住房屋顶被掀掉，损坏房屋1509间31792平方米，吹毁帐篷9165顶，致使部分机关干部和群众居住困难，直接经济损失达727.44万元。同时，大量牧草被刮跑，草场遭受严重破坏，水源被沙土堵塞，加剧了草场缺水的矛盾。中西部地区地处平滩和迎风坡的牧草有30％～50％被刮走，部分县的草场有1/4的面积被沙土覆盖，导致草场沙化严重和人畜饮水困难。大风还吹毁牲畜暖棚355个，畜圈560个，埋没畜圈286个。由于风大，牲畜无法睁眼，食草困难，膘情普遍下降，造成大畜死亡增多，孕畜流产严重。据安多、比如、尼玛、班戈、申扎、双湖6县（区）统计，因风灾死亡牲畜3.6万头（只、匹），丢失羊265只。烧坏供电变压器3台，损坏太阳能发电站4处，刮倒高压电线杆13根，查龙电站烧毁设备损失达到28.82万元，比如县刮断吊桥6座。此次风灾共造成直接经济损失1929.03万元。

第七章　雷电灾害

第一节　概　　述

雷暴是发生在伴同雷电现象的中小尺度对流天气系统之中，出现时必有强烈的积雨云活动，它是大气中伴有雷声的放电现象。

一般地讲，多积雨云的地区，雷暴现象也相应地多，西藏地区全年皆可出现积雨云，且成雷率高，是全国出现雷景比例最高的地区。高原上的雷暴日数比同纬度我国平原地区和太平洋、伊朗高原等地多出 2 倍以上，甚至有的多到 10 倍，成为北半球同纬度地带雷暴日数最多的地区。

一、雷暴日数的时空分布特征

（一）雷暴日数的地理分布

如图 7.1 所示，沿江一线及那曲地区是西藏高原上雷暴最多的地区，在雷暴多发区，

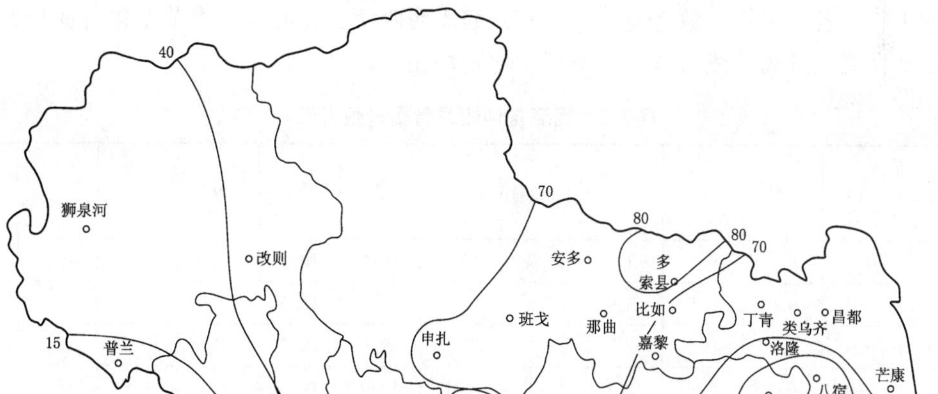

图 7.1　西藏年平均雷暴日数分布图

有三个高值中心：一个是索县，年雷暴日数达到86.6天；一个是贡嘎，年雷暴日数为81.7天；其次，沿江的日喀则至江孜一线年均雷暴日数也在70天以上，江孜以75.5天成为又一高值中心。阿里地区、林芝地区、昌都地区及南部边缘地区雷暴相对较少，其中波密全年雷暴日仅9.5天，为全区最少。

西藏地区雷暴的分布与我国东部地区有较大的差别。东部地区雷暴一般随纬度的增高而减少，但在西藏，由于高原大地形和它特殊的热力作用因子所致，这种由纬度因子决定的雷暴分布规律被改变，形成了以高原主体为中心的分布形势。

（二）雷暴的年代际变化

近30年西藏各地雷暴的年际变化特征各有差异，位于多暴中心的索县、贡嘎近30年雷暴总体上呈现出减少的趋势。而日喀则至江孜多雷暴区近30年雷暴日数却表现为前期减少，后期增多的趋势，见表7.1。

表7.1 西藏雷暴的年代际变化（天）

年代	拉萨	泽当	昌都	那曲	狮泉河	林芝	日喀则	贡嘎	索县	江孜
20世纪70年代	74.6	73.1	58	82.3	20.7	30.3	76.9	84.8	95.5	76.7
20世纪80年代	69.7	66.3	46.2	77.3	16.4	27.5	69.5	82.3	86.8	71.3
20世纪90年代	67	61.9	49.7	77	13.9	29.9	72.2	80.8	76	78.6

（三）雷暴的季节变化

由表7.2可见，西藏大部分地区雷暴主要出现在4～10月份，占全年雷暴日数的90%以上，个别地方达到100%。由于高原上冬季也有积雨云生成，因此，部分地区冬季也有雷暴发生。每年4月全区雷暴日数开始明显增多，沿江的拉孜至尼木段、那曲地区大部及定日、八宿、察隅6月增多最快，其他地区5月增多最明显。而每年的10月，随着干季的来临，各地雷暴日数迅速减少。有研究表明西藏雷暴的这种季节变化特征与大气环流的季节性突变及高原热力作用的季节变化密切相关。

表7.2 西藏各地逐月雷暴日数（天）

站点＼月份	1	2	3	4	5	6	7	8	9	10	11	12
拉萨	0.0	0.0	0.1	2.4	8.3	12.7	18.1	16.2	11.2	1.5	0.0	0.0
泽当	0.0	0.0	0.5	2.9	7.6	12.3	16.8	15.7	10.0	1.1	0.1	0.0
日喀则	0.0	0.0	0.1	1.7	6.6	13.0	19.0	19.7	11.6	0.9	0.0	0.0
昌都	0.0	0.1	0.5	2.7	6.1	9.4	12.2	10.5	7.9	1.8	0.1	0.0
林芝	0.0	0.2	1.7	5.0	4.4	3.5	4.4	4.2	3.5	2.3	0.2	0.0
那曲	0.0	0.0	0.1	1.6	8.9	17	18.3	16.7	14.0	2.2	0.1	0.0
狮泉河	0.0	0.0	0.0	0.0	0.9	2.0	6.3	6.9	0.8	0.0	0.0	0.0

（四）西藏雷暴的日变化

就全区平均状况，雷暴主要出现在13时至翌日02时，占98%，03时至12时仅占2%。从区域分布来看，昌都地区及沿江一线主要出现在13时至翌日02时；林芝地区和南部边缘主要出现在 14 时至 20 时及 02 时；阿里地区主要出现在 12 时至翌日 05 时；而那曲地区主要出现在 12 时至翌日 03 时（见表 7.3）。

表 7.3 各区雷暴出现时间

项目＼地点	阿里地区	那曲地区	沿江一线	林芝地区	南部边缘	昌都地区
主要出现时间（时）	12～05	12～03	13～02	14～20 及 02	14～20 及 02	13～02
集中出现时间（时）	14～23	13～22	15～24	16～18	16～18	15～20

西藏雷暴还具有出现次数频繁，生命史短的特点。高原上不仅多雷暴，而且在一个雷暴日内，雷暴出现次数频繁。据统计，一般 1 个雷暴日内可出现 5 次雷暴，多的可达 9 次以上，如索县 1974 年 7 月 10 日仅白天（08～20 时）就出现 9 次之多。雷暴在一天内虽然多次发生，但维持时间较短，有 60％以上的雷暴持续时间在半小时以内，昌都地区、南部边缘及林芝的大部地区甚至达到 70％～80％，比我国同纬度地区的武汉要短一倍左右。

二、雷暴的初、终期及间隔日数

西藏的初雷日在 3 月中旬至 6 月上旬，其中以东南部、南部边缘地区的雷暴初日为最早，那曲地区大部、雅江中游大部分地区雷暴初日在 4 月中下旬，东北部大部份地区雷暴初日是在 4 月上旬，藏东三江流域雷暴初日在 4 月中下旬到 5 月中下旬。位于南部边缘的聂拉木多年平均雷暴初日出现在 3 月 11 日，是西藏雷暴出现最早的地方，而西部的狮泉河雷暴初日在 6 月 1 日，是西藏雷暴出现最晚的地方。

西藏雷暴终日在 8 月中旬至 10 月中旬。雷暴终日以藏东、阿里地区、南部边缘地区结束的最早，其余地区雷暴终止日期在 9 月下旬至 10 月中旬。波密雷暴终日最早为 8 月 19 日，嘉黎终日最晚为 10 月 15 日。西藏初、终雷暴的间隔日数大都在 100 天以上，其中昌都地区北部、那曲东部、沿江下游的泽当至林芝段及隆子达到 180 天以上。其中林芝间隔日数最长达 214 天，狮泉河的间隔时间最短仅 94 天（见图 7.2）。

三、雷暴分区

随着经济的繁荣发展，雷暴带来的灾害已日益为人们所关注。一般西藏雷暴多发区也是全区人口较为密集的地方，林立的建筑物和纵横交错的通讯及电网设施，极易遭到雷电袭击，使这些地区雷暴的危害度增加。相对而言，中东部是西藏雷暴易灾区，而西部及南部边缘等地，地广人稀，雷暴致灾率相对较低。

由于缺乏有关雷暴方面的详实资料，因此，我们在进行分区时，以台站雷暴资料进行统计分析，将西藏雷暴大致分为四个区域（图 7.3）：

（Ⅰ）强雷暴区。该区主要包括那曲地区大部、日喀则至江孜、拉萨、贡嘎、墨竹工卡等地，年雷暴日数在 70 天以上。

（Ⅱ）多雷暴区。该区主要包括昌都、丁青、嘉黎、比如及沿江的拉孜、尼木、浪卡子、泽当、加查等地，年雷暴日数在 50～69 天。

（Ⅲ）中雷暴区。该区包括改则、定日、南木林、米林、林芝、类乌齐、左贡、芒康及帕里等地，年雷暴日数在 20～49 天。

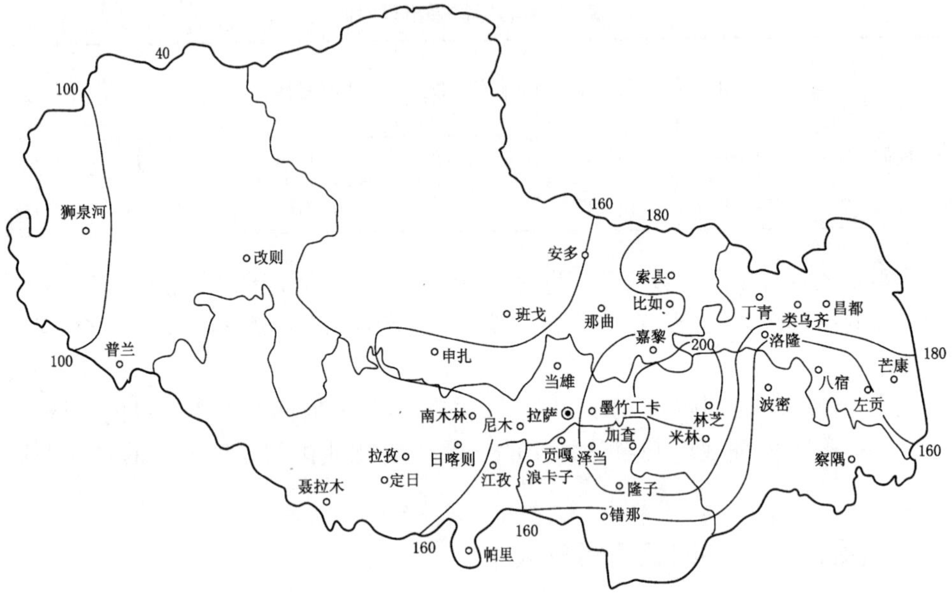

图 7.2　西藏雷暴的初终间日数

（Ⅳ）少雷暴区。该区包括阿里地区大部、东南部、南部边缘大部及洛隆和八宿，年雷暴日数少于 20 天。

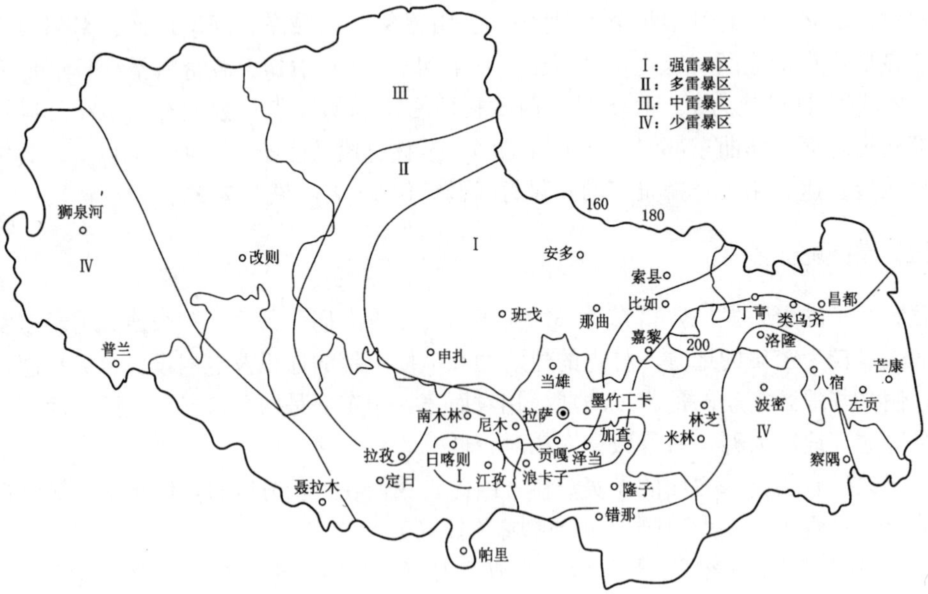

图 7.3　西藏雷暴分区图

四、防御对策

由于受西藏整体经济发展水平的影响，西藏的防雷工作尚处于起步阶段，防雷减灾方面的很多工作尚需进一步加强，特别是在雷电灾害的调查研究，雷电灾情上报制度，防雷相关课题的研究等方面还需进一步加强。

（一）加强防雷检测

1. 随着时间的推移或雷击次数的增多，防雷装置将会不断锈蚀或性能下降，最后失去防雷效能。此外，建（构）筑物结构的改变也可使原有合格的防雷装置失效或出现新的不合格因素。如目前普遍存在的建筑物加层、屋面维修以及在建筑物上增设各种铁塔、天线、太阳能热水器、电气设施等都有可能破坏原有的防雷装置，危及防雷安全，因此，对防雷装置进行定期检测有利于及时排除雷灾隐患。

2. 目前信息网络系统迅速普及，大量电子设备广泛应用，而这些设备是雷电灾害的重灾区，因此，定期检测检查是发现问题并完善防雷措施的重要条件，对保护信息网络和大型电子设施至关重要。

3. 随着市政建设的快速发展，许多易燃易爆场所，包括加油站、液化气站、化工仓库，一旦遭受雷击，后果将非常严重，因此，要根据相关规定对此类场所的防雷装置作检测。

4. 目前大量的防雷装置都是在没有进行设计审核、施工监督以及竣工验收的情况下投入使用的，定期检测也是及时发现设计施工质量问题，及时有效排除雷灾隐患的重要手段。

（二）加强防雷工程专业设计施工单位资质与资格管理

要做好防雷工程的质量管理工作，必须对从事此项工作的单位（个人）的资质（资格）进行严格把关，在源头上杜绝安全隐患的发生。防御雷电灾害是一门专业性很强的学科，防雷工程又是一种专业性很强的专业工程，其防雷设计规范不单单指建筑物防雷，还包括易燃易爆场所防雷、石油化工防雷、弱电设备防雷、电力与用电防雷、通信系统防雷、计算机网络系统防雷、闭路监视电视系统防雷等 76 种防雷设计规范。所以从事防雷工程专业设计施工的单位必须具备一定的条件，从事防雷业务的人员必须经过专业培训。这既是对从业单位和从业人员权益的保护，也是对业主的负责。

（三）加强防雷工程图纸审核、施工监督与竣工验收

图纸审核是保证防雷工程质量的基础，防雷工程图纸设计的不合格是产生防雷安全隐患的重要原因之一。因此，对防雷工程的图纸在交付施工前必须按规定进行图纸审核。

防雷工程的质量监督、竣工验收是保证防雷装置质量的重要措施。由于新建建（构）筑物防雷装置绝大部分属于隐蔽工程，如果防雷装置不按设计方案施工或者施工质量达不到技术要求，一旦发生雷电灾害，将会造成难以弥补的损失。竣工验收是对防雷装置质量的评价，也是保证防雷装置质量的最后关口，因此，要按规定对防雷装置的质量监督和竣工进行验收。

（四）加强防雷灾害调查统计和雷击事故鉴定

在雷灾发生后，由防雷减灾机构及时组织专业人员对雷灾事故进行调查鉴定，并提供雷电灾害分析和整改方案，以此增强对雷电灾害的防御能力。

另外，还应加强防雷工作的规范化、制度化管理，加强防雷减灾科技含量和加强防雷案件查处力度。

第二节　公元1991—2002年的雷电灾害

1991年　6月，南木林县遭受雷雨袭击，造成2人被雷击死亡，1人受伤。

1992年　7月4日～30日，山南地区雷击27头牛，当场死亡17头。

1995年　7月12日，扎囊县扎囊沟卓于乡“7·12”雷阵雨，雷电致3人死亡。

1996年　7月16日下午，洛隆县新荣、俄西、康沙3乡部分行政村遭受冰雹袭击，有4头牛受雷击死亡；7月18日18时至18时15分，八宿县同卡乡的俄觉、卡顶、亚同等3个行政村的10个自然村遭受冰雹袭击，村民四朗罗布的住房被雷电击倒1.5米。

1997年　6月30日，错那县卡达10村，降雷阵雨时，被雷电击死山羊35只。

1998年　7月6日，仁布县然巴乡马日村1人被雷电击死。

1999年　5月30日，索县永纳乡，雷击死1名8岁男孩和1匹马，县城内雷击死1名30多岁的尼姑，烧坏电视机1台，电信局电话3部。

7月下旬至8月中旬，阿里地区噶尔县，雷电击死3人。

2000年　6月中旬，日喀则地区连续降雨，雷击死亡1人。

7月，自治区监狱，因雷击坏监视监控设备，直接经济损失15万元。

8月份，布达拉宫遭雷击。

2001年　6月，位于堆龙德庆县的西藏自治区劳教局，由于雷电波侵入，击坏高压避雷器2台、20千安的避雷器2台、电话传真机1部。

7月，西藏自治区博物馆，监控系统和短波通信设备遭雷击，整个监控系统无法工作，击坏电视机若干台，直接经济损失40万元；同月，拉萨市布达拉宫一座彩幢被击毁，消防报警系统和若干部电话被击坏。

8月，班戈县普保乡，雷击死亡2人，房屋倒塌2间。

9月，西藏自治区水文总站的1台10个千安的UPS被击坏，同时受损的还有若干台传真机、电话等，直接经济损失近20万元。

注：雷暴灾害的资料收集始于1991年。

同年，比如县雷击牲畜死亡4只。

同年，申扎县雷击死亡3人，牲畜死亡200多只，县内电视机雷击毁坏严重，毁坏通讯设备及电视机20多台。雷电灾害情况严重。

2002年 7月3日下午16时，隆子县加玉乡六联吉雄村委会1名23岁放羊姑娘和20只山绵羊当场遭雷击死亡。

上半年，那曲地区尼玛县荣玛乡、卓瓦乡发生雷击，致死牲畜100余只，县城广播、通讯、电视线路及部分设备受损；申扎、比如、嘉黎、聂荣、巴青、尼玛等县雷击共死亡4人，伤4人，死亡牲畜181头（只、匹）。

7月29日，革吉县亚热乡赛利甫一村，1名放羊小姑娘被雷电击中，当场死亡。同时被雷电击死的还有8只羊。灾情发生后，阿里地委、行署及有关部门立即组成慰问工作组赴革吉县，妥善处理被雷电击死的小女孩事宜。

第八章　其他灾害

第一节　概　　述

一、强降温

西藏发生强降温（24 小时内降温≥10℃以上），危害地区主要在藏北和喜玛拉雅山北麓山地，出现时段集中在 11 月至翌年 2 月。强降温往往在大雪以后冷空气南下时产生，因此造成灾害。此时段正值接羔盛期，强降温造成母幼畜的死亡。因此，冬春季节的强降温也是西藏灾害性天气之一。其一，冷空气侵入西藏的主要路径，多数沿青海巴颜喀拉山脉南侧和三江流域北部南下，造成三江流域北部及索县、丁青、嘉黎、边坝等地强降温天气；其二，自新疆南部进入阿里和藏北并向南移动，可影响念青唐古拉山脉以南，雅鲁藏布江上、中游地区；其三，沿喜玛拉雅山区向东移动，影响北麓山地。

强降温最早出现在藏北和阿里高原以及喜玛拉雅山北麓山地，一般在 11 月中、下旬即出现，多数地区在 12 月中、下旬出现强降温。藏南宽谷地区较晚，要在 1～2 月才有强降温。藏东南低海拔地区没有出现强降温天气。

二、病虫害

农作物在生长过程中如受到病菌的侵袭，害虫的为害和不良环境的影响，就会引起生病、致伤乃至死亡，简称为农作物病虫害。病害主要是由于不适应环境或受病菌侵染引起的，本书不作记述。主要收录针对由于干旱引发的虫灾。

第二节　公元 1949 年及以前的其他灾害

清　道光十二年（藏历第十四绕炯土鼠—土牛年　公元 1832 — 1833 年）　土鼠年（公元 1828 年），古朗地区准达根布属下之庄稼，遭受严重蝗灾，因而减免收入之三分之一，计有粗粮九十五克十三升二合，估算约计粮二百二十四克六升五合；土牛年（1829

年），杰地、古朗[①]百姓之庄稼受蝗灾，鉴于百姓之生计以及政府马匹数有所减少，因而减免杰地之马饲料粮一百零五克以及古朗青稞及草料五百五十一克。

清　道光二十七年（藏历第十四绕炯火羊年　公元 1847 年）　达孜、彭波、林周等地发生大批蝗虫，作物被虫吃掉不少。当地头人和百姓都要求减免公差之类的负担并借粮草。

蔡地区前后二年发生虫灾，损失严重，秋收造成影响，没有完成供养甘丹寺的任务。

清　道光二十八年（藏历第十四绕炯土猴年　公元 1848 年）　隆子宗辖区自火羊年（公元 1847 年）以来，连遭旱灾蝗灾，庄稼颗粒无收。特别是本年，上、中、下大部分地区青稞、麦子荡然无存，豌豆亦有被虫吃之危险。

清　道光二十九年（藏历第十四绕炯土鸡年　公元 1849 年）　林宗[②]地区政府差民，从火羊年起，连遭灾荒，尽管如此，各项力役差、财物税仍尽心支应。但去年以前，上下地区及其附近均遭受严重虫灾，生活无着，捉襟见肘，已无力支差。种子无处可寻，无法耕种。有八户贫困者逃亡他乡，剩余者已无法在此安身。

是年，纽谿整个地区遭受严重蝗灾，秋收无望，祈请蠲免差赋。

萨当地区之庄稼，从火羊年起，连年遭受较大雹灾，土鸡年以来所有庄稼被蝗虫啃吃一空。是年更不同于他地，小麦、青稞和豌豆均被啃吃殆尽。别说支差纳税，就连当今之衣食亦难筹措，实在无法生存。

萨拉地区之庄稼，虽遭蝗灾已逾五年，但仍千方百计设法支应。对各项差税从不拖延，积极支应。收割、打场如遭雹灾一样，份地所种麦子、青稞都遭严重虫害，此后，又遭豆虫灾害，豆子远不如以往，只留稀疏秆子，而无颗粒可收。

卡孜自火羊年以来发生畜疫，损失较大，去年庄稼又遭霜、雹、蝗灾，是年四月份，蝗虫遍及整个地区，其危害重于往昔，秋收毫无指望。少数贫困户，因连年受灾，别说难于支应内外各项差赋，即生活亦无着落，变为一群乞丐。

清　道光三十年（藏历第十四绕炯铁狗年　公元 1850 年）　澎波地区庄稼遭受严重虫灾，可从伦宗库存粮中领取赏赐粮食六十、七十、八十如克。

澎达地区上年（公元 1849 年）遭受严重蝗虫灾害，可从澎林粮库领取赏赐一百五十如克青稞，今年因虫卵繁殖，可能又将受灾。

四月底，澎波又出现蝗灾。受灾者主要有政府自营地什一税上等农田约一百朵尔，青饲草基地之雄扎亚草场、杰玛卡草场，寸草未收。原抱希望于洼地所种少量豌豆，亦为蝗虫吃光，连种子、草秆都已无望。为此，逃荒后所剩之全体贫困政府差民在此无法安身，众多百姓之耕地荒芜，是年此地人畜两空，无吃无喝，百姓将逃亡。

---

① 杰地、古朗：杰地在今西藏自治区山南地区朗县；古朗是今朗县之古如朗杰区，简称为古朗。

② 林宗：林周宗的简称，今属拉萨市

清　咸丰元年（藏历第十四绕炯铁猪年　公元 1851 年）　彭波、达孜、拉唐德钦宗等都发生虫灾，面积较大，庄稼损失严重。

清　咸丰三年（藏历第十四绕炯水牛年　公元 1853 年）　自铁狗年（公元 1850 年）起，林周宗连年遭受蝗灾。迄今为止，经营收入日劣，已历经四年。是年蝗灾，小麦、青稞无收，豌豆亦被黄头黑身虫糟蹋，似已秋收无望，种子难以收回。此外，山区平原缺草，家畜已濒临死亡，长此以往，更是惨不忍睹，难以安住。

墨工谿堆今年不同于往年，上下各地蝗害蔓延，其量惊人。现除个别地块外，其余各地正采取防护措施。惟因铁猪（公元 1851 年）、水鼠（公元 1852 年）两年蝗灾严重，收成不佳，百姓生活困难，无力抗御虫灾。此番蝗虫危害庄稼，不用说粮食，就是草也难收。此类蝗虫一入农田，大小农户便有沦为乞丐之厄运。现今百姓虽对无蝗虫之农田进行灌水防虫，希望能有少量收获，但贫困百姓大都无吃无喝，故恳请政府暂时给予足够数量之赏赐。

清　咸丰四年（藏历第十四绕炯木虎年　公元 1854 年）　江谿宗上年所种庄稼遭受蝗灾，全无收成，全部农田，当年只好废置。为自立谋生，谿堆、百姓将仅有之少量粮食全部拿出，并由谿堆、稍富百姓向当事人作保，借贷种子，只种三分之二，其余均未耕种，如今别说有放债人，即到门口乞讨，亦无人施舍。因此，老人、儿童难以生存，能走者即将逃往他地，令人焦虑不安。当年口粮、种子尚未准备，可暂从策门林所属勋甲姆谿卡粮库中借给借四还五息粮二百五十、三百、三百五十如克作为口粮、种子基金。

林周连续五年发生虫灾，噶厦政府给予救济，但不能免差税。

清　咸丰五年（藏历第十四绕炯木兔年　公元 1855 年）　是年，曲水宗大量出现蝗虫，危害庄稼。

尼木地区木虎年（1854 年）出现蝗虫，在住地后边之广阔山上，漫山遍野长有茅草、酸草等，成为蝗虫集中栖息之所，遍地皆有无数虫卵。尼木不同于其他地方，所种之庄稼遭受虫灾严重，青稞、小麦只能收回种子，豌豆又被前所未有之红头虫啃吃，毫无收成。直至当年，先后不断出现蝗虫，多如水波。

前、后藏地区发生虫灾，面积甚广，危害极重。噶厦政府要求彻底消灭虫卵。

清　咸丰五年（藏历第十四绕炯火龙年　公元 1855 年）　卫藏各宗谿个别地方涌来蝗虫，如乌云飞腾，危害庄稼，若让其滞留，势必导致蔓延，逐渐危及各地，故此事要公布于众，全体动员，同心协力，全面驱赶，并在秋末铲除虫卵。

清　咸丰六年（藏历第十四绕炯火蛇年　公元 1856 年）　乃东地区去年连遭蝗灾，颗粒无收，少量家畜患畜疫，今年个别差民患瘟疫而绝户。

尼木庄稼去年连遭蝗虫危害，收成无望。由于去年蝗虫孳生，繁殖迅速，以致灾害严重。为此，集中尼木全境差民，立即全体动手，彻底消灭蝗虫，连名也不让其留下。

清　光绪十八年（藏历第十五绕炯水龙年　公元 1892 年） 近日在林周宗斋地之擦巴塘等地出现蝗虫，正在竭力扑灭中。

求仲地区（分上、下宗）发生虫灾，上宗损失大，成片状，下宗损失小，为零星状，即使如此，下宗也播耕过二至三次。当地七月开始，青稞、麦子被蝗虫吃掉一百三十克，豌豆、荞麦、油菜被吃掉六十克，庄稼颗粒无收，连秸秆均无。

清　光绪二十年（藏历第十五绕炯木马年　公元 1894 年） 铁兔年（公元 1891 年）宗嘎出现蝗虫，去年天暖时出现于地面，冬天产卵于地下。七月，宗嘎宗发生严重虫灾，将山地、平原的草全部吃光，庄稼也颗粒无收。

清　光绪二十七年（藏历第十五绕炯铁牛年　公元 1901 年） 日喀则宗属下森孜地区于四月间突然出现大量蝗虫，使三十朵尔耕地面积之庄稼颗粒无收，灾害似有继续扩大之趋势，实令人焦虑不安。

清　宣统元年（藏历第十五绕炯土鸡年　公元 1909 年） 林周一带庄稼遭受虫灾危害，地方政府要求减免乌拉差税。

清　宣统三年（藏历第十五绕炯铁猪年　公元 1911 年） 强布豁和索布果两地遭受干旱、虫灾和冰雹危害，庄稼干枯无收，要求减轻地租。

民国　元年（藏历第十五绕炯水鼠年　公元 1912 年） 卡孜遭受蝗虫灾害，不得不割青苗，只收少许劣质青稞与饲草。夏季又遭涝灾，打麦场之粮食腐烂受损，加之上年庄稼遭受严重蝗灾，别说收成，连饲草麦秆也难以收到。因此，衣食之生计无所依，甚至家畜亦逐次空绝。现今别说支应内外差役，就连耕种之土地亦无，愁吃愁穿，只能沦为乞丐。

民国　三年（藏历第十五绕炯木虎年　公元 1914 年） 拉萨周围的达孜、曲水、贡嘎等十二个地方遭受严重的蝗虫灾害。因几年来屡遭虫灾，庄稼、牧草长势不好，人们缺吃，牲畜缺草。是年拉萨地区的东部、北部地区虫灾较减，西部、南部却比过去严重，人们逃荒、饿死的不计其数，与噶伦商量，将免去所有税收一万两银子，并救济粮食和种子五万克，分给受灾的老百姓。

民国　十二年（藏历第十五绕炯水猪年　公元 1923 年） 彭波色瓦岗发生虫灾和霜灾，要求减免地租。

民国　十七年（藏历第十六绕炯土龙年　公元 1928 年） 撒拉地区求瓦附近之后山上发现蝗虫，此类蝗虫，若有卵存留，则定然孳生繁衍，严重危害庄稼。

二十世纪四十年代（具体年份不详） 六月间，温达地区沿藏布江一带上下村庄，出现较多蝗虫，且不断增加。上部村庄虽从蝗虫嘴中收回部分庄稼，然现有与抛荒田出人很大之支应差约十四岗农田，被蝗虫啃吃严重，当时无法可想，只好提前收割，未熟作物，只能收回种子，加之今年又受雹灾，更难承受。

七月，下亚东阿桑一带突然出现大量蝗虫、铺天盖地而降，亚东地区庄稼损失较大。蝗虫沿河道已蔓延至帕里，且正沿路朝卫藏方向推移，此事但若翻越山岭，飞抵拉萨，则庄稼定受严重灾害。

接连两年，贡噶宗法事基金之寺庙谿卡、羌塘地区加普庄园之庄稼根穗，皆被虫吃，僧众之粮饷产地及唯一法事基金谿卡已全部被毁，粮饷及日常支用连1升亦无。

第三节　公元1950—2002年的其他灾害

1952年　7、8月间，耐仲遭受严重蝗灾，播种131如克1升2合之青稞地和麦田，播种蚕豆、荞麦、油菜中有农田60如克2升农田，遭受虫灾。上部地区庄稼及草场所遭虫灾，前所未有，庄稼颗粒无收，连草秆亦被虫食。下部地区，受虫害情况不同，有一片农田未遭虫害，近期农耕已结束，遭虫灾与未遭虫灾之农田，无法分辨，估计有播种79如克18升3合之农田遭受虫灾，而且下部地区大部分农田户主，一年之内播种2次，有些甚至3次。

1956年　1月，藏北大雪后，强降温造成藏北一线大部分牲畜冻死。

1959年　12月21～22日，藏北降温10℃以上，藏南降温5～10℃，定日、帕里下降15℃。

1961年　乃东县沿江农区青稞的大部分幼苗叶片被象甲虫吃成锯齿状。

1月4～5日，藏北一线普遍降温10℃左右。

1月10～11日，藏北一线普遍降温7～8℃，藏南降温4～6℃。

1964年　昌都生格乡一些农田，蛴螬虫口密度130头/平方米。

7月，日喀则县、南木林县遭黄褐色金龟子危害，虫口密度473头/平方米，年楚河谷遭象甲虫、蛴螬危害，虫口密度113头/平方米，使油菜死苗8.51%，豌豆4.95%，青稞2.35%，小麦2.05%。

同年，日喀则大竹卡区遭豌豆夜蛾幼虫危害，豌豆被害株平均为96.6%，百株虫数平均6.3头。

1965年　易贡、波密的部分地区遭受蛴螬、金针虫、地老虎、象甲虫等危害，易贡的4个乡受虫灾面积2500余克，波密县的4个区受虫灾面积3000余克。倾多区叶巴村小麦被吃光的地方，虫口密度蛴螬103.9头/平方米，金针虫4.83头/平方米，地老虎0.43头/平方米，象甲虫2.72头/平方米。

同年，达孜遭小金龟子、绿褐金龟子幼虫危害，青稞、小麦的幼根被吃光，严重影响籽粒灌浆，使青稞、小麦一般减产在5%～10%，严重者达20%～30%。

1966年 1月上旬，定日县一次强降温，大部分牲畜冻死，并冻伤冻死数十人。

1970年 7月下旬，堆龙德庆县德庆区普遍遭受豌豆夜蛾虫危害，豌豆平均受害率为49%，百株虫数平均为32.6头。幼虫大量食害豆尖、豆叶和豆荚，造成严重损失。

同年，米林县西藏飞蝗暴发成灾，虫口密度500头/平方米以上，受害农田的农作物全部绝收。

1974年 春播至6月下旬，日喀则地区发生虫灾，其中昂仁、康马、谢通门虫灾面积16540克，其中昂仁有1800克地被迫重播。

同年，乃东县有1000克土地遭象甲虫危害；加查县农作物遭地老虎危害，虫口密度72头/平方米；错那县的3个区1800克青稞、小麦遭地老虎危害，其中，有20多克地被翻掉重播。

1975年 春播至7月下旬，日喀则和拉萨地区遭受虫灾，拉萨地区虫灾面积33507克，日喀则地区虫灾面积22130克（其中较重的4304克，无收成的630克）。

1975—1979年，林芝、米林、朗县的冬小麦、冬青稞在春季普遍遭到地老虎危害。西藏主要农区麦蚜虫的发生危害逐年加重，到1979年是西藏历史上所没有的大发生年，致使麦类作物叶片早期枯黄，造成籽粒瘦瘪。同时，朗县、加查、拉萨城关区等地还遭受红蜘蛛的危害。

1976年 全区气候反常，入春后，各种灾害频繁发生，其中虫灾面积9237克。

同年，米林县西藏飞蝗暴发成灾，虫口密度500头/平方米以上，受害农田的农作物全部绝收，与1970年遭受的虫灾程度相同。

1977年 入夏后，日喀则和山南地区干旱和虫灾严重，其中山南地区虫害面积30000多克，日喀则地区虫害面积10043克。

1979年 6月，岗巴县虫灾面积26.7公顷。

1980年 白朗县农作物遭受西藏飞蝗危害。

1981年 5月，那曲地区发生大面积草原毛虫灾害。

1983年 江孜县农作物遭受西藏飞蝗危害。

6月下旬后，那曲、比如、班戈、聂荣、文部等县（处）相继发生虫灾，其中比如县布龙、措布受灾较重，毛虫密度40～60条/平方米。

1988 年 林芝县农作物遭受西藏飞蝗危害。

4～5 月，南木林县虫灾面积 1381.7 公顷。根据灾情，日喀则地区和南木林县派出技术人员到受灾乡村进行全面防治，治虫效果达到 95%，降低了灾害损失。

1991 年 日喀则地区虫灾面积 8537.6 公顷，林芝地区虫灾面积 5336 公顷，昌都地区虫灾面积 667 公顷。

1992 年 5～7 月，由于干旱引发了蚜虫、红蜘蛛等害虫大面积发生，蚜虫率达 40%～100%，百株蚜量达 1400～1900 头，虫口密度大，危害严重。全区虫灾面积 28447.55 公顷。

1993 年 入春后，全区大部分地区出现旱情，局部地区持续时间长，农作物严重脱水、枯萎发黄，并造成大面积的病虫害，全区受害面积 26239.78 公顷，其中日喀则地区虫灾面积 8004 公顷。

1994 年 入春后，由于气候异常，全区大范围内出现持续高温少雨天气，病虫害面积 32736.36 公顷，占受灾总面积的 29.8%。

1995 年 5～6 月，由于气候异常，沿江主要农区降水量明显减少，气温持续偏高，日喀则、拉萨等主要农区相继出现旱情并引发病虫害大面积蔓延，日喀则地区病虫害面积 20096.04 公顷，拉萨市虫灾面积 4288.81 公顷，全区病虫害面积 33936.96 公顷。

1996 年 5 月后，由于气温回升较快，山南、日喀则、拉萨、林芝、昌都等地（市）相继发生病虫害，林芝地区病虫害面积 8337.5 公顷，特别是波密、林芝、米林 3 县受害较重，病虫害发生面积达 85%，其中蚜虫、地老虎、钻心虫等虫害面积 400.2 公顷。全区病虫害面积 50852.08 公顷。

1997 年 5～6 月，由于连续出现高温天气，致使山南、林芝、日喀则 3 地区的部分县程度不同地出现旱灾，并随着旱灾的发生和发展，引起了大面积农作物病虫害，山南地区冬播作物蚜虫发生面积 5469.4 公顷，麦卷叶瘿螨面积 2534.6 公顷，地下虫害面积 5269.3 公顷。林芝地区农作物虫害面积 5336 公顷，病害面积 2067.7 公顷。拉萨市城关区、堆龙德庆、曲水冬播作物虫害面积 5336 多公顷。

1998 年 5～6 月，日喀则地区有 26668 公顷农作物出现旱情，其中较严重的 10000.5 公顷，干旱引发虫害面积 13334 公顷；山南地区受旱面积 10467.2 公顷，成灾面积 3673.5 公顷；拉萨市受旱灾面积 8313.7 公顷，其中重灾面积 2766.8 公顷，虫灾面积 2400.1 公顷；那曲地区草原毛虫泛滥成灾，全地区有 9 个县发生虫害，危害面积 1333400 公顷，严重受灾 66670 公顷，虫量每平方米达 200～500 只，被危害过的草场一片漆黑。

6～8 月，林芝、米林、波密 3 县遭受虫害，虫口密度 200～300 头/平方米，农作物受害面积 133.4～200.1 公顷，草场 66.7 公顷。

1999 年 3～5 月，波密、朗县发生病虫害，波密县受灾面积 1358.68 公顷，朗县受灾面积 310 公顷。

5 月，日喀则地区由于干旱少雨，给农作物害虫的越冬和繁殖蔓延创造了有利条件，日喀则市、白朗、谢通门、南木林等县受蚜虫危害严重；5 月下旬至 6 月初，日喀则市、拉孜、萨迦、江孜四县不同程度发生蝗灾，面积达 2134.4 公顷。

5 月，察隅、洛隆、芒康、贡觉 4 县发生蚜虫、红蜘蛛、白粉病、锈病，受灾面积 2467.9 公顷。

6 月，那曲地区聂荣县，由于温度高、降水量大，围栏冬春草场大面积发生草原毛虫，受灾面积达 200100 多公顷，其中成灾面积 100050 公顷，虫口密度 400 只/平方米。由于草原毛虫危害猖獗，成片的牧草被食，对牧业生产造成很大影响。

2000 年 6 月，那曲地区聂荣、那曲、安多、班戈、嘉黎、比如 6 县遭草原毛虫灾害。其中聂荣县受灾较重，有 241454 公顷草地受到危害，虫口密度达 420 条/平方米。据统计，那曲地区毛虫面积 400200 公顷，成灾面积 200100 公顷。

2001 年 入春后，林芝地区气温异常，各地降雨不均，局部县乡发生严重干旱，从而诱发了病虫的发生和蔓延，波密县玉普乡、倾多乡，林芝县林芝镇等乡村不同程度的发生地下害虫和蝗虫灾害，其中波密县平均虫口密度为 30～40 头/平方米，地下害虫发生面积 315.5 公顷，蝗虫发生面积 148.9 公顷，其中草场面积 133.4 公顷，农田面积 15.5 公顷，绝收 1 公顷，倾多乡蛴螬面积 282.1 公顷，直接经济损失 32.59 万元。虫灾发生后，林芝地区农牧局，波密、林芝县委、县政府及县农牧局高度重视，及时组织技术人员下乡调查和指导防虫工作，并调运农药、器械开展了大面积的防治工作。

5 月，山南地区因干旱发生病虫害，其中虫灾面积 2067.7 公顷，病害面积 133.4 公顷，因病虫害造成翻种面积 33.35 公顷。

5～7 月，由于日喀则地区干旱少雨，致使农作物虫害发生十分严重，害虫主要为蝗虫、蚜虫、红蜘蛛、卷叶瘿螨、蛴螬、地老虎等，虫害面积 8280.8 公顷，其中日喀则市 4929.1 公顷，江孜 1570.8 公顷，白朗 313.5 公顷，南木林 1067.2 公顷，谢通门 166.8 公顷，仁布 233.5 公顷；6 月下旬至 7 月初，日喀则市确布雄乡林带 533.6 公顷、江当乡开发区荒地 66.7 公顷，江孜县江热乡尤塘 166.8 公顷自然草场上蝗虫危害较为严重。虫害发生后，日喀则地委、行署及地区农牧局等有关部门高度重视，及时将蝗虫发生情况上报自治区农牧厅，自治区农牧厅对此十分关注，立即派出种植业管理处的有关领导和专家会同日喀则地区农牧局及农业技术推广服务中心的有关人员深入到蝗虫发生现场掌握虫情并指导防治，给受灾区下拨了 2000 千克快杀灵农药和 20 部机动喷雾器，其中给江孜县分配了 208 箱治虫农药和 7 部机动喷雾器，给日喀则市前后追加了 6000 千克呋喃丹。

5～7 月，由于气温回升比上年提早了 15～20 天，空气潮湿，土壤解冻提前，给草原毛虫提供了生存和繁殖的温床，那曲地区出现草原毛虫灾害，其中聂荣、安多 2 县较为严重。聂荣县虫灾涉及 5 个乡 54 个村 1559 户 8589 人，牲畜 111177 头（只、匹），分别占全县的38.4%，31.2%，30.9%，30.6%，29.4%，虫口密度大，平均密度200～500头/平方米，其中下曲、大众、桑荣、白雄、色庆乡的一些村每平方米达1000头以上。全县虫害面积590295公顷，严重虫害面积147407公顷，大片返青牧草被吞食精光，呈现一片灰茫。灾情发生后，自治区农牧厅和那曲地委、行署高度重视，那曲地委、行署专门成立了灭治虫灾指挥部，自治区、地、县共筹措资金经85万元，定购灭虫药17000千克，及时到位用于灭虫，各县也成立了由县长挂帅的灭虫前线指挥部，自治区农牧厅下派工作组，深入一线指挥灭虫工作。重灾区的聂荣和安多2县动员了3500名劳工进行灭虫工作，同时那曲地区还加强草原培育、利用及管理等基础工作，以恢复植被、提高产量，并及时做好各种灾害现象的预测预报工作。

2002年 1月22～26日，阿里地区的改则出现强降温天气，22日最低温度达－42.6℃，23日最低温度达－41℃，24日最低温度达－39.5℃，尤其是25日极端最低温度达－44℃，接近历史极值（1987年12月25日，－44.6℃），成为历史同期第二低值。

1月8日至4月10日期间，日喀则地区所属的仲巴、萨嘎、吉隆、聂拉木、定日、定结、岗巴、康马、亚东、江孜、南木林等11个县连续出现多风、阴雨、低温天气，各县共计降雪达12次，积雪厚度3～90厘米，造成了不同程度的雪灾，导致牲畜死亡3.13万头（只），直接经济损失100万元。

3月下旬，加查县安绕镇7个村连片发生虫灾（地老虎和金针虫），虫灾面积150.1公顷，占7个村秋播面积的80%；6月初，措美县因干旱导致虫灾发生，受虫灾面积14公顷。

5月下旬至6月下旬，日喀则市的江当乡、曲美乡，江孜县的卡麦乡，拉孜县的柳乡、锡钦乡等发生蓟马、蝗虫、豌豆夜蛾等虫灾，造成绝收面积18.4公顷。

6月下旬至7月，墨脱县发生水稻害虫（稻飞虱、稻螟虫），尤以墨脱镇、德兴乡、背崩乡最为严重，受灾面积86.7公顷。由于害虫密度大危害重，大面积的水稻逐渐发黄，甚至枯萎死亡，虽然进行了防治，但因农药品种单一，器械少，无法满足群众的需要。

上半年，聂荣、安多2县还发生大面积草原毛虫灾害，其中，聂荣县成灾面积200100公顷，6个乡受灾。安多县成灾面积1520.8公顷，4个乡受灾。灾前，对今年的灭虫做了充分准备，自治区农牧厅为那曲拨专款100万元，购药34.5吨，那曲地区也为遭受虫灾投入资金10万元。

9月18日中午12时左右，洛扎县洛扎镇贡祖沟所处的茶拉堆雪山发生大面积崩塌，大量土石方和冰雪落入湖水中，致使湖水暴涨，造成湖堤决口，引发泥石流发生，泥石流持续了1个小时左右，淹死9人，其中大人7名，小孩2名，冲毁公路25千米，水渠26条11500米，防洪坝8520米，5.5千瓦电站1座，水磨房2座，人行桥8座，公路桥6座，毁坏民房14户，冲毁农田12.7公顷，冲走牲畜426头（只、匹），冲毁暖圈11处、牧工房6间，损失粮食7.57万千克，泥石流灾害造成9户农民37人失去了所的土地，7户牧民32人只剩下6只山羊，12户87人缺口粮，直接经济损失3000多万元。灾情发生后，地委与行署领导带队组织有关部门负责人于9月19日赴洛扎县贡祖沟进行灾情调查，并现场指挥救灾工作。地区农牧局根据地委统一安排，解决了冬播作物种子7500千克和配种公羊7只，母羊192只，投入资金61780元。

同年，山南地区加查县安绕镇7个村连片发生虫灾面积达150.08公顷，占7个村秋播面积的80%；昌都地区昌都县若巴乡虫灾面积3.33公顷、左贡县虫灾面积1.3公顷；全区病虫害面积3568.45公顷。

聂荣、安多2县还发生大面积草原毛虫灾害，其中，聂荣县成灾面积200100公顷，6个乡受灾。安多县成灾面积1520.8公顷，4个乡受灾。灾前，对当年的灭虫做了充分准备，自治区农牧厅为那曲拨专款100万元，购药34.5吨，那曲地区也为遭受虫灾投入资金10万元。

附录一 西藏气象谚语

拉萨谚语

保保果雪（戴胜鸟）冲冲叫，天不下雨干旱大。
冬天冷转暖，遍地白雪飘，夏天暖转冷，预示有雨兆。
天上白云匆匆跑，地上刮风尘土扬。
秋季雨雪多，来年雨水大。
腊月雪大，来年旱大。
一九冷，三九暖，来年雨少有干旱。
腊月北风吹，来年有大旱。
二三四月狂风大，干旱来临伤庄稼。
西风劲吹现干旱，有云无雨也枉然。
初雷在东，雨顺禾丰，初雷在西，必旱无疑。
冬月风云斗，来年雨水多。
冬天大飞雪，来年雨水缺。
冬季春初雪欠少，来年夏季雨淋头。
三月四月风沙大，夏缺雨水干旱大。
春雨少，秋雨大，沿江两岸水漫坝。
冬季老鹰不孵子，来年大旱禾着急。
冬夏刮南风，雨雪快淋头。
冬季朝夕刮热风，梅花欢喜飘雪中。
中午乱刮风，旱在持续中。
云向东南跑，不雨现干旱.
南云起，雨淋头，北云遮头雨不愁。
天上有云八方奔，有雨不下急死人。
傍晚云散忽转晴，来日晴朗有旱情。
晨雷不下雨，午雷雨数天，夜雷绵绵雨数月。
东南闻雷声，大雨连阴雨。
白天大风云雾满，天晴无雨持续长。
日落西山云红黄，天热无雨旱逞强。
太阳下山火烧云，近日天气晒死人。
太阳上升火烧云，天将有雨头上淋。
日晕三四天，大雨连绵绵。
月晕三四天，大雪满天飞。
泉水忽减清缓流，近日无雨天连旱。
泉水忽增浊源流，数日有雨绝无疑。

春季雨少风沙大，田内无苗把草拔。

林芝谚语

春天云雾四处罩，天久无雨出旱兆。

冬熊不眠平地游，明年雨多好年景。

冬熊好眠不见游，明年干旱必是有。

冬季反常暖，来年雨水缺。

初雷响在西，平收雨中常。

初雷响东南，雨缺少收成。

九月树叶无金黄，来年雨少欠收成。

喜鹊营巢树中间，当年雨缺欠收成。

闷雷雨大连数日，炸雷雨小有雹降。

林周谚语

乌鸦营巢在高地，预示当年雨水多。

西风不雨北风旱，东南风吹雨连绵。

南云隆起本有雨，吹来北风雨不成。

北云南行突转北，不久有雨雪。

虹照草地天连雨，不见崖垮天不晴。

虹照水上天连晴，不见河干不下雨。

夏季日落回头看，放牧老人帽不干。

秋季日落回头看，淹没鹿子角不见。

月晕下月雨，日晕下月晴。

鸟浮水中洗，天变有雨来。

牛羊贪吃不归圈，天将要变下大雪。

挤奶奶突减，天晴无雨是干旱。

老鼠衔草多，冬季降雪多。

江达谚语

春天油柞树开花多，八九十月冰雹多。

东风转西风，下雨在其中。

西山乌云罩，连绵雨不停。

高山雪鸟往下迁，山上有雪垫。

天鹅一大群，北风雪降临。

十月大风多，来年下雪大。

七八月下雪，来年有大雪。

早上东方白，下午刮大风。

日喀则谚语

冬寒夏雨多，冬暖夏干旱。

云缕带着钩，大风在后头。

夏季风向多变要下雨，冬季云状多变要下雪。

连雨雁叫晴，连旱雁叫雨。

开门风，闭门住，不住刮倒树。
云乱风大，星闪有风。
乱云走出西北口，有风在后头。
鹤叫次日风。
雁来钻山刮风，雁来河滩有雨。
黄昏云，半夜消，有霜在明朝。
大风夜无霜。
风前暖，雨后寒。
夏夜西边起红云，隔日中午下冰雹。
夏季黄色云增多，下午、傍晚有冰雹。
东来云，西来云，碰头下冰雹。
该冷不冷没收成。

羊八井谚语

布谷鸟声如犬嚎，无雨似火烧。
黑头山鸡下平地，预兆冬天风沙大。
正月红风多，夏季雨水大。（红风指沙尘暴）
群山腰系带（云雾），连绵细雨来。
雨天午晴大雨连，晴天午阴久连晴。
飞鸟拍翅喋喋叫，不久天变雨雪降。
老鹰叫声如马嘶，雨如流水降。
狗声清脆有雨雪。
白云飘散似羊群，今日刮风夹狂沙。
早晨白云朝东跑，天将变坏带风暴。
红风劲吹春来到，东风不吹夏不来。

江孜谚语

十月风沙大，来年雨水佳。
冬季风沙大，来年冬雪多。
白云移动快，风大。
早晨雁群叫，当日刮大风。
东霞红云当天雹。
羊热走得快，不如大雨、冰雹快。

泽当谚语

平坝牧草返青早，四至五月干旱临。
拉加贡毛（羊角鸡）东西飞，五六月份雨水急。
冬月十九若降雪，来年四五月干旱。
山上下雪旱得轻，平地下雪旱得重。
冬腊狂风大，来年雨水多。
冬季南风大，来年雨水少。
春来风沙多，夏季有旱情。

二三云雨多，四五干旱大，五月不下雨，六七雨水大。
三月南方打雷多，五六月份雨水少。
冬天母鸡怕太阳，来年夏天雨水多。
喜鹊巢门向南开，夏天有雨水自来。
三四月刮北风，容易生霜冻。
夏季无风有黑云，当天下雹有灾情。

浪卡子谚语

狗吃草，雨雪兆。
山鸡连叫要下雪。
春播风大，庄稼遭虫。
猫头鹰进村，牲畜少病。

昌都谚语

冬雪少，春雪多。
冬季天暖结薄冰，来年雨迟干旱多。
早霜出现早，春天雨水少，九月初下霜，明春雨水多。
秋季风沙大，明春雨水多。
冬季天热刮大风，明春雨水少不了。
北方起黑云，东方天发亮，当天有雹下。
河水封冻期长，夏季降水多。
冬雪小，夏雨少，冬雪多，夏雨多。
冬季河水浅，夏季降水多。
四月五月降水少，六月七月降水多。
春季回暖早，夏季雨水多。
一夜有雷，三夜有雨。
先雷后雨雨必小，先雨后雷雨必大。
冬天连续有烟雾，三五天内降大雪。
早晚烟扑地，天降大暴雨。
初霜三月下大雪，初霜六月下大雨。
晚霞似火红，明日刮大风。
持续干旱，疾病流行。

丁青谚语

冬至无雪刮大风，来年六月雨水多。
乌鸦飞农区，一日后下雪。

八宿谚语

东风下大雪，南风下不大，北风则少雨。
冬云东移下雪兆。
云多移动快，大雪降得快。

巴青谚语

南风多，冬雪多，南风大，冬雪大。

夏雨少，冰雹多，冬雪多。
立冬早，冬雪大。
初雪早，冬雪大。

那曲谚语

西风不雨北风旱，东南风吹雨绵绵。
西风迎早霞，风沙送夕阳。
冬寒夏雨多，冬暖夏干旱。
二月无雪夏雨大，二月下雪夏季旱。
初雷响二月，夏旱少不了。
云呈长条易降雨，云呈块状连日晴。
傍晚乌云起，黎明雨雪多。
炸雷无雨，闷雷雨大。
日有晕，阴雨雪。
月亮带圈干一月，太阳带圈晴一天。
雾吞河水降雨兆。
冬天突暖冰雪化，不久就会有雪下。
冷热不均匀，大风又大雪（雨）。
山雀成群叫，大雪就来到。
春旱兆示秋冬雪。
天无雨，天旱闷热人无力。
山羊成群叫，天将下冰雹。
冬不冰，夏不青。
十月大雪危害大，天寒积雪不融化。

索县谚语

天晴西风三日旱。
虹吊东山有雨下，虹吸河水天无雨。
夏天蘑菇多，冬季降雪多。
先热后冷来大风。
东霞红云当天雹。

班戈谚语

春风大，夏雨大。
早霞似水，晚霞似火。
夏雨少，冬雪大。
秋雪频罩山，预示冬雪大。
初雪早，冬雪大。

安多谚语

夏季牛奶少，冬季降雪大。
冬寒夏雨多，冬暖夏干旱。

附录二　西藏自治区部分地县主要气象要素极值

表 1　西藏部分地县各月极端最高气温（℃）及出现时间

站名	项目＼月份	1月	2月	3月	4月	5月	6月	7月	8月	9月	10月	11月	12月	全年
拉萨	最高	18.4	20.6	25.0	25.0	29.4	29.9	28.8	27.2	24.9	23.0	21.6	17.8	29.9
	日期	21	29	19		18	15	12	8	2	17	3	5	15/6
	年份	1990	1972	1999	1999	1995	1998	1986	1997	1994	1998	1981	1980	1998
墨竹工卡	最高	18.2	19.6	24.8	24.1	26.7	27.9	26.6	24.6	26.2	22.4	20.4	15.8	27.9
	日期	27	20	19	22	17	9	11	8	9	3	3	5	9/6
	年份	1999	1985	1999	1999	1979	1995	1983	1983	1981	1981	1981	1980	1995
尼木	最高	19.1	18.7	22.9	24.4	28.3	29.3	28.8	27.4	25.9	23.9	21.6	18.4	29.3
	日期	23	20	19	22	18	10	11	5	1	3	3	15	10/6
	年份	1989	1985	1999	1999	1995	1995	1983	1997	1997	1981	1981	1994	1995
当雄	最高	11.4	15.0	19.3	20.0	23.7	26.5	25.4	21.9	20.2	19.3	16.5	14.4	26.5
	日期	28	29	19	22	21	8	14	13	3	3	3	12	8/6
	年份	1996	1972	1999	1999	1998	1995	1972	1982	1989	1981	1981	1987	1995
昌都	最高	20.1	21.4	26.1	26.7	29.8	32.0	33.4	30.8	29.5	27.7	22.9	20.2	33.4
	日期	28	26	19	22	29	24	8	2	1	3	4	1	8/7
	年份	1996	1972	1999	1999	1979	1987	1972	1976	1995	1981	1974	1987	1972
八宿	最高	18.4	19.6	25.0	25.4	30.3	31.3	32.3	31.4	30.4	27.6	21.5	17.7	32.3
	日期	28	11	19	29	31	4	11	12	2	3	3	3	11/7
	年份	1996	1993	1999	1993	1995	1995	1983	1992	1982	1981	1981	1987	1983
丁青	最高	13.0	15.4	20.2	20.4	24.6	26.3	27.0	26.7	23.7	21.5	16.5	14.8	27.0
	日期	28	26	19	21	16	13	14	12	1	3	8	2	14/7
	年份	1996	1972	1999	1999	1979	1999	1972	1992	1995	1981	1976	1987	1972
芒康	最高	16.0	15.3	21.2	22.5	22.5	25.3	26.1	23.7	22.0	19.7	16.5	15.7	26.1
	日期	28	4	19	22	20	21	8	6	2	2	25	1	8
	年份	1996	1984	1999	1999	1998	1989	1983	1997	1995	1981	1999	1987	1983
洛隆	最高	15.7	16.9	18.6	20.8	25.6	27.3	27.9	28.8	27.0	22.1	16.2	16.1	28.8
	日期	20	20	19	29	31	23	15	12	1	1	19	3	12/8
	年份	1990	1985	1999	1993	1995	1989	1994	1992	1979	1989	1982	1987	1992
左贡	最高	16.0	15.9	21.6	22.2	25.8	26.3	27.0	25.3	23.7	20.7	16.6	15.3	27.0
	日期	27	20	19	22	16	21	6	6	1	21	1	2	6/7
	年份	1999	1985	1999	1999	1979	1989	1983	1997	1995	1981	1995	1987	1983

续表

站名	项目 \ 月份	1月	2月	3月	4月	5月	6月	7月	8月	9月	10月	11月	12月	全年
类乌齐	最高	14.7	16.2	20.0	21.5	24.4	28.0	26.1	26.2	24.6	22.8	15.6	16.2	28.0
	日期	28	20	19	22	31	5	21	12	1	3	11	15	5/6
	年份	1996	1985	1999	1999	1995	1995	1994	1992	1995	1981	1995	1994	1995
泽当	最高	19.3	20.4	25.0	26.2	28.7	30.0	29.0	28.5	26.7	23.8	22.2	19.3	30.0
	日期	27	29	19	22	21	12	13	9	18	17	3	15	
	年份	1999	1972	1999	1999	1998	1987	1983	1983	1971	1998	1981	1994	1987
加查	最高	21.1	22.3	32.0	28.4	30.8	30.7	31.9	30.1	28.7	27.1	23.8	19.8	32.0
	日期	19	28	26	22	20	17	27	8	5	1	2	2	26/3
	年份	1990	1985	1992	1999	1995	1998	1991	1997	1982	1994	1981	1987	1992
贡嘎	最高	18.8	20.0	25.6	26.4	29.1	30.2	28.2	27.6	25.9	23.8	23.0	18.2	30.2
	日期	28	20	19	22	27	12	12	9	26	3	3	5	12/6
	年份	1996	1985	1999	1999	1995	1987	1993	1983	1988	1979	1981	1980	1987
浪卡子	最高	14.6	15.4	18.2	18.3	22.6	22.9	22.5	20.5	19.7	19.3	17.0	13.5	22.9
	日期	23	20	19	22	21	10	14	12	16	17	3	12	10/6
	年份	1989	1985	1999	1999	1998	1998	1972	1983	1982	1998	1981	1987	1998
错那	最高	13.0	14.6	12.7	12.2	15.7	18.4	18.0	16.5	15.8	14.3	14.6	14.0	18.4
	日期	20	14	1	10	31	27	8	6	1	6	24	11	27/6
	年份	1990	1977	1985	1992	1984	1988	1979	1979	1992	1983	1976	1987	1988
隆子	最高	17.4	20.4	24.1	23.2	25.1	26.1	27.1	24.6	23.9	25.1	19.8	17.9	27.1
	日期	28	26	19	23	16	25	12	12	2	5	3	6	12/7
	年份	1996	1972	1999	1999	1979	1995	1972	1983	1982	1981	1981	1993	1972
林芝	最高	16.3	20.2	20.8	25.3	27.0	28.3	30.3	29.5	27.6	24.0	19.9	16.0	30.3
	日期	28	8	28	28	12	27	12	2	2	7	3	11	12/7
	年份	1994	1993	1992	1993	1995	1988	1994	1976	1982	1983	1974	1982	1994
米林	最高	16.3	19.4	20.3	23.4	25.7	27.9	28.8	27.8	27.4	24.2	19.1	16.7	28.8
	日期	19	8	31	28	12	27	31	17	2	7	4	3	31/7
	年份	1990	1993	1987	1993	2000	1988	1982	1982	1982	1983	2000	1987	1982
察隅	最高	19.0	21.6	24.2	28.9	30.2	31.6	31.9	31.1	30.3	29.5	22.8	19.8	31.9
	日期	26	15	26	21	31	29	13	31	2	5	1	4	13/7
	年份	1982	1999	1971	1999	1983	1988	1972	1995	1995	1983	1976	1986	1972
波密	最高	16.8	19.5	20.4	25.3	28.1	30.1	31.0	31.0	29.5	24.6	19.7	16.1	31.0
	日期	28	28	25	28	31	28	12	6	2	8	4	2	12
	年份	1994	1972	1971	1993	1987	1978	1994	1995	1982	1983	2000	1987	1994

续表

站名	项目＼月份	1月	2月	3月	4月	5月	6月	7月	8月	9月	10月	11月	12月	全年
狮泉河	最高	5.6	9.5	11.3	15.7	19.8	27.6	27.1	26.1	23.7	16.5	11.1	7.1	27.6
	日期	20	9	29	29	24	29	27	9	1	6	2	3	29/6
	年份	1990	1993	1977	1993	2000	1978	1999	1998	1979	1975	1977	1988	1978
改则	最高	7.8	10.5	18.6	15.6	24.3	26.1	25.5	24.6	22.4	17.1	11.7	8.3	26.1
	日期	26	9	30	21	17	29	3	1	1	1	3	5	29
	年份	1993	1993	1977	1999	1976	1979	1991	1987	1979	1979	1981	1988	1979
普兰	最高	11.3	13.0	14.8	18.8	23.5	27.0	26.7	26.0	24.9	20.3	17.0	34.5	34.5
	日期	20	8	29	30	31	20	30	4	1	18	1	10	10/12
	年份	1990	1993	1999	1993	1984	1994	1983	1983	1979	1974	1977	1992	1992
那曲	最高	7.7	10.3	16.1	16.6	21.3	24.2	22.6	21.6	22.2	18.0	12.8	11.8	24.2
	日期	25	28	19	25	18	10	15	9	10	9	3	12	10/6
	年份	1999	1972	1999	1976	1995	1995	1972	1986	1994	1981	1981	1987	1995
申扎	最高	10.3	10.8	15.4	15.3	20.7	25.1	24.2	20.6	19.0	16.9	12.4	10.2	25.1
	日期	25	28	20	22	19	20	13	3	1	3	3	12	20/6
	年份	1999	1972	1999	1999	1995	1998	1972	1997	1979	1981	1981	1987	1998
班戈	最高	7.3	9.5	14.0	14.2	19.3	23.2	21.7	19.9	18.0	15.7	11.6	9.8	23.2
	日期	25	28	20	22	19	20	13	3	4	5	3	12	20/6
	年份	1999	1972	1999	1999	1995	1998	1972	1997	1995	1974	1981	1987	1998
嘉黎	最高	10.0	13.4	16.8	18.5	19.0	20.7	21.8	22.4	19.6	17.3	14.6	12.5	22.4
	日期	28	26	19	22	27	29	12	3	2	5	3	12	3/8
	年份	1996	1972	1999	1999	1995	1988	1972	1997	1992	1984	1981	1987	1997
索县	最高	93.7	13.2	19.9	20.1	25.4	26.7	25.3	24.9	22.0	20.0	14.5	13.0	93.7
	日期	11	28	19	22	18	12	7	3	3	4	4	15	11/1
	年份	1992	1972	1999	1999	1995	1998	1981	1999	1992	1981	1981	1994	1992
比如	最高	12.7	15.4	21.7	21.6	25.4	29.4	26.5	28.0	25.1	22.6	16.5	16.2	29.4
	日期	27	20	19	22	26	9	29	9	9	4	4	15	9/6
	年份	1996	1985	1999	1999	1995	1995	1986	1986	1999	1981	1981	1994	1995
安多	最高	4.7	7.2	13.5	14.1	19.5	23.5	22.3	19.8	18.4	15.2	9.8	9.6	23.5
	日期	3	20	20	21	16	9	14	14	27	5	3	12	9/6
	年份	1988	1985	1999	1999	1979	1995	1972	1982	1981	1974	1981	1987	1995
日喀则	最高	18.6	18.8	22.9	23.9	28.5	28.2	28.2	26.2	24.4	22.2	21.1	17.3	28.5
	日期	24	25	19	22	18	13	15	10	1	4	2	15	18/5
	年份	1989	1972	1999	1999	1995	1987	1972	1983	1997	1979	1981	1994	1995

续表

站名	项目＼月份	1月	2月	3月	4月	5月	6月	7月	8月	9月	10月	11月	12月	全年
拉孜	最高	17.9	18.5	20.9	22.7	27.5	28.7	27.2	27.0	24.1	22.1	20.1	16.0	28.7
	日期	23	19	19	22	18	5	16	17	26	3	4	12	5/6
	年份	1989	1985	1999	1999	1995	1995	1987	1994	1988	1981	1981	1987	1995
聂拉木	最高	16.3	17.7	15.2	18.0	20.6	21.6	22.4	21.7	18.9	18.4	15.3	16.5	22.4
	日期	19	8	4	13	24	24	31	1	14	7	7	31	31/7
	年份	1990	1993	1985	1999	1998	1990	1983	1983	1988	1983	1976	1971	1983
定日	最高	65.0	15.0	17.4	20.8	23.5	24.9	24.8	23.4	21.6	19.1	17.2	13.4	65.0
	日期	28	9	19	22	18	5	14	13	26	18	2	14	28/1
	年份	1995	1993	1999	1999	1995	1995	1983	1983	1988	1974	1981	1994	1995
江孜	最高	16.8	18.0	42.2	23.2	25.9	26.4	28.2	25.4	23.3	21.9	18.9	16.1	28.2
	日期	24	29	5	22	21	8	19	25	2	2	3	12	19/7
	年份	1989	1972	1993	1999	1998	1995	1987	1981	1982	1981	1981	1987	1993
南木林	最高	16.8	17.4	20.2	21.9	25.2	27.4	26.5	25.3	23.3	21.6	19.6	15.9	27.4
	日期	23	28	19	22	21	11	13		4	3	2	12	11/6
	年份	1989	1985	1999	1999	1998	1998	1983	1983	1982	1981	1981	1987	1998
帕里	最高	14.7	13.8	15.4	16.6	16.5	18.1	18.6	17.3	16.4	16.8	16.4	13.2	18.6
	日期	21	19	1	11	31	30	31	1	1	12	24	6	31/7
	年份	1990	1985	1985	1985	1984	1980	1983	1983	1983	1972	1976	1988	1983

表2 西藏部分地县各月极端最低气温（℃）及出现时间

站名	项目＼月份	1月	2月	3月	4月	5月	6月	7月	8月	9月	10月	11月	12月	全年
拉萨	最低	−16.5	−14.5	−10.2	−6.0	−2.4	2.0	4.5	3.3	0.3	−6.3	−10.3	−15.5	−16.5
	日期	4	24	3	12	1	9	12	25	30	28	28	26	4/1
	年份	1983	1989	1980	1974	1989	1996	1971	1971	1976	1971	1984	1981	1983
墨竹工卡	最低	−22.7	−21.5	−16.5	−8.9	−5.3	0.7	0.3	0.6	−2.6	−7.5	−15.1	−23.1	−23.1
	日期	12	3	8	11	2	2	6	21	23	31	16	26	26/12
	年份	1978	1982	1978	1981	1982	1985	1978	1997	1981	1982	1981	1981	1981
尼木	最低	−19.8	−19.2	−14.4	−8.6	−3.9	0.3	2.1	1.5	−1.4	−9.1	−13.6	−19.6	−19.8
	日期	11	8	21	2	1	9	8	4	30	28	28	13	11/1
	年份	1978	1977	1974	1992	1989	1996	1976	1984	1976	1980	1982	1981	1978
当雄	最低	−32.5	−25.7	−21.4	−14.6	−8.8	−5.1	−3.3	−2.9	−5.4	−16.4	−26.6	−32.0	−32.5
	日期	16	3	2	3	3	1	6	22	30	28	20	24	16/1
	年份	1981	1981	1979	1973	1990	1979	1978	1984	1976	1987	1994	1992	1981

续表

站名	项目＼月份	1月	2月	3月	4月	5月	6月	7月	8月	9月	10月	11月	12月	全年
昌都	最低	-19.4	-15.7	-13.0	-7.7	-4.0	0.4	2.7	1.1	-1.4	-8.7	-14.5	-20.7	-20.7
	日期	5	11	4	1	2	1	8	31	28	29	27	26	26/12
	年份	1983	1983	1986	1998	1982	1977	1976	1993	1978	1971	1975	1982	1982
八宿	最低	-14.6	-10.6	-8.5	-3.6	0.6	4.5	7.4	5.1	1.0	-4.3	-9.5	-16.9	-16.9
	日期	5	6	1	1	2	9	9	12	29	30	21	26	26/12
	年份	1983	1983	1983	1998	1982	1990	1997	1987	1990	2000	2000	1982	1982
丁青	最低	-22.1	-21.7	-19.3	-10.7	-6.3	-2.6	0.2	-1.3	-2.8	-12.7	-18.1	-23.4	-23.4
	日期	5	3	8	5	2	1		4	28	26	28	26	26/12
	年份	1983	1975	1978	1976	1982	1977		1986	1978	1973	1982	1982	1982
芒康	最低	-24.6	-19.7	-18.8	-11.1	-7.3	-3.8	-0.8	-0.6	-5.0	-10.0	-19.9	-23.8	-24.6
	日期	5	11	4	9	2	1	13	2	29	31	21	27	5/1
	年份	1983	1982	1981	1997	1982	1981	1980	1983	1983	1983	2000	1982	1983
洛隆	最低	-22.1	-18.3	-17.6	-10.0	-5.8	-1.6	0.6	0.3	-2.2	-9.3	-18.2	-21.9	-22.1
	日期	4	8	7	9	4	1	31	31	29	30	28	26	4/1
	年份	1983	1985	1983	1997	1990	1980	1982	1993	1992	2000	1982	1982	1983
左贡	最低	-23.0	-19.1	-17.8	-11.4	-8.0	-1.8	0.6	1.2	-2.0	-10.3	-16.7	-22.7	-23.0
	日期	5	3	4	1	2	1	9	5	28	28	30	26	5/1
	年份	1983	1983	1981	1998	1982	1981	1997	1986	1978	1986	1982	1982	1983
类乌齐	最低	-25.9	-29.4	-23.7	-12.1	-9.2	-3.5	-1.8	-3.2	-6.8	-13.0	-21.3	-28.6	-29.4
	日期	5	7	7	10	5	1	10	26	27	31	28	26	7/2
	年份	1983	1998	1983	1995	1984	1987	1992	1983	1978	1983	1982	1982	1998
泽当	最低	-18.2	-14.0	-12.3	-7.3	-3.9	0.7	2.8	1.5	-0.7	-7.2	-11.2	-14.8	-18.2
	日期	4	9	21	3	19	2	6	25	23	29	17	27	4/1
	年份	1983	1977	1974	1973	1977	1984	1978	1971	1981	1971	1981	1982	1983
加查	最低	-16.6	-13.5	-10.0	-5.4	-3.3	2.0	4.4	5.0	0.7	-5.4	-10.5	-14.7	-16.6
	日期	4	27	4	9	1	10	6	25	29	30	28	29	4/1
	年份	1983	1992	1986	1978	1989	1996	1978	1997	1983	2000	1984	1983	1983
贡嘎	最低	-17.0	-14.9	-11.7	-7.6	-3.0	1.3	4.4	4.1	1.5	-6.1	-10.5	-15.4	-17.0
	日期	12	4	2	1	1	10	6	21	23	30	28	24	12/1
	年份	1978	1996	1994	1998	1989	1996	1978	1997	1981	2000	1984	1992	1978
浪卡子	最低	-23.4	-22.6	-18.1	-13.7	-8.6	-4.7	-3.5	-3.3	-5.9	-11.7	-17.3	-21.2	-23.4
	日期	16	22	8	1	1	1	15	27	30	28	21	24	16/1
	年份	1974	1978	1978	1998	1989	1988	1971	1971	1976	1971	1973	1992	1974

续表

站名	月份 项目	1月	2月	3月	4月	5月	6月	7月	8月	9月	10月	11月	12月	全年
错那	最低	-33.7	-33.9	-32.0	-17.3	-7.8	-3.6	-1.3	-1.8	-7.2	-14.5	-27.4	-37.0	-37.0
	日期	27	3	14	3	5	2	27	25	29	31	28	20	20/12
	年份	1995	1982	1978	1972	1987	1988	1986	1997	1982	1972	1972	1981	1981
隆子	最低	-21.3	-18.1	-14.4	-12.0	-7.4	-0.2	1.4	1.3	-2.1	-9.5	-14.1	-27.4	-27.4
	日期	4	27	4	1	1	1	25	25	30	30	28	13	13/12
	年份	1983	1992	1976	1998	1989	1991	1986	1997	1982	2000	1984	1981	1981
林芝	最低	-13.7	-11.3	-8.7	-4.2	-1.6	3.5	4.4	5.0	1.0	-4.8	-8.3	-11.6	-13.7
	日期	4	9	2	8	1	12	8	26	30	30	30	27	4/1
	年份	1983	1977	1994	1997	1989	1996	1976	1971	1976	2000	1971	1982	1983
米林	最低	-15.8	-12.1	-9.4	-6.0	-2.4	2.1	6.1	4.4	0.5	-6.9	-10.0	-14.5	-15.8
	日期		4	4	1	2	2	7	25	29	30	21	27	
	年份	1983	1996	1986	1998	1982	1984	1993	1997	1983	2000	1981	1982	1983
察隅	最低	-5.5	-5.0	-2.4	-0.2	2.5	8.0	9.5	8.5	6.0	0.9	-2.9	-4.4	-5.5
	日期	13	4	3	11	9	1	9	28	30	28	29	27	13/1
	年份	1978	1983	1994	1975	1971	1988	1997	1977	1976	1977	1982	1982	1978
波密	最低	-14.8	-12.9	-10.1	-4.7	-1.7	2.0	2.9	4.1	0.0	-5.7	-10.0	-13.7	-14.8
	日期	12	9	4	14	2	14	8	26	30	28	30	24	12/1
	年份	1978	1977	1986	1974	1982	1978	1976	1971	1976	1986	1992	1992	1978
狮泉河	最低	-36.6	-33.4	-25.3	-17.9	-12.3	-6.6	-1.8	-0.5	-10.0	-17.0	-34.6	-34.5	-36.6
	日期	11	9	2	8	3	1	3	30	30	28	29	4	11/1
	年份	1989	1979	1990	1982	1976	1982	1975	1971	1982	1974	1978	1978	1989
改则	最低	-39.2	-33.8	-32.1	-22.9	-15.7	-9.2	-3.3	-3.7	-11.9	-23.5	-34.9	-44.6	-44.6
	日期	5	14	22	2	3	5	8	5	29	31	29	25	25/12
	年份	1978	1974	1983	1976	1990	1985	1992	1979	1976	1997	2000	1987	1987
普兰	最低	-28.4	-29.2	-24.4	-17.6	-9.7	-1.9	0.2	1.6	-3.2	-9.4	-19.4	-29.4	-29.4
	日期	10	21	19	1	3	1	11	21	29	25	29	19	19/12
	年份	1989	1978	1978	1975	1987	1992	1986	1997	1982	1983	1978	1997	1997
那曲	最低	-37.6	-32.2	-27.3	-20.1	-12.5	-8.8	-4.9	-6.1	-9.6	-19.6	-31.7	-34.6	-37.6
	日期	16	8	13	5	1	1	18	26	24	27	30	15	16/1
	年份	1981	1972	1989	1982	1989	1984	1976	1971	1971	1971	1982	1973	1981
申扎	最低	-30.1	-27.3	-23.0	-18.8	-11.7	-5.0	-2.2	-2.0	-5.3	-14.4	-23.4	-29.6	-30.1
	日期	6	24	2	1	3	8	7	21	28	27	25	31	6/1
	年份	1978	1989	1979	1998	1990	1981	1976	1997	1994	1971	1992	1977	1978

续表

站名	项目＼月份	1月	2月	3月	4月	5月	6月	7月	8月	9月	10月	11月	12月	全年
班戈	最低	-31.4	-31.1	-24.0	-19.6	-12.0	-5.8	-6.6	-3.9	-8.1	-15.8	-28.6	-28.4	-31.4
	日期	16	8	24	6	1	13	5	26	29	28	30	28	16/1
	年份	1991	1972	1983	1990	1977	1978	1978	1971	1976	1981	1972	1989	1991
嘉黎	最低	-36.8	-32.5	-27.2	-27.1	-16.9	-5.5	-4.1	-6.6	-8.6	-17.1	-23.3	-30.4	-36.8
	日期	25	8	2	5	4	1	16	26	25	30	30	26	25/1
	年份	1979	1985	1994	1976	1977	1988	1973	1971	1971	2000	1982	1982	1979
索县	最低	-30.2	-28.5	-24.2	-14.3	-10.1	-3.5	-2.6	-4.3	-6.5	-14.1	-23.2	-30.4	-30.4
	日期	4	27	13	10	1	1	7	26	27	27	28	25	25/12
	年份	1983	1992	1989	1986	1989	1984	1976	1971	1978	1971	1982	1997	1997
比如	最低	-24.5	-22.3	-16.5	-10.6	-8.5	-2.1	0.3	-0.9	-3.9	-11.4	-18.8	-23.0	-24.5
	日期	11	7	2	2	1	1	30	4	29	30	14	28	11/1
	年份	1999	1982	1994	1983	1989	1984	1989	1986	1983	1983	1997	1995	1999
安多	最低	-36.6	-34.1	-25.5	-20.8	-14.2	-8.5	-4.5	-4.4	-7.7	-21.3	-34.4	-35.7	-36.6
	日期	11	8	2	1	13	1	5	26	30	31	14	22	11/1
	年份	1978	1998	1979	1998	1996	1980	1978	1971	1976	1997	1997	1997	1978
日喀则	最低	-21.3	-19.4	-14.4	-9.5	-4.9	0.6	2.2	0.5	-1.6	-9.8	-15.5	-18.6	-21.3
	日期	11	5	2	1	10	10	7	26	29	30	28	28	11/1
	年份	1978	1983	1979	1998	1989	1996	1976	1971	1983	2000	1984	1989	1978
拉孜	最低	-19.1	-16.7	-12.8	-8.0	-4.4	1.9	2.7	3.6	0.0	-7.2	-13.3	-16.9	-19.1
	日期	4	5	3	7	6	5	13	9	14	27	28	28	4/1
	年份	1983	1991	1980	1986	1987	1985	1992	1989	1979	1986	1984	1989	1983
聂拉木	最低	-20.6	-17.8	-16.8	-12.0	-5.3	-1.3	3.9	2.8	-2.3	-8.9	-14.8	-19.0	-20.6
	日期	20	24	7	6	4	6	4	28	30	31	28	28	20/1
	年份	1976	1992	1971	1997	1987	1996	1992	1971	1972	1978	1972	1977	1976
定日	最低	-27.7	-25.3	-19.0	-14.3	-8.4	-4.0	0.7	-0.6	-4.4	-12.3	-19.0	-27.5	-27.7
	日期	1	20	1	2	3	2	8	25	30	31	28	29	1/1
	年份	1989	1989	1997	1978	1977	1992	1976	1971	1972	1991	1982	1988	1989
江孜	最低	-23.9	-20.5	-16.9	-12.6	-7.6	-2.3	-0.3	-1.3	-3.6	-11.6	-13.9	-21.4	-23.9
	日期	4	8	3	1	3	10	6	25	23	30	28	20	4/1
	年份	1983	1977	1980	1998	1984	1996	1978	1971	1981	2000	1982	1981	1983
南木林	最低	-17.8	-16.5	-13.0	-7.5	-3.3	0.2	2.6	1.3	0.0	-7.2	-11.9	-17.1	-17.8
	日期	11	24	2	1	7	2	29	4	29	31	16	31	11/1
	年份	1999	1989	1993	1998	1987	1991	1984	1984	1981	1989	1981	1979	1999
帕里	最低	-28.7	-28.4	-29.8	-20.2	-12.5	-5.7	-1.1	-2.1	-6.5	-21.5	-26.2	-27.4	-29.8
	日期	17	20	13	6	6	2	17	28	27	23	28	27	13/3
	年份	1994	1989	1978	1997	1979	1979	1973	1971	1972	1987	1995	1995	1978

表3 西藏部分地县各月极端最高地面气温（℃）及出现时间

站名	月份 项目	1月	2月	3月	4月	5月	6月	7月	8月	9月	10月	11月	12月	全年
拉萨	最高	40.3	53.3	63.4	66.8	71.9	72.9	72.2	68.7	67.0	56.7	45.6	41.4	72.9
	日期	27	26	28	25	23	6	5	11	3	12	1	15	6/6
	年份	1990	1987	1985	1999	1998	1982	1986	1986	1989	1989	2000	2000	1982
墨竹工卡	最高	38.5	45.0	55.6	63.3	70.0	76.5	70.5	69.6	60.5	54.5	47.4	34.6	76.5
	日期	26	13	24	23	24	9	5	8	4	11	6	30	9/6
	年份	1983	1983	1982	1981	1995	1995	1986	1986	1982	1980	1982	1997	1995
尼木	最高	38.2	44.3	57.5	66.3	69.5	70.9	70.7	69.6	66.3	58.4	45.0	37.6	70.9
	日期	25	14	30	28	31	3	4	2	10	8	3	8	3/6
	年份	1983	1983	1987	1993	1985	1995	1992	1976	1981	1996	1980	1974	1995
当雄	最高	40.3	43.2	52.5	59.5	66.5	71.0	64.6	63.8	57.7	52.5	41.0	32.9	71.0
	日期	27	20	31	16	20	7	1	4	2	6	2	31	7/6
	年份	1998	1985	1975	1996	1995	1995	1988	1985	1994	1982	1981	2000	1995
昌都	最高	37.1	48.4	53.9	62.1	65.5	69.3	69.7	67.2	69.0	57.8	43.0	34.5	69.7
	日期	29	26	28	17	20	23	24	3	4	3	1	10	24/7
	年份	1994	1998	1982	1979	1986	1989	1994	1977	1982	1971	1983	1982	1994
八宿	最高	57.9	50.2	59.6	67.8	74.0	77.0	76.2	75.6	68.3	61.0	53.1	39.5	77.0
	日期	28	17	30	30	30	15	14	24	1	2	3	3	15/6
	年份	1984	1999	1987	1995	1995	1998	1994	1998	1982	1994	2000	1995	1998
丁青	最高	43.7	46.5	55.4	63.0	66.8	68.4	70.0	66.1	62.7	54.0	40.7	36.0	70.0
	日期	29	18	30	29	17	21	29	18	4	2	8	8	29/7
	年份	1994	1999	1972	1971	1998	1989	1995	1994	1978	1971	1976	1986	1995
芒康	最高	38.1	43.5	53.0	61.1	66.0	71.0	68.7	59.0	57.0	49.5	43.0	32.5	71.0
	日期	28	26	27	26	29	16	11	9	2	8	9	5	16/6
	年份	1991	1987	1985	1981	1982	1987	1983	1981	1982	1992	1995	1995	1987
洛隆	最高	39.5	43.0	55.2	62.7	65.7	71.3	74.7	66.4	63.3	50.5	39.9	43.5	74.7
	日期	23	28	31	25	31	23	2	7	2	1	23	3	2/7
	年份	1989	1985	1989	1998	1995	1989	1986	1982	1982	1999	1986	1995	1986
左贡	最高	38.1	43.1	52.6	59.6	65.3	67.3	67.7	61.1	59.0	53.6	44.6	34.9	67.7
	日期	28	25	31	25	25	21	12	12	14	1	1	25	12/7
	年份	1996	1991	1985	1998	1996	1989	1983	1992	1998	1994	1994	1980	1983
类乌齐	最高	41.8	44.8	50.1	58.4	64.1	69.5	70.4	66.4	58.0	51.7	37.2	37.0	70.4
	日期	24	15	31	18	22	22	12	5	1	9	19	9	12/7
	年份	1986	1987	1989	1979	1979	1989	1990	1981	1994	1984	1998	1999	1990

续表

站名	项目＼月份	1月	2月	3月	4月	5月	6月	7月	8月	9月	10月	11月	12月	全年
泽当	最高	42.0	49.7	62.8	70.3	72.6	76.5	77.4	73.5	66.9	63.7	53.2	39.1	77.4
	日期	29	21	29	17	25	9	5	10	3	5	4	1	5/7
	年份	1994	1985	1985	1995	1994	1975	1986	1983	1973	1983	1976	1979	1986
加查	最高	49.7	58.3	66.1	71.2	78.7	79.5	76.3	72.6	68.7	62.8	58.9	43.9	79.5
	日期	30	23	18	24	14	5	10	10	8	9	10	5	5/6
	年份	1989	1984	1984	1985	1979	1982	1986	1983	1982	1989	1980	1981	1982
贡嘎	最高	39.3	44.2	56.6	60.7	68.3	69.7	68.8	65.4	61.2	56.5	45.7	33.4	69.7
	日期	28	16	29	20	23	7	14	2	8	6	5	10	7/6
	年份	1994	1998	1985	1996	1998	1998	1983	1985	1982	1983	1997	1984	1998
浪卡子	最高	38.5	67.6	58.3	63.7	66.1	71.0	72.5	63.7	64.5	53.0	46.1	38.0	72.5
	日期	29	27	30	26	3	15	12	8	5	4	3	4	12/7
	年份	1994	1991	1987	1979	1993	1998	1993	1976	1982	1980	1981	1980	1993
错那	最高	37.6	42.5	41.2	45.8	50.2	57.8	56.0	67.0	48.9	47.4	40.4	33.5	67.0
	日期	24	12	31	29	21	4	18	4	16	4	8	11	4/8
	年份	1999	1999	2000	1981	1981	1995	1983	1984	1995	1985	1990	1987	1984
隆子	最高	45.0	50.7	59.3	66.9	70.8	74.1	70.7	70.5	63.1	57.7	49.3	45.0	74.1
	日期	30	28	29	22	25	5	3	17	7	2	6	27	5/6
	年份	1986	1972	1984	1987	1990	1995	1984	1984	1989	1972	1988	1980	1995
林芝	最高	41.0	52.8	59.0	78.0	69.6	71.5	69.8	67.4	66.4	56.5	47.8	41.4	78.0
	日期	31	28	29	23	8	6	13		8	9	4	9	23/4
	年份	1986	1991	1982	1979	1981	1971	1986	1976	1971	1983	1971	1971	1979
米林	最高	41.7	46.1	55.0	59.9	67.3	68.3	67.5	69.3	63.7	54.1	49.0	40.4	69.3
	日期	26	16	30	25	16	3	15	14	2	15	7	8	14/8
	年份	1990	1987	2000	1988	1979	1995	1994	1989	1990	1981	2000	1988	1989
察隅	最高	40.6	48.2	56.4	62.8	65.1	67.2	69.0	65.8	66.8	60.9	48.5	39.5	69.0
	日期	6	15	27	30	20	4	12	20	19	2	2	6	12/7
	年份	1972	1980	2000	1971	1998	1986	1972	1972	1971	1972	1972	1985	1972
波密	最高	40.8	47.3	54.5	63.4	66.4	67.1	70.8	70.0	65.7	52.2	46.3	40.9	70.8
	日期	29	21	20	27	27	11	11	5	4	3	6	3	11/7
	年份	1994	1991	1990	1998	1986	1986	1994	1981	1982	1984	1990	1985	1994
狮泉河	最高	30.6	34.2	47.4	51.9	61.5	65.2	69.8	67.8	62.0	47.7	33.4	29.0	69.8
	日期	26	16	29	29	27	30	16	10	3	4	4	9	16/7
	年份	1994	1999	2000	1993	1997	1998	1984	1974	1997	1983	1977	1974	1984

续表

站名	月份/项目	1月	2月	3月	4月	5月	6月	7月	8月	9月	10月	11月	12月	全年
改则	最高	30.4	35.9	47.4	52.0	59.3	63.0	68.1	62.0	55.6	48.7	33.4	30.1	68.1
	日期	26	8	29	24	11	19	3	16	20	1	1	11	3/7
	年份	1994	1993	1991	1998	1995	1996	1996	1984	1989	1999	1996	1987	1996
普兰	最高	32.0	38.3	52.3	59.7	62.5	70.9	69.5	69.4	63.4	52.9	43.5	39.0	70.9
	日期	8	27	29	29	21	30	4	20	4	9	1	1	30/6
	年份	2000	1974	1999	1995	2000	1974	1986	1981	1994	1987	1981	1979	1974
那曲	最高	31.6	36.1	57.6	54.5	60.7	65.1	62.8	67.4	55.6	48.5	40.3	28.6	67.4
	日期	25	26	28	29	27	3	25	3	14	10	1	6	3/8
	年份	1999	1987	2000	1985	1996	1995	1997	1999	1998	1994	1989	1987	1999
申扎	最高	27.5	33.0	47.7	57.1	60.0	67.7	65.2	63.0	58.7	48.4	38.1	27.2	67.7
	日期	30	24	26	30	27	3	13	6	3	1	7	22	3/6
	年份	1993	1987	1995	1988	1993	1993	1993	1994	1989	1999	1991	2000	1993
班戈	最高	25.6	29.5	42.1	51.6	58.0	59.4	58.3	58.5	58.0	44.3	30.6	25.1	59.4
	日期	23	25	29	30	22	20	15	14	5	6	1	2	20/6
	年份	1983	1987	2000	1992	1979	1998	1994	1982	1995	2000	1991	1992	1998
嘉黎	最高	33.9	37.6	46.0	54.4	62.4	66.4	58.1	64.8	52.3	53.6	41.7	35.5	66.4
	日期	28	23	30	24	24	7	15	13	2	4	3	31	7/6
	年份	1990	1986	1984	1999	1995	1995	1994	1982	1984	1984	1984	2000	1995
索县	最高	32.9	40.7	53.2	58.0	62.5	64.0	64.1	63.1	54.9	47.0	39.5	35.1	64.1
	日期	27	26	23	30	26	11	18	11	2	3	15	8	18/7
	年份	1996	1971	1974	1992	1974	1972	1972	1986	1977	1991	1994	1994	1972
比如	最高	35.1	45.0	54.9	59.5	64.9	73.9	72.1	73.6	61.2	52.6	47.7	36.2	73.9
	日期	17	5	30	18	14	11	29	11	2	2	4	29	11/6
	年份	1995	1991	1987	1987	2000	1995	1986	1986	1986	1994	2000	1996	1995
安多	最高	24.3	33.0	46.0	51.3	56.0	60.1	63.5	61.1	58.0	46.1	34.2	24.6	63.5
	日期	26	16	29	26	22	26	17	7	1	9	5	10	17/7
	年份	1982	1979	1997	1998	1989	1995	1994	1994	1985	1979	1994	1989	1994
日喀则	最高	36.9	47.5	56.3	67.5	69.5	75.7	70.2	69.6	61.3	54.6	48.4	33.6	75.7
	日期	31	28	30	26	22	16	5	7	1	3	4	1	16/6
	年份	1984	1982	1991	1984	1998	1985	1987	1983	1981	2000	1995	1990	1985
拉孜	最高	41.3	49.0	60.2	69.5	74.0	76.9	74.5	73.4	65.5	58.2	49.0	39.9	76.9
	日期	29	25	29	26	28	15	16	14	5	1	9	4	15/6
	年份	1987	1987	1987	1998	1998	1998	1987	1983	1978	1982	1980	1980	1998

续表

站名	项目＼月份	1月	2月	3月	4月	5月	6月	7月	8月	9月	10月	11月	12月	全年
聂拉木	最高	33.0	36.0	42.5	50.2	55.7	61.4	63.5	66.0	63.0	46.1	37.5	34.6	66.0
	日期	18	28	30	28	30	18	31	7	8	7	12	3	7/8
	年份	2000	1997	2000	1988	1988	1987	1995	1989	1986	1980	1998	1988	1989
定日	最高	48.0	42.4	51.8	60.0	65.4	69.7	72.6	66.8	60.3	57.0	48.5	37.0	72.6
	日期	17	19	29	22	21	17	3	11	7	4	2	29	3/7
	年份	1995	1985	2000	1986	1989	1988	1985	1983	1980	1983	1981	1985	1985
江孜	最高	38.2	46.5	55.1	62.3	69.1	72.8	72.6	68.5	61.2	58.4	45.0	39.6	72.8
	日期	13	26	29	20	29	16	17	15	7	5	3	7	16/6
	年份	1996	1975	2000	1993	1985	1986	1993	1997	1978	1993	1981	1993	1986
南木林	最高	42.6	44.8	55.3	64.0	67.9	72.8	64.9	61.9	61.6	52.6	45.7	38.9	72.8
	日期	21	14	24	22	22	7	1	7	9	5	2	16	7/6
	年份	1990	1995	1995	1999	1989	1999	1982	1994	1981	1982	1981	1994	1999
帕里	最高	39.2	46.0	49.0	55.4	58.9	58.1	51.8	60.0	53.1	55.0	43.6	37.2	60.0
	日期	5	23	22	2	26	25	5	25	23	3	7	12	25/8
	年份	1981	1981	1982	1984	1982	1979	1980	1979	1979	1979	1979	1979	1979

表4　西藏部分地县各月极端最低地面气温（℃）及出现时间

站名	项目＼月份	1月	2月	3月	4月	5月	6月	7月	8月	9月	10月	11月	12月	全年
拉萨	最低	-22.0	-21.6	-19.1	-16.7	-10.5	-3.9	0.3	0.6	-2.5	-12.5	-19.6	-22.2	-22.2
	日期	26	6	11	14	1	1	15	22	30	30	19	30	30/12
	年份	1979	1987	1979	1979	1989	1984	1992	1984	1976	1989	1989	1989	1989
墨竹工卡	最低	-29.8	-24.9	-27.3	-15.4	-10.5	-4.5	0.0	-2.7	-4.8	-13.0	-20.1	-32.2	-32.2
	日期	12	10	8	8	2	1	2	21	27	24	24	26	26/12
	年份	1978	1982	1978	1978	1982	1988	1994	1997	1997	1981	1981	1981	1981
尼木	最低	-27.9	-24.0	-22.3	-14.9	-9.5	-3.7	-0.2	-0.8	-5.7	-15.8	-23.1	-29.8	-29.8
	日期	24	5	1	4	1	1	2	21	29	30	27	25	25/12
	年份	1981	1983	1997	1995	1989	1988	1994	1997	1982	1981	1980	1981	1981
当雄	最低	-38.5	-32.2	-27.8	-23.7	-15.8	-12.4	-7.1	-5.5	-9.8	-22.4	-34.0	-42.3	-42.3
	日期	15	2	6	3	5	1	21	23	20	25	30	23	23/12
	年份	1981	1973	1977	1973	1982	1988	1976	1997	1973	1972	1972	1972	1972
昌都	最低	-25.2	-23.5	-16.8	-12.0	-7.5	-1.4	0.3	0.7	-4.4	-11.0	-19.2	-31.9	-31.9
	日期	1	5	4	1	2	1	29	31	28	28	27	26	26/12
	年份	1977	1979	1986	1998	1982	1981	1989	1993	1978	1978	1975	1982	1982

续表

站名	月份/项目	1月	2月	3月	4月	5月	6月	7月	8月	9月	10月	11月	12月	全年
八宿	最低	-20.4	-18.4	-19.7	-12.5	-5.7	-1.0	-1.1	0.3	-2.4	-11.4	-16.0	-20.5	-20.5
	日期	4	6	17	10	4	1	31	1	27	30	16	27	27/12
	年份	1987	1987	1984	1995	1990	1980	1982	1982	1985	2000	1981	1982	1982
丁青	最低	-32.1	-33.0	-31.9	-20.7	-11.7	-8.4	-5.0	-4.5	-9.6	-23.1	-25.6	-29.7	-33.0
	日期	7	3	8	5	3	1	22	27	25	26	28	31	3/2
	年份	1978	1976	1978	1976	1973	1977	1976	1971	1971	1973	1982	1973	1975
芒康	最低	-26.7	-23.6	-19.8	-13.5	-12.5	-6.5	-4.3	-1.4	-6.6	-15.9	-20.6	-30.0	-30.0
	日期	8	11	15	14	2	1	1	5	29	31	26	19	19/12
	年份	1980	1982	1982	1984	1982	1987	1983	1986	1983	1983	1983	1997	1997
洛隆	最低	-24.4	-23.3	-21.7	-16.5	-9.5	-8.0	-2.3	0.0	-4.3	-10.6	-20.7	-23.6	-24.4
	日期	4	1	7	9	4	10	10	31	15	30	30	27	4/1
	年份	1983	1995	1983	1997	1990	1996	1996	1993	1988	1990	1982	1982	1983
左贡	最低	-28.2	-25.9	-24.1	-16.1	-14.0	-4.0	-2.0	-1.0	-3.9	-14.1	-20.3	-28.0	-28.2
	日期	5	16	4	1	2	1	1	3	29	28	22	27	5/1
	年份	1983	1982	1981	1998	1982	1981	1983	1983	1983	1986	2000	1982	1983
类乌齐	最低	-35.0	-41.1	-31.4	-16.0	-12.6	-7.4	-3.3	-4.0	-6.2	-14.7	-26.3	-34.7	-41.1
	日期	6	7	7	3	1	1	10	5	24	28	30	26	7/2
	年份	1986	1998	1983	1982	1997	1987	1992	1981	1992	1978	1982	1981	1998
泽当	最低	-25.7	-23.7	-20.1	-14.7	-8.5	-4.1	-0.1	-1.6	-6.0	-17.1	-21.0	-24.6	-25.7
	日期	4	8	21	3	7	1	23	25	30	28	13	17	4/1
	年份	1983	1977	1974	1973	1987	1984	1983	1971	1976	1971	1971	1971	1983
加查	最低	-23.6	-22.8	-18.3	-11.5	-7.0	-1.0	3.2	2.7	-2.8	-12.5	-19.4	-22.1	-23.6
	日期	26	11	4	21	5	2	6	2	30	28	28	29	26/1
	年份	1987	1987	1986	1987	1983	1984	1978	1983	1987	1986	1987	1983	1987
贡嘎	最低	-20.9	-20.9	-17.0	-15.0	-8.2	-6.8	2.1	2.5	-3.5	-11.2	-16.5	-20.0	-20.9
	日期	19	4	2	15	8	10	6	21	28	29	26	31	4/2
	年份	1997	1996	1994	1996	1999	1996	1978	1997	1983	2000	1994	1996	1996
浪卡子	最低	-30.3	-29.3	-25.9	-21.0	-14.4	-9.7	-5.8	-3.5	-10.1	-18.7	-24.4	-27.6	-30.3
	日期	4	5	4	1	1	1	1	27	29	27	24	22	4/1
	年份	1983	1983	1986	1998	1989	1988	1973	1971	1982	1971	1981	1996	1983
错那	最低	-41.4	-38.9	-35.9	-23.2	-16.8	-9.8	-6.5	-3.1	-9.8	-20.0	-35.9	-42.2	-42.2
	日期	6	1	1	5	21	8	24	27	29	27	28	20	20/12
	年份	1991	1974	1973	1986	1992	1972	1993	1971	1982	1992	1972	1981	1981

续表

站名	项目\月份	1月	2月	3月	4月	5月	6月	7月	8月	9月	10月	11月	12月	全年
隆子	最低	-30.6	-29.5	-24.1	-18.5	-19.3	-7.3	-2.6	-1.5	-6.3	-18.4	-22.8	-31.9	-31.9
	日期	4	3	4	1	1	1	17	13	24	29	21	20	20/12
	年份	1983	1980	1986	1998	1989	1991	1973	1982	1981	1971	1981	1981	1981
林芝	最低	-20.1	-18.4	-13.0	-8.5	-3.8	0.7	2.9	2.6	-1.4	-10.3	-15.4	-20.4	-20.4
	日期	5	9	1	1	7	2	8	29	29	28	30	26	26/12
	年份	1983	1977	1997	1998	1972	1984	1976	1972	1983	1971	1971	1971	1971
米林	最低	-17.3	-16.1	-11.4	-7.3	-2.2	1.2	4.6	3.1	-0.2	-8.2	-12.6	-16.0	-17.3
	日期	4	4	17	25	11	2	1	25	15	28	21	28	4/1
	年份	1992	1996	1990	1997	1990	1984	1990	1997	1988	1986	1981	1989	1992
察隅	最低	-12.8	-8.9	-5.6	-1.4	0.3	5.7	9.0	7.7	3.7	-1.5	-8.0	-9.4	-12.8
	日期	31	9	17	1	2	1	22	28	30	30	30	26	31/1
	年份	2000	1977	1992	1998	1982	1988	1976	1977	1976	1976	1981	1999	2000
波密	最低	-19.3	-15.6	-10.8	-6.4	-1.9	1.3	4.2	1.0	-1.0	-9.5	-11.5	-19.0	-19.3
	日期	5	27	1	25	12	1	8	30	15	28	28	27	5/1
	年份	1987	1992	1989	1988	2000	1988	1976	1991	1988	1986	1984	1986	1987
狮泉河	最低	-44.4	-34.6	-30.0	-24.9	-18.8	-18.0	-7.6	-7.4	-15.6	-23.7	-36.0	-51.7	-51.7
	日期	11	10	7	2	8	5	7	30	28	22	29	29	29/12
	年份	1989	1992	1978	1993	1992	1983	1992	1989	1994	1990	1978	1993	1993
改则	最低	-40.9	-34.9	-35.8	-27.0	-20.6	-14.7	-9.0	-9.1	-13.8	-26.4	-31.5	-47.3	-47.3
	日期	13	8	22	14	3	5	7	4	28	31	29	19	19/12
	年份	1989	1997	1983	1983	1990	1985	1992	1979	1994	1997	1982	1987	1987
普兰	最低	-41.3	-35.5	-30.2	-25.8	-12.5	-8.3	-1.6	-2.0	-8.3	-16.5	-27.0	-34.9	-41.3
	日期	12	3	4	1	10	1	1	21	29	12	29	28	12/1
	年份	1989	1975	1982	1975	1997	1992	1986	1997	1984	1988	1978	1985	1989
那曲	最低	-42.0	-38.9	-31.9	-30.0	-18.4	-14.6	-7.5	-9.0	-12.7	-24.0	-36.9	-37.7	-42.0
	日期	17	24	13	16	6	1	20	4	30	29	30	3	17/1
	年份	1981	1989	1989	1982	1987	1984	1986	1984	1984	1980	1982	1989	1981
申扎	最低	-36.8	-38.4	-32.2	-30.8	-19.3	-10.6	-5.9	-6.3	-12.1	-21.7	-30.2	-39.0	-39.0
	日期	21	24	1	1	3	1	12	21	28	27	25	25	25/12
	年份	2000	1989	1996	1998	1990	1988	1994	1997	1994	1995	1992	1987	1987
班戈	最低	-35.4	-32.5	-28.6	-26.6	-17.9	-12.1	-6.3	-6.2	-11.1	-22.2	-34.3	-37.1	-37.1
	日期		18	3	7	3	1	13	3	30	30	27	15	15/12
	年份	1991	1990	1980	1990	1984	1979	1980	1984	1984	1983	1995	1987	1987
嘉黎	最低	-42.2	-42.0	-33.6	-20.5	-18.9	-7.2	-10.7	-6.4	-9.9	-29.4	-29.2	-37.4	-42.2
	日期	29	8	7	12	2	1	31	29	29	30	30	26	29/1
	年份	1985	1985	1983	1985	1990	1995	1982	1991	1983	2000	1982	1981	1985

续表

站名	项目＼月份	1月	2月	3月	4月	5月	6月	7月	8月	9月	10月	11月	12月	全年
索县	最低	−38.9	−38.2	−33.5	−21.7	−14.2	−10.0	−5.4	−5.5	−9.8	−18.1	−30.7	−39.7	−39.7
	日期	3	7	13	1	3	3	13	26	27	19	21	16	16/12
	年份	1990	1976	1989	1971	1975	1972	1971	1971	1978	1994	1997	1997	1997
比如	最低	−33.5	−30.1	−23.6	−16.2	−13.8	−6.3	−2.6	−3.7	−9.9	−15.3	−24.3	−30.3	−33.5
	日期	17	1	4	7	6	1		4	28	19	22	28	17/1
	年份	1991	1995	1986	1987	1993	1988	1986	1986	1994	1994	1997	1995	1991
安多	最低	−44.1	−41.3	−29.6	−23.5	−20.3	−12.6	−7.2	−8.6	−13.7	−24.1	−35.1	−39.0	−44.1
	日期	24	6	13	5	13	1	15	28	30	31	14	25	24/1
	年份	1998	1983	1978	1980	1996	1980	1976	1991	1986	1997	1997	1997	1998
日喀则	最低	−29.2	−28.2	−22.7	−16.9	−11.3	−6.1	−2.5	−2.2	−6.4	−16.2	−22.8	−26.6	−29.2
	日期	15	5	4	8	10	2	8	6	27	27	29	25	15/1
	年份	1981	1983	1982	1981	1976	1992	1976	1983	1982	1971	1981	1981	1981
拉孜	最低	−27.4	−27.0	−22.1	−17.2	−11.0	−5.5	1.0	0.1	−7.0	−18.1	−24.7	−28.5	−28.5
	日期	1	5	5	8	7	1	1	4	29	25	30	28	28/12
	年份	1990	1991	1990	1990	1986	1992	1992	1984	1982	1986	1989	1989	1989
聂拉木	最低	−31.7	−32.4	−29.1	−21.7	−10.4	−5.6	1.5	−0.7	−6.0	−17.5	−26.4	−26.8	−32.4
	日期	17	22	2	6	12	2	17	20	20	25	24	27	22/2
	年份	1994	1993	1993	1997	1998	1979	1973	1974	1972	1997	1992	1995	1993
定日	最低	−33.7	−31.4	−27.1	−21.7	−16.1	−9.8	−0.8	−2.1	−7.3	−20.0	−26.1	−32.8	−33.7
	日期	1	6	1	3	3	2	4	1	27	31	30	31	1/1
	年份	1989	1995	1997	1995	2000	1992	1992	1983	1984	1991	1989	1988	1989
江孜	最低	−29.6	−28.5	−28.0	−20.8	−12.1	−7.5	−3.7	−4.0	−7.0	−18.1	−22.7	−28.0	−29.6
	日期	3	11	2	1	6	2	22	25	30	27	30	24	3/1
	年份	1995	1992	1994	1998	1977	1984	1993	1971	1976	1971	1982	1992	1995
南木林	最低	−26.7	−24.0	−20.1	−17.2	−10.4	−7.3	−1.0	−0.7	−5.4	−13.1	−17.1	−24.8	−26.7
	日期	14	7	4	4	9	1	21	22	30	28	21	30	14/1
	年份	1995	1980	1981	1995	1989	1992	1993	1997	1982	1980	1981	1994	1995
帕里	最低	−37.5	−36.2	−31.4	−25.9	−12.4	−9.5	−3.2	−3.8	−13.1	−27.4	−31.6	−39.9	−39.9
	日期	17	20	25	2	5	2	5	25	28	22	19	27	27/12
	年份	1994	1989	1991	1998	1986	1979	1979	1979	1982	1999	1995	1983	1983

表5　西藏部分地县各月最大积雪深度（单位：厘米）

站名＼月份	1	2	3	4	5	6	7	8	9	10	11	12	全年
南木林	2	1	1	4	8	0	0	0	1	3	0	1	8

续表

站名＼月份	1	2	3	4	5	6	7	8	9	10	11	12	全年
贡嘎	1	6	8	1	0	0	0	0	0	1	2	2	8
浪卡子	3	3	8	19	8	3	3	1	6	10	6	13	19
墨竹工卡	5	7	7	7	4	0	0	0	0	4	10	15	15
加查	6	6	7	2	0	0	0	0	0	0	4	2	7
芒康	4	9	11	14	7	0	0	0	0	8	8	9	14
洛隆	4	12	15	9	7	2	0	0	0	11	14	18	18
米林	3	16	5	0	0	0	0	0	0	0	4	6	16
类乌齐	8	7	14	17	8	5	0	0	5	10	15	18	18
比如	20	10	7	8	4	0	0	0	1	7	5	5	20
八宿	6	5	10	4	6	0	0	0	2	8	10	9	10
左贡	4	3	7	7	3	0	0	0	0	3	6	3	7
改则	8	5	4	6	24	6	0	0	8	15	2	7	24
班戈	15	8	7	7	12	10	10	9	13	15	20	18	20
安多	11	7	10	11	13	9	2	4	10	20	15	11	20
申扎	5	7	5	8	13	7	1	3	7	12	4	7	13
当雄	11	7	10	11	12	6	4	0	4	14	10	9	14
拉孜	0	0	3	2	1	0	0	0	0	6	3	3	6
日喀则	4	1	6	4	2	0	0	0	0	8	6	1	8
尼木	1	7	3	12	14	0	0	0	0	6	4	7	14
聂拉木	230	150	100	36	20	0	0	0	11	38	39	113	230
定日	21	12	12	8	6	0	0	0	5	6	4	6	21
江孜	3	2	4	5	5	0	0	0	0	7	6	8	8
错那	30	25	32	16	15	2	2	0	4	28	30	55	55
隆子	5	11	6	8	1	0	0	0	0	5	9	15	15
帕里	40	47	48	22	17	2	2	7	4	44	20	27	48
索县	17	16	12	12	12	4	4	0	6	14	10	12	17
昌都	4	10	8	4	0	0	0	0	0	3	9	11	11
察隅	5	13	18	32	0	0	0	0	0	0	0	15	32
狮泉河	6	5	10	4	6	0	0	0	2	8	10	9	10
普兰	28	43	47	30	16	4	0	0	15	7	27	24	47
拉萨	2	5	10	3	4	0	0	0	0	4	11	12	12
泽当	3	4	9	10	1	0	0	0	0	2	5	2	10
丁青	5	16	11	24	13	2	0	0	3	11	23	6	24
嘉黎	26	23	18	24	32	15	10	9	21	27	22	23	32
波密	7	12	9	10	0	0	0	0	0	0	5	32	32
林芝	13	12	6	3	0	0	0	0	0	0	11	8	13
那曲	9	8	13	17	12	5	2	0	16	21	15	11	21

表 6　西藏部分地县年、月冰雹日数（天）

站名＼月份	1	2	3	4	5	6	7	8	9	10	11	12	全年
南木林	0.0	0.0	0.0	0.0	1.0	0.7	0.6	1.1	1.6	0.2	0.0	0.0	5.1
贡嘎	0.0	0.0	0.0	0.0	0.7	0.5	0.2	0.7	1.3	0.1	0.0	0.0	3.4
浪卡子	0.0	0.0	0.0	0.0	0.7	4.0	5.0	6.1	7.1	0.4	0.0	0.0	23.2
墨竹工卡	0.0	0.0	0.0	0.1	0.8	1.3	2.1	0.8	1.7	0.5	0.0	0.0	7.4
加查	0.0	0.0	0.1	0.2	0.4	1.1	0.4	0.2	0.8	0.2	0.0	0.0	3.2
芒康	0.0	0.0	0.0	0.2	1.7	1.8	2.3	3.0	3.3	0.6	0.0	0.0	12.8
洛隆	0.0	0.0	0.0	0.2	0.2	0.1	0.1	0.2	0.4	0.1	0.0	0.0	1.2
米林	0.1	0.0	0.2	1.3	0.3	0.0	0.0	0.0	0.0	0.0	0.0	0.0	1.8
类乌齐	0.0	0.0	0.1	0.3	2.6	2.6	2.3	2.1	3.4	1.1	0.0	0.0	14.4
比如	0.0	0.1	0.0	0.0	1.3	3.4	1.8	1.6	2.5	0.4	0.0	0.0	11.0
八宿	0.0	0.0	0.0	0.0	0.0	0.3	1.2	1.7	0.5	0.0	0.0	0.0	3.7
左贡	0.0	0.0	0.0	0.1	0.9	1.0	1.6	1.8	1.3	0.0	0.0	0.0	6.6
改则	0.0	0.0	0.0	0.0	0.1	0.8	2.7	3.7	1.9	0.1	0.0	0.0	9.3
班戈	0.0	0.0	0.0	0.0	0.2	5.1	8.4	10.3	6.4	0.1	0.0	0.0	30.7
安多	0.0	0.0	0.0	0.1	0.4	5.6	8.0	8.1	6.8	0.3	0.0	0.0	29.2
申扎	0.0	0.0	0.0	0.0	0.2	5.6	8.9	7.9	5.9	0.1	0.0	0.0	28.5
当雄	0.0	0.0	0.0	0.0	0.9	4.8	3.6	3.3	5.0	0.8	0.0	0.0	18.4
拉孜	0.0	0.0	0.0	0.0	0.2	1.2	2.6	1.6	1.7	0.2	0.0	0.0	7.5
日喀则	0.0	0.0	0.0	0.0	0.6	1.2	1.8	2.1	1.7	0.2	0.0	0.0	7.6
尼木	0.0	0.0	0.0	0.1	0.8	0.6	0.8	1.1	0.9	0.1	0.0	0.0	4.4
聂拉木	0.0	0.0	0.0	0.4	1.0	0.1	0.0	0.0	0.0	0.3	0.0	0.0	1.8
定日	0.0	0.0	0.0	0.0	0.1	1.8	2.5	3.4	2.6	0.1	0.0	0.0	10.6
江孜	0.0	0.0	0.0	0.0	0.3	1.7	1.6	2.3	1.5	0.2	0.0	0.0	7.6
错那	0.0	0.0	0.0	0.0	0.3	1.4	1.3	2.2	1.1	0.2	0.0	0.0	6.4
隆子	0.0	0.0	0.0	0.1	1.7	2.4	2.3	2.5	3.1	0.2	0.0	0.0	12.2
帕里	0.0	0.0	0.0	0.0	0.2	0.4	0.7	0.7	1.1	0.2	0.0	0.0	3.3
索县	0.0	0.0	0.0	0.0	2.4	7.9	3.8	3.4	6.9	1.0	0.0	0.0	25.4
昌都	0.0	0.0	0.1	0.5	1.8	1.2	0.6	0.7	1.8	0.9	0.0	0.0	7.5
察隅	0.0	0.0	0.0	0.0	0.0	0.0	0.0	0.0	0.0	0.0	0.0	0.0	0.1
狮泉河	0.0	0.0	0.0	0.0	0.0	0.3	1.2	1.7	0.5	0.0	0.0	0.0	3.7
普兰	0.0	0.0	0.0	0.1	0.1	0.1	0.4	0.2	0.0	0.1	0.0	0.0	1.1
拉萨	0.0	0.0	0.0	0.1	1.2	1.5	1.0	1.0	1.0	0.2	0.0	0.0	5.9
泽当	0.0	0.0	0.0	0.1	0.4	0.5	0.9	0.5	0.7	0.3	0.0	0.0	3.3
丁青	0.0	0.0	0.0	0.2	2.1	3.9	2.4	1.6	5.1	1.0	0.0	0.0	16.2
嘉黎	0.0	0.0	0.0	0.0	0.3	5.2	3.7	3.6	4.6	0.2	0.0	0.0	17.7
波密	0.0	0.0	0.2	0.3	0.2	0.0	0.0	0.0	0.0	0.0	0.0	0.0	0.8
林芝	0.0	0.0	0.3	1.9	0.7	0.2	0.1	0.1	0.1	0.2	0.1	0.0	3.6
那曲	0.0	0.0	0.0	0.0	0.6	8.6	8.2	8.4	9.2	0.4	0.0	0.0	35.4

表 7　西藏部分地县年、月平均风速（米/秒）

站名＼月份	1	2	3	4	5	6	7	8	9	10	11	12	全年
南木林	2.3	2.9	2.8	2.7	2.7	2.6	2.1	1.7	1.9	2.0	2.0	2.0	2.3
贡嘎	1.8	2.8	3.5	3.1	2.9	2.7	2.4	2.3	2.3	2.1	1.5	1.4	2.4
浪卡子	3.6	3.9	3.9	3.6	3.0	2.6	2.1	1.9	1.9	2.4	2.9	3.4	2.9
墨竹工卡	2.7	3.3	3.5	3.2	2.9	2.7	2.7	2.4	2.4	2.6	2.5	2.2	2.8
加查	1.6	2.2	2.5	2.2	2.1	1.8	1.2	1.4	1.1	1.3	1.4	1.1	1.7
芒康	0.7	0.7	0.8	0.8	0.7	0.6	0.4	0.4	0.5	0.6	0.5	0.5	0.6
洛隆	3.3	4.0	4.0	3.6	3.7	3.5	3.1	2.8	3.1	3.4	2.9	2.7	3.4
米林	1.4	1.6	1.8	1.9	1.7	1.6	1.4	1.3	1.1	1.9	1.4	1.3	1.5
类乌齐	1.2	1.9	2.0	1.9	2.0	1.8	1.4	1.2	1.1	1.4	1.1	0.9	1.5
比如	1.6	2.1	2.3	2.3	2.2	1.8	2.7	1.5	1.6	1.7	1.6	1.6	1.9
八宿	2.8	3.8	3.9	3.8	3.6	3.5	3.3	3.1	3.1	2.6	2.3	2.3	3.2
左贡	1.2	1.6	1.9	1.8	1.9	2.0	1.4	1.1	1.3	1.3	1.0	0.8	1.5
改则	4.5	5.5	5.7	4.7	4.4	4.1	3.9	3.6	3.7	3.4	3.2	3.6	4.2
班戈	4.7	5.3	5.3	4.5	3.9	3.9	3.4	3.0	3.6	3.6	3.8	4.3	4.1
安多	5.3	6.1	6.3	5.4	4.7	4.2	3.4	3.3	3.3	3.9	4.6	4.7	4.6
申扎	4.6	5.8	5.8	4.6	4.0	3.9	3.5	3.2	3.2	3.1	3.3	4.0	4.1
当雄	2.2	3.4	3.5	3.1	3.0	2.8	2.3	2.2	2.1	2.3	1.8	1.9	2.5
拉孜	2.7	3.6	3.9	3.8	3.2	2.8	1.9	1.7	2.0	2.6	2.5	2.2	2.7
日喀则	1.7	2.7	2.8	2.7	2.2	1.8	1.3	1.1	1.1	1.1	1.1	1.2	1.7
尼木	1.7	2.6	2.9	2.8	2.5	2.1	1.7	1.6	1.7	1.5	1.4	1.3	2.0
聂拉木	4.4	4.6	4.3	3.9	4.3	4.3	3.9	3.7	3.5	3.7	3.7	3.9	4.0
定日	2.5	3.5	3.7	3.5	3.1	2.7	2.2	1.9	1.9	2.0	1.8	1.9	2.6
江孜	2.5	3.4	3.8	3.7	3.4	2.6	2.0	1.8	1.9	2.4	2.1	1.9	2.6
错那	3.7	4.3	4.4	4.3	4.5	4.6	4.3	3.8	4.0	3.9	3.5	3.2	4.0
隆子	2.1	2.7	3.0	3.1	3.3	3.2	2.6	2.3	2.4	2.6	2.0	1.7	2.6
帕里	3.1	3.2	3.1	3.2	3.9	4.3	3.7	3.5	3.4	3.4	3.0	2.7	3.4
索县	1.8	2.4	2.7	2.5	2.2	2.0	1.7	1.7	1.6	1.7	1.6	1.5	2.0
昌都	0.9	1.4	1.6	1.6	1.7	1.5	1.3	1.2	1.1	1.1	0.9	0.7	1.3
察隅	2.1	2.6	2.6	2.6	2.9	3.2	3.3	2.7	2.7	2.1	2.0	1.9	2.6
狮泉河	2.8	3.8	3.9	3.8	3.6	3.5	3.3	3.1	3.1	2.6	2.2	2.3	3.2
普兰	3.2	3.3	3.4	3.4	3.9	4.2	3.7	3.5	3.8	3.5	3.1	3.1	3.5
拉萨	2.0	2.5	2.5	2.4	2.3	2.0	1.6	1.5	1.6	1.5	1.7	1.7	2.0
泽当	2.8	3.8	4.1	3.9	3.5	3.1	2.8	2.8	2.6	2.8	2.7	2.2	3.1
丁青	1.5	1.8	1.9	2.0	2.1	1.7	1.6	1.5	1.4	1.4	1.3	1.2	1.6
嘉黎	1.9	2.4	2.6	2.4	2.6	2.7	2.3	2.1	2.3	2.2	2.9	1.9	2.3
波密	1.9	2.0	2.0	2.0	2.0	1.6	1.5	2.0	1.6	1.7	1.7	1.5	1.8
林芝	1.9	1.9	2.0	1.9	1.8	1.5	1.4	1.5	1.5	1.7	1.8	1.8	1.7
那曲	3.1	3.9	4.1	3.7	3.3	3.0	2.4	2.2	2.3	2.4	2.4	2.5	2.9

表8　西藏部分地县年、月大风日数（天）

站名＼月份	1	2	3	4	5	6	7	8	9	10	11	12	全年
南木林	2	1	1	4	8	0	0	0	1	3	0	1	8
贡嘎	1	6	8	1	0	0	0	0	0	1	2	2	8
浪卡子	3	3	8	19	8	3	3	1	6	10	6	13	19
墨竹工卡	5	7	7	7	4	0	0	0	0	4	10	15	15
加查	6	6	7	2	0	0	0	0	0	0	4	2	7
芒康	4	9	11	14	7	0	0	0	0	8	8	9	14
洛隆	4	12	15	9	7	2	0	0	0	11	14	18	18
米林	3	16	5	0	0	0	0	0	0	0	4	6	16
类乌齐	8	7	14	17	8	5	0	0	5	10	15	18	18
比如	20	10	7	8	4	0	0	0	1	7	5	5	20
八宿	6	5	10	4	6	0	0	0	2	8	10	9	10
左贡	4	3	7	7	3	0	0	0	0	3	6	3	7
改则	8	5	4	6	24	6	0	0	8	15	2	7	24
班戈	15	8	7	7	12	10	10	9	13	15	20	18	20
安多	11	7	10	11	13	9	2	4	10	20	15	11	20
申扎	5	7	5	8	13	7	1	3	7	12	4	7	13
当雄	11	7	10	11	12	6	4	0	4	14	10	9	14
拉孜	0	0	3	2	1	0	0	0	0	6	3	3	6
日喀则	4	1	6	4	2	0	0	0	0	8	6	1	8
尼木	1	7	3	12	14	0	0	0	0	6	4	7	14
聂拉木	230	150	100	36	20	0	0	0	11	38	39	113	230
定日	21	12	12	8	6	0	0	0	5	6	4	6	21
江孜	3	2	4	5	5	0	0	0	0	7	6	8	8
错那	30	25	32	16	15	2	2	0	4	28	30	55	55
隆子	5	11	6	8	1	0	0	0	0	5	9	15	15
帕里	40	47	48	22	17	2	2	7	4	44	20	27	48
索县	17	16	12	12	12	4	4	0	6	14	10	12	17
昌都	4	10	8	4	0	0	0	0	0	3	9	11	11
察隅	5	13	18	32	0	0	0	0	0	0	0	15	32
狮泉河	6	5	10	4	6	0	0	0	2	8	10	9	10
普兰	28	43	47	30	16	4	0	0	15	7	27	24	47
拉萨	2	5	10	3	4	0	0	0	0	4	11	12	12
泽当	3	4	9	10	1	0	0	0	0	2	5	2	10
丁青	5	16	11	24	13	2	0	0	3	11	23	6	24
嘉黎	26	23	18	24	32	15	10	9	21	27	22	23	32
波密	7	12	9	10	0	0	0	0	0	0	5	32	32
林芝	13	12	6	3	0	0	0	0	0	0	11	8	13
那曲	9	8	13	17	12	5	2	0	16	21	15	11	21

表 9　西藏部分地县各月一日最大降水量及出现时间（降水量单位：毫米）

站名	项目＼月份	1月	2月	3月	4月	5月	6月	7月	8月	9月	10月	11月	12月	全年
拉萨	降水量	3.7	9.6	17.0	12.4	21.2	38.3	35.5	39.0	38.8	15.5	15.2	12.7	39.0
	日期	17	19	29	19	19	23	22	25	6	11	3	11	25/8
	年份	1997	1995	1998	1977	1980	1980	1982	1986	1994	1979	1978	1981	1986
墨竹工卡	降水量	7.5	4.7	9.6	13.8	32.5	35.9	38.9	46.1	38.5	16.7	9.9	14.6	46.1
	日期	13	2	27	24	27	13	29	11	8	3	3	11	11/8
	年份	1993	1985	1994	1993	1990	1995	1998	1980	1995	1998	1978	1981	1980
尼木	降水量	2.7	1.7	10.9	11.4	17.6	32.1	34.2	36.1	28.3	18.4	5.9	10.2	36.1
	日期	23	12	29	19	8	21	1	9	11	11	10	11	9/8
	年份	1981	1975	1998	1977	1994	1990	1981	1979	1985	1979	1995	1981	1979
当雄	降水量	9.2	3.9	8.7	9.4	22.0	36.7	50.4	37.5	25.9	20.4	12.2	7.1	50.4
	日期	8	20	19	19	29	16	23	14	12	12	18	21	23/7
	年份	1981	1996	1998	1981	1974	1971	1975	1977	1990	1973	1998	1979	1975
昌都	降水量	2.8	9.8	17.6	15.4	26.1	29.7	55.3	38.8	25.7	28.9	11.6	15.2	55.3
	日期	18	25	28	1	31	24	29	21	28	8	1	11	29/7
	年份	1995	1977	1984	1996	1974	1975	1971	1999	1987	1989	1998	1981	1971
八宿	降水量	8.6	7.1	11.9	18.3	22.8	19.5	40.2	40.1	24.3	29.1	10.2	12.3	40.2
	日期	27	28	24	26	14	16	8	9	28	20	10	11	8/7
	年份	1993	1999	1996	1985	1990	1991	1997	1997	1990	1998	1986	1981	1997
丁青	降水量	6.4	11.1	12.4	31.7	29.9	43.2	40.6	46.6	27.6	33.0	16.1	5.2	46.6
	日期	17	21	24	8	31	13	10	8	3	10	2	20	8/8
	年份	1996	1977	1991	1977	1974	1976	1982	1971	1979	1971	1982	1986	1971
芒康	降水量	2.4	9.8	11.9	17.5	26.2	27.5	42.3	55.0	37.5	19.0	9.9	9.2	55.0
	日期	17	27	14	4	6	9	3	9	3	1	10	15	9/8
	年份	1994	1985	1990	1999	1995	1984	1985	1987	1997	1993	1986	1997	1987
洛隆	降水量	6.1	8.0	14.2	32.9	20.5	38.3	31.6	28.6	39.2	23.2	17.7	16.6	39.2
	日期	17	28	31	25	12	2	22	20	3	19	6	11	3/9
	年份	1994	1999	1980	1985	1988	1985	1987	1994	1997	1989	1981	1981	1997
左贡	降水量	2.8	4.5	15.1	16.7	24.8	29.9	41.9	37.2	38.9	15.5	10.0	6.0	41.9
	日期	13	17	22	19	14	27	1	9	3	4	5	9	1/7
	年份	1982	1993	1994	1996	1990	1981	1998	1987	1997	1980	1993	1979	1998
类乌齐	降水量	5.6	7.8	16.4	17.4	26.4	36.3	35.0	38.2	34.7	33.3	13.5	13.0	38.2
	日期	5	5	28	10	12	28	15	21	5	8	6	11	21/8
	年份	1986	1998	1984	2000	1988	1989	1986	1999	1999	1989	1981	1981	1999

续表

站名	项目＼月份	1月	2月	3月	4月	5月	6月	7月	8月	9月	10月	11月	12月	全年
泽当	降水量	2.3	4.0	11.7	15.1	23.3	36.4	42.9	31.1	38.5	13.3	4.5	3.1	42.9
	日期	31	28	10	8	22	15	16	12	14	6	8	11	16/7
	年份	1997	1995	1997	1983	2000	1973	1974	1981	1973	1987	1997	1981	1974
加查	降水量	9.0	4.4	14.3	16.0	26.2	36.1	42.4	42.1	37.7	21.4	8.7	2.2	42.4
	日期	12	23	22	16	22	23	18	28	4	29	12	11	18/7
	年份	1993	1990	1998	1989	2000	1979	1990	2000	1985	1996	1985	1981	1990
贡嘎	降水量	2.2	3.1	7.4	9.7	21.5	30.5	50.1	47.5	38.1	14.7	5.6	12.4	50.1
	日期	23	16	17	27	22	22	14	16	4	11	3	11	14/7
	年份	2000	1985	1989	1981	2000	1990	2000	1998	1997	1979	1978	1981	2000
浪卡子	降水量	2.4	4.3	7.5	15.9	21.2	34.4	52.0	43.5	34.7	16.1	6.2	13.5	52.0
	日期	22	1	15	20	31	24	22	6	8	8	16	11	22/7
	年份	1992	1991	1983	1986	1977	1971	1981	1991	1978	1979	1994	1981	1981
错那	降水量	17.5	27.2	22.4	21.5	41.2	39.7	28.2	25.1	20.9	49.5	39.5	26.1	49.5
	日期	16	27	15	8	28	27	25	17	14	29	10	11	29/10
	年份	1996	1991	1986	1993	1989	1986	1986	1998	1996	1996	1995	1981	1996
隆子	降水量	1.2	3.4	3.4	15.0	12.4	22.7	30.1	45.0	26.0	22.3	11.1	11.1	45.0
	日期	16	27	22	27	18	14	8	10	3	29	30	11	10/8
	年份	1994	1975	1971	1992	1981	2000	1990	1997	1977	1996	1988	1981	1997
林芝	降水量	3.9	7.2	14.9	18.1	30.4	41.9	42.9	32.5	49.7	35.9	8.6	6.5	49.7
	日期	20	20	24	28	16	24	7	3	12	16	7	11	12/9
	年份	1983	1983	1996	1989	1995	1996	1990	1998	1978	1983	1971	1981	1978
米林	降水量	4.1	18.6	16.5	18.3	25.0	48.2	54.7	43.1	36.5	66.7	7.2	10.2	66.7
	日期	17	16	24	18	16	24	2	29	4	16	11	19	16/10
	年份	1994	1990	1991	1981	1995	1996	1979	1998	1979	1983	1998	1985	1983
察隅	降水量	26.7	33.7	57.0	90.8	64.8	37.1	42.0	39.5	46.3	65.6	39.6	33.6	90.8
	日期	29	4	22	10	1	24	16	15	22	20	10	10	10/4
	年份	1990	1972	1994	1975	1995	1994	1972	1977	1995	1998	1986	1973	1975
波密	降水量	10.6	23.6	42.9	74.4	47.2	75.2	65.1	44.1	80.0	131.4	27.4	29.9	131.4
	日期	29	27	26	26	12	10	4	9	16	6	6	11	6/10
	年份	1990	1999	1979	1985	1988	1982	1988	1997	1982	1988	1971	1981	1988
狮泉河	降水量	4.7	2.5	2.9	3.4	9.4	24.6	34.6	21.2	20.2	12.6	5.6	5.9	34.6
	日期	17	20	20	15	6	23	26	12	15	17	12	12	26/7
	年份	1987	1984	1983	1977	2000	1971	1985	1985	1972	1998	1978	1987	1985

续表

站名	项目＼月份	1月	2月	3月	4月	5月	6月	7月	8月	9月	10月	11月	12月	全年
改则	降水量	6.0	2.7	3.5	7.6	10.2	18.7	23.3	36.3	31.5	31.4	3.7	9.6	36.3
	日期	8	5	21	12	7	22	25	29	7	12	11	12	29/8
	年份	1989	1977	1983	1982	2000	1978	1996	1983	1991	1983	1995	1987	1983
普兰	降水量	17.3	24.7	34.9	21.1	74.6	58.7	41.7	27.7	49.8	38.0	24.9	20.1	74.6
	日期	1	20	24	9	15	8	10	9	11	13	23	10	15/5
	年份	1985	1984	1975	1998	1979	2000	1986	1982	1983	1985	1978	1997	1979
那曲	降水量	7.5	6.4	9.5	18.6	20.1	31.8	33.3	28.5	31.9	24.5	10.3	5.3	33.3
	日期	17	16	12	18	27	18	16	19	7	15	23	11	16/7
	年份	1994	1995	1989	1988	2000	1973	1984	1993	1995	1990	1982	1997	1984
申扎	降水量	4.0	2.1	4.6	10.6	14.7	29.5	26.7	29.7	26.2	12.6	4.6	4.0	29.7
	日期	10	19	30	14	10	23	16	7	7	2	10	14	7/8
	年份	1999	1989	1998	1993	1999	1996	1989	1996	1992	1978	1995	1987	1996
班戈	降水量	2.5	6.3	3.9	13.3	22.2	33.0	32.6	44.9	26.3	12.1	13.2	3.4	44.9
	日期	3	15	15	14	28	14	20	19	9	7	10	13	19/8
	年份	1991	1990	1994	1993	1989	1988	1982	1988	2000	1972	1995	1987	1988
嘉黎	降水量	10.1	9.6	15.6	20.3	41.2	39.2	41.9	46.2	47.4	25.8	12.5	8.0	47.4
	日期	23	1	17	6	1	24	12	8	2	4	2	11	2/9
	年份	1979	1975	1981	1981	1979	1984	1976	1978	1996	1998	1994	1981	1996
索县	降水量	8.8	9.9	14.6	18.7	34.1	36.4	43.8	33.8	25.9	23.6	8.4	8.5	43.8
	日期	6	17	12	26	27	4	20	27	9	16	10	10	20/7
	年份	1985	2000	1989	1987	2000	1985	1975	1982	2000	1984	1997	1973	1975
比如	降水量	7.6	6.9	13.0	11.6	30.0	46.8	39.9	33.6	31.1	21.7	9.9	3.9	46.8
	日期	17	18	17	26	26	12	3	23	6	4	20	11	12/6
	年份	1984	1995	1981	1987	1994	1984	1995	1989	2000	1999	1997	1997	1984
安多	降水量	5.7	3.7	5.5	12.3	27.7	29.4	35.0	33.7	25.4	16.9	5.8	6.6	35.0
	日期	29	7	26	28	28	27	18	18	11	3	3	30	18/7
	年份	1983	1981	1994	1982	1989	1991	1983	1998	1975	1999	1973	1982	1983
日喀则	降水量	6.3	1.6	6.9	7.6	22.1	44.3	39.7	45.1	41.5	13.3	8.8	0.6	45.1
	日期	25	27	13	19	22	23	23	20	6	15	5	1	20/8
	年份	1983	1991	1990	1977	2000	1978	1988	1992	1975	1980	1973	1979	1992
拉孜	降水量	0.4	0.4	3.0	6.7	24.9	36.5	36.5	35.1	30.9	11.0	3.8	1.8	36.5
	日期	16	21	30	27	22	28	24	9	1	23	10	19	24/7
	年份	1994	1988	1998	1984	2000	1996	1987	1979	1991	1982	1982	1986	1987

续表

站名	月份 / 项目	1月	2月	3月	4月	5月	6月	7月	8月	9月	10月	11月	12月	全年
聂拉木	降水量	195.5	50.1	50.2	35.0	36.0	59.7	43.4	38.2	99.7	165.2	99.4	191.6	195.5
	日期	8	19	12	9	26	28	1	1	27	19	10	26	8/1
	年份	1989	1989	1978	1987	1989	1999	1975	1988	1975	1987	1995	1988	1989
定日	降水量	5.6	5.7	2.9	7.1	16.2	42.4	40.8	47.8	33.9	18.8	16.1	3.8	47.8
	日期	16	19	25	30	17	28	13	20	6	19	10	18	20/8
	年份	1996	1989	1975	1997	1983	1996	1976	1979	1997	1987	1995	1986	1979
江孜	降水量	1.2	2.3	5.2	10.2	23.5	33.8	44.3	33.1	25.2	14.2	8.1	10.6	44.3
	日期	3	12	6	23	30	27	18	1	5	13	3	11	18/7
	年份	1983	1979	1986	1993	1981	1985	1986	1977	1972	1992	1978	1981	1986
南木林	降水量	2.7	3.0	3.7	15.3	28.8	29.9	30.1	47.7	41.7	11.0	4.0	1.7	47.7
	日期	16	27	30	26	24	12	12	19	8	11	10	1	19/8
	年份	1996	1991	1998	1998	1990	1995	1997	1985	1999	1979	1982	1979	1985
帕里	降水量	20.3	31.0	26.5	23.0	105.4	47.6	32.3	27.0	39.0	89.4	67.2	14.7	105.4
	日期	16	19	30	4	28	15	23	24	10	13	10	27	28/5
	年份	1994	1989	1998	1980	1989	1989	1973	1977	1991	1973	1995	1988	1989

附录三　西藏自治区政区设置

表 1　西藏自治区地（市）、县一览表（2000 年）

地（市）	县　名	平均海拔（米）
拉萨市	城关区	3658
	林周	4200
	当雄	4300
	尼木	4000
	曲水	3560
	堆龙德庆	4000
	达孜	4500
	墨竹工卡	4000
昌都地区	昌都县	2900～6100
	江达	3800
	贡觉	4021
	类乌齐	4500
	丁青	4000
	察雅	3500
	八宿	3500～4700
	左贡	3750
	芒康	4317
	洛隆	4000
	边坝	3600
山南地区	乃东	3700
	扎囊	3680
	贡嘎	3750～5000
	桑日	4000 余
	琼结	3900
	曲松	4200
	加查	3200
	隆子	3900
	错那	4000 余
	措美	4500
	洛扎	3870
	浪卡子	4500

续表

地（市）	县　名	平均海拔（米）
日喀则地区	日喀则市	3840～6646
	南木林	3790～4950
	定日	4500
	萨迦	4400
	拉孜	4010
	昂仁	4513
	谢通门	4300
	定结	4200
	仲巴	5000 以上
	吉隆	4800
	聂拉木	1400～4800
	萨噶	4600
	江孜	4000
	白朗	3850－5300
	仁布	3950
	康马	4300
	亚东	3500
	岗巴	4700
那曲地区	那曲县	4500
	嘉黎	4400
	比如	3800～4000 余
	聂荣	4700
	安多	5000 以上
	申扎	4700～6400
	索县	4100
	班戈	4700
	巴青	5000 余
	尼玛	4800
阿里地区		
	普兰	4300
	札达	4000 以上
	噶尔	4000
	日土	4500
	革吉	4500
	改则	4800
	措勤	5000

续表

地（市）	县　名	平均海拔（米）
林芝地区	狮泉河镇	5000
	林芝	3000
	工布江达	3500
	米林	3700
	墨脱	1200
	波密	4200
	察隅	2300
	朗县	3700

表 2　清朝时期前藏宗谿表

宗 谿 名 称	现 今 地 名
江卡	昌都地区芒康县
堆噶尔本	（阿里总管）阿里地区噶尔县
达尔宗	昌都地区边坝县边坝乡
江达	林芝地区工布江达县
哈拉乌苏	那曲地区那曲县
错那	山南地区错那县
帕里克	日喀则地区亚东县帕里镇
定结	日喀则地区定结县
聂拉木	日喀则地区聂拉木县
济咙	日喀则地区吉隆县吉隆镇
官觉	昌都地区贡觉县
补仁	阿里地区普兰县
博窝	林芝地区波密县
工布硕卡	林芝地区工布江达县雪卡乡
绒辖	日喀则地区定日县绒辖乡
边坝喀尔	阿里地区札达县达巴乡
乃东	山南地区乃东县
穷结	山南地区琼结县
贡噶尔	山南地区贡嘎县
伦孜	山南地区隆子县
桑昂曲棕	林芝地区察隅县
贡布孜岗	林芝地区林芝县布久乡
江孜	日喀则地区江孜县
昔孜	日喀则地区日喀则市
协噶尔	日喀则地区定日县协噶尔镇

续表

宗 谿 名 称	现 今 地 名
纳仓	那曲地区申扎县北部
洛隆	昌都地区洛隆县
角木宗	林芝地区林芝县觉木村
达孜	拉萨市达孜县唐嘎乡
桑耶	山南地区扎囊县桑耶乡
巴朗	日喀则地区白朗县
仁绷	日喀则地区仁布县
色仁则	日喀则地区萨迦县赛乡
南木林	日喀则地区南木林县
济仲	日喀则地区吉隆县宗嘎镇
萨迦	日喀则地区萨迦县
作岗	昌都地区左贡县
撤拉	拉萨市林周县境内
朗荡	拉萨市林周县朗塘
颇章	山南地区乃东县颇章乡
扎谿	山南地区扎囊县扎其乡
色	拉萨市曲水县色麦乡
堆冲	日喀则地区白朗县杜琼乡
汪垫	日喀则地区白朗县旺丹乡
甲错	日喀则地区日喀则市甲错乡
拉康	山南地区洛扎县拉康乡
琼科尔结	山南地区加查县琼果介
蔡里	拉萨市城关区蔡公堂乡
古浪	山南地区朗县古如朗杰乡
沃卡	山南地区桑日县沃卡乡
冷竹宗	拉萨市林周县
曲水	拉萨市曲水县
夺宗	山南地区洛扎县嘎波乡
僧宗	山南地区洛扎县生格乡
杂仁	阿里地区扎布让乡
茹拖	阿里地区日土县
锁庄子	那曲地区索县
夺	约指山南地区贡嘎县杰德秀镇境内妥地方
结登	昌都地区边坝县沙丁乡
直谷	山南地区措美县哲古乡
硕板多	昌都地区洛隆县硕督乡

续表

宗 谿 名 称	现 今 地 名
拉里	那曲地区嘉黎县
朗	林芝地区朗县
沃隆	林芝地区米林县卧龙乡
墨竹宫	拉萨市墨竹工卡县
卡尔孜	拉萨市林周县境内
文扎卡	山南地区乃东县温乡
辖鲁	日喀则地区日喀则市夏鲁村
策堆得	约指拉萨市堆龙德庆县德庆乡
达尔玛	山南地区措美县达玛乡
聂母	拉萨市尼木县
拉噶孜	山南地区浪卡子县
岭	山南地区浪卡子县林乡
纳布	日喀则地区南木林县拉布乡
岭喀尔	日喀则地区南木林县邬郁乡
朗错	拉萨市当雄县纳木错乡
羊八井	拉萨市当雄县羊八井镇
麻尔江	拉萨市尼木县麻尔江乡
雅尔堆	山南地区乃东县亚堆乡
金东	林芝地区朗金东乡
拉岁	山南地区加查县拉绥乡
曲隆	拉萨市达孜县德庆乡
折布岭	拉萨市城关区雪居委会
扎什	拉萨市城关区扎其办事处
洛美	拉萨市达孜县德庆乡
嘉尔布	拉萨市堆龙德庆县加布村
朗茹	拉萨市城关区纳金乡纳如村
哩乌	拉萨市堆龙德庆县柳梧乡
降	拉萨市曲水县江乡
业当	拉萨市曲水县聂当乡
工布塘	拉萨市城关区贡崩堂村

表 3　清朝时期后藏宗谿表

宗 谿 名 称	现 今 地 名
拉孜	日喀则地区拉孜县拉孜镇
练谿	日喀则地区日喀则市联乡
金龙	日喀则地区定结县金龙乡

续表

宗谿名称	现今地名
昂仁	日喀则地区昂仁县昂仁村
仁侵孜	日喀则地区谢通门县仁钦则乡
结侵孜	日喀则地区日喀则市东嘎乡境内
帕克仲	日喀则地区日喀则市东嘎乡境内
翁贡寺	日喀则地区日喀则市江当乡境内
干殿热布结寺	日喀则地区日喀则市江当乡境内
托布杰	日喀则地区南木林县土布加乡
哩卜	日喀则地区拉孜县柳乡
德庆热布结寺	日喀则地区南木林县境内
央	日喀则地区南木林县央村
绒错	日喀则地区拉孜县扎西岗乡境内
葱堆	日喀则地区日喀则市甲措雄乡境内
协	日喀则地区谢通门县
干巴	日喀则地区岗巴县
彭错岭	日喀则地区拉孜县彭错林乡
伦珠子	日喀则地区谢通门县伦珠孜村
拉耳塘寺	日喀则地区日喀则市曲美乡那当寺
达尔杰	日喀则地区日喀则市曲美乡境内
甲冲	日喀则地区萨迦县吉定甲穷乡
哲宗	日喀则地区南木林县孜冬乡
搽耳	日喀则地区南木林县查尔乡
晤欲	日喀则地区南木林县邬郁村
碌洞	日喀则地区南木林县鲁古东村
科朗	日喀则地区南木林县境内
扎西孜	日喀则地区南木林县境内
波多	日喀则地区南木林县布多村
达木牛厂	拉萨市当雄县境内
扎苦	日喀则地区江孜县江孜镇
冻噶尔	日喀则地区日喀则市东噶乡

主要参考文献

［1］西藏地方历史档案丛书，第一卷，《灾异志——雪灾篇》，西藏自治区历史档案馆、社会科学院、农牧科学院、气象局、中国科学院地理研究所编译．西藏人民出版社，1985

［2］西藏地方历史档案丛书，《灾异志——水灾篇》，西藏自治区历史档案馆、社会科学院、农牧科学院，中国科学院地理研究所编译，中国藏学出版社，1990

［3］西藏地方历史档案丛书，《灾异志——雹霜虫灾篇》，西藏自治区历史档案馆、社会科学院、农牧科学院，中国科学院地理研究所编译，中国藏学出版社，1990

［4］程纯枢、冯秀藻等，《中国的气候与农业》，北京：气象出版社，1991

［5］全林生，时少英，朱亚芬，钱维宏，《中国沙尘天气变化的时空特征及其气候原因》，地理学报，2001，56（4）：477～485

［6］邱新法，曾燕，缪启龙，《我国沙尘暴的时空分布规律及其源地和移动路径》，地理学报，2001，56（3）：316～322

［7］中国科学院青藏高原综合科学考察队，西藏气候

［8］中国科学院青藏高原综合科学考察队，西藏地貌

［9］中国科学院地理研究所，青藏高原地图集

［10］马泽碧等，《跨世纪的中国民政事业》，1994—2002，西藏卷，中国社会出版社，2002

［11］刘雪松，马玉才，拉巴等，《那曲地区牧业气候区划》北京：气象出版社，2003

［12］中国气象科学研究院．《中国近五百年旱涝分布图集》，北京：地图出版社，1981

［13］张德二，刘传志．《中国近五百年旱涝分布图集续补》（1980－1992 年），气象，1993，19（11）：41～45

［14］林日暖，李春，张勇等，《西藏拉萨市农业气候资源》，北京：气象出版社，2001

［15］杜军．《索县冰雹的气候特征分析》．西藏气象，1999，2：7～8

［16］刘雪松，马玉才，拉巴等，《那曲地区牧业气候区划》，北京：气象出版社，2003

［17］向毓意，杜军，马玉才，《拉萨近 40 年平均风速的气候变化分析》，西藏气象，1999，2：26～27

［18］杜军，《西藏高原霜冻气候特征及预报方法研究》，北京：气象出版社，2005

后　　记

2001 年 4 月，中国气象局下达了“十五”重点业务项目——编纂出版《中国气象灾害大典》，并要求各省编纂独立分卷。根据中国气象局的统一安排，西藏自治区气象局于 2001 年 6 月成立了西藏分卷编委会，并制定了《中国气象灾害大典·西藏卷》（以下简称《西藏卷》）的编写方案，编委会下设编辑室，负责编纂工作。2002 年 1 月底完成篇目设计，并上报《中国气象灾害大典》编委会。随即，编辑室全面开展了资料搜集、调研、史料核实、编纂和资料整理归档工作。于 2004 年 3 月底完成《西藏卷》初稿，并组织了初审；2006 年 8 月完成复审稿，并组织了复审工作；2006 年 11 月初，完成复审稿的修改工作，并上报中国气象局《中国气象灾害大典》编委会审定。

全书共分 8 章 22 节。篇目设计由高扬副局长主持完成。资料收集、编纂和文字录入工作主要由许燕、杨德昌同志完成。高扬、吴施红同志对全书进行了统稿和审查把关。吴施红、许燕、杨德昌对图片进行搜集与编辑。自治区气象局党组书记、高级工程师刘光轩和自治区气象局局长、高级工程师索朗多吉进行了整体把关，气候中心杜军、张核真以及信息网络中心马玉才撰写了文中的部分内容，并分别绘制了全区降水量、干旱、大风、冰雹、霜冻及雷暴分布图等。

《西藏卷》着重记述了西藏自 20 世纪 50 年代建立气象观测站以后发生的主要气象灾害。对古代、近代的气象灾害以历史文献记述为主。上限自有记录以来，即：选用资料上限为清朝乾隆三十年（公元 1765 年），下限至公元 2002 年，历史跨越 240 多年。各种灾害是根据西藏历史上曾经发生过而且造成一定损失的气象灾害事件，在现有资料的基础上进行编纂完成的，记载了西藏各个地区不同时代发生的重大气象灾害，是一部全面反映西藏气象灾害的历史资料书籍，同时也是一部对开展西藏气象灾害研究，指导防灾减灾具有全面、权威的资料性工具书，具有鲜明的时代特征和较高的存史价值。

在历时 5 年多的时间里，《西藏卷》的编修工作受到自治区气象局的高度重视，局党组多次组织召开专题会议研究西藏卷的编修工作，专门设立机构，安排专职人员、专用办公环境，配备专用设备开展工作，解决工作中的实际问题，经费上实行按需保证，各个方面给予了极大方便。中国气象局编委会对西藏卷的编修工作给予了大力的支持，同时得到了自治区农牧厅、民政厅、社科院以及自治区气象局办公室、气候中心、信息网络中心、昌都地区气象局、山南地区气象局、那曲地区气象局、林芝地区气象局、贡嘎、聂拉木、错那、当雄、八宿、安多、索县、比如县气象局等单位和扎西（法规处）、假拉（区台）、普布卓玛（区台）、洛桑扎西（机关党委）、格桑（气候中心）、卓玛（气候中心）、路红亚（气候中心）、王丽丽（区农委）、王建（区旅游局）、普啦（西藏大学）、陈宗烈（西藏日报记者）、李玉龙（日喀则武警部队）等同志的积极支持，在此一并表示衷心的感谢！

西藏的气象事业在党中央、国务院和西藏自治区党委、人民政府的关心支持下，取得了巨大的发展和进步。盛世修志，《西藏卷》就是在这样的历史背景下编修完成的。它的面世，可以提高人民群众对气象灾害严重性的认识，提高全民的防灾减灾意识。灾害大典的完成，还将为后人留下我国劳动人民与大自然作斗争的历史事实，具有较高的收藏价值。

由于我们经验不足，资料有限，卷书中难免存在这样或那样的缺点和不足，敬请广大读者批评指正。

《中国气象灾害大典·西藏卷》
编委会
2006 年 11 月

中国气象灾害大典

陕西卷

主　　编　温克刚
本卷主编　翟佑安

气象出版社

图书在版编目（CIP）数据

中国气象灾害大典．陕西卷/《中国气象灾害大典》编委会编．—北京：气象出版社，2005.4
ISBN 7-5029-3940-7

Ⅰ．中… Ⅱ．中… Ⅲ．①气象灾害-气象资料-中国②气象灾害-气象资料-陕西省 Ⅳ．P468.2

中国版本图书馆 CIP 数据核字（2005）第 023334 号

出 版 者：气象出版社
地　　址：北京市海淀区中关村南大街 46 号
邮　　编：100081
电　　话：总编室　010-68407112　发行部　010-62175925
网　　址：http：//cmp.cma.gov.cn
E-mail：qxcbs@263.net
责任编辑：江彦文　王存忠
终　　审：周诗健　陈云峰
封面设计：刘　扬
责任技编：都　平
责任校对：杨泽彬
印　　刷：北京智力达印刷有限公司
装　　订：北京恒智彩印有限公司
发 行 者：气象出版社
开　　本：787mm×1092mm　1/16
印　　张：14
插　　页：4
字　　数：322 千字
版　　次：2005 年 4 月第 1 版
印　　次：2005 年 4 月第 1 次印刷
印　　数：1—3000
定　　价：60.00 元
ISBN 7-5029-3940-7/P・1411

ISBN 7-5029-3940-7
9 787502 939403 >

《中国气象灾害大典》编委会

主　　任： 温克刚（兼主编）

副 主 任： 李　黄　毛耀顺　阮水根　丁一汇　朱祥瑞

委　　员：（按姓氏笔画排列）

于新文　王存忠　孙　健　许小峰　李泽椿　李维京　沈国权　周曙光　倪允琪　裘国庆　董超华　韩通武

《中国气象灾害大典》编辑部

主　　任： 毛耀顺（兼副主编）

副 主 任： 王存忠　朱祥瑞　李维京

特约编辑： 江彦文　陈少峰

《中国气象灾害大典·陕西卷》编委会

主　任： 崔讲学

副主任： 翟佑安

委　员： 李长安　刘文亚　黄存英

范建忠　刘海英

《中国气象灾害大典·陕西卷》编辑组

主　编： 翟佑安

成　员： 黄存英　刘文亚　吕思彰

总　　序

我国是一个季风气候特点显著的国家。季风气候有利的方面是：气候类型多样，气候资源丰富，世界上绝大多数动植物类型都能在我国生存繁衍，从而为大农业（农林牧副渔）的发展提供了宝贵的种质资源。但是，季风气候不利方面是：它的不稳定性又使我国成为气象灾害频繁发生的国家。干旱、洪涝、台风、寒潮以及冰雹、龙卷、高温酷暑、低温冷害等对国民经济和人民生命财产安全造成严重危害，此类灾害所带来的损失约占所有自然灾害的70%，随着经济不断发展，气象灾害造成损失的绝对值越来越大。20世纪90年代全球重大气象灾害造成的损失比50年代高出10倍。我国每年因气象灾害造成的经济损失占GDP的3%～6%。天气气候的变化，气象灾害的发生是客观存在。中国几千年的文明史就是认识自然，掌握天气变化规律，与气象灾害作斗争，推动生产力向前发展的历史。早在原始社会时期，人类就学会了在各种天气气候条件下生存的本领，在殷商时期的甲骨文中就有关于气象灾害的记载，在2000多年前，黄河流域一带形成了反映季节与农事活动关系的“二十四节气”。随着生产力的发展，人类为了取得生产的主动权，更加关心天气气候的变化，在生产实践中逐渐加深了对气象变化规律的认识，学会了在复杂变化的天气气候条件下生产、生活，逐步积累了预防抵御气象灾害的经验，从而推动了气象科学的发展。气象科学的发展离不开劳动人民的实践与智慧。

随着现代科技水平的提高与全球化趋势的发展，气候变化和气象灾害问题受到世界各国的普遍关注。由于人类对自然认识的局限性以及社会经济和科技发展水平等诸多原因，从总体上说，今后相当长的时期内气象灾害对国民经济和人民生命财产安全带来的危害仍然是难以完全避免的。但是，只要我们在规划国民经济、社会发展时坚持可持续发展的观点，依靠科技进步，充分重视气象灾害所带来的影响，加强对气象灾害规律的研究和监测预报，立足于趋利避害，增强防灾抗灾意识，克服侥幸心理，树立长期作战的思想，人类必将在防御减轻并最终战胜气象灾害的斗争中不断前进！

编纂《中国气象灾害大典》（以下简称《大典》）正是在这样的背景下经过长期酝酿而付诸实施的。编纂《大典》旨在全面反映我国几千年来发生过的气象灾害以及劳动人民与其斗争的历史，总结历史经验，承上启下，继往开来，服务当代，有益后世。编纂《大典》既是气象文化建设的内在要求，也是社会主义精神文明建设系统工程的组成部分。《大典》把实用性放在第一位，以现代资料为重点，由近及远，详今略古，立足气象行业，面向全社会。

《大典》的问世将有助于提高全民族对气象灾害的忧患意识，加深对气象工作在经济、社会发展中的地位和作用的认识，为各级党政领导规划经济、社会发展和组织防灾减灾提供科学依据。《大典》收集了大量宝贵而详实的资料，不仅可以为气象科研人员研究气候变化特别是短期气候预测提供基础性资料，同时也为其他学科的专家学者从事社会、经济、军事、科技、文化诸多领域的研究提供历史证据，为后人搜集整理我国劳动人民与自然作斗争的史料奠定基础。

编纂《大典》按照“大统一，小灵活”的原则，整体上分卷、章、节、目四级。全书编成若干卷，每卷单独成册，综合卷为全国性气象灾害的综述、评价；地方卷为各地具体灾害的“概述”与个例的辑录，分地区单独成卷。章按气象灾害种类划分，每卷设章数量按各地灾害种类发生的多少与频繁程度而定；节按年代划分，每章设节的多少按资料密集程度而定。章节的设定地方卷有一定的灵活性。章节之前分别撰写“绪论”和“概述”。条目是《大典》内容的基本单元，每个条目包括：灾害出现时间、地点，灾情（气象要素、造成的危害），防灾减灾措施等，编排按时间先后列出。

《大典》既是历代劳动人民的贡献积累，也是当代气象工作者集体智慧的结晶。编纂者虽然尽了很大的努力，但不足与疏漏仍在所难免，恳请读者批评指正。

《中国气象灾害大典》编委会

2005 年 3 月 23 日

凡　例

一、《中国气象灾害大典·陕西卷》以辩证唯物主义和历史唯物主义为指导，追溯了有史料记载以来至公元2000年陕西历年气象灾害情况。编写体例采用按灾种分章，以从古至今年代顺序划节，节内灾害按出现的年代顺序先后排列，灾害内容则以年内发生的时间先后分别记述。

二、本卷记述的灾害均系由气象原因直接或间接（次生）引发的灾害。

三、本卷体裁采取横排纵述，卷首绪论，概括介绍了陕西的主要气象灾害及其发生规律、时间分布、地域季节特点等；每章第一节为概述，对本章灾害的特征、成因和出现的频次等作了评述。

四、本卷记述的气象灾害资料主要参阅了《陕西省自然灾害史料》（陕西省气象台1976年10月）、《陕西历史自然灾害简要纪实》（气象出版社2002年4月）、《陕西省灾害年鉴》、《陕西省志·气象志》、《陕西省气象灾害（1950—1980）》、《陕西省干旱灾害年鉴》（1949—1995）等书的有关内容。同时，组织各市气象局和省气象局有关直属单位对当地历年发生的气象灾害进行了补充收集。

五、本卷记述的气象灾害发生的时间，1949年以前沿用朝代帝王年号、月份，括注公历年月，1949年以后采用公历。

六、由于历代地名及管辖区域变动较大，故对古、今地名对照全列在附录中，以便于对照查阅。

七、本卷计量单位以1984年2月27日国务院发布的《中华人民共和国法定计量单位》为准。记述历史事实仍沿用其原有的计量单位。

陕西省政区图

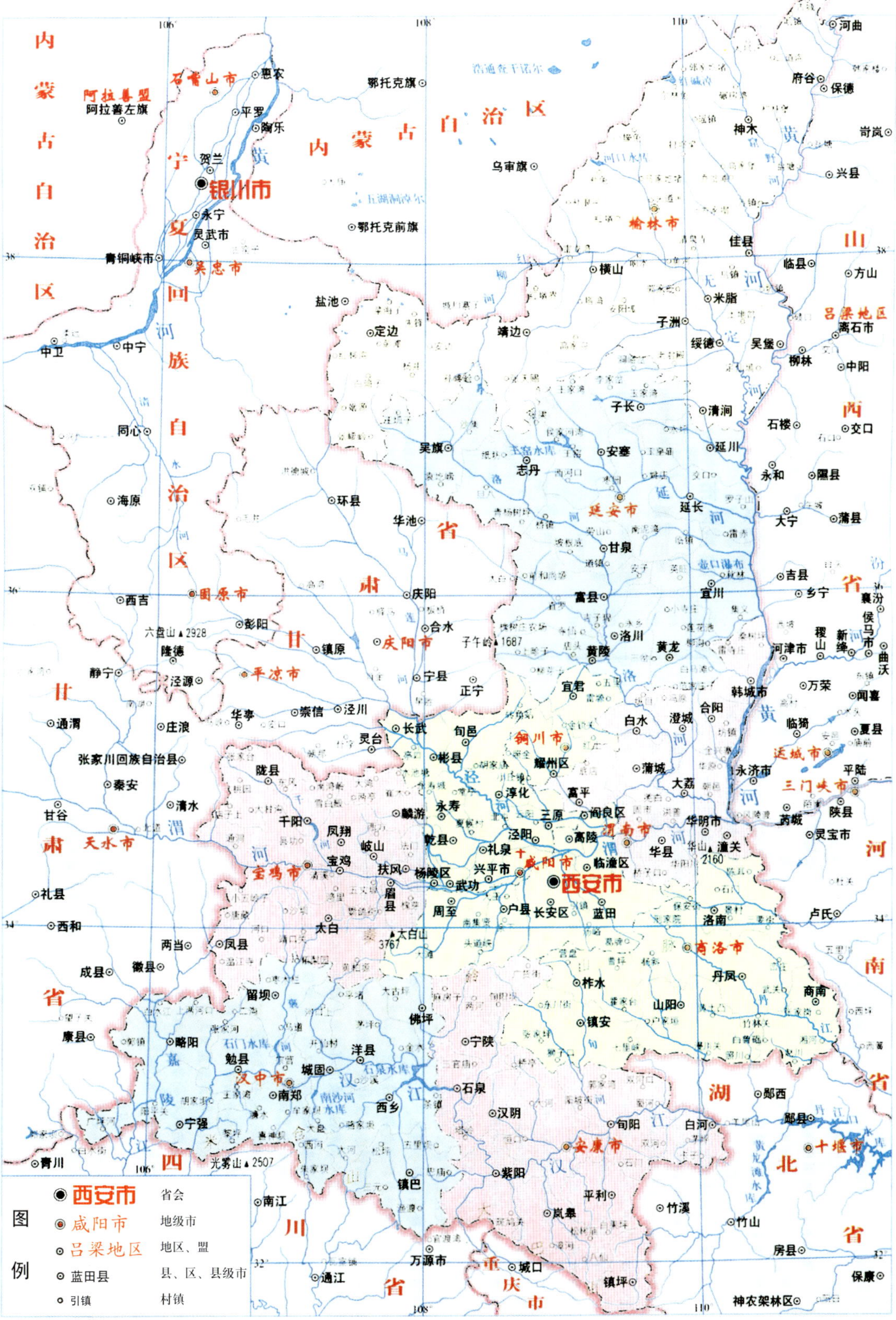

内蒙古自治区
阿拉善盟
阿拉善左旗
石嘴山市
惠农
平罗
陶乐
贺兰
银川市
永宁
灵武市
青铜峡市
吴忠市
中卫
中宁
宁夏回族自治区
同心
海原
固原市
西吉
彭阳
六盘山 2928
隆德
泾源
平凉市
静宁
华亭
崇信
泾川
庄浪
通渭
张家川回族自治县
秦安
清水
甘谷
天水市
礼县
西和
两当
徽县
成县
康县
甘肃省
鄂托克旗
乌审旗
鄂托克前旗
盐池
定边
靖边
横山
榆林市
神木
府谷
保德
河曲
岢岚
兴县
佳县
临县
方山
米脂
子洲
绥德
吴堡
柳林
离石市
吕梁地区
中阳
子长
清涧
石楼
交口
吴旗
志丹
安塞
延川
永和
隰县
延安市
延长
大宁
蒲县
甘泉
宜川
吉县
乡宁
富县
洛川
黄龙
黄陵
子午岭 1687
环县
华池
庆阳
合水
镇原
庆阳市
宁县
正宁
宜君
铜川市
耀州区
白水
澄城
合阳
韩城市
河津市
稷山
新绛
侯马市
襄汾
曲沃
万荣
闻喜
临猗
夏县
运城市
永济市
平陆
三门峡市
陕县
芮城
灵宝市
长武
旬邑
彬县
灵台
陇县
千阳
凤翔
岐山
宝鸡
宝鸡市
麟游
永寿
淳化
三原
富平
蒲城
大荔
阎良区
高陵
泾阳
乾县
礼泉
咸阳市
兴平市
扶风
杨陵区
武功
眉县
周至
户县
长安区
西安市
蓝田
临潼区
渭南市
华县
华阴市
潼关
华山 2160
洛南
商洛市
卢氏
丹凤
商南
太白
太白山 3767
凤县
留坝
佛坪
柞水
镇安
山阳
略阳
勉县
汉中市
南郑
城固
洋县
西乡
宁强
石泉
宁陕
汉阴
旬阳
白河
郧西
郧县
十堰市
安康市
紫阳
平利
岚皋
镇坪
竹溪
竹山
房县
镇巴
光雾山 2507
南江
通江
万源市
城口
青川
四川省
重庆市
湖北省
河南省
山西省
神农架林区
保康
黄河
渭河
汉江
泾河
洛河
延河
无定河
丹江
嘉陵江
石门水库
石泉水库
南沙河水库
丹江口水库
图例
西安市 省会
咸阳市 地级市
吕梁地区 地区、盟
蓝田县 县、区、县级市
引镇 村镇

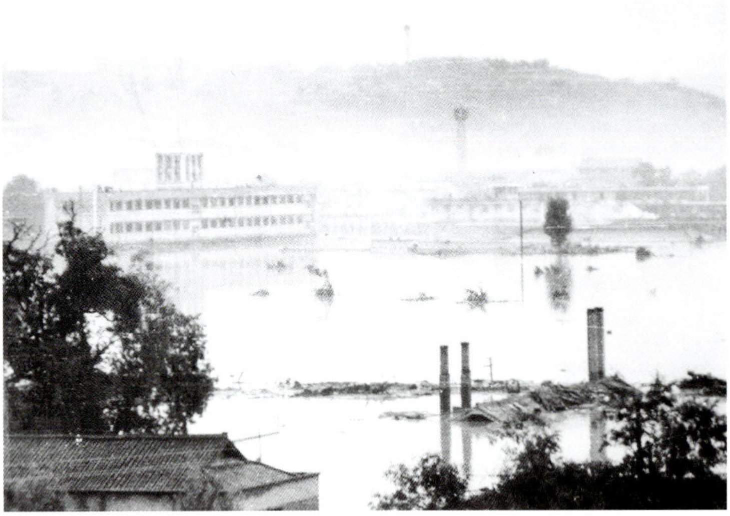

1983 年 8 月 1 日，安康城内东关水淹情形

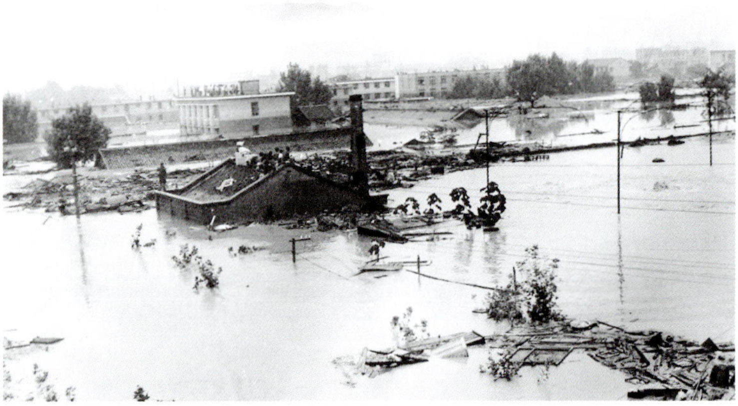

1983 年 8 月 1 日，安康城区水淹一瞥

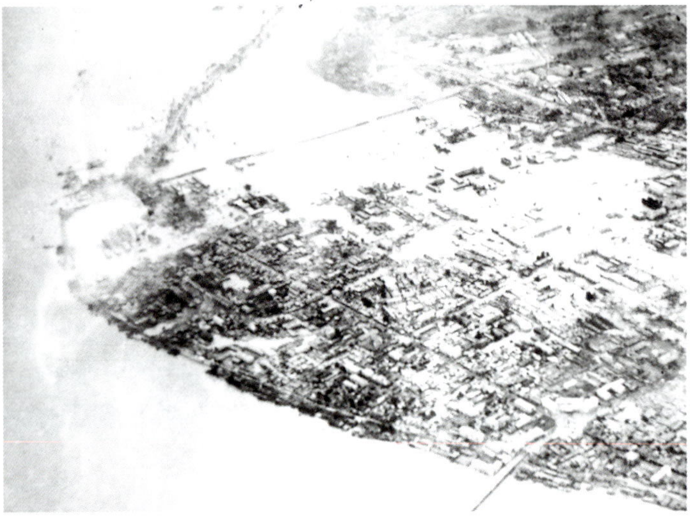

1983 年 8 月 1 日，安康城区一片汪洋

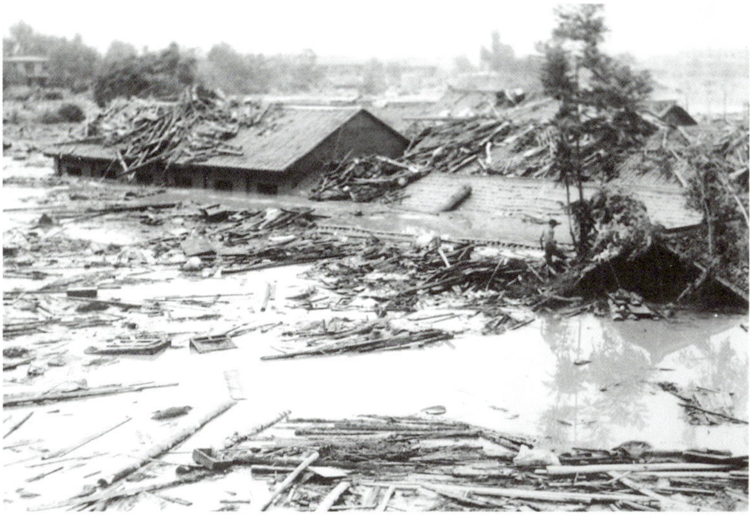

1983年8月1日，安康城遭受洪水，西堤内水面漂浮物

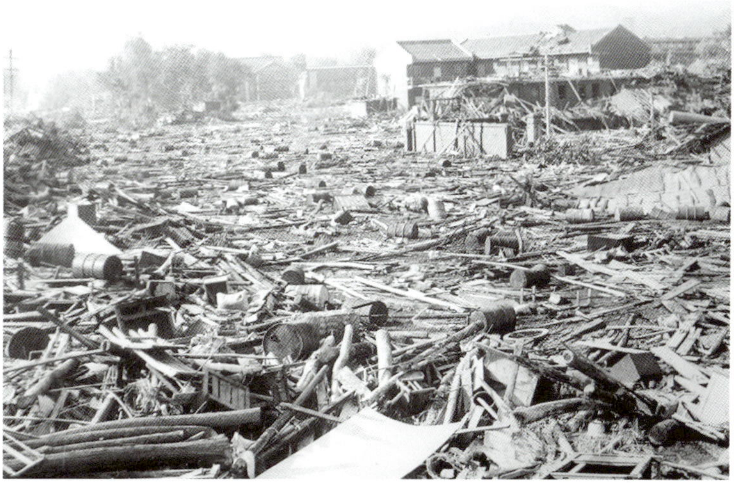

1983年8月1日，安康老城区大桥以南至油厂地段因洪水变为废墟

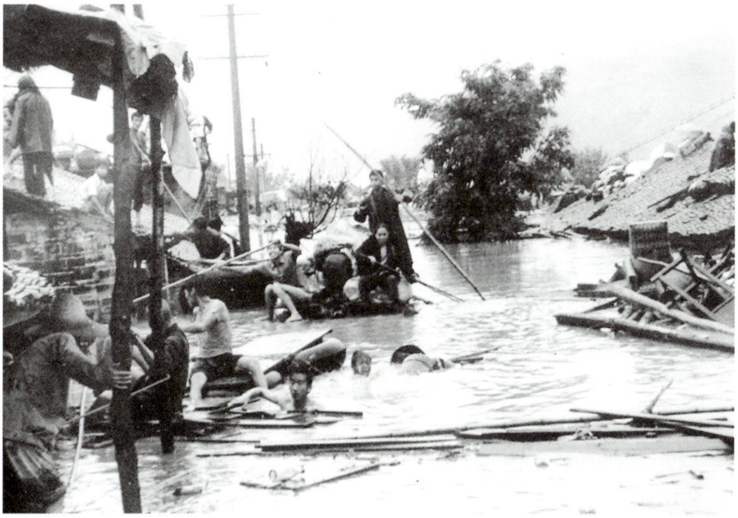

1983年8月1日，安康老城被洪水淹没。图为灾民转移情形

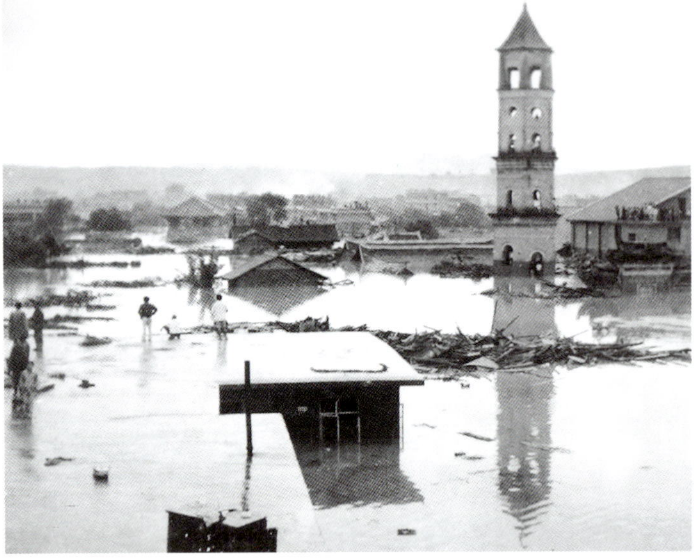

1983 年 8 月 2 日，安康市内化塔因洪水倾斜，之后倒塌

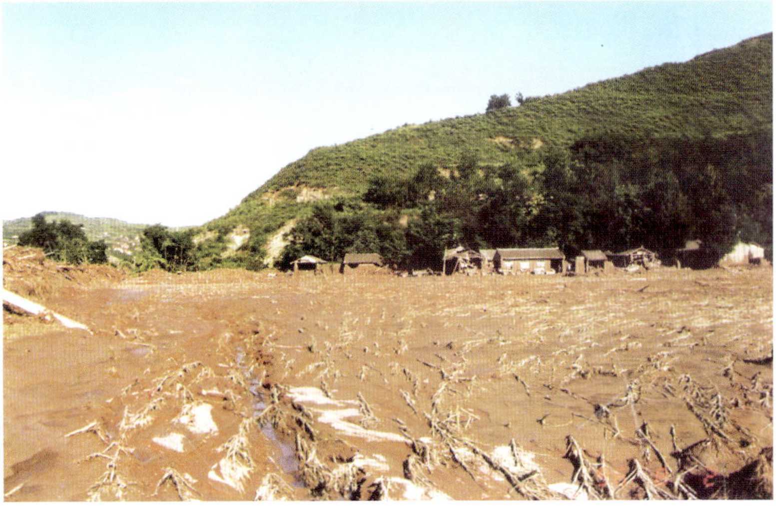

1996 年 7 月 31 日，富县葫芦河发生特大洪水，基本农田、村舍被淹毁

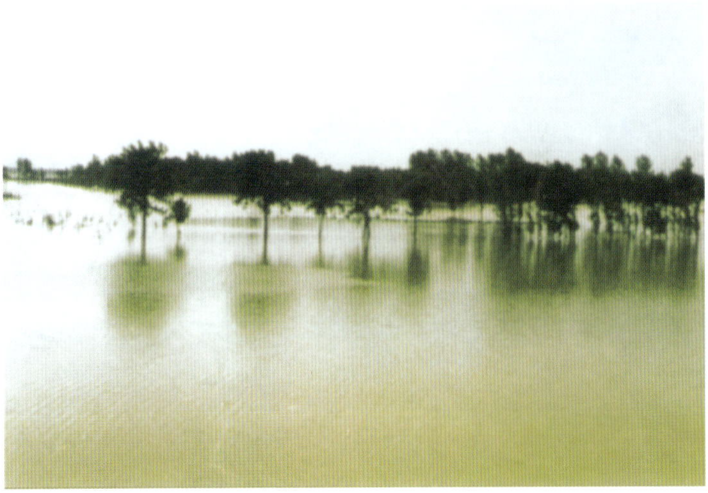

1996 年 8 月 3 日，渭河洪水漫滩情形

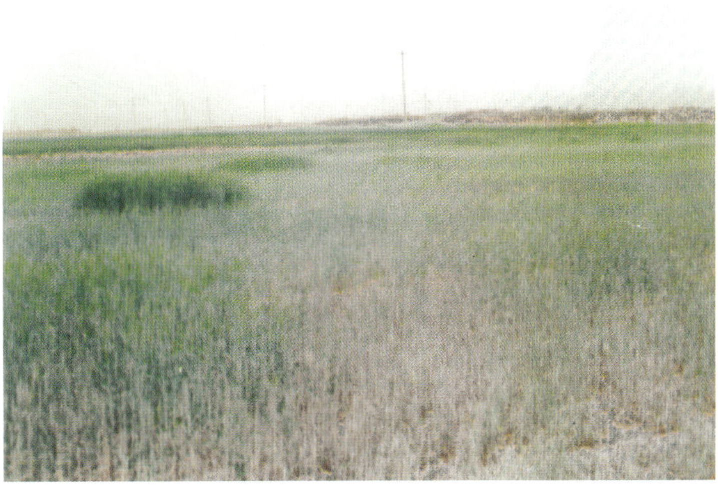

1996 年，澄城县冬小麦受旱情形

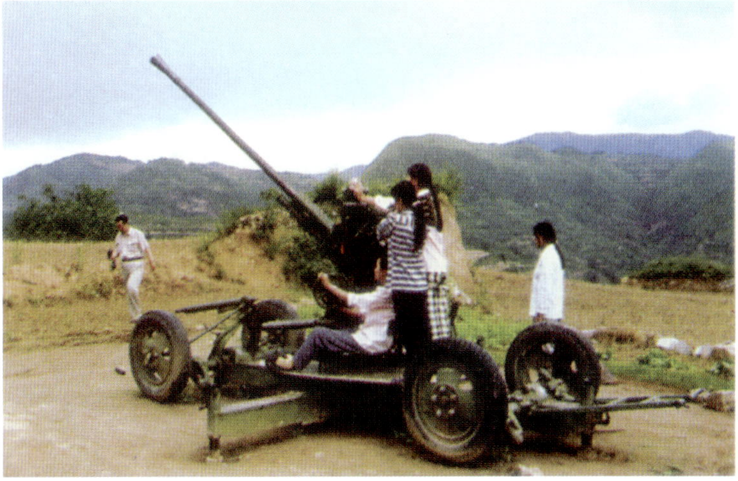

1996 年 7 月，陇县女子高炮防雹连进行防雹作业

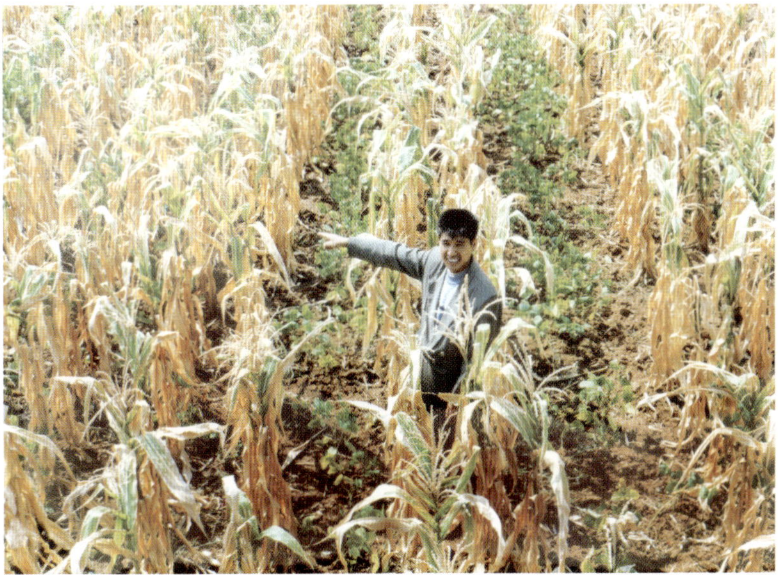

1997 年，商洛地区夏秋连旱致商县玉米绝收

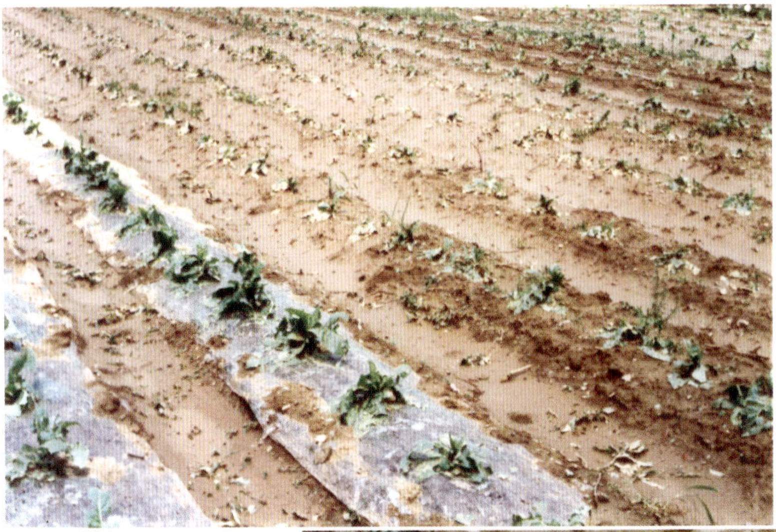

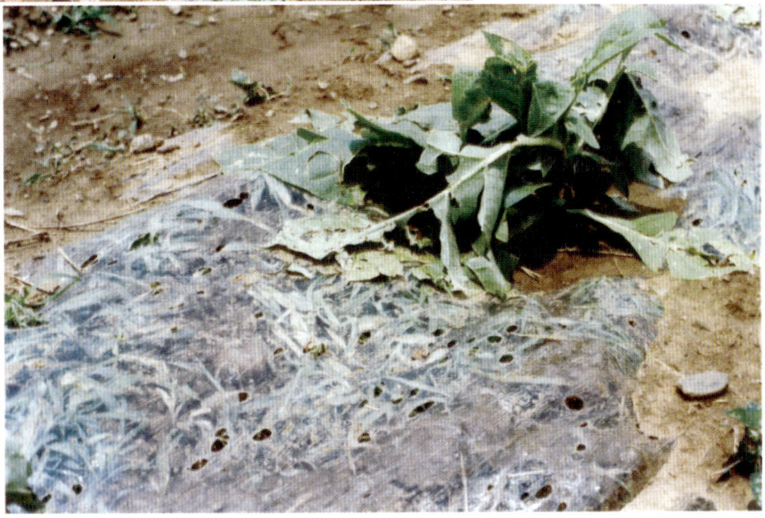

1998 年 6 月 5 日，洛南县城关镇烤烟遭受冰雹袭击（上下两幅）

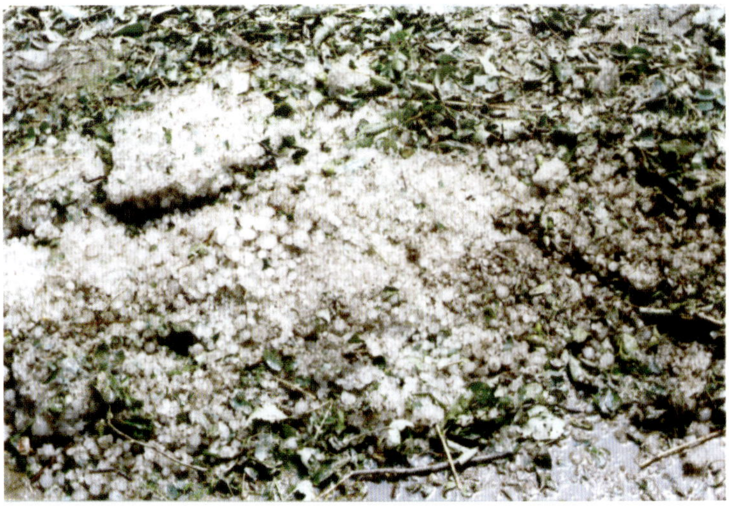

1998 年 6 月 5 日，洛南县城关镇遭受冰雹袭击，核桃被打落

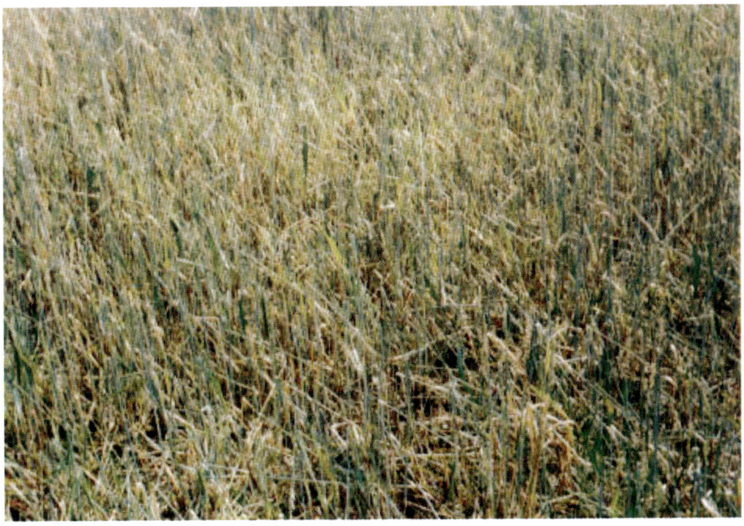

1998 年 6 月 5 日，洛南县城关镇小麦遭受冰雹袭击

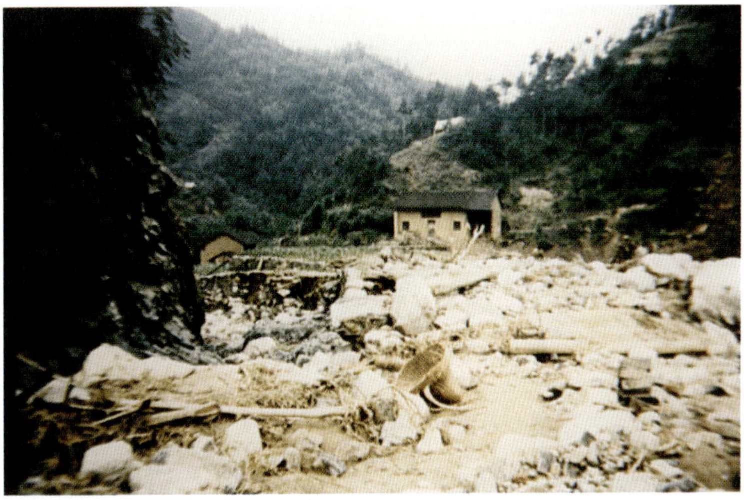

1998 年 7 月 9 日，丹凤县双槽乡宽坪村遭受特大暴雨洪水灾害

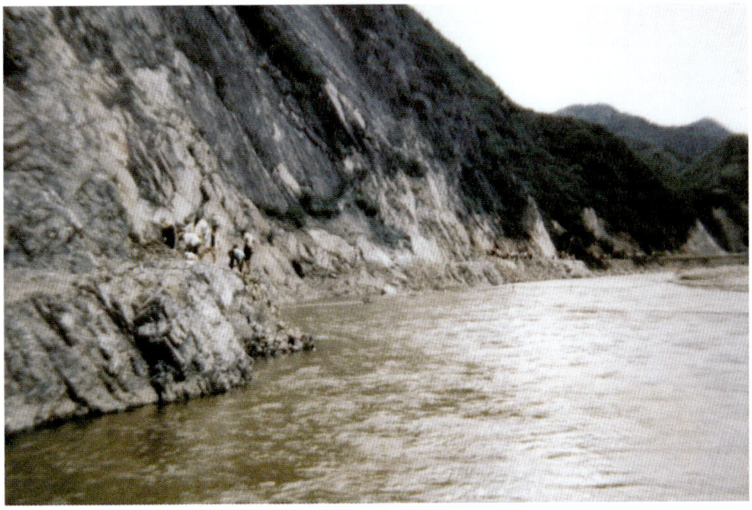

1998 年 8 月 25 日，洪水冲毁商南县清泉路

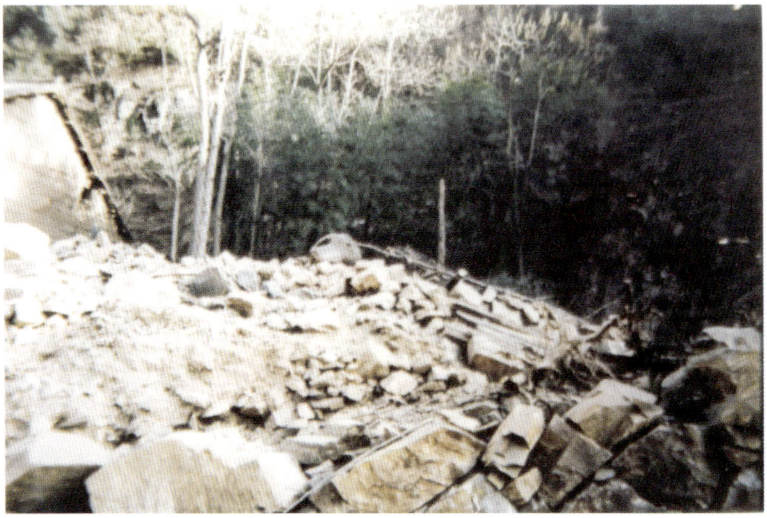

1998年8月25日，商南县青山乡遭受暴雨洪水灾害

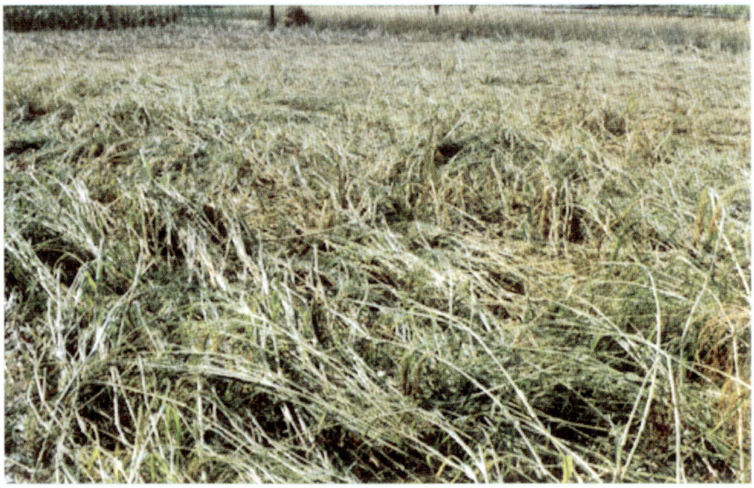

1999年9月20日，榆林市城区遭受冰雹袭击，稻田被毁

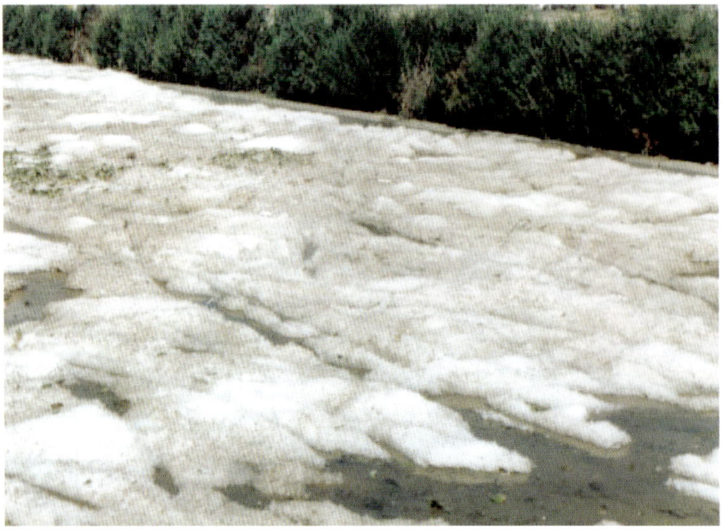

1999年9月20日，榆林市城区遭受冰雹袭击，路面堆积冰雹的情景

目　　录

绪　论

一、陕西自然气候概况

陕西地处我国内陆腹地，位于东经105°29′～111°15′和北纬31°42′～39°35′之间。与山西、河南、湖北、四川、重庆、甘肃、宁夏、内蒙古8个省、市、区毗邻。地域南北狭长，约870千米，总面积20.56万平方千米，人口3600多万。

陕西属大陆性季风气候。境内自北向南分别属于三个不同的气候带，陕北北部地区属温带，陕北南部、关中地区属暖温带，秦岭以南地区属北亚热带。全省年均气温8～16℃，自北至南渐高；年降水量275～1274毫米，自北至南渐多；年日照1270～2829小时，自北向南渐少；年无霜期140～316天，自北至南渐长。

陕西地势复杂，地形多样，全省可明显分为陕北黄土高原、关中平原、陕南秦巴山地三大地貌区。

陕北黄土高原区，包括陕北北部的长城沿线风沙区和陕北南部的丘陵沟壑区，约占全省总面积的45%，海拔800～1900米，年均气温8～11℃，年降水量275～590毫米，年日照2289～2829小时，无霜期160～200天。该区主要气象灾害是干旱、冰雹、风沙和秋霜冻。

关中平原区，包括渭河川道和渭北高原，约占全省总面积的19%，海拔高度320～924米，年均气温9～14℃，年降水量494～720毫米，年日照1646～2505小时，无霜期193～297天。该区主要气象灾害是干旱和夏收、秋收期的雨涝，以及渭北的冰雹。

陕南秦巴山区，包括秦岭、巴山、汉中盆地及汉江河谷丘陵，约占全省总面积的36%。海拔170～3000米，地形复杂，垂直气候差异大。年均气温11～15.6℃，年降水量669～1274毫米，巴山地区多在1000毫米以上，年日照1270～2015小时；无霜期，山区141～285天，河谷盆地193～316天。该区主要气象灾害是夏季暴雨引起的山洪水灾及早春播种育秧期的低温冷害。

二、陕西主要气象灾害概述

陕西的气象灾害主要有干旱、暴雨、洪涝、大风、冰雹、霜冻、冷害等以及气象次生灾害如滑坡、崩塌、泥石流等。

（一）干旱灾害

干旱，是陕西最主要的气象灾害。陕西大部地处干旱、半干旱区。年降水量时空分布不均，山、塬旱地面积大，水土流失严重，干旱频繁。据史料记载，陕西历史上旱灾发生的频次、范围、危害程度均比其它灾害严重。近千年来，以11世纪、15世纪、19世纪和20世纪，大旱灾较多。如明成化十七年（公元1481年）至明成化二十二年（公元1486年），陕西连年旱，斗米万钱，死亡载道；清光绪二年（公元1876年）至清光绪四年（公元1878年），陕西连旱，赤地千里，人相食，道殣相望，其鬻女弃男指不胜屈；民国十七年（公元1928年）至民国十九年（公元1930年）连续干旱，六料（指连续三年的夏粮、秋粮作物）未收，十室九空，饿殍遍野。1995年，陕西全年干旱少雨，夏秋两料（指夏粮、秋粮作物）严重减产，干旱造成直接经济损失66.75亿元。

据近50年的干旱记录资料分析，陕西历年都有不同程度旱灾发生，即使雨水丰沛的1958年、1964年和1983年，也有局地旱灾。按照旱灾出现的频次论，地区特征是陕北北部旱灾多，其次是陕北南部、渭北、关中东部和关中西部，再次是安康地区和商洛地区，汉中盆地相对较少；从季节分布看，夏旱最多，其次是春旱，秋冬旱较少。夏旱中，伏旱危害最大，常使秋料作物严重减产，甚至失收。陕西人称伏旱为“卡脖子”旱。

（二）暴雨、洪涝灾害

陕西因暴雨造成的山洪水灾及连阴雨引起的涝灾，每年都不同程度的发生。陕北、陕南多暴雨山洪水灾，关中主要是夏收、秋收期的连阴雨涝灾。7～9月是暴雨多发期，其间暴雨日数县次占全年的67%，尤其是7月下旬至8月上旬多发大暴雨，也是陕西山洪水灾的高峰期。

汉中、安康、宝鸡、商洛地区的秦岭山谷地区，渭北高原沟壑区及“二华”（华阴、华县）夹槽地带是山洪水灾多发区。暴雨常常致使山洪暴发，江河暴涨，淹没城镇，破坏交通、通讯，损害各类设施，同时，也会造成严重的滑坡及泥石流灾害等。如1983年7月31日夜，由于汉江流域多日暴雨，造成安康段洪水猛涨，漫溢东堤，溃决入城，8月1日，洪水位高出城堤1.5米，三层楼高的建筑物全部浸入洪水中，城市一片汪洋，受灾8.96万人，死亡870人，直接经济损失达5.69亿元。由于受地形影响，陕北、陕南暴雨往往具有突发性、局地性、毁灭性的特点。如1977年7月4～6日，延河流域一带出现大暴雨，致使河水暴涨，洪水冲入延安市区，北关、东关街道水深达5～6米，倒塌房屋2000间，死亡143人，失踪26人，通讯、输电线路损失80%以上，延安纪念馆部分文物被冲走；1998年7月8日20时至9日上午，商洛地区7个县遭暴雨袭击，尤其是丹凤县1小时降水达250毫米，民房大量倒塌，公路、供电、通讯等基础设施中断，死亡96人，经济损失达3.64亿元。

连阴雨涝灾，多发区是关中、陕南的西部及秦岭中高山农业区，危害夏收、秋收作物。如1956年6月，连阴雨20余天，致使关中及陕南西部已成熟待收的小麦普遍发芽霉变，小麦减产2亿千克。

（三）大风灾害

陕西的大风灾害多出现于陕北北部的长城沿线风沙区和秦岭的中高山区。长城沿线年大风日多在30天左右，春季（4月）前后多大风灾害，特别是冬春连旱的年份，易出现沙尘暴，大风卷走表土、肥料，甚至刚播下的籽种。沙尘常波及到关中。关中春季的大风伴随降水，常造成小麦大片倒伏，影响小麦正常成熟和收割。

陕西大风造成灾害，多数为夏半年出现的由雷暴、飑线等引起的雷雨大风，这类风灾占大风灾害总数的70%，灾情较重。

（四）冰雹灾害

陕西地理地貌复杂，尤其是陕北和关中北部由于植被稀少，黄土层裸露，夏半年地面受较强的太阳辐射产生不稳定的大气层结，与适合的高空天气系统上下结合，就会产生局地冰雹。陕西历年降雹期为3至10月，但多雹时段陕北为6～7月，关中大部分地区为5～6月，秦岭山区为4～6月。平均约3～5年出现一次多雹年。陕北、渭北、关中西部山区、秦岭东部是冰雹多发区。

冰雹天气常伴有雷雨、大风，破坏力极大，常常是拔树、倒屋，损害农作物、毁坏电力和交通等。如1969年5月23日下午，北起渭北宜君经铜川、耀县、富平、三原、临潼等地至蓝田一带出现冰雹天气，雹路（直线）全长150多千米，沿线波及宽度2.5～5.0千米，雹粒一般大如核桃，局部伴有暴雨、大风，3.73万公顷农田受灾，损失小麦1亿千克，死15人，伤多人；1992年7月20日，富平县薛镇、雷古坊等13个乡（镇）遭大风、冰雹袭击，风力达10级，碗口粗的树被连根拔起，雹粒直径4厘米，棉花、烟叶被打光，瓜果被打烂、打掉。

（五）霜冻冷害灾害

陕西的冷冻灾害主要是秋季初（早）霜冻和春季终（晚）霜冻。部分年份出现冬季的强寒潮冻害。陕北和陕南的中高山农业区以秋霜冻为主，往往使秋作物不能成熟，严重减产。渭北、关中及陕南低山川道区以春霜冻为主，常使春播、春育的幼苗及越冬后返青拔节的麦苗受冻。近50年来几乎2～3年就有一次不同范围的霜冻冷害，有时连年发生，对农作物、果树、蔬菜等产生较大危害。如1962年3月下旬到4月初，关中地区和延安、汉中、商洛部分地区先后出现霜冻，共计76个县（市）受灾，夏粮作物受灾36.7万公顷；1982年4月底至5月上、中旬，霜冻灾害波及铜川、宝鸡、咸阳、渭南、商洛、延安等6个地（市）的大部分县，成灾30.9万公顷。

另外，由于气象原因诱发的泥石流、崩塌、滑坡等气象次生灾害，陕西也常有发生，并且对人民生命财产造成严重损失。

三、防灾抗灾成就

面对自然灾害的挑战，陕西人民与之进行了艰苦顽强的斗争。为了抗御干旱灾害，公元前246年秦始皇在关中建郑国渠，汉武帝建龙首渠，唐代大兴水利工程，造就了中国封建社会的鼎盛时期。民国时期，杨虎城任陕西省主席期间，恭请著名水利专家李仪祉主持陕西水利建设，建成了关中“八惠”、陕南“三惠”以及陕北的织水渠，把陕西的水利建设向前推进了一大步。

新中国成立后，在党和政府的领导下，陕西的水利建设进入了全新的发展时期。到2000年，全省兴建各类水利工程20多万处，有效灌溉面积达到了131.1万公顷。与此同时，为了充分开发和利用空中水资源，1959年成立了“陕西省人工控制天气委员会”，开展人工增雨试验。1996年，陕西省政府常务会议决定成立“陕西省人工影响天气领导小组”及其办公室。此后，全省每年增加大量投资，进行飞机人工增雨作业，年增雨量平均在7～8亿立方米。由于水利设施作用大，人工增雨效果明显，有效地提高了抗御干旱灾害的能力，全省粮食产量在干旱年份多、灾情重的情况下仍然稳步提高，实现了大旱之年社会稳定，人民安居乐业。如1995年发生百年一遇的特大干旱，仅抗旱一项挽回损失即达40亿元。

另外，全省各级政府每年还投入财力、人力开展防冰雹作业。截止2000年底，全省开展防雹工作的市、县已达81个，配置高炮378门、新型WR－1B火箭发射系统90套，作业人员达1400余名。通过实施防雹作业，有效地减轻了冰雹灾害。

在积极开展抗旱防雹斗争的同时，陕西省政府狠抓防汛工作。每年汛前，未雨绸缪，提早准备，包括层层落实防汛包干责任领导、组织强有力的抢险队伍、落实抢险物资、开展军民联防、加大防洪工程建设等坚强有力的措施，抗击暴雨洪水以及滑坡、崩塌、泥石流等灾害。

为了提高灾害性天气预报水平，在省委、省政府和中国气象局的领导和支持下，陕西省气象部门大力加强气象现代化建设，20世纪90年代以来，陆续建成了省、地、县卫星通讯系统和计算机网络系统，以卫星、雷达为手段的新型气象探测系统初具规模，气象信息加工分析预测系统能力显著增强，天气预报准确率明显提高。

全省各级气象部门始终把保护人民和为社会主义建设服务作为气象工作的根本宗旨，以提高气象服务的社会经济效益为中心，以农业服务为重点，努力为防灾减灾、趋利避害，发展陕西经济做好服务。特别对可能出现的干旱、冰雹、暴雨、洪涝等重大灾害性天气采取各种形式，主动、及时地为各级政府组织防灾抗灾提供决策服务。虽然陕西每年都发生局地暴雨洪涝等灾害，但由于陕西省各级政府高度重视，措施得力，气象部门预报准确，服务及时，军民团结一致，协力奋战，从而取得了防灾抗灾的一个又一个胜利。

20世纪末，国家实施西部大开发战略，推行西部生态环境建设，实行退耕还林（草）政策，陕西省委、省政府及时组织编制了以退耕还林（草）为主要内容的《陕西省生态环境建设规划》，明确了退耕还林（草）工作的指导思想、基本原则、总体布局、奋斗目标、建设重点，并制定了相关的配套政策，极大地调动了陕西人民植树造林治沙灭荒，改善生态环境，减少自然灾害的积极性。2000年全省完成退耕还林（草）和荒山造林种草37.1万公顷，占当年全国的63.4%。在陕西省计委和陕西省气象局的共同领导和支持下，陕西省农业遥感信息中心也适时地以遥感图像处理系统、地理信息系统和全球定位系统为主要手段，在做好森林火险监测预报的同时，还对生态植被进行动态监测和区划，全面完成了陕北地区生态环境遥感本底调查任务，为省政府提供生态环境建设的科学决策依据。随着社会经济的不断发展，气象灾害造成的经济损失绝对值会越来越大，努力改善生态环境，不断提高灾害性天气气候的预测预报水平，进一步增强防灾抗灾的综合能力，减轻气象灾害对国民经济和人民生命财产造成的损失，仍需坚持不懈地努力。

第一章 干 旱

第一节 概 述

干旱灾害是指由于长时间降水偏少，出现空气干燥，土壤缺水，使农作物体内水分发生亏缺，影响正常生长发育，造成农业减产、人畜饮水困难以及生态环境恶化的现象。干旱的形成是大气环流、地形、耕作制度共同作用的产物。

陕西地处中国中部内陆腹地，地域南北狭长，跨越3个气候带，耕作制度差异较大，干旱分布极不均匀，几乎每年都有不同程度的旱灾发生。陕西干旱总的特点是，冬、春旱陕北最多，关中次之，陕南较少；夏、秋旱关中最多，陕北次之，陕南较少。从全省干旱发生的频次看，关中干旱频次最多，时段最长，是灾害程度最重的地区；其次是陕北；陕南干旱频次最少，是旱灾程度较轻的地区。

陕西冬季和春季、夏初的干旱，主要是受干冷冬季风的影响，蒙古冷高压以及极地冷气团不断分裂冷空气南下，东亚大低槽的槽线在120°E以东的海上，槽后西北气流控制陕西，雨雪稀少，造成干旱发生。夏季干旱主要是西太平洋副热带高压边缘雨带偏离陕西所造成。在“伏天”，当副高持续控制陕西的某一地区，该地区就会产生严重的伏旱天气。

纵观陕西旱灾记载，多是农业旱灾。农田干旱的指标是用占田间持水量百分比表示的土壤相对湿度RW表示，通常认为，区域平均土壤相对湿度60%＜RW＜70%为轻度干旱；50%＜RW＜60%为中度干旱；40%＜RW＜50%为严重干旱；＜40%为特大干旱。根据历史文献和实测资料分析，从公元1401年至1997年的597年中，共发生干旱377年，平均1.6年一遇，其中，灾害性干旱188年，平均3.2年一遇；特大旱以上干旱34年，平均17.5年一遇。从1900年至1997年的97年中，共发生干旱81年，平均1.2年一遇，其中，灾害性干旱48年，平均2.0年一遇，特大旱以上干旱9年，平均10.8年一遇。

据史料统计，陕西自公元1—1949年，发生在不同范围和时段的旱灾年份557年。遍及全省范围，持续2～3年以上的旱灾14次，即公元1074—1076、1142—1143、1211—1213、1326—1329、1425—1428、1481—1486、1521—1522、1527—1528、1586—1588、1639—1641、1720—1721、1876—1878、1899—1901、1928—1930等。

在公元1950—2000年的51年中，陕西每年都有不同程度的干旱，可谓“十年九旱”或“年年有旱”，其中，大范围的旱灾有53次，20世纪50年代7次，60年代11次，70年代12次，80年代14次，90年代9次。干旱导致粮食减产80万吨以上的年份为公元1960、1961、1968、1972、1977、1978、1980、1994、1995、1997、1999、2000等年。

在陕西历史上，旱灾发生的频次、范围、危害程度，均超过了其它气象灾害，因此，干旱是陕西主要的气象灾害。

第二节　公元前16世纪—公元1839年的灾害

殷汤（公元前16—11世纪）　大旱七年，洛川竭。

西周　幽王二年（公元前780年）　三川竭。（注：西周以泾、渭、洛为三川）

西周　幽王三年（公元前779年）　泾、渭、洛竭。

东周　元王六年（公元前470年）　丹水绝三日不流。（今商县、丹凤、商南一带）

东周　赧王元年（公元前314年）　渭涸三日。（今临潼一带）渭绝一日。（今西安、长安一带）

西汉　惠帝五年（公元前190年）　夏大旱，江河水少，溪谷水绝。（陕西）

西汉　前元六年（公元前174年）　大旱。（今白水一带）

西汉　后元三年（公元前142年）　上郡以西旱。

西汉　本始三年（公元前71年）　夏五月，大旱，东西数千里。（今关中一带）夏，秦雍大旱。

西汉　建平三年（公元前4年）　冬（二年冬）无大雪，旱气为灾。（今长安一带）

东汉　建武二年（公元26年）　旱，大饥，一金易米五升。

东汉　建武五年（公元29年）　夏四（5）月，关中旱。

东汉　永元元年（公元89年）　三辅、并、凉少雨，麦根枯焦，牛死日甚。

东汉　阳嘉三年（公元134年）　三辅大旱。

东汉　兴平元年（公元194年）　秋七（8）月，三辅大旱，自四（5）月至于是月。

是岁穀一斛*五十万，豆麦一斛二十万，人相食啖，白骨委积。七（8）月，洛川大旱。

西晋 泰始七年（公元 271 年） 五（5）月，雍州旱、饥。

西晋 太康六年（公元 285 年） 春三（4）月，梁郡国旱。

西晋 太康九年（公元 288 年） 夏，扶风、始平、京兆旱，伤麦。

西晋 元康元年（公元 291 年） 七（8）月，雍州大旱，关中饥，米斛万钱。

西晋 元康七年（公元 297 年） 七（8）月，雍、梁州疫、大旱，关中饥，米斛万钱。

西晋 永宁元年（公元 301 年） 自夏及秋并州旱。

西晋 永嘉三年（公元 309 年） 三（3）月，江、汉、河、洛皆竭，可涉。五（6）月，关中大旱。

西晋 建兴五年（公元 317 年） 秋七（7）月，关中大旱。

东晋 太宁二年（公元 324 年） 自正（1）月至于四（4）月，雍州、梁州大旱。

东晋 太宁三年（公元 325 年） 自正（2）月至于四（5）月，关中大旱。

东晋 太元四年（公元 379 年） 夏，陕西大旱。

东晋 义熙十一年（公元 415 年） 秦中大旱，赤地千里，昆明池水竭。（注：昆明池在今长安县西南，已涸）

北魏 和平二年（公元 461 年） 六（6）月，陕西大旱。

西魏 大统二年（公元 536 年） 关中，大旱、饥，人相食，死者十七八。

西魏 大统三年（公元 537 年） 四（5）月乙酉（15 日），东雍汾、秦、陕州霜旱，人饥流散。

北周 保定二年（公元 562 年） 二月癸丑，以久不雨，降宥罪人，京城三十里内禁

---

* 旧量器，一斛十斗，后改一斛五斗。1 斗 = 10 升。

酒。夏四（5）月甲辰（23日），禁屠宰，旱故也。

隋　开皇二年（公元582年）　五（6）月，陕西旱。

隋　开皇三年（公元583年）　四（4）月，陕西旱。

隋　开皇四年（公元584年）　陕北、关中亢阳，关内不熟。六（7）月，雍、同、华、岐、宜五州旱。

隋　开皇六年（公元586年）　七（7）月，关中旱，米粟踊贵。八（9）月，关内七州旱。

隋　开皇十四年（公元594年）　五（5）月，关内诸州旱。七（8）月，关中大旱，人饥，上率户口就食于洛阳。

隋　大业八年（公元612年）　天下旱，百姓流亡。

隋　大业十三年（公元617年）　天下大旱。

唐　武德三年（公元620年）　夏，陕西旱，至于八（9）月乃雨。

唐　武德七年（公元624年）　秋，关内旱。延州、丹州言河水清。

唐　贞观二年（公元628年）　六（7）月，京畿旱。

唐　永徽元年（公元650年）　京畿、雍、同等州旱。自夏不雨至七（8）月，雍、绛、同等九州蝗、旱。

唐　咸亨元年（公元670年）　七（7）月，雍、华、蒲、同四州旱。八（8）月，天下四十余州旱及霜虫，百姓饥乏，关中尤甚。

唐　咸亨三年（公元672年）　关中旱、饥。

唐　开耀元年（公元681年）　关中旱，大饥。

唐　永淳元年（公元682年）　春，关内旱。三（4）月，京畿旱、蝗，关中及山南二十六州饥。五（6）月，关中旱。

唐　垂拱三年（公元687年）　四（5）月，旱，去冬无雪，全国大饥，山东、关内尤甚。

唐　久视元年（公元700年）　夏，关内旱。

唐　长安二年（公元702年）　春至六（6）月不雨，关内大旱。

唐　神龙二年（公元706年）　冬不雨，至于明年五（6）月，京师旱饥。

唐　景龙元年（公元707年）　关中，旱。

唐　景龙三年（公元709年）　六（7）月，十（11）月，关中旱。

唐　开元元年（公元713年）　自去秋至于二（3）月，关中不雨，人多饥乏。

唐　开元二年（公元714年）　自去秋至于正（1）月，关中不雨，人多饥乏。

唐　开元十九年（公元731年）　五（6）月，京师旱。

唐　天宝九年（公元750年）　三（4）月，关内旱。

唐　天宝十二年（公元753年）　关中水旱相继，大饥。

唐　天宝十三年（公元754年）　关中水旱相继，大饥。

唐　宝应元年（公元762年）　关中旱蝗疾疫，死者相枕于路，人相食。

唐　永泰元年（公元765年）　春大旱，京师米贵，斛至万钱。夏四（5）月己巳（20日）乃雨。

唐　永泰二年（公元766年）　自三（4）月至六（7）月，关内不雨，大旱。冬无雪。

唐　大历八年（公元773年）　关中大旱。

唐　大历九年（公元774年）　六（7）月，关中旱。

唐　建中三年（公元782年）　自五（6）月至于七（8）月，陕西不雨。

唐　贞元六年（公元790年）　春，京畿、关辅、河南大旱，无麦苗。夏大旱，井皆无水，人渴。洛川旱。

唐　贞元十三年（公元797年）　四（5）月，关中旱。

唐　贞元十五年（公元799年）　三（4）月，以久旱，令李巘、郑云逵祷于炭谷、秦岭，祈雨。

唐　贞元十九年（公元803年）　正（1）月至七（7）月不雨，秋，关辅饥。

唐　贞元二十年（公元804年）　旱，关辅饥。

唐　元和六年（公元811年）　六（6）月，华、同二州旱。畿内……秋稼旱损，农收不登。泾阳旱。

唐　元和九年（公元814年）　京畿旱。

唐　宝历二年（公元826年）　六（7）月，京畿旱。

唐　太和三年（公元829年）　八（9）月，京畿旱。

唐　太和六年（公元832年）　六（7）月，关辅旱。

唐　太和八年（公元834年）　夏，陕、华、同等州旱。八（9）月，华州旱。九（10）月，同州旱虫伤损秋稼。

唐　太和九年（公元835年）　秋，京兆、华、同等州旱。

唐　开成二年（公元837年）　京畿旱。

唐　开成三年（公元838年）　冬少雪，宿麦未滋。

唐　大中十二年（公元858年）　自上年十（10）月至今年二（2）月，关中不雨。

唐　光化三年（公元900年）　冬至于四年春，京师旱，

后唐　清泰三年（公元936年）　七（7）月，同、华自夏不雨。京畿旱。

后晋　天福八年（公元943年）　时旱蝗相继，人民流移，饥者盈路，关西饿殍尤甚，死者十七八。

后汉 乾祐二年（公元 949 年） 六（6）月，彬、延、鄜、坊等州旱。

宋 建隆三年（公元 962 年） 春夏不雨。陕西旱。

宋 开宝元年（公元 968 年） 关西旱甚，饥。

宋 开宝七年（公元 974 年） 十一（12）月，秦、晋旱。

宋 开宝八年（公元 975 年） 洛川旱甚，饥。关中旱甚，饥。

宋 太平兴国二年（公元 977 年） 四（4）月，永兴等岁旱。延安等地旱，饥。

宋 淳化元年（公元 990 年） 正（1）月至四（4）月不雨，凤翔府、京兆府、乾、同等州旱。八（8）月，京兆、长安县旱。十（10）月，乾州旱。十二（12）月，乾州、长安旱。

宋 淳化三年（公元 992 年） 陕西，旱。

宋 景德三年（公元 1006 年） 夏，陕西旱，饥。

宋 大中祥符二年（公元 1009 年） 春、夏，陕西路旱。

宋 大中祥符三年（公元 1010 年） 陕西旱，饥。

宋 大中祥符八年（公元 1015 年） 陕西州、府旱，饥。

宋 天禧元年（公元 1017 年） 夏，陕西旱。

宋 天禧二年（公元 1018 年） 陕西，旱。

宋 天圣三年（公元 1025 年） 八（9）月，陕西州、军旱灾。

宋 天圣五年（公元 1027 年） 十一（12）月，京兆府旱、蝗。同、华等州旱。

宋 庆历三年（公元 1043 年） 冬，陕西大旱、大饥。同、华等州饥民相率东徙。

宋 治平四年（公元 1067 年） 十（11）月，陕西旱。

宋　熙宁三年（公元1070年）　陕西旱，饥。

宋　熙宁七年（公元1074年）　自春及夏，河东陕西路久旱，九（9）月又旱。

宋　熙宁八年（公元1075年）　陕西旱。

宋　熙宁九年（公元1076年）　八（9）月，陕西旱。

宋　元丰二年（公元1079年）　春，陕西旱。

宋　元丰三年（公元1080年）　春，西北诸路旱。

宋　元祐三年（公元1088年）　秋，诸路旱，陕西尤甚。

宋　绍兴十二年（公元1142年）　十二（12）月不雨，五谷焦枯，泾、渭、灞、浐皆竭，时秦民以饥离散，壮者为北人所买，城邑遂空。

金　皇统三年（公元1143年）　三（3）月，陕西旱，饥。

金　大定元年（公元1161年）　鄜延路旱，大饥。

金　大定十一年（公元1171年）　冬，陕西旱。

金　大定十二年（公元1172年）　春，陕西旱。

金　大定十六年（公元1176年）　五（6）月，陕西旱。

金　大定十九年（公元1179年）　秋，以水、旱伤民田十三万七千七百余公顷。

金　大定二十四年（公元1184年）　四（5）月不雨，至于八（9）月，兴元府、金、洋州旱，兴元府尤甚，冬不雨至于二十五年二月（1185年3月）。

宋　庆元三年（公元1197年）　利州路旱。

宋　嘉泰元年（公元1201年）　利州路旱。

金　大安三年（公元1211年）　陕西旱灾。

金　崇庆元年（公元1212年）　七（7）月，陕西旱。

金 贞祐元年（公元 1213 年） 大旱。冬燠（燠，音誉，意为暖、热）。京兆斗米至八千钱。五（5）月，陕西大旱。七（7）月，陕西诸路旱。

金 贞祐四年（公元 1216 年） 七（7）月，陕西旱。

金 兴定二年（公元 1218 年） 六（6）月，秦、陕旱。

宋 宝庆元年（公元 1225 年） 六（7）月，陕西旱甚。

金 正大三年（公元 1226 年） 三（3）月，陕西旱。

元 至元三年（公元 1266 年） 冬十（10）月，京兆旱。冬十二（12）月，京兆、凤翔旱。

元 至元二十五年（公元 1288 年） 五（6）月，高、耀、乾、华等十六州旱。

元 元贞元年（公元 1295 年） 春夏，富县、洛川、澄城大旱，无麦。六（7）月，陕西旱饥。

元 大德六年（公元 1302 年） 正月（2）丙午（9 日），陕西旱，禁民酿酒。

元 大德十年（公元 1306 年） 春夏，洛川大旱。春夏，西安大旱，二麦枯死。

元 大德十一年（公元 1307 年） 七（7）月，西安等郡旱饥。

元 至大四年（公元 1311 年） 六（7）月，陕西，水、旱伤稼。

元 至治二年（公元 1322 年） 春三（3）月，陕西旱，民饥。

元 至治三年（公元 1323 年） 三（4）月，延安、延长、宜川旱，饥。关中旱。

元 泰定三年（公元 1326 年） 七（7）月，旱，奉元路饥。

元 泰定四年（公元 1327 年） 二（2）月，乾州礼泉、邠州淳化等县旱。春，澄城不雨，二麦俱枯，百穀失播。鄜州不雨。六（6）月，绥德州旱。七（7）月，延安属县旱。八（8）月，延安路屯田旱。

元 天历元年（公元 1328 年） 自泰定二年（1325）至于是年陕西不雨，大饥，人相食。八（9）月大旱，人相食。

元　天历二年（公元1329年）　四（4）月，陕西久旱。秋七（7）月，白水旱，大饥，人相食。关中大旱，人相食。

元　（后）至元二年（公元1336年）　三（4）月，陕西暴风、旱，无麦。六（7）月旱。十一（12）月旱。

明　洪武二年（公元1369年）　陕西，大旱、饥。

明　洪武四年（公元1371年）　三（3）月，延安府肤施县旱，西安、凤翔、庆阳三府旱。七（8）月旱，关中饥。陕西旱，饥，汉中尤甚。

明　洪武六年（公元1373年）　七（7）月，延安府旱，人民饥。

明　洪武十六年（公元1383年）　陕西旱。

明　洪武十七年（公元1384年）　九（10）月，关中旱，伤稼。

明　永乐十六年（公元1418年）　陕西旱。

明　洪熙元年（公元1425年）　春夏，陕西少雨，虫孽害稼，民食艰难。

明　宣德元年（公元1426年）　汉中府旱，兴安旱。

明　宣德二年（公元1427年）　自四（4）月至七（7）月，陕西不雨，田谷枯槁，秋田无收，大旱，民饥。十二（12）月，旱。

明　宣德三年（公元1428年）　自正（1）月至于五（6）月，陕西不雨，春夏亢旱，豆麦旱伤，旱田皆无收，大旱，民饥。

明　宣德九年（公元1434年）　五（6）月至七（8）月，鄜县、关中亢旱，田苗槁死，人民饥困。

明　正统二年（公元1437年）　夏四（5）月，西安等六府，乾州、咸宁等十三州县连年干旱，二麦不收，人民饥馁。

明　正统三年（公元1438年）　关中、陕南连年旱、涝，人民缺食。

明　正统四年（公元 1439 年）　春夏，陕西旱。夏秋，延安府所属旱涝，田禾无收。

明　正统六年（公元 1441 年）　陕西旱。

明　正统七年（公元 1442 年）　去年秋冬及今春，西安府所属州县不雨……凤翔、延安等府今春亦不雨，田苗枯槁，人民乏食。

明　正统九年（公元 1444 年）　五（5）月天旱，陕西连年亢旱。七（7）月，陕西频岁旱灾，人民艰窘。八（9）月，陕西州县数月不雨，麦禾俱伤，人民缺食，流徙死亡，道路相挤，民之弱者鬻男女，强者肆劫掠。

明　正统十年（公元 1445 年）　五（6）月以来，关中旱蝗灾伤。

明　正统十二年（公元 1447 年）　冬，陕西无雪。冬十（10）月，延安府并延、绥二卫旱伤。

明　正统十三年（公元 1448 年）　夏秋，陕北旱。

明　景泰元年（公元 1450 年）　汉中府大旱，兴安大旱。

明　景泰二年（公元 1451 年）　西安等四府九卫，数月不雨。

明　景泰四年（公元 1453 年）　五（6）、六（7）月，陕西旱灾。

明　景泰六年（公元 1455 年）　陕西旱。正（1）月以来，关中不雨，四（4）月雪霜瘟疫死者二千余人。夏，潼关、陕西诸卫旱。

明　天顺三年（公元 1459 年）　初秋，陕西旱霜。

明　天顺四年（公元 1460 年）　夏，陕西大旱，禾稼枯槁。

明　天顺五年（公元 1461 年）　自去年冬，西安府三十三州县无雪，今年春又无雨，二麦遂不发生，陕西西安、延安诸府卫今夏亢旱，二麦不收。

明　天顺六年（公元 1462 年）　夏，陕北旱。

明　天顺七年（公元 1463 年）　陕西、山西旱，人民艰窘。

明　成化元年（公元 1465 年）　三（3）月，陕西旱。

明　成化六年（公元 1470 年）　陕西旱。夏四（5）月，白水旱饥。

明　成化九年（公元 1473 年）　免陕西延绥、安德、庆阳三卫成化九年屯田子粒三万一千一百石，以旱灾故也。自冬至今春，西安府所属州县久旱。

明　成化十七年（公元 1481 年）　陕西连年亢旱。六（6）月甲辰朔（27 日），以旱灾免陕西延安等府州县粮。

明　成化十八年（公元 1482 年）　陕西旱。

明　成化十九年（公元 1483 年）　陕西旱。

明　成化二十年（公元 1484 年）　五（5）月，京畿、陕西皆大旱。六（6）月，陕西旱。秋，陕西大旱饥，人相食。

明　成化二十一年（公元 1485 年）　春正（1）月，陕西之境赤地千里，井邑空虚，尸骸枕藉，流亡日多。眉县连岁大旱，流亡殆尽。

明　成化二十二年（公元 1486 年）　六（7）月，陕西旱，虫鼠食苗稼，凡九十五州县。以旱灾免陕西绥德卫屯粮一万三千一百余石，草一万七千一百余束。七（7～8）月，关中不雨，西安大饥，斗米万钱，死亡载道。

明　弘治二年（公元 1489 年）　五（5）月，西、延、平、庆、临、巩等府州县并西安府等二十卫所连岁荒旱。府谷，河清澈七日。

明　弘治三年（公元 1490 年）　陕西旱。

明　弘治四年（公元 1491 年）　陕西旱。

明　弘治六年（公元 1493 年）　九（10）月丁酉（15 日），以旱灾免陕西西安等七府弘治六年夏税有差。

明　弘治七年（公元 1494 年）　陕西旱。

明　弘治八年（公元 1495 年）　秋七（7）月，西北诸省大旱。

明　弘治十年（公元 1497 年）　九（10）月庚申（17 日），以旱灾免陕西延安、庆阳二府夏粮。西安旱。

明　弘治十一年（公元 1498 年）　以旱雹灾免陕西延、绥等八府弘治十一年粮草子粒有差。

明　弘治十三年（公元 1500 年）　以旱雹灾免陕西延安等三府弘治十三年夏秋税粮子粒有差。

明　弘治十四年（公元 1501 年）　府谷，河清三日。以旱灾免陕西汉中府及延安汉中宁羌……卫所弘治十四年秋粮子粒。

明　弘治十七年（公元 1504 年）　二（2）月，陕西诸处大旱，人民失所夏，汉中府旬阳、白河旱。

明　正德元年（公元 1506 年）　夏四（4）月，以旱灾免陕西延安府、西安府、庆阳府税粮。

明　正德四年（公元 1509 年）　自三（3）月至七（7）月，陕西旱。

明　正德六年（公元 1511 年）　十二（12）月，以旱雹灾免陕西庆阳府卫，延安、西安等府属县税粮各有差。

明　正德九年（公元 1514 年）　八（8）月，以旱灾免陕西西安府等地税粮、屯粮有差。

明　正德十一年（公元 1516 年）　五（5～6）月，陕西旱。八、九（8、9）月，以旱灾免陕西西安、巩昌等府税粮。

明　正德十六年（公元 1521 年）　自正（2）月，陕西不雨，至于六（7）月，诸郡大旱、疫。

明　嘉靖元年（公元 1522 年）　陕西大旱、疫。夏秋，白河、旬阳及汉中府旱。

明　嘉靖六年（公元 1527 年）　七（7）月，陕西大旱。

明　嘉靖七年（公元 1528 年）　五（5）月至九（9）月，陕西不雨，大旱，人相食，旱荒，民流。

明　嘉靖八年（公元 1529 年）　榆林、白水，大旱，民饥。

明　嘉靖十年（公元 1531 年）　闰六（7）月，西安等六府大旱。七（8）月，陕西大旱。自夏至秋，白水旱无麦禾。

明　嘉靖十一年（公元 1532 年）　二（3）月，榆林大旱。三（4）月初，鄠县旱，至六（7）月终方雨。陕西大旱。

明　嘉靖十二年（公元 1533 年）　春夏，米脂大旱。十（10）月，以陕西延安府旱灾蠲免存留钱粮有差。

明　嘉靖十七年（公元 1538 年）　夏，陕西大旱。

明　嘉靖二十四年（公元 1545 年）　陕西旱，饥。

明　嘉靖二十九年（公元 1550 年）　是夏，陕西旱，免陕西被灾夏税。

明　嘉靖三十四年（公元 1555 年）　陕西五府旱。

明　嘉靖三十九年（公元 1560 年）　陕北、关中旱。

明　嘉靖四十一年（公元 1562 年）　西安等六府旱。紫阳旱。

明　隆庆二年（公元 1568 年）　六（6～7）月，陕西大旱。

明　隆庆六年（公元 1572 年）　延安府大旱，饥，人相食。

明　万历十年（公元 1582 年）　西、延大旱，饥，人相食。

明　万历十一年（公元 1583 年）　闰二（3）月，赈延安府旱灾，免田租。三（4）月至七（8）月，咸阳不雨，疫行，死者甚重。五（6）月，延安府、西安等州县旱灾。

明　万历十四年（公元 1586 年）　中原、西北诸处大旱，道殣相望，民不聊生，朝廷发内帑三十余万赈之，而困益甚。六（7）月、九（10）月，赈陕西饥。七（8）月，陕西旱。

明　万历十五年（公元 1587 年）　七（8）月，陕西旱。夏，府谷大旱。同州府，大荒疫，先是连年亢旱，是年尤甚，米踊贵，人相食。

明　万历十六年（公元 1588 年）　五（5～6）月，陕西大旱疫。

明 万历二十九年（公元 1601 年） 自去年六（7）月，关中不雨至今，三辅嗷嗷，民不聊生，草木既尽，剥及树皮，夜窃成群，兼以昼劫，道殣相望，村空无烟，坐而待毙者十八万人。 夏，潼关旱。

明 万历三十二年（公元 1604 年） 八（8）月……陕西俱报水、旱。闰九（10）月，周至大旱。

明 万历三十七年（公元 1609 年） 夏，府谷大旱。秋，陕西旱，饥。

明 万历三十八年（公元 1610 年） 陕西久旱。秋八（9）月，黄陵、永寿、临潼不雨至次年夏四（5）月，民多疫死。秋，兴安府旱。

明 万历四十四年（公元 1616 年） 夏，全省大旱。

明 万历四十六年（公元 1618 年） 陕西，旱，饥。

明 天启六年（公元 1626 年） 定边大旱。五（5）月，三辅旱。

明 天启七年（公元 1627 年） 绥德河清（黄河）。六（7）月，同州府旱，死亡遍野。

明 崇祯元年（公元 1628 年） 自四（5）月至七（7～8）月，陕西不雨。十二（12）月，草木华，肤施自春徂（音殂，意为到）夏及秋俱无雨，禾尽枯，岁大饥。延长县惠民泉忽减如线。

明 崇祯二年（公元 1629 年） 自四（4）月，榆林、绥德不雨至于七（8）月。延安府自去岁一年无雨，草木枯焦，八、九（9、10）月间，民争采山间蓬草而食，西安、汉中饥荒稍次，为明代陕西最重之灾荒。

明 崇祯三年（公元 1630 年） 秦，连岁旱。

明 崇祯四年（公元 1631 年） 全省旱。灾区北起榆林、延安，南至西安。春夏，陕北大旱。榆林连岁旱。秋，周至旱，粟贵。

明 崇祯五年（公元 1632 年） 春，延安府旱。安塞大荒。陕北，大饥，民食草根、树皮、软石，僵尸遍野。十（11）月，延绥大饥。

明 崇祯六年（公元 1633 年） 陕西旱，饥，饿殍遍野。夏，凤翔旱，秋无禾，大饥，民食树皮。

明　崇祯七年（公元 1634 年）　陕西，旱，饥。

明　崇祯十一年（公元 1638 年）　九（10）月，陕西旱，饥。绥德河清，旱。秋，扶风大旱，河尽枯。夏，汉阴大旱。

明　崇祯十二年（公元 1639 年）　陕西旱。自正（2）月不雨至于秋七（7）月，铜川大旱，岁大饥，人相食。夏，汉中府旱。

明　崇祯十三年（公元 1640 年）　四（5）月，黄陵大旱。五（6）月至七（8）月，泾阳不雨，秋大饥。七（8）月，高陵尚未种穀，人以荞秆榆皮为食。　秋，全陕大旱饥，十（11）月粟价腾踊，木皮石面皆食尽，父子夫妇相剖啖，道殣相望，十亡八九。夏，同州府旱，人相食。春，凤翔旱，夏无麦，饥民流徙载道，死亡枕藉。

明　崇祯十四年（公元 1641 年）　陕西大旱，人相食，草木食尽。夏，汉阴大旱，禾苗尽枯。

清　顺治三年（公元 1646 年）　七（8）月，陕西旱。

清　康熙十八年（公元 1679 年）　春，周至旱，五（6）月下旬又旱。夏，延安府旱，禾不登。兴安府旱。绥德州旱。

清　康熙二十三年（公元 1684 年）　六（7）月，绥德州旱。秋，周至旱，冬，渭水清。六（7）月，兴安州旱，至秋分方雨，饥馑异常。

清　康熙二十九年（公元 1690 年）　靖边旱，饥。康熙二十九至三十一年（公元 1690—1692 年），白水连值旱荒，民无耕本。泾阳旱，歉。咸阳、临潼、高陵旱，秋无成。春，扶风不雨，秋少雨，民遂种，不雨。秋，周至大旱，禾不登。

清　康熙三十年（公元 1691 年）　宜川旱，岁饥。关中大旱，渭水仅尺许，民饥，继以疫，民死大半。康熙三十至三十一年（公元 1691—1692 年），商州大旱。山阳水泉大涸，沣河断流。兴安府旱。洋县，大旱，夏秋无收，民大饥，疫疠横行，家户相连。

清　康熙三十一年（公元 1692 年）　春，大荔大旱。三（4）月，临潼旱，夏无麦，六（7）月乃雨。白水大旱，饥。西安、凤翔等府旱。三原连遭大旱，三料不登，民饥逃散，多就食邻省。

清　康熙三十二年（公元 1693 年）　关中旱。

清　康熙三十九年（公元 1700 年）　夏，关中麦秋以愆阳为害，三农植扶而叹。（注：愆阳为阳气过甚，旱甚。愆音迁。）

清　康熙四十年（公元 1701 年）　陕西西安等二十六州县卫旱灾。

清　康熙五十九年（公元 1720 年）　陕西旱，饥。秋，靖边、绥德旱。四（5）月至九（10）月，清涧无雨，秋禾绝。大荒，民食软石、荞麦秸，多死。冬无雪。六（7）月，黄陵不雨至次年五（5）月初二（27）日雨五分，十一（6 月 5 日）日雨足，大饥，饿殍相望。自本年秋至次年五月，宜川、延长不雨，岁大饥。夏，澄城旱，秋稼不登。春至六十年（公元 1721 年），夏周至大旱，麦禾俱不登，民多逃亡。至六（7）月十五（9）日乃雨。自春徂（徂，音殂，意往；到）冬，铜川不雨。秋，临潼、扶风、武功大旱。秋，高陵大旱，至六十年春、夏，旱甚，无麦，逃徙无算。

清　康熙六十年（公元 1721 年）　春、夏不雨，陕西旱。无麦，大旱，民饥。

清　雍正七年（公元 1729 年）　六、七（6、7）月间，陕西苦旱。今年已蠲银四十万两。

清　雍正十年（公元 1732 年）　五（5）月至七（8）月，武功大旱，冬饥。西安府秋旱，禾亦歉收。

清　雍正十二年（公元 1734 年）　六（7）月，甘泉、铜川旱。陕西仲秋雨少。

清　乾隆二年（公元 1737 年）　西安府，秋禾被旱四十余日，自六（6）月初二（29）日得雨后，至七（8）月二十七、二十八（22、23）日始得雨。靖边等八州县旱。

清　乾隆三年（公元 1738 年）　靖边等八州县旱，收成薄轻。五（6）月以来，凤翔府雨俱不敷。六（7）月中旬以后，西安、长安、铜川、耀县、三原、大荔、淳化、武功雨泽俱缺，其余各州虽陆续得雨，亦未沾足。

清　乾隆十二年（公元 1747 年）　自正（2）月，关中不雨至于五（6）月。六（7）月雨后直至十二月，并未沛然，中间亦下数次，止可湿尘，至深冬，未下片雪。

清　乾隆十三年（公元 1748 年）　陕西各属夏、秋旱。收获不过二、三、四分不等。麦秋之地未播种者十有四五，播种者不能出土，出土辄死，穷口嗷嗷，三四日不得一饱，饥寒交迫乞食无门死为饿殍。

清　乾隆十五年（公元 1750 年）　陕西夏大旱，民饥。

清　乾隆十七年（公元1752年）　夏秋，关中、陕南大旱。无禾，无谷。

清　乾隆二十三年（公元1758年）　春夏之交，陕北雨泽稀少，夏禾被旱。

清　乾隆二十四年（公元1759年）　三、四（3、4）月内，陕北雨泽缺少，麦苗被旱受伤，收成均在五分以下。闰六（7）月望以后，关中、陕南雨泽缺少。甘泉、澄城秋旱，饥。

清　乾隆二十七年（公元1762年）　自七（8）月至八（9）月，关中始终未得透雨，受旱。

清　乾隆二十八年（公元1763年）　三、四（3、5）月间，西安、长安、富平、铜川、耀县、三原、咸阳、兴平、高陵、礼泉、乾县等十一县雨泽愆期，境内凡系高原瘠薄及无水灌溉之地，仅有三、四成收。

清　乾隆三十年（公元1765年）　夏秋之间，陕北得雨稍迟。

清　乾隆三十五年（公元1770年）　闰五（6）月，陕西夏旱。合阳秋旱。

清　乾隆三十八年（公元1773年）　春，陕西旱。夏，洛川旱。黄陵大旱。

清　乾隆三十九年（公元1774年）　春，陕西旱。

清　乾隆四十三年（公元1776年）　春，洛川旱。夏，陕西旱。

清　乾隆五十年（公元1785年）　春，洛川旱。三（4）月十七（25）日以后，陕西经月缺雨，加以风高日燥，不免间有暵（音旱，意为干燥）乾。夏，甘泉大旱，河涸。

清　乾隆五十二——五十三年（公元1787～1788年）　十二（1）月内，黄河清。陕西大旱。

清　乾隆五十三年（公元1788年）　陕西大旱。春夏，华县旱。夏，商南大旱。夏秋，关中被旱较重，收成歉薄。秋，洛川、黄陵旱。

清　乾隆五十九年（公元1794年）　夏，陕西大旱。

清　嘉庆元年（公元1796年）　夏，陕北旱，秋禾缺雨，受灾轻重不等。

清　嘉庆五年（公元1800年）　三（3）月，陕西旱。九（10）月，西安等三十八州县旱灾。

清 嘉庆六年（公元1801年） 夏间，咸宁等二十一州县雨水短缺，秋禾不能一律丰收。高陵、耀县、咸阳、兴平、礼泉、乾县、武功等七州县受旱较重，成灾五、六、七分。

清 嘉庆七年（公元1802年） 入春以来，关中麦田受旱歉收。六（6）月，西安旱。

清 嘉庆九年（公元1804年） 春间，平利、安康、旬阳、紫阳及黑河一带被旱，贫民乏食，南郑等十三厅县被旱。夏，汉阴旱，伤麦。澄城旱，无麦。

清 嘉庆十年（公元1805年） 夏间，延安地区缺雨，秋禾被旱，田禾均有未收者。长安等五十一厅州县秋禾被旱成灾。

清 嘉庆十四年（公元1809年） 入夏以来，陕西雨泽稀少……本年春雨较少，渭河以北大形望泽。夏间、礼泉、高陵、泾阳、三原、邠县、长武等地被旱较重，民力不无拮据。

清 嘉庆十五年（公元1810年） 四、五（5、6）月间天气炎亢，旱象已成。秋，陕西大旱。关中因雨泽愆期，收成歉薄。

清 嘉庆十八年（公元1813年） 夏，陕西平原各属雨泽稀少，夏麦薄收。夏，陕南旱，稻苗半槁，年岁大荒。秋，岐山又大旱，既不能播，安望其收，室如悬磬，野无青草者也。

清 嘉庆十九年（公元1814年） 榆林得雨较迟。宝鸡、延安等十四州县旱灾。夏，陕南旱，麦禾皆伤，河尽涸。

清 道光九年（公元1829年） 正（2）月、二（3）月暨三（4）月十五（18）日以前，西、同、凤、乾等府州属平原地方雨泽愆期。

清 道光十三年（公元1833年） 葭县等十七厅州县旱灾。五（6）月，千阳旱。岚皋、白河雨泽愆期，收成歉薄。

清 道光十四年（公元1834年） 榆林等十八厅州县旱灾。春，柞水旱。岚皋、白河雨泽愆期，收成歉薄。

清 道光十五年（公元1835年） 二（2）月，千阳旱，自正（1）月至六（6）月底止，斗麦钱五百文，自七（8）月至腊月（1836年1月）底止，斗麦钱增至九百文。夏，华县旱，民饥。秋，陕西旱。

清 道光十六年（公元1836年） 夏，柞水旱。秋，陕北旱，播种较迟，禾苗长发不畅，收成仅五、六分。关中旱。

第三节 公元1840年—公元1948年的灾害

清 道光二十六年（公元1846年） 榆林大旱。夏秋，关中被旱，收成屡歉，冬来少雪，二麦又未种齐，粮价昂贵，饿死者无算。

清 道光二十七年（公元1847年） 春间，大荔被旱。榆林旱。乾州等二十三州县旱。

清 道光三十年（公元1850年） 春，陕西旱。自八月以来，雨少稍缺，地土干燥。

清 咸丰六年（公元1856年） 五（6）月，西安大旱，河水涸。三伏，大荔不雨，秋苗槁。自六（7）月十六（17）日得雨后，省城附近平原一带州县晴霁日久，颇行干燥。

清 咸丰七年（公元1857年） 榆林旱灾。夏，关中大旱，赤地千里。

清 同治元年（公元1862年） 夏五（5）月，陕西渭水涸，可徒涉。五、六（5、6）月，柞水大旱，禾稼树木皆枯。七（7）月，西安、长安旱。夏，华县旱。大荔久旱，洛水仅尺许。

清 同治五年（公元1866年） 西安等三十二厅州县被旱。

清 同治六年（公元1867年） 夏，陕西旱。铜川大旱。

清 同治十一年（公元1872年） 三伏，周至无雨，九（10）月至次年四（4）月虽间有雪雨，仅洒尘而已。十一（12）月间，陕西雪泽稍缺，农民望泽甚殷。

清 光绪二年（公元1876年） 闰五（6）月以来，陕西天气亢炎，地土乾燥，各属虽间得雨泽，总未透足，凡已种秋禾，致未及时长发。夏秋禾苗被旱。

清 光绪三年（公元1877年） 陕西历冬经春及夏不雨，赤地千里，人相食，道殣相望，其鬻女弃男指不胜屈，为百余年来未有之奇。公顷至八（9）月，泾、渭几涸。至次年春三（4）月乃雨。冬无宿麦。

清 光绪四年（公元 1878 年） 六（6～7）月中旬以后，陕西亢阳弥月，禾苗渐就枯槁，民情又觉惶惶。

清 光绪七年（公元 1881 年） 自六（6）月望后，陕西稍形亢旱，入伏以来，炎歊（音消，意为热气往上冒）渐炽。周至三伏无雨，秋禾枯死。自五（5）月不雨至于闰七（8）月，高陵夏大旱，

清 光绪十二年（公元 1886 年） 立秋后，陕西稍形亢旱，秋禾约收六分。

清 光绪十四年（公元 1888 年） 秋，陕西旱，秋禾约收六分有余。

清 光绪十七年（公元 1891 年） 自四（5）月以来，陕西未得透雨，北山秋禾多未播种，南山稻秧分插亦未及半，各属包谷、糜粟等粮亦未能如期普种，农田望泽甚殷。

清 光绪十八年（公元 1892 年） 入春后，陕西雨泽愆期。四（4）月初旬得雨后，两月以来未有雨泽，亢阳烈日，旱象将成。夏秋，西安等地被旱，歉收。

清 光绪二十五年（公元 1899 年） 五、六（6、7）月以后，陕西天气亢旱……秋禾被旱。神木、府谷夏禾仅有一、二分收成。

清 光绪二十六年（公元 1900 年） 春雨愆期，陕西，入夏亢旱尤甚。入秋仍鲜雨泽，秋禾多未播种。九（10）月谕陕抚岑春煊派员赴太白山祈雨，灾区至五十六属之广，饥民至数十万之多，渭北州县，大荔、蒲城为最。自夏徂冬，铜川不雨，粮价奇昂。夏秋，凤翔旱，是年冬至翌年夏连续大旱，遂遭大饥。秋，商南旱。华县渭水几涸。

清 光绪二十七年（公元 1901 年） 去冬今春，陕西雨泽仍缺，二麦多未播种。夏未收。

民国 四年（公元 1915 年） 夏，陕西旱，夏收全无，秋田颗粒未登，灾情之大，全省皆然，致流亡载道，卖妻鬻子，层见屡出。六（7）月，宝鸡旱，至民国五年八（8）月始雨，渭水先清后涸。

民国 五年（公元 1916 年） 春，陕西旱。春夏，横山旱。大荔天气亢旱，八（9）月二十四（21）日才得雨。周至雨泽愆期，井泉干涸。高原秋禾多枯死。

民国 八年（公元 1919 年） 春，宝鸡旱。春，大荔旱，夏至前三日乃雨。春夏，安康、汉阴、紫阳旱。秋冬，商南旱。

民国 九年（公元 1920 年） 春季，陕西雨少，麦收歉薄，入夏后数月不雨，谷豆

棉花尽为枯槁。自端午节（6月20日）至九月，安康未得透雨，连日愆阳为灾，异常亢馑。

民国　十年（公元1921年）　陕西复遭旱魃（魃音拔，旱魃，传说中引起旱灾的怪物。），灾情最为惨酷，灾区七十二县，灾民一百二十四万三千九百三十人。夏秋，府谷久旱，田苗枯死。夏，澄城麦歉收，天气亢旱，秋复薄收。

民国　十一年（公元1922年）　入秋后，陕西数月亢旱，河北（渭河以北）各县，二麦多未下种。

民国　十二年（公元1923年）　自去秋以后，陕西亢旱成灾。夏，横山亢旱成灾。

民国　十三年（公元1924年）　春间，陕西亢旱过甚，麦收歉薄，入夏后，亢旱频仍，秋收无望。

民国　十四年（公元1925年）　自冬至春，关中、陕南雨雪稀少，麦收无望。自春徂秋，陕北雨泽愆期，夏禾歉薄，秋禾绝望。

民国　十七年（公元1928年）　自春徂秋，陕西滴雨未沾，井泉涸竭，泾、渭、汉、褒诸水，平时皆通舟楫，夏间断流，车马可由河道通行。三道夏秋收成不到二成。赤野千里，树多赤身枯槁，遍野苍凉，不忍目睹。冬亢旱，麦未种，或种未出。

民国　十八年（公元1929年）　春夏之交，陕西雨泽愆期，七（8）、八（9）月间天仍亢旱不雨，种麦又复失时，夏秋颗粒无收，赤野千里，青草毫无，树皮草根食尽，死亡载道。

民国　十九年（公元1930年）　从民国十七年起至十九年冬，陕西三年不雨，六料（指连续三年即1928—1930年的夏粮、秋粮作物）未收。饿殍遍野，为祸之惨，空前未有。

民国　二十年（公元1931年）　春季，陕西亢旱，夏收无望。

民国　二十一年（公元1932年）　春，陕西亢旱且风，千里复赤，夏大歉。

民国　二十二年（公元1933年）　自去冬，陕西雨雪愆期三、四月之久，点滴无有，关中道各县灾情极重，陕北次之，陕南又次之。

民国　二十三年（公元1934年）　陕西旱。

民国 二十四年（公元 1935 年） 陕西旱。春季，长安、柞水亢旱数月，麦收仅有二成。春，镇巴旱。夏，西乡旱。

民国 二十五年（公元 1936 年） 夏，陕南旱两月。

民国 二十六年（公元 1937 年） 陕西旱灾，民食榆皮树叶等充饥。陕北荒旱。自去冬九（10）月至当年三（4）月，略阳亢旱，麦豆枯死。

民国 二十八年（公元 1939 年） 自春徂夏，陕北数月无雨。凤县、镇巴、略阳、南郑旱。

民国 二十九年（公元 1940 年） 入春后，陕西久旱不雨，秋禾难以下种，收获绝望。

民国 三十年（公元 1941 年） 陕北各县三年大旱，灾民野草食尽，继以牛粪，饿殍遗尸亦复争食，惨不忍闻。秋，铜川大旱、歉收。镇巴、南郑、褒城、安康、旬阳旱灾奇重。

民国 三十三年（公元 1944 年） 去冬，陕西亢旱，今春缺雨。夏秋两季，陕北旱灾。

民国 三十四年（公元 1945 年） 夏，陕西灾七十九县，去秋种麦时久旱未雨，播种失时，入冬雪少，开春奇寒，未降普雨，麦苗出穗、扬花时复遇旱风，摧残殆尽。榆林、合阳等县夏旱。

第四节 公元 1949 年—公元 1979 年的灾害

1949 年 陕北的榆林、绥德、延川、子长、定边等县遭受旱灾，春播困难。关中的宝鸡地区入夏后干旱缺雨，5～8 月降水 170 毫米左右，比常年同期偏少 5 成。陕南春夏久旱。据记载，全年旱涝灾害共波及 40 余县次，成灾约 14.4 万公顷，受灾人口 70 万。

1950 年 全省年降水普遍偏少。陕北春夏干旱，夏旱严重，大部地区从 4 月下旬至 8 月上旬连旱 100 余天，其中神木、府谷、佳县、米脂、洛川等地旱情较重。早秋作物枯萎，棉花大量落蕾，晚秋失播。

2 月下旬至 5 月中旬，陕南 90 天缺雨，降水偏少 5 成；7 月中旬至 8 月上旬降水偏少 7 成。汉中地区及紫阳县等地干旱严重，安康地区小麦减产，商洛地区小麦大量干枯。

4 月下旬至 8 月下旬关中干旱，夏收后的干旱更重，兴平、西安等地 5～8 月大旱 100 天，降水偏少 7 成。潼关干旱 130 天，早秋受旱枯萎，晚秋播种困难。

1951 年　3～4 月和 6 月份，关中、陕南先后干旱，致使早秋棉花的生长发育及晚秋的播种均受到影响。

3 月上旬至 7 月中旬 140 余天，陕北长城沿线，春夏连旱，榆林降水比常年同期偏少 5 成，横山偏少 7 成。4 月下旬至 6 月中旬，绥德、米脂、佳县、吴堡、清涧、子洲、延川、子长等地，干旱 50 余天，7 月份又连续干旱。上述干旱造成陕北北部大部夏田减产 7 成，横山以北失收。长城沿线三分之一秋田失种。榆林地区受旱农田 20 余万公顷，占总面积的 38%。

5～6 月，延安地区降水比常年同期偏少 5 成，部分麦苗青干，早秋出苗困难，或出苗后枯萎，宜君、宜川、洛川、黄陵、黄龙因旱失收。

1952 年　从春季开始，陕北定边、靖边一带干旱，其余地区多为夏旱。榆林 6～8 月降水比常年同期偏少 8 成，延安 6～9 月降水偏少 7～9 成，致使晚秋和部分冬麦播种失时。

春末夏初，关中干旱月余，北部重旱，影响了播种。

9～10 月，宝鸡地区降水偏少 6 成，岐山、凤翔、眉县、陇县等地秋旱影响了冬小麦的播种出苗。

1953 年　1～3 月，榆林地区滴雨未落。4 月上旬无雨。4 月下旬至 5 月中旬，大部地区少雨，6 月上旬雨水极缺，秋作物未能适时下种。

8 月中旬至 9 月底，关中的中东部，旱情严重。西安降水偏少 8 成，影响了棉花及秋作物生长、结实。

1954 年　6 月中旬到 7 月上旬，关中降水偏少 5 成以上，影响了夏播。

6 月中旬到 7 月上旬，陕南汉江流域降水偏少 5～8 成，影响了夏播及秋作物幼苗的生长。

1955 年　1～5 月，关中平原重旱，雨水极缺，西安仅 30 毫米，麦苗长势差，部分翻耕种秋，关中夏粮减产 1.5 成左右。西安市区 0.6 万公顷棉花，出苗率仅 50%，翻种 0.1 万公顷。关中东部 3～6 月降水偏少 6 成以上，持续干旱 120 天。渭北伏期降水偏少 8～9 成，严重干旱，秋粮受影响。

2 月下旬至 7 月初，宝鸡地区连旱 130 天，降水偏少 7 成左右，加上 8 月旱，部分秋田绝收。

3 月初至 6 月中旬，陕北降水仅 20～36 毫米，麦苗死苗严重，死苗率达 25%～30%，夏田严重减产。延安地区夏粮总产比上一年度减产 38%，榆林地区减产 56%。夏播、出苗困难。吴堡夏田减产 9 成，大部秋田枯死失收。

4 月份始，陕南旱情发展，各河流量骤减，影响插秧。

1956 年　7 月 8 日至 8 月 9 日，汉中地区仅降水 19 毫米，偏少 7 成以上，严重伏旱，秋作物干枯。

9～12月，宝鸡地区降水偏少6成，干旱120余天，小麦播种失时。

1957年 2～4月，安康地区60余天无透雨，小麦受影响，旬阳小麦受旱0.2万公顷，其中600公顷绝收。

4月初至8月中旬，榆林地区持续干旱，定边、府谷、佳县、吴堡、清涧庄稼干死大半，夏田亩产仅16.5千克，比上年减产3成，秋田亩产仅20千克，全区粮食减产2成。

6月下旬至10月中旬，关中持续干旱，影响了早晚秋作物的播种及生长发育，秋粮及棉花严重减产，小麦推迟播种。

7月下旬至10月中旬，延安地区夏秋连旱，降水偏少7～9成，秋粮减产。

1958年 3月中旬至4月中旬，陕北、渭北、安康地区干旱，影响春播。

1959年 4～6月，陕北持续干旱，夏田作物受损。

5月下旬至9月上旬，关中、陕南持续干旱110天。重灾区是关中东部及陕南东部。渭南地区6～7月近2个月未降雨，安康地区50余天未下透雨。陕南小河断流，堰塘干涸，玉米普遍卷叶、枯死；渭南专区北部塬上，人畜饮水困难；关中晚秋播种困难。

据统计，全省秋田受旱123.8万公顷，占秋田总面积的55%；棉田受旱29.5万公顷，占棉田总面积的96%；油料作物受旱3.6万公顷，占油料总面积的56%。合计受旱面积达156.9万公顷，占秋田总面积的一半。其中干旱成灾83.6万公顷。秋粮、棉花分别比上年减产2成。

1960年 冬至春，铜川市、宝鸡地区及西安市雨雪极缺，降水偏少7～8成，百日大旱。5月下旬到7月中旬降水偏少5～7成，关中西部重旱，宝鸡地区夏粮严重减产，夏播失时。

5月中旬到7月初，8月中旬至9月中旬，陕北先后两段明显干旱，

各地降水分别偏少6～7成或7～8成，玉米歉收。

5月下旬至8月中旬，商洛、汉中地区干旱100天。安康地区4月下旬到6月上旬缺雨，又发生伏旱，不少河流断流，堰塘涸竭。13.3万公顷农田未种回茬秋，水稻插秧只完成55%。

年内，全省干旱205.5万公顷次，其中秋田干旱175.9万公顷，占播种总面积78%，棉田26.7万公顷，几乎全部受旱。

1961年 从年初到6月26日，榆林地区北部降水偏少5成，尤其是5月上旬到6月上旬，降水偏少5～10成，旱情严重。致使榆林地区10.7万公顷小麦长势很差。

7月15日到9月26日，全省夏秋连旱，各地降水偏少5～7成。关中中部及陕南旱情严重，人畜饮水困难。据统计全省秋田受旱106.7万公顷，成灾72.9万公顷。

1962 年　入春后，全省各地持续干旱 2～3 个月，渭南地区、安康地区持续干旱 4～5 个月。全省夏田受旱 56 万余公顷，同时影响了夏播。渭北东部玉米大部旱死。安康地区受旱秋田达 42%，汉中地区 1.1 万公顷水田未插秧，2 万公顷水稻枯萎，1 万公顷玉米播种失时。

5、6 月间，陕北旱，榆林地区因旱播种、出苗困难，缺苗严重。府谷翻种 0.2 万余公顷。延安地区谷子缺苗达 20%～50%，迟种的大部未出。

据统计，全省受旱 56.7 万公顷，成灾 28.4 万公顷。夏粮减产 3.2 亿千克。据 25 个县（市）统计，秋粮减产 3.2 亿千克。

1963 年　7 月，全省大部地区干旱，关中中东部旱情严重。7 月 6～31 日，陕北、关中大部、商洛地区降水偏少 7～8 成，安康、汉中地区降水偏少 6 成左右、渭北东部玉米大部旱死。安康地区受旱秋田达 42%，汉中地区 1.1 万公顷水田未插秧，2 万公顷水稻枯萎，1 万公顷玉米播种失时。旱情较重的有岐山、扶风、眉县、武功、永寿、乾县、礼泉、麟游、三原、兴平、周至、咸阳、户县、西安、长安、富平、大荔、韩城、渭南、临潼、华县、潼关、商县等地。全省受旱 86.7 万公顷，成灾 33.3 万公顷。因旱，大量玉米干枯，棉花脱蕾、落铃。榆林地区因旱秋粮减产 1 亿千克。

1964 年　从 7 月初到 8 月 14 日，40 余天，关中大部降水偏少 7～8 成，西安市、渭南地区偏少 4～6 成，干旱较重的有凤翔、宝鸡、扶风、武功、永寿、乾县、兴平、周至、临潼等地。受旱 32.8 万公顷，造成玉米晒花，棉花落铃。

1965 年　1～9 月，榆林地区降水偏少 6～7 成。其中 4 月下旬至 8 月上旬，大部未落透雨。干旱较重的有榆林、绥德、横山、米脂、神木、佳县、吴堡等地。延安地区的北 6 县受旱时间长，秋田减产 4 成，南 6 县伏旱 40 天，秋田减产 1～2 成，子长、延川 2 县和延长、安塞、志丹、吴旗、宜川的部分地区灾情严重。

年内全省受旱 82.1 万公顷，成灾 64.3 万公顷。

1966 年　1～7 月，陕北北部、关中、陕南大部降水比常年同期偏少 6～7 成。榆林地区、延安地区北部、关中大部秋田受旱面积达 30%～100%。据统计，全省春季及夏初干旱面积约 266.7 万公顷，其中夏田受旱 166.7 万公顷，夏粮减产。榆林地区夏粮总产比上年减产 50%，延安地区夏粮减产 55%，其中佳县、吴堡、子长、延川、延长等夏粮减产 70%～80%，渭北东部的白水、韩城、合阳、澄城、蒲城等夏粮减产 60%以上。

8 月，关中、陕南大部，比常年同期降水偏少 5～8 成。月内永寿、蒲城、长安、商县、洋县、安康、白河等地旱情较重。秋季，关中、陕南持续干旱，受旱面积 133.3 万公顷，成灾 66.7 万公顷。渭南和安康地区 20 余县重旱。其中安康地区夏秋受旱 20 万公顷，占秋田总面积的 63%，其中重旱 8 万公顷，重旱区是旬阳、白河、安康。

1967 年　7 月中旬以后，关中、陕南持续干旱 50～60 天，渭北、关中东部、商洛地区旱情较重。至 8 月下旬，全省受旱 146.7 万公顷，其中秋粮 133.3 万公顷，棉田 13.3

万公顷。各占播种面积的 50%。因旱秋粮比上年减产 5 亿千克，棉花减产 20 万担。1.3 余万公顷水稻没有插秧。据宝鸡、西安、渭南三地（市）的 27 县（市）统计，56.5 万公顷秋粮，受旱 37.1 万公顷，占 66%；因旱 12.1 万公顷绝收，占总面积的 22%。

1968 年　5 月下旬至 6 月上旬，关中大部旱象露头。咸阳、凤翔、西安、长安、渭南、蒲城等地干旱。至 6 月下旬，渭北东部普遍干旱，永寿重旱，玉米播种困难，蒲城万亩棉田严重缺苗。

1969 年　从 5 月上旬开始，关中西部、陕南西部逐渐出现干旱。6 月，关中大部降水不足 10 毫米，陇县、千阳、凤翔、武功、兴平、咸阳、淳化、白水、蒲城、大荔、潼关等地在 5 毫米以下。5、6 月，关中西部降水偏少 5～8 成，陕南大部偏少 3～6 成。全省干旱成灾 86.7 万公顷，占秋田总面积的 37%，其中 16.7 万公顷基本无收，其余受旱秋田约有一半收成。全省有 52 个县（市）受旱，其中重旱 27 个。

1970 年　6 月下旬至 8 月 25 日，约 60 余天，干旱波及全省各地；旱情较重的有定边、靖边、宜川、咸阳、永寿、泾阳、西安、渭南、大荔、韩城、安康、西乡等地；蒲城、大荔 8 月份严重干旱。关中秋粮及棉花减产。

6 月 18 日至 7 月 24 日、8 月初至 8 月 31 日，安康地区先后两次干旱，受旱 10.7 万公顷，占秋田总面积的 35%，其中 1 万公顷失收。

1971 年　4～8 月，榆林地区一直干旱。

7 月中旬至 8 月中旬，关中、陕南伏旱 40 天。7～9 月，关中大部降水偏少 4～6 成，关中西部 7～9 月雨水极缺，大旱使夏播、秋播失时，咸阳、兴平北塬 0.7 万公顷秋作物失收。渭河濒临枯竭。渭南地区日最高气温持续在 36℃以上，高温使旱情日趋严重，受旱 13.3 万公顷，占秋田的 40%，其中重旱 4 万公顷。咸阳地区 15.3 万公顷秋田中，4 万公顷旱象严重；8.5 万公顷棉田，1.3 万公顷严重受旱。宝鸡地区受旱秋田 4.7 万公顷。商洛秋田受旱 9.3 万公顷，其中 4.7 万公顷重旱。

年内，全省受旱 160 万公顷，因旱成灾 73.3 万公顷。

1972 年　3 月起至年底，榆林地区和延安地区北部少雨，特大干旱，粮食严重减产，府谷减产 50%，佳县减产 40%，榆林地区 200 万人缺粮。

7 月中旬至 8 月下旬，关中、陕南严重伏旱，玉米晒花，棉花落桃，秋田受损。

9～11 月份，全省雨量偏少 4～6 成，出现秋旱。全省秋田受旱 133.3 万公顷，成灾 105.9 万公顷。

1973 年　继上年秋旱之后，至本年 3 月底，全省大部 7 个月内降水偏少 4～6 成，持续干旱。

4 月中旬至 6 月上旬，陕北大部降水偏少 7～9 成，旱情持续发展，陕北北部重旱。

7、8 月，关中 60 余天无透雨，伏旱明显。全省受旱 173.3 万公顷，重旱 46.7 万余公顷。其中渭南地区夏秋两季受旱 40.3 万公顷次，成灾 23.2 万公顷次。

1974 年 上年 11 月至该年 5 月中旬，全省少雨，雨量偏少，加之气温偏高，墒情差，春播、小麦拔节孕穗及棉花移栽均受到较大影响。有 5 万公顷棉花播后不出苗，0.7 万公顷棉田缺苗 3～7 成，棉花“4 月苗”只有 50%。

7 月中旬至 8 月下旬，陕北、关中干旱 50 余天。神木、横山、绥德等地降水偏少 8～9 成，渭北降水偏少 4～5 成，玉米受旱。伏旱严重，旱塬晚秋基本无收。韩城 0.1 万公顷秋作物失收。蒲城、富平 2 个县受旱 8.5 万公顷，成灾 5.6 万公顷。减产 0.9 亿千克。

1975 年 2 月至 4 月 15 日，全省少雨干旱。期间降水总量：陕北偏少 2～5 成，关中偏少 4～6 成，陕南偏少 6～7 成。与此同时气温又偏高，蒸发大，加剧了旱情。其时正值小麦拔节、油菜开花及春播阶段，由于墒情不足，各类作物生长发育和春播均受影响。

6 月，关中及商洛降水普遍偏少，关中中部降水极缺，持续干旱，影响了早秋作物及棉花生长，对夏播不利。

8 月中下旬，陕北、渭北及汉中地区西部重旱。陕北大部降水偏少 4～7 成。铜川、泾阳、西安等地偏少 8～9 成，影响了春玉米灌浆，夏玉米的抽雄开花。西乡、汉阴也少雨，玉米受旱。

据不完全统计，全省春、夏受旱 66.7 万公顷，成灾 6.7 万公顷。

1976 年 7 月初至 8 月 17 日，关中降水大部偏少 3～6 成，陕南大部偏少 3～7 成；关中的永寿、周至、兴平、咸阳、户县降水仅 5～15 毫米，陕南的勉县、城固、洋县、白河、南郑、紫阳等地仅 15～30 毫米，形成两片少雨区，加上高温，伏旱严重，使关中的棉花、陕南的水稻受到威胁。

据统计，年内受旱农田 49.5 万公顷，成灾 36.7 万公顷。

1977 年 从上年冬开始，全省出现严重的全年连旱。关中大部年雨量仅 300～400 毫米，陕南 500～800 毫米。关中西部、商洛地区、汉中盆地年雨量偏少 200～350 毫米，关中东部、安康地区偏少 100～200 毫米，关中中部年雨量偏少 50%左右。西安年降雨量仅 346 毫米，全省年降雨 500 毫米等值线，由常年的长城沿线风沙区的南界移到秦岭山区。据不完全统计，年内受旱面积为 166.7 万公顷，成灾 48.7 万公顷。

1978 年 从上年秋至本年春，全省干旱。期间各地降水均偏少 3～6 成。3～5 月，关中降水偏少 4～6 成，汉江流域偏少 2～4 成，陕北偏少 5～8 成。由于长期少雨干旱，不少地区河水断流，塘库干涸或水位下降。渭河三大水利工程引水量仅有设计量的 25%，咸阳地区 70%水库干涸，930 座陂塘基本无水，井水位普遍下降 5～10 米。安康地区 230 多条河沟断流，6000 多座塘库干涸。造成全省有 166 万人、38 万头大家畜饮水困难。渭北的白水、永寿等地干土层深达 30～50 厘米。春旱波及 89 县（市），全省早秋少播 13.3 万公顷，26.7 万公顷缺苗 3 成左右。受旱农田 213.3 万公顷，其中夏粮 133.3 万公顷，早秋及棉田 80 万公顷。受旱夏粮中 72 万公顷严重减产，12 万公顷绝收。永寿、淳化、合阳、澄城、彬县夏粮减产 3～5 成。

1979 年　4 月上旬至 6 月上旬，陕北、关中降水偏少 7～9 成，陕南偏少 4～5 成。至 6 月中旬，全省有 924 条河断流，塘库总蓄水量只有总库容量五分之一，汉江汉中段流量仅有 2 立方米/秒，渭北井水位下降 6～10 米。82 个县（市）夏秋田受旱 192 万公顷，成灾 26.7 万公顷，夏田因旱减产。重旱区在陕北北部、渭北西部及汉中地区。

8 月 3～26 日，关中及陕南东部降水偏少 4～8 成，受旱 50.9 万公顷，成灾 16.3 万公顷，全省秋粮比上年减产 2 亿千克。

春、夏干旱时，全省共有 97.6 万人、18.4 万头大家畜饮水困难。

10～12 月，陕北、关中降水偏少 5～7 成，渭北降水偏少 8～9 成，全省已播夏田受旱一半以上。

第五节　公元 1980 年—公元 2000 年的灾害

1980 年　从上年 10 月至本年 5 月中旬，全省秋冬春大旱，从冬小麦播种到灌浆，各地总降水量，渭北偏少 5 成，关中平原偏少 3～4 成，陕南偏少 2 成左右。各地受旱天数：渭北 240 天，关中平原 200 天，陕北 160 天，陕南 100 天。干旱波及 73 个县（市），其中重旱 44 县（市），主要集中在关中。因旱，全省有 243 座水库、1918 座陂塘、87 条河流干涸、4375 眼井水位下降 3～5 米。渭南地区从上年 9 月到本年 6 月一直未下透雨，60% 的水库干涸，一半以上的河流断流，二华夹槽地区地下水位下降 3 米。这场干旱使全省夏田和早秋受旱 209.7 万公顷。其中渭南地区 45.8 万公顷，咸阳地区 35.3 万公顷，宝鸡地区 32.2 万公顷。小麦全生长期几乎处于干渴状态，大面积死苗、干枯。据关中 5 地（市）统计，夏田死苗 33.7 万公顷，失收 15.9 万公顷。全省夏粮总产 264 万吨，比上年减产 140 万吨；其中关中减产 103 万吨，以渭南地区减产最多，为 48 万吨。有 43.8 万公顷早秋作物播种困难。渭北有 70 万人、20 万头大家畜饮水困难。

盛夏，全省大部地区还出现了 20 余天（陕北、关中部分地区 50 天）的伏旱。伏旱加后期低温阴雨，使全省秋粮减产 1 亿千克。

1981 年　从上年 11 月至本年 3 月中旬，陕北、关中、商洛地区持续干旱少雨。期间的降水，陕北北部偏少 7～9 成，陕北南部、关中及商洛地区偏少 3～8 成。全省夏田受旱 93.3 万公顷，约占夏田总面积的 50%。其中，渭北、宝鸡地区西部重旱，受旱麦田 20.4 万公顷，死苗率达 10%。

4 月下旬到 6 月中旬，全省约 80%的县（市）降水偏少 6 成以上，至 6 月中旬，全省受旱秋田和棉田合计 169.6 万公顷，夏播遇到严重困难。

至 5 月上旬，大部河流因旱比常年提前 20 天左右进入枯水期。全省 15 个重点灌区，蓄水比上年少 0.6 亿立方米。延安、渭南、安康等地有三分之一的河流断流，地下水位普遍下降 1～3 米，灌溉用水紧张。有 63.5 万人、19 万头大家畜和 15 万只猪羊饮水困难。

42万公顷旱秋作物发育迟缓。秋粮少播14万公顷。全省秋粮总产35亿千克，比上年少收14亿千克，8万公顷旱地棉，1.3万公顷受旱，减产40%。

1982年 从上年10月至本年7月上旬，陕北旱，榆林地区受旱38.5万公顷，绝收8.3万公顷，延安地区受旱14.7万公顷，绝收3.6万公顷。

4月至7月上旬，渭北旱，宝鸡市受旱2.3万公顷，仅凤翔县翻犁秋田1.4万公顷，5～6月，陕南旱，商洛地区晚秋受旱6.6万公顷；安康地区120多河沟断流，1万公顷稻田断水干裂；汉中地区2.7万公顷稻田断水。

全省受旱207.8万公顷，因旱少种10.5万公顷，推迟播种12.2万公顷，水田改旱作0.7万公顷。受旱农田面积减产1～2成的约166.7万公顷，成灾（减产3成以上）的54.7万公顷，绝收的10.5万公顷。因旱减产粮食约10亿千克。有54万人和17万头大家畜饮水困难。

1983年 从上年10月至本年3月中旬，全省大部地区降水偏少5～7成，至3月，全省夏田受旱113.3万公顷，其中重旱47.3万公顷。泾惠渠引水量比常年少20%，宝鸡峡少40%。有65万人、12万头大家畜饮水困难。

6月中旬至8月，陕北北部持续干旱60～80天。加之盛夏高温，旱情发展快，一些地方干土层深达30多厘米。榆林地区47.1万公顷大秋作物遭受“卡脖子旱”。秋田成灾43.7万公顷，占播种面积的85%，其中绝收6.6万公顷。延安地区北部的吴旗、子长、安塞、延川等地，受旱5.3万公顷。

1984年 从上年11月下旬至本年3月底，全省大部地区降水偏少6成，4月份又无透雨致53.3万公顷夏田受旱。

7月下旬至8月中旬，陕北、关中东部发生伏旱，受旱农田73.5万公顷，其中重旱25.6万公顷。

全省春、夏受旱农田126.7万公顷，其中22.6万公顷减产3～5成，0.6万公顷失收。重旱区在榆林地区和渭北。榆林地区因旱1.3万多公顷洋芋推迟播种，人畜饮水困难。渭南地区北5个县，53万人、6万头大家畜饮水困难。

1985年 1～4月，全省大部地区降水偏少2～3成，榆林地区偏少6～8成。4月初，定边、靖边等地50厘米深土壤相对湿度仅20%～50%，干土层达10～15厘米。春旱影响越冬作物的生长发育和春播。定边、靖边等地人畜饮水困难。

6月初至8月下旬，榆林地区、关中、陕南一直未下透雨。特别是7月中旬至8月中旬，全省大部地区降水偏少4～6成，渭北东部偏少7成，干旱严重。据统计，至8月下旬全省受旱秋田140万公顷，其中成灾73.3万公顷。有99.6万人、19.1万头大家畜饮水困难。全省夏秋两季减产粮食5亿千克。

1986年 从上年12月至本年4月，全省旱，关中旱秋和棉花播种困难，棉花少种3.3万公顷。

3月初至5月，全省持续少雨干旱。夏田受旱141.1万公顷，成灾22.3万公顷，有61.1万人、12.3万头大家畜饮水困难。

6～8月，全省降水比常年偏少4成以上，其中35个县（市）偏少8成。干旱波及10地（市），受旱152.4万公顷，其中成灾66.7万公顷，8.7万公顷绝收。

1987年 从上年10月初到本年1月底120天中，关中、陕南持续干旱。有45县（市）降水偏少4～5成，渭南、华阴、临潼、乾县、礼泉、武功、兴平、扶风、宝鸡、太白、凤县、略阳等县（市）偏少6～7成，地墒很差。不少塘库干涸，地下水位下降，咸阳5座千万立方米以上的水库，4座放空。夏田受旱100.2万公顷，其中成灾36.9万公顷，绝收3.3万公顷。

入夏后，陕北、关中大部少雨干旱。吴堡、佳县、清涧、吴旗、志丹、旬邑、长武、淳化、耀县、富平、韩城等县（市）降水偏少5～7成，全省秋田受旱91.3万公顷，其中成灾69.5万公顷，绝收8.9万公顷。有77万人、22万头大家畜、37.4万只羊饮水困难。

9月气温偏高，降水偏少。81个县（市）降水偏少5成以上，其中47个县（市）偏少7～9成。土壤地墒差，各河流量锐减，秋粮作物生长及秋播受影响。

1988年 从上年9月至本年2月上旬160余天，各地降水极缺。陕北、关中大部降水比常年同期偏少5～7成，陕南偏少2～4成。全省夏田受旱100万公顷。冬小麦、油菜生长发育受到影响。

4月又少雨，月降水量陕北偏少8成，关中偏少4成，陕南偏少6成，全省受旱农田73.3万公顷。

5月下旬到6月底，全省72个县（市）降水偏少，其中51个县（市）偏少5～8成，加上持续高温，蒸发大，地墒差，全省受旱秋田133.3万公顷，占秋田总面积的三分之二。夏播面积比计划少种9.5万公顷，播后缺苗断垄、死苗翻种共32.3万公顷。全省还有23万公顷秋粮成熟不好，9.2万公顷成熟不了。有150万人、18万头大家畜饮水困难。至12月中旬，全省秋播夏田受旱100万公顷，主要是冬小麦。其中陕北旱原和陕南浅山区受旱40万公顷，渭北60万公顷。

1989年 4、5月，陕北少雨干旱。农田受旱32.6万公顷。

6月中、下旬，全省少雨、高温，旱情发展，受旱农田达66.7万公顷。其中延安地区20万公顷，宝鸡、咸阳、西安13.3万公顷，渭南地区6.7万公顷。咸阳约0.1万公顷秋田因缺苗严重而翻种。

7月至8月上旬，全省有93个县（市）降水偏少，其中43个县（市）偏少7成以上。全省秋田受旱132.8万公顷，其中成灾79.2万公顷，重灾46.7万公顷，约11.8万公顷枯死翻种，200余万人饮水困难。从7月21日至8月20日，榆林地区降水偏少5成，旱情最重农田受旱51.1万公顷，其中重旱23.3万公顷。

9～11月，陕北大部、关中东部、商洛地区降水偏少5～6成。关中西部、陕南偏少2～4成。有40多个县（市）不同程度出现旱象，以渭北旱情较重，冬小麦越冬受到影响。

1990年 从上年12月至本年2月20日，全省大部地区降水比常年偏少，出现了少见的严重冬旱。全省受旱农田81万公顷，其中重旱39.3万公顷，重旱区的渭北及华阴移民区和商洛山区，死苗达3.3万公顷，冬小麦死苗率20%～30%。百万群众发生水荒。陕北干旱持续到4月，10万公顷春播作物播种失时，0.8万公顷春小麦出苗很差，翻耕重种。

从5月1日至6月10日41天，60个县（市）降水偏少，其中32个县（市）偏少3成以上。地墒差，陕北干土层达10厘米。全省受旱农田134.9万公顷，其中陕北73.3万公顷，关中60万公顷（26.7万公顷早秋播种困难），陕南1.6万公顷。陕北有13万人、8万头大家畜饮水困难。

7、8月，干旱少雨，全省受旱农田89.8万公顷（关中49.2万公顷，陕南27.3万公顷，陕北13.3万公顷），严重受旱34万公顷，5.3万公顷绝收。全省有49座百万立方米以上的水库水位下降接近死水位，510座陂塘中三分之二干涸见底，大部分河道断流，87万人和33万头大家畜饮水困难。

9月，省内大部地区农田干旱少雨，受旱农田66.7万公顷，渭北塬区无法整地、播种。

据统计，全省全年粮食作物因旱成灾52.9万公顷，绝收7.9万公顷。

1991年 从上年9月初到本年2月底，连旱180天。50个县（市）降水偏少5～7成；30个县（市）偏少3～4成；10个县（市）偏少1～2成。至2月底，全省受旱农田93.3万公顷，其中重旱40万公顷。主旱区在渭北、关中东部、陕南东部。有50万人，40万头大家畜饮水困难。

4月下旬至5月下旬，再次发生干旱。至5月下旬受旱农田53.3万余公顷，主旱区在关中、商洛地区。商洛地区春播玉米和洋芋大面积萎蔫，部分翻犁重种。

6月15日至8月25日70余天，全省84个县（市）降水偏少，其中30个县（市）偏少5～6成，45个县（市）偏少7成以上。主旱区在陕北南部、渭北、关中和陕南浅山丘陵区。至7月，大部沟溪断流，黄河潼关站流量不到200立方米/秒，塘库蓄水量急剧减少，关中水库蓄水量仅为有效库容量的30%。地下水位普遍下降2～10米，1200眼机井吊空。7月底全省受旱146.7万公顷，其中成灾60万公顷，13.3万余公顷绝收。有150万人、40万头大家畜饮水困难。

9月中旬至12月中旬，大部地区降水偏少7～8成，关中中部、西部及商洛地区偏少9～10成。至12月，全省受旱秋播夏田113.3万余公顷，占总面积的60%，其中重旱46.7万公顷。有13.3万公顷严重缺苗，其中仅商洛地区达6万公顷，占全省严重缺苗面积的近二分之一。

1992年 从上年10月至本年2月底，83个县（市）降水偏少，其中61个县（市）偏少3成以上，农田地墒差，出现干旱。至2月底，全省夏田受旱93.3万公顷，其中，成灾40万公顷，绝收3.3万公顷。150万人、70万头大家畜发生水荒。陕北干旱持续到4月，有18.7万公顷错过了春播最佳播期，3.3万公顷春小麦出苗差。

6月15日至8月15日，全省84个县（市）降水偏少，其中，30个县（市）偏少5～6成，45个县（市）偏少7成以上，主旱区在关中、渭北、陕北丘陵和陕南浅山区。土壤干土层深达15厘米以上。关中118座百万立方米以上的水库中，仅71座有水。总蓄水量只有2.1亿立方米。百万立方米以下的水库和陂塘全部放空。地下水位普遍下降了2～10米，1300眼机井吊空。至7月底，全省受旱160万公顷，占秋田总面积的60%。其中成灾73.3万公顷，绝收14.7万公顷。160万人，50万头大家畜饮水困难。

全年，因旱成灾农田约113.3万公顷，绝收18万公顷。

1993年 3月至4月，全省各地降水偏少5～9成，地墒差，旱情发展。至4月底受旱农田86.7万公顷，其中重旱40万公顷。陕北23.3万公顷春播作物错过适宜播期，还有11.3万公顷春播作物没有出苗，或出苗很差。

6～8月，陕北北部、关中中部、商洛地区的26个县（市）总降水量比常年同期偏少1～3成。100万公顷农田夏播困难，已播的16.7万公顷出苗很差。至7月上旬，全省受旱80万公顷，其中重旱20万公顷，主要在陕北北部。

9～11月，全省大部降水偏少2～8成。其中汉中地区偏少2～4成；宝鸡市大部偏少3～5成。陕北长城沿线、渭北东部偏少7～8成。关中、渭北有30%的水库、塘坝未蓄上水，40%的塘库蓄水不足常年一半。全省受旱农田100万公顷，其中53.3万公顷因旱不能按期播种。0.2万公顷麦田播后无苗翻种。46.7万公顷农田整地困难，无法下种。

全年因旱成灾农田70万公顷次，绝收11.5万公顷次。

全年共进行飞机人工增雨作业6架次，播撒催化剂苯酐700千克，作业影响区域涉及30多个县（市）3100平方千米，作业区平均雨量增加3～3.8毫米，产生经济效益约3000万元。

1994年 3月，各地降水偏少4～7成，至3月末，全省受旱农田120万公顷，其中重旱60万公顷。

4月下旬至5月底，降水极少。大部地区40天降水不足10毫米，关中仅1～5毫米。与常年同期比较，陕北、陕南降水偏少6～9成，关中大部偏少9成以上。西安5月降水量仅1.8毫米，5月平均气温普遍偏高2～3℃，地墒很差，干土层达20厘米。至5月末，全省受旱农田166.7万公顷。冬小麦从抽穗以后相继受严重干旱的影响，青干逼熟，全省夏粮总产比上年减产17.6%。

从7月中旬到8月底的50天中各地总降水量：周至、岐山、兴平、咸阳、礼泉、乾县、户县、武功及蒲城等9个县（市）为9～28毫米，千阳、淳化、三原、高陵、大荔、潼关、洛南、商州、汉中、南郑、城固、西乡等12个县（市）为30～46毫米，以上21个县（市）降水比常年少8～9成；关中、商洛及陕南西部35个县（市）为50～90毫米，比常年同期偏少6～7成；安康地区及商洛地区其它各县偏少3～5成。8月中旬末，干土层达20厘米左右。关中、陕南中小河流基本干涸。旱区地下水位下降10米左右，1万多眼机井吊空。8月下旬受旱农田160万公顷，其中重旱120万公顷（内有36.7万公顷干死绝收）。

全年全省秋粮总产比1993年减产26.2%。农业直接经济损失23亿元。因旱工业经济损失12亿元。210万人、70万头大家畜饮水困难。

秋收后干旱持续发展，秋播受阻，原计划秋播油菜15.3万公顷，因旱少播3.3万公顷。

实施飞机人工增雨分4～6月、8～9月两阶段，共作业9架次，播撒碘化银—丙酮溶液690千克，宝鸡、渭南、咸阳、铜川、西安、延安等地（市）3万多平方千米增加降水约1亿吨，直接经济效益超过1千万元，投入产出比1∶33。

1995年 从上年秋至本年7月上旬，陕北北部、商洛地区连旱300余天；其余各地从上年12月至本年7月上旬连旱200余天。

1月至7月上旬，各地降水量：陕北北部偏少7～9成；陕北南部、关中、陕南大部偏少6～8成，共计85个县（市）偏少6～9成，仅西安市和巴山地区局部12县（市）偏少5成，旱期气温持续偏高，旱情日重。6、7月，耕层土壤相对湿度仅20%～30%，深层也只有40%左右。渭北旱原干土层深达50余厘米。省内558条主要河流有400余条干涸，持续1月之久。黄、渭、洛河及汉江等主要江河断流。全省26亿立方米的有效蓄水能力，仅蓄水4亿立方米。关中地下水位普遍下降3～6米，全省13万余眼机井中，有5.3万眼出水不足，1万眼吊空。

2月底统计，全省受旱农田80万公顷。至5月底，受旱农田上升为133.3万公顷，其中重旱53.3万公顷（作物枯死6.7万公顷）。渭北部分地区减产6～7成。夏田受旱的同时，春播及早秋作物也受到干旱的严重影响。陕北从4月份开始，直至5、6月春播一直无法入种。陕南有3.3万公顷水田缺水无法插秧。夏收后，因继续少雨干旱，全省225.7万公顷秋田中，至6月底受旱达201.3万公顷，占秋田总面积的89%，其中重旱133.3万公顷，53.3万公顷秋田（包括陕北26.7万公顷春播秋田，关中、陕南26.7万公顷夏播秋田）不能及时入种。有的入种后因不出苗，多次翻耕重种。安康地区沿江各县（市）甚至同一耕地连续翻种5次。

从7月中旬至8月底，关中大部地区仍雨水偏少，持续干旱。至8月底统计，全省有86.7万公顷秋田无苗（包括53.3万公顷失种和26.7万公顷干枯），占秋田总面积的38%。

全年秋粮总产45.56亿千克，比上年减产3.37亿千克，减产幅度6.9%。全年粮食总产91.34亿千克，比上年少产3.12亿千克，减产3.3%。

从9月初至12月底的120余天中，全省降水持续偏少。陕北南部、关中大部比常年偏少5～8成；陕北北部、陕南大部偏少3～4成。至12月底，全省越冬夏田受旱66.7万余公顷。

全省先后有743万人次、223万头大家畜一度发生水荒。陕北牧区牧草生长量减少了80%，榆林地区有4900头大家畜、3万只羊、2万头猪被迫提前宰杀。畜牧存栏数减少了三分之一。6月上旬至8月上旬，西安长期缺水，严重时有50万人发生水荒，断水企业多达49家。为保障居民用水，曾停止了51个大中型企业用水。加上缺电影响，全省有上千家工业企业处于停产或半停产状态。

据统计，干旱造成全省直接经济损失66.75亿元。其中农业损失37.94亿元，畜牧业损失4.95亿元，工业损失20.66亿元，城乡生活缺水损失1.42亿元，其它损失1.78亿元。

实施飞机人工增雨从4月初开始，到9月底结束，先后在宝鸡、咸阳、西安、渭南、铜川、延安、商洛等7个地（市）、40多个县（市）作业19架次，播撒催化剂1000千克，影响面积20万平方千米，增加降水约3.8亿吨，取得经济效益约3800万元。

1996年　1～5月，各地降水量：陕北50～60毫米，比常年同期平均值偏少2～3成；关中80～100毫米，偏少4～5成；陕南100～150毫米，偏少2～4成。土壤相对湿度长期维持在50%左右。全省农田受旱面积117万公顷，其中成灾面积84.6万公顷，加之小麦收获期受连阴雨灾害，全省夏粮总产量仅433.9万吨。与此同时，干旱使部分地方库塘干枯、机井吊空或出水不足，约100万人、20多万头大牲畜饮水困难。

从3月中旬至6月下旬，省人工影响天气中心实施飞机人工增雨作业22架次，累计飞行38小时，作业及影响区面积达20.5万平方千米，涉及全省9个地（市）60多个县，总增雨量2.3亿吨，创经济效益4600万元，投入产出比1∶45。

1997年　4～7月，全省80%以上地区降水量比常年偏少3～9成。陕北降水量为216毫米，关中175毫米，陕南395毫米。陕北、渭北、关中西部及商洛等地干土层达40～60厘米，土壤相对湿度仅为11%～40%。汉中、安康地区稻田龟裂，给早秋作物生长和夏播工作带来严重困难。至6月中旬末，全省农作物受旱面积达193万公顷，占秋季作物总面积85%，其中严重受旱100万公顷，70万公顷早秋作物干枯死亡。

8月上旬到9月中旬，各地降水较常年平均值普遍偏少6～9成，关中有13个县降水量不足5毫米，仅为同期平均值的1%～5%。渭河华县站连续3天断流，为该站汛期首次发生。汉江武侯站也出现断流。严重的旱灾，给全省工农业生产和城乡人民生活带来危害和困难。

据统计，全省农作物受旱面积217.3万公顷，其中重旱120万公顷，干枯绝收52万公顷。经济作物苹果、烤烟等减产幅度在10%～30%左右。长期干旱，造成水源紧缺，在最严重时，全省有310万人、120万头大家畜饮水困难，30多个县城供水严重不足，一些企业被迫停产。造成直接经济损失68.92亿元。

省人工影响天气办公室（以下简称人影办）在3～6月和9～10月，共进行飞机人工增雨作业22架次，累计飞行33小时，作业区及影响面积达21万平方千米，增雨1.35亿吨，对缓解旱情起到了积极作用。

1998年　从上年9月至本年3月上旬，全省大部分地区降水量在160毫米以下，比正常年偏少5～8成。在此期间，关中、陕南未灌麦田及旱地麦田0～100厘米土壤平均相对湿度仅为30%，一些地方干土层超过15厘米。全省夏田农作物受旱面积达240万公顷，严重受旱54.7万公顷，有10.2万公顷小麦干枯绝收。

9月下旬以后，全省降水量偏少，秋作物受旱面积124.6万公顷，其中重旱41.3万公顷。干旱造成水源紧缺，最严重时，全省1076座蓄水工程实蓄水量仅6.39亿立方米。泾、渭、洛等主要河流流量接近历史同期最枯流量，780条中小河道干涸断流。关中地区能够投入使用的6万余眼机井有3万多眼出水不足，8500眼吊空。全省有190万人，70

万头大家畜饮水发生困难，有20%的县城供水无法保证，渭北个别县城发生水荒，部分乡镇企业因缺水被迫停产。

面对旱情，省人影办将飞机人工增雨计划提前半个月进行，从3月6日至5月12日，飞机人工增雨作业13架次，累计飞行22小时，作业区及影响区面积累计5.95万平方千米，涉及西安、宝鸡、咸阳、铜川、渭南、延安、商洛等7个地区、60个县（市），总增水量1.8亿吨。另外，还组织高炮、火箭进行人工增雨作业。3月6～8日，咸阳、宝鸡、铜川、延安等市的20多个县，动用三七高炮110门，发射炮弹2000发；麟游、旬邑县组织了WR—1B火箭增雨作业。作业县的雨量比其他未作业县的雨量普遍增加3～5成，麟游、千阳、陇县、旬邑、宜君等县作业后累计雨量达20毫米以上，使严重干旱的40万公顷农作物饱饮了“人工雨”。

1999年 从上年9月下旬至本年3月中旬，全省遭遇大范围冬、春连旱，陕北降水量仅77毫米，关中62毫米，陕南114毫米，全省104个县（市、区）中，有91个县降水较常年同期偏少9成以上，8个县偏少8～9成。特别是上年11月至本年2月长达120天里，陕北、渭北有24个县（市）滴雨未下。陕北及渭北一带干土层最深达1米左右，全省夏粮作物受旱面积达140多万公顷，占到越冬作物的81%，其中严重受旱面积达73.3多万公顷，干枯死苗20万公顷，夏粮较常年减产120万吨，经济作物损失7亿元，有170多万人、70万头大牲畜饮水困难。

7月中旬～9月上旬，全省大部分地区降水较常年同期偏少3～7成，秋粮作物受旱面积117.14万公顷，其中重旱41.63万公顷，干枯死苗29.3万公顷，秋粮减产90万吨，经济作物损失3.6亿元，有138万人、52.6万头大家畜饮水困难。

从上年8月至本年11月，榆林地区16个月降水总量仅为300～430毫米，比常年同期偏少3～5成，由于持续严重干旱，64万公顷农作物播种受阻，出苗率、成活率不到50%；南部山区大小河流基本断流，北部机井、多管井水位下降。为解决山区人畜供水而建的20多万眼旱井、200多处人畜供水工程80%干涸。

6～11月，安康大部分地区降水偏少2～5成，其中紫阳、岚皋、镇坪偏少5～8成。伏期持续高温，全区941条大小河流，90%断流，另外100余座水库干涸，库塘蓄水总量严重不足，多为死库。全区秋田受旱16万公顷，重旱7.7万公顷，干枯绝收3.3万公顷。另有0.13万公顷稻田未插上秧苗，浅山川道晚茬玉米基本绝收。受旱期间，有36万人、20万头牲畜饮水困难。

省人影办精心组织了春季（1～6月）和秋季（9～10月）两个时段飞机人工增雨和高炮、火箭增雨作业。飞机作业48架次，累计飞行85小时，作业面积达33.8万平方千米，高炮、火箭增雨作业321次，耗炮弹9125发、WR—1B火箭弹436枚、JFJ火箭弹345枚，增加降水约9.3亿吨。

2000年 从上年11月至本年2月，陕北大部、关中、陕南东部降水偏少2～5成，土壤底墒不足。加之春季气温持续偏高，且多大风、扬沙、浮尘天气，造成土壤失墒加快，全省大部分地区呈现旱象，其中陕北、陕南东部及渭北部分地区旱情严重。

自7月15日以后，陕北、关中大部分地区降水极缺。7月降水总量：陕北中部、关中西部及汉中地区北部20余个县（市）偏少7～9成。陕北、渭北旱塬未浇田块秋粮普遍减产，部分玉米绝收。据统计，全省有87万公顷夏播田因缺墒无法按时入种，17万公顷农作物干枯，56座县城缺水，430万人生活用水困难，粮食减产164万吨，直接经济损失37亿元。

省人影办按照省委、省政府安排部署，专门为陕北榆林租调1架飞机，开创了陕西有史以来第一次同时使用2架飞机进行增雨作业的先河。年内增雨作业7个月，飞行48架次，飞行时间95小时，使用催化药剂2400千克，影响面积45.8万平方千米，增加降水8.1亿吨。全省380门高炮、90副火箭架，开展地面增雨作业265炮（箭）次，耗“三七”炮弹9041发，耗火箭弹388枚，保护面积10多万平方千米，增水约99万吨。

第二章　暴雨、洪涝

第一节　概　　述

暴雨是指降水强度和雨量很大的雨。气象学定义：1 小时内降雨量为 16 毫米或以上的雨；12 小时内降雨量为 30 毫米或以上的雨；24 小时内降雨量为 50 毫米或以上的雨即暴雨。按照其降水量的大小，又把 24 小时内降雨量在 100～199.9 毫米的称为“大暴雨”；降雨量在 200 毫米以上的称为“特大暴雨”。陕西还把 6 小时降雨量在 20 毫米或以上的，称为“短时暴雨”。暴雨洪涝灾害主要是指由于暴雨以及连续降雨造成山洪暴发、江河泛滥，从而冲毁房屋、道路、农田，造成人员伤亡和财产损失，或导致较大面积的积水，农作物长期被浸泡受害，阻断交通，房屋倒塌，使人类生活受到严重影响的水涝灾害。

陕西位于中国大陆腹地，年降水量的分布是南多北少，由南向北递减。各地降水量的季节变化明显，夏季降水最多（占全年的 39%～64%，夏季降水量又以陕北地区最为集中），秋季次之（占全年的 20%～34%）、春季少于秋季（春季降水量占全年的 13%～24%），冬季降水稀少（只占全年的 1%～4%）。关中、陕南春季第一场大于 20.0 毫米的降水过程，一般出现在 4 月上旬末到中旬。初夏汛雨出现在 6 月下旬后期到 7 月上旬前期，此期间，暴雨相对集中，关中、陕南出现洪涝灾害较多。秋季，是关中、陕南相对多雨时段，称秋淋，一般开始于 9 月上旬末至中旬初。

陕西是我国暴雨多发地区之一，洪涝灾害也相当严重。其特点是时间短、强度大、局地性强，易造成局部的严重的或毁灭性的洪涝灾害。陕西的暴雨主要发生在 6～10 月，以 7 月为多。年内最早暴雨日出现在 3 月下旬（1995 年 3 月 27 日），最晚结束于 11 月上旬（1984 年 11 月 9 日）。暴雨主要集中在春汛期（4～5 月）、前汛期（6～7 月）、主汛期（7 月底至 8 月）、秋汛期（9～10 月）这 4 个时段。空间分布比较复杂，总趋势为南多北少，呈“三高两低”分布，秦巴山区最多，其次为黄土高原的南部延安一带，再次为长城沿线的神木、府谷地区。陕西年平均暴雨日为 26.5 天，最多达 45 天，最少为 17 天；年平均暴雨站数 93.9 站，最多 195 站，最少 45 站，表明了陕西暴雨年际和空间变化明显。

造成陕西暴雨的主要大气系统是西太平洋副热带高压、西风低槽、高原槽、低涡切变和高低空急流等系统。特别是陕西地处青藏高原东北侧，境内地形结构复杂，地形作用是暴雨形成的重要因素，同时西行台风及其减弱后的低压对陕西暴雨也有直接影响。在多数年份里，副热带高压从海上经华南从 6 月底 7 月上旬开始影响陕南、关中，7 月中旬以后，副热带高压继续加强西伸北抬影响陕北，在与西风带的低值系统的共同作用下，产生大范围的暴雨和造成严重的洪涝灾害。7月下旬到8月，副热带高压进一步北抬，海上生成的台风或热带低压沿副高南侧西进，陕南和关中东部受到台风外围暖湿气流以及东风波的影响，出现暴雨及洪涝灾害。

陕西暴雨的水汽来源主要有两条路径，一条是西南路径即西南暖湿气流（主要是低空西南急流）把孟加拉湾和南海的水汽经过云贵高原输送到陕西；另一条是东路即东风气流（急流）将东海水汽输送到陕西，当有合适的冷空气配合时，就会产生暴雨。

据史料统计，公元1—1949年，陕西共发生灾害性洪水352次，平均5.6年一次。造成大量房屋倒塌、农田淹没和死亡千人以上严重洪涝灾害的有公元30、654、1583、1680、1852、1931年和1933年等年份。

根据统计分析，公元1950—2000年的51年中，陕西共发生灾害性洪水122次，年均2.4次。全省因暴雨洪水受灾人口300万以上或死亡300人以上的有20年，即1954、1957、1958、1963、1964、1965、1975、1977、1978、1979、1981、1983、1984、1987、1988、1990、1991、1992、1993年和1996年等年份。其中1981年8月汉中大水灾和1983年7月安康大水灾造成直接经济损失分别为8亿元以上和11亿元以上。

第二节　公元前185年—公元1839年的灾害

汉　高后三年（公元前185年）　山阳，丹江溢。夏，汉中南郡大水，汉江溢，流四千余家。

汉　高后八年（公元前180年）　汉中南郡水复出，流六千余家。

汉　文帝元年（公元前179年）　文帝初，长安一带多雨，秋霖至百日而止。

汉　后元三年（公元前161年）　秋，蓝田大雨，昼夜不绝三十五日，山水出，流九百余家。

汉　始元元年（公元前86年）　秋七月（今关中一带）大雨，渭桥绝。

汉　建始三年（公元前30年）　夏，大水，三辅霖雨三十余日，郡国十九雨，山谷水出，凡杀四千余人，坏官寺民舍八万三千余所。秋，关内大雨四十余日。

汉　河平元年（公元前28年）　汉合阳令曹全碑："县前以河平元年遭白茅谷水灾害，退，于戌亥之间兴造城郭。"

汉　鸿嘉三年（公元前18年）　五月乙亥大水。（今临潼一带）

新王莽　地皇元年（公元 20 年）　九（9）月，长安、临潼、武功、高陵大雨六十余日。

汉　延平元年（公元 106 年）　九（10）月，六州大水。袁山松书曰："六州河、渭、济、雒、洧水盛长（涨），泛滥伤秋稼。"

汉　兴平二年（公元 195 年）　五（5～6）月，洋县一带大霖雨，汉水溢。

汉　建安二年（公元 197 年）　秋九（9～10）月，汉水溢，流人民。

汉　建安二十四年（公元 219 年）　秋，大霖雨，汉水溢，平地水数丈。

魏　太和四年（公元 230 年）　大霖雨三十余日，河、汉皆溢，岁以凶饥。

晋　泰始元年（公元 265 年）　塞外（今陕北一带），大水寒泥。

晋　咸宁三年（公元 277 年）　六（7）月，益、梁二州郡国八暴水，杀三百余人。七（8）月，荆州大水。九（10）月，始平郡大水。九（10）月戊子（30 日），荆、梁州大水伤秋稼。十（11）月，荆、益、梁又水。

晋　元康八年（公元 298 年）　秋九（10）月，雍州水。

晋　太宁元年（公元 323 年）　陕西，大雨霖。

南朝　宋　元嘉十八年（公元 441 年）　夏五（6）月，沔水（即汉水）泛溢。

南朝　宋　大明四年（公元 460 年）　八（9）月，雍州大水。

北魏　太和六年（公元 482 年）　七（7～8）月，雍州大水。

北魏　太和八年（公元 484 年）　四（5）月，雍州暴雨，蝗。

北魏　正光二年（公元 521 年）　夏州大水。

北周　建德三年（公元 574 年）　七（8）月，泾阳，霖雨三旬。

唐　武德七年（公元 624 年）　八（9）月，关中霖潦，馕道绝。

唐　贞观三年（公元 629 年）　秋，陇县、千阳一带大水。

唐　贞观十一年（公元 637 年）　秋七（7）月，洛水溢，漂六百家。

唐　永徽元年（公元 650 年）　六（7）月，新丰，渭南大雨，零口山水暴出，漂庐舍。

唐　永徽五年（公元 654 年）　夏四（4）月丁丑（23 日），夜大雨，山水涨溢，冲玄武门，水溺卫士及麟游居人，死者三千余人。六（7）月，商州大水。大水，渭河决流，冲地数百亩。

唐　麟德二年（公元 665 年）　六（6～7）月，鄜州大水，坏居人庐舍。

唐　永淳元年（公元 682 年）　六（7）月，关中雨，麦涝损。六（7）月乙亥（23 日），京师大雨，平地水深数尺。

周　（武）圣历二年（公元 699 年）　秋，黄河溢。

唐　神龙元年（公元 705 年）　四（4）月壬子（30 日），雍州同官县大雨水，漂没民居五百余家。六（6）月，洛水暴涨，坏庐舍二千余家，溺死者甚众。

唐　景龙三年（公元 709 年）　七（8）月，雨，沣水溢，害稼。冬，关中饥。

唐　开元十五年（公元 727 年）　七（7）月，洛水溢入鄜州城，平地丈余，死者无算，坏同州城市及冯翊县，漂居民两千余家。

唐　天宝元年（公元 742 年）　夏六（7）月庚寅（23 日），武功山水暴涨，坏人庐舍，溺死者数百人。

唐　上元二年（公元 761 年）　自七（8）月，霖雨，八（9）月尽方止，京城官寺庐舍多坏，街市沟渠漉得小鱼。

唐　广德元年（公元 763 年）　九（10）月，关中大雨，平地数尺。

唐　永泰元年（公元 765 年）　九（9）月，西安大雨，平地水数尺。先旱后水。

唐　大历十一年（公元 776 年）　七（7）月戊子（22 日）夜，澍雨，京师平地水尺余，沟渠涨溢，坏民舍千余家。

唐　贞元二年（公元 786 年）　六月丁酉，大风雨，京师通衢水深数尺，有溺死者。

唐　贞元四年（公元788年）　八（9）月，连雨，灞水暴涨，溺杀渡者百余人。

唐　永贞元年（公元805年）　十一（11）月，京兆府长安等九县，山水泛滥，害田苗。

唐　元和四年（公元809年）　七（8）月，渭南，暴水泛溢，漂损庐舍213户，秋田十有六公顷，溺死者4人。

唐　元和八年（公元813年）　六（7）月辛卯（11日），渭水暴涨，毁三渭桥，南北绝济者一月，时所在霖雨，百源皆发，川渎不由故道。

唐　元和十一年（公元816年）　五（5～6）月，京畿大雨水，昭应尤甚。六（7）月京畿水害稼。八（8）月甲午（27日），渭水溢，毁中桥。

唐　元和十二年（公元817年）　六（7）月，京师大雨，市中水深三尺，坏坊民二千家。

唐　太和三年（公元829年）　四（5）月，同官县暴水，漂没三百余家。

唐　太和四年（公元830年）　夏，鄜坊水漂三百余家，山南东道，京畿大水皆害稼。（全省）

唐　开成元年（公元836年）　夏，凤翔、麟游县暴雨，（漆水河）水，毁九成宫，坏民舍数百家，死者百余人。

唐　开成三年（公元838年）　夏，鄜坊等州大水。

唐　会昌三年（公元843年）　九（9）月，以雨免京兆府秋税。

后唐　同光三年（公元925年）　六（6）月至九（9）月，大雨七十五日，凤翔等地大水，坏民田、庐舍、仓厩。

后唐　长兴元年（公元930年）　夏，鄜州上言，大水入城，居民溺死。

宋　太平兴国六年（公元981年）　七（8）月，富县、洛川，河水涨溢入州城。七（8）月，延州水丈余入城，坏仓库庐舍。

宋　太平兴国七年（公元982年）　三月，京兆府渭水涨，坏浮梁，溺死五十四人。

七（7）月，关、陕诸州大水。

宋　太平兴国八年（公元 983 年）　鄜州河水涨，溢入城，坏官寺、民舍四百余区。

宋　咸平三年（公元 1000 年）　七（8）月，洋州汉水溢，民有溺死者。

宋　咸平四年（公元 1001 年）　七（7）月，同州洿谷水溢，夏阳县溺死者数十人。

宋　大中祥符二年（公元 1009 年）　凤州大水，漂溺居民。

宋　大中祥符八年（公元 1015 年）　七（8）月，坊州大雨河溢，民有溺死者。

宋　大中祥符九年（公元 1016 年）　延州定平、安远、塞门、栲栳四砦山水泛滥，坏界城。

宋　天圣六年（公元 1028 年）　八（9）月甲戌（3 日），雨，临潼县山水暴涨，民溺死者甚众。是月，河决楚王埽。

宋　皇祐四年（公元 1052 年）　八（8）月，鄜州大水，坏军民庐舍。

宋　熙宁四年（公元 1071 年）　八（8）月，金州大水，毁城，坏官私庐舍。

宋　熙宁八年（公元 1075 年）　金州大水。

宋　元符二年（公元 1099 年）　六（6）月，久雨，陕西京西大水河溢，漂人民坏庐舍。

宋　政和元年（公元 1111 年）　秋八（9）月，夏州大水。

宋　绍兴三年（公元 1133 年）　秋，金州大水入城。

宋　绍兴十五年（公元 1145 年）　汉水决溢，漂荡庐舍。

宋　绍兴二十八年（公元 1158 年）　六（6）月，兴利二州大雨水，流民舍，坏桥栈，死者甚多。

宋　绍熙二年（公元 1191 年）　七（8）月癸亥（8 日），嘉陵江暴溢，兴州圮城门郡狱官舍凡十七所，漂民居三千四百九十余家，金州、石泉、大安军皆水。八（8）月，凤州亡麦。

宋　绍熙四年（公元 1193 年）　夏，汉中、褒城、留坝黑龙江大水，山河堰尽决。

宋　咸淳三年（公元 1267 年）　六（6）月，汉水溢。

元　至元二十三年（公元 1286 年）　六（7）月，安西路华州、华阴县大雨，潼谷水涌，平地三丈余。

元　皇庆元年（公元 1312 年）　九（10）月，沣水溢。

元　泰定元年（公元 1324 年）　六（7）月，陕西大雨，渭水、黑水皆溢，并漂民庐舍。七（8）月戊申（14 日），奉元路朝邑河溢。九（10）月癸丑（18 日），奉元路长安县大雨，沣水溢。延安路洛水溢。

元　泰定三年（公元 1326 年）　七（7～8）月，延安路肤施县水漂民居九十余户。

元　至顺三年（公元 1332 年）　奉元朝邑县洛水溢。

元　元统元年（公元 1333 年）　六（7）月，泾水溢，关中水灾。

元　（后）至元二年（公元 1336 年）　六（8）月庚子（3 日），泾水溢。

元　至元六年（公元 1340 年）　六（7）月乙卯（28 日），奉元路周至县河水溢，漂流民。

明　洪武五年（公元 1372 年）　六（7）月，宁强、南郑一带大雨，暴溢，巨木蔽江而下抵南岸。

明　洪武十五年（公元 1382 年）　三（5）月庚午（4 日），河决朝邑。

明　洪武十八年（公元 1385 年）　汉水溢，褒城漂珍宝坝民舍。

明　永乐九年（公元 1411 年）　五（5）月，鄜州山水骤发，河决西流，冲塌州城东北隅。

明　永乐十年（公元 1412 年）　兴安汉江水溢。

明　永乐十四年（公元 1416 年）　五（5）月，汉江涨溢，淹没州城，公私庐舍无存者。

明　宣德六年（公元 1431 年）　四（5）月，陇州大水，庐舍学宫漂没。

明　正统十年（公元 1445 年）　七（8）月，延安卫大水，坏护城河堤。夏，大雨，鄜州河水泛涨，决本州城垣一隅，败官民舍庐。

明　景泰三年（公元 1452 年）　八（8）月丁丑（31 日），陕西大雨，黄河泛决，延安、绥德等处城圮。

明　成化六年（公元 1470 年）　八（8）月，汉中、洋县汉水涨溢，高数十丈，城郭居民俱淹没。

明　成化八年（公元 1472 年）　八（9）月，汉水涨溢，高数十丈。

明　成化十二年（公元 1476 年）　泾阳决口，漂没人畜无算。

明　成化十四年（公元 1478 年）　商州大水，民多淹没。

明　弘治元年（公元 1488 年）　漆水溢，铜川东城崩。夏，洋县大雨，冬大饥。

明　弘治十六年（公元 1503 年）　五（6）月，榆林大风雨，毁于城垣，移垣洞于其南五十步。

明　正德十四年（公元 1519 年）　六（6）月，汉水涨溢，倾勉县城。白河汉江水涨，漂没民居甚众。

明　嘉靖二年（公元 1523 年）　靖边大水入镇靖堡城淹没庐舍。陕南大水。

明　嘉靖八年（公元 1529 年）　汉水决。

明　嘉靖十一年（公元 1532 年）　夏，渭大水，淹没民田庐舍。夏，汉中大水。夏，兴安大水。

明　嘉靖十三年（公元 1534 年）　五（6）月，彬、宁、泾阳等州县大水，淹没泾、渭两岸居民畜产无数。五（7）月二十二（2）日，华县，水自西来，深一丈，北至明沙，南至柳子，漂流人民，淤泥深浅，不可胜记。富县，大水入城门至大什字街，水深三尺许。

明　嘉靖十五年（公元 1536 年）　夏，洋县汉水泛涨，漂没田庐，溺死无算。

明　嘉靖十六年（公元1537年）　六（7）月，千阳大雨，千、晖二河水涨城陷，灾民死者无算。

明　嘉靖十八年（公元1539年）　七（7）月，汉中、南郑、城固等地汉江涨，漂坏民舍。

明　嘉靖二十一年（公元1542年）　夏，汉中、南郑大水，漂流居民。

明　嘉靖二十五年（公元1546年）　五（5）月，汉阴月河泛涨，冲决李公堤，漂没民舍，稻田半为泥沙。米脂，大水。

明　嘉靖二十六年（公元1547年）　旬阳洵水冲涨，漂没庐田无算。

明　嘉靖二十七年（公元1548年）　正（2）月，千阳大水没城。

明　嘉靖三十四年（公元1555年）　河渭溢。

明　嘉靖四十一年（公元1562年）　六（7）月三十（30）日，富县洛河泛涨，冲开外城百余丈，水突至西山坡下，官民房宇，漂没无存，沿路一带川地，高者漂没禾稼，庳（低洼，音毕）者水崩石压不堪耕地。

明　嘉靖四十三年（公元1564年）　八（9）月，靖边水淹镇靖堡。七（8）月二十一（27）日，富县洛水复涨，新筑城崩坏百余丈，其漂没房宇禾稼与四十一年同。

明　嘉靖四十四年（公元1565年）　七（7）月，夜，清涧河水暴涨，漂没南关。七（7）月，富县洛水复涨入城，深五尺，漂没禾稼。

明　隆庆四年（公元1570年）　六（7）月，华阴河溢数丈，漂流民人，浮尸遍野。

明　万历十一年（公元1583年）　四（5）月，白河汉水涨溢。夏四（5）月，兴安州猛雨数月，汉江溢，黄洋河水壅高城丈余，全城淹没，公署民舍一空，溺死者五千余人。旬阳，洪水。

明　万历十八年（公元1590年）　铜川漆水崩城北门。

明　万历二十年（公元1592年）　灞河水淹坏民舍，大水，傍渭居民，溺死者众。

明　万历二十三年（公元1595年）　渭河冲崩而南。

明　万历二十六年（公元 1598 年）　五（6）月十六（19）日，府谷大雨不止，二十九（7 月 2 日）日申时，河水泛溢，高涌数十丈，近岸民庐田地漂荡无存。六（7）月，洛南大水败城郭，毁田庐。秋，延安大水，漂人畜甚多。秋，中部县大水。洛川，大水。

明　万历二十九年（公元 1601 年）　朝邑，河、渭俱暴涨，没民田。秋，渭南大水，浪过屋梁，人皆缘木得生，水手里一带，沃壤尽成沙滩，一毛不生。

明　万历四十一年（公元 1613 年）　七（8）月，关中泾水暴涨，高数十丈，漂没居民商贾无算。八（9）月初三（16 日），蓝田三里河水泛溢，淹殆居民，漂毁房屋，不可胜数。秋，西乡水没东关。城固、镇巴，大水。

明　万历四十四年（公元 1616 年）　六（8）月十九（1）日，宝鸡大雨，古城堡东冲如壑，淹没寺庙人民。六（8）月二十二（4）日，泾阳县口子镇，水须臾而下，直抵云阳至三原，越龙桥而过，淹没百里，漂七十余村，自渠以北，鲜有存者，数月余平地水方尽。秋，黄陵大水。礼泉，山水暴发，泔河以北庐舍漂没，田皆砂石无草木。

明　万历四十六年（公元 1618 年）　六（7）月，礼泉，泾水涨、溺人。

明　天启元年（公元 1621 年）　七（8）月，渭南大雨弥月，渭北一带河水泛溢，从子夜横来，仓皇突塞，而冲壁倒屋，顷刻立尽。朝邑，黄河溢，水及城下。

明　天启三年（公元 1623 年）　日没，定边县南山后黑云、黄云重蔽，雷电交作，大雨如注，须臾水涌百尺，庐舍倾地，溺死千余，牲畜无数。

明　天启六年（公元 1626 年）　清涧，大水与城齐，漂去南瓮城，没南关居民数百家。

明　崇祯十四年（公元 1641 年）　六（7）月，榆林、横山、延安大水。七（8）月，绥德水，禾稼尽没，入城市庐舍。

明　崇祯十七年（公元 1644 年）　朝邑，连年洛、渭涨溢，二水交流，平地深四、五尺，南乡村落尽被灾。

清　顺治四年（公元 1647 年）　八（8）月，汉中地区暴雨两日夜，汉水泛涨，田苗尽伤，大饥。八（8）月，白河、旬阳汉水大涨，淹没田舍人畜。安康地区汉水涨溢，淹没州境田舍人畜。

清　顺治十六年（公元 1659 年）　六（7）月，延安大雨两三日，洪水发，三关尽没，死者百余人。洪水入延长城垣，庐舍亦遭覆没。

清　康熙元年（公元1662年）　二（3）月中旬，雨至九（10）月中，商州、洛南无数日霁者，禾稼无成，麦沾泞，十种不一。自三（4）月至九（10）月，周至雨连绵不止，官民舍多圮，沃壤化为巨浸，漂没城堡二，人畜溺死者甚众。五（6）月，咸阳大雨，平地水深数丈。五（6）月，高陵大雨，平地水深数尺。六（7）月，榆林淫雨弥月，大水坏庐舍。六（7）月，府谷大雨。六（7）月，延安淫雨坏庐舍。六（7）月，洛川大雨水。六（7）月，中部大雨六十日。六（7）月，大雨六十日，朝邑洛渭皆溢。六（7）月，大雨六十日，三原清河水涨，诸谷皆溢，平地水涌，行旅尽绝。六（7）月，渭南大雨六十日，平地水涌，漂没人家无数。六（7）月，华县大雨，渭水溢。六（7）月，宁陕大雨六十日，诸谷皆溢。六（7）月，汉中地区大雨六十日。六（7）月，大雨，六（8）月二十四（7）日至八（10）月二十八（19）日，永寿淫雨如注，城垣公署佛寺民窑俱倾。秋七（8）月，宝鸡大雨，渭水没民田舍，千水涨，绝渡十日。秋七（8）月，扶风大雨十日，渭水没田民舍。八（9）月，咸阳霖雨四十余日，诸水皆溢。八（9）月，高陵霖雨四十余日，诸水泛溢，渭水冲崩南岸数村，绝渡半月。八（9）月，武功大雨，平地水深数尺，霖雨四十余日，渭水泛涨，水从平地涌出，井泉皆满，民田近漆、渭者多，多没于水。八（9）月，泾阳大雨，民居倾圮，泾河水涨，漂没人畜，绝渡十日。澄城，大雨日夜不绝四十日，屋无新旧皆漏，灶底生蛙。临潼秋雨四十余日，渭水绝渡者半月。韩城，淫雨数十日。西安，水。

清　康熙二年（公元1663年）　渭河南侵，自旧岸至新岸，约十余里。

清　康熙三年（公元1664年）　六（7）月二十二（15）日暮，华县大雨，石堤峪水几二丈，摧倾桥梁，沙没稻田，水逾官道至赵村、侯坊等处。

清　康熙四年（公元1665年）　大荔连年河西决，没田一千余公顷，东北乡被害尤甚。

清　康熙七年（公元1668年）　五（7）月二十六（4）日申时，华县大风从西北来，大雨，历酉至戌，水暴起淹没多处所，其甚者，漏泽园堡，墙屋房舍尽倾。眉县，霖雨数十日，平地大水，傍渭及山河冲地甚多。

清　康熙十六年（公元1677年）　六（7）月十二（11）日，绥德水冲至南门入市。

清　康熙十八年（公元1679年）　八（9）月大雨，至九（10）月始止，延安河水泛涨，近河田宅漂没甚多，秋饥。八（9）月十五（19）日至九（10）月初十（14）日，周至阴雨连绵，山水大发，崩没田地百十余公顷，城垣乡堡坍塌殆尽，官民房舍十损六、七。八（9）月大雨，至九（10）月，渭南平地水深数尺，人皆乘桴往来。八（9）月十五（19）日淫雨至九（10）月中旬，朝邑平地水涌，县城东十里乘筏城遂圮。汉中等地淫雨四十日，如倾盆者一日夜，大水漂没民舍。

清 康熙十九年（公元 1680 年） 五（6）月二十九（25）日，潼关潼河大水，漂溺城内居民，死者二千三百八十五人，庐舍漂没数百余间，北城水关尽为崩冲，河徙东岸。高陵，秋大雨四十余日，渭水冲崩北岸数村。

清 康熙三十五年（公元 1696 年） 兴平，渭水泛溢，崩陷民居一百六十户，民田一百一十公顷。

清 康熙三十七年（公元 1698 年） 六（7）月，府谷大雨，低田多没。朝邑，连岁河又大决，冲崩严五社等村二十七堡，人无宁宇，土无立锥，坟域尽掘，积尸遍野。

清 康熙四十一年（公元 1701 年） 六（7）月初四（9 日），延安大水入城，冲漂北门。

清 康熙四十五年（公元 1706 年） 兴安州河水泛涨，冲塌城垣房屋，淹没各案仓粮六千四百四十余石。

清 康熙五十四年（公元 1715 年） 三（5）月二十九（18）日，武功漆水自北大涨，来自东城门，两岸夏禾园蔬尽没。

清 雍正元年（公元 1723 年） 六（7）月十九（20）日，佳县雨，黄河大溢。

清 雍正二年（公元 1724 年） 水冲兴安州城，汉水暴涨至县西关骆驼岭。

清 雍正三年（公元 1725 年） 七（8）月初七（14 日），武功漆水自北大涨，高十余丈，两岸庐舍树林蔬果皆没。人多溺死。

清 雍正八年（公元 1730 年） 六（7）月，清涧，黄河、无定河溢，漂没人畜。

清 乾隆四年（公元 1739 年） 五（6）月，略阳、凤县大雨时行，上流甘肃省陇州西和等处之水一时骤至，水口窄狭，宣泄不及，于五（6）月十四（19）日申刻漫溢民居，至亥时渐退。

清 乾隆十四年（公元 1749 年） 七（9）月二十（1）日，富县，洛河水势异涨，河水高至二丈有余，为数十年所未有。蒲城，尉家村等处，亦有淹死男妇四名。

清 乾隆十六年（公元 1751 年） 六（8）月十二（3）日，绥德水淹至南门入城。七（8）月五（25）日，清涧怀宁河溢，漂没民庐。渭水溢，淹盖禾苗。朝邑黄河水发。泾阳，泾河水涨，冲堤淤渠。

清　乾隆二十一年（公元 1756 年）　秋八（8～9）月，渭水溢，沿岸秋禾被淹，房屋坍塌。八（8）月，洛渭溢，渭水自渭南县浸溢东下，滨渭秋禾被淹。朝邑黄渭洛金水俱发。

清　乾隆三十二年（公元 1767 年）　榆林，雨，无定河水发，改道，冲刷盐地。

清　乾隆三十五年（公元 1770 年）　闰五（6）月初五（26）日，安康大水入城。闰五月暴雨连晨，汉江泛涨，诸堤既有倾塌，而小北门地形微低，初九日黎明水遂东门倒灌，陡成泽国，是夜水势渐退，而堤内之水反限于堤而不能出，次日巳刻直决东关北之惠壑堤，势连激箭，声如奔雷，冲刷之深遂与河底等。闰五（6）月，旬阳大水，汉江涨溢，冲去东北两关市廛八半。华县，遇仙桥被水冲塌，次年岁荒。

清　乾隆四十二年（公元 1777 年）　朝邑，黄河入县城，时半夜，水从城上过，伤人无算。

清　乾隆五十八年（公元 1793 年）　朝邑，黄河入县城，时半夜，水从城上过，伤人无算。

清　嘉庆五年（公元 1800 年）　七（8）月初七（26）日晚，朝邑水从南门直入城内，月余以此三次，县遂无东街东乡。七（8）月十（27）日，清涧大水与西城女墙齐，漂去民庐市店，南门楼、文昌楼，皆没于水。七（8）月初十（29）日巳时，延川大水入城，冲坏北街民户，拐柳村落被淹。七（8）月，延安河水涨发，冲塌城身、城堤数十丈，水流入北门至北什字并北仓外。

清　嘉庆十一年（公元 1806 年）　三（5）月十六、七（4、5）日，留坝、凤县因大雨倾注，山水骤发，居民不能迁避，以致人口淹毙多名，房屋多有冲塌。

清　嘉庆十六年（公元 1811 年）　六（7）月初十（29 日），渭、洛、黄三河同时水涨，冲淹村庄房屋，淹毙人口秋禾。（大荔、凤翔、汉阴、潼关、华县、渭南）

清　嘉庆十八年（公元 1813 年）　七（8）月三十（25）日，华县构峪水暴涨，冲柳子、陈梁二堡，庐舍仅存二户，太平谷水暴涨，石磊民田。渭南地区因秋雨过多，渭河泛滥，两岸村庄地亩多被淹浸。

清　道光元年（公元 1821 年）　夏六（6～7）月，蒲城洛水涨，民房田禾被淹者多。七（7）月，富县洛河暴涨，水没城墙而过，淹没官署民居。

清　道光七年（公元 1827 年）　七（8）月，略阳大雨连绵，嘉陵江水势猛涨，八渡河及玉带河均各滥溢，三水汹汹，城垣庐舍倾圮不堪。

清 道光十二年（公元 1832 年） 八（9）月初八（2 日）至十二（6）日，安康大雨如注，汉水泛滥，更兼东南施家沟、陈家沟、黄洋河山水泛涨，围绕城堙。十四（8）日水高数丈，由城直入，冲塌房屋，淹毙人口。夏秋，汉阴阴雨，河水泛滥，山洪冲毁城东真武殿及附近坟墓。铜川，铜水泛，坏公私庐舍以百计。夏秋，紫阳、平利，阴雨伤稼，大凶，人相食。

清 道光十三年（公元 1833 年） 葭县等十七厅州县水灾。

清 道光十五年（公元 1835 年） 五（5）月，勉县，汉水溢，漂没田庐。黄沙驿号舍房间，六（6）月内被水冲塌。六（6）月初四（29）日，汉水大涨，沿江田庐尽被漂没。

清 道光十九年（公元 1839 年） 夏五（6）月，蒲城洛水大溢。秋七（8）月又溢，石羊渡崖崩，压毙舟子七人。六（7）月，渭水大溢，沙压沿河一带民田无数。秋，勉县，汉水溢。

第三节 公元 1840 年—公元 1948 年的灾害

清 道光二十三年（公元 1843 年） 七（7）月初一（27）日晨刻，勉县汉水又涨，较十五年更大，黄沙镇东西街行船，损坏民居无算。

清 咸丰元年（公元 1851 年） 七（8）月十九（15）日，周至水淹哑柏镇。蒲城，洛河水涨四丈余，沿岸树木俱被浪冲去。

清 咸丰二年（公元 1852 年） 七（8）月十四（28）日，旬阳，汉水溢，至县西关骆驼岭。七（8）月，白河、安康，秋水暴发，冲倒塌间河关圣庙。淫霖三日，大水暴涨，堤城冲溢，市廛（音馋，意指平民住房）淹没。七（8）月十七（31）日，汉中决水南门入城，庐舍坍塌无算，兵民溺死者三千数百名。

清 咸丰四年（公元 1854 年） 七（7）月，大荔暴雨半日，行潦尽溢，永安门外水深丈余。七（7）月，略阳大水进城。

清 咸丰七年（公元 1857 年） 闰五（6）月，略阳又大水，不但城留三板，蛙生灶底中，居然波起千层，舟行屋上，自来水患，以此为最，人民由是益穷。

清　同治二年（公元 1863 年）　五（6）月，洛、渭大溢，华州太白峪山崩。五（6）月，渭南，渭水流溢。六（7）月，渭南灵阳里大雨如注，平地水深数尺，忽然地裂宽二尺，长数丈，其深不测，水由裂处入。五（7）月二十五（10）日，华县渭水大溢，秋雨40余日，太平山谷崩。八（9）月，柞水，淫雨三旬余，包谷未收皆生芽，甚至有烂者，次岁无以作种，大饥。

清　同治六年（公元 1867 年）　七、八（7、8）月，宝鸡淫雨，檐滴不绝者四十日，千、渭水溢。八（8）月，略阳阴雨连绵，江河四溢，水亦进城。八（9）月十八（15）日，安康，汉水泛溢，料木没半。秋霖雨。大水，决东堤入城，民房官舍，冲毁殆尽。八（9）月十四（11）日，岚皋水打花里拱桥，淹没老城，漂没人畜以千计。八、九（8、9），渭南淫雨墙屋多坏。石泉，秋雨连绵，将城堤冲毁。勉县，大水，武侯祠数千年之庙，竟将沧啮。汉阴，长枪铺水冲水神庙。华县，招水大发，漂溺人民不可胜计。

清　同治七年（公元 1868 年）　六（8）月十六（4）日，咸阳渭泛溢，沣决堤，南乡水深数尺，田庐漂没甚多。

清　同治十年（公元 1871 年）　七（8）月中旬，周至大雨弗止，渭水南徙县北城下。八（9）月中旬，至九（10）月初间阴雨连绵，河水暴涨，伤害禾稼，房壁倾倒无数。

清　光绪元年（公元 1875 年）　六（7）月二十四（26）日，周至渭水南徙，阳化河亦涨泛滥，合至县北城下横流东西二十里，禾稼尽被淹没。

清　光绪十年（公元 1884 年）　五（6）月十二（5）日，岐山斜峪河水泛溢。五（6）月二十四（17）日，渭南南山黄狗峪水暴涨，激荡大石行数里，声如雷，漂没民田舍，至县西关，水头犹高数丈，市廛多被冲坏。闰五（7）月十二（4）日，周至大雨，各河水涨，渭水南徙至县北坛堡、庐河。漂流人畜器俱树木甚伙，黑水暴涨尤甚。八（9）月，周至霖雨连绵，房舍坍塌无数。六（7）月初六（27）日，华阴华山峪大水，淹死香客男女无数。秋，华州罗纹河决，冲没民田三百余公顷。

清　光绪二十七年（公元 1901 年）　六（8）月二十七（11）日夜，礼泉大雨如注者竟夕，县西泥河水骤高数丈，波涛汹涌，附城之望乾桥、仲桥一时俱崩，相传为从来所未有。

清　光绪二十九年（公元 1903 年）　五（6）月二十二（17）、二十三（18）日，华阴仙峪、瓮峪、罗敷峪大雨连日，蛟水陡发，水头约高十余丈，峪内峪外水冲石压，致伤人口，牲畜、房屋、桥堤，灾较重。六（7）月初五（28）至初八（31），石泉大雨如注，汉水暴涨，初八（31）午前，水高出县城女墙一丈余，冲垮城墙一百多丈，东西关房被淹没。六（7）月六（29）日，汉中汉江大涛，水淹至南关镇江楼，为数十年罕有之灾。旬阳，汉水猛涨，水高数十丈，县城关河街商业区房屋全部被淹。

清 宣统二年（公元 1910 年） 七（8）月，泾阳霖雨四十余日，民舍倾圮，并山地窑坍陷，有全家压毙者。七（8）月二十（24）日，渭南张北里、箭峪口等处蛟水陡发，峪口内处地亩被冲压沙，并冲陷居民草房七十间，山神庙一座，淹毙男女大小十七口，成灾均在十分以上。八（9）月初四（7）、五（8）、六（9）、七（10）、八（11）、九（12）、十（13）日，宝鸡兴国里、阳平镇连日大雨，该镇西头因渭水涨发，冲塌街房并冲刷甫经垦出民地，该镇冲塌房屋四百七十八间之多。七（8）、八（9）两月，扶风雨水过多，渭河泛滥，一片汪洋。八（9）月初十（13）、十二（15）等日，丰庆等里滨渭滩地河水暴涨，冲淹地亩民房共计二十七村堡。八（9）月初旬，咸阳大雨连绵，沣河决堤，渭河泛滥，附近各村秋禾地亩均被水淹，成灾实有六分。大荔，淫雨，渭水大溢，北胡村渭岸南倒崩至南胡村，淤出沙滩数十公顷。七（8）月二十五（29）日秋雨连绵，洛渭两河河水暴涨，将致沿河两岸居民房屋冲崩，秋禾田地淹没一十四处，又沙苑二十六处，共计崩瓦草房 295 间。八月（9）初九（12）日晚，洛河大涨，将北阳洪房屋地亩冲塌。铜川，漆、同水涨，伤禾无算。

清 宣统三年（公元 1911 年） 六（7）月初九（4）日，泾水涨溢，沿岸田产被淹，伤人数十。夏，礼泉泾水暴涨高十余丈人畜，冲没田庐颇多。泾阳、渭南等，有淹没人畜等事。

民国 七年（公元 1918 年） 七（8）月，大荔大雨如注者四昼夜，洛水涨至城南崖下。

秋，华阴大雨数日，诸山皆溃，河渭俱溢，平地水深数尺。

咸阳，沣渭皆溢，淹秋禾无算。

民国 八年（公元 1919 年） 六（7）月十一（8）日，横山大雨，县南清平堡、冷窑子平地起蛟十余丈，大理河沿川淹没人畜无数。

六（7）月，安塞水入城丈许，西北半壁尽成水区。

绥德，淫雨成灾。

民国 十年（公元 1921 年） 陕西，水灾奇重，被灾区域计有 72 县之多，而已报未达各县尚不在内。瞬届冬令，哀鸿遍野。

五、六（6、7）月，南郑，迭降大雨、兼旬不止、以致山洪暴发、河水陡涨、冲毁田禾、浸没房屋、被灾甚重。

自六（7）月十二（16）日～七（8）月四（7）日，渭南各区呈报水灾三十余起，惨状为近年来所未有。

米脂，无定河大水，两岸川道庄稼尽被水淹。

夏季，眉县天雨连绵，大雨成灾，山洪暴发，河水陡涨，淹没田地禾苗，秋收无望。

夏季，长安天雨连绵，浐水泛涨，河岸溃决，冲没秋禾。

夏季，安康天雨连绵，大雨成灾、山洪暴发、河水陡涨、淹没田禾、秋收无望。

镇安，阴雨连绵、河水泛涨、秋禾全部淹没。

民国　十二年（公元1923年）　六（7）月七（20）日，西乡大雨，水涨堤决，淹没稻田，被水成灾。

五（7）月二十三（6）日，镇安查家沟等地狂风暴雨，河水涨发，损伤田禾，冲没房舍人畜。

大荔、武功、岐山、华阴、华县、彬县、石泉、褒城、城固等县因雨，河水涨溢、成灾。

民国　十三年（公元1924年）　七（8）月十（10）日夜间，岚皋县东区草鞋垭保、放牛场保、北区花坝保等处，暴雨倾注，田地被水冲塌。

紫阳、商县、汉阴县因暴发、淫雨冲伤地亩，淹毙人畜。

民国　十四年（公元1925年）　春间，镇坪大雨如注，山洪暴发，冲毁庐舍禾稼不计其数，甚至冲入城内，人民露宿待哺，声闻酸人鼻臆。

五（7）月，关中、陕南淫雨连绵，淹没田禾成灾。

六（8）月十三、十四（2、3）日，户县北乡保，安宋村保大雨倾盆涝河水发，冲毁田庐。

五（6）月六（26）日至五（7）月十五（5）日，佛坪大雨连降，田地房屋淹冲甚剧。

民国　十八年（公元1929年）　九（10）月，华县大雨，金堆河暴涨，冲毁石桥，沙石压麦稻地三公顷余。

民国　十九年（公元1930年）　三（4）月，大荔洛滨、渭南、商颜、平原等区被水淹没田地900余公顷，金河水涨，沿河各村堡被水。河西东各区因黄河水涨所有田禾淹没。

五（6）月，泾阳大雨，山水暴发，西北靠山一带被水淹没大小数十村。

六（7）月，宁强山水暴发，城区一带被水，淹死者千余人。

七（8）月，澄县、铜川、富平因雨成灾，耀县新兴滩等八处被水，禾苗尽没；铜川沿漆水河两岸，冲毁农田，秋禾无余；富平之石川，温泉两河之水暴涨，西东南两乡绵亘七十余里，两岸秋禾或随岸冲没，或被水淹没不计其数，而三、四两区山水大发，冲没田地禾苗无数。

蓝田大雨数日，油房街、红河一带，平地水深数尺，冲倒民房，伤害民命甚多。

民国　二十年（公元1931年）　秋夏之交，陕西天雨连绵，关中区黄河、渭水两流域，汉中区汉水丹江两流域支流纷歧，山水暴发，纵横泛滥，冲崩堤堰田亩比比皆是，计有四十六县之多。

五（7）月十八（3）日，旬阳北区小河口铺子河、东河、小岭峡大雨，水势横流，稻田完全冲成乱石，旱田亦有被冲者，长约六十余里，宽约二十余里。

五（7）月二十二（7）日，大荔，洛河溢出，洞河一带秋苗尽被冲没，六（7）月七（21）日黄河向东崩，一片汪洋。

六（7）月三（17）日，南郑，大雨如注，河水陡涨，北门外李家桥堤冲崩，洪水横流，当其冲者均被淹没，损坏田禾房舍，漂去衣物粮食，牲畜甚多，水势泛滥延及东门护城桥，桥之左右以及瓮城内商号均水深数尺。汉水西自勉县起经褒城到该县，又东经城固至洋县两岸平坦，泛滥之处，损坏田禾甚多。

六（8）月二十一（4）日，长安九区路家湾等处猛雨，坡水横流，冲没房屋人畜无数。

七（8）月四（17）日，长安铜人区三里村暴雨猛降，洪庆、灞水两河突涨入村，房屋倒塌，物畜漂流，田禾被冲，十余村尽成泽国。三民乡大雨洪水横流冲没田禾五百余公顷，房屋倒塌。

七（8）月九（22）日，华县渭水暴涨，淹没秋田约十之八、九，总计淹地约一千二百二十余公顷，沙纳地约五百余公顷。

七（8）月十（23）日以后，石泉淫雨连绵数日未已，通宵达旦，势如倾盆，以致山洪暴发，沟沟皆盈，冲毁田地九千七百亩，淹没民房一千九百余户，溺毙男妇大小六百余口，损失已熟待收之稻谷八千三百余石，灾情之特殊实为六十年来所未有。

七（8）月十四（27）至十七（30）日，山阳，大雨滂沱，山水暴发，东四区淹毙五十六人，二、三、五区淹毙九十七人，冲崩房屋万余间，牲畜数百头。

七（8）月十六、十七（29、30）日，渭南大雨连绵，渭水泛滥，东西七、八十里尽成泽国，约计淹没秋禾当在数十万亩，冲毁民房不下数百家。

合阳，黄河水溢，平地水深数丈，西南区露井等三十余村禾苗尽被冲没。

洋县，南区江坝、南坝、望江铺、黄安坝等处，东区酉水、金水河所经之处均遭水患，统计冲毁农田二千三百余亩，旱地八千八百余亩，死伤人丁一百八十五口。

西乡，南区之百飏河、面子山、丰渠、蔡家河，西区之桑园铺、沙河坎、古竹坝，北区之朱家河、罗圈沟、龙五庙、牟家沟、七星坝、子午牌、神溪铺等处，均小溪错出，水势陡急，漂没田庐人畜甚多。

略阳，境内嘉陵江及其支流冲毁山中田亩并灌入城中。

汉阴，池河、月河等流域洪水泛滥，冲毁两岸禾苗。

紫阳，境内汉水、任河泛滥，冲没甚剧。

镇安，秋夏之交，大雨六昼夜不止，山水暴发，因受灾相继死亡者一千二百余人。

商南，大雨行蛟，平地水深二丈，秋禾席卷一空，东、西、南等区房屋冲毁九百余家，淹毙八十人。

白河，今夏淫雨月余，禾苗已被浸坏，复于八月十一、十二两昼夜，大雨倾盆，片刻未歇，县东之白河流域，冲没房屋约三百余家，死人近百；县西冷水河流域，冲毁房屋约百余家，死人不知凡几；县南北区去东北隅附近，冲去居民小孩一个。

七（8）月十七（30）日，长安沣、蛟二河暴涨，河堤决崩，姜仁村所属六排，淹没秋禾一百余公顷，冲没器俱不计其数。又二区河水涨，冲溢三桥镇、五寺乡等十余村，秋禾均被水淹。

七（9）月十九（1）日，长安八区大雨突降，库峪河地方山水暴发，田亩冲淹，如库峪口凤仙沟等村尽成汪洋。

民国　二十一年（公元1932年）　三（5）月二十七（2）日寅时，临潼第五区漆、沮河水暴涨，水头高三丈余，上自阎良镇属之段家原，下至交口沿河，田禾瓜果概行淹没，人民淹死甚多。三（5）月二十八（3）日石川河河水骤发，沿河居民器具食物禾苗概被淹没，共冲淹田地一千四百七十八亩，生活绝望，立刻断炊，人民哭声不绝，情极惨悲。

三（5）月二十七（2）日晚，三原北山滚水暴发，军家三分乡王家村、张家村所有田苗冲刷净尽，共计冲毁夏田一百一十七亩。

三（5）月二十七（2）日12时，富平暴水陡来，石川河之狂涛怒浪高数丈，蹇数里，沿岸一带夏禾冲没无余，人畜死亡亦多，屋具随波而去。

三（5）月二十八（3）日至十日，石泉连夜大雨滂沱，同时骤冷，无异寒冬，当此麦豆结实之时，经此淫雨，收成绝望。

四（5）月七（12）日晚，铜川雷雨倾盆，山洪暴发，水高丈余，冲没麦田三千二百余公顷。下半年水，秋歉收。

四（5）月，耀县漆、沮河水暴发，高数丈，泛滥成灾，计淹没夏禾二万余亩，溺毙五百四十一人，牲畜四百八十三头，坏房窑三百余处。

五（6）月九（14）日晚，富县大雨倾盆，平地水深二丈，将西川一带秋禾秧苗尽行淹没，冲走纸房沟牛三头，罗儿山乡民二人。

七（8）月，府谷、绥德、清涧、米脂、吴堡、延安、子长、延长、延川、宜川、富县、洛川、黄陵、安塞、靖边、自夏徂秋，霖雨为患，田庐多被淹没。横山降雨半个多月，洪水历时十天左右，大水淌二、三天。

夏秋以来，镇巴淫雨连绵，该县东西楮河与上下楮河一带田地淹没者数百亩，房屋冲坍数十家，淹毙四人、牛八头。

民国　二十二年（公元1933年）　自六月，全省暴雨迭降，山洪陡发，全省大小河渠无不泛滥，人畜庐舍器具资粮以及棉植秋苗，各县被水冲害者比比皆是。据长安等三十四县先后呈报，均以水灾惨重民绝生机。

五（6）月十八（10）日，镇安第二、三、五、九等区数十村暴雨冰雹，山洪暴发，水势甚大，伤害禾稼，摧残房屋，漂没牲畜，情况极惨。

五（6）月二十七（19）日十三时，合阳第二区洽川、夏阳等镇，大雨骤至，泛滥横流，田禾房屋，淹没殆尽。

五（6）月二十八（20）日，榆林常东镇城各十余里，间隔二、三日大雨一次，闰五（7）月十（2）日倾盆大雨连续五日夜不止，就地起水，山洪暴发，川滩各地多被冲毁禾苗无存。

五（6）月二十九（21）日，佛坪暴雨巨雹六小时之久，山狱轰动，骤起洪涛，田禾打毁无余，房屋牲畜损伤甚多。

闰五（6）月一（23）日，长武第二、第三区马成堡等村猛雨倾盆，黑汭二河河水陡涨，山洪暴发，水势汹涌，田禾房屋冲没殆尽。六月猛雨倾盆七日夜，河水泛滥而下，二、三区秋禾多被冲毁。

闰五（6）月一（23）日以后，米脂第七区及第一、二、三、四、八各分区，张家沟等数十村连日大雨冰雹，山洪复发，冲没田禾，毁坏房屋，情形极惨。

闰五（6）月四（26）日，华县宝胜乡周家滩等处渭水暴涨，泛滥横流，秋禾被淹净尽。五（6）月二十五（17）日涨小河，二十六（18）日涨大河，二十七（19）日涨上老岸以前五六尺（老岸淤平了），二十七（19）日涨大水上来，全成平地。河水暴涨，溢出南岸三、四里或五、六里不等，演成数十年未有之灾变。闰五（7）月大雨倾盆，山洪暴发，倒屋多间。

五（6）月，洛川山洪暴发，冲没良田无算。厢西菩提等镇十余村闰五（7）月十、十一（2、3）日恶风暴雨，雹大如拳，山洪暴发，继以大水，深约数尺，冲没禾苗，摧残房屋，灾情奇重。

闰五（7）月十（2）日后，富县东西两川倾盆大雨，连续八日，溪涧暴涨，水势汪洋，田禾淹没，城乡房屋坍塌甚多。

闰五（7）月十一（3）日起，宜君大雨连绵十日之久，水势横流，房屋城垣倒塌，田苗冲没。

闰五（7）月十六、十七（8、9）日，大荔南通等七乡，大雨，河水暴发，滨渭之区，东西五十余里，南北十余里，一片汪洋，青苗全无，沿河各区闰五（7）月二十八（20）日河水暴涨，水势汹涌，淹没秋禾，东西约十余里，南北约七八里，悉成一片汪洋。

闰五（7）月十八（10）日，河水暴涨，由山西永济县北丰家庄决口，澎湃南下，约崩二十余丈，南行两支，约二三十里，深约四五尺，田亩秋禾，淹死殆尽。

六（8）月十八（9）日，洛又大涨，较先年尤甚，两岸宽各四五里，人无家室，渭亦同日涨，膏腴悉变砂砾。

闰五（7）月二十八（20）日，长安第八区库峪河天王乡一带，暴雨倾盆，山洪暴发，水势凶烈，冲没峪内居民三百余口，房屋牲畜无算，地亩千余公顷，情况极惨。晚，蒲城烈风暴雨，倾注终夜，西北各乡一片汪洋，冲没秋苗房舍牲畜无算，灾情奇重。高陵恶雨暴雨，翌日始止，东西北各乡一带水势汪洋，房屋田苗冲没殆尽。武功漆漳漠峪三水两岸，大雨倾盆，河水暴发，波涛汹涌，水势甚猛，近河两岸五六里内，房屋田苗牲畜悉被冲毁。麟游各区暴雨如注，山洪暴发，冲崩窑屋，淹没田禾，约十分之四五。

闰五（7）月二十八、二十九（20、21）日，咸阳第一、二、三及五、六等区，暴雨倾盆，约历数小时，河水暴涨，水深数尺，面积东西约至县界，南北四五十里，田禾悉被淹没，房屋土窑泡塌甚多。

闰五（7）月二十八、三十（20、22）日晚，扶风东北沿山一带及杏林镇附近等处，大雨倾盆，约数小时，漳水暴发，冲崩石桥，淹没秋禾，庐舍人口均有损失。渭河涨水，渭水水面扩展到十二华里，沿河川道房田均被淹没。

泾阳潘家各乡、甘张等十余里，暴雨如注，终夜不休，山洪陡发，泛滥横流，村舍窑院及田禾秋苗均淹没无余。

闰五（7）月二十九（21）日，华阴敷水、托定、新兴等十三里南山罗敷峪内起蛟，水高二丈余，势甚汹涌，经过各村秋禾淹没一空，冲毙人口牲畜无算。

夏秋之间，雨水特多，大雨连绵二十余日，各支流洪流倾泻，河不能容，未几，黄河大汛又至，溃溢成灾。潼关正西区西天水屯等村，河水大涨，河堤开口三处，约宽一百二十余丈，淹没田苗。

闰五（7）月二十九（21）日晚，三原军心甬字等区楼底半个城十余坊突降大雨，山洪暴发，高达十余丈，清河、冶峪河陡涨，水势汹涌，房屋倒塌，淹毙人口百余口，禾苗无存。

闰五（7）月三十日、六（7）月四、五、六（26、27、28）日，岐山东西各区龙尾沟等处，暴雨迭降，雍河洪水河水势陡涨，沿岸各乡村禾苗多被淹没尽净。

六（7）月一（23）日，临潼阎良镇交口镇零口镇马军寨等村石川河及渭清两河同时暴涨，水势汹涌、澎湃，沿岸各村房屋田禾冲没尽净。

六（7）月二（24）日晚，风翔西北、西南、柳林镇、西沟等十余村，暴雨约两小时，陡起山洪，冲没秋禾四五千亩以上，损毁房屋，食粮无算，淹毙人口数十人。

六（7）月三日、四日（25 日、26 日），周至桠柏等四所西阳化等十四堡大雨如注、山洪暴发，乾沟阳化两河因之决口，水势泛滥，漂没房舍，淹没秋禾。

六（7）月四（26）日晚，耀县暴雨彻夜，河水大涨，田禾尽被冲没，人畜死伤无数。

六（7）月七（29）日晚，陇县第一、二、四等区，暴雨倾盆，山洪暴发，泛滥横流，沿河地亩悉被淹没，概成沙碛。

六（8）月十五（6）日，彬县西至界长武之安化村，东至御抗堡，泾水陡涨，水势甚大田畜村舍人畜冲没无算，情形极惨。

入夏以来，府谷山水暴发，禾苗损伤，田野多成泽国，被害二百三十余村。

夏秋之间，韩城雨水特多，大雨连绵二十余日，各支流洪流倾泻，河不能容，未几，黄河大汛又至，溃溢成灾。

民国　二十三年（公元 1934 年）　三（5）月二十、二十六（3、9）日，留坝两遭水患，麦禾被冲。

四（5）月十一（23）日，岐山大雷雨，雍横二河水暴涨，淤没麦田甚多。

五（7）月二十（1）日起，岚皋、安康大雨三昼夜，沿河居民淹没无数。

六（7）月五（16）日拂晓，天降大雨，山洪暴发，旬阳北区麻坪河水高十丈，将所有水田一扫而光。西区平定河水高五六丈，将水田亦打坏大半。中区各处，坡地概如水洗，冲倒成禾不下十分之四，统计此项水灾损失约在百万元以上。晚，临潼大雨倾注，河水暴涨。

岐山大雷雨，河水出岸两次，冲淹地七十六公顷，山水推翻大石滩压良田，北山一带受害甚巨。

六（8）月二十六（6）日，延安暴雨成灾，冲没禾苗，淹毙人畜。

八、九（9、10）月，华县阴雨连绵，麦种愆期，棉蒴不能开，歉收至一二成。

大荔，洛渭水涨，将黄河之水堵向北溢，同时由北亦来大水一股，正在两水相会，其势甚凶，故将村庄全部冲塌，水往南更大，水深三、四丈，北县北边，靖村、鲁安村南至县境，均受大灾，广济村南、靖安村南筑有高厚五尺之土城，亦均冲塌，惟牲畜人口尚少损失，所有秋禾、棉田，临河十里以内者无存，三区受灾更甚，秋禾棉田大多淹死，水深数尺。

民国　二十四年（公元 1935 年）　六（7）月四（4）日～七（7）日，西安、长安、蓝田、商县、岐山、咸阳、大荔、韩城、白河、洛南、潼关、合阳大雨骤降，达六小时，沣河、太平河、镐河同告决口，造成水灾。

六（7）月，横山洪水持续三四天，发大水。

秋，韩城大雨连绵，黄河涨水漫溢，泛滥成灾。

民国　二十五年（公元 1936 年）　六（8）月二十八（14）日，陇县密云四布，大雨滂沱，连日不止，直至七（8）月一（17）日晚，雨如倾盆，彻夜不休，以致山洪暴发，千河突涨，沿岸秋禾地亩房屋冲崩无数，城垣坍塌，不下十数处，县城南关外砂岗子街房数十家被水一扫而光，民众尚幸逃生，啼饥号寒，栖处俱无。

民国　二十六年（公元 1937 年）　自五（7）月三十（7）日起，略阳天降大雨，延至六月十一（18）日不休，以致山洪暴发，山坡地土冲刷十分之四，嘉陵江、八渡河、玉带河各沿岸之田地禾竟完全被其冲没。

五（7）月三十（7）日晚，咸阳沣河陡涨，历年未有，境内东岸三里桥，西岸文家村三家庄三处溃决。

自六（7）月三（10）日起，长武淫雨连绵，日夜不休，至十二（19）日午共十日河水大涨秋禾被水冲毁。

六（7）月五（12）日晚，渭水暴涨，（高陵）地亩冲崩，被灾奇重。

六（7）月十（17）日，周至因前期天雨连绵，渭河暴涨，冲决堤岸，水势横流，淹没民堡西北两边秋禾共两公顷余亩，收成失望。

七（8）月、八（9）月，全省淫雨过多，无定河两岸洪水暴发，洛川、米脂、富县等县伤秋稼。

民国　二十七年（公元 1938 年）　五（6）月，关中、陕南阴雨连绵，华县麦积出芽。

民国　二十八年（公元 1939 年）　八（9）月，陕南秋涝成灾，收成锐减。

民国　二十九年（公元 1940 年）　六（7）月～八（9）月，全省雨涝，城固县四山发水，关中棉蒴落，秋禾霉烂。

民国　三十一年（公元 1942 年）　七（8）月十三（24）日，延安市南川大雨，山洪暴发，冲走八十九人，水推南关新市场，冲走戏楼，损失数百万元。

民国　三十二年（公元 1943 年）　六（7）月二十七（28）日 15 时，扶风城关乡的西官、贤官及段家乡的东魏、小塞、孙家等村倾泻暴雨约三小时，遍地水起，深没人胫，低凹处水深丈余，伤人死畜，墙倒屋塌，仅西官西沟村十三户有十一户窑洞被淹，死一人、骡子一头，据老人言："百年未见也。"

六、七（7、8）月间，耀县、略阳、留坝、镇安、长安、合阳、韩城、户县、渭南、华县、兴平等地迭降暴雨，发生水灾，摧残秋禾，淹没田庐并溺毙人畜者甚多。

民国　三十三年（公元1944年）　闰四（6）月十一（1）日，略阳白水乡第三保猛雨倾盆，狂风大作，立时山洪暴发，将成熟之小麦冲刷净尽，秋禾无法播种。

五（7）月十八（8）日，镇安云盖乡凤凰镇暴雨为灾。淫雨，白露前后……连绵月余不能放晴。

五（7）月十九（9）日，韩城龙泉、魏阳两乡天降大雨，濛芝二水涨溢泛滥，田禾房屋大半淹没，安瑜乡山洪暴发，淹地一千二百亩。

六（8）月三十（18）日拂晓，风翔陈村镇、鏄钱乡雷电交加，忽降猛雨，势如倾盆，淹没田禾房屋，并淹毙男女十余人，什物不计其数。

七（8）月一（19）日，柞水大雨倾盆，以致山洪暴发，将县西城门冲毁数百户居民岌岌可危，沙滩良田冲刷三分之二。

七（8）月一（19）日晚，汉阴双僾乡山洪暴发，淹没田禾二三百亩。

民国　三十四年（公元1945年）　八（9）月，华县渭水溢，秋禾被淹。

民国　三十七年（公元1948年）　春，华县淫雨，麦灌花，发黄疸。

第四节　公元1949年—公元1979年的灾害

1949年　9月2日至10月3日，关中、陕南连阴雨40余日，秋田下坏，河水暴涨，泾、渭、沣、浐及黄河沿岸低凹地带无不波及，三原、高陵、兴平、华阴、朝邑、潼关等县农田被淹。华阴、华县被淹耕地占44.8％，受灾人口47万多。陕南，汉水泛滥，沿河岸水灾颇重，南郑重灾民5万人，死55人，洋县因久雨，稻子生芽；白河、旬阳、安康、汉阳、石泉、紫阳均遭水灾，商洛各县因灾造成收成仅占往年25％

9月12日，旬阳蜀河口汉江水猛涨，21时许即进前街，至天明水深至半屋，13日午前街房顶全部没水，后街开始沉入水中，黄昏后，后街房屋大部分没水，水位比平时高出25米，冲毁房屋30余间。

1950年　全省以局部暴雨洪水灾害为主，主要受灾24个县（市），受灾农田6.6万公顷，成灾2.1万公顷，受灾人口18万，死亡126人。倒塌房屋9206间。

1951年　9月，渭河上游魏家堡站三天降雨量108毫米，渭河、千河发生较大洪水灾害，洪峰流量为3100立方米/秒，千河1300立方米/秒。沿渭河地区河溢岸塌，损失严重。

平利县，春秋阴雨连绵，洋芋、小麦、豌豆霉烂，玉米秋封。

主要受灾25个县（市），受灾农田面积26.3万公顷，成灾1.4万公顷，人口49.8

万，死亡 48 人。倒塌损坏房屋 2469 间。直接经济损失 2699. 2 万元。

1952 年　7 月中旬至 9 月中旬，汉阴县，淫雨连绵，山洪暴发，河水猛涨。冲毁农田 862. 87 公顷，倒塌房间 224 间，淹死 36 人，淹死 51 头猪、牛，冲走农具 1288 件。

8 月 11 日 19 时，大荔县雷雨倾盆，二、三区村庄房屋被水冲刷 62 间，淹没秋田 41. 3 公顷。

8 月，旬阳县阴雨 20 多天，倒塌（损坏）房屋 1052 间，损失粮食 25597 石。

入秋后，柞水阴雨连绵半月之久，高河等 5 个乡遭受水灾，沿秦岭 17 个乡秋粮普遍减产。宁陕县，秋禾受涝，粮食减产。

主要受灾 37 个县（市），受灾农田 17. 5 万公顷，成灾 7. 9 万公顷，受灾人口 66. 1 万，死亡 151 人。倒塌房屋 1. 04 万间。全年直接经济损失 1. 01 亿元。黑河发生较大洪水灾害，黑河黑峪口站洪峰流量 675 立方米/秒，周至县 18 条河决口 184 处，淹地 1. 2 万公顷，绝收 0. 2 万公顷，毁田 146. 7 公顷。

1953 年　8 月初，柞水阴雨持续半月之久，乾佑河、金钱河水急涨，冲毁耕地 73. 33 公顷，木桥 28 座，房屋 393 间，死亡 24 人。宁陕县，秋雨连绵，作物受害，五、六、七、八、九区最为严重。

主要受灾 31 个县（市），受灾农田 18. 0 万公顷，成灾 9. 2 万公顷，受灾人口 33. 4 万，死亡 222 人，倒塌房屋 6308 间。全部直接经济损失 1326. 8 万元。灞河发生较大洪水，马渡王站洪峰流量 2160 立方米/秒，受灾 1. 25 万户。

1954 年　5～8 月，平利县阴雨，吉阳、锦阳、三阳、秋坪、八仙、洛河 6 个区，38 个乡受灾。

7 月中旬至 8 月底，柞水阴阳雨持续 50 多天，降水量达 375 毫米，冲毁耕地 333. 3 公顷，倒塌房屋 187 间，死亡 3 人，伤 5 人。

8 月 16～17 日，渭河上游暴雨致渭河河水上涨，林家村站洪峰流量 5030 立方米/秒，渭河沿岸崩秋田，芦苇上万亩，仅扶风一地死 15 人，伤 11 人。洪水在渭河宝鸡铁路桥北岸涌入市区，冲毁引桥路基 50 米，市区水深 4. 5 米，淹没了泾二路、汉中路等七条主要街道，市区 1. 8 万人受灾，死亡 7 人，淹房 6800 间，1300 间被冲倒。据渭河沿岸 15 个县（市）统计，受灾农田 0. 2 万公顷，成灾 0. 1 万公顷；受灾人口 18. 67 万，死亡 96 人。减产粮食 2468 万千克，损失粮食 35 万多千克，直接经济损失 3211 万元。

全省主要是渭河流域洪水灾害，受灾 38 个县（市）。受灾农田 16. 7 万公顷，成灾 8. 5 万公顷，受灾人口 127. 9 万，死亡 611 人。倒塌房屋 2. 14 万间，减产粮食 268 万吨。水毁公路 96 千米、桥涵 95 座、工矿企业 42 个。直接经济损失 5654 万元。

1955 年　7 月 30 日，西安市雁塔周围 76 平方千米范围发生了罕见暴雨，历时 30 分钟，降雨强度达 184 毫米/小时，雁塔区 4 个乡受灾，重灾 25 个村。

8～9 月，旬阳县阴雨连绵，高山秋季阴雨 40 多天。9 月 7 日，县城 55 分钟降水 61. 5 毫米。致使 266. 7 公顷农田受灾，减产粮食 286 石，死 15 人，倒房 86 间。

9月，汉中、安康部分地区连降大雨，汉江武侯站洪峰流量2180立方米/秒，洋县站洪峰流量9120立方米/秒，嘉陵江略阳站洪峰流量为2080立方米/秒，南郑、城固等县遭受了较为严重的洪水灾害。

9月上旬至10月上旬，延安专区及关中、陕南秋雨连绵约40天，致使秋禾籽粒不实而减产。

全省主要受灾24个县（市），受灾农田5.0万公顷，成灾1.6万公顷，受灾人口30.6万，死亡110人。倒塌房屋2664间。直接经济损失845.3万元。

1956年 6月，陕南地区普降大雨，河水暴涨，汉江武侯站洪峰流量3640立方米/秒，洋县站洪峰流量11500立方米/秒，沿江三度溃堤，洪水漫过飞机场，包围镇江楼。嘉陵江略阳站洪峰流量3980立方米/秒，洪水两次冲进略阳县城。

6月，关中出现20天左右的连阴雨，致使大荔、富平、周至、宝鸡等地小麦发芽，损失严重。

6月中旬，安康县出现连阴雨天气，致使熟麦霉烂。

6月初至7月中旬，旬阳县长期阴雨，旬河、蜀河、神河几次涨水，沿岸土地被冲淹很多，夏粮减产235万千克。

7月，陕北、关中部分地区降大到暴雨，延河甘谷驿站洪峰流量2000立方米/秒，延川、安塞、延长等县受灾。渭河上游降大雨，魏家堡站洪峰流量3080立方米/秒，宝鸡、岐山、扶风等县受灾。

全省主要受灾38个县（市）。受灾农田37.5万公顷，成灾11.3万公顷，受灾人口244.2万，死亡289人；倒塌房屋7537间，减产粮食26.9万吨，直接经济损失5381.5万元。

1957年 7月16日，丹凤、商县、柞水三个县降暴雨，受灾面积0.55万公顷，倒房3900间，冲毁堤防398千米，死亡142人，直接经济损失697.78万元。户县暴雨致涝河、沣河和曲、潭、苍龙三河发洪，全县水淹秋田0.64万公顷，0.27万公顷无收，倒房872间，伤亡8人。

7月17日，西安市雁塔区一场暴雨造成曲江原坡的洪水直泻而下，冲毁农田60余公顷，北池头村40户人家被淹，倒塌房屋190余间，霉烂小麦10多万千克，淹死1人。

7月24日，长安县暴雨引起山洪暴发，沣、浐、灞河暴涨，河堤决口达81处，370个村受灾，倒塌房屋2636间，窑洞96孔，死伤110人，冲没粮食6.25多万千克。

全省主要受灾49个县（市）。受灾农田7.4万公顷，成灾3.2万公顷，受灾人口95.3万，死亡587人；倒塌房屋14899间，粮食减产3.8万吨，直接经济损失4073.6万元。

1958年 4月23日，旬邑一天降雨83.5毫米，大洪滚滚，造成人畜伤亡，田亩淹没，大量水利工程冲毁；淳化暴雨倾盆，历时4小时，雨量65.5毫米，农田被淹。

4月，关中耀县、彬县一带降暴雨，沮河洪峰流量275立方米/秒，耀县的寺沟、柳林和彬县城关等七个区乡遭受了洪水袭击，冲毁小型渠道58条，土坝18座。

7月6日，潼关一天降雨94.0毫米，安乐乡西潼峪雨后山洪暴发，洪水高达4米，宽约20米，历时5小时，冲毁大片耕地。

7月，韩城、合阳等县降大雨，黄河龙门站洪峰流量达10800立方米/秒，韩城、合阳受灾严重。8月13日，汉中日降雨量91.4毫米。

全省遭受了较为严重的暴雨洪水灾害，主要受灾37个县（市）。受灾农田10.7万公顷，成灾4.3万公顷，受灾人口58.4万，死亡433人；倒塌房屋10829间；水毁站坝7座；直接经济损失12939.7万元。

1959年　7月13～15日上午，宝鸡市降水133.8毫米，因渭河上游也降暴雨，渭水暴涨，渭河林家村站洪峰流量4840立方米/秒，魏家堡站洪峰流量达5080立方米/秒，宝鸡市上万亩沿河秋田被淹，死伤数十人。其后，因绥德、榆林、延川、延长等地连降暴雨，黄河猛涨。龙门站洪峰流量达12400立方米/秒，潼关站洪峰流量为11900立方米/秒。韩城下峪口黄河滩5个村被冲入水中。

8月20日，延川暴雨，致使马家湾水库垮坝，淹没川道农田333.3公顷，损失粮食50多万千克。

8月，延安、吴旗、神木等地降暴雨，历时20.2小时，平均降雨量在100毫米左右，洛河金佛坪站洪峰流量4310立方米/秒。神木县也有11个乡遭灾严重。

全省主要受灾32个县（市），受灾农田9.7万公顷，成灾2.2万公顷，受灾人口34.3万，死亡80人；倒塌房屋3129间，水毁小（一）型水库1座，小（二）型水库20座。

1960年　7月4日，旬邑、彬县、三原等地降暴雨，暴雨中心在旬邑职田镇，8小时降雨量298毫米，致使三水河流域出现较大洪水，刘家河站洪峰流量1440立方米/秒，旬邑职田受灾较重，彬县有8个公社遭不同程度损失，淹没农田500余公顷，冲塌房屋60余间，1000余户受灾，27座中小水库冲毁。

7月，长安、蓝田普降大暴雨，历时1小时30分钟，降雨量124.7毫米，山洪暴发，蓝田县三座小（二）型水库洪水漫顶垮坝，冲失粮食1.05万千克。

9月3～6日，安康专区连续4天暴雨，洪涝成灾，淹没农田1.33万公顷。

全省受灾19个县（市），主要发生在关中、陕北。受灾农田6.0万公顷，成灾2.9万公顷，受灾人口48.8万，死亡216人；倒塌房屋15417间，水毁小（一）型水库2座，小（二）型水库28座；直接经济损失1069.8万元。

1961年　6月14日到7月14日，延安专区南部、关中、陕南阴雨连绵，小麦生芽霉变，损失极重。

7月5日，华阴、华县降大暴雨，历时6小时，雨区中心强度达114毫米/小时，降雨量121毫米，致使洪水暴涨，华县5条河决口55处。

7月22日，米脂、绥德、榆林、神木等县降大到暴雨，历时78.5小时，降雨量107.2毫米，窟野河神木站洪峰流量7650立方米/秒，造成水灾。洋县西水街降暴雨，历时12小时，降雨量55.5毫米，宁强县铁锁关降暴雨，历时19小时，降雨量92.8毫米，山洪暴发致灾。

7月，石泉县，秋涝。两次连阴雨长达1个月。受灾2000户，倒房78间，冲走耕牛40多头，长阳、凤阳、藕阳灾情严重。受灾面积3844.5公顷，粮食减产285万千克。

9月26日至11月2日，全省阴雨不断，关中、陕南尤重，秋禾霉坏难收，关中秋播失时，损失极大。

全省主要受灾43个县（市），受灾农田8.8万公顷，成灾4.3万公顷，受灾人口198.3万，死亡255人；倒塌房屋16049间，减产粮食14.6万吨。水毁小（二）型水库6座，工矿企业3个；直接经济损失4635.2万元。

1962年 6月23日下午，铜川地区突降暴雨，漆水河耀县站洪峰流量565立方米/秒，耀县东门外水深达3.5米，淹地199.1公顷。

7月17日，宁强降暴雨历时51小时，降水量275.3毫米，玉带河铁锁关站洪峰流量2820立方米/秒，宁强、南郑等县受灾严重。

7月26～27日，渭河中上游降暴雨，太白降雨量143.1毫米，渭河魏家堡站洪峰流量3480立方米/秒，宝鸡等县受灾。

8月4日，大荔、蒲城降大暴雨，洛河堤决口淹滩。

8月14～15日，西安市区及周至、临潼、户县、长安、蓝田降暴雨，周至15日一天降63.2毫米，三天降118.7毫米，灞河罗李村洪峰流量1130立方米/秒，沣河洪峰流量658立方米/秒，沣河沿岸多处决口致灾。

全省主要受灾37个县（市），受灾农田19.0万公顷，成灾9.3万公顷，受灾人口134.3万，死亡129人；倒塌房屋4480间，减产粮食4.7万吨，水毁小（二）型水库9座；直接经济损失1629.6万元。

1963年 4～5月，全省雨多晴少，光照不足，陕南水稻烂秧，关中小麦倒伏，籽粒不饱减产。石泉县连阴雨47天，油菜减产337万千克。豌豆、胡豆、洋芋大部分都烂在地里。倒房118间。

5月22日，丹凤部分地区降暴雨，1小时30分降雨量70毫米，银花河山洪突发，80千米电话线全部中断。

5月26日，大荔、华阴、华县降大雨，渭河华县站洪峰流量4570立方米/秒，堤防决口，淹没麦田2.2万公顷，围困12个村庄。

6月3日，黄龙、延川降暴雨，永坪河永坪站洪峰流量269立方米/秒，沿河部分地方受灾。

夏初，旬阳县小麦等扬花抽穗之际，阴雨过多，高山半高山少数低洼地带被成片泡死。

9月10日，吴旗、志丹、延长、延安、韩城降暴雨，延安降雨量84.1毫米，山洪暴发，引起水灾。

全省主要受灾54个县（市），受灾农田15.1万公顷，成灾6.4万公顷，受灾人口819.7万，死亡212人；倒塌房屋4669间，减产粮食5.8万吨，水毁小（二）型水库4座，站坝21座，直接经济损失1596.1万元。

1964 年 4 至 5 月，全省阴雨不断，小麦杆细倒伏，锈病严重，产量锐减。关中棉花因雨茎枯病流行，成片死亡。

7 月 16、17 日，黄龙县、彬县降暴雨，沙家河、南沟河洪水暴涨，沿岸受灾。

8 月 10 日至 10 月 5 日，岚皋县连续 48 昼夜雨，淫雨断续近百日。不少地方玉米秋封，黄豆无荚。

8 月 12～13 日，横山县降暴雨，无定河赵石窑站洪峰流量 2090 立方米/秒，冲失粮食 5000 千克。

8 月 13 日，合阳、韩城、大荔降暴雨，历时 12 小时，降雨量 59 毫米，黄河龙门站洪峰流量 17300 立方米/秒，沿岸受灾。

8 月至 11 月中旬，旬阳县长期阴雨，全县有 67%秋田受灾，减产 12%，有 4138 间房屋倒塌，5667 间房屋损坏，崩塌冲毁土地 0.12 万公顷，塌死 11 人，伤 9 人，淹死 7 人。

9 月 2 日，周至县降暴雨，黑河、田峪河暴涨，黑河黑峪口站洪峰流量 736 立方米/秒，冲崩河岸，毁田 254.3 公顷。

9 月 14、15 日，临潼、渭南、华县、大荔、华阴降暴雨，渭河临潼站、华县站洪峰流量分别为 5310 立方米/秒、5130 立方米/秒，渭河决口，大荔县 5 个村庄进水，5 个村庄被洪水围困。

全省发生了较为严重的洪涝灾害。主要受灾 27 个县（市），受灾农田 18.4 万公顷，成灾 10.5 万公顷，受灾人口 243.9 万，死亡 439 人；倒塌房屋 29955 万间，减产粮食 17.8 万吨，水毁小（二）型水库 19 座，冲毁工矿企业 1 个，街区 9 条，直接经济损失 22628.3 万元。

1965 年 7 月 10～12 日，陕南连续 3 天暴雨，安康专区洪水猛涨，冲毁农田，房屋，汉白、西万两条公路塌方 65 万立方米，汉阴县蒲溪、涧池两镇水深 1 米，涧河以下一片汪洋。

7 月 19 日，蓝田县降大暴雨，历时 36 小时，降雨量 127 毫米，山洪暴发，灞河李村站洪峰流量 594 立方米/秒，马渡王站洪峰流量 1140 立方米/秒，冲毁水利工程 18 处，堤防 8.5 千米。

7 月 20 日，大荔、蒲城、渭南、华县、潼关等县连阴雨后又降大暴雨，历时 40 小时，降雨量 242.5 毫米，渭河华县站洪峰流量 3200 立方米/秒，洛河一带平地起水，冲淹粮食 5.5 万千克。华县沿山一带南山支流多处决口，洪涝致灾严重。

全省主要受灾 41 个县（市），受灾农田 6.8 万公顷，成灾 2.8 万公顷；受灾人口 61.8 万，死亡 354 人；倒塌房屋 9533 间，减产粮食 10.3 万吨。水毁小（一）型水库 1 座，小（二）型水库 2 座，站坝 7 座，水损工矿企业 6 个；直接经济损失 1508.5 万元。

1966 年 7 月 17 日，横山、米脂、吴堡、绥德一带降大到暴雨，无定河丁家沟洪峰流量达 3630 立方米/秒，造成 42 人死亡，冲毁木船 11 只，架子车 57 辆，水车 31 部，一些县邮电中断，交通受阻。

7月21～22日，大荔、蒲城、高陵、泾阳、礼泉、彬县、长武、临潼、渭南、华县等县降暴雨，历时31.2小时，泾阳降雨量94.2毫米，泾河河水猛涨，张家山站洪峰流量7520立方米/秒。泾惠渠大坝被毁，沿岸各县均受灾。渭河临潼站洪峰流量6250立方米/秒，华县站洪峰流量5180立方米/秒，洪水持续30多小时，二华排水沟决口78处，造成严重灾害。

7月27日，眉县、岐山、宝鸡等县降暴雨，渭河魏家堡站洪峰流量5430立方米/秒，淹两岸川道秋田上万亩。

全省主要受灾27个县（市），受灾农田9.1万公顷，受灾人口64.3万，死亡123人；倒塌房屋5297间，水毁小（一）型水库2座，小（二）型水库1座，水毁工矿企业3个，街区6条；直接经济损失3286.1万元。

1967年　6月16～7月12日，全省多阴雨，延安、宝鸡专区小麦生芽受损。

8月11日，黄河龙门站洪峰流量21000立方米/秒，沿岸各县均受灾。

全省主要受灾34个县（市），受灾农田18.9万公顷，成灾10.0万公顷，受灾人口65.1万，死亡16人；倒塌房屋3651间，减产粮食约9.4万吨；直接经济损失207万元。

1968年　8月10日，宝鸡、咸阳专区暴雨，致使华县、大荔渭河泛滥，淹农田0.73万公顷。

9月12日，大荔、渭南、临潼、华阴、华县等地降大雨，渭河水猛涨，临潼、华县站洪峰流量分别为5460立方米/秒、5000立方米/秒，造成渭河堤防决口，1万多名群众被水围困，冲走农具3.8万件，衣物2.4万件。

全省主要受灾15个县（市），受灾农田3万公顷，成灾1.5万公顷；受灾人口29.5万，死亡22人；倒塌房屋11813间，减产粮食1.3万吨，水毁小（二）型水库1座，直接经济损失512万元。

1969年　8月9日，子洲、子长等地降暴雨，清涧河子长站洪峰流量达3150立方米/秒。子长县城和167个村庄遭暴雨洪水袭击。县城内水深3米，229户居民房屋进水，供电线路损坏，全县停电。

8月10日，铜川、耀县降大暴雨，历时9小时，降雨量121.3毫米，漆水河黄堡站洪峰流量396立方米/秒，冲毁市区内体育桥，冲走铜川市区百货2级站大量物资。

全省主要受灾20个县（市），受灾农田5.1万公顷，受灾人口18.4万，死亡18人；倒塌房屋28间，水毁站坝1座，工矿企业1个；直接经济损失178.1万元。

1970年　7月1日，汉阴山洪爆发，田禾、龙门、清明寨3公社淹没沿河田地1072公顷，冲毁房间189间。

8月4日，铜川、耀县、富平等地降大暴雨，历时12小时，降雨量115.5毫米，漆水河铜川市三里洞洪峰流量797立方米/秒，淹没市区城关一马路，人畜皆有伤亡。

8月31日，临潼、渭南、华县等地降暴雨，渭河水涨，临潼站洪峰流量5520立方米/秒，华县站洪峰流量4320立方米/秒，沿河各县均受灾。

全省主要受灾17个县（市），受灾农田5.7万公顷，成灾1.9万公顷，受灾人口35万，死亡85人；倒塌房屋6253间，减产粮食439万千克。水毁小（一）型水库2座，小（二）型水库13座，站坝1座，工矿企业1个，直接经济损失3961.6万元。

1971年　6月28日，韩城2小时降雨75.0毫米，冲淤庄稼800万公顷，致7人死亡。

7月8～11日，黄龙县降暴雨，历时60小时，山洪暴发致灾。

7月25日，神木、府谷等地降暴雨，历时48小时，降雨量179毫米，窟野河神木站洪峰流量8210立方米/秒，神木县城进水，水深0.5～1.0米，部分商店、民房进水，通讯中断。

8月20日，淳化县降大暴雨，历时20小时，降雨量达108.5毫米，冶峪河淳化站洪峰流量449立方米/秒，沿岸受灾。

全省主要受灾18个县（市），受灾农田1.9万公顷，成灾1.0万公顷；受灾人口10.5万，死亡27人；倒塌房屋684间，减产粮食3万吨，水毁小（一）型水库2座，小（二）型水库4座，站坝13座，直接经济损失3496万元。

1972年　6月23日，志丹、靖边等县降大雨，历时24小时，降雨量40毫米，周河志丹站出现了有记载以来最大洪峰流量2250立方米/秒，两岸受灾严重。

6月30日至7月1日，镇安县降暴雨，历时18个小时，降水量125毫米，乾佑河发大水，镇安站洪峰流量1000立方米/秒，达仁、木王、柴坪三区遭灾严重。

6月30日至7月2日，商南县降特大暴雨，降雨量245毫米，致灾严重。

7月1日，镇安县柴坪特大暴雨，洪水破坏公路基面50余千米，淹死74人，受灾农田1.03万公顷。

7月7日、8日，丹凤县两天大暴雨，武关河涨水，赵川站洪峰流量964立方米/秒（调查值），赵川乡黄蝉村全部被水冲淹，0.13万公顷农田受灾，死亡36人。

7月20日，三原县岳村暴雨，沟水上涨淹11户，死24人。

全省主要受灾31个县（市），受灾农田11.6万公顷，成灾3.9万公顷；受灾人口50.4万，死亡265人；倒塌房屋1533间，减产粮食304万千克；水毁小（二）型水库4座，站坝3座，工矿企业8个。

1973年　6月13日，吴旗、志丹、甘泉、黄陵等普降大雨，洛河金佛坪站洪峰流量782立方米/秒，82个行政村受灾。

8月11日，长武降暴雨，历时10小时，降雨量65毫米，鸭儿沟洪峰流量394立方米/秒，县城受淹。

8月30日至9月1日，长武、泾阳、高陵、周至、兴平、咸阳、渭南、华县等地先后降大到暴雨，泾河张家山洪峰流量6160立方米/秒，渭河魏家堡站、临潼站、华县站洪峰流量分别为3940、6050、5010立方米/秒，沿渭河两岸受灾。

全省主要受灾34个县（市），受灾农田10.4万公顷，受灾人口55.5万，死亡192人；倒塌房屋2765间，水毁中型水库4座，小（一）型水库1座，小（二）型水库15座，工矿企业1个；直接经济损失1748.2万元。

1974 年 6月30日，延安、志丹、安塞等地出现暴风雨，山洪暴发，冲毁小（二）型水库4座，延河延安站洪峰流量474立方米/秒。

7月28日，大荔、蒲城降暴雨，降雨量81毫米，受灾69个大队、359个生产队。

8月8日，关中和汉中地区15个县暴雨。渭南县崇凝地区，15小时降雨量228毫米，华县、潼关、勉县、宁强等县日雨量都大于100毫米，山洪成灾。

8月21日，蓝田县降大暴雨，灞河罗李村站洪峰流量310立方米/秒，受灾5个乡的21个大队。

全省主要受灾40个县（市），受灾农田9.3万公顷，成灾2.6万公顷；受灾人口14.8万，死亡159人；减产粮食1.8万吨；水毁小（二）型水库13座，站坝17座，工矿企业7个；直接经济损失8001万元。

1975 年 7月9日，镇巴县24小时降雨210.20毫米，受灾农田0.33万公顷，死亡17人。

7月21日，蒲城县2小时45分降雨157.9毫米，尧山、岳王山山洪暴发受灾农田6.67万公顷，伤亡82人。

7月28～29日，榆林、延安和渭南北部普降大到暴雨，铜川、耀县、富平一带降大暴雨，富平美原降雨量达133.1毫米。各小河水满，延河甘谷驿站洪峰流量804立方米/秒，冲毁小（二）型水库12座。洛河头站洪峰流量2190立方米/秒，沿河农田受灾严重。

8月8日，白河、商南等地降大到暴雨，历时24小时，白河县降雨100多毫米，洪灾死亡166人。商南县赵川9小时降雨达251.9毫米；使商南县赵川镇交通、通讯、广播中断。

9月2～6日，宁强、勉县部分地区降大暴雨，勉县5天降雨达274.8毫米，其中4日一天降雨133毫米。玉带河铁锁关站洪峰流量1320立方米/秒，漾家河元墩站洪峰流量1190立方米/秒，沿河致灾较重。

10月2日，大荔、渭南、临潼、华阴等地降暴雨，渭河水涨，华县站洪峰流量4010立方米/秒，沿岸均不同程度受灾。

9月、10月，关中、陕南阴雨连绵，江河涨水雨涝成灾，关中棉桃霉烂减产。

全省主要受灾41个县（市），受灾农田6.9万公顷，成灾4.1万公顷；受灾人口29.6万，死亡396人；倒塌房屋73438间，减产损失粮食8.4万吨，水毁小（一）型水库5座，小（二）型水库23座；直接经济损失7218万元。

1976 年 8月22～24日，周至、眉县秦岭山区和沿河一带降暴雨，受灾22个大队，洪水围困14000多名群众。

8月21日至10月31日，汉阴县四次连阴雨，秋粮减产。上七里灾情尤重。石泉县四次连阴雨，秋粮减产。

全省主要受灾36个县（市），受灾农田9.4万公顷，成灾3.7万公顷；受灾人口98.5万，死亡157人；倒塌房屋12393间，减产粮食5.1万吨；水毁小（一）型水库2座，小（二）型水库2座，工矿企业9个，直接经济损失7962万元。

1977 年　7 月 4～6 日，泾河、洛河、延河、清涧河上游出现大暴雨。5 日雨区迅速扩大，强度增加，泾河中上游、延河流域一带，降雨量达到 100 毫米以上，6 日晨，安塞县王庄 9 小时降雨量达 310 毫米，24 时降雨量达 400 毫米，延河洪水暴涨。洪水冲入延安市区，兰家坪水深达 6 米，北关、东关街道水深 5～6 米，南关街道水深 4 米，市区 16 个单位基本被冲光，大部分居民、机关、企业住房、仓库被淹，公私财物损失甚巨，仅供销系统损失商品物资和国家固定资产约 147 万元。市内倒塌房屋 2000 间，死亡 134 人，失踪 26 人。通讯输电线路损失 80%以上，延安纪念馆部分文物被冲走。据统计，延安地区 11 个县（市）受灾，受灾农田 1.4 万公顷，成灾 1.2 万公顷，受灾人口 20 万，水毁中型水库 1 座，小（一）型水库 13 座，小（二）型水库 212 座。经过治理的 15 条小流域基本被毁，冲毁河堤 15 千米，抽水站 160 处，水电站 12 座。泾河、渭河大水还使两岸 1022 名群众被洪水围困。总计损失约 7000 万元。

7 月 10 日，关中渭河以南和陕南 23 个县暴雨，镇巴、安康、紫阳等县洪水毁河堤、农田，灾情严重。

8 月 1 日，榆林、府谷、神木 3 县暴雨，榆林小兔壕公社 7 小时降雨 724 毫米，大地一片汪洋，农田被淹，部分房屋倒塌，一些牛、羊、猪被淹死，局部受灾严重。

8 月 4 日、5 日，榆林地区 10 个县暴雨，山洪暴发，大面积受灾，绥德韭园沟公社降雨 248.9 毫米，将水土保持建设的 250 座土坝绝大部分冲毁，133.33 公顷坝地全部冲光。

全省主要受灾 49 个县（市），受灾农田 15.2 万公顷，成灾 5.3 万公顷；受灾人口 107.8 万，死亡 383 人；倒塌房屋 14119 间，减产损失粮食 8.8 万吨；水毁中型水库 1 座，小（一）型水库 13 座，小（二）型水库 212 座和一批工矿企业。

1978 年　6 月 30 日至 7 月 3 日，商县、丹凤、柞水、山阳等县降暴雨，受灾严重。

7 月 1 日至 4 日，陕南连续 4 天暴雨，山洪暴发，汉江涨水，农业、水利、交通、通讯受损，安康县沿河街道和东西城郊大部分被淹，7200 多人被水围困。

7 月 9 日，乾县降暴雨，历时 2 小时，降雨量 80 毫米，使 1.1 万公顷农田受灾，成灾 0.5 万公顷，倒塌房屋 500 间。

7 月 23 日，镇安县降暴雨，历时 5 小时，降雨量 112 毫米，全县受灾。

8 月 31 日，神木、榆林、米脂等地降大暴雨，历时 18 小时，降雨量 99.4 毫米，窟野河神木站洪峰流量 12000 立方米/秒，河水泛滥，堤防决口，0.4 万公顷农田被淹成灾，倒塌房屋 1400 间，水毁小（一）型水库 5 座，小（二）型水库 9 座，淤地坝 337 座。

全省主要受灾 39 个县（市），受灾农田 18.0 万公顷，成灾 6.1 万公顷；受灾人口 123.3 万，因灾死亡 372 人；倒塌房屋 25435 间，减产损失粮食 1.3 万吨；水毁小（一）型水库 5 座，小（二）型水库 18 座，站坝 90 座，工矿企业 16 个；直接经济损失 3558.5 万元。

1979 年　7 月 13～14 日，汉中地区降大到暴雨，玉带河铁锁关站洪峰流量 1200 立方米/秒，漾家河元墩站洪峰流量 852 立方米/秒，沿岸 0.7 万公顷农田受灾，成灾 0.3 万公顷，水毁库塘 53 座，倒塌房屋 4843 间，受灾人口 1.53 万。

7 月 23 日，蓝田、灞桥遭受暴雨袭击，历时 2 小时 40 分，雨区中心强度 58.6 毫米/

小时，降雨量 77.2 毫米，灞河马渡王站洪峰流量 778 立方米/秒，使 12 个乡的 0.3 万公顷农田受灾，成灾 0.2 万公顷，倒塌房屋 327 间，因灾死亡 12 人，水毁小（二）型水库 1 座。

7 月 31 日，乾县降大暴雨，历时 2 小时，降雨量 110 毫米，受灾农田 0.3 万公顷，成灾 0.2 万公顷，倒塌房屋 700 间，受灾人口 7.25 万，冲毁杨家河水库（在建中型）。

8 月 2 日，黄陵县降大暴雨，历时 3 小时，降雨量 115.3 毫米，沮河水大发，县酒厂、药店被淹。

全省主要受灾 46 个县（市），受灾农田 15.6 万公顷，成灾 6.6 万公顷；受灾人口 321.6 万，死亡 390 人；倒塌房屋 18258 间，水毁中型水库 1 座，小（一）型水库 4 座，小（二）型水库 21 座，工矿企业 2 个，直接经济损失 6392.6 万元。

第五节　公元 1980 年—公元 2000 年的灾害

1980 年　6 月 15 日，汉中地区 9 县暴雨，宁强县城区被洪水包围，房屋倒塌，人员伤亡。

6 月中旬至 7 月上旬，关中、陕南连续阴雨，宝鸡市各县小麦穗生芽，宁强县麦子霉烂，损失严重。

6 月 30 日至 7 月 2 日，洋县、丹凤、商南、镇安降大到暴雨，受灾农田 0.7 万公顷，人口 17.5 万。

7 月 2 日，周至、户县等地降大暴雨，历时 48 小时，降雨量 280.4 毫米，黑河黑峪口洪峰流量 3040 立方米/秒，受灾农田 0.5 万公顷，成灾 0.4 万公顷，倒塌房屋 4476 间，受灾人口 12.9 万，死亡 21 人，水毁塘坝 82 座，公路 106 千米。

8 月 23 日，户县降特大暴雨，历时 22 小时，雨区中心强度 94 毫米/小时，降雨量 371 毫米，受灾农田 0.3 万公顷，成灾 0.1 万公顷，受灾人口 0.6 万，因灾死亡 10 人，倒塌房屋 1750 间，损失粮食 75 万千克。

石泉县，秋涝，成灾面积 12248 公顷，粮食减产 150 万千克。

全省主要受灾 53 个县（市），受灾农田 23.7 万公顷，成灾 7.4 万公顷；受灾人口 236.1 万，因灾死亡 182 人，倒塌房屋 20118 间，减产损失粮食 16.8 万吨；水毁站坝 26 座，工矿企业 3 个，直接经济损失 34734 万元。

1981 年　6～7 月，太白县连阴雨，当时正是夏收季节，使大部分小麦霉烂、发芽，减产 25 万千克。

7 月 13 日，宝鸡市、汉中地区 10 个县暴雨，山洪暴发，交通、通讯中断，仅勉县倒塌房屋 1.3 万多间，宁强县城关镇进水，农田冲淹。

7、8、9 月，扶风县降水较同期偏多 261 毫米，出现连续 40 多天的强连阴雨天气。据统计，全县倒塌房屋 3000 多间，水毁堤坝 5.8 千米、塘坝 90 座、渠道 23 千米、通讯线路杆 7.5 千米、公路 3 处。

8～9月，宁陕县，长达1个月的连阴雨，给农作物生产造成了很大的灾害。据统计，全县受灾面积1.03万公顷，损失产量超过650万千克。

8～9月，石泉县，32天连阴雨，降水量470毫米，占全年降水量一半。受灾面积1.8万公顷，占播种面积61%，粮食减产1000余万千克。塌房2000间。人畜伤亡严重。

8月14～31日，宝鸡市、汉中地区普降大到暴雨，造成灾难性破坏，渭河、嘉陵江、汉江暴涨，达到历史最大流量，这次暴雨主雨区涉及29个县，县县都有灾。仅汉中地区农村就有89.8万人受灾，占总人口的27%，无家可归者达24.8万人，因灾死亡369人，受伤6000余人，倒塌房屋186961间，农作物受灾面积20.3万公顷，绝收3.4万公顷；冲毁堤坝4600处计956千米，冲毁渠道1903千米。农村总计损失8亿多元。宝鸡地区的凤县、宝鸡、千阳等县洪灾也较严重，损失达1.15亿元。安康地区以涝灾为主，受灾和成灾面积分别为前11年（1970—1980年）总面积的2.1和2.3倍。在这次暴雨洪水灾害中，铁路、工厂、矿山、公路和财贸、邮电等国家企事业单位的损失也十分严重。宝成铁路秦岭至略阳段遭到极为严重的破坏，有31座桥隧被毁，运输中断两个月；水毁公路1793千米，桥涵1734座；通讯线路525杆千米；许多重要工厂、矿山被山洪和泥石流淹没；凤县和略阳两座县城被淹，略阳县城街道水深达10米。

全省以汉中、宝鸡西部为中心遭受了极为严重的暴雨洪水灾害。主要受灾78个县（市），受灾农田116.6万公顷，成灾76.4万公顷；受灾人口548.5万，死亡950人；倒塌房屋413865间，水毁小（一）型水库4座，小（二）型水库7座，站坝917座，工矿企业41个；直接经济损失208300万元。

1982年　7月10日至8月2日，镇坪县连阴雨历时24天，降水448毫米，伴有4次暴雨，22日最大85毫米，冲毁农田0.1万公顷，倒毁房屋169间，造成危房650间；大河煤矿、水泥厂、公路、邮电、广播、水电设施，遭到严重损失。

7月21日，陕南东部12个县暴雨，汉江洪水猛涨，白河县沿江河街全被水淹，农田、公路受害，平利河水泛溢，损失较大。

7月31日至8月1日，韩城、白水、澄城、华阴、华县、潼关等地降大到暴雨，华阴县罗夫堡站24小时降雨量240.8毫米，山洪暴发，罗夫河罗夫堡站洪峰流量177立方米/秒，受灾农田0.7万公顷，成灾0.4万公顷，水毁堤渠3.16千米，倒塌房屋3180间，死亡28人。同时，丹凤、商南降暴雨，山洪暴发，受灾农田0.7万公顷，成灾0.5万公顷，倒塌房屋1278间，受灾人口14.8万，死亡16人。

8月1日，蓝田、西安部分地区降暴雨，历时48小时，降水总量112.3毫米，灞河罗李村站洪峰流量1140立方米/秒，受灾农田0.1万公顷，成灾313.3公顷，倒塌房屋100间，受灾人口2.6万，因灾死亡2人。

8月15日，安康部分地区降大暴雨，山洪暴发，受灾农田0.2万公顷，成灾0.1万公顷，倒塌房屋67间，受灾人口2.2万，因灾死亡9人。

全省主要受灾43个县（市），受灾农田16.7万公顷，成灾7.1万公顷；受灾人口120.4万，死亡136人；倒塌房屋29029间，冲失减产粮食17.8万吨，水毁小（二）型水库2座，站坝101座，工矿企业7个；直接经济损失59518万元。

1983 年 4月27日，定边县降暴雨，受灾农田1.5万公顷，成灾1.0万公顷，死亡16人，损坏通讯线路94.8杆千米。

5～6月，关中、陕南阴雨连绵，平利、紫阳县，中高山农作物受到严重损害。高山小麦、洋芋、玉米大半无收成或产量极低。特别是6月16～26日，连阴雨影响小麦收获，出芽霉烂，损失极大，宝鸡市损失1.75亿千克，各县大都损失几百万千克。眉县，损失小麦1700万千克，棉花亩产只有10千克，玉米、苹果病虫害严重发生。

7月27～31日，汉中、安康普降大到暴雨，局部大暴雨，造成重大灾害。27日，汉中地区西部开始降雨，雨量多在30毫米以上。28、29两日，汉中全区普遍降大到暴雨，局部地区达大暴雨，日雨量多在60毫米以上，南郑县小坝站雨量达132毫米。30日，汉中地区东部和安康地区一带降大到暴雨，局部大暴雨，西乡县左溪站降雨量达159毫米，石泉县119毫米。31日，石泉和安康区间普降大到暴雨，局部大暴雨。由于这次降雨是汉江全流域性的大到暴雨，各河洪水暴涨，雨带移动方向，与汉江干流流向一致，致使洪水叠加，汉江干流水位平均每小时上涨0.75米。任河瓦房店站洪峰流量5470立方米/秒，月河长枪铺站洪峰流量3210立方米/秒，汉江干流石泉站洪峰流量14000立方米/秒，安康站洪峰流量31000立方米/秒。

8月1日1时30分，安康站水位最高，简称“83.8”洪水。这次暴雨洪水给汉江干流沿岸地区造成了严重的灾害，安康城区尤为惨重。7月31日夜，汉江安康段洪水猛涨，首先漫溢东堤，溃决入城，飞流倒灌，城中人民逃避不及。8月1日1时许，洪水水位高出城堤1.5米，三层楼高的建筑物全部浸入洪水中，城市一片汪洋，受灾8.96万人，死亡870人，直接经济损失达5.69亿元。石泉、紫阳、旬阳、白河四县的城关和沿江河43个社镇遭到了洪水袭击。紫阳、旬阳、白河3个县城地处河街的6个居委会8465人中，受洪水袭击的有5358人，90%的房屋倒塌，公私财产损失殆尽。13个集镇基本被毁。安康县流水、吉河、岚河3个集镇，共有国家、集体单位36个，21个单位房屋财产被冲光，11个损失惨重，仅3个单位幸免。据统计，安康地区受灾53.6万人，因灾死亡1409人，伤1000余人。受灾农田0.2万公顷，冲毁农田0.1万公顷。冲毁城镇防洪堤23.3千米，农村河堤293千米，渠道493千米，堰塘440口，小水电站71处，抽水站和喷灌站260处，电力通讯线路262杆千米。冲毁中小学306座，医院、卫生所192个。全区公私财产损失11.044亿元。

8月5日15时至17时20分，丹凤武关乡和犁园乡降特大暴雨，降雨中心最大强度242.5毫米/小时，降雨总量373毫米，使两个乡10个村60个村民小组不同程度受灾，死亡16人，损失粮食1.45万千克，公路大部分被毁。

9月7日，铜川地区降大暴雨，漆水河涨水，河堤决口，受灾农田1.7万公顷，成灾0.6万公顷，倒塌房屋7221间，死亡27人。

9月20日至10月3日，白河县出现了连阴雨天气，降水量183.9毫米，玉米减产。

全省以安康为重点，发生了极为严重的暴雨洪水灾害。主要受灾48个县（市），受灾农田117.5万公顷，成灾54.5万公顷；受灾人口764.3万，死亡1857人；倒塌房屋283490间；水毁小（一）型水库1座，小（二）型水库3座，全年直接经济损失151278万元。

1984年 5月10日，三原部分地区降大暴雨，受灾农田0.9万公顷，成灾0.4万公顷，倒塌房屋96间，受灾人口10.8万，死亡13人。

5~7月，商洛部分县（市）降局地暴雨15次，水毁公路、涵洞、拦沙坝、线路及机井、水轮泵站等，受灾农田2.6万公顷，成灾1.7万公顷。

6月19~27日、7月1~17日连阴雨，关中及延安、商洛地区的小麦，普遍生芽霉变，许多地方的房屋、窑洞倒塌。

9月、10月，关中、陕南连阴雨，致使棉花烂桃，玉米、水稻推迟成熟而减产，土地泡软，房屋倒塌，仅乾县倒房8921间，塌窑2623孔；宁陕县，引起地裂、滑坡、塌方，冲淹粮田、房屋、公路等，造成人员伤亡；旬阳县32条公路中断倒塌房屋5604间。

全省主要受灾65个县（市），受灾农田79.2万公顷，成灾32.4万公顷；受灾人口322.0万，死亡406人；倒塌房屋68751间，冲失减产粮食36.8万吨；水毁小（一）型、小（二）型水库各1座，工矿企业4个，直接经济损失16311万元。

1985年 5月2日，蓝田县辋川、蓝桥等地突降特大暴雨，蓝桥河洪峰流量500立方米/秒，受灾农田1.7万公顷，成灾0.7万公顷，水毁堤渠39.6千米、库塘11座，倒塌房屋471间，受灾人口10万。

5月11日，商洛地区山阳、商县、镇安等地降暴雨，受灾农田1.2万公顷，成灾0.6万公顷，倒塌房屋47间，受灾人口19.44万，水毁公路30.15千米，各种通讯线路3.6杆千米。

5月22日，洛南县部分地区降暴雨，受灾农田0.3万公顷，成灾0.1万公顷，倒塌房屋1131间，受灾人口1.4万，损失经济林5.66万株，伤47人。

7月24日，洛南县降大暴雨，水毁公路17.89千米，受灾农田0.6万公顷，成灾0.5万公顷，水毁堤渠39.15千米，库塘2座，倒塌房屋114间，受灾人口4.4万。

9月，宁陕县，连阴雨14天，影响秋季作物的收获，局地还出现滑坡、塌方。

9月7~13日，佳县出现了连阴雨天气，降雨量137.7毫米，造成山体滑坡，一些房屋倒塌，直接经济损失10多万元。这一时期正是红枣成熟期，致使红枣变裂、霉烂，减产500万千克，经济损失近1000万元。

全省，主要受灾53个县（市），受灾农田54.5万公顷，成灾32.8万公顷；受灾人口214.1万，死亡160人；倒塌房屋18392间，减产损失粮食12.6万吨；水毁小（一）型水库1座，工矿企业2个，街区5条；直接经济损失9366万元。

1986年 6月3~9日，汉中地区连阴雨，2.67万公顷小麦发芽，减产约5万吨。

6月30日至7月3日，咸阳地区阴雨，北5个县4.53万公顷小麦生芽，减产4087万千克。

7月9日，周至降大暴雨，降水总量达177.0毫米，黑河黑峪口站洪峰流量1640立方米/秒，决口5处，受灾农田0.2万公顷，成灾0.1万公顷，受灾人口1.7万。西安市城区低洼处淹房，有的马路水深1.2米，影响交通。

8月18日，铜川市区以北普降暴雨，历时1小时，使雷家沟河水猛涨，冲垮郊区钢材厂围墙，淹没6个单位，经济损失18.6万元。

全省主要受灾 41 个县（市），受灾农田 17.1 万公顷，成灾 8.8 万公顷，受灾人口 132.9 万，死亡 20 人；倒塌房屋 1535 间，减产损失粮食 7.1 万吨；水毁小（二）型水库 1 座，工矿企业 1 个，直接经济损失 4583 万元。

1987 年 5 月 24 日，西安城区因暴雨，百余条道路积水，房屋进水，郊区河流涨水，农田被淹。

6 月 4 日晚至 5 日下午，商洛地区普降暴雨，降雨量 83.6～101.4 毫米，7 个县受灾，其中丹凤、山阳、商南 3 个县最为惨重。全区 36 个区、144 个乡镇、618 个村、3614 个村民小组、90692 户、41 万人受灾，受灾农田 2.9 万公顷，成灾 2.3 万公顷，倒房 1.01 万间，死亡 103 人（其中山阳 70 人、丹凤 26 人），冲毁堤防 1740 千米，冲毁公路 1535 千米，直接经济损失 11428 万元。

6 月，关中、商洛地区连阴雨，小麦生芽霉变减产，西安市发芽 50%，渭南地区损失 1000 万千克，宝鸡市 6 万公顷小麦发芽。

7 日 9 日，延安、延长降暴雨，延河延安站洪峰流量 944 立方米/秒，延长受灾面积 0.2 万公顷，成灾 0.2 万公顷，受灾人口 7.5 万。

7 月 17 日、18 日，陕南两天暴雨，汉中地区山洪暴发，水毁公路、农田，佛坪县公路全部中断，西乡、城固、镇巴秋田受灾；安康地区冲毁河堤 307 处，0.87 万公顷农田受灾。

8 月 2 日，柞水、镇安降大暴雨，受灾面积 2.1 万公顷，成灾 1.5 万公顷，倒塌房屋 1954 间，受灾人口 21.73 万，水毁堤渠 300 千米。

8 月 6 日，安康县部分地区降大暴雨，西河沟水库翻坝漫顶溢流，安康城区 7 处低洼地段水深达 1.2～1.6 米，119 个单位、896 户房屋进水，受灾农田 0.3 万公顷，成灾 0.1 万公顷，倒塌房屋 795 间，受灾人口 2.49 万，汉白公路交通中断。

9 月 9 日，石泉突降暴雨和冰雹，石泉变电站主变压器和高压配电柜被击毁，造成全县停电、停水、停产，通讯中断，县城很多平房、商店、厂房、仓库涌进洪水泥石，水深 0.3～1.0 米，直接经济损失 15.6 万元。

9 月 17 日，榆林突发狂风暴雨，受灾农田 1.0 万公顷，成灾约 0.9 万公顷，受灾人口 2.98 万。

全省主要受灾 47 个县（市），受灾农田 90.3 万公顷，成灾 21.7 万公顷，受灾人口 428.3 万，死亡 260 人；倒塌房屋 18856 间，减产损失粮食 25.4 万吨，水淹工矿企业 65 个，街区 8 条；直接经济损失 19869.8 万元。

1988 年 6 月 27 日，吴旗县降大暴雨，洛河金佛坪站洪峰流量 1800 立方米/秒，沿河受灾农田 2.1 万公顷，成灾 1.7 万公顷，倒塌房屋 45 间，受灾人口 4.13 万，死亡 8 人，直接经济损失 687.5 万元。

7 月 3 日，铜川市遭受暴雨袭击，并伴有冰雹、大风，受灾农田 0.7 万公顷，成灾 0.3 万公顷，冲毁渠道 19.3 千米，河堤 8.7 千米，公路 172 千米，水利设施 6 处，直接经济损失 1712 万元。

7 月 1～11 日，铜川市印台区、耀县、宜君县的 21 个乡镇夏收高峰期，连续下了 11

天连阴雨，导致夏粮减产1700万千克，其中，霉变615万千克，冲走5万千克，出芽一等的有580万千克、二等的有500万千克。倒塌房窑312间（孔）。早秋受灾546.7公顷，减产160万千克。

7月13日，长安县马兴等4个乡50分钟降雨120毫米，伴大风、冰雹，0.47万公顷农田受灾。

7月15日14时30分至16时02分，一场百年不遇的大暴雨袭击了西岳华山，仅1小时20分钟降雨量即达97.1毫米。5座成吨重的铁塔被洪水拧成“麻花”，山上通讯设施全被雷电击毁，死亡16人，冲毁进山道路7处。

7月19日18～19时，西安遭暴雨袭击，1小时降水量24.3毫米，致使16条10千伏的高压供电线路因雷击跳闸停电，

7月23日16时30分左右，彬县突降暴雨，山洪暴发，泾河支流水帘河河水猛涨，水帘桥被冲断，致使8人死亡，1人失踪。

8月5日，商南降暴雨，受灾农田0.3公顷，成灾0.1万公顷，倒塌房屋153间，受灾人口4.82万，死亡3人，水毁堤渠61.1千米，库塘4座，直接经济损失800万元。府谷县暴雨，23个乡，5.78万人，0.66万公顷农田受灾。

8月7日22时20分，扶风县城遭暴雨袭击，暴雨持续2小时，降水64毫米，造成滑坡2处，倒塌房屋4间，3人死亡，3人受伤，一些工厂、机关、学校室内进水。

8月7～8日，宝鸡市降大暴雨，渭河林家村站洪峰流量1240立方米/秒，金陵河县功洪峰流量918立方米/秒，宝平公路金陵大桥坍塌，受灾农田2.3万公顷，成灾1.3万公顷，倒塌房屋2979间，受灾人口38.45万，因灾死亡24人，水毁闸坝57座，机井泵站111处，公路130千米，直接经济损失7669.5万元。

8月13日晚至14日凌晨，商州市和蓝田、柞水县交界处降大暴雨，雨区中心商州市吴家沟降雨410毫米，九间房383毫米，葛牌101.4毫米，吴家沟最大降雨强度达133.7毫米/小时。在总面积不足16平方千米的吴家沟、九间房、西沟三地区共发生滑坡、泥石流40余处，造成交通、通讯中断，洪水经过之处，房屋、树木等荡然无存，仅商洛境内有14个区、68个乡镇、21.24万人受灾，冲毁农田1. 2万公顷，成灾0.8万公顷，倒房3003间，致危7194间，冲走牛、猪、羊810头，44个乡镇交通、电话、电力线路中断，死亡114人（其中柞水77人、商州27人），直接经济损失8182.04万元，蓝田葛牌乡死亡77人。

8月24日晚到25日凌晨，宜川县云岩河上游南泥湾一带突降暴雨，云岩河25日3时50分洪峰流量约1500立方米/秒，洪水漫进云岩镇，14个单位和24户居民住房进水，倒房12间，3人失踪，部分农田受灾。

9月1日1～9时，留坝马道乡一带降暴雨75毫米，山洪暴发，造成马道镇，东沟乡，火烧店乡，鲜家坝乡，新桥峪乡340公顷农田受灾。

全省主要受灾62个县（市），受灾农田50.7万公顷，成灾30.4万公顷，受灾人口428.4万，死亡463人；倒塌房屋3478间，冲失减产粮食28.1万吨；水毁小（二）型水库7座，站坝13座，水损工矿企业27个，街区51条；直接经济损失52782万元。

1989年　4月1～15日，汉中、安康地区连阴雨，造成小麦发生赤霉病减产。

7月9～10日，丹凤、柞水降大暴雨，河水猛涨，受灾农田1.1万公顷，成灾0.5万公顷，受灾人口19.94万，倒塌房屋323间，水毁堤、渠29.6千米，电话广播线61.5杆千米。

7月15日21时至16日9时，千阳县突降暴雨，降水量达93毫米，致使山洪暴发，千河猛涨，淹没农田0.2万公顷，70多眼大井淹淤，千惠渠多处决口，8个乡电话通讯中断，县水泥厂10千伏输电线被损，草碧、文家坡、柿沟三乡，250户房屋进水，倒房64间，文家坡乡政府所有机关单位被淹，有2人失踪，1人死亡，1人受伤。

7月18日14时30分，宝鸡县新街乡20分钟降雨60毫米，连同15日两次暴雨，受灾单位33个，2520户，民房进水，死亡1人，81户无家可归，冲走小麦12万千克，冲毁农田2929公顷。

7月21～22日，府谷、神木、佳县与毗邻的内蒙边境突降暴雨，山洪暴发，皇甫川皇甫站洪峰流量11600立方米/秒，窟野河神木站洪峰流量11000立方米/秒，黄河吴堡站洪峰流量12400立方米/秒。川道煤矿、油井被淹，受灾农田1.1万公顷，成灾1.0万公顷，倒塌房屋2025间，受灾人口9.27万，死亡52人。水毁堤防18.1千米，公路200千米。

7月22日16时30分到20时20分，凤翔县陈村接连两次暴雨袭击，90分钟降水量达7.5毫米，街道积水1.5米，全村50多间房屋倒塌，冲走粮食2万多千克，0.1万公顷农田被毁。

全省主要受灾50个县（市），受灾农田47.9万公顷，成灾31.5万公顷，受灾人口243.6万，死亡64人，倒塌房屋11292间，减产粮食10.2万吨；水毁小（一）型水库1座；直接经济损失23029.4万元。

1990年 7月5～6日，陕南西部的汉江和嘉陵江上游出现大暴雨，略阳县郭镇站降雨达242.9毫米，凤县长坪降雨达225.1毫米，宁强、勉县、留坝、太白、汉中、城固、南郑降雨100～200毫米，造成山洪暴发，河水暴涨，嘉陵江略阳站6日15时洪峰流量达5090立方米/秒，最高水位640.51米，超过保证水位4.96米。6日15时，汉江武侯镇站洪峰流量6010立方米/秒。6日零时，汉江支流褒河马道水文站洪峰流量1348立方米/秒。6日21时，汉中站洪峰流量达8470立方米/秒，最高水位508.30米（超过保证流量1800立方米/秒，超保证水位1.02米）。致使汉中市100多万人受灾，失踪死亡63人，倒塌房屋1.3万多间，冲坏河堤2527处，塘坝537座，水毁沙压农田1万多公顷，减产损失粮食约2亿千克。阳安铁路中断7天。另外，由于陇县、千阳、宝鸡、眉县、周至等县降暴雨，造成渭河林家村站洪峰流量1710立方米/秒，魏家堡站洪峰流量2470立方米/秒，受灾面积2.5万公顷，成灾约1.4万公顷，倒塌房屋2176间，受灾人口21.52万，死亡12人，水毁堤防328千米，水毁小（二）型水库2座，公路375千米，厂矿39个，直接经济损失15542万元。

7月25日，吴旗降暴雨，河水暴涨，洛河金佛坪站洪峰流量2200立方米/秒，受灾农田1.0万公顷，成灾0.9万公顷，倒塌房屋47间，受灾人口1.7万，死亡2人。

7月30日18时30分到19时40分，咸阳城区突降暴雨，雨量达79.6毫米，6条主要道路积水近1米深，东风路、新兴路立交桥水深达5米以上，西兰路交通中断12小时，国棉七厂、二厂铸机厂等29个车间进水，电机浸泡，致使31日全天停产。

全省主要受灾69个县（市），受灾农田51.0万公顷，成灾29.1万公顷；受灾人口328.1万，因灾死亡178人；倒塌房屋35518间，减产粮食16.9万吨；水毁小（一）型水库1座，小（二）型水库2座，直接经济损失108507.2万元。

1991年 5月下旬至6月上旬，汉阴县较长时间的连阴雨天气，使大面积小麦、油菜无法收割，以致发芽霉烂。

5月28日至6月2日，武功县连阴雨，使乳熟至腊熟期的小麦“头重脚轻”而倒伏。

6月12～14日，乾县连阴雨，给小麦收割打碾造成很大困难，致使一部分小麦发芽变霉，产量受到损失。

三夏期间，礼泉县连阴雨，使全县约三分之一的小麦发霉。

7月28日3时到9时，蒲城县普降暴雨，雨量达85.2毫米，县城区百余家进水，倒房200多间，冲毁农田1333公顷，果园33.3公顷，冲毁鱼池1000多处。城区蓄水库决口，直接经济损失100万元。

8月20日，富平北部沿山一带突降暴雨，引起山洪暴发，1600农户进水，倒房135间，冲走小麦30万千克，直接经济损失300万元。

据省内269个雨量站统计，5～9月1小时降雨量超过20毫米的暴雨120站次，6小时降雨量超过50毫米的暴雨61站次，日雨量超过50毫米的暴雨229站次，其中超过100毫米的大暴雨11站次。

全省受灾179县次。农作物受灾面积104.6万公顷，成灾23.5万公顷，受灾人口410.89万，死亡71人，倒塌房屋7033间，损失成品粮15.5万吨。冲毁堤防2756处，长444.7千米，淤地坝2130座，小水电站16座，通讯线路818杆千米，公路塌方95处，直接经济损失2.86亿元。

1992年 5～6月，淳化县连续降水，使夏收受到影响，县南部和北部山区部分小麦因连阴雨发芽霉变。

7月27～28日下午，韩城西北部山区发生暴雨并伴8级大风，造成塌方159处，毁坏水电设施多处，513户受灾，死亡2人，直接经济损失229万元。

8月4日4～11时，华县金堆镇突降特大暴雨，雨量120毫米，致使山洪暴发，冲毁农田226公顷，2人死亡，9人受重伤。

8月11日20时至13日8时，关中西部普降大到暴雨，局部降大暴雨。降雨量一般为50～100毫米，彬县、麟游、岐山、千阳、宝鸡、扶风、周至、蓝田、渭南等9县降雨量超过100毫米。泾河、渭河干支流共8条河流暴涨，渭河形成两次洪峰。第一号洪峰于13日3时30分到达潼关站，洪峰流量3500立方米/秒。第二号洪峰于12日17时30分在林家站站形成，洪峰流量2920立方米/秒，咸阳站13日10时洪峰流量2350立方米/秒。与此同时，13日7时15分泾河张家山站洪峰流量2400立方米/秒。泾、渭洪水汇合后，13日15时30分临潼站洪峰流量4120立方米/秒，14日2时华县站洪峰流量3950立方米/秒，由于河道泥沙淤积严重，洪水下泄不畅，致使渭水倒灌南山支流，方山河、柳叶河、长涧河、罗夫河漫堤决口，库区一片汪洋，水深1～5米，返库移民房倒屋塌，财物损失殆尽。共冲毁农田4.4万公顷，秋粮绝收2.8万公顷，倒塌房屋8255间，造成危房14685间，冲毁堤防14.5千米、公路4.7千米、通讯线路80杆千米、输电线路249千米，毁坏水利工程设施2700处。直接经济损失3.5亿元。

8月12～13日，永寿暴雨，降雨量143.2毫米，造成17个乡镇，253个行政村受灾，倒塌窑洞1446孔，房屋254间，冲毁道路107条，小麦、油菜、烟叶受损；彬县暴雨使20个乡，257个村受灾，民宅进水，倒塌房屋，农作物、果树损失严重。

9月11～23日，彬县出现了长达14天的阴雨天气，总降雨量111.4毫米，部分商店、仓库的商品变质、受潮，还有部分窑洞、住房倒塌，农作物发生病害。

9月11～28日，汉阴县、渭南市连阴雨长达18天。汉阴县降雨量为161.1毫米，使大量已经成熟的水稻无法收割，秋播作物无法下种。渭南市降雨量100毫米左右，使棉铃大量脱落、霉烂，秋作物贪青晚熟，收获困难，同时影响秋播的适时进行。

9月下旬至10月上旬，长武县两次连阴雨天气，影响秋作物的成熟和及时收获，造成部分发芽变质，小麦未能按时播种。烤烟不能及时采收、烘烤，使产量、质量有所下降。

9～10月，泾阳县连阴雨天气使玉米、棉花吐絮推迟10～15天，秋播推迟，造成棉花减产50%～60%，玉米减产10%，辣椒减产30%。

全省受灾174县次，农作物受灾面积42万公顷，成灾30万公顷。受灾人口575.72万，死亡116人。倒塌房屋2.2万间。死亡大家畜4321头。损坏水库37座（其中：中型1座，小（一）型8座，小（二）型28座）。冲毁堤防529千米、淤地坝1280座、渠道1138千米、渡槽25座、机井3887眼、泵站212座、通讯线路1074杆千米，冲毁水文站32座。直接经济损失13.82亿元。

1993年　6月23日，宝鸡、汉中、商洛大范围降暴雨，21个县的297个乡镇受灾，受灾农田10多万公顷，直接经济损失达2亿元。

6月26～28日，乾县连阴雨，总降雨量53.8毫米，使北部关头、吴店等乡小麦出芽霉变，损失2000万千米。

7月，榆林地区12个县先后7次遭受暴雨、冰雹、洪水袭击，受灾人口60万，受灾农作物11.3万公顷，死亡19人，伤358人。

8月3日20时至4日14时，延安地区中北部突降大暴雨，延安市最大降雨量达128毫米，山洪暴发，延河各支流涨水。据受灾最重的延安、富县、安塞、志丹、甘泉、延长6县统计，有50个乡、17.5万人受灾，死亡13人，68户340人无家可归。农作物受灾2.1万公顷，冲毁桥涵239座、河堤15千米、渠道150千米、淤地坝1459座、各类水利设施319处、电力设施48处，直接经济损失1.6亿元。

全省受灾147县次，受灾农田74.4万公顷，成灾46.2万公顷，绝收15万公顷。受灾人口353万，死亡75人。倒塌房屋1.06万间，造成危房16.2万间。死亡牲畜4930头。冲毁公路桥涵572座、路基、路面492千米。损坏输电线路886千米、通讯线路790杆千米。20多个工矿企业被迫停产。冲毁堤防29.6千米，造成堤防决口686千米。冲毁塘坝176座，损坏机井78眼。直接经济损失112800万元。

1994 年 6 月 28 日 23 时左右，合阳北部暴雨，12 个乡镇受灾，农作物受灾面积 5733 公顷，冲毁农田 73.3 公顷，绝收 42.9 公顷。

8 月 4～6 日，陕北、关中大部和陕南西部地区普降中到大雨，局地降暴雨，致使山西、陕西黄河干、支流出现洪水，泾、洛、渭等 12 条河流也相继涨水。黄河干流龙门站洪峰流量 8 月 5 日为 10600 立方米/秒。潼关站洪峰流量 5600 立方米/秒。红柳河流域库坝群中的西郊、鲍家湾、柳树杨涧、西湾、牛沟畔 5 座拦泥坝相继漫顶失事。

全省受灾 132 个县次、1424 个乡镇、10781 个村庄、417 万人，死亡 65 人。损坏倒塌房屋 7 万间。受灾农田 64.5 万公顷，其中绝收 14 万公顷。粮食减产 41 万吨。铁路交通中断 8 条（次），公路交通中断 287 条（次），损坏通讯输电线路 4325 杆千米。堤防决口 3100 处计 828 千米，损毁塘库 2457 座，机井 4157 眼，桥涵 361 座，水电站和灌溉泵站 222 座。直接经济损失 16.1 亿元。

1995 年 5 月 23 日至 6 月 8 日，镇坪、汉阴县受连阴雨影响，部分小麦、油菜霉烂，造成小麦、油菜减产。

5 月 29 日至 6 月 8 日，夏收期间，汉中市各县区出现了 11 天连阴雨，使大量小麦无法收割晾晒，大部分已收割到场的油菜也无法晾晒，均被雨水淋湿泡涨，有少部分已发芽或霉烂。全市夏粮、油菜损失 2 成左右。

5 月 30 日至 6 月 8 日，平利县连阴雨持续 10 天，降雨量为 94.4 毫米，使小麦减产 7900 吨，油菜损失 4000 吨。渭南市由于连阴雨天气（6 月 3 日还出现 6～8 级大风），致使成熟收获期的小麦及其它作物严重倒伏 10 万公顷，出芽 3 万公顷，灾害损失 6 亿多元。

8 月底至 9 月上旬，陕北大部出现了 10 多天连阴雨天气，神木县降雨量 242 毫米，致使全县大部分农作物受涝，0.33 万公顷洋芋就地腐烂，3.07 万公顷荞麦、糜子不能成熟。9 月 10 日雨停后，由于农田积水太多，气温骤降，大保当、瑶镇、尔林兔、中鸡、店塔、大柳塔、孙家岔、西沟、乔岔滩、高家堡等乡镇的 0.65 万公顷水滩地的玉米全部死亡。因持续降雨，全县 70%以上的房屋出现渗漏，累计倒塌房屋 1230 孔（间），死亡 6 人，压死猪 206 头、羊 1072 只、大家畜 72 头，冲毁水地 133.3 公顷，造成直接经济损失 500 余万元。同时，水毁干线公路涵洞 16 道，塌方 14013 立方米，淤漫土夹石 13842 立方米，断路缺口 13670 立方米，水毁油路面 9011 平方米、挡护墙 1978 立方米，造成直接经济损失 64.2 万元。全县养护的 6 条支线公路，有 5 条断路，水毁桥梁 2 座、涵洞 16 道、路基挡护墙 630 立方米，断路缺口 80000 立方米，造成直接经济损失 37.8 万元。这次灾害减产粮食 0.945 亿千克，造成直接经济损失 600 多万元。

受暴雨影响，全省 41 条河流先后涨水，出现洪峰 202 次，其中超过警戒流量洪峰 12 条河流 25 次。7 月 28 日，府谷县城被淹，城内水深 1～3 米，35 个企事业单位、132 个店铺、520 户民居进水，直接经济损失 3700 万元；8 月 2 日铜川市史家河煤矿生活区被淹，400 多人受灾，8 人因灾死亡，咸铜铁路中断运输 24 小时。9 月 1 日淮宁河、清涧河洪水猛涨，造成 13 人死亡。

全省共有 133 个县次、822 个乡镇、6693 个村、296 万人受灾，死亡 54 人。32 座城镇进水，倒塌、损坏房屋 12 万间、10 万平方米；受灾农田 20 万公顷，成灾 11.8 万公顷，绝收 2.9 万公顷，减产粮食 21.5 万吨；公路中断 54 条次，损坏通讯线路 19 杆千米；

损坏堤防258千米、护岸729处、塘坝1433座、水文测站6个、中型水库1座、小（一）型水库1座、小（二）型水库2座。直接经济损失7.52亿元。

1996年 7月7日19时至8日8时，镇巴县东部的巴庙、观音、兴隆、碾子等7个乡镇遭暴雨袭击（巴庙7日21时至23时降雨量高达176.7毫米），造成当地楮河、大市河、双河、偏溪河、后河洪水泛滥，两岸漫溢成灾，使7413户、28169人受灾，其中特重灾民1088户、4125人，193户、773人无家可归。因灾死亡19人，受伤252人。农作物受灾面积7700公顷，绝收1300公顷，减产1.35万吨。冲毁河堤343处，毁坏小水电站15座，直接经济损失2490万元。

7月26日22时至27日3时，陇县、千阳及宝鸡县西部山区降大暴雨，暴雨中心陇县河北乡降雨量223毫米。暴雨造成山洪暴发，河水暴涨。陇县、千阳、宝鸡县西部山区的24个乡镇、79个村、11.2万人受灾，4人因灾死亡，毁坏房屋2400间，倒塌房屋557间。受灾农作物9860公顷，绝收3640公顷，减产粮食11363吨，洪水直接冲走粮食7212吨。直接经济损失1.02亿元。

7月26～27日，泾河上游降大到暴雨，造成泾河洪水，洪水汇入渭河后，临潼站28日16时出现3160立方米/秒洪峰。29日2时出现3800立方米/秒洪峰。29日19时到达华县站，形成3450立方米/秒的洪峰，洪水过程历时45小时。渭河大堤全面临水，水深2米，局部达3米多。南山9条支流严重倒灌，倒灌水深2.5米。7月29日23时左右，方山河堤防2处决口，口门宽10米，漏洞7处，最大孔口径达4米，洪水漫顶50米，罗纹河出现数处裂缝，裂缝最宽达15厘米，长约200米。罗夫河部分堤段发生滑塌。沿泾河、渭河10县市26.46万人受灾，300多名群众被洪水围困；农作物绝收2.13万公顷，减产损失粮食3.48万吨；损坏堤防37.92千米，护岸16处，损坏水文测站5个。直接经济损失2.74亿元。

7月31日20时至8月1日8时，富县直罗镇到槐树庄乡一带降特大暴雨，暴雨中心槐树庄乡韩村8小时降雨278毫米，造成4个乡镇、30个行政村、4604户、1.93万人受灾。因灾死亡14人（其中泥石流压埋12人），失踪2人，受伤7人。农作物受灾2133公顷，绝收1933公顷，倒塌房窑103间，葫芦河川1949年后修建的水利工程全部被毁，直接经济损失6941万元。

8月3日3时至8月4日16时，渭南二华夹槽一带遭暴雨袭击，华阴市24小时降雨165毫米，渭河南山支流全面涨水，冲毁310国道公路桥梁，河堤决口，淹没农田，并引发泥石流等灾害，致使华县、华阴、潼关三县市6.65万人受灾。

全省共有72个县1275个乡（镇）487万人受灾，因灾死亡143人，其中滑坡死亡54人；42座城镇进水，1.45万人曾被洪水围困；倒塌房窑2.45万间（孔），其中民房1.87万间（孔）。受灾农田55.9万公顷，其中成灾面积41.6万公顷，损失粮食40万吨；毁坏公路1819千米，损坏电力、通讯线路3541杆千米、桥梁23座、涵洞393道；毁坏堤防348千米，其中堤防决口528处，长41千米；水毁护岸344处；毁坏渡槽52座、机井4392眼、水文站16个。直接经济损失30.04亿元。

1997年 7月17日19时至19日15时，商南县降大暴雨，降雨量223毫米，其中县城东部和南部地区4小时降雨量130～180毫米，大暴雨引起山洪、泥石流暴发，7个乡(镇)、98个村、28973户、113133人受灾，724人无家可归，2人死亡，1800余户损坏房屋倒塌计1920间，直接经济损失2900万元。17日下午，省气象台预报陕南东部、南部局地有暴雨。同时发布《降雨消息》，并通过传真为省委、省政府服务，将重要天气预报及时向省防汛办汇报。商洛台、商南县局亦做了准确预报，并主动进行服务。

7月28日，西安地区长安至北郊草滩一带出现局地暴雨天气，并伴有大风、冰雹，过程雨量西安31.7毫米、长安54.2毫米。西安道路低洼处严重积水、交通受阻，42条高压线、100多条低压线出现故障。

7月29日18～19时，靖边县降暴雨79毫米，伴有27米/秒大风，损坏倒塌房屋1630间；160户、642人无家可归，307国道交通一度中断，直接经济损失1600万元。

全省有62个县（区）、329个乡（镇）、4006个村、104.75万人受灾，死亡22人；损失家畜7717头（只）；损坏倒塌房屋3.43万间；农作物受灾面积8.66万公顷，成灾4.04万公顷；冲毁桥涵169座，毁坏路基652千米，公路中断140条次；损坏输电线路269杆千米、通讯线路312杆千米；损坏堤防249千米，决口273处计9.68千米，直接经济损失2.73亿元。

1998年　7月8日20时至9日上午，商洛地区7个县遭暴雨袭击，尤其是丹凤县1小时内降水达250毫米，双槽乡宽坪从9日18时02分开始，至10日0时42分，在6小时40分内降水达1300毫米，洪峰高达5米，径流量890立方米/秒，造成民房大量倒塌，公路、供电、通讯等基础设施中断，死亡96人（其中丹凤45人，商南43人），重伤24人，经济损失达3.64亿元，遇难群众的尸体被冲到河边或淤在泥沙中，惨不忍睹。

7月5～10日和8月20～21日，汉中市先后出现两次区域性暴雨均造成山洪暴发，河水猛涨，大量农田和部分村镇、街道被淹，受灾人口达151万，死亡14人，损坏和倒塌房屋8.58万间，作物受灾8.6万公顷，绝收1.66万公顷，粮食减产7.87万吨，同时，洪水还冲毁铁路桥3座，公路桥948座，坝塘577座，还使151个工矿企业停产或半停产，共造成直接经济损失6.01亿元。汉中市气象台从8月19日下午至20日中午，共发布5次"暴雨警报"，由于气象预报准确，服务周到及时，为市政府领导决策真正起到了参谋作用。

8月20～21日，宝鸡县降雨160.5毫米，渭河流量达1000立方米/秒，造成1人死亡，1580公顷农田受淹，100多公顷绝收；太白县连续2天降雨，致使10个乡（镇）43个村186户受灾，水毁农田46.5公顷，县内公路水毁严重，造成交通中断；20日，凤县日降雨量达93.4毫米，造成5个乡26个村175户受灾。

8月25～26日，商洛地区镇安、柞水、山阳、商南等4县出现暴雨，其中商南县青山乡、湘河镇从25日14时开始，至26日20时结束，历时30小时，主暴雨区12小时，最大降雨量403毫米。暴雨灾害，使119个乡镇，48.5万人受灾，直接经济损失3.32亿元，因灾死亡85人（其中：商南76人），重伤41人。对于这次暴雨天气商洛地区气象台于25日下午，做出了预报并及时通报地委、行署及防汛部门和各县气象局，商南县气象局还通过电视台字幕滚动播出"暴雨消息"到深夜，为政府部门提供了抗洪救灾决策依据。

全省有102县（次）、1209个乡（镇）受灾，受灾人口550万，其中成灾375万，重灾民180万，特重灾民40万，无粮、无衣、无住的“三无”灾民4.5万；初步查明一度被洪水围困群众3.8万人，紧急转移灾民13.7万人，因灾死亡215人，另有68人下落不明，重伤3069人。死亡大牲畜1.8万头；因灾倒塌房14.94万间，形成危房14.58万间；全省农作物受灾40.07万公顷，成灾26.27万公顷，绝收4.87万公顷，冲毁压埋耕地1.8万公顷，因灾减产粮食0.25亿千克；水毁公路2292千米，有4条国道以及其他公路中断1652条次，阳安铁路中断2条次，航道中断5条次，损坏堤防工程1866千米，各种水利设施2360处，损坏输电线路1728千米，损坏通讯线路1018杆千米；335个工矿企业因灾停产，357个工矿企业处于半停产状态。暴雨洪水灾害共造成直接经济损失43亿元。

1999年 5月13日08时至14日20时，渭南市中南部出现了局部性暴雨，最大降雨量达103.9毫米。渭河南山支流普遍涨水，5月14日晚21时罗敷河罗敷堡出现103.9立方米每秒的洪水流量，西堤相继决口两处，总宽20米，洪水如脱缰野马直奔大荔县境。这次暴雨洪水灾害造成大荔县2个乡镇800多人受灾，公路中断一条，直接经济损失990万元，其中农作物绝收面积766.66公顷，粮食减产2875吨，农林牧渔直接经济损失575万元。

年内，全省共出现暴雨63站次，致使536个乡（镇）遭受暴雨洪水袭击，受灾186万人，死亡16人，其中滑坡死亡5人；倒塌房屋0.3万间；农作物受灾19.4万公顷，成灾10.8万公顷，绝收3.5万公顷，减少粮食25.3万吨；31个工矿企业被迫停产；损坏公路298千米；损坏输电、通讯线路192杆千米；损坏堤防48处51千米，护岸170处；损坏水文测站15座，冲毁塘坝166座、机电泵站10座。直接经济损失4.94亿元。

2000年 6月，兴平县多连阴雨天气，使塬下一些小麦在地里发芽变质，影响小麦减产。

7月11～14日，汉中、安康、商洛等地普降大到暴雨，镇巴、紫阳降大暴雨，安康地区10个县（市）普遍受灾。特别是紫阳县，7月12日20时至13日20时，总降雨量达210.4毫米，暴雨造成大面积洪水，诱发泥石流和山体滑坡，形成全局性不可抵御的毁灭性灾害，交通通讯、供电、水利等基础设施荡然无存，202人死亡，18043人无家可归，万余名群众无粮吃、无衣穿、无房住、无地种。暴雨中心区毛坝镇18个村遭受毁灭性袭击，村庄一片废墟。联合乡渔泉村7组37户村民居住的房屋被夷为平地，37人瞬间被泥石流吞没。

对这次强降水过程，陕西省气象台和汉中、安康、紫阳等地、县气象局均提前作出了准确的预报并进行了全方位服务。7月11日上午，各单位都及时发布了《暴雨消息》，并主动向各级领导和防汛部门汇报，还通过新闻媒体向公众播发。过程期间，省、地、县台站还通过《雨情通报》、《重要天气消息》等多种形式主动及时地向各级领导和公众提供汛情、雨情及未来天气趋势，为各级领导组织抗洪救灾提供了决策依据。

8月12日0～11时，铜川市王益、印台两区突遭大暴雨和强雷暴袭击，过程雨量132.8毫米。由于降水来势猛、强度大，导致贯穿市区的漆水河水猛涨，暴雨洪水形成泥石流涌入市区，造成交通、电力中断，公路淤积物达6000多立方米，340余户商店、民房进水，120间民房（窑）倒塌，1260余间民房（窑）被毁坏，山体滑坡造成3人死亡。

另外，还冲毁堤防 100 多米、道路 10 余千米，受灾农田达 0.1 万公顷，其中成灾面积 0.09 万公顷。据初步估计，这次暴雨灾害直接经济损失 5870 万元。对于这次暴雨过程，铜川市气象局提前做出了准确的预报并及时向市委、市政府和防汛部门汇报，并通过新闻媒体播发《暴雨消息》和《暴雨警报》。

8 月 12 日，韩城市遭大暴雨袭击，6 小时降雨量 102 毫米，冲毁农田 1267 公顷，绝收 333.3 公顷，1283 户进水，倒房 242 间，窑洞 317 孔，直接经济损失近 500 万元。21 时 40 分，泾阳县大桥、桥底、口镇、兴隆、百王 5 个乡（镇）出现大暴雨，历时 1 小时左右，最大降水量 62.0 毫米，造成 22 个行政村 1127 公顷秋田受灾，2965 间房屋、窑洞发生裂缝或塌陷，造成直接经济损失 1390.7 万元。

10 月 9～11 日，延安以南出现了一次大到暴雨过程，关中、陕南出现 19 个站区域性暴雨（关中 10 站、陕南 9 站）。这次区域性暴雨使渭河河水猛涨，渭河下游华县水文站 10 月 13 日出现 1850 立方米/秒洪峰流量，相应水位高达 341.3 米，为该站 1960 年以来第三高水位，并且洪水持续时间长达 31 小时，致使华阴市渭河移民围堤和方山河东堤决口，淹没 2667 公顷良田。对这次强降水过程，省台和渭南市台均提前做出了准确的预报，并通过广播、电视、报纸等新闻媒体广泛宣传。还多次为当地政府决策部门提供服务，传递所需气象情报。

9 月 26～28 日，佳县出现了连阴雨天气，降雨量 39.0 毫米，造成红枣变裂、霉烂，减产 1000 万千克，经济损失 1400 多万元。

全省因暴雨洪水造成 52 个县（市）、1071 个（乡）镇、279 万人受灾，死亡 345 人，倒塌房屋 3.83 万间；农作物受灾 19.8 万公顷，成灾 10.1 万公顷，其中绝收 2.5 万公顷，粮食减产 39 万吨；96 个工矿企业被迫停产，铁路中断 3 条次，公路中断 1821 条次，损坏输电、通讯线路 1481 杆；损坏堤防 2783 处计 776 千米，损坏护岸 501 处、机电井 2550 眼、水文测站 23 座。直接经济损失 20.09 亿元。

第三章　大风、冰雹

第一节　概　　述

一、大风

大风是指瞬间风速达到或超过 17.0 米/秒（或目测风力达到 8 级以上）的风。陕西大风分布特点是，高山、高原多于平原、盆地，陕北多于关中和陕南。秦岭中高山地区是陕西大风日数出现最多的地区，陕北长城沿线风沙区的定边、横山、府谷一带是次大风区。陕西春季大风以 4 月为主，夏季大风以 6 月最多。大风灾害以关中地区为最多，占全省风灾次数的 47%，年均发生 3.6 次。多发生在西自陇县、宝鸡，东至韩城、大荔这一横贯东西的渭北旱塬地带，风灾次数在 10 次以上。其次是陕南，风灾次数占全省风灾次数的 29%，年均发生 2.2 次。陕北风灾次数占全省风灾次数的 24%，年均发生 1.9 次。陕西的大风灾害多由夏季及初秋的雷雨大风和冬、春季节的寒潮大风所造成。据史料记载，出现在唐贞元八年（公元 792 年）五（5）月己未（30）日的长安暴风、唐元和八年（公元 813 年）六（7）月庚寅（10）日的京师大风、清康熙三十一年（公元 1692 年）春的大荔狂风以及中华民国（公元 1929 年）二（3）月的华阴、大荔、华县大风，均对农田、房屋、树木等造成了严重的灾害。1949 年以后，发生在 1959 年 6 月 2 日的富平大风、1959 年 6 月 3 日的宁强大风、1970 年 6 月 12 日的蒲城大风、1971 年 5 月 26 日和 1983 年 4 月 27 日的定边大风、1978 年 6 月 30 日的凤翔、眉县大风都使农作物和房屋，以及通信、电力设施遭到严重破坏，甚至造成人员伤亡和大小家畜的死亡。

雷雨大风常常是局地性的。这种天气系统是剧烈发展中的强对流云（如雷雨云、冰雹云等），在移动的前方有强烈的地面风辐合，同时伴有高空强的干冷下击暴流，两股气流相互作用，引起了强烈旋转的地面大风。这类大风破坏力极大，占全省风灾的多数，尤以关中、陕南为多。

寒潮大风常发生在冬春季。出现在冷锋后高压前沿气压梯度最大的地方，又以春季为最多。春季高低压发展和移动，不但次数频繁而且猛烈迅速，加之地面受热回暖，近地面层大气不稳定，只要有冷空气侵入，在冷锋附近空气扰动较强时即可引起大风。影响陕西的冷空气主要有三条路径：其一是西北路冷空气由西伯利亚经过新疆沿河西侵入陕西；二是北路冷空气从贝加尔湖南移侵入陕西；三是东路冷空气从贝加尔湖以东地区向南经过华北向西南侵入陕西。西北路、北路冷空气造成陕北、关中大风天气；东路冷空气造成关中、陕南大风天气。这类大风多致降温并引起冻害及沙尘暴，以陕北为多。

二、冰雹

冰雹常伴随雷雨、大风同时发生，来势凶猛，破坏力大。陕西省地处中纬度大陆内部，由于下垫面的性质和复杂的地形，气温差异较大，局部地区易形成强烈的上升气流，产生强的不稳定层结，在具备适中的水汽含量，适宜的0℃到－20℃大气层高度，有触发机制和强的垂直风切变等条件下即可形成冰雹。

陕西冰雹具有北多南少，高山、高原多于平川、盆地的分布特点，其冰雹源地与冰雹路径主要有三条：（一）陕北白于山区雹源，其雹路有三条，即：定边→志丹→安塞→延安→延长或志丹→富县→洛川→黄陵；靖边→子长→清涧→延川；横山→子洲→绥德等。（二）渭北的子午岭雹源，其雹路有两条，即：宜君→铜川→白水→蒲城或铜川→耀县→富平→高陵→临潼→蓝田；长武→彬县→旬邑→永寿→乾县、礼泉等。（三）关中西部的六盘山区雹源，其雹路是：陇县→千阳→凤翔→岐山→扶风。

据史料记载，公元1949年以前年内遭受冰雹（夹有大风）灾害多为个别县，范围较大者甚少（估计与记录不全有关）。超过15县次以上的年份有公元1738、1750、1838、1880、1882、1906、1925、1930、1931、1932、1933、1944、1949等年，其中公元1930—1933年的4年间，年内受灾县次较多，范围较大，分别为35、26、96、60县次。

公元1950—2000年的51年中，气象灾害的记录逐年详细，年内遭受冰雹根据记录统计夹有大风灾害，15县次以上的有37年，其中受灾40县次以上的年份有公元1963、1965、1966、1973、1974、1977、1978、1979、1982、1983、1984、1985、1986、1987、1993、1996、1999、2000等年，可见，大风冰雹也是陕西省主要的气象灾害之一。

第二节　公元前877年—公元1839年的灾害

周　厉王元年（公元前877年）　陕南大雹，江汉冰，牛马死。

汉　建始元年（公元前32年）　十二（1）月，长安大风拔甘泉畤中大木十围以上。

汉　河平元年（公元前28年）　三（5）月癸未，长安大风自西摇祖宗寝庙，扬裂帷席，折拔树木顿僵车辇，毁坏栏屋。

汉　平帝元始四年（公元4年）　冬大风，长安城东门屋瓦皆尽。

新　王莽天凤元年（公元14年）　七（7）月，长安大风拔树，飞北阙直城门屋瓦，雨雹杀牛羊。

新　王莽地皇元年（公元20年）　七（7）月，长安大风毁王路堂。

新　王莽地皇四年（公元 23 年）　三（3）月，长安大风发屋拔木。

汉　延熹四年（公元 161 年）　六（7）月　周至、蓝田大风发屋拔木。

汉　初平四年（公元 193 年）　六（7）月，右扶风大风发屋拔木，雨雹如斗。

晋　永和十二年（公元 356 年）　四（5）月，长安大风发屋拔木。

晋　兴宁三年（公元 365 年）　长安，大风震电，坏屋杀人。

晋　太元三年（公元 378 年）　六（7）月，长安大风。

北魏　景明元年（公元 500 年）　六（7）月，雍州大雨雹，杀獐鹿。

北魏　景明三年（公元 502 年）　九（10）月丙辰（17）日，幽、岐、梁、东秦州暴风昏雾，拔树发屋。

北魏　正始元年（公元 504 年）　七（7）月，千阳、陇县暴风拔树发屋。

北魏　孝昌元年（公元 525 年）　五（6）月，陕西雨雹伤禾。

隋　开皇二年（公元 582 年）　十（11）月，京都大风发屋拔木。

隋　开皇二十年（公元 600 年）　十一（12）月，京都大风发屋拔树，秦陇压死者千余人。

隋　仁寿元年（公元 601 年）　五（6）月壬辰（15）日，宜君骤雨震雷，大风拔木。

唐　贞观三年（公元 629 年）　六（7）月己卯（5）日，长安大风拔木。

唐　咸亨元年（公元 670 年）　四（5）月庚午（22）日，雍州大雨雹，是岁饥。

唐　咸亨二年（公元 671 年）　四（5）月，长安大风折木，大雨雹，西安落则天门鸱尾。（注：鸱尾或鸱吻，宫殿屋角上的装饰物。）

唐　咸亨四年（公元 673 年）　八（9）月乙酉（18）日，西安大风落太庙鸱尾。

唐　开耀元年（公元 681 年）　七（7）月，雍州大风害稼。

唐　长安三年（公元 703 年）　八（10）月乙酉（11）日，京师雨雹，人畜有冻死者。

唐　长安四年（公元 704 年）　五（6）月丁亥（9）日，长安大风拔木。

唐　神龙元年（公元 705 年）　四（4）月壬子（30）日，雍州同官县大雨雹，杀鸟兽。

唐　开元二年（公元 714 年）　六（7）月，京师大风拔木。

唐　开元四年（公元 716 年）　六（7）月辛未（20）日，京师、华、陕二州大风拔木。

唐　开元十四年（公元 726 年）　六（7）月戊午（15）日，西安大风拔木发屋，端门鸱尾落。

唐　开元十七年（公元 729 年）　四（5）月乙亥（5）日，蓝田大风震电，山摧百余步。

唐　开元二十二年（公元 734 年）　五（6）月，关中大风拔木，同州尤甚。五（6）月戊辰（13）日，京畿、渭南等六县大风雹伤麦。

唐　永泰元年（公元 765 年）　三（4）月辛亥，京师大风拔木，米贵。

唐　大历二年（公元 767 年）　三（4）月辛亥（4）日夜，京师大风发屋。

唐　大历十年（公元 775 年）　四（5）月甲申（25）日，京畿暴风、大雨雹，拔木飘瓦，人有震死者七具，损稼者七县。

唐　贞元元年（公元 785 年）　七（8）月，长安大风拔树。

唐　贞元八年（公元 792 年）　五（5）月己未（30）日，长安暴风发太庙屋瓦，毁门阙官署庐舍不可胜计。

唐　贞元十七年（公元 801 年）　五（7）月戊寅（1）日，好畤县风雹害麦。

唐　元和元年（公元 806 年）　六（7）月，京师大风折树。

唐　元和三年（公元 808 年）　四（5）月壬申（19）日，西安大风毁含元殿栏杆。

唐　元和五年（公元 810 年）　三（5）月甲子（1）日，西安大风拔木。又三（5）

月丙子，大风毁崇陵上宫衙殿鸱尾及神门戟竿六，坏行垣四十间。

唐　元和八年（公元 813 年）　六（7）月庚寅（10）日，京师大风雨毁屋飘瓦，人多压死者。六（7）月丙申（16）日，富平大风拔枣木千余株。

唐　元和十年（公元 815 年）　秋，鄜、坊等州风雹害稼。

唐　元和十二年（公元 817 年）　四（4）月甲戌，渭南雨雹中人有死者。

唐　元和十五年（公元 820 年）　三（4）月，京畿、兴平、礼泉等县雹伤麦。

唐　长庆二年（公元 822 年）　六（6）月，西安大风落太庙鸱尾，破御史台树。十（10）月，夏州大风，飞沙为堆，高及城堞。

唐　长庆四年（公元 824 年）　六（7）月庚寅（12）日，京师大风毁延熹门及景风门，雨雹如弹丸。

唐　太和三年（公元 829 年）　十一（12）月京兆上言：奉先、富平、美原、云阳、华原、三原、同官、渭南等八县，旱雹损田稼二千三百四十公顷。

唐　太和八年（公元 834 年）　六（7）月癸未（13）日，暴风坏长安县署及经行寺塔。

唐　太和九年（公元 835 年）　四（5）月大风，西安含元殿四鸱吻并皆落，坏金吾仗舍，废楼观城四十余所，大风拔木万株。

唐　咸通六年（公元 865 年）　十（12）月，潼关大风拔木。

唐　乾符六年（公元 879 年）　五（6）月丁酉（1）日，京师大风雷雨拔木，雨雹凫卵。

唐　广明元年（公元 880 年）　四（5）月，京师大风拔木，雨雹。

宋　乾德二年（公元 964 年）　八（9）月，肤施县风害民田。

宋　开宝三年（公元 970 年）　夏，同州大风雨雹害稼。

金　兴定元年（公元 1217 年）　五（6）月，延州雨雹伤稼。

元　至大二年（公元 1309 年）　六月，神木县大雨雹一百余里，击死人畜。

元　延祐元年（公元 1314 年）　五（6）月，肤施县大风雹伤稼，并损人畜。

元　延祐五年（公元 1318 年）　四（5）月，凤翔府雨雹伤麦禾。

元　泰定元年（公元 1324 年）　十二（1）月乙亥（29）日，延安路雹灾。

元　（后）至元二年（公元 1336 年）　三（4）月，陕西暴风，旱，无麦。

元　至正二十三年（公元 1363 年）　五（6）月，富州宜君县雨雹大如鸡子，损豆麦。

明　洪武三年（公元 1370 年）　延安府雨雹伤稼。

明　洪武五年（公元 1372 年）　五（6）月至七（7）月，凤翔雨雹伤豆麦。七（7）月，延安、甘泉雨雹伤禾。

明　永乐十四年（公元 1416 年）　五（6）月庚申，陕西雨雹伤麦。

明　宣德八年（公元 1433 年）　秋，咸阳、汉阴雨雹伤禾，人民饥窘。

明　正统三年（公元 1438 年）　自夏逮秋，西安、延安等府大雨雹，西安饥。

明　正统五年（公元 1440 年）　四（5）月，宜川雨雹，伤稼，人民乏食。

明　成化六年（公元 1470 年）　三（4）月，陕西大风扬沙，黄雾四塞。

明　弘治八年（公元 1495 年）　三（4）月己酉，凤县暴风、雨雹杀麦。

明　弘治十一年（公元 1498 年）　陕北，雹灾。

明　弘治十三年（公元 1500 年）　陕北，雹灾。

明　弘治十六年（公元 1503 年）　六（7）月辛卯，陕西榆林大风雨，雷雹，折木，散城楼屋瓦，毁子城垣，移垣洞于其南五十步，震死墩军一家三人。

明　弘治十七年（公元 1504 年）　眉县雨雹伤稼。秋，汉中、宁强、白河雨雹伤稼。

明　正德元年（公元 1506 年）　佳县、榆林、府谷、神木、甘泉、延川、旬邑、西乡雨雹为灾。

明　正德六年（公元 1511 年）　陕北、关中，雹灾。

明　正德十四年（公元 1519 年）　六（7）月己巳（3）日，西安府大风拔木。

明　正德十六年（公元 1521 年）　华县，狂风坏官舍民庐树木无算。

明　嘉靖五年（公元 1526 年）　陕西屡大风卷掣庙宇民居百数十家了无踪迹。

明　嘉靖十一年（公元 1532 年）　夏，汉中、洋县、凤县、旬阳、白河大风拔木。

明　嘉靖十六年（公元 1537 年）　七（8）月，汉中、略阳、南郑大雨雹伤稼。

明　嘉靖十八年（公元 1539 年）　七（7）月，凤县雨雹伤稼。

明　嘉靖二十六年（公元 1547 年）　夏一日，富县雹雨大作，三冢山积雹，七日消未尽。

明　嘉靖二十八年（公元 1549 年）　六（7）月丁卯（23）日，延川雨雹如斗，坏庐舍，伤人畜。

明　嘉靖二十九年（公元 1550 年）　三（4）月二十三（9）日巳时，府谷风霾蔽天，昼晦如夜。春，潼关大风，发屋拔木，是岁大饥。六（6）月，蒲城暴风冰雹，有如斗大者，数日不消，树物人畜大伤。

明　隆庆四年（公元 1570 年）　七（8）月，永寿雨雹如鸡卵伤稼。

明　万历六年（公元 1578 年）　洛南县以东大雨雹，禽鸟尽死。

明　万历十三年（公元 1585 年）　四（4）月，渭南大雨雹，损二麦。

明　万历十八年（公元 1590 年）　绥德风霾，是岁饥。大荔、合阳、澄城、韩城、华阴、华县、蒲城、潼关、白水大风昼晦。

明　万历十九年（公元 1591 年）　六（7）月，榆林、延安苏里帖雨雹积三尺。八（9）月，延绥、榆林二卫所，霜雹相继，禾稼尽死。

明　万历二十四年（公元 1596 年）　周至雨雹无麦。

明　万历二十五年（公元 1597 年）　七（8）月初五（17）日，汉阴雨雹大如鸡卵，秋稼多伤，西郊更甚。榆林、延安怪风拔木，吹人有至三、四十里者。

明　万历二十六年（公元 1598 年）　夏，渭南大石村一带二十里，冰雹伤田。

明　万历二十八年（公元 1600 年）　二（3）月（16）日已夜初漏，礼泉黑风西北起，天地晦冥，村舍有迷路坠井者。

明　万历二十九年（公元 1601 年）　八（8）月，延绥、榆林二卫所雪雹相继，禾苗尽死。

明　万历三十五年（公元 1607 年）　七（8）月初五（26）日汉阴雨雹，大如鸡卵，秋禾多伤。

明　万历四十年（公元 1612 年）　十一（11）月，周至西北大风，折树飞瓦。三（4）月，扶风雹雨杀禾，夏又有雹。

明　万历四十一年（公元 1613 年）　四（5）月，兴安州雨雹如弹，碎屋瓦，汉江以北如鸡卵，禾稼尽伤。

明　万历四十二年（公元 1614 年）　六（7）月初四（10）日，府谷雨雹伤禾苗尽。八（9）月二十一（24）日，清涧苏里帖，雹大如鸡卵，田禾尽偃。八（9）月，延安雨雹，大如鸡卵，禾尽偃。

明　万历四十五年（公元 1617 年）　五（6）月，富平冰雹伤田。

明　天启元年（公元 1621 年）　五（6）月朔，渭南大风拔木，迅雷击树。渭南南原一带，冰雹如卵，麦果多伤。

明　天启二年（公元 1622 年）　五（6）月朔，渭南冰雹伤禾。延长冰雹状如钻刀，伤人畜禾稼。

明　天启三年（公元 1623 年）　商南雨雹，民房碎，坏禾为泥。

明　天启四年（公元 1624 年）　商县夜村雨雹如石臼杵，民房悉碎，禾为泥。

明　崇祯元年（公元 1628 年）　夏，安塞狂风大作，槁苗因风拔尽，秋无获，民割蓬蒿而食。

明　崇祯四年（公元 1631 年）　清明日，礼泉怪风拔木撤屋。

明　崇祯七年（公元1634年）　周至大风拔木，岁大饥粟贵。

明　崇祯十年（公元1637年）　四（4）月，榆林、延安、绥德大雨雹，平地深数尺。夏仲十三日，礼泉大风拔木。

明　崇祯十一年（公元1638年）　六（7）月，西安大风霾，黑气冲天。

明　崇祯十二年（公元1639年）　三（4）月，同官、白水县大风、雹伤麦。八（8）月，白水、同官、洛南县千里雨雹，半日乃止，损伤田禾。商县雨雹积尺余，禾麦尽没。

明　崇祯十三年（公元1640年）　二（3）月，延安府、榆林卫、绥德州大风霾，大饥。府谷斗米银七钱，饥死愈甚。西乡雹，是年饥。

明　崇祯十五年（公元1642年）　三（4）月，凤翔府风霾雨土。

明　崇祯十六年（公元1643年）　六（7）月丁丑（30）日，乾州雨雹，毁伤墙屋，击毙人畜。

明　崇祯十七年（公元1644年）　正（2）月朔巳，西安黑云蔽天，自卯至亥，大风折端履门大旗竿。

清　顺治三年（公元1646年）　铜川雨雹，积地数寸，禾稼尽伤。

清　顺治四年（公元1647年）　延安、西安、汉中雹灾。铜川雨雹伤稼。

清　顺治五年（公元1648年）　闰四（6）月己酉，泾阳农方获，大雨雹。安塞赤风竟日，屋瓦皆飞。陕西雹灾。

清　顺治六年（公元1649年）　三（4）月丙子（28）日，蒲城、泾阳自午至申，阴雾黄沙，大风拔木。九（10）月，府谷风霾昼晦。洋县，大雨雹，岁歉。十（11）月十五（18）日，咸宁县大雨雹，所过赤地。汉中、镇巴雨雹，二麦无收，大饥。

清　顺治十年（公元1653年）　五（6）月二十一（16）日，泾阳、永寿雨雹小如卵，大如拳，积地五寸，二日始消，大伤禾稼。柞水，凡冰雹飞空，形如鸡卵，屋无全瓦，树无全枝，宽数十里入大山。同日，泾阳大风折木。夏，凤翔雨雹，深一、二尺，旬日不消，草木如隆冬。西安雹灾。

清　顺治十一年（公元1654年）　六（7）月，洛南、商县大雨雹，积地尺许，人不能行。

清　顺治十三年（公元1656年）　八（9）月，眉县冰雹起南山过渭抵北山，秋禾多损。洋县大雨雹伤禾。

清　顺治十八年（公元1661年）　四（5）月二十（18）日，宝鸡、凤翔、眉县、扶风大雨雹杀禾，伤人畜甚多，损禾三百余公顷。秋，清涧雨冰雹如鹅卵，有径尺者，积地数尺，牛羊打死无数，屋宇树木多坏。

清　康熙元年（公元1662年）　四（5）月初五（22）日，永寿县雷雨、冰雹，坚如石块，禾苗尽伤。大荔、临潼、眉县、扶风等州县雹灾。

清　康熙二年（公元1663年）　汉中地区，大风拔木。

清　康熙三年（公元1664年）　三（3）月，凤翔雨雹多风。七（8）月，商县阎家店大雨雹，秋禾不登。

清　康熙四年（公元1665年）　秋，凤翔府雨雹如斗。米脂雹，秋无收。

清　康熙五年（公元1666年）　三（4）月，大风扬沙蔽日，褒城黑龙江岸有坏船长二丈许飞覆民屋。四（5）月，汉中、镇巴雨冰雹，大伤禾稼。

清　康熙七年（公元1668年）　六（7）月，泾阳暴风拔木。

清　康熙八年（公元1669年）　八（9）月十五（9）日，汉中、镇巴雨冰雹，伤稼。九（10）月己亥（3）日申时，泾阳冰雹如卵，损瓦折木，鸟兽死伤无数。

清　康熙十一年（公元1672年）　榆林大风，杀稼。

清　康熙十三年（公元1674年）　二（3）月，咸阳、武功、临潼大风霾十余日，日无光，人相视皆黄色。

清　康熙十四年（公元1675年）　八（9）月，洋县西范坝雨雹，刈稻尽坏，伤禾豆，草亦无存。

清　康熙二十年（公元1681年）　八（9）月十二（23）日，周至雷电自东北而南，冰雹随之，大如弹丸，辛村曹村等南北长五里，东西宽十里，禾稼大伤。

清　康熙二十一年（公元1682年）　八（9）月，大风，绥德谷菜俱冻。

清　康熙二十五年（公元 1686 年）　闰四（5）月初，汉中、城固、洋县、镇巴大风拔木，雨雹如鸡卵。

清　康熙三十一年（公元 1692 年）　春，大荔狂风数十日，麦苗尽枯，疫病大作，死者十有六、七，逃亡者空室以行。

清　康熙四十八年（公元 1709 年）　四（5）月初九（18）日，周至雨雹伤禾。

清　康熙五十八年（公元 1719 年）　五（6）月，乾县、礼泉、永寿、武功大风拔木。

清　康熙五十九年（公元 1720 年）　五（6）月初五（10）日，黄陵东北乡大雹，麦豆无存。

清　康熙六十一年（公元 1722 年）　四（5）月，甘泉大风拔木。

清　雍正四年（公元 1726 年）　黄陵雨雹，大如升，小如卵，五十三村屋瓦俱裂。

清　雍正六年（公元 1728 年）　五（6）月，商南大雨雹，损屋舍。

清　雍正七年（公元 1729 年）　七（8）月十六（10）日，宝鸡异风卷沙雾二道，互相盘旋，自城西转东而散。

清　乾隆元年（公元 1736 年）　六（7）月二十一（29）日，肤施、神木、府谷，天降冰雹，自午时至申时止，镇羌等堡唐家等村禾苗俱被打伤，东西约宽二十余里，南北约计百余里，不惟禾苗打坏，秋收无望，且牛羊亦被打死数十头。

清　乾隆三年（公元 1738 年）　三（5）月二十八、二十九（16、17）日，四（6）月十五、十六、十七（2、3、4）日，宜君、西安、长安、临潼、蓝田、渭南、富平、铜川、合阳、户县、蒲城、华县、白水、凤翔、陇县、千阳、彬县、商县、洛南等十九个州县先后雹雨伤稼。七（8）月十一（25）日，靖边喇嘛子涧地方，雨中带雹，长二十里，宽十四里，被伤秋禾三四分至五六分或七八分。七（9）月十九（2）日，绥德大冯家山地方雨中带雹，长十二里，宽七里，被伤秋禾二三分至五六分或七八分。八（9）月初二（15）日，绥德王家沟地方雨中带雹，长十里，宽十五里，伤秋禾三四分至五六分或八九分。安定县尤咀河地方，雨中带雹，长二十五里，宽十余里至二十里，张家寺沟地方雨中带雹，长七十里，宽十余里至二十里，被伤秋禾三四分至五六分。靖边黄柏庙地方雨中带雹，长三十里、宽二十里，被伤秋禾三四分至五六分或七分。

清　乾隆四年（公元 1739 年）　三（4）月，富平雨雹成灾，共十六村堡，伤稼六十三公顷。五（6）月初三（8）日，黄陵雹灾，东石狮等三十一村被伤八分，安子头、宫家原、赵家沟三村被伤七分，阿里桥伤六分，备村伤五分。蒲城西北乡大雨雹，秋禾俱破挞仆。兴平、白水等十六州县雹灾。

清　乾隆五年（公元 1740 年）　闰六（7）月，佳州、神木等处境内秋禾被冰雹所伤。

清　乾隆九年（公元 1744 年）　四（5）月十四（25）日，彬县、铜川冰雹，伤麦豆。

清　乾隆十年（公元 1745 年）　六（7）月初六（5）日，铜川雨雹如弹子，十七（16）日又雨雹，坏田庐无算。八（9）月十、十二、十三（5、7、8）日，延长、延川、甘泉、黄陵、洛川、宜君、合阳、麟游、渭南雨中带有冰雹，伤秋禾荞麦。八（9）月辛亥（7）日，白水大雨雹伤禾。山阳被雹稍重，二麦不无损伤。

清　乾隆十三年（公元 1748 年）　夏，陕西雨雹伤禾，民大饥。七（8）月二十九（22）日，铜川大风拔木。秋，保安县雨雹成灾。

清　乾隆十四年（公元 1749 年）　十二（1）月，西乡大雨雹伤禾。

清　乾隆十五年（公元 1750 年）　八（9）月，白水雷电雨雹伤荞麦。

清　乾隆十六年（公元 1751 年）　七（8）月初七（27）日，岐山雨雹伤禾殆尽。

清　乾隆十七年（公元 1752 年）　六（7）月十一（21）日，铜川雨雹，如李实者。十四（24）日又雹。岁大饥，斗米五钱。

清　乾隆二十一年（公元 1756 年）　长安、礼泉等十三州县雹灾。

清　乾隆二十二年（公元 1757 年）　五（6）月初九（24）日，宜君县之北乡、东南乡，中部县之北乡俱被冰雹，夏禾秋苗俱有损伤。

清　乾隆二十三年（公元 1758 年）　五（6）月初一（6）日，鄜州张村驿，中部县及同官、宜君县雹伤夏禾。中部县北乡雹大如卵，积地厚尺余，屋瓦俱裂，重者二十一村庄，轻者二十八村庄。宜君被雹二十八村庄，伤重者四村，轻者十六村。六（7）月初六（10）、初八（12）日，同官、富平、白水、蒲城、长武、三水等县雨雹。六（7）月大雨雹，延长县禾稼为雹所伤。

清　乾隆二十四年（公元 1759 年）　七（8）月八（30）日，榆林、葭州、定边县雹伤田禾。

清 乾隆二十五年（公元 1760 年） 五（6）月初九（21）日，铜川东乡十八村被雹，麦禾尽伤。

清 乾隆二十六年（公元 1761 年） 八（9）月初七（5）日，葭州、榆林、米脂三州县雨中带雹，伤秋禾。米脂天降骤雨，夹有冰雹，县属桥河岔等处约宽八、九里，秋禾正在结实，被伤轻重不一。

清 乾隆二十七年（公元 1762 年） 夏，长安、咸宁、永寿等县雨雹伤禾。

清 乾隆二十八年（公元 1763 年） 五（7）月廿九（9）日，靖边天降大雨，雨中带雹，县境内自西南至西北，园墩子等十五村庄，出土秋苗被雹打伤。镇罗堡等二十八村庄共被雹伤损地七十九公顷六十八亩，被伤三四分不等。七月十二日又雨雹伤秋禾。八（9）月初十（16）日，子长县属南乡刘家崄等十七村庄并东南村高家湾等三村庄俱被冰雹，长约廿余里，宽约四、五里，被雹伤损地四十二公顷十二亩，伤三四分，荞麦只收一二分。横山县属威武堡六十四村，清平堡等十村，同时被雹，长约六十余里，宽约七八里，全县共六百余村，占十分之一，荞麦只收一二分。

清 乾隆三十三年（公元 1768 年） 永寿、澄城县雨雹伤秋稼。

清 乾隆三十四年（公元 1769 年） 定边县雨雹伤田禾，赵家瑶七村庄被灾稍轻，其海底涧子等八十五村庄所种秋禾莜麦燕麦打伤全无，糜子、麻子、胡麻仅存一二分，被灾实有八分、九分、十分不等，其灾民六百六十六户。

清 乾隆四十一年（公元 1776 年） 四（5）月，山阳大风拔木。

清 乾隆四十二年（公元 1777 年） 四（5）月二十四（30）日，山阳风雨冰雹，城内木拔，东至鹃岭，西至色河铺，大木俱蹶，棉花禾苗皆尽。六（7）月初一（5）日，山阳薛家沟口下至马家村上至土地岭，冰雹移时，树叶尽脱，积冰深者数尺，浅者二尺，月余方消。

清 乾隆四十七年（公元 1782 年） 四（5）月，宝鸡、麟游、咸宁、长安等县雹伤禾，损人畜。

清 乾隆四十九年（公元 1784 年） 五（7）月二十（7）日午后，渭南狂风吹人倒地，不能睁目，折拔大树无数。

清 乾隆五十一年（公元 1786 年） 永寿东北乡雨雹伤禾。

清　嘉庆元年（公元 1796 年）　西安、凤翔、乾县三府州雹灾。

清　嘉庆二年（公元 1797 年）　黄陵东北乡雨雹大如卵，小如杏，二日乃消，麦豆俱尽，屋瓦俱裂。

清　嘉庆五年（公元 1800 年）　四（5）月，长安、咸宁县雨雹。十六（8）日，白河县雨雹，大如卵，积雹深尺许。七（8）月，延安大雨雹，屋瓦皆碎，秋禾无存。黄陵西乡大雹，屋瓦俱裂，秋禾无存，上下王村等九村秋禾被雹。

清　嘉庆六年（公元 1801 年）　八（9）月初一、初三（8、10）日，安塞县属郝家庄等二十四村庄，雨中带雹，秋禾均不无损伤。

清　嘉庆七年（公元 1802 年）　八（9）月初五（1）日，榆林县雹灾。

清　嘉庆十年（公元 1805 年）　八（9）月初四（26）日，黄陵雨雹，大如卵，厚五寸，隆坊左右二十八村秋禾俱伤，岁大饥。

清　嘉庆十五年（公元 1810 年）　六（7）月十八（19）日、七（8）月二十五（24）日，靖边、礼泉、乾县雨中带雹，禾苗间有伤损。

清　嘉庆十六年（公元 1811 年）　六（8）月十六（4）日，延川西北乡被雹挞伤秋禾六十余村庄。七（9）月二十七（14）日，宁陕被雹打伤秋田，收成减薄。神木、府谷被雹，秋收一二分。

清　嘉庆十七年（公元 1812 年）　七（8）月，雨雹，榆林 85 村庄、佳州 48 村庄，灾轻重不等。秋末，潼关结实之际，风多土燥，以致颗粒青干。

清　嘉庆十九年（公元 1814 年）　三（4）月初八（27）日及二十四、五、六（5 月 13、14、15）日，宝鸡、大荔、蒲城、潼关被雹打伤二麦。五（6）月，榆林雨雹，二十一村庄灾轻重不等。七（8）月，怀远雨雹，九十一村庄灾轻重不等。大荔夏禾被雹。

清　嘉庆二十年（公元 1815 年）　七（8）月，长武被雹打伤秋禾地亩。宝鸡、乾县等十七厅州县雹灾。

清　嘉庆二十一年（公元 1816 年）　四（4）月，镇巴大雨雹，鸟兽多毙。六（7）月初十、十三（4、7）日，榆林县之王义庄等五十五村庄田禾被雹，轻重不等。六（7）月，神木二十八村庄、府谷二十五村庄雨雹，灾轻重不等。闰六（8）月十七（10）日，绥德、米脂、榆林州属之刘家渠，县属之老鸦岭等各村庄猝被雹伤，内惟州属之曹家河等七村庄，县属之马家峁等十九村庄被雹稍轻，尚有存留苗本，其刘家渠等十三村庄，老鸦岭等五十二村庄被雹较重，秋禾已全行折伤。闰六（8）月十七（10）日，靖边罗家涧等村庄被雹损伤禾苗。闰六（8）月二十二（15）日，永寿东北乡穆家村等廿三村庄雷雨夹有冰雹，田禾间有伤损。

清　嘉庆二十二年（公元1817年）　七（8）月十一（23）日，吴堡川口镇等十八村庄，秋禾被雹。八（9）月初九、十一（19、21）日，靖边被雹打伤禾苗（晚谷），五、六、七分不等。潼关、渭南等十二厅州县雹灾。

清　嘉庆二十三年（公元1818年）　六（7）月二十二（24）日，吴堡东北乡一带秋禾被雹。高家庄等三十村庄秋禾被雹，成灾八、九分不等。

清　嘉庆二十四年（公元1819年）　榆林、留坝等县九州县雹灾。

清　嘉庆二十五年（公元1820年）　七（8）月二十三（31）、二十九（9月6日）日，永寿县东南乡马坊等十三村庄、鄜州东北乡路家山等七村庄禾间被冰雹，收成仅三四分。

清　道光元年（公元1821年）　六（6）月，榆林雨雹，三十二村庄灾较重。

清　道光二年（公元1822年）　周至等十一厅县雹灾。

清　道光五年（公元1825年）　正（2）月，留坝等十一州县雹灾。榆林、清涧、怀远、长武、五州县境内，秋禾间被雹伤，被伤较重者绥德州李家渠等三十二村庄、清涧县党家川等九十三村庄、榆林县双山堡等二十五村庄、怀远县水地湾等五村庄、长武王东堡等二十三村庄。榆林、神木、米脂、吴堡等五县续报秋禾间被雹伤，被雹稍重者榆林之槐树峁等七十一村庄、米脂县文家山等二十三村庄、吴堡县于家沟等四十八村庄。被雹尚轻者，神木县刘三家梁等二十六村庄。

清　道光六年（公元1826年）　二（4）月二十五（2）日，清涧大风，昼晦如夕，黄霾蔽天。八（9）月初五（6）日，榆林风雷大作，秋禾间被雹伤。

清　道光八年（公元1828年）　夏，华州麦将熟，大风吹落，哭声遍野。乾县、永寿，麦将熟，风吹殆尽。

清　道光十一年（公元1831年）　七（8）月二十四（31）日，绥德风雷大作，秋禾间被雹伤。七（8）月二十四（31）日，清涧、米脂风雷大作，雨中带雹，致将秋禾损伤，轻重不一。

清　道光十二年（公元1832年）　七（8）月二十八（23）日，佳县任家沟等村庄秋禾被雹打伤。

清 道光十三年（公元 1833 年） 六（7）月，榆林、佳县等十七厅州县雨雹，榆林四十一村灾稍重，佳县十一村灾轻重不等。

清 道光十四年（公元 1834 年） 四（5）月初一、初三（9、11）日，临潼、富平、三原、耀县、铜川、渭南、蓝田、潼关、华县、大荔、蒲城、华阴、白水雨中带雹，间有打伤麦苗，轻重不等。四（5）月，长安大风雨，拔木坏屋。六（7）月，佳县雨雹，七村灾稍重。榆林、府谷等八州县雹灾。

清 道光十五年（公元 1835 年） 六（6）月初一（26）、初二（27）、十二（7 月 6 日）等日，神木、府谷县雹伤秋禾。七（9）月二十（12）日，佳县李栋家坪等五十五村庄被雹较重，收成失望。

清 道光十六年（公元 1836 年） 三（5）月二十八（13）日，四（5）月初一、初七、初八日（15、21、22），富平、三原、蓝田、临潼、商州等州县雹伤禾。六（8）月二十八（10）、七（8）月初五（16）日，榆林、神木、府谷被雹，秋禾重者全行萎折，轻者收成无几。绥德等九州县雹灾。

清 道光十七年（公元 1837 年） 五（6）月二十五（27）日，佳县石家、辛庄、刘家岔等处被雹打伤夏秋禾苗。

清 道光十八年（公元 1838 年） 六（7）月初二（22）日，佳县被雹打伤秋禾。七（8）月初三（22）日，子长柏家沟等八十村庄被雹打伤秋禾牲畜。七（8）月初三、四（22、23）日，横山刘家坬等九十九村庄秋禾被雹。七（8）月初八（27）日，府谷贾家沟等二十五村庄被雹，九十余公顷地所种秋禾重者全行萎折，轻者收成无几。七（8）月，肤施、延州、安塞、保安、甘泉、靖边、定边、吴堡、鄜州、中部、洛州、宜君、潼关、朝邑、蒲城、白水、凤县等厅州县雨雹伤秋禾。

清 道光十九年（公元 1839 年） 四（5）月初二（14）日，三原县大风昼晦。四（6）月二十六（7）日，佳县北乡德胜庙地方间被雹伤田禾。

第三节 公元 1840 年—公元 1948 年的灾害

清 道光二十一年（公元 1841 年） 七（8）月初四（20）日，佳县被雹，秋家坪等九村庄雹伤稍轻，当有薄收外，其余或子沟等十六村庄田禾尽被打伤，难望收获，时交秋令，补种不及。七（8）月十二（28）日，申家庄子等六十七村庄内董家坪等三十四村庄被雹最重，收成无望。

清　道光二十三年（公元 1843 年）　正（2）月二十三（21）日，泾阳大风从西北来，拔木揭瓦，人被吹昏迷。佳县等三州县雹灾。五（6）月二十二（19）日，柞水雨雹，屋瓦皆碎，禾苗一枝无存，三日犹未消尽，消后青野变为赤地。

清　道光二十四年（公元 1844 年）　三（5）月二十四（11）日，宝鸡雨雹伤麦，大如拳如卵，贾村、陵原、金陵川尤甚。佳县、府谷等五州县雹灾。

清　道光二十五年（公元 1845 年）　三（4）月十五（21）日，富平雨雹，伤苗殆尽。

清　道光二十六年（公元 1846 年）　七（9）月二十三（2）、八（9）月初三（11）日，佳县、府谷、神木、横山被雹打伤秋禾。

清　道光三十年（公元 1850 年）　六（7）月十九（27）日，富平大风拔木发屋。

清　咸丰三年（公元 1853 年）　春，西安、长安风霾。六（7）月，华县机支山北雨雹，大风拔木，飞沙走石，附近居民多石磊。华阴，大风拔木，飞沙害稼。

清　咸丰四年（公元 1854 年）　六（6）月初一（25）日，渭南县阳郭镇西南黑虎潭有黑风旋起，高数十丈，东行隐隐有雷声至，犹河水为之竭，山民用火枪向云头轰击，风雹齐作，大木斯拔，墙屋尽倒，麦场内碌碡由沟东吹至沟西，如走弹丸，雹形圆扁不一，大者径一尺，数日不消。

清　咸丰五年（公元 1855 年）　三（5）月二十三（8）日，三原北原雨雹伤麦。

清　咸丰七年（公元 1857 年）　四（5）月二十八（21）日，蒲城西南乡大雨雹，横五十里，纵百余里，厚数寸大如鸡子，二麦俱挞仆在地。

清　咸丰八年（公元 1858 年）　四（5）月，大荔多风，麦豆青干，岁歉。七（8）月，宝鸡雨雹伤稼。

清　同治二年（公元 1863 年）　十二（1）月初四（22）日，泾阳大风终日，雾沙昏塞，不可见人。三（4）月，乾县雨雹，州南二十里内麦尽仆。

清　同治三年（公元 1864 年）　八（9）月，大荔大风数日，糜谷已熟，半落于地，因而薄收。府谷雹灾。

清 同治四年（公元 1865 年） 夏，旬阳雨雹如鸡卵，伤稼。

清 同治七年（公元 1868 年） 四（5）月二十四（16）日壬寅，大荔、华阴雨雹，大如核桃，平地积寸许，麦禾颇伤。五（7）月十九（8）日，永寿大风拔木，雨雹损伤田稼。

清 同治十年（公元 1871 年） 四（5）月，华县雹害禾稼。

清 同治十三年（公元 1874 年） 绥德被冰雹打伤田禾。

清 光绪元年（公元 1875 年） 七（8）月十五（15）日，渭南大风折树。

清 光绪二年（公元 1876 年） 米脂、延安、褒城夏秋禾苗被雹。

清 光绪三年（公元 1877 年） 四（5）月，勉县、略阳大雨冰雹，如鸡卵，禾苗尽偃。

清 光绪四年（公元 1878 年） 六（7）月二十九（28）日，榆林县狂风骤雨及雹伤田禾。七（8）月初十（8）日，葭州雨雹，延川县雹伤禾。七（8）月十一（9）日，富平西北乡上杨堡等九村庄遭风雹，田禾被伤四十一公顷六十九亩，收成无望，被灾贫民六百余口。七（8）月十二（10）日，凤翔东北乡被雹，秋禾间有损伤。八（8）月初一（28）日，延川被雹，二十余村庄打伤秋禾自五六分至七八分不等。

清 光绪六年（公元 1880 年） 四（5）月初二、二十二（10、30）日，宜君、临潼、白水、澄城、大荔偶遇冰雹，夏禾间被打伤。四（5）月初二、二十二（10、30），五（6）月初七（14）日，铜川东西乡小棋盘等八村先后被雹，打伤麦豆三十三公顷余亩。五（6）月初七（14）日，华阴大雨雹，麦禾被伤约十分之七。五（6）月初九、十五（16、22）日，绥德代家沟等九村被雹打伤田禾六百五十四垧半。米脂，吴家沟等七庄被雹打伤夏禾五十五公顷有奇。五（6）月初十（17）日，清涧郝家沟等八村被雹打伤二麦四百六十一垧。略阳，冰雹兼有烈风暴雨，秋苗间有损伤。六（7）月二十四（30）日，华县大风拔木。七（9）月二十八（2）日，志丹迅雷猛雨，冰雹打伤秋稼。

清 光绪七年（公元 1881 年） 四（4）月初一（28）日，五（5）月初二、初三（29、30）日，乾县、礼泉、富平、铜川、临潼雷雨交作，均带有冰雹，夏禾间被打伤。闰七（8）月初七（31）日午后，吴堡迅雷烈风冰雹如雨，数刻始停。查勘宋家川等共八十三村庄禾苗被雹，轻重不等。

清 光绪八年（公元 1882 年） 三（4）月，柞水大风拔木。四（5）月初九、初十、十一（25、26、27），二十五（6 月 10 日）日，绥德州东南乡何家沟等八村地内麦禾被雹打伤八分；延川县西乡康家西沟等十五村被雹打伤夏禾地三十一公顷五十六亩；韩城夏禾被雹打伤四五分；淳化县西北乡李梅庄等四村被雹打伤夏禾五六分；兴平县西南乡纸坊头等四大村被雹打伤夏禾地二百四十六公顷四十一亩；留坝厅东北乡江西营等三处被雹打伤麦地二百八十七亩五分被灾，只收成二分。四（6）月二十六（11）日平利被雹打伤麦豆。六（7）月初九（23）日，志丹雷雨带雹打伤东南两乡秋禾地十三余公顷。六（8）月二十一（4）日，吴堡北乡李家原等六村雨中带雹，打伤秋禾。八（9）月初三、四（14、15）日，富县猝降冰雹，打伤西北两乡贺家沟等十五村秋禾。初三（14）日，米脂，雷雨带雹，打伤西乡方家塌等二十九村庄秋禾。八（9）月十四（25）日，东南两乡，天降冰雹，打伤秋禾。

清　光绪九年（公元1883年）　七（8）月初五（7）日，米脂雷雨大作，带有冰雹，秋禾受伤。九（10）月初二（2）日，孝义厅冰雹大如鸡卵，稻谷尽伤。

清　光绪十年（公元1884年）　四（5）月二十八（22）日午未之交，绥德州、葭州、米脂、吴堡、肤施等州县风雷交作，冰雹骤降，肤施西南北三乡被雹四十三村。绥德东南北三乡被雹六十八村，米脂四乡被雹四十二村，吴堡西南二乡被雹三十八村，有夏收全行失望者止收成一二分及三四分者。七（9）月二十四（13）日，榆林三岔川等十三村庄被雹打伤秋禾，轻重不一。

清　光绪十一年（公元1885年）　四（6）月二十八（10）日未申之间，长武冰雹骤至，深处积至三四寸，县城附近一二十里，二麦豆多被打伤。五（6）月，紫阳大风拔木。

清　光绪十二年（公元1886年）　六（7）月，临潼、蓝田夏禾被雹。

清　光绪十三年（公元1887年）　闰四（5）月，榆林陡降冰雹，自归德堡起至五里墩止被雹打伤夏禾地四十余垧，收成全行失望。四（5）月二十一（13）日，永寿雷大震天，雨雹损麦过半。闰四（6）月十一（2）日午刻至申酉，狂风大雨，带降冰雹，山水立时涨发，长武被雹七堡，打伤麦豆秋禾地约计一百五公顷余亩，被灾八九分不等；陇州被雹四村，夏禾被灾三四分及一二分不等。

清　光绪十四年（公元1888年）　四（5）月初三（13）日午刻，狂风大雨，带降冰雹，夏禾多被打伤，富平县被雹七十一村堡，成灾八村堡，打伤麦豆地六十三公顷四十五亩九分。

清　光绪十五年（公元1889年）　四（4）月，横山大风暴烈，飞沙卷石，县境内人畜被吹数日不见，村庄房舍多遭损害。五（6）月十五（13）日午，礼泉朔风陡起，雷电交作，白昼昏冥，大木斯拔降雹如鸡卵者，毙鸟兽无数，禾苗树叶尽无，雹经日始融消。六（7）月初四、初七（1、4）日，富县西南乡八村堡，雷电交作，先后各降冰雹，大如胡桃，积地四五寸不等，秋禾均被打伤。六（7）月，旬邑，骤雨冰雹打伤淹浸地三十公顷。八（9）月十九（13）日，绥德风雨交作，兼降冰雹，东乡郭家川、延家川两村庄被雹打伤秋禾地一千七百垧，地内糜谷、黑豆概被打损。

清　光绪十六年（公元 1890 年）　三（4）月初五，商南永安寨等八十三村庄被雹打伤夏禾。雨雹民饥。六（7）月初六（22）日，安康王家河等处风雨大作，带降冰雹，积地二三寸不等，自王家河起至马家河止约长三十余里，横宽数里或十余里不等，秋禾多被打伤，稻田间有冲压。八（9）月初九（22）日未刻，洋县华阳镇、银杏坝等十六处雷雨交作，带降冰雹，顷刻即止，打伤成熟稻田六十七余公顷，被灾五六分，三四分不等。八（9）月十七（30）日晚，佳县马家塌等十九村庄被雹，各项秋粮收成俱形减色。

清　光绪十七年（公元 1891 年）　四（6）月二十九（5）日午刻，吴堡天降冰雹数刻始止，夏禾秋苗同被打损。五（6）月初十（16）日，蒲城邑西南甜水井村有风自西北来，黑暗障目，经过处破屋拔木，不可胜计，俗名旱蟒，见则天下旱。后二年俱歉收。八（9）月十五（17）日、十八（20）日至二十（22）日，绥德州、长武、神木、榆林、甘泉、靖边等州县雹伤秋禾。八（9）月十九（21）日，榆林刘家新庄等处共二十一村庄被雹约计一时之久，长四十余里，宽约数里，地内成熟糜谷、荞麦多被打折，零落入泥，统计收成不过二分。八（9）月二十（22）日，甘泉南北二乡油粉村等九村堡突降冰雹宽约十余里，长二十余里，地内秋禾多被打折。八（9）月，神木西南乡张家涧等三十一个村庄被雹，大如枣李，积地数寸，自西乡张家涧见至西南乡马家滩止计长三十五里、宽约十五六里、十八九里不等，收成失望。

清　光绪十八年（公元 1892 年）　三（4）月十六（12）日，蓝田东北一带雨雹为灾，豆麦摧毁殆尽。夏，靖边冰雹，粟价昂贵，延、绥、榆一带民饥。四（5）月二十（16）日，临潼迅雷暴风，午后忽降冰雹，约一时许，被灾地约有七八十公顷。四（5）月二十三（19）日，邠州雨雹，富平县雹大如桃，打七十里，临潼县伴有暴风。六（7）月十一（4）日，临潼、富平县雨雹，伤棉花、豆、谷。七（8）月初六（27）日午后，横山五十六村庄大降冰雹，打伤田禾，长八十余里、宽约三十余里。绥德，风雨骤至，兼有冰雹，大冯家山、小冯家山、孙家原、曹家沟四村打伤禾地二千零三垧。八（9）月初五（25）日夜，榆林东南乡赵峁子田家崄等十六村庄骤降雹，地内秋禾俱被打伤，长约四十里，宽约五六里不等。

清　光绪十九年（公元 1893 年）　五（6）月初五（18）、初七（20）、十一（24）日，府谷县雹灾。七（8）月十八（29）日，府谷西南乡大堡马真等处雷雨带有冰雹，地内秋禾俱被打伤，长五六十里，宽十余里不等。神木，东南乡北家中洼等十一村庄大降冰雹，打伤田禾长约三十余里。

清　光绪二十一年（公元 1895 年）　四（5）月十三（7）日，合阳沟北等村被雹打伤麦禾。五（5）月，洛川大雨雹伤麦。

清　光绪二十二年（公元 1896 年）　三（5）月二十三（5）日，耀县阿姑社等村被雹打伤麦禾烟苗。六（7）月初九（19）日午间，安康郭家坪等十八村庄忽降冰雹，打伤芽苗甚重。延川、富县、洛川、米脂、长安、清涧、西安、临潼、咸阳、华阴、勉县、华县雹灾。

清　光绪二十三年（公元1897年）　子长、延安、大荔、咸阳、长安被雹、被水成灾。

清　光绪二十四年（公元1898年）　四（6）月二十七（15）日午刻，永寿东北乡渠沟头等四村天降冰雹，损伤禾苗。长武西南乡等十一村堡天降冰雹，积地一二寸不等，麦禾豌豆烟苗多被打伤，长七八里，宽三百余步*。彬县，东南北各乡林家堡等三十四村堡，冰雹，积地三寸多，麦禾豌豆烟苗均被打伤，收成失望，长五六十里，宽十余里。

清　光绪二十五年（公元1899年）　二（3）月十四（25）日，泾阳大风拔木。三（4）月二十一（30）日，泾阳东北乡广张侯张等里天降大雨冰雹，南北长二十余里，东西宽二三里不等，打伤夏禾。铜川西南两乡，梁家原等村骤雨冰雹，打伤夏禾。富平西北乡朱家村等处被雹打伤夏禾。耀县东乡宋家湾等七村堡暴雨冰雹打伤夏禾，宽三、四、五里不等，长约十里有余，孙家垣被灾极重，夏收无望。澄城北乡奉禄、太贤两里，沿路等十村庄天降冰雹，打伤夏禾，横约五里，长十余里，二麦和豌扁豆、菜籽俱被打伤。四（5）月初八（17）日，横山刮大风，天气皆暗，风把房上的瓦揭掉，放羊的找不着羊，大树被刮倒几棵。四（5）月十八（27）日，富县西南乡雷家寨等村忽降冰雹，打伤麦苗豌豆。绥德西乡双庙儿湾等处天降冰雹，打伤秋禾，长十五六里，宽约四五里，成灾八九分至十分不等。

清　光绪二十六年（公元1900年）　四（5）月，米脂、怀远县大风昼晦，华州大风伤麦苗。七（8）月初七（1）日，榆林南乡陈家崖窑等处降冰雹，自东北鱼河峁起至正南双梁城止，共十六村庄，内除被灾较轻之鱼河峁等六村庄毋庸查办外，其被灾较重之陈家崖窑等十村庄地内所种之糜谷、高粱、黑豆、莜麦均被打伤成灾六七分不等，共被灾地一十公顷三十三亩。七（8）月二十二（16）日，绥德西乡双庙湾等九堡冰雹，打伤秋禾。

清　光绪二十八年（公元1902年）　宜君田苗被雹。五（6）月，榆林、府谷、延川、临潼、宜君、富平等县冰雹伤禾。

清　光绪二十九年（公元1903年）　四（5）月十六（12）日午后，富平东北乡烈风雹雨，自武家坡起至北村樊堡止，袤延十五、六里，打伤地内二麦，豆菽俱已萎地。闰五（6）月初二（26）日，中部县属双柳镇等处骤雨冰雹打伤麦豆穀麻。闰五（6）月，横山响水堡等处，冰雹伤禾。七（9）月十五（6）日，米脂大风昼晦，东乡距城50里之陈家岔神庙楼被风吹成斜形，房屋多吹塌，间有吹人无踪者，沿沟一带大树拔起数十株。府

---

* 旧制长度单位，一步=5尺，3尺=1米。

谷、绥德、榆林、商县骤降冰雹，打伤地内禾苗。佳县大风震电，大木斯拔，屋宇被毁。

清　光绪三十一年（公元1905年）　四（5）月初十、十一（13、14）日，富平东乡张北庙东曹村、北乡曹村镇西王堡忽降冰雹，夏禾麦豆多半收获，其未收之粮打伤四五分不等。四（5）月十八（21）日午后，耀县稠桑东西两堡及安王等十二村堡天降冰雹，稠桑等六村堡约有三四分收成不计，安王等六村颗粒无收。五（6）月初八（10）日午后，临潼怀德里地方忽降冰雹，东西长七里、宽四里，打伤棉花、包谷、豆苗轻重不一。七（8）月初五（5）日午后，榆林王家坬等六村堡天降雹雨，打伤秋禾七八分不等，统计被灾地七十二公顷一十二亩。

清　光绪三十二年（公元1906年）　三（4）月十五（8）日，富平东北乡元亨团等村冰雹打伤麦豆烟苗，轻重不一，内有成灾较重之八九分，计平坡地四十九公顷七十七亩，烟地二公顷三十一亩四分。五（6）月初三（24）日，富县南乡清涧村等处雷雨冰雹打伤夏禾麦豆，收成歉薄。六（7）月，绥德、吴堡大雨冰雹，损伤秋禾多少不等。六（8）月十五（4）日，黄陵东北各乡马家坬各村雷雨冰雹打伤秋禾，成灾之安子头、真里塬、侯家坬等共计十村被雹地十五公顷二十六亩，收成二三分，秋禾失望，不免嗷嗷待哺。六（8）月十七（6）日，榆林鱼河堡南忠属之东栾百户等十五村庄天降雹雨，大如鸡卵，地内所种秋禾，均被打毁罄尽，被灾已及七分，共计被灾地二十一公顷四十五亩。横山清平等村庄天降冰雹，大如鸡卵，将地内所种秋禾打伤约六、七分不等，计被灾地二十二公顷四十一亩五分。淳化，西乡芦子沟等村被雹打伤秋禾成灾八九分至十分不等。六（8）月十七、三十（6、19）日，彬县东西南乡丑寺村等处连被冰雹成灾八九分至十分，共地一百零三公顷四十一亩九分。旬邑西乡委落等村冰雹，打伤秋禾杂粮轻重不等。宜君东南乡张家窑等村庄雷雨冰雹，打伤所种秋禾，成灾轻重不等，共计成灾地一公顷六十一亩。六（8）月二十五（14）日，米脂东北乡土门寨等六村堡所种秋禾被雹打伤，收成实只二三分，勘已成灾七八分不等，统计灾地三千四百五十垧。六（8）月二十七（16）日，府谷西南乡等处天降冰雹打伤地内秋禾轻重不一。内有新马二牌等处共计七十六村，查明被灾十分，计民地二十三公顷九十亩，糜地五十四公顷二十八亩五分。六（8）月二十八（17）日，佳县：界碑地方等处，天降冰雹，所种秋禾多被打伤，共计一万三千二百一十垧，轻重不等。神木永兴堡等处被雹打伤秋禾菜蔬人畜，成灾十分，查明共计灾地一百一十四余公顷。七（9）月十七（5）日，延川县属忠安等五里忽遭冰雹，打伤秋禾杂粮共地1610亩，成灾七分。铜川，雹灾。

清　光绪三十四年（公元1908年）　四（5）月，澄城大雨雹，西北尤甚，麦田受损。

清　宣统二年（公元1910年）　四（5）月二十二（30）日，渭南故市中寨等处狂风大作，冰雹逾野，自西北下邽镇起至东南故市镇止共十三里，粟麦豆禾全被打伤，收获无望，成灾实有十分，共军地九十九公顷七十一亩三分二厘。四（6）月二十五（2）日，蓝田东乡民戴等村狂风大作，大风猛雨，兼带冰雹打伤夏禾较重，成灾在六分以上，被灾地亩三十三公顷五亩一分。六（7）月初十（16）、七（8）月初六（10）日，肤施县被雹打伤，东乡柳树店等四村庄受伤地十五余公顷，成灾实有七分；桥儿沟等三村庄受伤地近十公顷，成灾六七分不等；自南乡杜甫川之罗家崖起至折家湾等八村庄，秋禾粟谷糜麦尽被打伤冲没，颗粒难收，计民地二十三公顷九十亩，成灾实有七分；西南乡闹家店子起至吴家咀等七村庄，秋禾糜谷荞麦概被打伤，受伤地二十七余公顷，成灾实有七分。七（8）月初五（9）日，绥德雷雨交加，冰雹遍野，致将西乡刘家湾等四村堡各秋禾被雹全行打伤，收成无望，均已成灾八分，被雹打伤地亩五百六十一垧。米脂西乡继尧寺等七村所种秋禾被雹打伤，轻重不一，成灾七、八分不等，灾地六百九十垧；四乡康家堰等七村所种秋禾被雹打伤，轻重不一，成灾五分至六分不等，灾地一千八百四十九垧半。七（8）月初五、六（9、10）日，安定县南北二乡磁窑店共二十村秋禾被雹打伤共地一百零五余公顷，现已枯萎，全无收成，成灾实有十分。七（8）月十八（22）日，铜川东乡周家灵等五村天雨冰雹，打伤秋禾糜谷，惟莜麦枝叶较嫩，雹伤甚重。七（8）月二十二（26）日夜，岐山大风，甘棠树圮。

清　宣统三年（公元 1911 年）　榆林、府谷、绥德、清涧、旬邑、凤翔、合阳、南郑、留坝被雹打伤田禾。

民国五年（公元 1916 年）　三（4）月五（7）日，米脂风大作，黄雾四塞，路断行人。

七（8）月四（2）日，紫阳大雨雹，盘湘河铁矻溪一带田禾尽损。

八（9）月十八（15）日，宝鸡、周至县雹灾。

九（10）月十五（11）日午后，周至雷电风雹一时并起，屋檐瓦兽尽被击落，未收稻蔬果实亦多损坏，马牛惊逸不能止，人不及逃者击伤头颅，约计被雹地面西自终南东逾涝河。

民国六年（公元 1917 年）　夏，佳县乌龙铺张家沟村突降雹灾夏苗损伤。

民国七年（公元 1918 年）　绥德西北乡杨家枣坪等村秋禾被雹成灾，收成无望。

民国八年（公元 1919 年）　六（7）月二十四（21）、七（7）月初一（27）日，神木阳畔村乔家沟等处被雹残伤禾苗，漂没人口，打毙牛羊等物。

米脂县属西南区、苗家沟等处夏禾被雹成灾。

清涧、米脂、合阳、大荔、平利迭遭雹灾，秋收无望。

镇安县属磨里寨等处夏禾被雹成灾，击毁房屋和人。

佛坪东区袁家庄、玄潭沟等处雹雨为灾，淹毙人口，打伤禾稼。

民国九年（公元 1920 年）　黄陵南区土桥子等处、永寿县属宁化里西庄等处夏禾被雹成灾。

富县西乡下梁村并西北乡王乐村等处被雹成灾，收成失望。

吴堡尚家原等处被雹打伤夏禾。

扶风、咸阳、乾县冰雹为灾，禾苗被伤。

千阳牛家岭陈家庄等处，合阳县属中东、东北、东南等区，山阳永安寺等处被雹成灾。

民国十年（公元1921年） 榆林下柴塘等处、延川打子坪等二十余村被雹成灾。

夏季，扶风等县冰雹成灾。

山阳冰雹为灾，禾苗一空。

民国十一年（公元1922年） 六（8）月，合阳雹灾。

米脂西区鸳鸯山等九村被雹成灾，打伤秋禾。

民国十二年（公元1923年） 四（5）月初五（20）日，横山石湾雨雹如卵，人畜被灾。

八（9）月二十（30）日，榆林县降雹，伴暴雨、大风，雹带长60余里，所过之处收成全无。

宜君仓村一带，淳化中区各村，临潼麦王等村被雹伤禾。

陇县被雹打伤麦苗。

民国十三年（公元1924年） 六（7）月十六（17）日，神木县中路三保正之石板上凤凰塔等处突降冰雹，禾苗尽被打伤。

六（7）月二十八（29）日，岚皋突遭飓风大作，冰雹横飞，落积有三四寸之厚，禾苗尽被打压。

七（8）月二十三（23）日午后，榆林突降冰雹，大如鹅卵，秋禾尽被打伤，收成失望。

七（8）月二十五（25）日，富县东北乡和德里等九村大降冰雹，打伤禾苗。

靖边宁寨、新城两堡被雹成灾。

宝鸡南乡第六、第九等区先后被雹，损伤禾苗。

民国十四年（公元1925年） 闰四（5）月初二（23）日，榆林被雹雨打伤禾稼。

闰四（6）月初，渭南西王里等处大风冰雹，麦禾打伤。

五（6）月初一、初二（21、22）日，米脂麻叶河等村连降冰雹打伤秋禾收成失望。

五（6）月初六（26）日午后，横山风雷大作，猛降冰雹，大若鸡卵，将威武堡口外自儿德井起至坊台村等一十二村庄所种秋禾瓜菜等田被雹打伤净尽，收获无望，灾情极重。

五（6）月，大荔暴风起于西北，田中麦车被吹如转蓬，大木拔屋瓦乱飞，继以冰雹，麦豆损伤甚巨。

五（7）月十八（8）日下午，富县西南乡罗家村忽降冰雹，击伤禾苗。

七（9）月二十二（9）日，神木猝遭冰雹，伤及秋禾，民食无依。

宁陕旱风为灾，禾谷受害，北区最重，各区次之。
清涧西区被雹打伤田禾。
志丹西中区三十四村秋禾被雹打伤，灾情极重。
黄陵、宜君、大荔边张营等村被雹成灾。
子长、佳县、府谷、宜川、宝鸡、三原、麟游、武功被雹成灾，收获绝望。

民国十六年（公元1927年） 铜川北区翟家庙等处雹成灾。
蒲城大雹击麦，颗粒无收。

民国十七年（公元1928年） 富县、宜君巨雹为灾，遍毁秋田。
黄陵巨雹为灾，瓦屋为碎。
宜川雹后继以奇旱，灾情异常重大。
耀县久旱遭雹，瓦屋俱碎，民生危殆。
铜川秋苗被雹打伤，现时全境尽属赤地。
旬邑雹雨大作，秋苗被损，天气亢旱，麦未下种。
乾县迭逢荒旱，忧何以度日，陡然雹雨奔腾，惊心动魄。
彬县雹损秋田，民食绝望。
麟游、泾阳、洛南、石泉、汉阴雹旱相继为虐，民食无望。

民国十八年（公元1929年） 二（3）月，华阴大风数日飞沙拔木，禾苗尽被吹萎，沿河一带，地面浮土亦被吹去，麦苗每亩数升，秋禾全无，岁大饥。

二（4）月二十二（1）日，大荔暴风骤起，咫尺不辨，天边忽黑，忽赤，自朝至暮始息，渭洛沿岸先年浇种之麦豆，根株悉拔，衢巷村落沙厚二尺。

春间，华县大风沙，缘下庙东至华阴，地近沙苑，西北风大起害稼，天旱露根，或被沙埋没，乡人呼其灾曰风沙。

民国十九年（公元1930年） 二（3）月二十八（27）日，镇安县被风，拔树倾屋。
四（5）月，富县西、北、南各区风雹为灾。

五（6）月，富平二麦正黄，暴风肆虐，近山之地麦穗尽被摇落殆尽，统计麦收不满一分，仅支两月。榆林冰雹如卵，打伤禾苗一百余公顷。

六（7）月二十七（22）日，旬邑东北区，冰雹大降，形如鸡卵，田禾尽被打伤。
长武黄风剧烈，在野麦苗，尽成枯槁。
蒲城麦田未熟者完全吹干，已熟者吹落遍地，唯西一、北一、二，东二等区为最重。
眉县夏麦被风吹枯，收成仅充月余之腹。
周至麦甫吐穗，狂风摇落，概为干枯。
石泉南区熨斗坝，西区双西处麦田被雹，打毁净尽。
米脂西区被风，秋收无望。
延川“辛安区又被冰雹”，全境草木尽成白地，逃亡达二万六千四百余人。
横山、定边、蓝田雹灾。

安塞雹灾，大如鸡卵，二十余村无收成。

宜川白水、鹿儿两川冰雹大如鸡卵，禾苗尽被毁伤，民食绝望，逃亡载道。

神木高家堡等处被雹，夏田歉收，秋禾又被风雹摧伤殆尽，饥民望救急。

彬县西北区被雹，沿山一带尽被冰雹，禾萎屋塌，灾情极重。

澄城县北各区因虫灾雹灾，变成白地。

永寿郭意等地雹灾为甚。

柞水附城各区被雹，不惟秋苗打伤，层瓦多被击碎。

民国二十年（公元 1931 年）　一、二（2、3、4）月，长安无雨，大风狂吹。麦田先以狂风继以亢旱，以致苗多枯槁，颗粒减分。

二（3）月七、八（25、26）日，岐山西北风愈吹愈厉，寒冷过于严冬，麦苗枯槁，俨如断草飞篷，难望成熟。二、三（3、4）月，西北风酷烈，田苗尽被摧残。

春，商县狂风大吼，昼夜不息，黄沙、黄土弥漫天空，麦苗受症，枯萎尤多。三、四、五（5、6、7）月，各区近山地方，冰雹水灾，均极惨重。

三（5）月十四（1）日，佛坪猝遭冰雹，继以黑风暴雨将二麦杂粮一律打伤，以致收成极薄。

四（5）月九（25）日夜，渭南大雷电，狂风暴雨，继以冰雹，小者如枣，大者如拳，东南区庆寺里，友笺许里统计三十余村，纵横十余里，大麦、小麦、豌、扁各豆均被打落无存，当此收获在迩，猝遭奇变，惨苦情形实堪悯恻。

四（5）月九（25）日，彬县第七、八区及大佛寺等村大雨冰雹形如鸡卵，三日尚未融消，麦禾被打伤者十分之七，被灾者共十五村，禾田一百九十余公顷。

四（5）月九（25）日，潼关县正东区石桥营田等屯陡被冰雹，继以狂风打伤麦豆。

四（6）月二十一（6）日下午，铜川县属照丰区西村等处惨被冰雹，大如鸡卵，麦苗秋禾打伤四十余公顷。夏北区雹，麦秋无收。

四（6）月二十二（7）日，子长县冯家庄等二十九村陡被冰雹，打伤禾田一百二十七公顷，伤人六名，漂流羊六十余只，牛驴十余头。

五（6）月九（24）日下午，洛南县景村、新阜等保猝遭冰雹，大如鸡卵，小如核枣，二小时积三尺余，二麦成熟全行打毁，早秋萌芽，尽被击散。

七（8）月初四（17）日至初七（20）日，宁陕连降冰雹，摧毁秋苗。

夏初，高陵暴风为虐，以致麦豆歉收。

乾县夏田未熟之际，旱象仍复，加以狂风怒号，烟接天，致去岁所种十分一二之麦田全行风干，收获仅数升，飒飒湾风至仍不已，烈烈炎日，暴蒸靡停，秋禾不得下种，灾民更为恐惶。

白水风霜为灾，麦豆尽槁。

韩城春雨稀少，狂风日作，二麦枯萎，棉未下种，赤地千里，颗粒无望，县治北垣一带人民迁徙殆尽。

朝邑南区沿河被风，麦苗尽枯。

绥德贺家岭等十余村冰雹，秋禾全被摧毁。

清涧、延安、府谷、宜君、西乡、华县惨遭雹灾。

民国二十一年（公元1932年） 上半年，延长、子长风灾。

一（2）月初，蒲城飙风连日，飞沙走石，拔木毁屋。

一（2）月二十一（26）日至一（3）月二十六（2）日，商县狂风似虎，昼夜不息，麦苗半就枯槁。

二（3）月初五（11）日，韩城大风狂作，南区一带，麦苗干萎，东北各区麦苗全无。

二、三（3、4）月，兴平狂风四起，点雨未落，炎热晒射，以致小麦已行焦枯，收成绝望。

三（4）月初八（13）日，乾县罡风肆虐，坏屋折木，人民被压死者十余数，禾苗尽行枯槁。

三（4）月十一（16）日下午，三原恶风剧烈，昼夜不息，次早麦苗竟然枯干，哭声遍野，惶恐万状。岐山恶风怒号，屋瓦飞落，肃杀之气竟若寒冬，田禾生机难维系。

三（4）月（18）十三日报，永寿东南原入春以来，旱象又呈，飓风同时俱作，飞沙走石。

三（4）月（19）十四日报，富平风伯逞凶，昼夜不息，屋瓦飞落，树木摧折，夏收无望。

三（4）月（20）十五日前后，商南飓风大作，复活之苗，尽行枯萎。白河，飓风怒号，禾苗尽行枯萎，荒凉赤地，饿殍载途。

三（4）月十七（22）日，铜川大风怒号，飞沙走石，三日方息，夏田无望。

三（4）月，临潼恶风连宵，雨泽无望，禾苗尽行焦枯，麦收无望。

彬县狂风时起，三春将尽，点雨未落，以致二麦枯萎，粮价飞腾，人民失望，流离载道。

入春以来，白水点雨未落，黄风怒号，黑霜迭降，田苗枯萎，粮价飞涨，流离载道。旬阳，风霜交加，各种庄稼尽皆枯黄。

三（5）月二十六（1）日报，高陵最近罡风连次狂吹，摧残禾苗，且数月无雨，生机已绝。

三（5）月二十八（3）日，澄城雨雹如杏，约半小时，麦苗立即偃卧，由东南起至西北各村人民痛哭，惨不忍闻。大荔第二区属洛河南七、八村，地多在沙滩中，近因狂风时起，田亩淹没殆尽。

三（5）月二十九（4）日报，礼泉北风号吼，旱魃为虐，天久不雨，所余田苗尽行枯槁。

四（5）月初四（9）日报，大荔暴风连日六次，经霜残禾，尽皆枯萎，人民生活无法维持。

四（5）月报，陇县天久不雨，狂风怒号，少数可灌之田亦摧残无余。西北区龙门洞等处，惨遭雹水各灾。

五（6）月十六（19）日16时，武功、眉县、蒲城、合阳、韩城、彬县、商县、长安、华阴、柞水、麟游、永寿、旬邑、淳化、岚皋、山阳、洛南、南郑、褒城、宁强、白河、平利、略阳、紫阳、三原狂风大作，冰雹骤降，约半小时之久，被灾区占十分之七八。

夏，洛川西北风起，尘土飞扬，树木为折，房屋摧动，禾苗尽枯，收成失望。凤县、石泉雹伤禾，秋收大歉。

延安、宜川、横山、安塞、甘泉、志丹、靖边、黄陵、宜君、延长、延川、清涧、吴堡、绥德、米脂、洛川、定边、子长、佳县、铜川、长武雹灾。

周至南风怒号，椏柏及县城西南方，麦豆立时干死，收成全无，东南、东北两区，亦以毒风摧残，禾苗变色，收成仅有一二分之希望，人心惶恐，逃亡日多。

民国二十二年（公元 1933 年）　冬春，靖边亢旱，继以狂风，收成失望。

三（4）月，山阳忽起大风吹折禾苗。

四（5）月初八（2）日，陇县黄风暴作，昼夜吼吹，沙尘飞扬，弥漫乾坤，猛烈之状殊堪畏怖，百年老树为之摧折，神殿屋脊多被震裂。

四（5）月，宝鸡狂风大起。冰雹，大如顽石，禾苗打尽。澄城，狂风大起，倒房破屋。扶风，暴风大作，飞瓦拔木。汉阴，北风突起，气候骤寒，禾苗亏损，收成歉薄。耀县，狂风频作，禾苗多枯。华县，恶风怒号。冰雹大如鸡卵，打毙男妇八名，牛驴二头。长安，连降黑霜，狂风并作，收成极薄。兴平，连降黑霜，加以飓风，禾苗多枯，北原一带，灾情尤惨，逃亡过半，存者均多绝粮。宜君，突起暴风，撼树拔木。延长，烈霜飓风交相为虐，禾苗多被损害，收成歉薄。洛川、宜川，狂风大作。雹大如拳，麦苗打坏。黄陵，狂风大起，继以冰雹大如鸡子，打毁秋禾，六区最重。商县，冰雹打死五十五人，牛羊七十余只，惨不忍闻。临潼狂风大雪，禾苗尽枯。

四、五（5、6）月，吴堡暴风连日又降巨雹，禾苗多被摧残，收成失望。

五（6）月，陇县降冰雹，收数大减。

五（6）月，临潼雹大如卵，田禾受损，收成二三升。眉县降冰雹，收成失望。韩城被雹，田苗损伤，收成歉薄。渭南降冰雹，大如鸡卵，夏田失收，秋禾损伤。定边、米脂迭降巨雹，田禾多被摧残。铜川冰雹，地积九寸，田禾冲没打毁殆尽。绥德忽降冰雹，夏秋禾苗均被打坏。甘泉雨雹，大如鸡卵，夏秋禾苗多被打毁。富县雷雨交作，中杂冰雹，大如枣杏，麦豆打伤殆尽。旬邑突降冰雹，形如拳卵，被灾区分甚伙，收成歉薄。子长迭降冰雹，田禾打伤。安塞突降冰雹，大如核桃，积地五六寸，二区陈家峁等七村，夏秋两禾完全打坏。神木巨雹，田苗打损，收成失望。蓝田冰雹大如拳卵，秋禾多被摧残。镇巴、平利冰雹，禾苗伤损，收成歉薄。

入夏以来，府谷大风怒号，迭降巨雹，山水暴发，禾苗损伤，田野多成泽国，被害二百三十余村。

佳县、清涧、横山，迭降巨雹，田禾多被摧残，收成绝望。

城固禾苗正在结子，忽起大风，摧折过半。

民国二十三年（公元 1934 年）　大荔，飓风为灾。

淳化，夏禾将届成熟，突被狂风摇落颗粒，民失所望。

民国二十四年（公元 1935 年）　五（6）月，华县狂风怒号多次，均微雨，南乡杏实，打落尤甚。

麦收前，大荔县、华县、眉县多大风，麦粒多有摇落。

眉县，风灾严重，烟枯。

民国二十五年（公元 1936 年） 五（7）月十六（4）日，富县普遭雹灾，夏禾无收，收获无望。

六（7）初五（23）日下午，和德乡天降冰雹，其大如卵，约一钟点之久，其地为北至甘泉南至洛川县，东自屈家湾及史家岔，西至柳园，均被雹灾，秋禾全无收成。

民国二十六年（公元 1937 年） 五（6）月初十至十六（18～24）日，清涧连日下雨带有冰雹。十六（24）日 22 时，恶风顿起，天昏地黑，雨雹交加，麦豆失收，秋苗无望，查七十八村南北有五十里之长，东西有三十里之宽。

六（7）月二十三（30）日下午、二十四（31）日晚，六（8）月二十八（4）日下午，彬县有数村镇遭雹，灾情甚重。

黄陵，所有麦苗既被冰雹损毁无余，后遭山洪冲刷如洗。

民国二十七年（公元 1938 年） 五（6）月（二十四）21 日，华县雹，大者如杏核或核桃，约二十余分钟，棉禾伤，麦尤甚。

民国二十八年（公元 1939 年） 韩城，风灾。

蒲城，风损为灾，损伤麦禾六十七公顷。

泾阳，暴风成灾，夏禾损失四千五百余石。

褒城长林镇等联保，雹灾，秋禾受损。

民国三十年（公元 1941 年） 六（7）月，宜川降冰雹，大如核桃，康平乡禾苗雹伤殆尽。

黄陵雹，隆坊镇所属之竹家河、冯家河等村被灾面积五十平方千米。

蒲城、永寿、洛南、白水、彬县、佳县、洛川，冰雹为灾。

民国三十二年（公元 1943 年） 临潼小麦吐穗时，遭亢旱，实粒未充，又被狂风连日，芒种节前收获在即，竟而又起烈风连三昼夜，树木摧折，屋瓦为乱，麦粒脱落。

民国三十三年（公元 1944 年） 入春以后，韩城北固乡麦苗屡遭狂风害霜灾害，以致枯死大半。

三（4）月十五、十六（7、8）日，周至豌豆正在开花结实之际，狂风大作，怒吼数日以至秀而不实。

四（4）月初一（23）日 13 时，大荔，顷刻冰雹约一刻钟，积地数寸，计受灾者洛滨、商颜、沙苑、羌白等乡镇田禾多被打伤。

四（4）月初一（23）日，蒲城县北一带，忽降冰雹，历时十余分钟，积地二寸许，将麦豆等类打伤殆尽，计忠武、高广、尧山、人和为最重，洛西、洛滨次之。白水定正乡，冰雹倾注约二时许，麦苗损失大半，较轻者也在三分之一。

四（4）月初一（23）日，商县大荆镇遭雹，损毁夏季禾苗。

四（5）月二十一（13）日，白河、平利骤降冰雹，所有农作物多被打伤。

闰四（6）月二十三（13）日，商县腰市镇遭雹，损毁夏季禾苗。

闰四（6）月二十五（15）日14时，米脂武镇及复兴乡冰雹大雨，所有麦苗、豆类、蔬菜被毁甚多，亦打死牛羊十余头。

五（6）月初三（23）日下午，麟游崔木乡三、五两保及招贤乡四保雹雨交加，约二时之久，将成熟之二麦，损毁十分之六七。

五（6）月初四（24）日午后，西乡白龙、东渡两乡暴风大起，黑云密布，大雨倾盆，洪水横流，继以冰雹，将各种田禾打尽。千阳互助、复兴、新兴等乡，气候骤变，狂风大起，吹倒大树，继以冰雹交加，将成熟之小麦打伤三分之一。

五（6）月，靖边宁条梁镇二、四两保及镇罗镇一保，大风兼旬，禾苗埋没；又宁条梁镇第三保，始而冰雹，继以大雨，冲刷秋禾。

五（7）月二十（10）日以来，平利天气亢旱，百牙、白坪、八仙、汝河、连仙等五乡骤降冰雹，加以暴风急雨，致将秋禾打伤，山坡肥土冲刷，房屋倒塌，压死牲畜。

六（7）月初四（23）日12时，长武亭口镇第五保冰雹，历时二小时，房屋树木多被毁，秋禾完全打伤。旬邑，遭受冰雹，所有秋禾多被打伤。

六（7）月初十（29）日20时，合阳雷电交加，暴风大起，倒塌房屋，压伤人畜，城关两义王村各乡镇被灾惨重。

六（7）月，神木遭雹灾，打毁田禾甚多，以忠孝、民族、建国、复兴等乡为最重。

六（8）月十九、二十、二十一（7、8、9）日，宁陕洵江乡陡起恶风，冷雨中夹雪片及降冰雹，将所种之包谷、稻谷打伤大半，田禾收成失望。

六（8）月二十七（15）日10时，商南富水镇狂风大起，继以冰雹，打伤秋禾。

夏秋两季，陕北榆林等县风灾。

户县，大风数日，豆叶由黄而枯，被灾重者，籽种全失，即轻者不及一成。

榆林鱼河等乡镇，近日大雨连绵，冰雹交加，所有山川田地尽成泽国，房屋倒塌，牲畜击毙，以致夏收无望。

汉阴中铜、只青、观酒等乡，遭受冰雹打伤田禾。

镇巴各乡镇所种田禾尚未出穗之际受冰雹打击，收成失望。

民国三十四年（公元1945年）　春，华县无雨，狂风日夜怒号，歉收。

夏，榆林等县雹灾。

民国三十五年（公元1946年）　夏秋，榆林、府谷、神木、佳县、咸阳、周至、户县、耀县、三原、大荔等县雹灾。

民国三十六年（公元1947年）　迨夏徂秋，关中、陕南暴雨冰雹时降，以致春荒严重，夏秋歉收。

第四节　公元1949年—公元1979年的灾害

1950年　3月24、26日，志丹两次降雹共打13个村子，长7.5千米，宽10千米，雹如杏粒大小，地面打有6.6厘米厚的顶盖，麦田被毁。

5月29日，延安青化区降雹，打7个村子，遭灾麦田51公顷。

6月18日，旬阳2个区降雹，毁麦子39420千克，桐树16697株，打毁房子753间。

6月20日，定边北洛河河源一带，受雹灾1139公顷，雇庄畔打死羊700只。6月29、30日，3次冰雹，打死6人。

7月19日，洛川秦关区6个村子的39公顷荞麦、糜子、棉花全部被冰雹打光。

8月3日，延安柳林区3个村受雹灾21公顷。

8月31日，丹凤降雹20分钟，大小有碗口大、拳头大、鸡蛋大不等，平地积雹厚50厘米，武桃区打死4人，房瓦打成瓦渣，打坏民房639间。

9月3日，延安川口区降雹，受灾面积为562公顷，重灾36公顷。

1951年　5月9日，洋县降雹，1333公顷作物受灾，死3人。镇安6个行政村降雹3小时，雹大如鸡蛋，3天后才消完，受灾800多户，打毁庄稼均需翻种。

5月19、20日，旬阳2次冰雹，5个区的14个乡受灾。

6月2日，志丹油坊涧一带遭受冰雹袭击，地面积雹33厘米，作物全被打毁。

1952年　5月16日，延安北洛河河源乱石头川上游降雹，大者如拳，历时3小时，受灾2800公顷。

1953年　4月24日，旬邑11个乡受雹灾，面积2857公顷，完全无收者29公顷，减产60%者421公顷。韩城，11个乡受雹灾1406公顷。

4月26日，山阳3个乡受雹灾186公顷。

4月26、27日，澄城11个乡降雹，3266公顷麦田、豌豆、菜籽受害，受灾面积2233公顷，平均减产65%，完全无收的928公顷，减产80%者266公顷。

5月9日，丹凤降雹1小时，有核桃、鸡蛋大，铺地3厘米厚，28个乡受灾，主要是雷家调乡、苏沟乡、留仙坪乡、界岭乡，打毁麦田36公顷，减产80%，死亡4人。

6月5日，大荔大雹如枣，最大似鸡蛋，地面积雹厚3厘米，全县严重受灾的有2个区、7个乡。

8月8日，南郑降雹约1小时，降雹时夹有暴雨，玉米受损失。陇县世咀、小湾一带被风吹坏田禾长达5千米。

1954年　5月19、29日，柞水2次降雹，6个乡受灾，25公顷小麦、27公顷洋芋无收，93公顷秋田受灾6成以上，毁房屋10间，死亡1人。

5 月 29 日，韩城雹大如枣，地面积雹 3.3 厘米，2 个乡受灾 200 公顷，损失 50%。丹凤高滩、河南、樊家村、土门等乡降雹 30 多分钟，有橡子大，夏麦田减产 80%。

5 月 31 日，白水收水、许道、云台、尧禾、大杨等地降雹，夏田受灾 1200 公顷，减产 50%～60%。

9 月 25 日，甘泉降雹，7 公顷谷子、52 公顷糜子、75 公顷荞麦减产 100%。

1955 年　7 月 23 日，陇县地面积雹厚 16.5 厘米，受灾 659 公顷。

1956 年　4 月 30 日，紫阳遭大风、冰雹，麦子大部打倒、打断、吹折等，损失很大。

5 月 2 日，镇巴观音区雹大如核桃，地面积雹 6.7 厘米厚，部分麦田、洋芋受损失。

6 月 12 日，宜君尧生农业社南村一个生产队几公顷成熟的麦子全被雹打光。

6 月 15 日，志丹、横山冰雹把将要成熟的夏粮和出苗的秋田打坏。

6 月 16 日，礼泉冰雹伴有 9 级大风，吹断电杆、大树，有的地区麦穗因风碰撞，摇脱麦粒，麦子倒伏等现象普遍存在。

7 月 12、16 日，吴旗 2 次冰雹，打坏夏田 55 公顷、秋田 24 公顷。

7 月 16 日，宜川冰雹造成 3 个区重灾，打坏麦田 31 公顷，秋田 629 公顷，其中无收益的秋田 177 公顷。丹凤大风、冰雹使 12 个乡受到灾害，打倒和吹坏秋禾甚多。

7 月 25 日，子长降雹 20～30 分钟，地面积雹 30 厘米，最大的雹如碗口，树枝树皮被打光，秋田翻种。

1957 年　6 月 2 日，榆林北门外降雹，大、小麦受重灾 3733 公顷，全部失收，轻的 3266 公顷，损失三分之一。

6 月 8 日，子洲降雹 20 分钟，夏田损失 80%。

6 月 10 日，宜君五里铺区 2 个乡和焦坪区的玉华乡，1000 公顷麦田被雹打。

7 月 23、27、30 日，靖边 3 次冰雹，秋作物损失 50%～70%。

8 月 12 日，黄龙马蹄掌乡因降雹受灾 146 公顷，其中玉米 9 公顷，减产 30%；麻子受灾 12 公顷，减产 90%；荞麦受灾 7 公顷，减产 85%；其它作物受灾 35 公顷，减产 35%。

8 月 16 日，米脂沙店、桃镇、印斗、石沟等地受雹灾 1333 公顷，减产 40%。

1958 年　3 月 25 日，宁强大安乡降雹，有 70%～80%的小麦被打毁。

5 月 25 日，镇巴 4 个区 16 个农业社遭雹，受灾麦田 36 公顷，秋田 129 公顷，砸坏房屋 63 间。

8 月 21 日，宜川云岩、交里等 7 个乡降雹一个半小时，雹大如鸡蛋，受灾 1266 公顷，减产 817680 千克。

8 月 22～26 日，志丹连续 5 天降雹各一小时，受灾秋田 530 公顷。

1959 年　4 月 15 日，安康专区受雹灾 1114 公顷，致使小麦、玉米、洋芋等普遍减产。下午，镇安狂风暴雨夹冰雹，全县折断各种经济树木 2700 余根。

4月20日，铜川受雹灾，普遍减产1～3成。彬县受雹灾，普遍减产1～3成。兴平，受雹灾面积12666公顷，翻种早秋666公顷，其它未翻种的减产10%。乾县小麦受雹灾666公顷，减产30%。周至终南、尚村、楼观一带降雹，雹大如拳，受灾面积2431公顷，其中620公顷无收。

6月3日，宁强风雨交加，千间房子被吹倒，2666万公顷幼苗被风雨打在泥中，损失粮食10多万千克。

6月4日，略阳白水江、城关等公社受雹灾1003公顷，减产粮食60.5万千克。

6月5日，横山冰雹直径5厘米，艾好峁乡减产粮食81569千克。

6月7日，志丹降雹时伴有大雨，作物幼苗叶面被打烂10%～60%。

6月8日，蓝田部分玉米、棉花被雹打坏翻犁。

7月29日，扶风城关镇受雹灾733公顷。

8月14、15日，陇县冰雹、大风、暴雨3种灾害伴随而来，娘娘庙等4个公社玉米苗被吹倒1/3。

8月15日，长安王曲公社大风吹毁草房150余间，大小树木19株。

8月15、16日，神木10个乡受严重雹灾，粒大如碗口，平均减产60%。

8月24日，志丹冰雹伴雷阵雨大风，造成较大损失，作物叶子被打烂，有的地方40%～50%的玉米被风吹倒。

9月13日，镇安县风速大至40米/秒，刮断大树。

9月17日，长安王曲公社冰雹打烂蔬菜叶子66公顷，13公顷稻子5%～6%的籽粒打掉。

9月17日16时30分，韩城县龙卷风历时8分钟，城郊公社莫山管区的东彭村，房屋上的砖瓦被吹得遍地皆是，晒的几万斤籽棉被刮走很多，1米多粗的大枣树和椿树连根拔起；友好生产队刮坏房屋85幢，大树37株；高神殿小学房屋倒塌，压伤了3个小孩。

9月24日，绥德雹大如鸡蛋，作物受重灾12482公顷，轻灾1883公顷。

1960年　6月11日，佳县个别生产队遭冰雹减产达57%。

1961年　5月7日，商州冰雹粒重11.3克，最大直径8.3厘米，以夜村、商镇、城关等地最为严重，重灾面积7232公顷，夏粮减产268万千克。

5月22日，全省23个县降雹，蓝田雹大如核桃，全县6个公社受灾面积2305公顷，华胥、洩湖2公社受灾80%以上。富平小麦30%、大麦50%受雹灾，棉花60%叶片掉落。大荔，雹来自西北澄城，走向东南，再转西南，约半小时，遍地皆白，厚约2～3厘米，大的似杏核，小麦成灾1001公顷，减产粮食63402千克。

8月31日，靖边冰雹从龙州公社幔山、元峁大队开始经青阳岔进入安塞，南北长35千米，宽2.5～3.5千米，降雹20～30分钟，受灾秋田1115公顷，减产粮食达273850千克。

9月2日，长安雹线自西北向东南，沿大峪河道，最长自韦曲到大峪23.5千米，最宽处在太乙宫到杨庄13.5千米。杨庄、大峪、杜曲、韦曲、义井一带降20分钟玉米粒至核桃大的冰雹，143个生产队受灾，水稻被击落粒，玉米、谷子、蔬菜枝叶被打坏打光，受灾面积3080公顷，减产215.5万千克。

1962年　6月2日12～15时，富平大风，瞬时风力达8级以上，造成大面积小麦断头、脱粒，损失严重。

6月11日，扶风野河、天度、南阳3个公社降雹，地面积雹4～7厘米，最大雹粒直径如鸡蛋，使1038公顷小麦和豌豆减产或无收，549公顷早秋严重减产。

6月11、13日，彬县降雹，全县19个公社、一个农场受灾837公顷，最严重的3个生产队夏秋作物全部受损。

6月19日，子长雹大如杏，高台、梁家坪、王家湾、寺湾、冯家屯5个公社受灾400公顷。

6月24日，渭南渭河两岸冰雹最大直径1.5厘米，玉米叶95%被打碎。

6月25日，岚皋铁佛等5个村受雹灾，占总面积的70%。

7月30日，扶风受雹灾238公顷。

8月1日，户县东方红公社降雹，长5千米，宽1千米，玉米、棉花受损。

8月4日，西安瞬时风速达20米/秒，玉米倒伏。

8月26日，陇县八个公社14个大队遭雹灾，降雹半小时左右，积雹16.5～33.0厘米厚，受灾1942公顷，粮食减产77.5万千克，打伤34人，损坏房屋711间。

1963年　6月3日，榆林、神木、佳县、横山、米脂、子洲降雹，造成夏田受灾3266公顷，秋田受灾4800公顷。宜川，大风使部分农作物倒伏。丹凤，降雹30分钟，有鸡蛋大，最大的重500克，蔡川、桃坪、峦庄等14个公社受灾311公顷，打坏核桃、柿子树571株，倒毁房子420间。麟游两亭一带，降了大冰雹，大如拳头，地面积雹6～7厘米，受灾面积1170公顷，人畜伤亡，打坏房屋数百间。淳化雹有核桃、鸡蛋大，最大的有蒸馍大，地面积雹6～10厘米厚，个别地区达16.5厘米，11个公社受灾1642公顷，80%以上无收成。

6月15日，绥德40里铺受雹灾30%左右。

6月17日，横山遭受冰雹、大风灾害，使全县粮食减产45%。

6月27日，泾阳、三原、高陵冰雹最大直径4厘米，三县受灾8715公顷，吹倒树木117株和电线杆7根。山阳，15个生产队受雹灾48公顷，减产53%。丹凤，降雹1小时，伴大风、暴雨，冰雹有拳头和核桃大，17个公社受灾2243公顷，其中夏田作物减产350713千克，秋田受灾1262公顷，被风吹断、连根冲走的树木1357株。大荔冯村、埝桥两公社的7个大队，受雹灾218公顷，其中雷家庄生产大队114公顷棉田受灾，打成光秆30公顷。延安元龙寺、甘谷驿、姚店、枣园、万花山、柳林、麻洞川、姚家坡8个公社，1296公顷夏秋作物遭受雹灾，雹大如鸡蛋，小如杏仁，降雹半小时，一天还未融化完。柳林的上桥北沟生产队有的地方积雹厚70多厘米。麟游雹打秋田，受灾73公顷。

6月29日，麟游冰雹最大直径3厘米，受灾7912公顷。陇县，雹灾面积1954公顷，减产5.5万余千克。蓝田城关、金山、华胥、洩湖、冯家村等公社降雹，大者如鸡蛋，3个公社受灾627公顷。长安，冰雹使早秋作物减产20%，大风将电线吹断，引起火灾，全县吹走小麦50万千克。安康，12级大风拔树倒房，吹断电杆，摧毁了一些建筑物。大荔冰雹伴7～8级狂风，雹区在八鱼公社，东西长5千米，南北2.5千米，刮倒枣树4800株，住房74间和饲养室29间遭狂风揭了屋顶。

7月11日，延安姚家坡、下白坪公社的7个大队遭受雹灾，成灾93公顷。

8月20日，合阳孟庄、何家庄等27个公社降雹，大者似核桃，受害581公顷。澄城，雹打4077公顷，成灾3724公顷，其中1333公顷无收成，其它减产8成。淳化马家公社，降雹约30分钟，最大冰雹直径3厘米，受灾面积333公顷。

8月26日，延安姚店公社受大风、雹的袭击，受灾减产68%。横山石窑沟公社，有7级大风，农作物损失6成。

1964年　6月6日，西乡两河口公社降雹，核桃大的冰雹在地面上积16.5厘米厚，几天才化完，给该公社带来极大损失，松花大队受灾最重，油菜、小麦、早玉米都遭到毁灭性摧残。

6月11、12、23日，延安全县21个公社遭受雹灾，受灾面积76333公顷，其中成灾面积7390公顷，无收的2197公顷。

6月12日，蒲城南部大风，瞬时风力11级，正在场上摊晒的20万千克小麦全被风刮走。商州，744公顷小麦受雹灾，减产20%。延长1666公顷农田受雹灾，雹大如核桃。

6月14日，柞水曹坪降雹，大似核桃，6个大队夏田遭灾7公顷，减产27073.5千克。

6月15日，陇县曹家湾、棱底下、东南、牙科、城关、温水、八渡等7个公社降雹，1640公顷秋田受到损失。

6月22日，凤翔范家寨、田家庄、糜杆桥、黄家河、横水等公社降雹，东西长25千米，南北宽5千米，大风吹断0.33～0.66米粗的大树4356棵，吹倒电杆200多根。

7月3日，延长受雹灾面积113公顷。

7月14日，定边受雹灾面积66公顷，30%植株受害。

8月1日，大荔4个公社棉花受雹灾193公顷，玉米136公顷。

8月2日，柞水红岩寺公社降雹30分钟，地面积雹10厘米厚，至3日方消，减产7950千克；黄土砭降雹持续10分钟，地面积雹3.3厘米，受灾5公顷；铁佛公社遭冰雹、狂风袭击，持续40分钟，雹有指头大小，13公顷耕地受灾，减产7225千克。

9月18日，神木18个公社受雹灾14000公顷。

1965年　4月17日，清涧二郎山、解家沟、店子沟等17个公社降雹50分钟到1小时，地面积雹厚10厘米，雹大如桃，受灾面积2666公顷，成灾2000公顷，死亡11人。

4月30日，城固陈家湾等14个公社受雹灾4933公顷，粮食减产101.5万千克。宁陕，雹打范围5千米长，2千米宽，稻秧损失50%。

4月30日，清涧大河、茨沟等6个区25个公社遭受雹灾，夏田全无收成的有200多公顷，秋田翻种200多公顷，减产粮食85万多千克。

5月1日，全省47个县降雹。千阳、凤翔、宝鸡3县7个公社受灾面积8413公顷，成灾4141公顷。临潼，11个公社遭雹，受灾3800公顷。大荔东七里、城关、埝桥、西寨、双泉、华原、步昌、安仁、石槽等10个公社，受灾1807公顷。富平19个大队，降雹，受灾7567公顷。蒲城，降雹10～25分钟，18个公社176个大队1232个生产队受灾，减产88.5万千克。黄龙界头庙公社，降雹半小时，雹大如鸡蛋，全社一半以上的大队遭灾，大部分秋田翻种。白水，降雹30分钟，14个公社受灾27866公顷，成灾1200公顷。

5月10日，子洲5个公社降雹历时20～30分钟，遭毁灭性灾害，夏秋田全部翻种。

5月18日，耀县柳林、稠桑等8个公社降雹，成灾面积7666公顷。

5月19日，韩城66个大队降雹，小麦受灾3466公顷，棉花1981公顷，重灾为32个大队。黄龙界头庙9个大队因雹受灾。

5月21日，佛坪气象站附近，冰雹打坏作物140公顷，其中小麦99公顷。镇巴，降雹两次，持续20分钟，直径约2厘米，19个公社受灾，死亡9人，毁房屋176间，受灾面积6350公顷。

5月23日，陇县唐家庄、火烧寨、新集川、温水、李家河、八渡等6个公社受灾，冰雹打坏夏田1600公顷，秋田580公顷，减产粮食82万千克。温水公社有100公顷夏田无收成。

6月9日，安塞11个公社受雹灾4000公顷，150公顷无收，翻种1448公顷。子洲29个大队，受雹灾800公顷。

6月15日，蒲城9个公社降雹10～20分钟，一般玉米粒大，79个大队受灾夏田21333公顷，减产夏粮达222.5万千克。麟游气象站北25千米，降雹，地面积7厘米厚，有核桃大小，4个公社的小麦和玉米被打坏成灾。

6月18日，陇县、千阳受雹灾2533公顷。乾县，注泔、东风、阳洪、大羊、大墙、薛禄等6个公社降雹，伴有大风、暴雨，受灾棉田1185公顷，秋田412公顷，损失粮食33万千克，倒树330棵。兴平，赵村、桑镇2个公社雹灾，大如核桃，受灾面积南北长7.5千米，东西宽2.5千米，共1733公顷。延安临镇、官庄、姚家坡等3个公社45%的小麦受灾450公顷。

7月6日，清涧10个公社降雹20多分钟，雹大如鸡蛋、杏，地面积雹厚30多厘米，9个公社受灾秋田5133公顷，死6人。

7月7日，蒲城降雹1小时，雹有核桃大，暴雨持续10小时，大风最大达9～10级，29个公社受灾，重灾大队244个，雹打棉田2333公顷，毁秋田2000公顷。富平，17个公社降雹，受灾5666公顷，成灾2000公顷。咸阳市秦都区，冰雹大者似核桃，并伴大风、暴雨，瞬间风速为40米/秒，10个公社70个生产大队受灾，棉花打光者130公顷，秋田受灾564公顷，吹倒高压电杆118根，电话杆157根，树木731棵；秦都机场最大风速40米/秒，刮断7架飞机系绳，飞机被吹到停机坪后面的深沟里，遭到严重损坏。

7月13日，榆林店坊等3个公社降雹10分钟，受灾4000公顷。延安姚店、元龙寺等3个公社受灾1066公顷，120公顷无收成。

7月24日，镇巴泾洋、红渔、田坝、庙溪4个公社降雹，红渔公社13个队，160公顷庄稼被打坏，石板坡、元坝等5个生产队夏秋粮基本无收。

7月31日，蒲城出现暴雨、冰雹、大风，6个公社受灾453公顷。

8月1日，白水收水公社受雹灾，占总面积60%，减产40%以上。

8月10日，延川13个大队受雹灾秋田573公顷。商州739公顷玉米受雹灾，减产

40%。清涧下二十里铺，双庙河公社31个大队降雹半小时，雹略小于鸡蛋，受灾866公顷，伤5人。

8月21日，白水收水、北塬、尧禾、许道、林幕、门公、纵目、大杨、北井头等9个公社降雹，冰雹带由东北向西北移动，收水公社成灾453公顷。商州738.73公顷玉米受雹灾，减产40%；山阳22个公社，700公顷秋田遭雹灾。

9月13、14日，澄城冰雹，3个公社受灾秋田1333公顷，减产2.3万千克。

9月14日，黄龙范家卓子降雹，293公顷土地遭灾。

1966年　6月9日，蓝田、潼关、镇安降雹。镇安回龙、午峪等地恶风、暴雨，损失成材树木千余根。

6月11日，吴旗吴仓堡、城关、薛岔、五谷城等公社降大冰雹，以五谷城公社最严重，冰雹有拳头大，地面积雹66厘米厚，有七个大队受灾1822公顷，树叶都打掉；白豹公社高渠生产队的9公顷全无收成。

6月14日夜间，凤翔出现冰雹，伴有9级大风，1333公顷早秋、辣椒和烤烟基本无收。

6月14、15、26日，子洲冰雹，夏田受灾1257公顷，成灾993公顷；秋田受灾1425公顷，成灾974公顷。

6月15日，子长降雹，范围东西宽7.5千米，南北长15千米，玉米叶打成细丝，严重的全部打碎。黄龙崾崄公社核桃庄大队，降雹2小时，地面积雹厚3.3厘米，受雹灾面积1842公顷，翻种359公顷。礼泉峰火、兴隆两个大队，降雹历时30分钟，大如鸡蛋，地面积雹6～10厘米，120公顷秋田、40公顷棉花受灾。华县，棉花受雹灾566公顷。留坝青桥驿、马道等5个公社，降雹1小时，青桥驿公社8个大队受重灾，157公顷夏秋田受灾。

6月25日，秦都雹大如核桃，马泉公社降雹，大如核桃、鸡蛋，80公顷棉田，92公顷玉米受灾。

8月8日，吴堡千家沟、岔山、张家山3个公社约7平方千米的面积内降雹，受灾面积占秋田总面积的71%，其中粮田731公顷，瓜菜、荞麦、糜子、豆类最严重，没有收成。

8月9日，陕北、关中21个县降雹。蒲城肖家堡公社降雹10分钟，大者如核桃，1169公顷秋田受灾，糜谷打坏30%～50%，荞麦被打毁80%左右。定边，降雹30分钟到1小时30分钟，大者如拳，伴有暴雨，部分作物打成光秆。米脂7个公社153公顷农田受雹灾。宜君部分地区降雹，造成70多个生产队的2000公顷庄稼受到损失，其中466公顷无收成。延川文安驿、南河、马家河、张家河4个公社73个生产队遭暴风和冰雹，受灾面积868公顷，成灾面积751公顷。吴旗、志丹、安塞、延安、甘泉、富县降雹，历时2小时，雹大的如核桃、鸡蛋，在遭灾的农田中约有50%完全绝收。

8月10日，长武3个公社遭雹，仅巨家公社毁秋田935公顷，减产约61万千克粮食。

1967年　5月3日，长武巨家公社降雹，马家、尚家等4个生产队受灾，雹大如拳头、核桃，夏秋田全部打光。

5月19日，横山雷龙湾公社受灾夏秋田132公顷，翻种33公顷，损失80%的有32公顷。

5月21日，白水云台公社8～9级大风、大雨伴随冰雹30分钟，雹最大的似鸡蛋，伤11人，1302公顷夏田成灾，减产82.5万千克，有的树连根吹倒，屋上砖瓦吹落在地。

5月31日，合阳12个公社降雹，坊镇、杨家庄公社最严重，坊镇公社的东西清善大队、贺家庄大队特别严重。西清善全大队小麦6成灾的53公顷，8成灾以上的26公顷，95%以上麦秆打断；棉花82公顷被打毁，100株中有78株叶被打光，48株生长点打落；玉米叶打成麻。耀县11个公社受雹灾，减产粮食76.5万千克。

6月3日，黄龙石堡公社、白马滩公社的6个大队受雹灾130公顷，雹大的似核桃，有60公顷无收成。

1968年　5月16日，大荔，雹大如核桃，平地积2.54厘米以上。麦禾受伤。

6月7日，蓝田，大风席卷全县，风速达20米/秒。使黄熟小麦严重掉粒，损失严重。

6月19日，志丹，小冰雹积盖全部地面，玉米、蔬菜受严重损失。

1969年　5月11日，横山白界、响水、党岔等13个公社降雹，大的似鸡蛋，打死4人，打死羊300只，受灾13333公顷。子长、安塞、延安、甘泉6633公顷农作物受雹灾，无收的2260公顷。

5月15日，吴堡7个公社遭受冰雹，地面积雹16.5～33厘米，农作物受严重摧残，树叶全部打光。

5月23日，关中、陕南17个县遭特大雹灾。宜君、铜川、耀县、富平、三原、渭南、临潼出现冰雹天气，一般大如核桃，局部伴有暴雨和大风。雹线长150千米，宽2.5～5.0千米。损失粮食1亿多千克，受灾农田37333公顷，其中成灾14666公顷，死15人，伤多人。三原大程、陂西两公社降雹。损失粮食500万千克。临潼15个公社1.2万公顷夏田，0.39万公顷棉田受灾，1万公顷夏田绝收。死亡3人，毁房3290间，刮倒高压线杆240根和5千米电话线杆。富平16时降雹，历时40分钟，雹粒大如弹球，最大的似鸡蛋，雹线长2.5千米，有0.67万公顷小麦颗粒无收，0.3万公顷棉花被毁，倒塌房屋2670间，打伤30余人，打死小孩4人。

6月3日，安塞化子坪、谭家营等6个公社遭严重雹灾，受灾1466公顷，打光的493公顷。18时47分，宁强狂风骤起，城关风力10级，暴雨、冰雹交加，受灾农作物面积达1960公顷，揭掉房顶千余间，损失夏粮10多万千克。

7月8、11、23、28日，靖边冰雹，11个公社4133公顷农田受灾，损失8成以上的2386公顷。

7月9日，清涧降雹45分钟，两个公社受灾，666公顷早秋叶子被打光。

7月13日，吴旗7个公社降雹，最大的似鸡蛋，239公顷秋田被打光，612公顷损失70%，365公顷损失50%，死1人。

7月15日，大荔核桃大的冰雹降了20分钟，9个大队246公顷棉田受严重灾害。吴堡降雹15分钟，积雹最厚处为23～26厘米，18个公社4666公顷秋田受灾。

7月16日，富平长春、洪水、齐村、觅子等4个公社遭冰雹。大荔核桃大的冰雹下了20分钟。9个大队246.67公顷棉田受到严重灾害。

8月31日，靖边青阳岔、龙洲、畔沟、乔沟湾、镇靖、高家沟公社遭受冰雹灾害。受灾5676公顷，损失8成以上的1914公顷。

1970年 6月2日，蒲城保南、椿林、孙镇3个公社降雹，受灾小麦660公顷、棉花266公顷、红苕4266公顷。

6月12日，蒲城15时17分到17时20分出现9级大风，瞬间风力10级。10个公社受灾，死亡2人，伤227人，损失小麦150万千克，倒塌房屋130多间，吹坏水泥电杆158根。

6月13日，镇安14个公社降雹，大者如拳，受灾333公顷，减产22万千克。

7月9、10日，丹凤雹有拳头大、鸡蛋大，伴有狂风、暴雨，商镇区、竹林区，两天内受灾农田2000公顷。

7月10日，蒲城广阳、肖家堡、高楼河等公社降雹。宜川3个公社下冰雹，范围长约15～20千米，宽约3～5千米，受灾最重的是党湾公社卢家塔大队，雹大如核桃，玉米叶子被打成丝状，谷子被打倒伏，部分茎秆打断，桃、杏果子大部分被打落。

7月15日，大荔张庄公社冰雹伴狂风、暴雨，西起马家洼，东至沙洼南的0.5千米宽，5千米长的地带内被风、雹笼罩，雹大如鸡蛋，4个大队164公顷农田受灾，黄花菜减产150余千克，刮倒和折断枣树720株，成材树215株，枣减产5成以上，约15万千克。

7月21日，洛川冰雹最大直径3厘米，石头公社吴家庄200公顷秋田作物被冰雹毁尽，损失粮食35万多千克。洛南巡检、石坡、灵口、三要、石门、永丰等6个区，冰雹加大风急雨，持续30余分钟，雹有鸡蛋、拳头大，地面积雹12～16厘米，减产粮食2.5万千克，打死耕牛6头，死亡3人。以庙台灾情最重，雹大如拳，1个多小时，地面积33厘米厚。

7月22日，洛南9个公社923公顷作物遭受雹灾，打毁房屋2200间，伤2人。

1971年 5月26日，定边大风，风力8～9级，持续12小时。全县1.33万公顷农田受灾。礼泉正当麦熟时候，遭严重风灾，风速在17米/秒以上。28个大队受灾492.4公顷，占种植面积30%，6.87公顷无收成，8.8公顷损失50%～80%。

6月6日，洛南县黑山等7个公社遭雹灾，雹大如鸡蛋，最大似碗口，小麦受灾2322公顷，秋田受灾929公顷，死1人，伤23人，打毁房屋1364间，核桃、柿子打落一半以上。

6月7日，陇县冰雹危害麦田990.93公顷。

6月22日，吴旗县冰雹，最大直径1.5厘米，山地麦子10%的麦粒被打掉，全县受灾466公顷。丹凤县冰雹鸡蛋大，伴有狂风、暴雨，北部留仙坪、蔡川等川道和山区16个公社受灾1112公顷，粮食减产184810千克，46公顷早秋作物全毁，194公顷早玉米无法挽救，1031间房屋被损50%，死1人。

宜君云梦、尧生、西村、偏桥等公社降雹近1小时，地面积雹厚约10厘米，减产60%。华阴华阳公社降冰雹30分钟，受灾197公顷。

6月23日、7月31日、8月2日、9月1日，志丹11个公社遭雹灾969公顷。

6月24日，长武县巨家、相公公社降雹，大如鸡蛋，受灾373公顷。

6月25日，扶风县9级大风，绛帐11级大风，吹倒砖、土围墙74堵，烟囱8处，房屋5间，直径0.5米的大树连根拔倒。麟游桑树塬等6个公社降雹，大者如核桃，1100公顷夏田受灾减产50%，1339公顷秋田减产70%。黄陵1100.67公顷夏田受灾减产50%，1339.4公顷秋田减产70%。

6月29日，长武县雹如碗豆粒大，102公顷小麦受灾。

7月1日，黄陵县建庄、侯庄、田庄3个公社夏田受灾43公顷，秋田受灾161公顷。宜君县五里镇公社降雹，大如核桃，受灾小麦14公顷、玉米22公顷，减产10%～20%。

7月19日，华阴孟塬公社降雹，大者似核桃，重灾秋田113公顷，棉田21公顷。

8月2日，黄陵县隆坊、太贤、田庄3个公社受雹灾秋田347公顷。

10月8日，永寿县蒿店等公社降雹，荞麦、谷子等损失65%。麟游县9个公社降雹，以桑树塬公社最重，大者如核桃，受灾总面积1230公顷，减产21167千克。

1972年　6月3日，石泉县合溪、松柏、长水公社降雹10～30分钟，最大的冰雹如鸡蛋，农田受灾439公顷，减产171841千克。

6月18日，永寿县8个公社降雹，历时15分钟，最长20分钟，一般核桃大，最大的似鸡蛋，荞麦、谷子损失65%。彬县永乐、新民、西坡、炭店、小章、新堡子、太峪等公社降雹，大似鸡蛋，小似核桃，地面积雹15～20厘米，夏秋作物受灾10266公顷。

6月22日，眉县金渠公社降雹5分钟，冰雹直径0.5厘米，高粱、玉米等受灾面积16公顷。

6月23日，志丹县顺宁、纸坊、城关、贺咀、双河公社受雹灾，冰雹持续10～20分钟，积雹厚23～26厘米，最大的似核桃，受灾农田958公顷，3人死亡，损失羊535只、粮食2241千克。

6月28日，宜川五里坪冰雹打了4公顷晚熟小麦，玉米叶子打成丝。洛南县石门、麻坪、栗峪、洛源等地降雹近2小时，雹块大如青皮核桃，同时伴有大风、暴雨，受灾面积869公顷，夏粮作物普遍被毁，小麦严重脱粒。淳化县冰雹打坏秋田64公顷。

8月1日，陇县11个公社遭冰雹、暴雨、大风，大风风速30米/秒左右，大树吹折，小树连根拔起，庄稼吹毁无数，受灾面积3333公顷，减产700万千克。冰雹最大直径4厘米。

8月4日，柞水县肖台、铁佛、柴庄两次遭灾10级大风和冰雹，农作物8成倒伏。

8月15日，三原县马额、鲁桥、城关等9个公社遭受狂风、暴雨、冰雹袭击，100多根电杆、广播杆、370多株成材树木被狂风折断、吹倒，大部分玉米被风吹倒在地，受灾面积1164公顷。

10月9日，淳化降雹30分钟，损失荞麦10公顷。

1973年　4月25日，韩城西庄公社降雹，最大直径6厘米，严重受灾面积861公顷。

商南城关公社降雹，冰雹直径4厘米，26公顷小麦受灾，减产10%～15%。

5月20日，柞水曹坪傍晚冰雹从皂河沟脑方向来，雹有酒曲般大，降一个多小时，打断玉米秆叶，洋芋青苗被砸烂，玉米减产50%，洋芋减产40%，小麦减产一半左右。

5月25日，定边石洞沟、郝滩、胡尖山、武峁则、杨井、新安边等公社降雹，重者把苗全部打死，需要翻种。吴旗降雹一般有杏核大，个别地方积雹20厘米，夏田受灾969公顷，秋田321公顷，打死羊151只。志丹8个公社受雹灾253公顷，死亡1人。

5月27日，25个县降雹，韩城10个公社受雹灾，受灾小麦2673公顷、棉花446公顷，小麦无收成的193公顷，棉花无收成的39公顷，死亡1人，羊547只。千阳降雹，并伴有8级以上大风，成灾面积13333公顷，使将要成熟的小麦、油菜和正在生长的早秋禾苗毁之一旦。麟游天堂、镇头等乡降雹，雹大如核桃，地面积雹6～10厘米，小麦受灾466公顷，秋田受灾166公顷。太白桃川公社降雹，即将成熟小麦86公顷50%的麦穗被打折，估计损失60%以上，86公顷玉米叶子被打光。周至沿山山区8个公社受雹灾夏田4513公顷，其中380公顷无收成，其余减产20%，共减产257.25万千克；棉田受灾913公顷，其中无苗的133公顷；9～10级大风，吹坏房屋30间。陇县唐家庄、李家河、麻家台等15个社、镇普遍降雹，伴有大风、暴雨，降雹时间最长为1小时，最大的冰雹如鸡蛋、拳头，积雹厚度10～17厘米，最厚达82厘米，受灾面积为9123公顷，无收成的3099公顷，秋夏减产586.95万千克，损失牲畜180头左右，损失核桃、大麻、水梨、药材、辣椒共计折合人民币520万元。凤翔柳林公社的彭祖原、唐村公社的大部分地区地面积雹达20厘米，冰雹大如鸡蛋，小如杏子，持续半小时之久，使6666公顷夏粮减产，1333公顷玉米、高粱、棉花等作物地上部分全部打光。

5月31日、6月4日，耀县降雹，冰雹最大直径0.8厘米，演池公社受灾夏田813公顷，早秋粮食作物580公顷，棉花4公顷，减产粮食65.5万千克。

6月4日，凤翔涧渠公社冰雹打断小麦66公顷。黄陵降雹有杏核大，受灾小麦约133公顷，减产3.128万千克，受灾秋田26公顷。铜川王家河、金锁公社降雹15分钟，大如玉米，将玉米叶子打光。扶风、岐山、凤翔、眉县、武功，遍刮西北大风，最大风力9级，损失小麦1500万千克。商州小麦受雹灾285公顷，减产168996千克，北宽坪公社个别地区积雹20厘米。陇县河北、麻家台、关山等公社降雹，其中西凉湾、桦沟、白杨树沟3个大队近666公顷麦田损失70%左右。

6月8日，洋县贯溪、东柳、白石、龙亭和长溪等公社遭冰雹、大风和雷阵雨，雹大如杏子，将棉花打成光秆，玉米叶、北瓜叶打成条状，果树上的果实打落一地，高压水泥电杆吹断6根，严重受灾的农田140公顷。彬县龙高等两公社降雹，雹大如杏仁。

6月12日，陇县关山、固关、曹家湾、新集川4个公社，27个大队降雹，面积达1311.47公顷。

6月13日，彬县9个公社降雹，大者如核桃，地面积雹3厘米，小麦和秋田受灾。吴旗4个公社降雹，受灾夏田214公顷、秋田404公顷。

6月26日，宁强4个公社降雹，最大直径2厘米，损失夏杂粮、油菜籽2500多千克。镇安七里峡降雹伴有大风，使50%的玉米吹断。

6月27日，彬县新堡子、太峪、向阳3个公社的大秋作物受灾。

6月28日，洛南永丰、石门、石坡、巡检、油房、栗峪等18个公社遭大风、暴雨、冰雹，受灾1771公顷，吹倒大树1186株，打死耕牛1头。延安冰雹最大直径4.2厘米，多数直径3厘米，气象台附近庄稼叶子大部被打。

7月15日，黄龙2个公社受雹灾2000公顷。富县受雹灾300公顷。

7月16日，柞水凤镇区5个公社降雹，伴有暴雨、狂风，雹大如鸡蛋，历时40分钟，地面积雹33厘米厚，大风在10级以上，极大风速31米/秒，大风将数棵合抱粗的核桃树吹倒。

7月17日，延安3个公社降雹，受灾800公顷，2人死亡。神木降雹8分钟，死亡4人。安塞13个公社降雹，受灾农田2600公顷。城固大风、冰雹造成4个公社受灾，1人死亡。镇巴10个公社受雹灾6667公顷，死亡2人。志丹7个公社暴雨、冰雹，受灾1533公顷，2人死亡。南郑25个公社出现冰雹并伴有大风，受灾2000公顷，2人死亡，倒房15间。汉阴18个公社受雹灾2066公顷，毁房289间，树木5000根。

7月18日，汉阴3个区18个公社受雹灾2000公顷。子长10个公社受灾4333公顷，死亡1人。乾县梁山、马连公社出现冰雹大风，最大的雹如核桃，受灾面积133公顷，受灾严重的92公顷，玉米减产30%，棉花减产20%。南郑25个公社遭9级大风，秋粮受灾4620公顷，无收成的980公顷。商南受雹灾37公顷。

7月19日，商南湖河区、白玉区、城关公社降雹，最大直径3.1厘米，似核桃，受灾面积240公顷。吴旗楼坊坪降雹，伴有24米/秒大风，雹大者略小于鸡蛋，受灾78公顷，严重的有36公顷，打伤4人。长武9个公社降雹并伴暴雨，受灾秋田1960公顷、经济作物114公顷。

7月24日，岐山蒲村、祝家庄几分钟冰雹，1329公顷秋田受灾，减产50%～70%。

7月29日，富县9个公社降雹，受雹灾1100公顷。甘泉2个公社降雹，受灾150公顷。

9月8日，子洲冰雹自县西北经气象站至东南，11个公社受灾，重灾的2个公社损失粮食1/3～1/2。

9月19日，山阳冰雹伴有大风，雹大者似核桃，中村公社9个大队减产4.5万千克。

9月21日，镇安云镇4个大队17个生产队降雹，雹大如核桃，70公顷农田受灾，损失粮食2.5万千克。

1974年　5月23～25日，渭南官底、下吉、丰原、双王、官道等公社连续降雹3次，致使180多个生产队受灾，面积达2240公顷。

5月29日中午，蒲城降雹40分钟，大如蚕豆，地面积雹6～7厘米，广阳区受灾农田435公顷。

6月30日，陇县曹家湾、温水、固关、马家台等7个公社降雹，仅曹家湾、温水两公社受灾秋田就达1333公顷，死亡1人。

7月2日，麟游县常丰、庙湾、崔木等地降雹，大如鸡蛋，粮食作物受灾6667公顷。

7月3日，蒲城6个区31个公社下雹，冰雹大如鸡蛋、核桃，地面积雹16～20厘米厚，大风10级以上，受灾早秋农作物10344公顷，吹断电杆1000根，吹折、吹断树木10万株。凤翔横水公社遭受雹灾，重灾面积153公顷，冰雹路径自西向东，南北宽约2～2.5千米，最大有鸡蛋大，一般核桃大，地面积雹厚10～16.5厘米。岐山降冰雹，最大如核桃，地面积雹6～10厘米，冰雹路径自西向东，影响孝子陵、城关两个公社，受灾面积759公顷，其中无收成的345公顷。扶风野河、天度、南阳、黄堆、召公公社降雹，直径一般3厘米左右，受灾秋田2400公顷，棉花366公顷，棉花大部分叶子被打光，早高粱叶子被打成破絮。旬邑9个公社受雹灾，雹大似核桃，地面积雹10厘米厚，职田公社小麦收割尚不到一半，未收的基本打光；土桥公社266公顷未收割的全部被打在地里。乾县石牛、新阳、漠西、长留、梁村、杨汉、姜村等公社降雹，范围长35千米，宽5～10千米，重灾区有6～7级大风，降雹40分钟，最大的如鸡蛋，地面积雹10厘米，受灾棉田940公顷，重灾680公顷，秋田1504公顷，重灾918公顷，棉花打成光秆，一米高的玉米打成麻团。礼泉县骏马、西张堡、阡东、烽火、北屯、烟霞等6个公社降雹，受灾农田333公顷。泾阳，3个公社受雹灾2066公顷。蓝田玉山、九间房等4个公社遭雹灾，玉山公社受灾秋田667公顷，其中220公顷受灾减产3成以上。大荔段家、城关、石槽、羌白等10个公社受暴雨、冰雹、大风灾害，棉花被打成光秆，早玉米叶子打光或拦腰打断，1759公顷粮食作物、1532公顷棉花，40公顷油料受到毁灭性的灾害，雹灾损失约1000多万元。彬县13个大队降雹，600公顷秋田受灾，其中严重的333公顷。秦都区马庄、北杜2公社受雹灾8000公顷。19～23时，淳化狂风带核桃大的冰雹，历时半小时，13个公社受灾4000公顷，严重受灾的2000公顷，损失粮食136990千克，84根水泥杆刮倒。

7月10日，富平铁炉、新店、十二盘3个大队的18公顷早玉米因雹灾减产50%，晚玉米减产20%。

7月12日，高陵耿镇公社因雹受灾226公顷，其中较重的102公顷，雹大者如小枣。

7月15日，澄城王庄、善化、冯原、罗家洼公社风力7级，雹大如拳，受灾棉田335公顷，早秋242公顷，晚秋640公顷，柿子、苹果50%被吹打落地。

7月15、18日，洛南冰雹，14个公社受灾1878公顷，减产40%，伤20人。

7月16日15时，彬县冰雹降了40～50分钟，雹大者如杏，龙高公社受灾161公顷。

7月16日，宝鸡雹、风交加，持续40分钟，雹有核桃大，地面积雹6～10厘米厚，受灾面积236公顷。

7月17日，武功河道公社降雹，直径约2厘米，持续10～12分钟，棉花受灾18公顷，叶子全被打光，玉米打成光秆，谷子全部倒在地上。

7月18日，富平峪岭、赵老峪公社降雹，受灾农田157公顷，35公顷损失3～5成。淳化冰雹伴有狂风暴雨，冰雹最大直径4～5厘米，地面积雹5～10厘米，18个公社成灾面积753公顷，吹倒树木36株，电杆12根。15时30分，彬县降雹15分钟，两个公社受灾333公顷，玉米打成光秆，树叶70%被打落。

7月20日，富平底店大队受雹灾60公顷，成灾46公顷。

7月21日，秦都区马庄降雹，大的如核桃，降雨夹雹约40分钟，棉花受重灾174公顷，轻灾202公顷，早秋重灾76公顷。

7月22日，长武洪家公社的部分大队降雹，最大的似小核桃，被打的地方减产约40%～50%。

9月13日，富平美原区沿山一带出现7级以上大风。秋田受灾4653.33公顷，占总面积74.5%，成灾1053.33公顷，共减产粮食177.8万千克，损坏树木4555棵，倒房89间，电话广播线杆吹倒和损坏 173 根，低压电杆折断 54 根，吹倒 191 根，高压电杆折断 6 根。

1975 年 4 月 7 日，淳化瞬时风速达 30 米/秒。全县 16 个公社有 4541.4 公顷小麦和 90.33 公顷油菜受灾，个别地方房瓦吹落，电杆和广播电杆折断。

6 月 5 日，凤县小麦受灾约 150 公顷，减产 10%～20%。

8 月 18 日，扶风冰雹伴有 6～8 级大风，吹断水泥电杆 18 根，木电杆 8 根。

10 月 7 日，麟游雹大如拳，4 个公社受灾 1922 公顷。凤翔涧渠、石家营、青渠等公社 126 公顷小麦、荞麦受雹灾。

1976 年 6 月 5 日，关中北部、商洛地区 20 个县 84 个公社，出现严重冰雹，伴有暴雨大风，降雹 10～30 分钟，最大的像拳头、鸡蛋，不少地方积雹 3～6 厘米，洼地达 33 厘米，受灾农田 62666 公顷，小麦约有 13333 公顷。

6 月 29 日，凤翔涧渠公社降冰雹，夏秋田受灾 20 公顷。

7 月 16 日，黄陵 5 个公社降雹伴有 20 米/秒西西北风，受灾 554 公顷，无收成的 166 公顷。富县直罗、北道德、寺仙等地降雹 45 分钟，大者似蛋，小者如杏，雹后地面积雹 3.3 厘米，2000 公顷秋田受灾，收成无望者 67 公顷，减产 3～7 成者 1333.2 公顷，重毁伤经济作物 200 公顷，因雹灾损失粮食 550 万千克。陇县 5 个公社降雹，受灾农田 71 公顷。岐山降雹 15～20 分钟，雹打 7 个公社，范围宽 10 千米，长 12 千米，约 120 平方千米，冰雹直径 7 厘米，祝家庄公社滚聚在沟内的冰雹 3 天还未融化，受灾秋田 5113 公顷，死 1 人。扶风冰雹伴随 9 级大风 1 小时，受灾农田 4000 公顷。

8 月 15 日，西乡冰雹大风，板桥公社 131 户社员 262 间房屋受到不同程度的破坏。山阳小河、娘娘庙、袁家沟 3 个公社吹倒树木 9610 株，房屋 38 间。

8 月 16 日，定边受雹灾农田 20 公顷。

8 月 26 日，黄龙瓦子街乡遭受冰雹袭击，两条川 18 个乡的 133 公顷庄稼被打，减产 5 万多千克。

9 月 25 日，横山降雹受灾 6125 公顷。

9 月 27、29 日，吴旗 10 个公社受雹灾，全县受灾 8246 公顷，损失粮食 435 万千克。志丹冰雹，9 个公社受灾 3257 公顷，减产粮食 207.5 万千克，无收成的有 137 公顷。

1977 年 5 月 1 日，蓝田县白鹿原两个公社的小麦因雹受到严重损失。

5 月 27 日，蓝田 14 个公社受雹灾 10256 公顷，减产粮食 743.3 万千克。府谷海庙子、孤山、高石崖公社降雹，共受灾 333 公顷，孤山公社地面积雹 6.7 厘米厚。绥德苏家岩、崔家湾两公社受雹灾 1933 公顷，90 公顷夏田无收成。清涧县冰雹、暴雨使 13 个公社受灾 1780 公顷。扶风县受雹灾小麦 247 公顷。乾县石牛、临平两公社的局部地区降雹，历时 15 分钟，大如杏核，范围东西长 5 千米，南北 7.5 千米，麦田受灾 266 公顷，严重的 34 公顷损失约 50%左右。西安洪庆、席王、毛西 3 个公社降雹，受灾 1300 公顷。临潼新丰、代王、晏寨、行者、韩峪等 5 个公社受冰雹灾害，共打夏田 1524 公顷，损失 5～8 成的 277 公顷，8 成以上的 433 公顷，损失粮食 210 余万千克，棉田受灾 352 公顷，春玉米、蔬菜等受灾 67 公顷。太白桃川、鹦鸽等 4 个公社降雹 7～10 分钟，最大的似核桃，受灾小麦 866 公顷，减产 66.5 万千克。永寿店头公社降雹约 10 分钟，最大的似枣，受灾 162 公顷。岐山京当公社降雹，受灾 20 公顷。

5 月 28 日，黄龙白马滩公社降雹，有杏仁大，受灾 2022 公顷。晚上，神木县降冰雹 10 多分钟，有鸡蛋大，受灾 153 公顷。

5 月 29 日，太白桃川等 3 个公社雹灾，129 公顷粮食作物受到危害。潼关，安乐、高桥、太要 3 个公社受灾，雹区长 7.5 千米，宽 3.5 千米，冰雹最大直径 3.5 厘米，小麦受灾 540 公顷，棉花 433 公顷，损失 80%；早秋玉米、红苕 406 公顷，损失 50%。渭南，白杨等 3 个公社降雹 1～2 分钟，主要是白杨公社受灾。40%的棉花、30%的麦穗被雹打坏。华阴孟塬公社蒲峪大队降雹 40 分钟，大如核桃，地面积雹 16.5 厘米，该队 5 公顷麦田、13 公顷秋田受灾。宜川县冰雹面积东西长 40 千米，南北 5 千米，中心区雹一般核桃大，大者如鸡蛋，打死 1 人，耕牛 21 头，羊 274 只，打坏秋作物 933 公顷。洛川洪福梁、旧县、黄章、永乡、后子头、京兆、杨舒、老庙、槐柏、石头、百益、土基等公社受灾 7500 公顷，损失夏粮 250 万千克、秋粮 75 万千克。黄陵隆坊、阿党、太贤、田庄、侯庄、双龙等公社降雹 10 分钟，大的有核桃大，以隆坊最严重，受灾麦田 1044 公顷、秋田 685 公顷，共减产粮食 49.9 万千克。13 时 45 分到 14 时 37 分，富县降雹，最大的似鸡蛋、核桃，10 个公社 36 个大队受灾 1653 公顷，其中受灾小麦 966 公顷，100 公顷无收成，126 公顷减产 70%。

5 月 29 日、6 月 9、22 日，宁强宽川公社遭大风和暴雨，把胸径 21～23 厘米的大树连根拔起和折断，部分夏秋作物和农田都严重受灾。留坝柘梨园等 9 个公社 3 次降雹，463 公顷农田受灾，其中小麦 146 公顷损失 60%左右，17 公顷损失 70%。略阳县 5 个公社受雹灾 993 公顷，其中 360 公顷小麦损失 60%以上。城固石马等公社夏秋作物受雹灾，损失粮食 8.3 万千克，打坏房屋 50 多间，打伤 2 人。

6 月 2 日，洛川百益公社 21 公顷受雹灾。

6 月 8 日，宁陕沙坪受雹灾，雹大如板栗，地面积雹 3 厘米厚，受灾 155 公顷，减产 43087 千克。商州北宽坪、龙王庙两公社 174 公顷小麦受雹灾。山阳安家门公社受雹灾 300 公顷。丹凤双槽公社受雹灾 133 公顷；涌峪公社受雹灾小麦 132 公顷，洋芋 4 公顷，玉米 5 公顷，一般损失 30%～40%。镇安三义、青山公社 27 公顷麦田因雹打损失 30%。

6 月 22 日，洛川黄章公社受雹灾麦田 53 公顷，减产约 1 万千克。永寿 3 个公社受雹灾，受灾小麦 112 公顷。23 时，陇县 5 个公社降雹，受灾小麦 67 公顷，减产 20%，333 公顷玉米叶子打烂。永寿 3 个公社受雹灾，受灾小麦 112 公顷。淳化 16 时 32 分下雹 23 分钟，3 个公社受灾。润镇公社受灾 13.33～20 公顷，损失 80%。

6 月 24 日，陇县新集川、火烧寨、温水、曹家湾、城关、东南、八渡等 11 个公社降雹，最大重量 12 克，400 公顷小麦被打坏，3333 公顷早秋、400 公顷经济作物要翻种，大风吹折树木 506 株，棱底下公社 5 千米长范围内的水泥电杆全部吹折。靖边县杨桥畔、高家沟两个公社降雹 5 分钟，受灾 133 公顷。

6 月 25 日，石泉 8 个公社因冰雹、暴雨成灾，受灾 3333 公顷。华阴受雹灾农田 167 公顷，95%的生长点被打掉，27 公顷棉花被打成光秆。

6 月 28 日，宜君高楼洼、焦坪受雹灾麦田 58 公顷、秋田 112 公顷。

6 月 29 日，宜川 6 个公社降雹，受灾作物 733 公顷。黄龙 3 个公社受雹灾 203 公顷，其中188公顷秋田减产20%～30%，8公顷麦田减产70%～80%，麻田受灾7公顷，雹最大如杏、核桃。吴旗顺宁、城关等5个公社降雹，一般雹粒如玉米，最大如杏，受灾228公顷，减产10%～20%。

7月1日，洛川菩提公社降雹受灾23公顷，约减产4万千克。

7月5日，洛川百益等8个公社降雹受灾298公顷，减产约75万千克。

泾阳棉花受雹灾67公顷，29公顷全部打成光秆，玉米受灾97公顷。

7月12日，黄龙5个公社雹灾，受灾玉米271公顷、小麦41公顷。耀县阿子公社和小丘公社出现龙卷风，持续5～10分钟，吹毁秋田15公顷，吹毁树木4644株，其中连根拔的633株，伤4人，重伤1人，倒房19间，吹断高压水泥杆3根，松木电话杆27根。宜君寺天、五星镇75公顷秋田受雹灾。

旬邑清塬、东方红、土桥、排厦、太村等5个公社受雹灾940公顷，其中严重的523公顷。三原马额、陵前、新兴、鲁桥、安乐等7个公社降雹，大如核桃，小如豆粒，受灾2000公顷，玉米、棉花叶子被打烂。洛川11个公社雹灾，受灾秋田2939公顷，基本无收的521公顷，减产粮食335.5万千克。15时40分，泾阳县东部由北向南降雹，龙泉、云阳、雪河、崇文4个公社成灾，受灾棉田1213公顷、秋田1333公顷。宜君高楼、西村、五星镇、党生、寺天、雷塬等6个公社降雹，1082公顷秋田受损。洛川4个公社降雹，受灾秋田325公顷，基本无收的134公顷，减产53万千克。黄陵阿党、田庄、侯庄、龙首等4个公社降雹，有杏子大，同时有大风，风速18米/秒，受灾183公顷，减产25.05万千克。旬邑城关、青远、张洪等3个公社遭冰雹、暴雨，受灾408公顷，其中重灾344公顷。宜川交里、英旺、党湾、城镇等公社降雹10分钟，受灾333公顷，其中47公顷减产5成以上。白水雹大似杏，最大的似鸡蛋，受灾地区棉花打成光秆，玉米生长点30%打坏。吴旗楼坊坪公社降雹，雹大如杏，受灾秋田185公顷。

7月20日，宜君3个公社降雹，最大的似鸡蛋，一般如杏核，地面积雹厚10厘米，受灾秋田800公顷，386公顷无收成。夜间，定边降雹10分钟，雹大如杏，夏田受灾13公顷，减产40%。子洲降雹时伴有大风、大雨，冰雹最大直径4厘米，7个乡受灾4772公顷，减产粮食468万千克。

7月20日、8月11日，横山冰雹最大直径3厘米，受灾3433公顷，其中有153公顷减产80%以上。

8月12日，黄龙白马滩公社19公顷秋田被雹打，减产50%。

8月14日，黄龙白马滩公社12公顷秋田被雹打。洛川武石公社受灾秋田40公顷，损失粮食4.5万千克。黄陵乔山、仓村两个公社受雹灾308公顷，减产21.9万千克。宜君焦坪、哭泉、高楼洼3个公社受雹灾212公顷，减产28.55万千克，无收的面积51公顷。

8月17日，甘泉下寺湾公社受雹灾137公顷，其中无收的17公顷，减产一半的120公顷。延安雹打6个公社2333公顷，其中无收的1000公顷，减产一半的373公顷，其余减产20%～40%。

8月17、18日，志丹遭受雹灾，受灾面积1885公顷，粮食减产48万千克。

8月20日，延安雹打6个公社，受灾1200公顷，无收的有453公顷，减产50%的有300公顷，减产20%～40%的有446公顷。延川永坪公社降雹，受灾93公顷。千阳，冰雹伴有短时暴雨、大风，风力7～10级阵风，雹区长34千米，宽3～7千米，雹大者如野鸡蛋，地面积厚3～14厘米，无收成面积2724公顷，人畜均有伤亡。白水从县北到南，东西宽3千米，南北长25千米，雹大如核桃、鸡蛋，受灾5333公顷，糜、荞、豆、玉米全部打坏。宜川2个公社被雹打，受灾30公顷，减产50%以上，其中13公顷荞麦基本无收。洛川9个公社受雹灾4505公顷，减产粮食783.5万千克。

8月21日，镇安木王区镇坪公社降雹半小时，有核桃大，受灾农田117公顷，减产103640千克。商南受雹灾6个公社，受风灾1个公社，受灾873公顷，减产107万千克，冰雹打坏房屋330间，大风吹倒房屋60间，树60株。长安冰雹伴有暴风雨，雹区长5千米，宽0.5千米，受灾约133公顷，刮倒树木200多株，刮倒高低压电杆5根，线路中断12处。

8月22～24日，横山城关、双城两公社受雹灾386公顷，其中城关114公顷农田损失在80%以上。

8月23日，黄陵隆坊公社降雹，农田受灾减产数万千克。

8月24日，黄陵隆坊、太贤、店头等3个公社降雹5分钟，大的如核桃，秋田受灾672公顷，减产52.54万千克。礼泉南坊、北牌两个公社受雹灾2378公顷，成灾941公顷，无收成的283公顷，油料作物受灾268公顷。兴平县店头、南位、店张、南市等4个公社受雹灾1171公顷，其中玉米866公顷，棉花293公顷。旬邑石门、清塬公社降雹，受灾农田67公顷。黄龙圪台公社降雹12分钟，受灾农田171公顷，其中玉米118公顷，减产30%～40%。

8月26日，吴旗受雹灾农田188公顷。

8月27日，横山城关公社受雹灾农田310公顷，其中87公顷损失在80%以上。志丹8个公社降雹，受灾农田3333公顷，减产约275万千克。洛川6个公社降雹受灾秋田653公顷，减产粮食102.5万千克。泾阳降雹，蒋路、口镇、龙泉、云阳、扫宋等6个公社4377公顷农田受灾。岐山秋田受雹灾5260公顷，其中重灾1818公顷，晚玉米被打成光秆，棉花幼铃被打落。宜君焦坪公社7公顷秋田受雹灾减产20%～30%。

8月28日，宜君山岔公社降雹，最大的如鸡蛋，116公顷秋田受灾，减产40%～50%。黄龙三岔公社被雹打487公顷，其中13公顷玉米减产45%。洛川4个公社降雹，受灾秋田623公顷，损失粮食104.5万千克。

8月30日，洛川黄章公社5个大队8个生产队降雹，受灾秋田104公顷，估计损失粮食7.5万千克。

8月31日，洛川洪福梁公社降雹，受灾秋田50公顷，估计损失粮食2.5万千克。长安灵沼公社降雹，伴有8级以上大风，9个公社受灾农田471公顷，其中110公顷玉米90%被吹倒，80公顷玉米80%以上的植株折断。

9月20日，黄陵隆坊、太贤、城关、建庄降雹10分钟，雹有杏子大，受灾农田153公顷，减产350万千克。三原7个公社降雹，棉花200公顷受灾，减产约2成，玉米333公顷受灾，减产1成。

1978年 4月14日，乾县周城公社遭受龙卷风袭击15分钟，小学、商店、医院及村内的房屋成了一片废墟，农作物受灾2866公顷，其中重灾面积达20%，卷走粮食2.05

万千克，财产损失75.5万元。富平县冰雹持续25～36分钟，雹大如拳头，老庙、雷古坊、美原、薛镇、峪岭、赵老峪、到贤、小惠、底店等9个公社受雹灾农田9406公顷，倒塌房屋106间，吹倒吹断大树192株。蒲城县冰雹最大的如鸡蛋，受灾小麦18667公顷，减产10%～15%，夏杂粮2333公顷，减产5%～18%，油菜327公顷，减产30%。略阳县马蹄湾、药木院、徐家坪受雹灾333公顷。勉县，出现寒潮大风，吹倒部分围墙、烟囱。仅青羊驿公社统计，受灾819户，1945间房屋遭到不同程度的破坏，部分小麦、豌豆、油菜象被碾过一样。西乡县10个公社受雹灾农田960公顷，同时伴有大风，持续40多分钟，白家坡驻军大部分房屋揭盖，城关运输队10米烟囱倒塌，1000公顷水稻、13公顷玉米、67公顷红薯遭到危害。南郑西河公社39公顷小麦受雹灾而减产。镇巴18个公社受雹灾248公顷，打坏秧田损失谷种5180千克，有27公顷薄膜秧全部报废，倒塌房屋184间。

4月29日，商州冰雹小如黄豆，大如蚕豆，地面积雹6～10厘米，5个公社受灾农田1267公顷。傍晚，丹凤，降雹30分钟，有鸡蛋大，伴有狂风、大雨，县城、西河、资峪、留仙坪、商镇、茶坊、桃花铺等10个公社地面上积雹6～10厘米厚，受灾农田1392公顷，损失夏粮130万千克，毁稻秧种子1850千克，1103间房屋被打坏。

4月30日，平利县城西北的清太、胜利、普济、仁河一带降雹，小麦、豌豆、胡豆、玉米等及秧苗受灾。

5月4日，南郑协税公社194公顷夏秋作物受雹灾，其中14公顷小麦、29公顷油菜减产20%，21公顷洋芋减产50%。镇巴塬滩公社雹灾99公顷，使51公顷玉米和21公顷洋芋三分之一无苗，23公顷夏杂粮、4公顷小麦损失一半。佛坪大河坝公社降雹，大的如青皮核桃，地面积雹16厘米左右，小麦受灾51公顷，损失粮食12645千克。洋县西水区3个公社330公顷夏秋作物遭受雹灾，打死1人。

6月2日，宜川6个公社受雹灾600公顷，一般减产3～5成，重者减产7～8成或无收。洛川县16个公社降雹，受灾重的麦田546公顷、秋田601公顷。甘泉县3个公社降雹受灾717公顷，夏田15公顷无收成。

6月14日，吴旗张家墕、达连坡等10多个村遭受冰雹，使533公顷夏秋作物减产20%～30%。

6月17日，安塞7个公社受雹灾，受灾面积2502公顷。

6月19日，甘泉降雹时雨大风大，地面积雹，城关公社受灾167公顷，夏田有27公顷损失50%。黄龙5个公社降雹，受灾农田60公顷，玉米被打成光秆，小麦无收成。陇县关山公社降雹10分钟，雹粒蚕豆大，积雹16～23厘米厚，受灾313公顷，23公顷小麦、燕麦穗被打掉，损失30%～40%。麟游洪泉、庙湾、阁头寺、酒房、崔木、良舍等7个公社733公顷小麦受雹灾，损失3成以上的293公顷，最重的麦穗全部被打光。凤县南星公社先起大风，接着降暴雨，夹有冰雹，约40分钟，雹大如核桃，小麦、玉米共受灾533公顷，87公顷小麦被打倒，玉米叶子打烂打落。

6月20日，太白终南、靖口、白云等3个公社发生暴雨，夹带冰雹，57公顷小麦被砸，87公顷玉米打烂如麻丝。长武县相公公社部分地区降雹，大如杏仁，受灾面积333公顷，约减产20%。彬县曹家店、新民、小章、太峪等9个公社雷雨伴冰雹、大风，雹大如鸡蛋，持续20多分钟，地面积雹3～7厘米，风力7～8级，夏秋田减产3～8成。吴旗长城公社受雹灾 17 公顷。

6 月 28 日，吴旗吴仓堡公社 4 个大队降雹，有杏大，受灾 111 公顷，减产 80%。

6 月 30 日，凤翔大风、冰雹、暴雨同时出现，瞬间最大风速 31 米/秒，最大雹重 115 克，秋作物受灾 1000 公顷，吹倒树木 3.7 万株，吹倒吹断电杆 800 余根。眉县受狂风、暴雨和冰雹袭击，瞬时大风风速 40 米/秒，金渠、第五村、城关、齐镇、营头、小法仪等 6 个公社局部地区有冰雹，降雹 20 分钟，最大直径 4 厘米，4667 公顷农田受灾，38000 株果树落果 30%，1600 多根广播杆和 60%以上的低压电杆被吹倒折断，造成部分供电、电信、广播中断，吹倒围墙 2000 多堵、房屋 600 多间，死伤 25 人，折毁树木 10 万余株。宜君，高楼洼、宜君两公社降雹，雹大如青皮核桃，受灾夏田 92 公顷，基本无收的 40 公顷，秋田受灾 133 公顷，基本无收的 14 公顷。长安，西北方发生飑线天气，出现暴风、雨和冰雹，高桥、纪阳公社有 100 多间房屋顶瓦被揭，500 多堵墙刮倒，4500 株树木刮倒折断，400 公顷玉米叶子被打成丝状，倒伏 80%，折断 18%，107 公顷棉花受灾严重。岐山风速 31 米/秒，全县 16 条高压线 12 条不能通电，13 个公社线路不通，烟囱、树木吹断折断无数，孝子陵、枣林、蔡家坡等公社损失严重。

7 月 8 日夜间，安塞降雹，最大冰雹直径 4 厘米，降雹时伴有 8 级以上大风、大雨，5 个公社受灾 1570 公顷，损失粮食 55 万千克，打死 1 人，伤 5 人，塌房 4 间。

7 月 9 日，武功游风、苏坊公社降雹伴 9 级大风，冰雹一般如鸡蛋，最大如茶杯口，玉米被打坏，棉花打成光秆。

7 月 13 日，岐山京当、祝家庄、蒲村、益店等 4 个公社遭冰雹、大风，雹大的似核桃，大风 7 级，受灾农田 2313 公顷，大风吹倒树木 100 多株和电杆 30 多根。武功游风、武功 3 个公社降雹，持续 15 分钟，风力 7～8 级，受灾农田 2526 公顷，50%以上的苗被打断。扶风雹大如拳，8 个公社受灾农田 8513 公顷。

9 月 11 日，子洲两次降雹，大的如拳头，受灾农田 942 公顷，荞麦、糜子基本无收，减产粮食 88.95 万千克。安塞 7 个公社降雹受灾 738 公顷，损失粮食 90 万千克。

9 月 26 日，黄陵最大的冰雹比杏大，7 个公社受灾 410 公顷。

1979 年　4 月 11 日晚，勉县 7 级以上大风，大树被吹倒，瓦房顶被吹掉，小麦大部倒伏。

6 月 1 日，府谷降雹 10 分钟，最大直径 3～4 厘米，地面积雹 10 厘米以上，11 个公社受灾 3333 公顷，夏粮减产 40 余万千克。

6 月 8 日，渭南降雹，16 个公社受灾 6667 公顷，损失小麦 55.75 万千克。华县，冰雹直径 2 厘米，赤水公社 54 公顷农田受灾。汉中市冰雹伴 17 米/秒以上大风，冰雹最大重量 12.6 克，最大直径 4 厘米，受灾面积约 15 平方千米，蔬菜、小麦受损。宜君县受雹灾小麦 141 公顷，损失粮食 40050 千克，秋田受灾 80 公顷。

6 月 18 日，横山赵家畔、武镇公社降雹 8 分钟，最大的如桃，受灾农田 126 公顷。

6 月 23 日，洛川 5 个公社降雹，受灾麦田 170 公顷、秋田 547 公顷。富县交道、洛阳两公社降雹，受灾 115 公顷，减产粮食 1.13 万千克。黄陵双龙公社降雹，受灾麦田 51 公顷，其中减产 50%的 28 公顷，秋田受灾 44 公顷，秋苗全部被打坏。韩城降雹 15 分钟，雹大似核桃，林源、盘龙两个公社受灾玉米、谷子 67 公顷，玉米叶子被打烂。

6月23、25、28日，宜川降雹，党湾、城镇、秋林、牛家佃、云岩5个公社降雹，受灾433公顷。

6月23、29日，黄龙降雹，圪台、瓦子街两公社受灾，共打麦秋田228公顷，47公顷全部翻犁。

6月28日，横山石湾公社降雹10分钟，受灾农田21公顷。丹凤县双槽等7个公社降雹1小时40分，最大的似拳头，局部伴有暴雨，受灾663公顷，损失秋粮1242825千克，打坏天麻850窝、木耳200架，价值2.2万元。安塞郝家坪公社受雹灾230公顷，其中秋田165公顷，夏田65公顷，夏田减产30%～40%，秋田减产50%。18时，韩城降雹10分钟，最大的似核桃，独泉、枣庄、三坪3个公社受灾面积440公顷，严重受灾的259公顷，棉花打成光秆，玉米叶子打成丝。

6月29日，安塞化子坪、谭家营、王瑶3个公社受雹灾523公顷，夏田减产50%～100%的115公顷，秋田无收成的67公顷。延川关庄、禹居两公社降雹，受灾183公顷，其中33公顷无收成。宜君高楼洼、宜君2公社降雹，小麦受灾69公顷，其中23公顷无收成；秋田受灾176公顷，22公顷无收成。横山高镇、波罗、王有地3个公社降雹15～40分钟，雹大者似杏，受灾243公顷。

6月30日，横山响水、白界、南塔3公社降雹20分钟，大如鸡蛋，受灾591公顷，南塔公社130公顷夏田几乎无收。府谷傅家墕公社降雹，受灾397公顷。

7月8日，横山五龙山公社降雹10分钟，受灾67公顷。

7月11日，旬阳关口公社遭受冰雹、暴风雨，持续20分钟，大风将百年老树连根拔掉，139公顷农田受灾，农作物、树叶被打掉，灾后一片秃山红地。

7月18日，白水北塬、史官、纵目等3个公社遭受雹灾，伴有大风、暴雨，持续30分钟，雹最大的似鸡蛋，平地积雹6～10厘米，最厚的16.5厘米，2667公顷秋田一半颗粒无收，损失粮食350余万千克，棉花8.5万千克，瓜、果、蔬菜损失价值24万元。眉县中部从西到东长40千米，南北宽2.5～5千米内8个公社遭雹灾，最大直径4.5厘米，16667公顷秋田、4667公顷棉花、3867公顷果树、1333公顷经济作物程度不同的受到损失。富平县赵老峪公社降雹15分钟，最大的如枣，受灾98公顷，较重的48公顷。甘泉县降冰雹、暴雨，雹有鸡蛋大，道镇公社1005公顷秋作物受灾，其中减产50%的246公顷，翻种的158公顷。岐山县五丈原、曹家、蔡家坡、安乐等公社遭冰雹、暴雨、大风，受灾680公顷，棉花、玉米、辣椒、瓜等作物被打烂，秆茎折断，大风吹断低压电杆和广播电话杆80余根，吹倒烟囱4个、围墙70余堵，吹断树木2500余株。周至县西，广济、翠峰、阳化、青化、竹峪等6个公社降雹并伴随大风、暴雨，1417公顷秋田受灾，其中有424公顷无收。宝鸡县出现11～12级大风（35米/秒）、暴雨，26个公社受灾，阳平、蜀仓、钓渭、宁王、桥镇等5个公社降雹，受灾面积6042公顷，67公顷早玉米、53公顷晚玉米及47公顷棉花无收成，大风刮断树木共8300余株。宜君偏桥、尧生、雷塬等6个公社受雹灾，成灾511公顷，其中18公顷无收成。

7月18、22日，澄城冰雹、暴雨，冯原、西村、善化、刘家洼、王庄、罗家洼、交道等公社受灾棉田1829公顷、早秋2524公顷、晚秋2434公顷。

7月21日，宝鸡县暴雨、冰雹，并伴大风，14个公社遭灾，大部分受灾严重。眉县降雹，受灾秋田200公顷，47公顷棉花10%～50%的叶子打烂，生长点打掉。延安3个公社降雹，最大直径4厘米，受灾1253公顷，其中343公顷要翻种。陇县河北、李家河、唐家庄、麻家台、温水、火烧寨及城关降暴雨、冰雹、吹9级大风，雹大如鸡蛋，早秋13333公顷受灾，河北公社880公顷早秋被打成光秆。横山县降雹10分钟，石湾公社受灾200公顷，重灾67公顷。黄陵县隆坊、仓村、太贤公社降雹20～30分钟，最大的似核桃，受灾秋田927公顷，玉米叶子被打成丝状。志丹县金鼎、旦八、永宁、双河、李河、城关6个公社雹灾240公顷，减产56.5万千克。

7月21、30日，延长受灾面积2403公顷，减产50多万千克。

7月22日，黄陵阿党公社降雹，大的如杏，受灾100公顷。横山窑沟公社降雹20分钟，受灾200公顷。长安斗门、纪阳、高桥等公社出现雷雨、大风、冰雹，刮坏树木200余根，电杆10余根。

7月23日，韩城西社、红旗、板桥、薛峰等公社遭受冰雹、大风、暴雨袭击，历时10分钟，积雹3～10厘米厚，大风10级，遭灾农田2383公顷，减产5成的农田有1127公顷。

7月23、29日，安塞王瑶公社降雹，受灾农田23公顷。

8月2日，富县岔口公社降雹，受灾农田14公顷，减产100%。

8月3日，富县张家湾公社6个大队降雹，20公顷农田受灾，减产70%。

9月30日，延长9个公社降雹，受灾农田达1376公顷，减产50多万千克。志丹义正公社降雹约20分钟，732公顷秋田受灾，减产90%以上。

第五节　公元1980年—公元2000年的灾害

1980年　6月13日，武功贞元、河道两公社降雹30分钟，地面积雹22～26厘米厚，724公顷秋、棉田受灾，损失粮食516075千克。

8月14日，大荔高明、华原、范家公社降雹，最大直径2～3厘米，持续12～14分钟，高明公社540公顷秋田、152公顷棉田受灾。

8月15、16日，旬邑职田、后掌两公社降雹15～30分钟，冰雹大如核桃，小似杏核，562公顷禾田受灾，一般减产60%～80%，严重的无收成。丹凤冰雹，双槽等4个公社受灾554公顷。

8月26日，延长降雹受灾农田614公顷，粮食减产约20万千克。

8月30日，蒲城罕井、上王、孙镇、翔村及保南公社降雹，上王公社最严重，雹大如核桃，棉花、玉米、红薯受灾，经济损失70.13万元。

9月24日，米脂县李站、沙店、印斗、高渠、桃镇、姬岔、桥河岔、杨家沟等8个公社降雹，受灾农田达6667公顷，减产160万千克。

9月29日，淳化润镇、卜家、铁王等5个公社降雹，大如鸡蛋，一般像杏核，受灾面积3115公顷，减产8成以上，死亡1人。

1981年　4月11日，麟游降雹约30分钟，地面积雹厚10厘米，打坏油菜8公顷。4

月21日，临潼暴雨、冰雹、大风同时发生，7个公社800公顷农田受灾。

5月22日，礼泉昭陵公社受雹灾100公顷，减产粮食40%。丹凤，铁峪铺区降雹，大者如核桃，受灾农田48公顷，损失夏粮37930千克。

5月22日，9月20日，旬邑降雹，排厦、土桥等8个公社各种作物受灾1217公顷，粮食减产1～3成。

6月10日，铜川4个公社受雹灾，麦田损失粮食约28.5万千克。

6月28日，太白受雹灾小麦面积145公顷、玉米93公顷、秋杂粮64公顷，小麦受灾程度为每平方米落粒1170颗，减产近一半，玉米有30%的苗被打断，其余叶片全部呈丝状。宁强县禅家岩公社、大竹坝公社、沙河子公社受雹灾的玉米200公顷左右。留坝县庙台子、闸石口、两河口、火烧店等公社658公顷玉米受雹灾，287公顷叶片被打光，120公顷小麦损失40%～60%，损失粮食7500千克。镇巴县2个公社降雹伴有9～10级大风，受灾农田114公顷。

6月29日，陇县天成、关山公社降雹30分钟，如杏大，小麦、玉米、洋芋、蚕豆等秋田作物茎秆被打烂，受灾面积178公顷，减产30%～40%。

6月30日，9月15、18～21日，安塞出现6次冰雹，使西河口、高桥、王瑶、化子坪等11个公社秋田受灾1956公顷，减产粮食137.5千克。

7月3日，商南白玉区梁家湾等4个公社降冰雹、暴雨，受灾农田189公顷，毁青苗70%。

7月24日，周至冰雹最大直径约5～6厘米，终南、集贤、九峰公社受灾秋田1333公顷，3到4成的玉米秆及大量的棉花群尖被折断，棉花花蕾大量脱落，狂风吹走小麦2万余千克，刮倒大树650株、水泥电杆20根，砸坏大瓦房56间，卷走草房28间。陇县固关、河北公社286公顷秋田受雹灾。

7月28日，长安太乙、斗门等14个公社降雹，雹区范围宽约5千米，长约35千米，受灾面积约2487公顷。损失较大的早玉米、棉花果叶被打落，落叶落果约占15%～25%，吹倒树木2149株，损坏房屋96间，电话线杆、电力线杆有的被吹倒折断。

7月29日，秦都区周陵、沣西、马庄等11个公社遭冰雹、大风、暴雨，风力达8到11级，受灾玉米近200公顷，严重的20公顷，30%以上的玉米秆被风吹断，马庄公社的387棵树被风刮坏，电话线杆被吹倒7根，电力线中断。

8月12日，横山韩岔、高镇两公社受雹灾农田1158公顷，413公顷减产5成以上。榆林市受雹灾减产粮食950万千克。

9月17日，陇县新集等9个公社，降雹30分钟，冰雹直径约6厘米，成灾农田面积1926公顷，减产40%。富县7个公社受冰雹危害，约有农田3197公顷受灾，减产160万千克，灾情严重的减产75%。黄陵县两次冰雹，10个公社受灾农田面积1341公顷，减产粮食98.5万千克。

9月17、19日，米脂降雹，李站、沙店、高渠、桥河岔、李家沟、石沟、郭家砭和龙镇8个公社受雹灾面积1534公顷。

1982年　5月21日，镇巴渔渡区、赤南公社受雹灾，粮食减产13万千克。城固县毕家河、洞阳宫一带普下鸡蛋大的冰雹，最大直径达11～12厘米，单粒重500克。双溪、文川两区 9 个公社受灾农作物 888 公顷，其中小麦 595 公顷，最重的文川区 7 公顷小麦颗粒无收。

5 月 26 日，耀县寺沟公社降雹有弹球大，受灾 200 公顷，伴有近 40 米/秒的大风，部分树木刮倒，围墙吹倒。宝鸡县 8 个公社遭暴雨、冰雹、大风袭击，雹大如核桃，大风 8～10 级，有的地方地面积雹 20 厘米，死 1 人，受灾夏田 1733 公顷，减产 93 万千克，吹倒电杆 37 根和树木 3480 棵。礼泉县受雹灾棉田 113 公顷、小麦 120 公顷。三原县嵯峨、洪水、鲁桥 3 个公社下了冰雹和暴雨，并有大风，冰雹个别有鸡蛋大，小麦麦穗被打掉，棉花、蔬菜、烤烟秆、叶被打落打断，受灾面积 397 公顷。泾阳县龙泉、蒋路两公社降暴雨、冰雹，伴有 6～7 级大风，降雹 10 分钟，大似乒乓球，受灾小麦 2801 公顷。彬县曹家店公社降雹 40 多分钟，冰雹最大直径 1.5 厘米，使麦田 118 公顷、秋田 17 公顷、烤烟 9 公顷受害。淳化县胡家庙公社下午降雹两分钟，最大直径 3 厘米，受灾农田 267 公顷，减产 10%左右。15 时，澄城出现大风，瞬时风速 20 米/秒，降雹 3 分钟，直径 8 毫米，造成春播玉米倒伏，个别单位的部分围墙倒塌，全县减产小麦 750 万千克。

6 月 5 日，子洲驼巷公社受雹灾 255 公顷，减产 8.5 万千克。

6 月 6 日，澄城北部沿山刘家洼、赵庄、罗家洼 3 个公社降雹，直径约 1.5 厘米，伴有 6 级以上大风，受灾夏田达 1832 公顷，损失粮食 105 万千克；受灾秋田 758 公顷。淳化县秦河公社，降雹直径 2 厘米以上，81 公顷夏田、67 公顷秋田受灾。

6 月 7 日，佳县方塌、兴隆寺两个公社受雹灾农田 786 公顷，损失粮食 32 万千克。白河县降雹最大直径 6 厘米，受灾农田 84 公顷。洋县铁河公社降雹 15 分钟，最大的似核桃，地面积雹 6.6 厘米，损失小麦 16384 千克。

6 月 7、9 日，洛南遭冰雹、暴雨、大风袭击，雹粒似玉米粒至核桃大，落地积 6.6 厘米到 20 厘米厚，受灾小麦 5956 公顷，损失小麦约 378.3 万千克；洋芋 215 公顷，损失 8.85 万千克；受害玉米 15284 公顷；大豆、大麻、药材、蔬菜被打得七零八落，约 1.3 万棵核桃、苹果、柿子、梨等果树基本无收，刮倒树 298 株。商州 9 区 1 镇 18 个公社降雹，雹径 2.5 厘米左右，密度大，6667 公顷夏秋作物受害，小麦、洋芋减产 150 万千克。

6 月 7～9 日，铜川红土、肖家堡、阿庄、黄堡等公社降雹，使快成熟的小麦减产 33 万千克。

6 月 7、10 日，柞水降冰雹、暴雨，4 个公社受灾 333 公顷，减产 23 万多千克。

6 月 8 日，洋县黄家营乡桃溪、寨沟一带不同程度受雹灾，损失小麦 3000 多千克。勉县县农场、柳坝等地作物 67 公顷被雹打，冰雹最大直径 2 厘米，玉米叶全部打掉。岚皋 5 个区 11 个公社受雹灾农田 2168 公顷，减产粮食 123 万千克。商南 3 区 13 个公社降雹，伴有大风、大雨，小麦受灾 293 公顷，减产约 6.15 万千克。黄陵包村、建庄、城关 3 个公社降雹。包村公社受灾麦田 511 公顷，其中 11 公顷颗粒无收，167 公顷减产 7～8 成；秋田受灾 267 公顷。镇安西部达仁区保安、玉泉、红庙、桃园等公社最大冰雹直径 6～7 厘米，使 2177 公顷农作物程度不同地受到损失，无收益的 36 公顷，打伤 10 人，吹断树木 4600 株。

6 月 9 日，丹凤留仙坪等 8 个公社受雹灾 3660 公顷，成灾 2665 公顷，减产 82.5 万千克，打毁民房 200 多间。淳化南村、城关、石桥等公社降雹 20 分钟，夏田受灾 1566 公顷，秋田受灾 700 公顷。

6 月 14 日，黄陵建庄公社受灾面积 100 公顷，最大的雹如杏。麟游良舍公社降雹 20 分钟，夏田受灾 100 公顷，小麦减产 60%～70%，玉米叶被打掉。彬县香庙公社降雹 20 分钟，最大直径约 1.5 厘米，小麦受灾 73 公顷，产量损失 8.59 万千克，玉米、高粱叶子全被打光。

6 月 15 日，米脂印斗、高渠公社降雹 7～8 分钟，受灾农田面积 333 公顷，其中 54 公顷小麦减产约 3 成。

7 月 3 日，洛川降雹，392 公顷农田受灾，减产 70%。宜川县雹大如核桃，67 公顷秋田、蔬菜、烟苗、瓜类被打光，损失惨重。高陵 9 个公社受雹灾农田 5859 公顷。韩城市 15 个公社降雹，密度大，粒大，最大的如拳，地面积雹 10 厘米厚，受灾秋、棉田 513 公顷，严重的把棉花和玉米打成光杆。富平县 11 个公社（镇）降雹面积 250 平方千米，受灾秋、棉田 6142 公顷、果杂 3804 公顷、苗圃 67 公顷。黄龙柏峪公社 10 公顷玉米因冰雹减产 50%，核桃打光，打死 1 人；圪台公社受灾农田 98 公顷，减产 9.49 万千克。

7 月 3、4 日，丹凤东岭等 11 个公社降雹，受灾 1550 公顷，损失粮食 26550 千克。

7 月 4 日，镇安月西公社受到冰雹、暴雨、大风袭击，74 公顷农作物受损，36 公顷减产 30%以上。

8 月 6 日，凤翔横水等 7 个公社降雹，大风将秋田作物吹倒，叶子打烂，吹倒林木 880 棵。岐山县孝子陵、马江、麦禾营 3 个公社遭暴雨、大风、冰雹，风力最大 7～8 级，降雹 15 分钟，最大似卫生球，受灾 1467 公顷，成灾 1279 公顷，粮食减产 325 万千克，52 公顷烤烟遭雹打全毁无收。

8 月 7 日，黄龙砖庙梁公社 31 公顷秋田受冰雹、大风灾害，预计减产 30%～40%。

8 月 11 日，乾县 5 个公社降雹，伴有暴雨，受灾 756 公顷，其中棉田 377 公顷平均减产 50%，292 公顷玉米减产 70%。

8 月 12 日，吴旗城关公社降雹最大的似鸡蛋，受灾 404 公顷，其中 133 公顷没收成，121 公顷损失 80%，94 公顷损失 50%，打死羊 15 只，打死小孩两个。户县宋村、庞光两公社降雹，伴有暴雨、大风，雹大的似鸡蛋，风速 17 米/秒，受灾 2409 公顷，颗粒无收的 278 公顷。彬县降雹 30～40 分钟，大王、小王、下庄、张家堡等大队受灾 267 公顷，其中烤烟 38 公顷，叶子和顶尖被打坏，大秋叶子打烂。澄城王庄、安里、罗家洼、庄头 4 个公社降雹 15～20 分钟，直径 1.5 厘米左右，受灾秋田 467 公顷、烤烟 521 公顷，损失粮食 9 万千克。淳化润镇、北城堡、秦河、安子洼、铁王等公社降雹，受灾 321 公顷，其中玉米 209 公顷，减产 20%～50%。

8 月 12、14 日，旬邑冰雹，太村公社受灾 167 公顷。永寿县上邑、常宁、甘井 3 个公社降冰雹、暴雨，农田受灾 509 公顷。合阳，最大冰雹直径 4 厘米，11 个公社受灾 10410 公顷。

8 月 26、27 日，柞水县 14 个公社 845 公顷秋粮受雹灾，受损 3～5 成的 345 公顷，5～8 成的 190 公顷，秋粮损失达 67.5 万千克。

9 月 1、4 日，长安县冰雹，1460 公顷秋田受灾，损失粮食 100.5 万千克；因大风受灾农田 16667 公顷，损失粮食 16.95 万千克，折断树木 4080 株。

1983 年　4 月 8 日，佳县出现了历史上少见的沙尘暴、大风天气，瞬间最大风速为

40米/秒，飞沙走石，天昏地暗，白天开灯办公，车辆开灯行驶，人车行走困难，能见度只有20多米。这次沙尘暴、大风天气持续了10多个小时，造成许多小树拦腰折断，迎风面的小房瓦片大都刮飞，多处围墙倒塌。

4月27日，定边大风25小时，天昏地暗，伸手不见五指，死亡6人，失踪10人，大小家畜损失近8千头（只），15333公顷油料作物受到严重损失。

4月底，榆林地区受大风侵袭，2.9万公顷作物被沙压、冻坏，15人死亡。

5月29日，丹凤冰雹、暴雨、大风，29个公社受灾6767公顷，减产206.8万千克，经济林木预计损失120万元，大风吹倒房屋372间。

6月27日，佳县冰雹直径1厘米，5个公社受灾2035公顷，成灾618公顷，重灾472公顷。

6月27、29日，神木冰雹，大柳塔等公社713公顷农田受影响。

6月28日，子洲槐树岔、高坪公社受雹灾692公顷，成灾531公顷，减产18.95万千克。

6月28、29日，府谷降雹，最大如鸡蛋，麻镇、大岔、大昌汗、老高川、木瓜、新民、武家庄、田家寨等公社受灾，打死3人，打死羊152只，毁坏农作物107公顷。

7月2日，洛川土基公社受雹灾麦田102公顷，减产30%以上；秋田85公顷，减产30%以上；烤烟7公顷，其中5公顷全无收成。黄龙，三岔、崾崄、红石岩3个公社862公顷农作物受雹灾，其中小麦368公顷，减产约30%左右，损失小麦2.5万千克。

7月24日，陇县西部7个公社降冰雹，伴有大风，打毁小麦162公顷，损失14.09万千克。麟游北部的崔木、阁头寺两公社雷雨冰雹，最大冰雹直径3厘米，玉米受灾186公顷，减产45255千克。

7月26日，安塞6个公社受灾1019公顷。

8月23日，吴旗吴仓堡公社受雹灾2667公顷，21个生产队遭毁灭性灾害，颗粒无收。

8月24日，千阳雷雨、大风、冰雹，雹粒如玉米，风力8级，秋田作物和经济作物受到不同程度的损失，特别是成熟的水果损失较大。宝鸡县赤沙、香泉、拓石、坪头、颜家河等5个公社607公顷秋田受雹灾，减产40%～80%；降雹时伴有大风，吹断树木100多株。澄城降雹30分钟，受灾农田1920公顷，其中重灾600公顷。渭南辛市、固市、信义3公社降雹约5分钟，枣核大，受灾447公顷。信义公社受灾较严重的大队，棉花顶部、棉叶全部打烂，个别棉田部分棉桃被打掉。永寿常宁、上邑、豆家公社部分队遭暴雨、冰雹，193公顷烤烟被打毁。

8月24、25、26、27、28日，耀县冰雹，9个公社受灾面积4059公顷，粮食减产49500千克。

8月25日，凤县凤州、唐藏公社降雹，冰雹最大的似鸡蛋，损失最重的是唐藏公社罗汉寺大队，玉米叶被打烂如丝，受灾面积93公顷，减产约20%～50%，荞麦10公顷全部毁坏。乾县乾陵公社降雹伴有大风，瞬间风速33米/秒，50%谷子被风吹倒，大风将化工厂和气象站灶房烟囱吹断，砸坏部分屋顶和围墙。永寿店头、仪井、甘井3个公社出现暴雨、冰雹，冰雹持续4～5分钟，最大直径1厘米，受灾秋田800公顷，打毁烤烟193公顷。麟游两亭、天堂、招贤、丈八、花花庙、良舍、镇义7个公社降雹约20分钟，一般如杏，最大直径 4 厘米，积雹厚 10 厘米。毁坏玉米 435 公倾，减产 88 万千克；豆类 525 公倾，减产 275 万千克；晚秋 362 公倾颗粒无收，减产 23 万千克；打坏树苗 20 公倾。镇巴陈家滩公社雹有核桃大，176 公倾玉米受损三分之一，玉米叶子被打碎。

8 月 26 日，镇安龙湾、岩屋、熨斗等公社受雹灾，冰雹最大有鸡蛋大，持续 30 分钟，1418 公倾玉米、豆类、红薯受灾，减产 100 万千克，打坏房屋 65 间。

8 月 26、27 日，志丹张渠等公社降雹，大如杏，受灾面积 10000 公倾，减产 40%～50%，主要作物是荞麦，严重地块减产 80%以上。

8 月 31 日，周至楼观、就峪、集贤 3 公社降雹，受灾 2267 公倾，玉米减产约 30 万千克，棉花减产约 1.5 万千克。高陵县东部药惠、张卜公社降雹，一般核桃大，伴有大风，吹倒树木 327 株，电杆 6 根，受灾农田 836 公倾。

9 月 2 日，南郑钢厂、魏家桥降雹 20 分钟，大的直径 3 厘米，大部分房屋被打漏，损失粮食 3.3 万千克。

9 月 18 日，长安鸣犊、马兴、炮里、留村 4 个公社大风、冰雹，受灾 503 公倾，损失小麦 5 万千克，麦草 10 万千克，损失树木、电杆 230 根、变压器 1 台。

1984 年　5 月 3 日，千阳普社乡出现雷阵雨，伴有冰雹，最大冰雹直径 1 厘米，受灾面积 133 公倾。

5 月 10 日，蒲城城关、翔村、三合、贾曲、东阳 5 个乡（镇）降雹 7 分钟，一般豆粒大，少量核桃大，伴有 8 级大风和大雨，夏田 4533 公倾受灾。洛川 4 个乡受雹灾农田 1521 公倾。

5 月 11 日，彬县雷暴大风，10000 公倾小麦倒伏。

5 月 25 日，神木冰雹，直径 2.0～3.7 厘米，受灾农田 1466 公倾。晚上，彬县降冰雹，受灾农田 2667 公倾。

5 月 27 日，蒲城 4 个乡受雹灾小麦 5733 公倾，烤烟 160 公倾，小麦损失 5 成以上的 467 公倾。山阳降雹 35 分钟，有鸡蛋大，夏粮受灾 810 公倾，成灾 790 公倾，减产约 578450 千克；冰雹砸烂房屋 3269 间，损失瓦 363 万页；损失各类经济树木 3.17 万株，经济作物损失价值 61300 元。乾县城关等 3 个乡（镇）降雹，范围长约 8 千米，宽约 0.5 千米，最大如鸡蛋。峰阳乡受灾小麦 1220 公倾，其中 67 公倾减产 3 成。礼泉两个乡受雹灾约 2000 公倾。9 月 13 日，礼泉雹带长 15 千米，宽 4 千米，雹直径 3～4 厘米，8 个乡（镇）成灾 4000 公倾，损失 3～5 成的 1667 公倾，5～7 成的 2000 公倾，7 成以上的 333 公倾，减产粮食 500 万千克，棉花 174000 千克，折合人民币 185 万元。富平北部山区降雹，最大直径 3.0 厘米，14600 公倾农田受损失，严重的有 646 公倾。佛坪大风 17 米/秒，长角嘴乡冰雹最大直径 3.0 厘米，地面积雹一片雪白，受灾农田 3626 公倾，50%的坡地被刮走表层肥土，损失粮食 4350 千克。留坝县降雹两小时，由北到南 8 个乡受灾，冰雹最大直径 3 厘米，堆集约 5 厘米厚，受灾农田面积 117 公倾，估计损失粮食 4.5 万千克，洋芋叶子几乎被打光。汉中市武乡区降雹 10 分钟，大的似鸡蛋，伴有狂风，受灾 3867 公倾；天台、褒河、张寨、武乡、白庙、汉王、徐坡、望江等乡被雹打，在大古井宽约 0.5 千米、长约 1～2 千米的地段内积雹约 30 厘米，受灾面积 3866 公倾，损失小麦 661.5 万千克。城固县 7 个区 19 个乡受雹灾，大的如鸡蛋，重达 75 克多，农田成灾面积

1137公倾，打坏房屋468间。镇巴县泾洋、赤北、三元、青水、碾子等区有15个乡发生严重的风灾、暴雨和冰雹，4466公倾夏秋田受损，其中1110公倾遭毁灭性损失，成片林60公倾受损。凤县凤州、温江两个乡、龙口镇部分地区降雹，最大者如核桃，受灾199公倾。华阴降雹，受灾农田3846公倾，成灾2606公倾，夏粮减产346.5万千克。潼关县冰雹最大直径2.4厘米，8333公倾小麦受灾，成灾967公倾，损失小麦1.5万千克，棉田成灾227公倾。岚皋县大风、冰雹，3个区的9个乡受灾，打毁房屋160间，受灾小麦441公倾、杂粮56公倾、玉米561公倾。洛南县永丰区马河乡降雹35分钟，个别地方有鸡蛋大，麦子损失5%～6%，玉米叶子被打成丝状。韩城市3个乡（镇）降冰雹30分钟，伴随大风、大雨40分钟，造成小麦倒伏114公倾，减产约50%，早秋叶片打成丝状，同时倒伏70%。

5月29日，蒲城20个乡（镇）降雹，最大冰雹直径7.5厘米，成灾面积10373公倾，损失小麦4393万千克、大麦1.98万千克、油菜3.3万千克。韩城市出现冰雹、暴雨和大风天气，受灾2534公倾，其中小麦2120公倾，减产5成以上的586公倾，共减产135万千克。丹凤县29个乡受冰雹、大风、暴雨灾害，减产206.8万千克，经济林木损失120万元。商南县雹最大直径3厘米，18个乡受灾4156公倾，损失小麦629.5万千克、油料335万余千克，损失经济林73公倾，倒毁电杆300多根，线路2.1万米。渭南市13个乡（镇）遭受雹灾，严重的有花园、桥南、三官庙、凭信、吝店等5个乡，受灾小麦4341公倾、棉花245公倾。从5月29日起，白水尧禾6个乡连降3天冰雹，2133公倾小麦、油菜等减产250多万千克，尧禾、许道、门公、收水4乡受重灾，69户基本无收。5月29日、6月1日，黄陵冰雹，受灾面积约3800公倾，减产粮油162万千克，其中夏粮100万千克，油菜18.5万千克。临潼县关山镇等地受雹灾，受灾夏田2074公倾、棉田230公倾，损失粮食约766625千克，棉田严重缺苗。5月31日，砖庙乡降雹20分钟，雹大如杏，受灾467公倾，夏田作物基本无收，秋作物需重新入种。

6月3日，山阳东自马鹿乡，西到县城西河，降35分钟暴雨、冰雹，最大冰雹有拳头、鸡蛋大，密集冰雹在沟渠覆盖10～13厘米厚。受灾农田615公倾，成灾420公倾，减产593119千克，砸烂房屋3393间，造成经济总损失413539元。

7月26日，府谷冰雹成灾6900公倾，减产粮食400万千克，减少经济收入120万元，打伤70多人。

8月13日，周至大风瞬间风速17米/秒，20厘米的树木拦腰折断，大风经过之地10%的玉米被吹倒。凌晨，宝鸡县千河、石羊庙、八鱼乡遭灾，冰雹直径2.0厘米左右，大风吹倒秋田玉米380公倾，吹倒大树1700多株，受灾地区秋粮减产20%～30%。15时40分，合阳县西北地区降雹15分钟，直径1厘米，甘井、皇甫庄、防虏寨、杨家庄、城关等乡（镇）受灾农田200公倾。

8月21日，长武冰雹最大直径2.2厘米，6个乡（镇）518公倾农田受灾，死亡2人。渭南固市、南市两个乡遭冰雹、大风袭击，受灾农田约1000公倾，受灾严重的约667公倾。咸阳市秦都区，双照、平陵、钓台3个乡降雹5分钟，最大如枣，棉花、玉米、豆类受灾428公倾，其中重灾18公倾。大荔县飑线带来大风、暴雨，风速17米/秒，重灾区许庄镇棉花受灾765公倾，玉米4103公倾，树木折断1779棵，水泥电杆吹倒13根。三原县大风、暴雨，玉米倒伏十分严重，高渠、城关、安乐、大程等乡（镇）遭冰雹，有的玉米拦腰折断，受灾 4415 公倾，成灾 3507 公倾，其中粮食作物减产 3～5 成的 2814 公倾，5～8 成的 693 公倾，经济作物受灾 336 公倾，死 1 人，折断树木 85 根。神木县刮西西北大风，瞬间极大风速 34 米/秒，大柳塔、孙家岔和城关等 18 个乡受灾较严重，受灾农田 10000 公倾。

8 月 23 日，榆林降雹持续 20～30 分钟，大如鸡蛋，约 14346 公倾农田遭灾，损失粮食 1500 万千克。米脂县 3 个乡降雹，历时 20 分钟，冰雹直径 5 厘米，1667 公倾秋田受灾。佳县 11 个乡 11133 公倾秋田受雹灾，5333 公倾绝收，打伤 57 人。

8 月 24 日，绥德雹径 4 厘米，受灾农田 2333 公倾，成灾 667 公倾。陇县温水、李家河等 6 个乡降雹，伴有大暴雨和 8 级大风，地面被雹覆盖，玉米、烤烟、荞麦被打烂，受灾约 2000 公倾，其中早玉米损失严重的达 4 成。

8 月 27 日，渭南市冰雹、大风造成 2 个乡受灾 1000 公倾，受灾最严重的是固市乡春光大队，受灾约 467 公倾。

9 月 1 日，乾县梁山乡、铁佛乡冰雹直径 3 厘米，地面积雹 6 厘米，受灾玉米 223 公倾、糜谷 200 公倾，毁灭性的 66 公倾。

9 月 13 日，耀县 11 个乡降雹，最大的有鸡蛋大，地面积雹 3～16 厘米，受灾 3518 公倾，成灾 2919 公倾。临潼县 11 个乡出现冰雹，33 公倾蔬菜受灾。汉阴县双乳、蒲西、小街、永宁等乡遭受冰雹，最大直径 4 厘米，两个区受灾面积 708 公倾，损失粮食 141.46 万千克，损坏房屋 68 间，毁坏蔬菜 1.26 万千克，经济作物损失 3387 万元。三原县马额、陵前、鲁桥、西阳、渠岸等乡（镇）降雹，最大的如核桃，粮食作物受灾 10157 公倾、经济作物受灾 5299 公倾。高陵县 8 个乡（镇）受雹灾 7732 公倾，受灾严重的 3073 公倾。澄城县刘家洼乡遭冰雹、暴雨，1700 公倾秋播油菜、大麦、小麦全部毁灭，晚秋成灾 1415 公倾，减产 338734 千克，糜谷、大豆、高粱等 180 公倾全无收成，减产 142935 千克，经济作物 293 公倾，损失 418475 元。富平县 9 个乡降雹，冰雹最大直径 3～4 厘米，地面积雹 3～4 厘米，3 个乡严重成灾，秋田成灾 800 公倾，其中严重成灾 780 公倾。户县冰雹范围长 25 千米，宽约 3 千米，冰雹最大直径 3 厘米，10 个乡（镇）受灾农田 8200 公倾，减产粮食 731.5 万千克，经济作物损失价值 64 万元。商南县 5 个区均降雹，降雹时间半个小时到 1 个小时，受灾农田 4343 公倾。丹凤县竹林关、城关等 4 个区、19 个乡受灾农田 2021 公倾，粮食减产达 1289774 千克，灾情严重的有 12 个乡。

9 月 17 日，洛川石头乡雹大如杏，受灾 715 公倾，320 公倾油菜要翻犁，减产 30% 以上。

9 月 18 日，彬县 9 个乡地面积雹厚 2～3 厘米，受灾农田 1226 公倾，成灾 767 公倾，损失粮食 70 余万千克。商南城关、张家岗、挡马 3 个乡降雹 30 分钟，地面积雹 13 厘米左右，冰雹最大直径 3.5 厘米，受灾农田 742 公倾，约减产 125 万千克，损失电杆 60 余根，死亡 1 人，经济林亦受到严重毁坏。户县 10 个乡（镇）降雹，受灾农田 9200 公倾，减产 850 万千克，经济作物损失 710 万元。周至楼观、哑柏、青化 3 个乡晚 8 时降雹，大的似核桃，1400 公倾水稻、260 公倾棉花损失 3 成，280 公倾玉米损失 20%左右，经济作物 615 公倾无收成。

1985 年 4 月 14 日，彬县最大冰雹直径 1 厘米，受灾小麦 16000 公倾、油菜 10000

公倾、烤烟苗床 844 畦。

4 月 16、19 日，乾县周城乡、新阳乡降雹 15 分钟，最大直径 3.5 厘米，受灾 1163 公倾，小麦减产 5～7 成的有 352 公倾，玉米、棉花均需翻种。

4 月 21 日，千阳上店、崔家头、南湾岭、沙家坳、张家塬 5 个乡遭冰雹大风，冰雹大的象核桃，大风瞬时风力达 10 级，一般 8 级。小麦受灾 1951 公倾，减产 78.1 万千克，油菜受灾 246 公倾，减产 10.2 万千克。陇县李家河、麻家台、杜阳、火烧寨、温水、唐家庄、河北、东风等 8 个乡（镇）出现冰雹大风，小麦受灾 6599 公倾，减产 281.6 万千克，油菜受灾 398 公倾，减产 17 万千克，毁烤烟苗床 244 畦，辣子苗床 16 畦。

4 月 21 日 15 时 20 分，宝鸡县陵塬乡降雹半小时，地面落雹厚 16 厘米，最大的像乒乓球，夏田受灾 453 公倾。

5 月 22 日，丹凤留仙坪等 5 个乡降雹，历时 30 分钟，最大者如鸡蛋，受灾农田 982 公倾，减产 168998 千克，打坏房屋 921 间。宝鸡县通洞乡降雹 16 分钟，最大直径 4.2 厘米，受灾小麦 531 公倾，减产 24.65 万千克；受灾夏杂粮 22 公倾，损失 0.93 万千克；油料损失 0.74 万千克；秋田受灾 381 公倾；药材、木耳、蔬菜、苹果等经济作物损失 15 万元。

5 月 29 日，商南冰雹最大直径 6.0 厘米，最大瞬时风速 40 米/秒，受灾农田 4153 公倾。

5 月 31 日，合阳县东部杨家庄、周家庄、新池、黑池等 9 个乡（镇）受雹灾，受灾农田 11699 公倾。

5 月 31 日 13 时 45 分到 14 时 15 分，淳化降雹，最大直径 5 厘米，密度为每平方米 115～166 个。受灾夏田 2572 公倾，成灾 3～5 成的 386 公倾；烤烟 360 公倾，成灾 50 公倾。

6 月 7 日，宝鸡县县功、双白杨两乡（镇）遭暴雨、冰雹，冰雹直径 1～3 厘米，持续时间 15～20 分钟，袭击范围南北长 14 千米，东西宽 5 千米，夏田受灾 2000 公倾，损失粮食 37.5 万千克，92 公倾早秋叶片打烂，正常生长发育受到影响。

6 月 7 日 17 时 12 分，陇县火烧寨等 10 个乡（镇）降雹，最大直径 12.0～15.0 厘米，受灾粮食作物 2674 公倾，损失 137.1 万千克。

6 月 8 日，淳化秦河、南村两乡受雹灾农田 200 公倾。

6 月 15 日，彬县受雹灾小麦 1853 公倾、大秋 318 公倾、烤烟 258 公倾，小麦减产 41.7 万千克，大风将 10 棵树吹断。

6 月 16 日，西乡县高川区、文贯区受雹灾农田 74 公倾，成灾面积 58 公倾。

6 月 17 日，洛川武石乡、土基乡降雹，40 公倾小麦、20 公倾玉米、12 公倾烤烟受到严重损失。16 时左右，澄城部分地区出现冰雹、暴雨，伴有 6～7 级大风，粮食作物受灾 2395 公倾，其中小麦成灾 407 公倾，减产小麦 105350 千克，经济作物损失约 26.5 万元。

6 月 19 日，横山雹大如杏，百界受灾面积为总种植面的 50%，损失夏作物 60%、秋作物 40%。

6 月 21 日，旬邑冰雹伴随大风，马栏乡、职田镇的部分村秋田作物叶片全部打破，小麦部分倒伏，籽粒脱落，受灾面积 1272 公倾。

7 月 8 日，丹凤冰雹伴有大风，历时 40 分钟，雹大如核桃，蔡川等 4 个乡受灾 206

公顷，减产 30.16 万千克，打坏房屋 45 间。下午，城固瞬间风速为 20 米/秒，一些地方遭暴风雨及冰雹，重灾区黄岗乡地面积雹 6.6 厘米厚，1 人死亡，吹倒电杆 16 根、树木 1500 株，受灾农田 373 公顷。勉县冰雹伴有风速为 24 米/秒的狂风和暴雨，32 个乡受灾 2667 公顷，吹倒电杆 21 根、烟囱 4 个，吹倒树木 5400 棵。18～20 时，西乡县沙河镇突刮大风，降暴雨加冰雹，冰雹最大直径 3 厘米，受灾农田 117 公顷。

7 月 25～27 日，黄龙县城北部降冰雹，最大有核桃大，4 个乡 2286 公顷秋田受灾。凤翔县 7 个乡遭冰雹大风，受灾秋田 2273 公顷，毁坏房屋 134 间和电杆 150 余根。淳化铁王、秦河、卜家 3 乡遭大风、暴雨、冰雹，降雹 20 分钟，冰雹大的似青皮核桃，受灾农田 951 公顷，损失 42.9 万元。

8 月 12 日，旬邑 9 个乡（镇）遭受历史罕见的冰雹，职田镇最大的直径 5.0 厘米，最大风速 28 米/秒，全县经济损失 526 万元，减产粮食 496.5 万千克，农作物受灾面积 3764 公顷。彬县冰雹、大风和强降水使烤烟受灾 723 公顷，其中 486 公顷打成光秆。

8 月 30 日，大荔段家、埝桥、许庄、东七、城关、婆合、石槽等 10 个乡（镇）晚 10 到 12 时出现狂风、暴雨和冰雹，损坏低压电杆、电话杆 303 根，吹倒树木 1.6 万棵，秋、棉田受灾近 4667 公顷，其中重灾 2000 公顷，减产 5～7 成。富县羊泉乡，秋田受雹灾 59 公顷，减产 25%。洛川菩堤乡，受雹灾 164 公顷，烤烟减产 50%，玉米减产 30%，糜子减产 60%，谷子减产 50%，荞麦减产 100%。

8 月 30、31 日，永寿县中、北部 6 个乡降雹，受灾 833 公顷，其中玉米、高粱、早秋 247 公顷，糜谷 242 公顷减产 3～4 成，145 公顷荞麦全部无收，烤烟 298 公顷损失 4～5 成。

9 月 22 日，子洲老君殿等 7 个乡（镇）降雹，粮食减产 1500 万千克。三原县马额、大程等 9 个乡降雹，1552 公顷秋田、油菜减产 7～8 成。

1986 年　5 月 11 日，神木高家堡乡青阳岔村降阵雨，伴有冰雹，历时 1 个多小时，冰雹直径 2 厘米，1 人死亡。

6 月 11 日，佳县 11 个乡（镇）受雹灾 3572 公顷，死亡 2 人。延安 4 个乡遭冰雹和洪水灾害，雹大如鸡蛋，冰雹危害农田 617 公顷。13 时左右，延川贺家湾等 4 个乡（镇）遭冰雹、暴风和洪水，平地积雹 6 厘米，风速 9～10 级，受灾农田 1247 公顷，死亡 1 人。

6 月 17 日 19 时 20 分，凤县南星乡遭暴雨、冰雹袭击，受灾小麦 133 公顷，损失小麦 3.5 万千克；玉米 25 公顷，减产 9 万千克。

6 月 22 日，陇县新集川、火烧寨、温水、李家河、八渡、牙科、棱底下等乡和东风镇遭暴雨、冰雹，受灾农田 4003 公顷，损失夏粮 219 万千克，秋粮减产 71.1 万千克，经济作物损失 36 万元。大荔，庄镇降雹，成灾秋田 146 公顷，瓜果、树木总共损失约 415 万元。

6 月 22 日 18 时，凤翔柳林、唐村、尹家务、南指挥、汉丰、石家营、城关、纸坊、田家庄 9 个乡（镇）午后出现冰雹、大风，冰雹直径 2～3 厘米，96 公顷未收割的小麦被打坏，损失小麦 36.8 万千克，毁坏早秋 195 公顷，吹倒大小树木 3401 棵，吹倒高压输电线 3 条。

7 月 6 日，麟游城西降雹 30 分钟，最大如核桃，伴有暴雨狂风，毁坏秋田作物 73 公倾、树木2213株、低压电杆17根。

7月17、21日，宜川受雹灾近533公倾，减产2成，以烤烟、瓜类损失最大。

7月18、23日、8月6日，镇巴大风、暴雨、冰雹，秋粮受灾367公倾，减产粮食60多万千克，打坏2400间房屋。

7月20、21日，吴旗吴仓堡乡连遭大雨和冰雹，冰雹直径2厘米左右，758公倾粮田受到严重灾害，351公倾为毁灭性灾害。

7月22日，西乡沙石、板桥、葛石等乡及县城附近40平方千米范围出现狂风、暴雨、冰雹天气，风力达9级，冰雹直径2～4厘米。霎时天昏地暗，雷鸣闪电，风吼尘飞，受灾农田918公倾，成灾522公倾，死亡1人，冰雹砸伤250多人，倒塌房屋496间，风吹揭瓦5075间，倒塌院墙2921米，烟囱10多个，折断刮倒树木1千多株，县城中断供电5小时。

7月22、23、26日，镇安岩屋乡3次冰雹灾害，全县成灾农田1562公倾，总计减产186.8万千克。

7月23日，勉县褒联区冰雹最大直径4厘米，伴有暴雨、大风，全区217公倾水稻、52公倾蔬菜受灾，大风刮倒树木6925棵。

7月24日，洛川降雹，旧县、黄章、永乡、后子头、老庙、槐柏、土基、石头等8个乡（镇）受灾2667公倾，减产粮食242.5万千克，苹果、烤烟经济损失259万元。合阳冰雹、大风、暴雨造成杨家庄、知堡、城关受灾，秋作物损失较严重的有200公倾，其中烤烟13公倾打成光秆，玉米33公倾减产50%，瓜果13公倾减产40%。

7月25日，富县8个乡（镇）有845公倾秋田和经济作物因遭冰雹受灾减产5成。淳化北城堡、十里塬、卜家3个乡的烤烟受灾114公倾，成灾58公倾，减产3～5成的9公倾。勉县褒联区、段家坝和二道河乡受雹灾，雹最大直径2.5厘米，受灾89公倾。凤县平木乡先后两次降雹，93公倾作物严重受灾。

7月26日，凤县受雹灾51公倾，绝收和减产70%占一半，夏种的荞麦、豆类全部打坏。长武5个乡受雹灾农田523公倾，其中绝收286公倾，减产粮食50%，共15433千克，经济损失40.8万元。16时30分，麟游花花庙乡遭暴雨、冰雹、大风袭击，玉米、豆子、胡麻、洋芋等受灾96公倾，减产50%，打落核桃30%。

7月31日，合阳马家庄下午3时许降雹，受灾农田1333公倾，损失在3～5成的488公倾，5～8成的241公倾，8成至无收的113公倾。

8月1日，淳化北城堡乡凌晨3时20分降雹20分钟，玉米叶子被打烂，烤烟受灾41公倾。

8月4日17时12分开始，延安降雹53分钟，冰雹最大直径3.9厘米，市区松树林、川口等14个乡受灾3929公倾，农作物减产604.52万千克，经济作物受到严重损失，损坏民房39间。19时48分，千阳降雹，最大直径3.5厘米，高崖、普社、张家塬、文家坡、崔家头、南寨等6个乡受灾粮食作物1920公倾，烤烟、辣椒、西瓜等经济作物272公倾，损失122万元。

8月5日17时，宜君遭受了20多分钟冰雹袭击，雹粒大如青皮核桃，玉米成灾1333公倾，700余间房瓦被打烂，3孔窑洞倒塌。

8月6日，泾阳蒋路、云阳、扫宋、燕王、中张、姚方、蒋刘等9个乡（镇）降雹6

分钟，受灾4412公倾，其中玉米3458公倾减产50%，棉花593公倾减产30%，其他作物叶部打坏，不同程度受害。商南县清油河、白玉、湘河区冰雹最大有核桃大，受灾面积667公倾。丹凤庾家河乡降冰雹，最大直径4～5厘米，受灾农田267公倾，成灾178公倾。

8月21日16时，丹凤梨园岔、武关一带降雹10分钟，最大直径4厘米，受灾农田119公倾，成灾99公倾。

9月27日，岐山6个乡受灾面积112.5平方千米，受灾严重的有孝子陵乡、大营乡，冰雹一般核桃大，地面普遍积雹6～7厘米厚，损失油菜、辣椒、蔬菜1800公倾，打伤40余人。凤翔9个乡（镇）降雹伴有大风，较严重的田家庄乡大塬村，雹大如核桃，地面积雹10厘米，全县油菜受损1596公倾，未收获的晚秋受损1667公倾，烟、辣椒、菜等经济作物133公倾。

9月28日，澄城赵庄、罗家洼降雹，最大直径3厘米，地面积雹9厘米厚，受灾1477公倾，损失23万元。佳县7个乡镇受雹灾农田3282公倾，减产26%。

1987年　4月19日20时40分，略阳县出现大风，瞬间极大风速11级，损坏房屋3404间，吹倒快要成熟的油菜660公倾、玉米464公倾，吹倒围墙330米、烟囱10个，毁林木7616株，损失150余万元。23时，城固县伴随阵雨突然发作强风，县城一带风速15米/秒以上，沿北部珍珠山一带风力9级左右，强风持续15分钟左右，直接经济损失120万元。夜间，勉县局部暴雨夹冰雹，损失粮食372万千克，415公倾秧田的秧苗被风揭雨打，58间温室被大风吹倒，谷种损失330千克，吹倒电杆112根，吹断55根，544间草屋被风揭掉，28间倒塌，2人死亡。延川8个乡（镇）降雹，时间长达40分钟，地面积雹16.5厘米。4548公倾农作物受雹灾，其中小麦2994公倾，严重的1167公倾，损坏烤烟农膜苗床404床。宁强，出现大风、冰雹，全县7343间房屋受损。西乡沿牧马河两岸遭9级大风和短时暴雨冰雹袭击，过程持续90分钟，小麦油菜被吹倒折断1040公倾，秋田打坏25公倾，吹倒房屋270间，揭瓦片1300间，推倒围墙1100米，折断树木2600株。陇县降雹时间长达40分钟，伴随5～6级大风，新集川、火烧寨、温水、固关等4个乡受灾3162公倾，成灾1012公倾，减产粮食32.3万千克，油料3.5万千克。

4月20日，岐山大风使全县小麦倒伏1420公倾，油菜减产51.2%。大荔县，东北部的安仁、双泉、两宜、步昌、范家等乡（镇）的部分地方遭冰雹袭击，伴8级以上大风和短时大雨，雹大如花生米，平地可见积雹，部分棉苗和油菜头打折。

5月20日19时，镇安米粮川、灵龙、白塔和青铜区月西乡降冰雹，受灾粮田56公倾，减产粮食3.9万千克，月西乡阳山村11公倾地膜玉米全部被冰雹打坏。镇坪县20米/秒的大风天气造成了27户民房屋顶被揭，50多株大树被吹倒。

5月31日，白河局地有冰雹，气象站测大风为22米/秒，受灾农田5800公倾，造成粮食减产，凉水乡出现拳头大的冰雹。

5月31日14时56分，旬阳城关地区开始刮大风20分钟，最大风速33米/秒，15时20分开始降雹20分钟，冰雹直径0.9厘米，大的似核桃、鸡蛋，少数大于拳头，死2人，损失粮食325万千克，1734间住房倒塌，1729间被风揭了顶，直接经济损失44万元。

6月4日，丹凤冰雹、暴雨成灾，伴有大风，42个乡受灾达5592公倾，夏粮减产597万千克，经济损失共206万元。

6月5日，定边西南山区4个乡降雹，1266公倾农田受灾，打死羊573只。

6月21、22日，陇县冰雹使8个乡8871公倾小麦受损，吹走小麦29万千克，受损玉米995公倾、油菜399公倾、烤烟274公倾、辣椒59公倾，死亡1人。

7月24日，凤县河口镇、红光乡、三岔乡降雹历时20分钟左右，玉米、蔬菜和未收割的小麦损失惨重，玉米有的倒伏，有的叶子打烂，115公倾庄稼受灾，减产2～3成。

7月25日，镇巴遭受冰雹灾害，正在田间劳动的10余名农民被冰雹打伤，受灾严重的周家岭等5个村，玉米全部被毁。全县受灾农作物4467公倾，减产粮食550万千克。白河西营、朱良、双河等乡遭冰雹、大风灾害，雹块大如核桃、鸡蛋，损失粮食375吨、桐籽90担、树木12.8万株，倒房113间。

8月9日，华县金堆等6个乡降雹15分钟，雹粒最大直径2.3厘米，成灾农田117公倾。下午，宝鸡县上王乡降冰雹和暴雨，持续30分钟，受灾重的南关村秋庄稼被打成光秆，39公倾挂果林一半果子被打落。

8月9、10、13日，安塞冰雹，5个乡（镇）受灾农田638公倾，其中68公倾绝收。

8月10日，华阴孟塬乡降雹持续10分钟，最大雹粒直径2厘米，受灾面积3.6平方千米，城关255公倾农田受灾。渭南，塬区47个村受暴雨、冰雹灾害，受灾农田1323公倾。洛南县农作物受雹灾4319公倾，减产粮食672万千克。22时左右，长安出现冰雹，持续10分钟左右，最大如核桃，一般如花生米粒，杜陵、大兆、韦曲、韦兆等4个乡（镇）受灾农田767公倾，减产5～8成。

8月14日，富县寺仙乡、南道德乡、张村驿镇、牛武镇共17个行政村受雹灾农田749公倾。黄陵县太贤、隆坊、仓村、康崖底等4个乡（镇）受雹灾1292公倾，经济损失193万元，损失粮食324万千克。

8月15日，富平雹有核桃大，老庙地区受灾秋田117公倾。合阳杨家、同家庄、百良降雹8～12分钟，大如核桃，烤烟受灾243公倾。

8月15、16日，陇县东风镇、麻家台、河北、新集等4个乡（镇）遭受冰雹大风，冰雹最大直径2.5厘米，风力可达11级，受灾672公倾，减产8成以上和绝收的182公倾，减产粮食66.7万千克，造成直接经济损失40.78万元。

8月17日，永寿冰雹，最大直径4厘米，持续20分钟，并伴有6～7级大风，79公倾烤烟、174公倾秋田受灾，直接经济损失40多万元。

8月18日，榆林、神木、府谷、绥德、米脂、吴堡遭冰雹袭击，造成毁灭性的灾害，受灾面积50846公倾，成灾37600公倾，损失粮食约4030万千克，经济林、经济作物损失1000多万元。

8月19日，华县金堆镇降雹，大的如核桃，受灾农田221公倾，成灾115公倾，玉米叶子打成丝缕。

8月26日，横山暴雨、冰雹、大风使6个乡（镇）颗粒无收，房屋倒塌，经济损失55万元。

8月28日，陇县温水、李家河、河北、东南、牙科、新集等6个乡遭受冰雹、大风、暴雨，受灾农田91公倾，预计损失粮食45万千克，吹倒折断树木36棵，死亡1人。

8月29日，富平冰雹伴有暴雨，地面积雹20厘米厚，老庙损失粮食5万千克，2400多间房受损。

8月30日17时20～29分、18时10～14分，合阳两次冰雹、大风、暴雨，涉及杨家庄的7个村，烤烟受灾251公倾，其中重灾113公倾。

9月8日，高陵药惠乡部分村降雹，历时15分钟，大如核桃，受灾农田266公倾，重灾140公倾，减产30%以上，其余减产20%左右。临潼县雨金、新市、栎阳、韩峪、斜口一带降雹，受害较重的雨金乡，1000公倾玉米减产20%左右。西乡桑园、杨营、碾子沟、司上等4个乡遭暴雨、冰雹，受灾农田427公倾，成灾230公倾，减产粮食76万千克，造成直接经济损失达40余万元。

9月20日，永寿渡马、御驾宫等乡降雹，全县烤烟受灾79公倾，约损失29万元，各类蔬菜受灾10公倾，约损失2.31万元，秋粮作物受灾174公倾，减产202吨，经济损失约8万元。

9月21日，石泉城关镇、柳城区、迎丰区遭冰雹、大风危害，冰雹平均最大直径1.5厘米，地面积雹5厘米厚，最大风速20米/秒，1067公倾农田受灾，粮食减产166万千克，1.4万间房屋受损，造成直接经济损失388.5万元。延安，南泥湾、甘谷驿乡受灾农田281公倾，经济损失21290元。

1988年　5月3日，留坝降冰雹，最大直径3.7厘米，最大重量52克，受灾农田面积808公倾。西乡县遭受风灾，9级大风沿巴山北麓夹带暴雨、冰雹自西向东席卷而过，历时50分钟，风吹揭瓦房屋44450间，倒塌房屋280间，受伤12人，大风刮倒成材树木25406棵，吹倒电力线路电杆106根，夏粮作物受灾面积3986公倾。城固县出现11级大风，南北山区出现冰雹，受灾农田3157公倾，大风吹倒房屋1233间，吹倒树木8920根，死亡1人。凤县7个乡（镇）出现冰雹、大风天气，冰雹最大直径5厘米，最大风力10级，受灾农田1894公倾，粮食减产109万千克。

5月31日，洛南寺耳区降雹20分钟，最大的如鸡蛋，受灾农田262公倾，绝收3公倾。

6月22日，淳化润镇、大店等5个乡（镇）遭受冰雹袭击，受灾农田3450公倾，成灾2335公倾。旬邑县郑家乡、太村镇降雹，约半个小时，受灾农田207公倾，减产30%左右。

6月23日，凤县出现大风天气，吹倒民房66间，吹倒电线杆100多根，直接经济损失100多万元。

6月27日，陇县11个乡（镇）出现冰雹、大风，受灾农田3761公倾。21～22时，长安马兴、魏寨、鸣犊、韦兆等4个乡突降暴雨，伴有冰雹、大风天气，历时50多分钟，冰雹直径2厘米，造成经济损失50万元，作物受灾面积770公倾，绝收391公倾，被大风损坏的树木5958棵，刮倒电杆162根。长武县降雹如玉米粒，7个乡（镇）受灾133公倾烤烟、67公倾大秋、100公倾瓜果（丁家乡、枣园乡较重）。麟游县冰雹最大直径4厘米，农作物受灾面积340公倾，减产19053千克。横山县出现冰雹、大风，冰雹最大如鸡蛋，持续10分钟，农作物被打坏，树木有茎无叶，受灾直接经济损失100多万元。

7月13日，安塞郝家坪、坪桥、化子坪、谭家营4个乡遭受雹、洪灾害，雹雨持续1

个多小时，冰雹直径最大为2厘米，受灾农田为1357公倾。

7月15日，武功游凤、苏坊两乡遭大风、暴雨、冰雹袭击，冰雹最大直径为2厘米，受冰雹影响秋田作物轻者叶片带花，重者成丝状，大风吹倒树木、电杆，受灾秋田56公倾、晒烟109公倾，毁坏房屋90间。

9月3～8日，吴旗薛岔等7个乡（镇）遭受冰雹袭击，粮食减产275万千克，油料减产14万千克。

9月5日，陇县11个乡（镇）出现冰雹、大风，冰雹最大直径3厘米，平均重量1.7克，瞬时风速达20米/秒，受灾秋田面积5732公倾，减产1050万千克，受灾经济作物1615公倾，造成直接经济损失423万元，打死3人，打死大家畜41头（只）。宜川北塬云岩、新市河等主产烤烟地区遭受强冰雹袭击，受灾烟田近667公倾，损失300万元。富县13个乡（镇）遭受雹灾，经济作物受灾2367公倾，损失807万元，粮食作物受灾3222公倾，减产371千克，打死牲畜25只（头）。

9月6日，延安降雹持续1小时13分，12个乡（镇）受灾，3人死亡。

1989年 5月3日，千阳冰雹大如山楂，地面积雹15厘米，农作物受灾面积1718公倾，经济损失75万元。

5月18日，富平雷古坊、美原、薛镇3个乡受冰雹袭击，历时8～14分钟，最大的如枣，受害农田3300公倾，小麦减产415万千克，大麦减产142万千克。

5月18、23日，蒲城13个乡（镇）出现冰雹天气，受灾农田13084公倾，粮食减产1478万千克，经济损失1973万元。

5月23日，富平雷古坊、老庙、峪岭、薛镇4个乡降雹，最大的如核桃，受害农田12566公倾，损失粮食850万千克。高陵县冰雹最大直径2厘米，受灾麦田386公倾，减产15%左右。

6月2日，西乡峡口乡遭受雷雨、大风、冰雹侵袭，历时30分钟，造成该地倒房21间，毁坏包谷13公倾，毁折树木1105株。洋县汉江区、城关区等遭受大风袭击，刮倒公路两旁白杨树450棵，吹倒电杆58根，死亡1人。

6月28日，富县8个乡（镇）遭受雹灾，直径在5厘米以上，受灾作物3997公倾，经济损失900多万元，打伤3人、打死耕牛1头。

6月30日，华阴冰雹最大直径3.5厘米，受灾作物273公倾，绝收243公倾，经济损失255万元。华县，冰雹最大直径1.2厘米，受灾作物7966公倾。

7月13日，富县4个乡（镇）遭受雹灾，受灾农田952公倾，打死羊3只，直接损失270万元。

7月28日，勉县茶店区遭受冰雹侵袭，历时30分钟，受灾农田64公倾，减产11万千克。

8月19日，耀县下高埝、楼村、稠桑、寺沟、王家砭、石柱6个乡（镇）降雹，一般直径1.5厘米，最大冰雹有鸡蛋大小，受灾农田2096公倾，成灾面积909公倾，其中减产3成以上者300公倾，减产5成以上者212公倾，绝收396公倾，减产秋粮近16万千克，经济作物损失47.5万元。

9月17日，富县寺仙镇遭受雹灾，受灾农田281公倾，粮食减产62万千克。绥德石家湾、城关等6个乡（镇）遭受雹灾，冰雹直径3厘米，受灾面积180公倾，减产40％。

9月18日，淳化润镇、大店等7个乡（镇）遭受冰雹袭击，冰雹大如核桃，小如玉米粒，300公倾荞麦受灾，其中减产7成以上的有153公倾。

9月20日，黄龙三岔、界头庙、曹店乡遭受冰雹，受灾农田2009公倾，损失粮食162万千克，经济损失63万元。甘泉县遭受雹灾，冰雹最大直径2.1厘米，最大平均重量21克，造成粮食减产54万千克，经济损失54万元。富县富城镇、钳二乡遭受雹灾，受灾农田1108公倾，粮食减产80万千克，经济损失20万元。

1990年　4月22日，宜川县北部云岩、新市河等4个乡（镇）降雹，持续数十分钟，雹大如小杏，小麦油菜减产5成以上的达200公倾。富县交道等3个乡（镇）遭受雹灾，最大直径1.2厘米，受灾农田612公倾，经济损失69万元。黄龙县三岔、界头庙遭受冰雹袭击，受灾油菜15公倾，减产11.56万千克，受灾小麦613公倾，减产30％。

5月3日，千阳县8个乡（镇）降雹，最大直径0.9厘米，农作物受灾面积7353公倾。

5月23日，白水县林皋、云台两个乡（镇）遭受10多分钟的冰雹袭击，2520公倾夏田作物受灾。

5月31日，澄城县降雹，持续16分钟，1757公倾作物受灾，粮食减产76万千克，经济作物损失22万元。

6月4日，甘泉县两岔、石川遭受雹灾，直接经济损失20万元。

6月21日，彬县6个乡（镇）出现冰雹天气，冰雹最大直径1厘米，受灾农田5600公倾。旬邑县丈八寺一带降雹，受灾农田1970公倾。

6月21、23日，延长县罗子山降雹，直接经济损失32万元，粮食减产40万千克。

6月26、27日，富县羊家、交道等5个乡（镇）遭受雹灾，受灾农田23万公倾，粮食减产200万千克，直接经济损失200万元。

6月27日，宜君县7个乡（镇）雹灾，最大直径1厘米，农作物受灾面积1763公倾，减产25％左右。

6月28～30日，澄城县降雹，直径最大2厘米，烤烟、棉花、玉米、红薯、豆类等秋作物被打成光秆或无苗，受灾面积3569公倾。

7月8日，宜君5个乡（镇）雹灾，最大直径3.3厘米，农作物受灾面积1320公倾，经济损失15万元。

7月9日，吴旗县8个乡（镇）遭受雹灾，最大直径2厘米，受灾面积333公倾。长安县出现大风，刮倒树木65000余株，800公倾苹果园的20万千克果子被吹落。

7月9、10日，黄龙圪台、砖庙梁、瓦子街乡降雹，受灾农田234公倾，减产粮食37万千克，经济作物损失35800元。

7月20日，旬邑县第界乡出现冰雹、大风天气，农作物受灾面积1226公倾，经济损失9.64万元。

7月26日，宜君县遭受雹灾，最大直径3厘米，农作物受灾面积326公倾。

7月30日，蒲城县大风吹倒树木12230棵，折断电线杆37根。

8月3日，勉县茶店铺区3个乡（镇）遭受大风、冰雹袭击，大面积农作物被冰雹打坏，减产粮食77万千克，林木被刮断、刮倒7000多棵，死亡2人，经济损失56万元。宁强县出现大风天气，最大风速达27米/秒，折断经济林木178640棵，死亡2人，伤17人，受灾农作物面积14966公顷，粮食减产850万千克。

8月9日，甘泉县遭受雹灾，农作物受灾面积313公顷，减产70%左右。

8月21日，耀县6个乡（镇）出现了大风、暴雨和冰雹，持续10～40分钟，最大冰雹直径3厘米，农作物受灾面积2857公顷，减产粮食350.5万千克，经济作物损失48.4万元，大风吹倒成材树木600余棵，吹倒低压电杆20余根。

9月20、23日，甘泉县6个乡遭受雹灾，受灾农作物面积3856公顷，粮食减产334万千克，经济损失277万元。

9月23日，志丹县9个乡（镇）降雹，受灾农田13000公顷，大部分绝收，打死大家畜5头、羊117只。

9月20、30日，黄龙县瓦子街、崾岭降雹，受灾烤烟50公顷，经济损失69500元，粮食作物减产55400千克。

10月7日，黄龙县小寺乡降雹，受灾农田102公顷，其中粮食作物48公顷，减产20%～40%，经济作物53公顷，减产10%。

1991年 5月14日，黄龙县范家卓子乡出现大风，使100公顷油菜、453公顷小麦受灾，损失粮食30万千克、油菜3万千克。

5月23日，长安县斗门、细柳、沣峪3个区降冰雹，直径约2厘米，时间八分钟，受灾农田1279公顷，损失粮食18万千克左右。

5月30日，华县冰雹，最大直径1.2厘米，受灾作物2892公顷，成灾1964公顷，粮食减产2858吨，直接经济损失259万元。

6月8日，横山县冰雹、大风造成5个乡（镇）受灾，死亡家畜219头（只），直接经济损失160万元。淳化县北部7个乡（镇）遭受冰雹、大风袭击，持续10多分钟，冰雹直径2厘米左右，受灾农田20万公顷，粮食减产400万千克，经济损失500万元。

6月9日，耀县白瓜、小丘、照金、阿子、稠桑、安里、演池、石柱、柳林、庙湾、瑶曲等11个乡（镇）出现大风、冰雹和暴雨，雹大似核桃，地面积雹4～7厘米厚，受灾农田3634公顷，小麦减产200万千克，油菜减产2万千克，直接经济损失约80万元。铜川市，冰雹最大直径2.8厘米，受灾农田800公顷。

6月19日，黄龙县白马滩镇降雹，受灾农田534公顷，造成夏粮减产93130千克，玉米减产30%，经济损失20万元。

6月21日，彬县出现冰雹天气，打毁农作物6713公顷。

6月22日，蒲城县冰雹，最大直径2.5厘米，受灾农田1245公顷。宜川县壶口、秋林两个乡遭受雹灾，受灾总面积571公顷，其中小麦378公顷，减产27万千克，烤烟138公顷，损失20余万元。黄龙县曹店、圪台等3个乡（镇）降雹，受灾农田1245公顷，粮食减产4万千克，经济损失40万元。

淳化县润镇、城关等6个乡（镇）遭受冰雹、暴雨袭击，冰雹持续10多分钟，冰雹直径1～2厘米，受灾面积2972公顷，小麦减产2成左右，烟果及秋作物受灾严重，有的绝收。

7月8日，宜君县遭受雹灾，最大直径3厘米，农作物受灾面积358公倾，平均减产20%。

7月11日，宜君县遭受雹灾，最大直径4厘米，农作物受灾面积219公倾，减产50%左右，经济损失37万元。丹凤县20个乡（镇）遭受雹灾，冰雹最大直径2.5厘米，农作物受灾面积7823公倾，减产粮食1570万千克，经济损失1200万元。

7月11、12日，黄龙县白马滩镇降雹，受灾农田73公倾，减产30%以上。

7月7、11、12、18、20日，宜川县5次遭受雹灾，受灾农田1828公倾，成灾面积占受灾面积的84%，大风刮坏各种树木600多棵，减产粮食266万千克。

7月18日，黄龙县砖庙梁、圪台出现大风冰雹，持续40多分钟，造成383公倾农作物受灾。宜君县遭受雹灾，最大直径3.2厘米，农作物受灾面积515公倾。

8月7日，甘泉县遭受雹灾，直径2.4厘米，经济损失137万元。

8月15日，永寿县常宁、蒿店、渡马3个乡遭受冰雹袭击，持续10多分钟，雹大如杏，68公倾烤烟受灾，绝收面积33公倾。勉县，长林乡降雹15分钟，最大冰雹直径0.5厘米，地面积雹厚度3厘米，造成粮食减产75万千克，打毁17间瓦房。

9月5日，吴旗县赵家河等7个乡（镇）遭受雹灾，最大直径7厘米，受灾面积2328公倾，经济损失240万元。

9月17日，榆林市最大冰雹直径1.5厘米，孟家湾、岔河则等7个乡（镇）三分之一的农田受灾，减产30%。

1992年　5月23、26、29日，黄龙县砖庙梁、曹店等5个乡（镇）出现3次冰雹，受灾农田1574公倾。

5月27日，耀县瑶曲、阿子、稠桑、楼村等4个乡（镇）遭到冰雹袭击，最大冰雹直径3厘米，持续时间30～50分钟，受灾农田738公倾。

5月30日，西乡县堰口、贯山两区6个乡遭暴雨、冰雹袭击，受灾农田1400公倾，成灾466公倾，造成夏粮减产88万千克。

7月5、9、10、20日，黄龙县曹店、圪台等11个乡（镇）降雹，受灾农田3238公倾，粮食减产143万千克，经济损失305万元。

7月9日，耀县石柱、董家河、孙塬、寺沟等4个乡（镇）遭到冰雹袭击，最大直径0.9厘米，持续时间16～30分钟，受灾农田467.8公倾，经济损失达24.6万元。西乡县4个区19个乡受冰雹、大风袭击，受灾农田2300公倾，绝收1446公倾，倒塌房屋125间，吹倒树木50多万株。

7月10日，千阳县2个乡遭受冰雹、大风袭击，冰雹直径0.5～1厘米，农作物受灾面积155公倾，经济损失44万元。

7月20日，耀县石柱、董家河、庙湾、寺沟等4个乡（镇）遭到冰雹、大风、大雨的袭击，冰雹的最大直径1.6厘米，最大风力达11级，降雹持续时间20分钟左右，受灾农田246.1公倾，大风折断大树698株，吹倒果树300余棵，吹倒电杆42根，损坏民房20间，经济损失56.5万元。富平县薛镇、雷古坊等13个乡（镇）遭受冰雹、大风和暴雨袭击，风力达10级左右，碗盆口粗的桐树连根拔起，雹粒最大直径约4厘米，棉、烟叶打光，瓜果打烂、打掉，受灾面积8667公倾，直接经济损失4338万元。

8月3、4、6、23日，黄龙县三岔、小寺庄先后出现4次冰雹天气，受灾农田320公顷，减产30%。

8月3、7日，耀县雹灾涉及6个乡（镇），受灾农田1600公顷，成灾1043公顷，共减产粮食45.5万千克，大风吹落苹果57.0万千克，核桃1.0万千克，经济作物损失89万元。

8月14日，吴旗县张家滩乡遭受雹灾，持续15分钟，受灾农田407公顷，粮食减产18万千克，经济损失65万元。

8月30日，耀县阿子、演池、稠桑等3乡镇遭受冰雹、暴雨袭击，豆类、玉米受灾减产3成的面积达313.3公顷，受灾苹果1.2万株，损失3万千克。

9月5日，陇县3个乡（镇）出现冰雹、大风，冰雹最大直径2厘米，受灾秋田面积1093公顷，打坏房屋1183间，吹倒树木15万株，死亡5人，造成直接经济损失410万元。

1993年 5月27日，旬邑县郑家乡、太村镇等9个乡（镇）降雹，约半个小时，受灾农田4992公顷，经济损失1661万元。泾阳县蒋路、扫宋等4个乡（镇）降雹持续10分钟，最大直径1厘米，伴随6级大风，受灾农田350公顷，产量损失20%。大荔县段家乡遭受冰雹袭击，受灾农作物2024公顷。西乡县遭受雷雨大风、冰雹袭击，5个区25个乡受灾，农作物受灾11250公顷，绝收2291公顷，打伤66人。千阳县冰雹直径0.5～1厘米，农作物受灾500公顷，经济损失13万元。凤翔县冰雹最大直径0.9厘米，农作物受灾4580公顷，经济损失231万元。富平县峪岭、薛镇、曹村、雷村、宫里、庄里等乡（镇）遭受冰雹、雷雨的袭击，受灾农田2000公顷，直接经济损失100多万元。陇县13个乡（镇）出现冰雹，受灾秋田8068公顷，成灾6427公顷，粮食减产80万千克，造成直接经济损失400万元。长武县遭受雹灾，最大直径2厘米，受灾农田17333公顷，成灾446公顷，造成直接经济损失80万元。淳化县润镇、马家等5个乡（镇）遭受冰雹、暴雨袭击，冰雹持续35分钟，冰雹直径1厘米左右，主要受灾作物是小麦、早秋、烤烟和苹果，因灾减收729万元。

6月16、19日，平利县大风使8个区29个乡受灾，受灾农田1679公顷，粮食减产2362吨，损坏房屋384间，其中倒塌43间。

6月21日，彬县出现冰雹天气，冰雹最大直径1.2厘米，经济损失82万元。

6月23日，千阳县11个乡遭受冰雹、大风袭击，冰雹最大直径2厘米，农作物受灾21306公顷，经济损失5400万元。凤翔县16个乡（镇）遭受冰雹、大风袭击，冰雹最大直径1.2厘米，农作物受灾1133公顷，绝收200公顷，粮食减产217万千克，大风吹倒树木5000多株，经济损失690万元。陇县10个乡（镇）出现冰雹，受灾秋田18000公顷，成灾11600公顷，绝收2533公顷，粮食减产4271吨，造成直接经济损失3307万元。麟游县冰雹，最大直径3.5厘米，农作物受灾16826公顷，减产1659万千克，经济损失1666万元。汉中市，出现大风天气，风力8级，最大瞬时风速40米/秒，死亡1人，造成直接经济损失2000多万元。勉县遭受暴风袭击，瞬时最大风速达28米/秒，暴风所经过的地区，树倒房塌，造成直接经济损失110万元。

6月24日，澄城县王庄、罗家洼、庄头、刘家洼、赵庄等5个乡（镇）遭受狂风、大雨和冰雹的突然袭击，持续降雹15～18分钟，直径1.5～2厘米，受灾农田701公倾，直接经济损失446万元。

7月1日，榆林市冰雹，最大直径1.5厘米，1667公倾农田受灾，经济损失530万元。安塞县出现暴雨、冰雹、大风侵袭，雹大如鸡蛋，殃及全县8个乡（镇），农作物受灾7280公倾。

7月7日，富平县老庙、峪岭、雷古坊遭受冰雹、雷雨、大风的袭击，雹粒最大如鸡蛋，最小如米粒，受灾农田6667公倾，直接经济损失600万元以上。

7月8日，陇县9个乡（镇）出现冰雹，最大直径7厘米，受灾农田5706公倾，成灾5206公倾，绝收466公倾，粮食减产482万千克，造成直接经济损失973万元。

7月9日，绥德县遭受雹灾，受灾农田16667公倾，直接经济损失550万元。

7月10日，彬县5个乡（镇）出现冰雹、大风天气，冰雹最大直径0.8厘米，受灾农田21276公倾，毁坏树木5872株，经济损失650万元。安塞县降雹，殃及4个乡（镇），受灾农作物6766公倾。

7月10、24、30日，吴旗县雹灾，涉及6个乡（镇），受灾农田6981公倾，打死羊25只，打死2人，直接经济损失33万元。

7月10、27、30日，黄龙县三岔、万堡、曹店、瓦子街出现冰雹、大风，受灾农田618公倾。

7月20日，城固县7个区遭受大风袭击，农作物受灾937公倾，吹倒树木9811根，吹毁房屋1147间。

7月27日，甘泉县石川、下寺湾遭受雹灾，受灾农田2000公倾，打死大家畜3头、羊153只。淳化县官庄、秦河等7个乡（镇）遭受冰雹、大风和暴雨袭击，冰雹直径1厘米左右，成灾农田964公倾，因灾减收610万元。

7月30日，长武县罗峪、巨家、彭公、枣园4个乡遭受暴雨、冰雹、狂风袭击，冰雹最大直径2厘米，受灾农田990公倾，造成直接经济损失380多万元。

7月31日，安塞县遭冰雹袭击，受灾农田559公倾。

8月7日，淳化县西部9个乡（镇）遭受冰雹、大风和暴雨袭击，冰雹持续30分钟，直径1厘米左右，受灾农田7258公倾，成灾3730公倾，减收4070万元。黄龙县范家卓子受大风袭击，受灾农田400公倾，经济损失40万元。

8月9日，子洲县双湖峪、三川口等4个乡（镇）遭受雹灾，地面积雹厚度3厘米，受灾农田3933公倾，重灾1573公倾，粮食减产240万千克，直接经济损失837万元。

8月20日，子洲县槐树岔、马岔等4个乡（镇）遭受雹灾，降雹时间17分钟左右，受灾农田3200公倾，直接经济损失640万元。

8月27日，镇坪县受大风、冰雹袭击，受灾农田1184公倾，造成粮食减产450万千克。

全省共有36个县开展防雹作业580次，耗弹2.46万发，保护面积148万公倾，产生经济效益2.3亿元。

1994年 6月22日，宜君县4个乡（镇）受雹灾，冰雹最大直径4厘米，地面积雹5厘米，农作物受灾470公倾，粮食减产42万千克。吴旗县边城乡、长城乡遭受冰雹袭击，冰雹最大直径1厘米，覆盖地面厚度1厘米，造成经济损失27.6万元。

6月23日，旬邑县郑家乡、太村镇等9个乡（镇）降雹，受灾农田6533公倾，经济损失1500万元。

6月25日，子洲县何家集乡遭受龙卷风袭击，直径约400米，袭击路径约4千米，造成公路、通讯中断，直接经济损失超过100万元。

6月27日，麟游县冰雹直径1.0～1.5厘米，地面积雹6厘米，农作物受灾512公倾，经济损失85万元。

6月28日，合阳县出现雷雨大风，最大风力10级，折断树木38万棵，电杆500多根，吹倒围墙1万多米。

7月13日，长武县巨家、路家、枣园、昭仁、丁家5个乡（镇）遭受不同程度的冰雹、暴雨灾害，最大冰雹直径2厘米，1948公倾农作物受到不同程度危害，绝收499公倾，经济损失达742.9万元。麟游县遭受冰雹袭击，农作物受灾1140公倾，经济损失87万元。淳化县方里、秦河等8个乡（镇）遭受冰雹袭击，冰雹持续30分钟，冰雹直径1厘米左右，因灾减收1862万元。永寿县渡马、永平等4个乡（镇）遭受冰雹、大风袭击，受灾2233公倾，其中烤烟333公倾，绝收69公倾，死亡2人，经济损失512万元。耀县稠桑、白瓜、小丘、演池4个乡遭受暴雨，冰雹袭击，地面积雹3厘米，农作物受灾1366公倾，减产粮食241.5万千克，经济作物损失95.4万元。

7月13、16、17日，吴旗县部分乡（镇）受冰雹袭击，造成经济损失815万元。

7月19日，千阳县冰雹大如核桃，农作物受灾354公倾，经济损失20万元。淳化县秦河、铁王等4个乡（镇）遭受冰雹、暴雨袭击，冰雹持续15分钟，冰雹直径2厘米左右，因灾减收48万元。永寿县豆家、店头等4个乡（镇）遭受冰雹袭击，受灾农田1880公倾，其中烤烟367公倾，绝收90公倾，经济损失626万元。耀县石柱、演池两乡遭受冰雹袭击，地面积雹3厘米，农作物受灾256公倾，减产粮食64.1万千克，经济作物损失42.5万元。

8月5日，陇县出现冰雹天气，雹块大小如鸡蛋，1120户房屋被打坏，死亡2人，造成直接经济损失1123万元。

8月9日，榆林市降雹持续时间12分钟，最大冰雹直径4.6厘米，15460公倾农作物受灾，造成直接经济损失88万元。

8月11日，甘泉县10个乡（镇）遭受雹灾，农作物减产5040吨，直接经济损失7008万元。

各市、县政府自筹资金购买三七高炮30门。全省共设炮点192个，防雹作业289炮次，耗弹2.53万发，保护作物105.5万公倾，产生经济效益3亿元。

1995年 6月7日，白水县降雹最大直径为1.5厘米，冰雹从3个路径侵袭了全县10个乡（镇），受灾作物7500公倾，直接经济损失2680万元。泾阳县王桥镇出现冰雹、大风天气，受灾291公倾，其中126公倾减产5成以上。

8月5日，泾阳县北部出现冰雹、大风、暴雨天气，降雹持续20分钟，直径一般为1厘米，受灾农田2333公倾。

省、地、县三级防雹组织充分利用预警系统发布强对流天气信息，为防雹作业提前做好准备。高炮防雹作业212炮次，保护农田91.6万公倾，产生经济效益2.45亿元。

1996年 4月28日17时，富平县遭受冰雹，自白庙乡向东南方向延伸，途经13个乡55个行政村，冰雹最重的是王寮乡的鲁川、双杨村，冰雹大如核桃，小如豆粒，降雹持续半个多小时，地面积雹约半尺，小麦被齐腰打断，油菜、苹果、花苗被打光。这次雹灾，受灾农田面积约1.53万公倾，绝收4000公倾，直接经济损失4670万元。

5月18日，耀县阿子乡金马、虎河、马吉3个村受雹袭20多分钟，最大雹径2厘米，积雹3厘米，麦田受灾102公倾，成灾60公倾，减产粮食5万千克；油菜受灾20公倾，成灾17公倾，减产1万千克；秋田受灾50公倾，需翻种30公倾，直接经济损失4万多元；苹果受灾30公倾，落花、落果50%以上。

5月22日，麟游县九成宫、阁头寺、洪泉、丈八、天堂、桑树塬、崔木、招贤等乡（镇）42个村、143个村民小组遭受雹灾，最大雹径2厘米，积雹4厘米，受灾农田1.13万公倾，成灾0.59万公倾，预计减产粮食80万千克，受灾3500户15000人，直接经济损失177.6万元。

5月25日，旬邑县职田、后掌、湫坡头、太村、赤道、张洪、原底、城关、清源、土桥、第界11个乡（镇）78个村14179户57809人受雹灾，最大雹径4厘米。职田、后掌、湫坡头、太村受灾最重。受灾农作物6049.5公倾，其中小麦3238.6公倾、玉米1011公倾、烤烟1014公倾、苹果285公倾、甜菜236.2公倾，瓜菜等其它作物264.6公倾，减产粮食563万千克，直接经济损失4138万元。

5月25、26日，耀县石柱、演池、庙湾、瑶曲、孙塬、董河、城关7个乡（镇）两次受大风、冰雹袭击约15分钟，雹大似核桃，小如玉米粒，农作物受灾6757公倾，成灾1259公倾，其中小麦907公倾，油菜138公倾，玉米214公倾，预计减产粮食303万千克。苹果、西瓜受灾544公倾，直接经济损失520万元。

5月26日，凤翔县汉丰、城关、郭店、虢王等10个乡（镇）遭受冰雹袭击，最大雹径1.8厘米，最大雹重1克，历时8分钟。郭店乡豆村一带有小麦200公倾、油菜40公倾、苹果6.7公倾、辣子苗150畦受损。

5月25、27日，黄龙县范家卓子、介头庙、三岔、曹店、红石崖、白马滩等6个乡（镇）遭受冰雹袭击，最大雹径4厘米，持续最长时间20分钟。受灾作物主要有小麦、油菜及果园，经济损失600万元。

5月26日，麟游县九成宫镇永安村遭受雹灾，最大雹径4厘米，积雹7厘米，成灾农田141公倾，预计减产粮食16万千克，受灾160户430人，直接经济损失30万元。

6月11日，镇巴县田坝、碾子、巴庙等11个乡（镇）31721人，遭受暴风雨、冰雹袭击，冰雹持续25分钟。受灾农作物8951.3公倾，成灾6193.3公倾，减产3～5成的2278.7公倾、5～8成的2074.7公倾、绝收的1840公倾，水毁农田100公倾，倒塌房屋85间，损坏房屋1315间，经济损失586万元。

6月13日，耀县寺沟乡崔兴、崔仙、杨河、槐林4个村遭大风、冰雹袭击，雹大似核桃，小如玉米粒，持续16分钟，最大风力9级以上，部分电杆、大树被风吹倒，全县停电。雹灾使243.5公倾农田受害，部分田块绝收，其中小麦1978公倾，减产40万千克。蔬菜33.3公倾，减产20%以上，损失40万元；果树6.9公倾，西瓜5.5公倾，损失

10.75万元，共计直接经济损失147.68万元。淳化县卜家、安子哇、秦河、铁王、十里塬等5个乡遭受雹灾，雹径1.5～2.0厘米，积雹3.5厘米，持续20分钟，2000公倾农田受灾，成灾1500公倾，直接经济损失300万元。

6月15、26、27日，宜川县新市河、阁楼、秋林、新市河、党家湾乡分别遭受暴雨、冰雹袭击，其中粮食损失116万千克，折合456.55万元，经济作物损失422.75万元，共计损失879.3万元。

6月26日，子洲县双湖峪、何家集、老君殿、裴家湾、淮宁湾、驼耳巷等6个乡（镇）遭受雹灾，雹径1～4厘米，持续50分钟，特点是来势猛、强度大、范围广。农作物、烤烟、蔬菜、瓜类损失严重。受灾8121.5公倾，成灾4220.5公倾，其中重灾1164公倾，绝收33.5公倾，伤亡1人，预计减产503万千克，直接经济损失600万元。

7月9、11日，陇县固关、曹家湾、牙科、杜阳、东风、八渡、麻家台等7个乡（镇）46个村194个组遭雹袭击，持续8～20分钟，最长达25分钟，大如山杏，小似蚕豆，同时伴有暴雨、狂风，风力最大达7级以上，受灾农作物0.31万公倾，直接经济损失1463.4万元。

7月9、11、15日，吴旗县出现降雹天气，长城、白豹、薛岔、长官庙、吴仓堡、洛塬、新寨等7个乡（镇）遭雹袭击，最大雹径1.1厘米，最大雹重1克，成灾农田1921.8公倾。

7月9～19日，安塞县遭受冰雹、洪水袭击，最大雹径0.4厘米，11个乡（镇）55个行政村267个村民小组6141户28248人受灾，直接经济损失2130万元。

7月10、12日，耀县寺沟、城关、董河、石柱、演池、安里、阿子、柳林、庙湾、瑶曲、照金等11个乡（镇）56个村遭大风、冰雹和大雨袭击10～20分钟，雹大似核桃，小如玉米粒，积雹5厘米，后塬山区小麦严重受害，玉米叶打成丝状，苹果严重落果，西瓜断蔓，损失严重。农作物受灾2921.6公倾，其中小麦197.8公倾，玉米、豆类等秋作物272.4公倾，成灾1764.7公倾，减产粮食480万千克。苹果、西瓜、蔬菜等经济作物受灾331.2公倾，直接经济损失300万元。

7月10～13日，黄龙县四次降雹，有7个乡（镇）、27个村、1878户受灾，受灾农田1916.7公倾，经济损失1243万元。

7月10、16日，甘泉县遭受冰雹、强降水袭击，4个乡、35个村2035公倾农田受灾，绝收235.2公倾，死羊27只，冲毁道路3千米、大桥1座，直接经济损失429.5万元。

7月11日，旬邑县10个乡（镇）103个村遭雹灾，最大雹径5厘米，持续时间长，直接经济损失7265万元。淳化县黄甫、官庄、胡家庙、马家、润镇、车坞、铁王、秦河、南村、安子哇、城关、秦庄等12个乡（镇）94个村降雹，雹径0.5～2.5厘米，持续1小时50分钟，受灾农田2307公倾，减产粮食101万千克、烟叶12万千克、苹果415万千克，农业因灾减收973.6万元。

7月11～12日，永寿县豆家、上邑、底角沟、平遥4个乡22个村相继遭受雹灾，持续10～30分钟，大如核桃，小似杏核。烤烟、苹果及秋田作物受灾，直接经济损失1154.62万元。7月12日，麟游县遭受特大暴雨、冰雹袭击，11个乡（镇）57个村，近5万人受灾，暴雨持续50多分钟，降雹持续20多分钟，并伴有大风，最大雹径4厘米，受灾农作物0.67万公倾，成灾5573.3公倾，其中粮食作物3250.9公倾，经济作物2322.7公倾，有22个村0.33万公倾农作物绝收，冲毁农田180公倾，减产粮食770万千克，有172户房屋漏水，32间房屋、窑洞倒塌，直接经济损失2592万元。淳化县黄甫、方里、固贤、夕阳等乡遭雹灾，雹径2.5～4厘米，持续30分钟，29个村297公倾农田受灾，减产粮食66万千克、烟叶4万千克、苹果143万千克，农业因灾减收460万元。这次降雹使黄甫乡寇北、寇堡子、寇庄子、来院、李家等村基本绝收，受灾户群众生活非常困难。富平县薛镇、美原、小惠、施家、到贤、雷古坊、张桥等11个乡（镇），遭受多年罕见的冰雹、暴雨袭击，受灾农田1.87万公倾，1.07万公倾秋作物绝收，不少树木、电杆、通讯线路被毁，部分民房倒塌，经济损失约1.8亿元。宜君县云梦、山岔、方楼洼、县口、城关、哭泉、棋盘、偏桥、焦坪9个乡（镇）70个村212个组6657户227764人遭暴雨、冰雹袭击，最大雹径4厘米，最大平均重量6克。受灾农田6413.3公倾，其中未收割小麦566.7公倾，玉米3800公倾，豆类800公倾，秋杂粮386.7公倾，熟菜、油料、瓜类500公倾，果类360公倾。冲毁农田113.3公倾，减产粮食1040万千克，经济损失621万元；伤1人、大家畜8头，死耕牛5头、羊12只，坏屋1813间，倒屋18间，毁路172千米、桥梁、涵洞18处，210国道交通中断2小时，棋盘粮站7万千克粮食受损。

7月12、13日，宜川县集义、寿峰、英旺、交里、牛家佃、党家湾、英旺等乡分别遭受冰雹袭击，最大雹径3厘米，最大雹重3克，持续时间5分钟，两次损失粮食499.3万元，经济作物1226.6万元，总计1725.9万元。蒲城县苏坊、荆姚、原仁3个乡（镇）先后遭特大冰雹袭击。部分秋田作物几乎绝收，直接经济损失5000万元。

7月13日，彬县永乐、西坡、新民、小章、炭店、龙高、韩家、底店、车家庄等9个乡（镇）遭冰雹，最长持续28分钟，最大雹径5厘米。烤烟、果树及粮食作物大面积受灾，直接经济损失4671.6万元。长武县12个乡（镇）157个村受雹灾，最大雹径4厘米，平均重量8克，持续20分钟，受灾农田4229.2公倾，直接经济损失4005万元。

7月20日，淳化县夕阳、方里、固贤、大店4个乡41个村4003户16010人遭受冰雹、大风袭击，雹径3～5厘米，持续35分钟，受灾农田1884公倾，成灾1477公倾，减产粮食315万千克、烟叶163万千克、苹果93万千克，农业因灾减收2042.6万元。因大风、暴雨，冲毁农田750公倾、地埂27000米、道路2000米，刮倒电杆112根、树木3720株、围墙950米，直接经济损失176万元。

7月24日，神木县遭暴风雨袭击，刮倒基建2层楼，压死1人，电击死亡1人，伤5人，刮倒直径30～40厘米大树400株，刮断高压线路100米，电击高压变压器1台，县城停电15小时，厂矿等停产20小时，玉米等高秆作物受损666.7公倾，减产3～5成，直接经济损失210万元。

8月10日，耀县寺沟乡出现暴雨、大风，冲毁农田17公倾，大风吹倒排洪道两边玉米133公倾，伤蔬菜47公倾。淳化县城关、大店、秦河、秦庄、安子哇等5个乡（镇）受暴雨袭击，伴6～7级大风，局部地区有冰雹，29个村830户3319人受灾，倒屋塌窑86间（孔），危房、危窑345间（孔），水毁粮食4.5万千克，死牲畜47头（只），毁地埂4000米、土坝3座、道路23000米、砖坯350万块，刮倒泡桐等树木500株、围墙11.7米。直接经济损失300万元，加上农业减收，共损失474.7万元。

9月17日，宁强县遭受大风袭击，10分钟最大风速为11.0米/秒，部分地方还降了冰雹，一些民房房瓦被揭，通讯线路中断，秋粮作物大面积倒伏，波及20个乡（镇）、1.5万户。

全省共有46个县258门高炮进行防雹作业1694炮次，耗弹36349发，保护农作物193.2万公顷，取得经济效益3.5亿元。

1997年 4月26日，太白县降雹，受灾农田200公顷，其中靖口乡部分村最大雹径2厘米，积雹5～15厘米，玉米地膜损坏较多。

5月3日，蓝田县蓝关、大寨、安村、三里镇、李后、普化、马楼等7个乡（镇）遭受雷阵雨、大风、冰雹袭击，最大雹径3.5厘米，降雹持续36分钟，最大雹重23克，最大风速13米/秒。受灾农田0.28万公顷，以小麦倒伏为主；大寨、李后、安村3个乡塬坡部分小麦被打折，一些小穗被打掉，80%旗叶被打坏，大寨乡30公顷水稻有6.7公顷被毁，其他秋田只有20%～30%仍可生长，3个乡经济损失36.3万元。佛坪县降雹，最大雹径1厘米，并伴有大风和强降水，山洪暴发、交通电力中断、小麦和油菜倒伏，损失巨大。

5月4日，佛坪县咀头镇、靖口乡、黄柏塬等3个乡（镇）遭受冰雹袭击，最大雹径为0.7厘米，受灾农田286.1公顷，成灾225.3公顷，波及农户841户3680人，3人被雷电击伤，直接经济损失94.593万元。

5月25日，富平、白水、蒲城、合阳、铜川市郊区、洛川降雹，受灾12447公顷，经济损失1560万元，受灾作物有小麦、苹果、蔬菜等。

5月29日，镇坪县受大风影响，受灾农户2000余户，损坏房屋3200间，其中倒塌19间，吹倒围墙67米；受灾农作物0.15万公顷，减产15万千克；林特园受灾233.3公顷，其中当年嫁接板栗15万余株被损坏；企业停产1户，部分停产4户；1条乡村公路中断；损坏吊桥5座，毁坏输电、通讯线路8杆，约4700米，吹断3处高压线路，全线停电21个小时；部分行道树被折断，最大树径34厘米；5座卫星地面站受损；重伤3人；直接经济损失60万元。

5月31日，西安市大风造成部分地区停电、广告牌倒塌，以及人员伤亡。

7月8、9日，黄龙县小寺庄、圪台、崾崄、三岔、红石崖、砖庙梁等乡（镇）降雹，波及24个村、59个小组、930户、3412人，受灾农田603.1公顷，成灾435.7公顷。礼泉、泾阳、长武、洛川、富县、宜川等县出现冰雹，受灾2967公顷，经济损失3500万元。

7月10日，泾阳县燕王、扫宋、云阳、崇文等乡（镇）遭大风、冰雹，764.7公顷农田受灾严重，26.7公顷玉米、106.7公顷辣椒、117.3公顷蔬菜、2.8公顷苹果、5.2公顷葡萄绝收，大风还刮断电线3万余米、电杆132根，倒屋179间，直接经济损失400万元。

7月28日，彬县韩家、新堡子2个乡遭受雹灾，并伴有大风、暴雨，最大雹径0.8厘米，降雹持续8分钟，直接经济损失177万元。西安地区长安县至未央区北郊草滩一带出现大风、冰雹，并伴有暴雨。最大风速，西安27.5米/秒，长安20.4米/秒。西安百余棵大树被刮倒或连根拔起，60余块大型广告牌倒折。

省人影办在5～9月，共组织各地开展防雹作业348炮次，耗弹2.4万发，受益面积46.7万公倾，取得经济效益2.1亿元。渭南市出现冰雹16次，组织防御13次，耗弹7350发，保护农田24.7万公倾。

1998年　5月27日，富县、黄龙、洛川、陇县、千阳、澄城等县出现冰雹，受灾农田6133公倾，直接经济损失3214万元。

6月5日18时31～55分，洛南县城关、谢湾、四皓、永丰、麻坪等乡（镇）遭受冰雹袭击，雹径23～45毫米，受灾1.5万公倾，其中农作物4027公倾，500公倾绝收。直接经济损失720.24万元。4个乡9143户46900人受灾，损坏房屋96间，倒塌7间，损毁树木34900株。

6月16日，宜川县3个乡8个村降雹，大部分村小麦减产4～5成，少部分村小麦绝收，苹果打伤，玉米叶如麻，烟叶打碎。

7月12日18～19时，富平县流曲、美原等乡镇遭受强风飑线袭击，倒房160间，摧毁树木4880棵，333.3公倾果园被毁。

7月17日，米脂、佳县、富县受冰雹袭击。米脂4个乡受灾，重灾农田213公倾；佳县受灾农田1753公倾，成灾800公倾，灾情涉及4个乡、118个村、3170人；富县受灾农田88公倾，经济损失177.9万元。

8月1日，富县、宜川、黄陵、黄龙出现冰雹，伴有暴雨、大风。富县农作物受灾1520公倾，经济损失896万元；黄龙县5个乡（镇）受灾800公倾，绝收145公倾，减产281万千克，经济损失421.5万元。

8月3日，甘泉县降冰雹，36公倾作物绝收，主要有玉米、荞麦、油菜、豆类等。

8月4日，麟游县阁头寺、丈八乡降雹，2000公倾秋作物受灾，经济损失10万元。

8月16～17日，宜川、麟游、旬邑、铜川市郊区相继出现冰雹。麟游县大部分乡（镇）遭受暴雨冰雹袭击，秋作物被洪水淹没、倒伏，经济损失500万元；旬邑县降雹，黄豆般大，同时伴有大风、暴雨，10个村果园、玉米、烤烟等作物受灾；郊区黄堡镇降雹，最大直径2厘米，损失苹果33公倾，大风吹断水泥电杆7～8根，吹断、拔起直径约60厘米的桐树20多棵，雨水灌入2户民窑。

省人影办共组织高炮防雹作业1213炮次，耗弹41179发；火箭防雹作业85箭次，耗箭460枚，取得经济效益2.86亿元。

1999年　5月23～24日，黄龙、富县、洛川、耀县、富平、蒲城、白水、澄城、合阳、大荔、旬邑、千阳、陇县、麟游、宝鸡、岐山、太白、扶风、凤县、眉县、金台、渭滨、商南、洛南、镇安遭受冰雹袭击，其中宝鸡市遭受50年未遇雷雨、冰雹、大风天气，全市10个县2个区41个乡（镇）出现冰雹，持续时间5～30分钟，最大雹重10克，积雹5～7厘米，雹径1.5～4厘米，市区最大风速20米/秒，50厘米粗的树被连根拔起，电力中断2个小时，重伤6人，轻伤17人。全市66667公倾夏粮、经济作物、果树等受到不同程度损坏，经济损失4000万元左右。

6月20日13时左右，蒲城县的高阳、马湖、东党等5乡19个村遭受冰雹袭击1000余公倾农作物受灾；韩城市板桥、薛峰、芝川乡降雹10分钟，雹径1～1.5厘米，核桃、花椒、枣遭受损失，玉米被打成条状，直接经济损失275万元。

7月9～11日，黄陵、黄龙、甘泉、富县、洛川、延川、铜川市郊区、耀县、宜君、富平、蒲城、白水、澄城、永寿、礼泉、乾县、长武、旬邑、彬县、三原、麟游、洛南降雹。甘泉县石门乡、桥镇，受灾农田865公顷；彬县西坡乡、北极镇受灾农田669公顷；澄城县王庄镇受灾农田433公顷，最大冰雹似核桃；宜君县西村乡受灾农田307公顷。

7月18日，黄陵、黄龙、宜川、甘泉、富县、耀县、宜君、白水、旬邑降雹。黄龙县三岔乡受灾267公顷，降雹区内粮食、经济作物几乎绝收，打死羊30余只，通讯线路毁坏，苹果53公顷被毁；瓦子街乡受灾农田67公顷；圪台乡受灾农田120公顷；小寺庄乡冰雹直径3厘米，受灾农田63公顷。宜川县受灾1536公顷，成灾751公顷，其中烤烟171公顷、苹果120公顷、粮食、蔬菜460公顷，直接经济损失461.4万元。甘泉县6个乡（镇）22个行政村遭受冰雹和短时强降水侵袭，1703公顷农作物受灾，其中粮食作物1055公顷，经济作物65公顷。宜君县五里镇等4个乡（镇）14个行政村受灾，最大冰雹直径2厘米，受灾867公顷，其中玉米525公顷、果树47公顷，其他作物和大棚西瓜80公顷、烤烟15公顷，经济损失88万元。

7月19日，麟游县3个乡降雹30分钟，最大雹径4厘米，4个村玉米叶子被打成丝，一半被大风吹倒，粮食损失25万元，经济作物损失10万元。

7月20日，甘泉、富县、洛川、澄城、蒲城、白水、旬邑、淳化、三原、千阳、陇县、凤翔出现冰雹。淳化县在狂风、暴雨、冰雹袭击下，果园受灾955公顷，部分苹果树被刮倒，烤烟受灾47公顷、玉米267公顷、蓖麻113公顷、西瓜100公顷；甘沟、南场等村27户群众房屋进水，部分农户房屋倒塌、裂缝，经济损失严重。三原县5个乡（镇）受灾2805公顷，人数5.5万人，有156户房屋进水，148间房屋倒塌，受伤7人，砸死猪13头，羊39只，6万千克粮食被淹。凤翔县出现降雹、大风、暴雨，受灾农田246公顷，玉米叶子被打烂、吹倒，损失30%，直接经济损失35.8万元。

8月17日22时05分，华阴市孟塬、太华等5个乡（镇）遭受冰雹袭击，最大雹径3.5厘米，秋作物受灾面积733.3公顷，绝收340.6公顷，直接经济损失528万元。

8月18日凌晨，大荔县段家乡到蒲城县永丰镇南部遭受龙卷风袭击，旋转风约11级左右，同时伴有强雷阵雨夹冰雹。大风经过之处房屋、电杆破坏，大树被连根拔起，0.09万公顷农作物受灾，总损失730余万元。

9月10日14～20时，蒲城县出现大风，最大风速17米/秒，致使县域内果园全部受灾，其中酥梨落果15%～90%，苹果落果5%～60%。

9月20日，榆林、米脂、子洲3个县（市）14个乡（镇）受到冰雹袭击。降雹持续30分钟，积雹2厘米左右，最大直径3厘米，直接经济损失1700万元。

面对冰雹肆虐，省政府下发了《关于进一步加强防雹工作的紧急通知》（陕政发明电〔1999〕10号），省人影办要求各地（市）气象局加强冰雹天气监测，认真组织好防御工作，并在网络上发布了警报。5～10月，全省组织高炮、火箭防雹作业699炮（箭）次，耗弹3.6万发，其中WR—1B型火箭弹289枚、JFJ火箭弹520枚，保护农田95.2万公顷，取得经济效益6.6亿元。

2000年　3月27日11～24时，蒲城县境内出现8级以上大风、沙尘天气，能见度极差。大部分果花被大风吹落，严重影响果树受粉，个别大桐树被大风折断，大孔乡受灾严重。

4月19日，蒲城县出现沙尘、大风天气，东陈镇遭受不同程度的灾害，东陈电厂高压输电线路被大风吹断，直接经济损失万元以上。

6月4日，宜川县降雹，直径0.25～3厘米，交里、党湾乡4个村133公倾农田成灾。

6月14日，黄陵县阿党镇塘呼丁村降雹，直径为0.4厘米，受灾小麦33公倾、玉米13公倾、大豆20公倾、谷类7公倾、烤烟0.3公倾、苹果40公倾，经济损失5万元。洛川县永乡3个行政村遭受雹灾，有苹果10公倾、烤烟6公倾。

6月15日，彬县4个乡（镇）22个村遭受大风、冰雹袭击，冰雹直径0.2～0.3厘米，果园113公倾受灾。

6月16日，洛川县6个乡（镇）32个行政村受灾，苹果1万公倾、烤烟227公倾。千阳县高崖乡腰崖、许焕、仓坊、高明4个村11个小组降雹5～10分钟，267公倾早秋、467公倾豆类受损，其中未收割小麦30%～50%籽粒被打落，玉米、豆类叶片破坏严重，经济损失89万元。洛南县6个乡（镇）35个村、134组、3790户、16055人遭受暴雨、冰雹袭击，暴雨长达40分钟，冰雹持续25分钟，冰雹最大直径3厘米，重灾16个村，受灾1010公倾，其中玉米713公倾、小麦60公倾、蔬菜57公倾、烤烟181公倾，冲毁河床11千米，倒塌房屋11间，经济损失340万元。商州区，5个乡（镇）局部降雹，八里乡、景村镇，大范围降雹，最大雹径1.5～2厘米，镇关1/3农作物受灾，烤烟受灾467公倾，玉米、大棚、未收小麦也受灾。16时～20时，渭南地区的潼关、大荔、韩城、白水、富平、蒲城、澄城、合阳等县遭冰雹袭击，造成2666公倾农作物绝收。

6月20日，洛川县武石乡2个行政村受雹灾，其中苹果8公倾、烤烟7公倾。

长武县上杨柳、佛爷殿、东沟、马成寺四村遭受冰雹、暴雨袭击，烤烟、大秋作物、瓜菜等263公倾受灾。有32户住宅进水，经济损失19万元。

6月20、21日，黄龙县崾崄、曹店5个村遭到冰雹袭击，受灾农田200公倾，经济损失200万元。

6月21日，长武县昭仁镇遭受冰雹袭击，受灾62户，其中重灾15户。16时10分，白水县雷牙乡、冯雷镇遭受冰雹，60公倾果园受灾，直接经济损失约200多万元。

6月23日，长武县受雹灾22公倾，杨坡村8公倾、杜家塬15公倾、林12公倾，农作物受灾直接经济损失10万元。永寿县4个乡（镇）受雹灾，其中烤烟141公倾、苹果155公倾、小麦24公倾。

7月3日，平利、镇坪两县交界的八道乡连续遭受特大冰雹、暴雨袭击，90%农作物绝收。

7月10日，洛川县4个乡（镇）18个行政村苹果353公倾受雹灾。黄龙界头庙、崾崄、三岔乡部分村受灾240公倾，经济损失60万元。旬邑县职田、湫坡头、郑家、太村、赤道等5个乡（镇）遭受大风和冰雹袭击，降雹密度大，冰雹直径1厘米以上，涉及59个村，重灾村12个，受灾农户14040户63234人，成灾农户8340户38212人。农作物受灾3922公倾，成灾2626公倾，其中苹果1017公倾、烤烟267公倾、玉米548公倾，其它作物795公倾；绝收315公倾，其中烤烟175公倾，其它作物140公倾。全县损失粮食86万千克，直接经济损失2659.4万元。

7月14日，洛川县4个乡（镇）苹果37公顷受雹灾。

8月11日，泾阳县王桥、桥底、口镇、兴隆、白王5个乡（镇）遭特大暴雨、冰雹袭击，冰雹持续7分钟，直径0.5～2.5厘米，降水量130毫米左右。22个行政村3.9万人受灾，47个村民小组损失严重，倒伏玉米487公顷，毁坏玉米173公顷、果园267公顷、蔬菜200公顷，总计受灾秋田1127公顷；3856户住宅受损，其中1268户2965间房出现裂缝等，38户142间房屋完全倒塌，直接经济损失1390.7万元。礼泉县烽火镇27个村遭受冰雹、大风袭击，冰雹小如杏仁，大如核桃。全镇2.2万人受灾，受灾2080公顷，其中果树900公顷、秋作物1173公顷。127户381间房屋倒塌，涉及搬迁群众814人，直接经济损失1850万元。

8月12日5时，蒲城县出现龙卷风，大树被拔起、折断，玉米倒伏，果园里半数苹果坠落。山东村6组80多户村民家的树被刮倒、刮断，一些房顶上的瓦被掀开。龙卷风使这个村80公顷果园产量减半，4公顷玉米倒伏，600棵大树被毁，经济损失180万元。上王乡5个村庄400公顷果园和133.3公顷秋田遭灾。

8月29日，子长县瓦窑堡镇、栾家坪乡等76个行政村遭受30～60分钟冰雹、暴雨袭击，冰雹大如鸡蛋，小如李杏，平均积雹厚度15厘米，重灾村46个，重灾户6780户2万余人。重灾区农作物全部绝收。6467公顷农作物受灾，预计减产860万千克，直接经济损失2458万元。澄城县9村28组受冰雹袭击，其中重灾区4村17组，受灾作物647公顷，经济损失300多万元。

9月18、19、20日，礼泉县3次降雹，雹径1厘米，个别地方雹径2厘米，持续时间15～40分钟，有5个乡（镇）34个村受灾、重灾16个村；受灾1680公顷，其中果园1273公顷、秋田407公顷；重灾820公顷，受灾人口2.2万，直接经济损失2760万元。

9月19日，乾县8个乡（镇）降雹，直径0.3～1厘米，时间40分钟，受损967公顷。

9月19、20日，旬邑县降雹30分钟，直径0.2厘米，12个乡（镇）121个村22295户受灾，4333公顷农田受灾，其中苹果2689公顷、烤烟209公顷、晚秋作物499公顷，经济损失4825万元。

9月20日，耀县演池、庙湾2乡（镇）受冰雹袭击，最大直径3厘米，并伴有8级大风和暴雨，经济损失683万元。

9月21日，三原县6个村降雹，36公顷烤烟60%受灾，25公顷苹果20%受灾，4公顷蔬菜50%受灾，经济损失50.4万元。

从4月1日至9月30日，全省共出现32个降雹日，其中区域性降雹13次，8个地（市）66个县开展了防雹作业。高炮防雹753炮次，耗弹51388发；火箭防雹92箭次，耗箭275枚，保护农作物139万公顷，经济效益6.7亿元。

第四章　冷害、霜冻

第一节　概　　述

一、冻害、霜冻

冻害是指越冬作物和果木在越冬期间由于受0℃以下低温或剧烈变温所造成的一种气象灾害，在陕西多由蒙古高压南下形成的寒潮大风、降雪天气所致。冻害一般可分为冬季严寒型、入冬剧烈降温型和早春融冻型等三个类型，主要危害陕北、关中地区的冬小麦、油菜、大棚蔬菜和果树幼苗等，而陕南地区主要受害作物为柑橘、茶树及冬油菜等。

霜冻是指在春秋转换季节，土地表面和植物表面温度下降到足以使植物遭受伤害甚至死亡的一种气象灾害。陕西的霜冻灾害主要是受蒙古冷涡和蒙古冷高压南下影响所致。根据霜冻发生的季节可分为春霜冻和秋霜冻两类。春霜冻主要危害陕北、关中地区的棉花、春播作物幼苗和苹果（梨）的正常授粉及“拔节”前后的冬小麦、油菜等，在陕南地区春霜冻主要危害水稻育秧和越冬油菜等。如1979年4月上旬，全省气温急剧下降，普降雪、霜。汉中、宝鸡、咸阳、渭南、安康、商洛、榆林等地区，小麦、油菜大面积受灾，分别占到播种面积的38%和50%，造成部分失收。秋霜冻主要危害秋作物的正常成熟和产量品质。如1982年9月下旬，陕北遭受严重霜冻，致使未成熟的秋粮作物部分被冻死，榆林、延安两地区受灾面积达26.7万公顷，其中9.3万公顷基本无收。

陕西初霜冻出现的日期，陕北西北部在9月底，较陕北东部早10天左右；关中各地在10月中下旬，陕南大部分地区在11月中旬。终霜冻日有南早北迟、东早西迟的特点，陕南在3月上中旬，关中南部在3月下旬，北部则在4月上中旬，但长武、彬县可晚至4月下旬，陕北西部在5月上中旬，东部和北部大多在4月中下旬，而沿黄河的佳县、吴堡则为3月下旬。陕西霜冻期的分布特点是西部多于东部，北部多于南部，海拔高的地方多于海拔低的地方，山麓多于川道，其中陕北的志丹、吴旗、定边、靖边、安塞、甘泉和榆林到绥德一带为200～220天，其余各地为160～200天。关中大部分地区为140～160天，陕南沿汉江各地区东部为100～200天，西部（洋县以西）及大巴山区为120～129天。

霜冻危害程度除受降温强度、持续时间影响外，还与作物所处发育期对低温的敏感程度有密切关系。史料记载中往往未能把冻害和霜冻明显区别开来，一般统称为霜冻。

据史料记载，公元1949年以前，遭受霜冻、冻害10个县以上的年份是公元1428、1836、1899、1748、1771、1900、1930、1932、1933年等，其中1933年受灾范围最大，涉及陕北、关中和陕南56个县。1950—2000年，受灾农田5万公顷以上的年份有公元1962、1963、1978、1982、1995年等。

二、冷害

冷害也叫低温冷害，是指在农作物生长季节、温度在0℃以上，有时甚至在20℃左右的条件下对作物产生的危害。发生冷害时作物一般无明显变化，而最终结果却是对作物的产量和品质造成显著影响，故有“哑巴灾”之称。冷害主要是由于作物生育期气温偏低、积温不足，导致生育期延迟而减产，或生殖生长期遭受短时间异常低温造成生理活动受阻而引起减产。低温冷害主要危害陕北、关中的玉米、谷子、棉花、烤烟等，在陕南危害的主要作物是水稻、烤烟等。如1996年3月中旬至4月中旬，全省气温持续偏低，特别是3月下旬至4月下旬，大部分地区气温比常年同期偏低3～5℃，致使农作物发育期推迟，农事活动推后。

陕西发生低温冷害的主要类型为延迟型冷害和障碍型冷害。低温冷害在史料中记载较少。随着农村产业结构的调整和气候异常的出现，低温冷害事件不断增多，已引起了人们的普遍关注。

第二节　公元前244年—公元1948年的灾害

秦　始皇帝三年（公元前244年）　夏四月，蓝田大寒，民有冻死者。

秦　始皇帝九年（公元前238年）　夏四月，陕西大寒，关内民有冻死者。四月，咸阳一带寒冻，有死者。

汉　元光四年（公元前131年）　夏四月，临潼，陨霜杀草。

汉　天凤四年（公元前17年）　八（8）月，西安，莽亲之南郊铸作威斗，铸斗日大寒，百官人马有冻死者。

晋　元康五年（公元295年）　秋七（7）月，秦、雍二州陨霜杀稼。

晋　元康七年（公元297年）　七（8）月，雍、梁州陨霜杀秋禾。

北魏　太和三年（公元479年）　七（8）月，雍州大霜，禾豆尽死。

北魏　景明元年（公元500年）　四（5）月丙子（20日），夏州陨霜杀草。

北魏　景明四年（公元503年）　三（4）月壬戌（21日），雍州陨霜杀桑麦。

北魏　正始二年（公元505年）　七（8）月辛巳（27日），豳、岐二州陨霜杀稼。

西魏　大统三年（公元537年）　四（5）月乙酉，雍南霜旱，人民流散。

唐　永徽二年（公元651年）　延绥等州霜杀稼。黄陵霜杀稼。

唐　仪凤三年（公元678年）　五（6）月丙寅（5日），麟游大寒，兵卫有冻死者。

唐　调露元年（公元679年）　延州霜杀草。

唐　开耀元年　永隆二年（公元681年）　关中，旱、霜大饥。七（7）月，周至，旱、霜大饥。

唐　长安四年（公元704年）　四（5）月，延州霜杀草。

唐　开元十一年（公元724年）　八（8）月，绥德、清涧霜杀稼。

唐　元和二年（公元807年）　七（8）月，彬县、旬邑、永寿、长武霜杀稼。

唐　元和八年（公元813年）　京畿水、旱、霜等灾，损田三万八千公顷。

唐　宝历元年（公元825年）　八（9）月，邠州霜杀稼。

唐　大和三年（公元829年）　同官等八县旱霜损稼共二千三百四十公顷。

宋　乾德二年（公元964年）　八（9）月，延州霜害民田。

宋　淳化二年（公元991年）　三（4）月，商县、山阳、洛南霜，草木皆死。

宋　淳化三年（公元992年）　二（3）月，商南霜，花皆落。三（4）月，商州霜，花皆死。

宋　淳熙十六年（公元1189年）　七（8）月，凤州霜杀稼几尽。

宋　绍熙二年（公元1191年）　七（7）月，凤州霜杀稼几尽。

元　至元二十七年（公元1290年）　五（6）月，陕西，陨霜杀稼。

元　元贞元年（公元1295年）　九（10）月，延安路陨霜杀稼。

元　元贞二年（公元1296年）　八（8）月，咸宁陨霜杀稼。

元　大德五年（公元1301年）　五（6）月，商县、洛南陨霜杀麦。

元　大德九年（公元1305年）　八（8）月，绥德州米脂县霜杀禾二百八十公顷。

元　延祐元年（公元1314年）　三（3）月，陇州陨霜，杀桑果禾苗。

元　至顺元年（公元1330年）　闰七（8）月，邠州、凤翔、麟游陨霜杀稼。

元　至正十年（公元1350年）　八（9）月，米脂，霜杀禾。

元　至正二十八年（公元1368年）　四月，奉元路陨霜杀菽。

明　宣德三年（公元1428年）　绥德、延安、延川、延长、宜川、清涧、甘泉、吴堡、米脂、子长、洛川、黄陵，秋霜，旱田无收。

明　天顺三年（公元1459年）　初秋，陕西早霜，禾稼伤损，租税无徵。

明　成化九年（公元1473年）　陕西，冰厚五尺，间以杂沙，有青红黄黑四色，饥。

明　成化十三年（公元1477年）　四月戊戌，陕西，冰厚五尺，间以杂沙，有青红黄黑四色。七（8）月，陕西，陨霜伤稼。

明　弘治十五年（公元1502年）　八（9）月甲寅（15日），以雪霜灾免陕西肤施等州绥德等卫所萌城小盐等驿递粮草有差。

明　嘉靖七年（公元1528年）　八（8）月，绥德霜饥，人相食。

明　嘉靖十一年（公元1532年）　八（9）月十九（17）日，鄜州，大陨霜，禾未成粒而尽槁，次年斗米三四钱，大饥。

明　嘉靖十二年（公元1533年）　六（6）月，米脂，陨霜杀菽。秋，绥德，霜杀禾，饥。

明　嘉靖十三年（公元1534年）　冬，鄜县，州城南洛水冰凝，南北数十丈，下有楼阁俎豆（俎音组，俎豆即祭祀时盛牛羊等祭品的礼器）之状，时频岁凶荒，饿殍载路。

明 嘉靖十四年（公元 1535 年） 三（4）月辛巳（22 日），汉中，陨霜杀麦。

明 嘉靖十六年（公元 1537 年） 白河，秋霜伤稼。

明 万历八年（公元 1580 年） 周至，陨霜杀菽。

明 万历十三年（公元 1585 年） 白水，霜杀秋禾。

明 万历十六年（公元 1588 年） 潼关，陨霜杀禾，大饥。大荔、合阳、澄城、韩城、华县、蒲城、潼关、白水，春，陨霜杀禾，大饥，大疫。

明 万历十九年（公元 1591 年） 八（9）月，延、绥、榆林二卫所霜，禾苗尽死。

明 万历二十二年（公元 1594 年） 八（9）月，清涧，陨霜杀禾，斗粟二钱。

明 万历二十九年（公元 1601 年） 米脂、榆林、延安，秋，陨霜杀稼。

明 崇祯元年（公元 1628 年） 八（8）月，陕西，霜杀稼。

清 顺治三年（公元 1646 年） 九（10）月，绥德，霜杀禾。

清 顺治十二年（公元 1655 年） 三（4）月，汉中地区，黑霜杀麦，饥。三（4）月庚寅（11 日），泾阳，陨霜杀麦。四（5）月，麟游，雪霜杀稼。

清 顺治十八年（公元 1661 年） 三（3）月，凤翔，陨霜害稼。

清 康熙二年（公元 1663 年） 三（4）月中旬，商县、洛南、商南霜，二十二（29）日大霜，二十六（5 月 3 日）又大霜，麦豆苗全萎，果树十枯八九。

清 康熙四年（公元 1665 年） 八（9）月初五、初六（13、14 日），府谷，陨霜杀禾过半。米脂，霜，秋无收。

清 康熙六年（公元 1667 年） 四（4）月，凤翔，陨霜坏稼。

清 康熙二十七年（公元 1688 年） 三（4）月二十七（27）日，临潼，霜杀麦。

清 康熙二十九年（公元 1690 年） 三（5）月二十六（4）日，渭南，大霜，麦穗尽枯。三（5）月二十六、七（4、5）日，商县，苦霜杀麦。四（5）月，蒲城，陨霜，麦豆俱伤，下湿地麦穗腐坏尤甚。

清　康熙三十年（公元1691年）　四（4）月，大荔，陨霜害禾稼。

清　康熙三十四年（公元1695年）　八（9）月十六（23）日，府谷，陨霜杀稼七分。

清　康熙三十五年（公元1696年）　八（8）月，延安，陨霜杀稼，米价腾贵。八（9）月十六（11）日，延川，陨霜杀稼。

清　康熙三十六年（公元1697年）　八（9）月十五（29）日，清涧，夜陨霜，五縠（谷）皆未熟。九（10）月，西乡，陨霜杀稼。

清　康熙四十三年（公元1704年）　八（8）月二（31）日，绥德，霜杀禾。

清　康熙五十六年（公元1717年）　三（4）月十一（22）日，泾阳，大霜陨麦。

清　康熙五十七年（公元1718年）　三（4）月十一（11）日，周至，陨霜杀麦。

清　康熙五十九年（公元1720年）　绥德，秋霜杀禾。

清　雍正二年（公元1724年）　八（9）月，武功，陨霜杀稼。

清　乾隆元年（公元1736年）　八（10）月二十八（2）、二十九（3）日，佳县、榆林微雪，寒冷，以致晚禾受伤，合计收成五六分。九（10）月初一（5）、二（6）日，凤县，降霜颇早，多被伤损。九（10）月，商州霜早，合计收成五六分。

清　乾隆二年（公元1737年）　八（8）月下旬，榆林、横山、靖边、定边，复遭霜冻，约二三分，三四分收成。

清　乾隆十三年（公元1748年）　三（3）月，凤翔、千阳、长安、西安，陨霜杀麦，大饥。三（3）月初二（30）、三（31）日，蓝田、铜川、潼关、临潼、武功、富平等处雪后大寒，落有浓霜，于麦苗不无损伤。春，宝鸡，陨霜杀麦。

清　乾隆十九年（公元1754年）　四（5）月初十（1）日，铜川，陨霜杀麦。

清　乾隆二十年（公元1755年）　八（9）月，佳县，陨霜杀禾。

清　乾隆二十二年（公元1757年）　七（9）月二十五（8）、二十八（11）日及八

（9）月十七、八（29、30）等日，榆林、佳县、横山、神木、府谷、靖边、定边，各被早霜，秋禾冻损。

清　乾隆二十三年（公元1758年）　靖边、定边、榆林、葭州、怀远、神木、米脂、吴堡等县陨早霜，成灾。

清　乾隆二十四年（公元1759年）　七、八（8、9）月内，榆林、佳县、定边被霜之处，田禾间有损伤，灾象已成。九（10）月初九、初十（29、30）等日，横山，叠被霜灾，收成亦歉。

清　乾隆三十六年（公元1771年）　二（4）月二十七、八（11、12）两日，临潼，霜杀麦。二（4）月二十七（11）日及三（4）月初七（21）、十五（29）等日，长安、西安、临潼、耀县、三原、铜川、高陵、蓝田、富平、潼关、华县、华阴、大荔、蒲城、合阳、彬县，因风猛降霜，二麦均有冻损之处。四（5）月，永寿，陨霜杀稼。

清　乾隆四十三年（公元1778年）　七（9）月二十六（16）日，佳县，陨霜伤禾，大饥。八（9）月二（22）日，绥德、清涧，霜杀禾稼。

清　嘉庆十九年（公元1814年）　八（9）月中旬，榆林、横山、佳县、神木、府谷、绥德、米脂，荞糜扬花之际，连被霜侵，不能结实均已成灾。

清　道光六年（公元1826年）　三（4）月，榆林府、华州、咸宁、长安县等陨霜杀麦。

清　道光十一年（公元1831年）　八（9）月十九、二十（24、25）等日，佳县，连降早霜，晚秋遭此早霜萎折，颗粒均未能饱。

清　道光十四年（公元1834年）　三（4）月，华州、咸宁、长安、榆林府县，陨霜伤麦。

清　道光十六年（公元1836年）　八（9）月十一（21）、十二（22）、十三（23）并十七（27）、十八（28）等日，榆林、横山、神木、府谷、佳县，天降浓霜，所种秋禾全被霜侵。八（9）月中旬，延安、甘泉、宜川、延川、延长、子长、安塞、保安、定边，天气乍寒，继以繁霜，以致各色庄稼未能结实饱满，收成五六分。八（9）月下旬，绥德、清涧、米脂、吴堡，正当成熟，天气乍寒，以致升浆不足，颗粒未能饱满。

清　咸丰十一年（公元1861年）　冬，礼泉，寒冷异常，冻死人畜无数。

清　同治元年（公元1862年）　十二（1）月，礼泉，大寒，人多冻死。

清　同治二年（公元1863年）　三（4）月，华阴，黑霜伤麦豆。三（4）月，大荔，雨黑霜，麦豆歉收。

清　同治四年（公元1865年）　三（3）月初一（27）日，黑霜杀苗。三（3）月，乾县，黑霜杀苗。三（3）月，礼泉，陨黑霜杀麦苗。

清　同治九年（公元1870年）　二（3）月三十（31）日，泾阳，黑霜又雪，苗多冻死。二（3）月三十（31）日，三原，黑霜又雪，冷甚杀麦苗。三（4）月初三（3）、四（4）日，渭南，大霜伤麦苗。春，旬阳，大雪伤稼。

清　同治十二年（公元1873年）　十一（12）月初九（28）、初十（29）日，蒲城、泾阳、三原，大雪二日，树多冻死。冬，渭南、大荔极寒，树冻多裂死者。

清　光绪三年（公元1877年）　八（9）月十四（20）日夜，定边，陡降严霜，秀者枯，熟者萎（浆已足变黑变干）俗之称谓黑霜者是，颗粒无收，顿失民望。秋，神木、靖边，严霜害稼。

清　光绪六年（公元1880年）　三（4）月，麟游，霜杀禾麦。

清　光绪十年（公元1884年）　四（4）月初三（27）日晚，商县，州属北乡闵家村等处降霜，被伤麦苗700余亩。

清　光绪十七年（公元1891年）　八（9）月初七（9）、初八（10）等日，延安、安塞、甘泉等县，忽降严霜，各色秋粮收成大为减色。

清　光绪二十五年（公元1899年）　二（3）月十五（26）日，华县，黑霜，麦苗焦如沃汤。二（3）月十五（26）日晨，泾阳、咸阳，陨黑霜，禾苗多死。七（8）月下旬，佳县，蓦经严霜，秋禾冻萎。七（8）月下旬，靖边，连遭黑霜，县民大饥。七（8）月二十一（26）、二十二（27）、二十三（28）日及二十七、八、九、三十（9月1、2、3、4）并八（9）月二十六（30）日等夜，榆林、志丹、延长、安塞、甘泉、延安、横山、高陵，复降黑霜，秋禾冻萎，收成无望。八（9）月二十三、四、五（27、28、29）等日，米脂、神木，天降严霜，苗皆冻萎，收成不过一二分，或不及一分，实已成灾。府谷，秋禾受冻，不能成熟。

清　光绪二十六年（公元1900年）　七（8）月二十一、二（15、16）及二十九（23）等日，靖边，又被霜冻，成灾七分以上。七（8）月二十二（16）、二十八（22）等日，横山，两次严霜侵削，阖境收成不过二分。七（8）月二十三（17）、二十七（21）、二十九（23）暨八（9）月二十三、四（16、17）等日，安塞，叠降严霜，秋禾枯萎，统计各乡成灾六七分不等。七（8）月二十八（22）日，志丹，遭陨黑霜，秋禾收成失望。七（8）月二十八（22）、八（9）月二十三（16）及二十五、六（18、19）等日，延长，天降黑霜，秋禾冻坏，成灾计一十七公顷四十四亩四分。七（8）月二十九（23）日及八（9）月二十三（16）等日，榆林，叠被严霜，秋禾冻萎成灾。七（8）月二十九（23）、三十（24）并八（9）月二十五（18）等日，延安，秋禾叠被严霜，统计成灾七分至八九分不等。七（8）月三十（24）及八（8）月初二（26）日，甘泉，秋禾遭陨黑霜。八（9）月二十四、五（17、18）等日，米脂，复经严霜，秋禾受伤甚重，统计四乡收成，成灾实已九分。八（9）月二十六、七（19、20）等日，府谷，又经严霜侵削，禾穗大半枯萎，收成七分以上，共被灾民地一百一公顷五十二亩二分四厘。九（10）月初五（27）日，绥德，严霜侵削，统计成灾七分，共五百四十余村。入秋，户县，又降黑霜，秋禾受伤，统计成灾五分有余。神木，秋禾经霜冻，合计四乡成灾在八九分。佳县，秋禾经霜冻，已成灾六七分不等。

清　光绪二十八年（公元1902年）　四（5）月，华阴，黑霜杀禾。七（8）月，神木，陨霜杀禾。延安、安塞、靖边、绥德、清涧，秋禾被霜，伤损成灾。

清　光绪三十一年（公元1905年）　八（9）月初十（8）日夜，榆林，风霜交迫，秋禾受伤五六分不等，统计被灾地六十六公顷八十一亩。八（9）月初十（8）日，横山，朔风大作，继以严霜，成灾约有七分。八（9）月初十、十一（8、9）等日，子长，连降寒霜，所有川地将熟秋禾被伤甚重，计三千七百九十余亩。八（9）月初十、十一（8、9）等日，清涧，天降寒霜，打伤地内秋禾，成灾实有七分，计地三十一公顷八十三亩。八（9）月初十（8）日，安塞、延长、延安，连降严霜，秋禾受伤成灾。

清　宣统二年（公元1910年）　八（9）月二十一（24）日，神木，黑霜，秋禾黄萎，收成不过一分。

民国　五年（公元1916年）　四（5）月，咸阳，霜杀麦田。

民国　八—九年（公元1919～1920年）　宝鸡，春早飞霜，麦豆薄收，每亩仅一二斗，麦价每斗钱三串余。

民国　十年（公元1921年）　三（4）月，镇安，黑霜杀麦。

民国　十四年（公元1925年）　二、三（3）月，麟游，连降黑霜，麦苗多半枯萎。

民国　十五年（公元1926年）　四（5）月，镇安，降黑霜，麦尽死。

民国　十九年（公元1930年）　三（4）月，长武，连降黑霜，又加黄风嘘烈，在野麦苗尽成枯槁。

三（4）月，麟游，全县被霜，天降黑霜，麦禾尽萎。

六、闰六（7、8）月，富县，两月连降严霜两次，荞麦、糜谷，杀成秃干，惟包谷仅有二三分收成，七（9）月大霜，收成无望。

夏收将届，千阳严霜迭降，以致麦苗尽行枯槁，每亩收仅二三升许。

闰六（8）月，横山，又复降严霜，死亡枕藉。

七（9）月，黄陵，响水沟一带，降黑霜，晚秋尽死，人民无食，悬梁坠井者甚多。

秋，定边严霜遽降，秋禾全僵。

秋，韩城黑霜普降，秋禾全萎。

秋，陇县暴风，黑霜，禾苗枯槁，生计全无，以致逃亡者竟达三万一千余口之多。

宝鸡，陵川以北，小麦完全被黑霜所杀。

民国　二十年（公元1931年）　春，柞水雨未降又遭狂风寒霜，全县麦收歉薄。

春，铜川陨霜杀麦。

春，淳化黑霜迭降，禾苗多枯，全成赤地，全无收成。

秋，延安天降严霜，损害荞麦。

宜君，天降黑霜，麦苗尽枯。

千阳，狂风黑霜更迭为厉，收成绝望。

凤翔，狂风黑霜互相为虐，田苗枯萎。

商县，北区、南区风霜甚烈，夏田不发。

民国　二十一年（公元1932年）　十二（1）月中旬，勉县，黑霜杀死麦苗，一（2）月中旬，天降黑霜。

一（2）月中旬，凤县、紫阳，黑霜，杀死春苗。

一（2）月，富县，气候突寒，麦芽全行被冻。

一（2）月初九、初十（14、15）日，佛平，天降黑霜，又吹寒风，禾苗冻枯，尽皆干死。

二（3）月初六（12）日晚，蒲城、华阴降黑霜，麦苗多枯。

二（3）月中、下旬，陕西，狂风黑霜，几遍全省，各种禾苗，俱行枯萎，夏收失望，粮价飞涨，人人惶恐，流亡复多。礼泉，苗多枯。

二（3）月，岐山，黑霜杀麦，每亩收二三斗，麦值钱二元。

二（4）月二十七（2）日，大荔降霜，冻死麦苗，十居其半。

三（4）月中旬，韩城黑霜迭降，冷如隆冬，禾苗尽枯，收成远望。

春，武功陡降黑霜，二麦受亏一律枯萎。

秋，平利，霜杀稼。

民国　二十二年（公元1933年）　二（3）月十八、十九、二十（13、14、15）日，华县、长安、眉县、户县、兴平、临潼、武功、高陵、华阴，连降黑霜，麦苗枯萎。

四（5）月初七（1）日，蒲城、临潼、渭南，忽降黑霜，相继大风，残余麦苗，尽行枯干。

四（5）月初八（1）日午前，陇县，气候乍变，寒冷若冬，竟然大雪飘扬，连日之间又降黑霜，二麦遭害或者有苗无穗，或者有穗无颗，未及黄熟，乃竟青干，阴山坡地受灾尤重，叶枯茎萎，状如火烧，群情恐慌，粮价陡涨。

四（5）月，延长、洛川、宜川、长安、兴平、临潼、户县、华县、武功、高陵、华阴、千阳、眉县、韩城、凤翔、渭南、蒲城、乾县、宝鸡、澄城、富平、礼泉、岐山、铜川、陇县、周至、三原、淳化、商县、合阳、长武、白水、麟游、泾阳、大荔、扶风、永寿、凤县、山阳、南郑、勉县、洋县、汉阴，连降黑霜，二麦极受影响。

五、闰五（6、7）月，镇巴，降霜，气候奇寒，秧苗被冻。

民国　二十五年（公元 1936 年）　二（3）月，陕南霜冻，南郑、宁强、西乡、平利、白河、镇巴、石泉、镇坪，入春麦苗又遭黑霜，青苗枯槁，遍地荒凉。

民国　二十八年（公元 1939 年）　春，镇安池河乡，忽降霜雪，芋黍冻萎。黄陵阿塬联一、二保，麦禾被霜毁损。蒲城高广乡，风霜为灾，损伤麦禾一千余亩。

民国　三十一年（公元 1942 年）　春，关中，骤降黑霜，伤及田禾。

民国　三十二年（公元 1943 年）　二（4）月上旬，宜川，寒甚，麦又歉收。

春霜，铜川麦歉收，每亩平均不及一斗。

民国　三十三年（公元 1944 年）　入春以后，韩城北固乡麦苗屡遭狂风雪霜灾害，以致枯死大半。

合阳，连日大冻，骤降严霜，麦豆嫩苗，尽行干枯。

民国　三十四年（公元 1945 年）　三（5）月二十（1）日，洛川起风霜，旬日为灾，夏田受损。

民国　三十六年（公元 1947 年）　春，关中、陕南黑霜杀麦。

冬，华县极寒，南乡棉竹多死，石榴、花椒、香椿等，亦遭厄运。

第三节　公元 1949 年—公元 1979 年的灾害

1950 年　5 月 21 日，黄陵县双龙区，普降黑霜，将刚出苗的玉米、油籽、豆类、洋芋等杀了 70%以上，群众见受霜的庄稼无望，只得重翻了。

1951 年　5 月 13 日，陕北长城沿线风沙区以南、渭北，发生冻害，延安最低温度 -3.4℃，对小麦生长影响很大。

1953年 4月4日后，绥德地区，气温变冷，普遍发生严重霜冻，田禾死亡率达80%。

4月11日，吴旗县，冻害，大部麦田冻死。

4月12日，关中地区霜冻严重，造成小麦减产。

5月12日，黄陵遭霜冻，夏田374公顷，以及秋田出苗早的玉米、豆子均遭受损失。

5月13日，千阳、陇县，霜冻，山间盆地霜冻严重，夏田几乎绝收。

韩城，5个区11个乡先后三次受冻，受灾农田889.6公顷。

1954年 4月20日，陕北、关中霜冻，渭北及延安专区受灾较重。延安专区，温度为−6℃，谷子幼苗冻死24%，受灾农田2.6万公顷，减产约500多万千克。

1955年 4月16～18日，关中北部及延安专区南部降雪，小麦受冻。千阳县分水岭一带，霜冻，收麦不足种数。

9月23日，定边县严重冻害，荞麦全部冻死。

1957年 9月24～26日，延安全区出现严重秋霜冻，吴旗、志丹、延安、黄龙、洛川受灾严重，仅延安的姚店乡，荞麦、糜谷、豆类作物受冻减产，其中荞麦受冻52.5公顷，无收41.7公顷，减产90%。

1958年 3月27、28日，陕北洛川以南、秦岭以北普遍降温，霜冻危害严重。27日霜后，小麦多呈现枯萎、倒伏等现象。永寿，小麦受冻面积6915.7公顷，占16个乡播种面积的30%。三原，霜冻持续12小时，旱地碧玛一号小麦受冻率达30%～50%。

3月27、28日，大荔县，霜冻对果树开花影响较大，杏、桃、柿子等树受损达50%。

6月13日，临潼县，霜冻，受灾麦田5429.9公顷，减产约30%左右。

1959年 5月18日，宝鸡、汉中、安康下雪后，20日气温下降到−4～−5℃，霜层有铜钱厚，地面、河溪均已冻结。安康，谷苗、水稻全部冻死。镇巴，沿山地区洋芋、玉米减产40%～50%。

5月20～24日，周至县降大雪，雪后放晴突然，温度骤降，使正在灌浆的小麦受害，面积0.4万公顷，其中近0.2万公顷无收成。

1960年 3月中下旬，关中、陕南地区先后出现霜冻，地面最低温度降到零下3℃左右，使小麦和油菜等夏田受害。安康地区，受灾农田866.7公顷。汉中地区镇巴、西乡、城固、汉中县的山地，受冻农田2.3万公顷。

5月5日，洛川、黄陵、宜川等县受到晚霜的侵袭，加上干旱、大风、病虫相继为害，冻死青干的麦田作物达6.1万公顷。洛川，3.3万公顷小麦普遍减产。黄陵，744.4公顷麦子全无收成。

9月13～15日，洛川以北地区受到强烈的冷空气侵袭，榆林和延安地区地面最低温度降到 0～1℃左右，秋作物普遍受冻。13、14 日，定边县，霜冻猛烈，秋田大部冻死，晚秋作物颗粒无收。14～15 日，延安县，16 个公社出现霜冻，受灾面积 7077.6 公顷，减产粮食 2981053 千克。15 日，延安地区北部早霜，3.1 万公顷荞麦、糜子等秋作物受冻减产。延安、延长、子长、志丹，麦田本来生长良好，但由于晚霜冻和春旱，导致严重减产，这 4 个县的总产量比 1958 年减少 22%。

1962 年　4 月 3 日，关中、陕南夏禾受严重冻害，周至县死亡小麦 0.13 万公顷，永寿县低洼地小麦死苗 30%，白水县 80%的小麦减产，铜川市小麦亩产仅 37 千克。4 月 13～18 日，千阳、陇县、扶风山区及宜君县霜冻受灾。共计 76 个县（市）受灾，夏粮作物受灾 36.7 万公顷，成灾 21.5 万公顷（其中以小麦受灾最重）。受灾油料作物 1.5 万公顷。

春，延安全区遭冻害，其中，延长县成灾面积占播种面积 30.5%，黄陵 480 公顷小麦被冻死。

1963 年　3 月中旬，陇县 10 个公社遭霜冻，受灾农田面积 8582.7 公顷。

全省由于霜冻，受灾 33.6 万公顷，成灾 20.6 万公顷。宜川县小麦遭雪冻，大幅度减产，受灾面积 1.3 万公顷。

1964 年　全省由于霜冻，受灾农田 6.1 万公顷，成灾 3.8 万公顷。宜川县小麦拔节吐穗时，云岩、集义、秋林、城关等公社遭霜冻。

1965 年　全省由于霜冻，受灾农田 4.9 万公顷，成灾 3.2 万公顷。宜川县云岩、集义、秋林、城关等公社小麦正值拔节吐穗之际遭霜冻，夏田受灾面积 1.9 万公顷，小麦减产 12.8 万千克。

1968 年　4 月中旬，关中地区遭受冻害，旬邑县普遍受灾，较严重的有龙蒿、香庙两个公社，全县小麦受灾面积 1.3 万公顷，占总面积的 65%；估计减产 547 万千克。永寿县灾情较重的是北部、东部，突出严重的是上邑、常宁、豆家 3 个公社，其余 11 个公社不同程度的有些冻害。礼泉县灾情比较严重的是北部地区的北牌、叱干、东庄、相虎、南坊 5 个公社，其余南部平原 15 个公社，不同程度有些冻害，估计减产在 15%～20%左右。

4 月 23～24 日，因寒潮降温，宁强县近 1333 公顷小麦、油菜和近 66.7 公顷水稻、秧苗受严重冻害；勉县、西乡水稻烂秧。

1969 年　3 月 28 日、4 月 3～4 日，两次寒潮，关中、陕南气温降到 0℃以下，小麦、油菜、果树受冻害。

1970 年　9 月 30 日，榆林、延安地区早霜，最低气温降至 0℃以下，秋作物遭受严重冻害，减产粮食数亿千克。

1972年　4月8～11日，陕南、关中阴雨、雪、低温，勉县极端最低气温－0.2℃，水稻烂秧、玉米烂种。

5月15日，陕北严重霜冻，甘泉县春播玉米、洋芋、瓜类，几乎全部翻种，定边县受灾农田3.33万公顷。

8月28日至9月5日，陕南阴雨、低温、秋封之害，水稻减产。

9月2、3日，吴旗县早霜冻，作物大部冻死，秋粮亩产仅23千克。

1973年　5月17日，榆林、志丹、吴旗、富县及长武、彬县等县塬区霜冻，春玉米受害。

1974年　9月15～18日，榆林地区和延安地区北部早霜冻，定边县晚秋作物70%～80%冻死。15日，宜川县英旺公社发生霜冻，冻死荞麦55公顷，玉米460公顷。

1975年　12月15日，勉县最低气温－8.6℃，25日，洋县最低气温－9.2℃，部分柑桔冻死，棕树、油菜、蚕豆等也受害严重。

1976年　冬春气候寒冷，陕南大部分地区受冻害。汉中地区冻死油菜2667公顷，小麦3333公顷。佛坪县，110公顷小麦被冻死。

4月23日，乾县霜冻，油菜减产。

8月下旬，关中和汉中、商洛等区旬平均温度不足20.0℃，较常年约低3～4℃，冷害严重，关中棉桃霉烂，陕南水稻不能安全齐穗，严重减产。

1977年　上年12月下旬至该年2月中旬，平均温度低于常年。1月上旬最冷，关中低于常年3～4℃。宜君县1月平均温度－11℃，冻土深56厘米，小麦、油菜越冬死苗严重，小麦亩产仅28.5千克。

4月19日，关中和商洛地区局部冻害。

5月14日，榆林地区北部霜冻，定边、靖边县谷子受冻0.4万公顷。

1978年　陕北及关中渭北地区发生冻害。全省受冻害农田达6.6万公顷，成灾4.5万公顷，绝收0.3万公顷。全省由于霜冻，受灾农田13.8万公顷，成灾12.4万公顷。

1979年　4月1日和11～12日，全省气温急剧下降，普降雪、霜。汉中、渭南、咸阳、宝鸡等地区，小麦受灾面积4.4万公顷，占播种面积的38%，失收373公顷；油菜受灾面积3.4万公顷，占播种面积的50%。受灾地区还有安康、商洛和榆林。

第四节　公元1980年—公元2000年的灾害

1980年　4月14日，宝鸡市北郊山区油菜、柞水县核桃受冻减产。

4月，宜君县严重霜冻，40%的小麦未抽穗。榆林、子洲晚霜冻，粮食减产。

全省由于霜冻，夏季农作物受灾4.6万公顷，成灾1.7万公顷；秋季受灾1.2万公顷，成灾0.9万公顷。宜川县受灾农田1533公顷。

1981年　4月，宝鸡市陇县3次遇霜冻，600公顷小麦严重受害。

5月初，咸阳地区彬县、长武、旬邑出现霜冻，彬县受灾最重，塬面0.4万公顷豆子全部死苗，0.3万公顷玉米普遍受灾，其中死苗在80%以上的267公顷，50%～80%的0.1万公顷。

1982年　4月4～14日，柞水严重霜冻，小麦受冻减产5%～7%。

5月2～5日，耀县、延安地区霜冻，延安地区受冻农田近12万公顷，耀县受冻2.6万公顷，其中480公顷无收成。

9月26～28日，陕北遭受严重霜冻，初霜期比常年提早12天，气温降到－2～4℃，未成熟的秋粮作物部分被冻死。榆林、延安两地区受灾面积26.7万公顷，占秋粮作物总面积的31%，其中9.3万公顷基本无收。

1983年　4月16日，关中、商洛地区晚霜冻，泾阳县受冻0.8千公顷，洛南县石门核桃受冻，当年基本无收。

1984年　12月，突然遭到多年少有的强寒潮天气影响，约有15%～20%的大白菜受到冻害。全省由于霜冻，受灾3.1万公顷，成灾1.6万公顷。

1985年　2月15日，强寒潮袭来，使全省48小时气温骤降，小麦、油菜受冻。

3月中旬，强寒潮袭击，小麦、果树、蔬菜受冻。全省由于霜冻，受灾农田3.8万公顷。

9月28日，府谷县2.4万公顷秋作物连续两天受冻。

1986年　4月25日至5月1日，汉中、安康地区阴雨低温，水稻烂秧，汉中地区烂秧率20%以上、安康地区30%～40%。

9月20日，陕北早霜，秋作物受冻减产。

10月27日，强寒潮入侵，29日，武功县最低温度－3℃，油菜受冻，部分死苗；勉县柑橘受冻枯死。

1987 年 3 月中旬，由于受强冷空气侵袭，全省气温突然下降，气候由暖变寒，旬平均气温偏低 1～2℃，3 月下旬旬平均气温偏低 3～4℃，出现倒春寒天气。关中地区春寒时间长，强度大。油菜、果树、蔬菜遭受冻害。

3 月 25 日，华阴县地面温度－4℃，小麦、油菜受冻。

9 月 26 日，子洲县初霜，糜谷、花生受冻减产。

11 月 26～28 日，全省强寒潮降温，48 小时降温在 12℃左右，关中小麦、油菜受冻，凤翔县小麦冻死 30%以上，宝鸡县油菜原区油菜冻死 30%～50%，山区为 70%～80%。关中大白菜尚未收存，遭严重冻害，损失巨大，造成西安市冬季蔬菜供应紧张。

1989 年 4 月 4～5 日，澄城县，麦田发生冻害。

4 月 12～15 日，宜君县东部雷塬、尧生、西村、五里镇等乡镇受冻害。

4 月 22 日，延安地区延川、富县、黄龙等县受冻害，小麦受灾 0.4 万公顷，油菜受灾 305 公顷，其它 536 公顷，损失 158 万元。

5 月 3～4 日，延安地区部分县出现霜冻，宜川县气温降到－2～5℃，豆类、烟叶等青苗被冻死，小麦严重受冻害。

5 月 13～14 日，榆林地区连日出现霜冻，致使地区北部县的小麦、玉米、高粱、油料、瓜菜、果树、豆类等作物受灾严重。据不完全统计，各类作物受灾 7.3 万公顷。延安地区农作物大面积受害，烤烟、玉米正值苗期，损失惨重。

1990 年 3 月 26～27 日，4 月 13 日，5 月初，9 月 17～18 日，陕北洛川以南到关中北部一带，先后发生冻害。全省共有 30 万公顷小麦、油菜受害，严重受冻 2.5 万公顷，其中 667 公顷绝收。

4 月 4～5 日，澄城县剧烈降温，使县中部的庄头、城郊、雷家洼、交道、城关等乡镇麦田发生冻害，一般受冻田块减产约 30%，严重田块可达 50%。

4 月 10～11 日，白水县北部 8 个乡（镇）不同程度遭受冻害，受灾面积 3333 公顷，使小麦大部分干枯。

5 月 7 日，商南县、柞水县部分地区发生了狂风、暴雨和冰雹灾害后，气温突降，又遭冻害，两县成灾面积达 0.3 万公顷，减产粮食近 240 万千克。

1991 年 4 月下旬，陕北北部发生重霜冻，据横山等 4 县统计，受灾农田 1.2 万公顷。

5 月上旬，全省气温比常年低 4～5℃，致使陕北、关中、商洛部分地方作物遭低温冻害。

5 月 25 日，镇安、柞水、山阳等县，14 个高寒乡（镇）、44 个村受低温冻害，受害面积 0.4 万公顷，成灾面积 0.36 万公顷，绝收 0.33 万公顷，果树当年绝收，造成农作物、果类经济损失 3.35 万元。

12 月 24～30 日，汉中市遭受了强寒潮袭击，27～29 日，平川和南部山区日平均气温由零度下降到－5～－8℃，极端最低气温下降到－10～－13℃。北部山区日平均气温下降到－9～－11℃，极端最低气温下降到－13～－15℃。致使该市适宜温暖气候的农作物、牧畜、果树、蔬菜以及群众用水管理遭受了严重的灾害损失。城固、汉台、洋县等地30%～40%橘树被冻死。其中夏粮作物受灾面积达55%，成灾面积35%。

1993年　3月中旬、5月中旬，关中、陕南两次降温，部分作物遭受低温冻害。

11月中旬，关中遭受寒潮入侵，旬平均气温普遍降到0℃左右，冬小麦越冬始期提前半个月，部分田块受冻。

1995年　9月22～26日，陕北出现大范围霜冻，与常年初霜日比，偏早3～17天。霜冻使因干旱延期播种的晚秋作物后期成熟受到严重影响，造成大面积、大幅度减产。

9月23日，神木县连续发生了大面积霜冻，农作物全部冻死，损失惨重。全县因涝、冻，6.53万公顷农作物受灾。其中：0.93万公顷玉米减产在5成以上；0.2万公顷高粱减产在7成以上；0.6万公顷洋芋中有0.33万公顷绝收，0.27万公顷减产在6成以上；333.3公顷水稻减产在4成以上。全县预计减产粮食近1亿千克。

1996年　2月14～18日，延安地区受来自西伯利亚的强冷空气东移南下影响，气温大幅度下降，数万亩小麦发生冻融交替型冻害。

3月中旬至4月中旬，全省气温持续偏低，特别是3月下旬至4月上旬，大部分地区气温比常年同期偏低3～5℃。3月下旬最低气温：陕北－4～－6℃，关中0℃左右，陕南仅1℃，安康大部分地区的极端最低气温还有0℃以下的记录。“倒春寒”使农作物发育期推迟，农事活动推后。

1997年　5月底，全省受强冷空气影响，出现强降温天气，定边、太白等地出现罕见晚霜冻。榆林地区灾情较重。

5月31日，横山县出现晚霜，黑豆、豌豆遭冻。

5月，定边县城出现了3次“露水霜”，使出苗较早的豌豆、葵花等遭受冻害。初霜又比历年提前一周左右，使未成熟的农作物遭受冻害，全县粮食产量大面积减产。

9月19～21日，除定边、靖边外，榆林各县出现早霜，部分大秋作物未成熟就被冻死。

1998年　3月8日，城固县高坝乡遭受冻雨袭击，电力线路结冰，压断电杆、电线。

3月18～25日，全省气温剧降，持续雨雪天气，大部地区连续3～5天最低气温低于0℃，关中、陕南部分小麦、油菜、弥猴桃受冻，砖瓦生产有一定损失。

2000年　4月9～12日，延安市13个县（区）普遍出现寒潮降温天气，最低气温降到0℃以下，个别县区降至－4～－5℃，造成农作物严重冻害。受灾作物有苹果、桃、梨、杏、李、小麦、油菜、蔬菜等，其中苹果、菜花受冻率35%以上，梨、桃、李、杏等受害率达95%以上，小麦、油菜受冻产量减产30%左右。蔬菜、瓜菜类几乎全部受损。

第五章　雪、雾、雷电

第一节　概　　述

一、雪

雪是一种固态降水，常缓缓飘落，温度较高时多成团降落。雪是陕西冬季常见的一种天气现象。当高空云中的气温在0℃以下，近地面层的气温比较低，就会下雪。据统计，榆林地区年均降雪日6.2～9.2天，延安地区9.2～15.8天。关中北部5.7～18.0天，关中南部5.3～12.1天，秦巴山区和商洛地区7.6～18.5天，陕南的汉江平原3.9～6.7天。降雪对越冬作物有利，但大雪、暴雪和持续降雪，往往给人们出行带来不便。在古代和近代还给饥寒交迫的人群带来冻害。历史上，陕西曾发生过多次因大寒、降雪致人死亡事件，如公元前109年关中大雪，雪深5尺，野鸟兽皆死，牛马蹉踏如猥，三辅人民冻死者十有二三。

在现代，大雪对公路交通影响是主要的，常常导致交通事故和公路阻塞，同时也给塑料大棚、输电线路、通讯线路带来一定的危害。如1989年1～2月，全省各地下大雪或暴雪，宝鸡市川原地区2个月降雪量达42.6～51.8毫米，由于地面积雪过厚，造成公路交通受阻，电力、通讯线路中断；铜川市输电线路因雪积冰，厚130～150毫米，倒电杆179根，断线45处。

二、雾

雾是悬浮于近地面气层中的大量水滴或冰晶，使水平能见度小于1千米的现象。陕西省出现的雾以辐射雾为主，偶有锋面雾、平流雾。

陕西的辐射雾多在冷锋降水之后，高压中心迅速南下时出现。平流雾是暖而湿空气流经冷的下垫面而逐渐冷却所形成的。

雾在陕西各地都有出现，年均雾日榆林地区0.4～7.6天；延安地区0.8～19.2天；关中北部1.7～23.1天；关中南部1.9～15.8天；陕南0.9～16天。

雾对陕西的公路交通、航空运输危害较大。西安咸阳国际机场常因大雾导致航班晚点或停飞。如1996年11月26日，西宝公路扶风县境内出现大雾天气，使行驶的27辆大小汽车直接相撞，伤亡甚重。同时，大雾容易诱发疾病，危害民众健康。

三、雷电

雷电是在大气处于不稳定条件下，积雨云云中、云间或云地之间产生的放电现象。

陕西的雷电活动具有地域性和季节性分布特点。雷电日数为陕北、陕南多，关中盆地少，山区多平原少，冬季少于夏季。年均雷电日陕北 7.6～13.7 天，关中北部 5.8～12.7 天，关中南部 4.3～7.6 天，陕南 6.9～17.4 天。雷电灾害主要是造成人员伤亡和财产损失。如 1998 年 4 月 23 日凌晨，西安市多处遭受雷击，灞桥区一农民死亡；休闲山庄两处山中古亭被雷击焚毁，皇后大酒店观光电梯电路和大楼音响设备前端被雷电击毁；水沟变电所高压变压器 2 个高压瓷瓶被雷击碎，造成长时间大范围停电；秦龙传呼台发射塔因大风和雷电被拦腰折断，造成直接经济损失 200 多万元。2000 年 3 月 31 日至 9 月 20 日，宝鸡、汉中、宁强、勉县、眉县、铜川、富平、佛坪、耀县、蓝田、米脂等地先后发生雷击事件，造成 3 人死亡、13 人受伤和多处供电线路、有线电视系统，以及电信、广播设备、计算机等被击坏，经济损失共计 130 多万元，其中，米脂县城区加油中心储油罐因雷击引起爆炸，损失达 40 万元。

第二节　公元前 115 年—公元 1948 年的灾害

汉　元鼎二年（公元前 115 年）　关中大寒，雪深五尺，三辅民多冻死。

汉　元封二年（公元前 109 年）　关中大寒，雪深五尺，野鸟兽皆死，牛马踡蹜如猬，三辅人民冻死者十有二三。

隋　仁寿元年（公元 601 年）　五月壬辰，宜君骤雨震雷，大风拔木。

唐　垂拱二年（公元 686 年）　九月己巳，新丰县大风雨震电，有山涌出，高二十丈。

唐　长安四年（公元 704 年）　长安，大雨雪，都中人畜有饿冷者。

唐　开元十七年（公元 729 年）　四月乙亥，蓝田大风震电，山摧百余步。

唐　贞元十二年（公元 796 年）　十二（1）月，西安，大雪甚寒，平地二尺，竹多死，环国王所献犀牛，甚珍爱之，是冬冻死。

唐　元和八年（公元 813 年）　十（11）月丙申（13 日），西安、蓝田，大雪放朝，人有冻踣（踣音博，倒毙之意）者，雀鼠多死。

唐　元和十五年（公元820年）　八（9）月已卯（20日），同州雨雪害稼。

唐　中和二年（公元882年）　七（7）月，宜君砦雨雪盈尺，甚寒，人有冻死者。

宋　淳化三年（公元992年）　九（9）月，京兆府大雪杀苗稼。

宋　淳化四年（公元993年）　二（2）月，商州大雪，民多冻死。

明　嘉靖十二年（公元1533年）　三（3）月，商县、镇安、洛南、山阳、商南大雪，花木尽枯。

明　万历四年（公元1576年）　九（9）月初七（28）日，汉中、洋县、凤县，大雪盈尺，杀禾稼。

明　万历四十六年（公元1618年）　四（5）月辛亥（16）日，陕西大雨雪，羸秦驼冻死二千蹄。

明　万历四十八年（公元1620年）　黄陵，冬大雪，至翌年仲春始霁，人多冻死。渭南，冬大雪，至仲春始霁，人多冻馁死。

明　崇祯四年（公元1631年）　冬，安定大雪色黑，深丈余，人畜死者过半，大雪十四昼夜，延长连雪两月，树尽枯。

明　崇祯十五年（公元1642年）　五（6）月十五（11）日，永寿，大雪竟日，伤稼。

清　顺治十年（公元1653年）　冬，保安大雪通月，人有冻死者。

清　顺治十一年（公元1654年）　四（5）月，凤翔，大雪盈尺，果树皆折死。

清　顺治十二年（公元1655年）　四（5）月初四（9）日，岐山、扶风，大雪杀禾。夏，凤翔，雨雪杀禾，大疫。

清　康熙三十一年（公元1692年）　三（4）月十三（28）日，咸阳、高陵大风雪，夏无麦，斗粟价值七钱。三（4）月十五（30）日，武功大风雪，夏无麦。

清　道光二十二年（公元1842年）　四（5）月，旬阳，大雪伤豆麦。

清　道光二十九年（公元1849年）　八（10）月十五（1）日，渭南，凄风苦雨，严似冬，地为之冻，南山积雪数寸。

清　同治三年（公元 1864 年）　十二（1）月，乾县，大雪，人多冻死。十二（1）月十六（24）日，三原，大雪三日，多冻死者。

清　同治四年（公元 1865 年）　正（2）月十四（9）日，三原，大风雪，难民多冻死者。

清　光绪十六年（公元 1890 年）　冬，蓝田，大雪，寒甚，石榴等木均冻踣。

清　光绪十九年（公元 1893 年）　九（10）月十四（23）日，咸阳，大雪，深盈尺，冬菜皆冻死。九（10）月，户县，大雪，深三尺，人畜有冻死者。

清　光绪二十年（公元 1894 年）　九（10）月初六（4）日晚，华阴，大雪积至二尺许，压坏树木无数。

清　光绪二十一年（公元 1895 年）　九（10）月十四（31）日夜，华县，大雪尺余，压折竹木无算，柿果坏。

民国　三年（公元 1914 年）　三（3）月，商南，雪，花木冻死。

民国　五年（公元 1916 年）　十一（11）月，横山县积雪三尺，寒冻异常。

民国　十二年（公元 1923 年）　三（4）月初二（17）日，陕南，大雪为灾，田禾大受损伤。

民国　十八年（公元 1929 年）　十一（12）月十七（17）日晚，华阴，骤降大雪三四尺，每日隆阴冱寒，浓霜尽日不消天地皆白，积六十余日，冻死人民牛马果树无数，至十二（次年 1）月下旬始消融，诚千古之巨灾。

十一（12）月十八（18）日起，大荔，大雪厚二三尺，兼下雾凇（俗名龙霜），接连十八次，著树木帘栊尽成白絮，终日不化，瓮、盎、瓶、垒，家家破裂，骡马牛驴冻死不可胜计，桃李枣杏及皂夹石榴等皆枯，柿树、椒树无一存者。

十一（12）月，礼泉，骤降大雪二三尺，积六十余日，寒冷异常，冻死人畜树木无数，真巨灾也。

冬，铜川大雪，果树多冻死。

冬，乾县大雪盈尺，数月不消，树木多冻死。

冬，华县大雪，深二三尺，渭水厚可行人畜，拐枣石榴冻枯，竹柿尤甚。

冬，蓝田大雪连绵，积地常尺余，数月未消，气候奇寒，竹木多破裂死。

冬，咸阳大雪尺余，两月余未消，人畜树木多冻死，南乡井水结冰，渭水可行车，饿莩载道，乡村人迹稀少，无鸡犬声，败瓦残垣盈目。

民国　十九年（公元 1930 年）　冬，高陵，雪又奇寒，冻毙甚多。

冬十二（1）月，岐山，大风雪，饥民多冻死。

入冬，汉阴南区等五区，雪深数尺，人畜多被冻死。

民国　二十年（公元 1931 年）　陕西，大雪数日严封谷冻，朔风凛冽，坠指裂肤，灾民沟壑余生，短褐不完，饥肠痛裂，若不急筹拯救，则此一省子遗，必与严冬俱尽。

六月（7）月初四至初九（18～23）日，宁陕天降大雪，禾苗冻死。

民国　三十二年（公元 1943 年）　清明节后，临潼，大雪终日，气候陡变，檐溜结冰，经夜不消，天放晴后，又降严霜，以致禾苗受损，遽呈黄萎之象。

第三节　公元 1949 年—公元 2000 年的灾害

1953 年　3 月 26 日，全省大部地区降雪之后，气候变化半月之久，麦田大部受冻。

1957 年　4 月 9 日，宜君，大雪降后，小麦冻灾面积 5120.5 公顷，占麦田面积的 26.3％。

1958 年　5 月 12 日，宝鸡县降大雪，一般积雪 6 寸，部分地区厚至 3 厘米多，严重损害麦田。凤阁岭、拓石、东撤等乡 19 个农业社，受灾群众 1264 户、6226 人，受灾麦田 641.7 公顷。

1959 年　5 月 5 日，关中北部、西南部降雪，小麦大面积受雪压倒伏，植株折断。三原县，受雪压面积 2387.7 公顷。凤翔县，降雪历时 8 小时，北部山区雪后麦子几乎全部倒伏，麦株被压折断严重的占 70％～80％。

1960 年　1 月 23 日，平利县大雪，致夏粮减产约 250 万千克，死亡 4 人。

1966 年　4 月 25 日，绥德县雷击死 2 人。

1968 年　4 月 23 日、24 日，秦巴山区大雪，洛南县积雪，50％的小麦压坏。

1969 年　4 月 3 日，汉阴县降雪和强烈降温，对豌胡豆扬花期影响很大，特别是油菜、果木都在开花期，造成严重减产。

1987 年 3 月 31 日，商南县降雪 21.9 毫米，积雪压断动力线，造成停电，10%小麦被压折。

4 月 25 日，镇坪县下特大雨雪，华龙山积雪深 80 厘米，上山采药农民被雪围困，7 人遇难，15 人下落不明。

10 月 30、31 日，榆林地区暴雪，绥德雪量 46.1 毫米，子洲 31.5 毫米，压断电线，电路中断，公路停运。

1989 年 1～2 月，全省多雪，各地下大雪或暴雪，宝鸡市川原地区两个月雪量达 42.6～51.8 毫米，地面积雪过厚，公路运输受阻，电力、通讯线中断；铜川市输电线因雪积冰，厚 130～150 毫米，倒电杆 179 根，断线 45 处。

2 月 13～23 日，汉中地区因雪致使 95 万亩小麦、油菜受灾。

4 月 29 日，宜君大雪，仅西南部山区油菜茎枝被压断 50%。

1990 年 12 月 26 日，汉阴县有一次少见的降温、降雪过程，最低气温达到 −10.1℃，积雪最厚达 7 厘米，为本县历史上少有，大量蔬菜冻坏。

1992 年 8 月 4 日凌晨 4～11 时，秦岭腹地的金堆镇突降历史罕见的特大暴雨，1 人被雷电击死。

1996 年 11 月 26 日，西宝高速公路扶风县境内出现大雾天气，使行驶的 27 辆大小汽车直接相撞，伤亡甚众。

1998 年 4 月 23 日凌晨，西安市多处遭受雷击，灞桥区一农民死亡；休闲山庄两处山中古亭被雷击焚毁；皇后大酒店观光电梯电路和大楼音响设备前端被雷电击毁；水沟变电所高压变压器两个高压瓷瓶被雷击碎，造成长时间大范围停电，同时延河水泥机械厂配电房高压瓷瓶也被雷击碎；秦龙传呼台发射塔因大风和雷电被拦腰折断，造成直接经济损失 200 多万元。宁强县大安镇有线电视站遭雷击，造成两部差转机、1 部电源供应器、2 台调制器、1 台解调器、5 部主干线放大器损坏，经济损失 4.26 万元。

5 月 20 日凌晨，汉中精密仪器厂厂区上空发生雷击现象，安装在厂区 7 号楼及生产区办公大楼顶上的卫星地面站、电话总机房程控交换机、电视机等遭雷击，经济损失 0.5 万元。

佛坪县广播电视局因雷击造成 70 台电视放大器、5 台电视机、18 台电视设备器材受损，直接经济损失 6 万元。

宁强县阳平关镇、城关镇调频发射塔天线、电视广播天线均遭不同程度雷击，经济损失 1.5 万元。

1999 年 4 月 10 日，留坝县城遭雷击，击坏 2 台变压器、30 余台电视机、广播电视局配电柜及有线电视放大器，直接经济损失 40 万元，间接损失 25 万元。

7 月 11、21 日，铜川供电局高压线路两次遭雷击，经济损失 40 万元。

7月18日，丹凤县电信局两个分局部分设备及商洛公安处程控交换机遭雷击，经济损失50多万元。

7月19日，汉中市电信局部分地段通信线路遭雷击，经济损失约25万元。

7月21日，铜川出租车公司1部出租车遭雷击报废，损失8万元。恒荣寻呼台发射设备遭雷击，损失20万元，该台因此而倒闭。

8月8日，渭南市电力局遭雷击，2台变压器、4只避雷器、电表互感器等遭雷击，经济损失5～6万元；电信局击坏300余部电话机、1万米电缆、机房保险等，经济损失4万元；金穗大厦，击坏程控交换机，经济损失8万元。

8月17日14时，礼泉建陵镇发生雷雨天气，大雨倾盆，雷鸣电闪，14时30分一声炸雷，凉东村16位村民在果园房内避雨，被雷电全部击晕，其中两人死亡。

因大雾天气影响，渭南市出现交通事故2起，死亡2人。

2000年　3月31日，宝鸡消防器材厂交换机遭雷击，损失26万元。

4月1日，汉中供电局供电线路被雷击，损失1.6万元。

宁强县大安镇居民电视机12台、电话机100部被雷电击坏，损失6万元。

勉县勉西机务段有线电视系统、计算机数台被雷击，造成损失7万元。

4月5日，新桥加油站加油机和计算机被雷电击坏，损失2万元。

4月17日，眉县槐芽镇清秋村遭雷击，死亡1人，受伤13人。

5月13日，铜川市一位农民被雷电击亡。

6月15日，汉中供电局供电线路被雷击，损失3万元。

7月27日8时20分，富平县底店乡草滩村一名高三学生遭雷击身亡。

8月12日，铜川市电信局程控机房遭雷击，损失20万元；市四中电教室遭雷击，损失3.5万元；市农行计算机房遭雷击，损失1万元。

9月19日，佛坪县广播电视局播音控制台、调频发射机等遭雷击，造成损失4万元。

9月20日，耀县电信局程控机房遭雷击，损失5万元；供电局电力设备遭雷击，损失12万元。

蓝田县草坪乡雷电击坏电视机、电话机、接收器等，造成损失2.6万元。清涧县人民银行计算机房等被雷击，损失5万元。米脂县城区加油中心卸油的油罐车、储油罐遭雷击，引起爆炸，损失40万元。

第六章　气象次生灾害

第一节　概　　述

气象次生灾害主要是指由于气象原因诱发产生的滑坡、崩塌和泥石流灾害。滑坡灾害的主要危害是改变地形地貌，堵塞河道，阻断交通，毁坏农田和水利设施，破坏建筑物，埋压房屋，造成人员伤亡和财产损失；崩塌灾害类似滑坡，主要是塌毁房窑，阻断交通，毁坏水利设施，压埋人员；泥石流灾害一是淤埋农田、村庄、建筑物，二是冲毁农田、道路和基础设施，三是堵塞河道。

陕西由于地形和地质结构复杂，山地丘陵甚多，突发性强降雨或连续性降雨是诱发滑坡、崩塌、泥石流等灾害的主要原因之一，发生时间多在暴雨比较集中的7～9月，尤其是陕南秦巴山区，因暴雨形成的山洪、滑坡、泥石流三灾并发的山地灾害相当普遍，不仅数量多、范围大，且暴发时段集中，灾害损失和伤亡大。如1981年8月13～24日，秦巴山区西部暴雨诱发山洪、滑坡、泥石流约1.9万处（条），仅汉中所属各县毁坏房屋1.6万余间，死亡305人；宝成铁路宝鸡至广元段引发较大规模滑坡289处，断道32处，中断行车2个月，抢救工程费用高达2.56亿元。又如1988年秦岭分水岭两侧的柞水县九间房、蓝田县葛牌等地，在强暴雨作用下，发生山洪、滑坡、泥石流灾害，共死亡134人，直接经济损失5000余万元。

由于陕西境内自北向南分为陕北黄土高原、关中平原、陕南秦巴山地三大地貌区，而且又分别属于三个气候带，所以，地形与气候的联合作用形成了三个不同类型的灾害高发区。研究结果表明，陕北黄土高原可划分为白于山、神木—府谷、米脂—子长、延安等滑坡、崩塌高发区及洛川—铜川滑坡高发区；关中平原可划分为宝鸡—咸阳黄土塬边滑坡带，泾河流域滑坡带，秦岭北麓黄土坡边滑坡区及秦岭、华山山前滑坡、泥石流带；陕南秦巴山区可划分为凤县—留坝滑坡、泥石流区，略阳—勉县—宁强滑坡、泥石流区，镇巴滑坡、泥石流区，紫阳—镇坪滑坡、泥石流区，旬阳—平利滑坡、泥石流区，镇安—柞水滑坡、泥石流区和山阳—商南滑坡、泥石流区。

公元1949年前，尽管历史记述的气象次生灾害较少，但从所列资料中可以看出，唐永昌元年（公元689年）、清康熙十六年（公元1677年）、清光绪十年（1884年）灾情都很严重。

1949年以后，因暴雨引发的滑坡、崩塌、泥石流灾害，造成经济损失千万元以上或死亡百人以上的年份有公元1971、1981、1983、1988年等。

第二节　公元前780年—公元1948年的灾害

东晋　义熙十三年七月（公元417年）　城固“水涯……岸崩。”

唐　永昌元年（公元689年）　华州赤水河岸发生滑坡，滑移数百步，毁坏一个130余户人家的村庄；赤水河被滑坡堵塞成湖，水深30余丈。

清　康熙十六年（公元1677年5月26日）　华县一带发生特大型泥石流，“大水数十丈，充峪涌出，男妇毙百余人，随波而下，浮尸原野。”

清　光绪十年（公元1884年）　华山暴发罕见泥石流，淹死香客男女无数。现玉泉院内巨石均为那次漂砾（鱼石），是从五里关冲移而来的。

清　光绪十五年（公元1889年）　夏秋之交，雨涝百余日，山崩地走，塌伤乡民无数，秋大乱。

民国八年（公元1919年）　华县南井村吊子沟发生泥石流，现吊子沟山前河谷中一巨型漂砾上留有诗文：

“民国时当第八年，适逢堤西未成眠。
龙山终放盆倾雨，蛟水满沟浪皆天。
树木冲流皆远地，石砂堆积遍青田。
今朝勉强题诗句，流（留）于后人百世传。”

民国十五年（公元1926年）　千阳秋雨连绵，遍地积水，山崩地陷，阻道毁田，损伤重。

第三节　公元1949年—公元2000年的灾害

1954年　9月4日，一场暴雨，山洪、泥石流将平利老县城425间房屋毁坏，迫使另建新城。

1955年　8月13日，暴雨引发宝鸡县卧龙寺滑坡，滑动量约2000万立方米，将陇海铁路路轨拱起并向南推移约110米，侵毁农田约40公顷。

8月27日，蓝田县灞河上游天明山降特大暴雨（日雨量260～280毫米），引发大型泥石流，80%的农田被毁，大量泥沙、块石堵塞灞河干流，形成断流。

1957年　汉阴，特大暴雨洪水、泥石流涌塞月河，使月河下游不通航。

1965年　7月10～13日，镇巴渔渡坝连降大雨，24小时降雨345.6毫米，山洪陡发，山坡崩塌、滑坡、泥石流500余处，掩压农田70公顷，死20多人，耕牛10余头。

1971年　7月，黄河中游窟野河流域特大暴雨，神木县沙峁公社杨家坪暴雨中心，12小时（7月25日02～14时）降雨量达408.7毫米。24小时降雨大于100毫米的范围达1740平方千米，引发河水暴涨，边坡灾害频发，毁农田近万公顷，道路百余千米，中断交通，塌窑200多孔，伤亡近百人。

1972年　7月1日，旬阳县蜀河口特大暴雨引发泥石流，压埋4户居民全部财产及房屋，并迫使蜀河向左弯曲。

1979年　6月，商县上官乡降大暴雨，下砭村李家岭近15公顷坡面滑动，坡体上7户23间房屋开裂，无法居住。

7月14～15日，安康全区普降暴雨，滑坡、崩塌、泥石流遍布全区，江河沟谷横溢，尤以紫阳红椿区最惨，仅燎原等三乡就死亡72人。庵寺沟发生滑坡、泥石流，将70余米长的街道和建筑物全部破坏，连同屋内21人全部推出沟口。

1981年　8月13～24日，宁强庙坝、留坝庙台、凤县小五岭及华阴县城四个暴雨中心，诱发了历史上罕见的滑坡、泥石流和山坡面滑灾害，共计1.9万处，仅凤县黄牛铺至双石铺45千米范围内就多达几千处。泥石流淹埋了红花铺火车站，中断行车2个月；略阳至上西坝段135千米有19处大型滑坡危及铁道。仅汉中所属各县毁房1.6万间，死亡305人。

8月18日，太白县靖口乡大地岭因暴雨造成滑坡，约50万立方米，毁房15间，农田2.7公顷。

1982年　7月31日，关中东部降暴雨，华山山前泥石流成群暴发，仅华山至孟塬段就有40多条泥石流，淹没了华山车站内道轨，铁轨被推出10米远，冲毁、堵塞桥涵11处，淹埋车站2处，中断运行2天，使上千名游客被困华山，9人丧生。

1983年　夏季暴雨，秋季连阴雨使宝鸡地区87处滑坡，仅金台区与千河右岸，因滑坡死亡110人，经济损失达1000万元。

7～10月，柞水县境内降雨，诱发滑坡、崩塌5000多处；泥石流80多条。

10月，临潼淫雨，纸李乡上邢村滑坡约60万立方米，土移300余米，13户受灾，毁房屋、窑洞56间（孔），22人丧生。

1988 年　7 月 15 日，一场特大暴雨，华山遭泥石流灾害，泥石流携带约 12 万立方米土石冲下山谷，死伤惨重。

8 月 13～14 日，蓝田县葛牌乡、商州关家沟、柞水九间房突降罕见的特大暴雨。形成了泥石流群，冲毁道路 120 千米，毁房 1574 间，毁农田 0.1 万公顷，使 134 人丧生，直接经济损失数千万元。

1990 年　7 月 5～6 日，汉中地区普降大雨，造成滑坡 1.2 万处，房屋倒塌、工厂停产、公路中断，22 人丧生，其中略阳马蹄湾乡禅角寺滑坡死 4 人，伤 2 人；张家坝乡三店滑坡死 9 人。

1992 年　8 月 4 日，华县金堆镇降特大暴雨，致使山洪暴发，泥石涌流，发生大面积的山体滑坡。

1993 年　7 月 28～29 日，西乡县高川区突降暴雨，五里坝与新元乡交界处发生泥石流，毁田 117.9 公顷，倒房 18 间，造成危房 88 间；下高川五星村大地坝组发生滑坡，摧毁五星堰 200 余米，威胁 16 户 70 人的安全。

1996 年　7 月 7 日，镇巴县巴庙、观音、兴隆等地降特大暴雨，引发滑坡 3140 多处，压死 11 人，伤 252 人。凤县双唐公路 8 千米处暴雨诱发山体滑坡约 2600 立方米，中断交通 4 天，直接经济损失 0.5 万元。

7 月 27 日，陇县、千阳、宝鸡西山暴雨诱发泥石流，宝平公路中断；陇千两县 5 个村庄 7 处地裂，毁房 8 间，危及 158 户 7091 人安全。其中陇县普乐园村最为严重，裂缝最长 1.3 千米，最宽 1.2 米。

8 月 3～4 日，渭南地区降大暴雨，南山多处发生泥石流，华县莲花寺火车站小夫峪水库上坝公路和柳枝附近 310 国道被堵塞。宝鸡金台区工农村六组因连降暴雨导致滑坡，36 间房毁坏，28 户 140 人受到严重威胁，直接经济损失 30 万元。

1997 年　7 月 18 日，宜川县党湾乡党湾村因连续大雨诱发崩塌，摧毁石窑 5 孔，死亡 1 人，3 人受伤。西乡县茶镇因连续降雨诱发滑坡 35 处，36 户 183 人受灾，推倒房屋 21 间，毁农田 8.7 公顷。

7 月 19 日，紫阳县遭受大暴雨袭击，芭蕉乡枫树村七组山体滑坡，体长 60 米、宽 25 米、厚 3 米，死亡 4 人。

7 月 31 日，合阳县黑池镇峪渠村因暴雨诱发滑坡约 4.7 万立方米，毁坏道路和农灌渠各 85 米、校舍 5 间，直接经济损失 10 万元。

8 月 2 日，定边县樊学乡赵塔洼村因暴雨诱发滑坡约 40 万立方米，堵塞石涝川河道，形成约 400 万立方米聚湫，6 千米公路中断，16 户 87 人受灾；倒塌房窑 22 间（孔），造成危房 37 间（孔），6 户 28 人无家可归；石油井被淹，直接经济损失 700 万元。

1998 年　5 月 20 日，韩城市苏东乡河涂村黄河老崖因暴雨诱发崩塌，死 1 人、羊 38

只，摧毁抽水站 1 座，直接经济损失 20 万元。

1999 年 7 月 13 日，宁强县广坪镇观音寺二组因暴雨诱发滑坡 1000 立方米，推倒土木结构瓦房 4 间，造成危房 4 间，直接经济损失 1.2 万元。

7 月 18 日，延长县郑庄镇刘塔行政村西窑沟自然村因暴雨诱发崩塌约 120 立方米，3 人死亡，1 人重伤。

2000 年 6 月 2 日 13 时，平利县三阳镇泗王庙街因暴雨诱发滑坡，毁坏房屋 3 间，掩埋生猪 3 头及部分家具、粮食，直接经济损失 2 万元。

6 月 2～3 日，镇坪县因暴雨诱发多处崩塌，石鸡路、岚镇路、平镇路交通受阻。

7 月 13～15 日，紫阳县普降大到暴雨，引发了洪水和滑坡、泥石流。全县 29 个乡（镇）中 11 个乡（镇）因滑坡、泥石流死亡 29 人。倒塌房屋 25354 间，1.8 万人无家可归，万余名群众生活困难。全县除省道恒紫路和县道蒿汉路勉强可以通车外，县、乡和矿山公路全部阻断。全县 15 家企业被泥石流袭击、水毁，损失 1300 万元。

7 月 14 日晚，户县涝浴乡校口场因暴雨诱发泥石流，8 人死亡，8 人受伤，4 人失踪。

8 月 19 日 6 时 40 分，山阳县十里乡老沟村因降雨诱发崩塌 30 立方米，摧毁房屋 2 间，1 人死亡。

附 录　陕西省历代建制地名沿革资料

说明：

1. 凡古今地名一致者，不作任何记号；古今地名有变更者，将现用地名作括号记在过去曾用地名后面，以示区别。

2. 因历代地名多所变更，有时辖区范围也很难贸然肯定，故所列陕西历代建制地名沿革资料，仅供参考。

3. 凡历代有下列地名者，本资料内均用括号内之现用地名；

葭县（佳县）、鄜县（富县）、鄠县（户县）、盩厔（周至）、郃阳（合阳）、雒南（洛南）、郿县（眉县）、汧阳（千阳）、邠县（彬县）、栒邑（旬邑）、沔县（勉县）、洵阳（旬阳）、醴泉（礼泉）

秦

秦分全国为三十六郡，陕西属于内史、上郡、汉中、陇县诸郡，下分管各县。

内史：

咸阳、景陵（蒲城）、长安、杜（长安县东南）、芷阳（长安县东）、樊乡（长安县南）、槐里（兴平县东南）、栎阳（临潼县东北）、戏（临潼县东北）、高陵、鄠（户县）、蓝田、泾阳、池阳（泾阳县西北）、下邽（渭南县东北）、频阳（富平县东北）、郑（华县）、武城（华县东北）、彤（华县境）、宁秦（华阴县东南）、重泉（蒲城县东南）、临晋（大荔）、合阳、北徵（澄城县西南）、怀德（富平县西南，又说在朝邑县）、夏阳（韩城县南）、衙（白水县东北）、白水、雍（凤翔县南）、虢（宝鸡县东）、陈仓（宝鸡县东）、美阳（武功县西南）、郿（眉县东北）、杜阳（麟游县西北）、千（陇县南）、秦（咸阳县东）、平阳（岐山县西南，接宝鸡县界）、好畤（乾县东）、邰（武功县南）、武功、漆（彬县）、旬邑、云阳（淳化县西北）、商（商县）、华阳（商县境内）

上郡：

肤施（绥德县东南）、高奴（肤施县东）、雕阴（富县北）、鄜（洛川县东南）、阳周（子长县北）

汉中郡：

南郑、褒（褒城东）、成固（城固）、西城（安康县西北）、旬阳、故道（凤县西北）

陇西郡：

故道（凤县西北）

两　　汉

东汉、西汉设置部、郡、县各级政权。

司隶部

京兆尹：长安郡治、新丰（临潼县东）、昌陵（临潼县东）、船司空（华阴县东北）、蓝田、华阴、郑（华县）、下邽（渭南县东北）、南陵（长安县东南）、奉明（长安县北）、霸陵（长安县东）、杜陵（长安东南）

左冯翊：高陵郡治、栎阳（临潼县东北）、翟道（黄陵县西北）、池阳（泾阳县西北）、夏阳（韩城县南）、衙（白水县东北）、粟邑（白水县西北）、谷口（礼泉县东北）、莲勺（渭南县东北）、鄜（洛川县东南）、频阳（富平县东北）、临晋（大荔）、重泉（蒲城县东南）、合阳、祋祤（耀县东）、武城（华县东北）、沈阳（华县东北）、徵（澄城县西南）、云陵（淳化县北）、万年（临潼县东北）、长陵（咸阳县东）、阳陵（咸阳县东高陵县西南）、云阳（淳化县西北）

右扶风：槐里郡治（兴平县东南）、渭城（咸阳县东）、鄠（户县北）、周至、邰（武功县西南）、郁夷（陇县西）、美阳（武功县西南）、郿（眉县东北）、雍（凤翔县城南）、漆（彬县）、旬邑、隃麋（千阳县东）、陈仓（宝鸡县东）、蒯城区（宝鸡县东）、杜阳（麟游县西北）、千（陇县南）、好畤（乾县东）、虢（宝鸡县东）、安陵（咸阳县东）、茂陵

（兴平县东北）、平陵（咸阳县西北）、武功

弘农郡：商（商县）、上洛（商县）

益州郡——汉中郡：南郑郡治、旬阳、西城（安康县西北）、褒中（褒城）、安阳（城固县东）、城固、沔阳（勉县东南）、锡（白河县东）

凉州郡：

武都郡：故道（凤县西北）、沮（略阳县东）

安定郡：阴槃（长武县西北）

北地郡：直路（富县西北）

并州郡：

上郡：肤施郡治（绥德县东南）、独乐（米脂县北）、阳周（今子长县北）、浅水（长武县北）、雕阴（富县北）、龟兹（榆林县北）、定阳（宜川县西北）、高奴（肤施县东）

西河郡：

鸿门（神木县西南）、圁阴（神木县南）、圁阳（神木县东）、增山（与榆林县接境）

魏　　晋

晋愍帝徙都长安，为西晋，分中原十九州。陕西属于雍、司、梁、荆、并诸州，下设郡、县各级政权。

雍州

京兆郡：长安郡治、杜陵（长安县东南）、灵武（咸阳县东）、霸城（长安县东）、蓝田、高陆（高陵）、万年（临潼县东北）、新丰（临潼县东）、阴槃（临潼县东）、渭城（咸阳县东）、渭南

冯翊郡：临晋郡治（大荔）、下邽（渭南县东北）、重泉（蒲城县东南）、频阳（富平县东北）、粟邑（白水县西北）、莲勺（渭南县东北）、合阳、夏阳（韩城县南）

扶风郡：池阳郡治（泾阳县西北）、眉（眉县）、雍（凤翔县南）、千阳（陇县南）、陈仓（宝鸡县东）、美阳（武功县西南）、好畤（乾县东十里）、陇关（在陇县西陇山下）、隃麋（千阳县东）、苑川（宝鸡县东）

北地郡：泥阳郡治（耀县东南）、富平

始平郡：槐里郡治（兴平县东南）、始平（咸阳县西北）、武功、鄠（户县）、蒯城（宝鸡县东）

新平郡：漆郡治（彬县）

华山郡：郑（华县北）

司州

上洛郡：上洛郡治（商县）、商（商县）、拒阳（洛南县东南）、丰阳（山阳）

弘农郡：华阴

武都郡：沮（略阳县东）、故道（凤县西北）

梁州

汉中郡：南郑郡治、褒中（褒城）、沔阳（勉县东南）、城固、西乡、黄金（洋县东北）、兴道（洋县）

荆州

魏兴郡：西城郡治（安康县）、安康（汉阴县西）、锡（白河县东）、旬阳

上庸郡：上廉（平利县东）

并州

上郡：定阳（宜川县西北）、鄜城（洛川县东南）、洛川、长城（富县南）、杏城（黄陵西南）、统万城（横山县西）

中部郡：中部（黄陵）

北　　魏

北魏史称后魏，设置州、郡、县各级政权。

雍州（治长安）

京兆郡：长安、霸城郡治（长安县东）、杜（长安县东南）、鄠（户县）、新丰（临潼）、阴槃（临潼县东）、蓝田

冯翊郡：高陵郡治（高陵）、频阳（富平县东北）、万年（临潼县东北）、莲勺（渭南县东北）、广阳（临潼县北）、鄣（临潼县西北）

扶风郡：好畤郡治（乾县东）、始平（兴平）、槐里（兴平县东南）、周至

咸阳郡：池阳郡治（泾阳县西北）、石安（泾阳县治）、灵武（咸阳县东）、宁夷（礼泉县东北）、泾阳

北地郡：富平郡治、泥阳（耀县东南）、弋居（在陕西旧西安府境）、云阳（泾阳县北）、铜官（铜川）、土门（富平县西北）、宜君

岐州（治平素）

平秦郡：雍郡治（凤翔）、周城（岐山县东北）、横水（凤翔县东）

武都郡：虢郡治（宝鸡县东）、平阳（眉县东北）、苑川（宝鸡县东）、南由（陇县西南）

武功郡：美阳郡治（武功县西南）、漠西（乾县西北）

东秦州

陇东郡：千阴郡治（陇县南）、长蛇（陇县西南）

南秦州

修城郡：广长（略阳县西北）

南岐州

固道郡：梁泉（凤县）

东益州（治武兴）

武兴郡：武兴（略阳县）

槃头郡：苌举（略阳县西北）

落叢郡：明水（略阳县西）

梁州（治汉中）

汉中郡：南郑郡治、汉阴、城固

晋昌郡：兴势郡治（洋县）、龙亭（洋县东）、南城（在旧汉中府）

褒中郡：褒中郡治（褒城东南）、武乡（褒城县东）、廉水（南郑西南）

华阳郡：华阳郡治（勉县东）、沔阳（勉县东南）、嶓冢（勉县西）

丰宁郡：丰宁（西乡县南）

东梁州（治安康）

安康郡：安康（汉阴县西）

金城郡：直城（汉阴县西）

魏明郡：汉阳郡治（汉阴县东）、宁都（汉阴县东南）

北梁州

魏兴郡：西城郡治（安康）、锡（白河）、广城（紫阳）、旬阳、长乐（石泉）、吉阳（可能在陕西境）

洛州（治上洛）

上洛郡：上洛郡治（商县）、拒阳（洛南县东南）

上庸郡：丰阳郡治（山阳）、商（商县）、附阳亭（山阳县西北）

苌和郡：南商（商县南）

泾州

新平郡：白土郡治（彬县）、三水（旬邑县西）

赵平郡：东阴槃（长武）

华州（治华阴）

华山郡：郑郡治（华县）、华阴（大荔）、定城（华阴县东）、夏阳（韩城县南）、敷西（华阴县西南）、合阳

澄城郡：澄城郡治、五泉（澄城县境）、三门（澄城县西北）、官城（合阳县东）、南五泉（大荔）

白水郡：白水郡治、姚谷（白水县东北）、南白水（蒲城）

北华州（治中部）

中部郡：中部郡治（黄陵）、石保（当在陕西富县境）、狄道（黄陵县西北）、长城（富县南）

敷城郡：敷城郡治（洛川县东南）、洛川、定阳（当在陕西洛川县境）

夏州（治化政）

化政郡：岩缘郡治（横山县西）

阐熙郡：山鹿郡治（靖边县境），新囵（靖边县境）

金明郡：广洛（安塞县北）

代明郡：呼酋郡治（当在陕西境）、渠搜（当在陕西境）

东夏州（治偏城）

偏城郡：广武郡治（延安县东南）、沃野（延安县境）

朔方郡：魏平郡治（清涧县西）、朔方（清涧县境）

定阳郡：临真郡治（甘泉县东）、临戎（宜川县西北）

上郡：石城郡治（神木县南）、因城（安塞县西南）

北汾州（治义川）

义川郡：永宁（宜川县东），附沃野镇

朔州（在延安县东南）

银城（神木县南）

西　　魏

西魏设置州、郡、县各级政权。

雍州（治京兆）

京兆尹：长安、霸城郡治（长安县东）、杜城（长安县东南）、鄠（户县）、山北（长安县东南）、新丰（临潼县东），阴槃（临潼县东）、蓝田

冯翊郡：高陵郡治（高陵县西南）、广阳（临潼县北）、万年（临潼县东北）、莲勺（渭南县东北）

扶风郡：始平郡治（兴平县东南）、好畤（乾县东）、槐里（兴平县东南）、周至（周至县东）

延寿郡：下邽（渭南县东北）

渭南郡：渭南郡治、灵源（渭南县西南）

咸阳郡：池阳郡治（泾阳县西北）、咸阳、泾阳（泾阳县东南）

宁夷郡：宁夷郡治（礼泉县东北）、甘泉

宜川（治通川）

通川郡：泥阳郡治（耀县东南）、富平、云阳（泾阳县北）、土门（富平县西北）

宜君郡：宜君郡治，铜官（铜川）

岐州（治岐山）

岐山郡：雍郡治（凤翔县南）、周城（岐山县东北）

武都郡：洛邑郡治（宝鸡县东）、眉城（眉县东北）、陈仓（宝鸡县东）

武功郡：美阳郡治（武功县西南）、漠西（乾县西北）

陇州（治陇东）

陇东郡：杜阳郡治（陇县南）、长蛇（陇县西南）

千阳郡：千阳

南秦州

修城郡：广长（略阳县西北）

凤州

归真郡：梁泉（凤县）

兴州（治顺政）

顺政郡：沔阳（勉县东南）、嶓冢（勉县西）

槃头郡：长举（略阳县西北）

梁州（治汉中）

汉中郡：白云（南郑县东）

华阳郡：华阳（勉县东）

傥城郡：兴势郡治（洋县）、龙亭（洋县东）

洋州（治洋州）

洋川郡：丰宁郡治（西乡县南）、黄金（洋县东北）

直州（治金城）

金城郡：直城（汉阴县西）

安康郡：安康

宁都郡：宁都（汉阴县西）

魏昌郡：石泉郡治

金州（治魏兴）

魏兴郡：西城郡治（安康县西北）、吉安（平利县东）

洵阳郡：洵阳（旬阳）

淯阳郡：淯阳郡治（旬阳县东）、黄土（旬阳县东）

丰利郡：丰利郡治（白河县南）

洛川（治上洛）

上洛郡：上洛（商县）

拒阳郡：拒阳（洛南县东南）

上庸郡：丰阳郡治（山阳）、商（商县）、漫川（山阳县南）

豳州

新平郡：白土郡治（彬县）、宜禄（长武）

恒州

三水（旬邑）

同州（治武乡）

武乡郡：武乡郡治（大荔）、合阳、夏阳（韩城县南）

澄城郡：澄城郡治、五泉（澄城县境）、朝邑（大荔）

华州（治华山）

华山郡：郑郡治（华县）、华阴

白水郡：蒲城郡治、白水

鄜州（治中部）

中部郡：中部郡治（黄陵）、石保（富县）、三川（富县）

敷城郡：敷城郡治（洛川县东南）、洛川

夏州（治弘化）

弘化郡：岩缘（横山县西）

金明郡：广洛（安塞县北）

长州

阐熙郡：山鹿郡治（靖边县地）、长泽（靖边县东）、新囧（靖边县境）

延州（治偏城）

偏城郡：广武郡治（延安县东南），沃野（延安县境）

朔方郡：魏平郡治（清涧县西）、朔方（清涧县境）

神木郡：临真郡治（甘泉县东）

上郡：银城郡治（神木县南）、因城（安塞县西南）

文安郡：文安郡治（延川县西）、延安（延长县南）、义乡（延长县西南）

丹州（治义川）

义川郡：义川郡治（宜川县东北）、云岩（宜川县西北）

乐川郡：汾川郡治（宜川县东北）

绥州（治安宁）

安宁郡：上县郡治（绥德）、绥德（清涧县北）、延陵（绥德县东南）、城平（清涧县西）

安政郡：大斌（绥德县西北）

抚宁郡：抚宁郡治（米脂县西）、开疆（米脂县西）、真乡（佳县西）

北　　周

北周又称后周，建都长安，设置州、郡、县各级政权。

雍州（治京兆）

京兆郡：长安郡治（长安县西北）、万年（长安）、鄠（户县）、新丰（临潼）、蓝田、渭南

冯翊郡：高陵郡治、广阳（临潼县北）、三原、富平

扶风郡：始平郡治（兴平）、槐里（兴平县东南）、武功、漠西（乾县西北）

延寿郡：下邽郡治（渭南县东北）、莲勺（渭南县东北）

周南郡：周至

咸阳郡：泾阳郡治、咸阳、宁夷（礼泉县东北）

宜川

通川郡：泥阳郡治（耀县东南）、土门（富平县西北）

云阳郡：云阳（泾阳县北）

宜君郡：宜君郡治、同官（铜川）

岐州（治岐山）

岐山郡：雍郡治（凤翔县南）、三龙（岐山县东北）、周城（眉县东北）

武都郡：洛邑郡治（宝鸡县东）、陈仓（宝鸡县东）

陇州

陇东郡：千阴郡治（陇县）、长蛇（陇县西南）、千阳、南由（陇县西南）

凤州：梁泉（凤县）

兴州（治顺政）

顺政郡：沔阳（勉县东南）、嶓冢（勉县西）

落丛郡：长举（略阳县西北）、广长（略阳县西北）

梁州（治汉中）

汉川郡：白云（南郑县东）、褒中（褒城）、城固

华阴郡：华阳（勉县东）

傥城郡：兴势（洋县）

洋州—洋川郡治：丰宁郡治（西乡县南）、黄金（洋县东北）、怀昌（西乡县西）

直州（治金城）

金城郡：直城（汉阴县西）

安康郡：安康郡治（汉阴）、宁都（汉阴县西）

金州（治吉安）

吉安郡：吉安郡治（安康县西北）、石泉

洵阳郡：洵阳郡治（旬阳）、黄土（旬阳县东）、丰利（白河县南）

商州（治上洛）

上洛郡：上洛郡治（商县）、商（商县）、丰阳（山阳）

拒阳郡：拒阳（洛南县东南）

豳州

新平郡：白土郡治（彬县）、三水（旬邑）、永寿

同州（治武乡）

武乡郡：武乡郡治（大荔）、夏阳（韩城县南）

澄城郡：澄城郡治、合阳、朝邑（大荔）

华州（治华山）

华山郡：郑郡治（华县）、华阴

白水郡：蒲城郡治、白水

敷州（治内部）

内部郡：内部郡治（黄陵）、三川（富县南）

敷政郡：敷城郡治（洛川县东南）、洛川

夏州（治弘化）

弘化郡：岩缘郡治（横山县西）

金明郡：广洛（安塞县北）

长州

阐熙郡：山鹿郡治（靖边）、山泽（靖边县东）、新囧（靖边）

延州（治徧城）

徧城郡：丰林郡治（延安县东南）、临真（甘泉县东）、沃野（延安县境）、魏平（清涧县西）

上郡：银城郡治（神木县南）、因城（安塞县西南）

文安郡：文安郡治（延川县西）、义乡（延长县西南）、延安（延长县南）

丹州

义川郡：丹阳郡治（宜川县东北）、云岩（宜川县西北）、门山（宜川县东北）

乐川郡：汾川（宜川县东北）

绥州（治安宁）

安宁郡：上县郡治（绥德）、绥德（清涧县北）、延陵（绥德县东南）

安政郡：大斌（绥德县西北）

抚宁郡：抚宁郡治（米脂县西）、开疆（米脂县西）

银州

真乡郡：真乡（佳县西）

开光郡：开光郡治（佳县北）

隋

隋在全国设郡，陕西属于京兆、冯翊、扶风、新平、上郡、雕阴、延安、朔方、汉川、西城、河池、顺政、上洛诸郡，下分管各县。

京兆郡：大兴郡治（长安）、长安（长安县西北）、始平（兴平）、武功、周至、礼泉、上宜（乾县西北）、鄠（户县）、蓝田、新丰（临潼县东北）、华原（今耀县东南）、土门（富平县西北）、宜君、同官（铜川）、郑（华县西北）、渭南、万年（临潼县东北）、高陵、三原、泾阳、云阳（泾阳县北）、富平、华阴

冯翊郡：冯翊郡治（大荔）、韩城、合阳、朝邑（大荔）、澄城、蒲城、下邽（渭南县东北）、白水

扶风郡：雍郡治（凤翔县南）、岐山、陈仓（宝鸡）、虢（宝鸡县东）、郿（眉县）、凤泉（眉县东南）、普润（麟游县西）、麟游、千源（陇县）、南由（陇县西南）、吴山（陇县西南）

新平郡：新平郡治（彬县）、三水（旬邑）

上　郡：洛交郡治（富县）、内部（黄陵）、三川（富县南）、鄜城（洛川县东南）、洛川

雕阴郡：上县郡治（绥德）、大斌（绥德县西北）、延福（绥德县东南）、儒林（米脂县西北）、真乡（佳县西）、开光（佳县北）、银城（神木县南）、城平（清涧县西）、开疆（米脂县西）、抚宁（米脂县西）、绥德（清涧县北）

延安郡：肤施郡治（延安）、丰林（延安县东南）、魏平（清涧县西）、金明（安塞县北）、临真（甘泉县东）、延川、延安（延长）、因城（安塞县西南）、义川（宜川县东北）、汾川（宜川县东北）、咸宁（宜川县东北）

朔方郡：岩缘郡治（横山县西），宁朔（榆林县南），长泽（靖边县东）

汉川郡：南郑郡治、西（勉县西）、褒城、城固、兴势（洋县）、西乡、黄金（洋县东北）

西城郡：金川郡治（安康县西北）、石泉、旬阳、安康（汉阴县西）、黄土（旬阳县东）、丰利（白河县南）

河池郡：梁泉（凤县）

顺政郡：顺政郡治（略阳）、鸣水（略阳县西）、长举（略阳县西北）、脩城（略阳县西北）

上洛郡：上洛郡治（商县）、商洛（商县东）、洛南、丰阳（山阳）

唐

唐太宗分全国为十道。开元初，增置为十五道。陕西属于关内道、山南东道、山南西道，道以下设府、州、郡、县各级政权。

关内道

京兆府—京兆郡：万年郡治（长安）、长安（长安县西北）、咸阳、兴平、云阳（泾阳

县北)、泾阳、三原、渭南、昭应（临潼)、高陵、同官（铜川)、富平、蓝田、鄠（户县)、奉天（乾县)、好畤（乾县西北)、武功、礼泉、华原（耀县东南)、美原（富平)

华州—华阴郡：郑郡治（华县)、华阴、下邽（渭南县东北)、栎阳（临潼县北)

同州—冯翊郡：冯翊郡治（大荔)、朝邑（大荔)、韩城、合阳、夏阳（合阳县东)、白水、澄城、奉先（蒲城)

商州—上洛郡：上洛郡治（商县)、丰阳（山阳)、洛南、商洛（商县东)、乾元（镇安县北)

凤翔府—扶风郡：天兴郡治（凤翔)、岐山、扶风、麟游、普润（麟游县西)、宝鸡、虢（宝鸡县东)、郿（眉县)、周至

邠州—新平郡：新平郡治（彬县)、三水（旬邑)、永寿、宜禄（长武)

陇州—千阳郡：千源郡治（陇县)、千阳、吴山（陇县东南)

鄜州—洛交郡：洛交郡治（富县)、洛川、三川（富县南)、直罗（富县西北)、甘泉

坊州—中部郡：中部郡治（黄陵)、宜君、昇平（宜君县西北)、鄜城（洛川县东南)

丹州—咸宁郡：宜川郡治、云岩（宜川县西北)、汾川（宜川县东北)、咸宁（宜川县东北一百里)

延州—延安郡：肤施郡治（延安)、延长、临真（甘泉县东)、金明（安塞县北)、丰林（延安县东南)、延川、敷政（安塞县西南)、延昌（安塞县北)、延水（延川县东南)、门山（宜川县东北)

夏州—朔方郡：朔方郡治（横山)、静德（榆林县西)、宁朔（榆林县南)

绥州—上郡：龙泉郡治（绥德)、延福（绥德县东南)、绥德（清涧)、城平（清涧县西)、大斌（绥德县西北)

银州—银川郡：儒林郡治（米脂县西北)、真乡（佳县西)、开光（佳县北)、抚宁（米脂县西)

麟州—新秦郡：新秦郡治（神木县北)、连谷（神木县北)、银城（神木县南)

宥州：长泽（靖边县东)

山南东道

金州—汉阴郡：西城郡治（安康县西北)、旬阳、淯阳（旬阳县东)、石泉、汉阴、平利、丰利（白河县南)

山南西道（治汉中)

兴元府—汉中郡：南郑郡治、褒城、城固、西（勉县西)、三泉（宁强)

洋州—洋州郡：兴道郡治（洋县)、西乡、黄金（洋县东北)、真符（洋县北)

凤州—河池郡：梁泉（凤县)

兴州—顺政郡：顺政郡治（略阳)、长举（略阳县西北)

宋

陕西属于永兴、环庆、秦凤、利州、河东诸路，下设府、州、郡、县各级政权。

永兴路

京兆府—京兆郡：长安郡治、樊川（长安)、鄠（户县)、蓝田、咸阳、泾阳、栎阳

（临潼县北）、高陵、兴平、临潼、礼泉、乾祐（镇安）

清平郡：终南（周至）

商州—上洛郡：上洛郡治（商县）、商洛（商洛东）、洛南、丰阳（山阳）

同州—冯翊郡：冯翊郡治（大荔）、澄城、朝邑（大荔）、合阳、白水、韩城

华州—华阴郡：郑郡治（华县西北）、下邽（渭南县东北）、蒲城、华阴、渭南

耀州—华原郡：华原郡治（耀县东南）、富平、三原、云阳（泾阳县北）、同官（铜川）、美原（富平）

邠州—新平郡：新平郡治（彬县）、宜禄（长武）、三水（旬邑）、淳化

延安府—延安郡：肤施郡治（延安）、延川、延长、门山（宜川县东北）、临真（甘泉县东）、敷政（安塞县西南）、甘泉

鄜州—洛交郡：洛交郡治（富县）、洛川、三川（富县南）、直罗（富县西北）、鄜城（洛川县东南）

坊州—中部郡：中部郡治（黄陵）、宜君

丹州—咸宁郡：宜川

保安军（志丹）

绥德军（绥德）

环庆路

醴州—奉天州治（乾县）、永寿、武功、好畤（乾县西北）

秦凤路

凤翔府—扶风郡：天兴郡治（凤翔）、岐山、扶风、周至、鄠（户县）、宝鸡、虢（宝鸡县东）、麟游、普润（麟游县西）

陇州—千阳郡：千源郡治（陇县）、千阳、吴山（陇县东南）、陇安（陇县南）

泾州：长武

利州路

兴元府—汉中郡：南郑郡治、城固、褒城、西（勉县西）、廉水（南郑县西南）

洋州—洋州郡：兴道郡治（洋县）、西乡、真符（洋县北）

沔州—顺政郡：顺政郡治（略阳）、长举（略阳县西北）

大安军（宁强）

金州—安康郡：西城郡治（安康）、汉阴、旬阳、石泉、平利

凤州—河池郡：梁泉（凤县）

河东路

麟州—新秦郡：新秦（神木）

府州—荣河郡：府谷

夏州（横山）

宥州（靖边县东）

金

金分全国为十九路，陕西属于京兆府路、河南路、凤翔路、鄜延路和庆元路，下设

府、州、县各级政权。

京兆府路

京兆府：长安郡治、咸宁（长安）、兴平、泾阳、临潼、蓝田、云阳（泾阳）、高陵、终南（周至）、栎阳（临潼）、鄠（户县）、咸阳

乾州：奉天州治（乾县）、礼泉、武亭（武功）、好畤（乾县西北）

同州：冯翊州治（大荔）、朝邑（大荔）、白水、合阳、澄城、韩城

耀州：华原州治（耀县）、同官（铜川）、美原（富平）、三原

华州：郑州治（华县）、华阴、下邽（渭南县东北）、蒲城、渭南

河南路

商州：上洛州治（商县）、洛南

凤翔路

凤翔府：凤翔州治、宝鸡、虢（宝鸡县东）、眉（眉县）、周至、扶风、岐山、普润（麟游县西）、麟游

陇州：千阳州治、千源（陇县南）、陇安（陇县南）、吴山（陇县东南）

鄜延路

延安府：肤施郡治（延安）、延川、延长、临真（甘泉县东）、甘泉、敷政（延塞县西南）、门山（宜川县东北）

丹州：宜川

保安州：保安（志丹）

绥德州：绥德州治、清涧、米脂、绥平（清涧县西北）、怀宁（清涧县北）、义合（绥德县东）、嗣武（米脂县西北）

鄜州：洛交州治（富县）、直罗（富县西北）、鄜城（洛川县东南）、洛川

坊州：中部州治（黄陵）、宜君

葭州：通秦州治（榆林县北）、弥川（佳县北）、太和（神木县西南）、建宁（府谷县西北）、吴堡

庆元路

邠州：新平州治（彬县）、淳化、宜禄（长武）、永寿、三水（旬邑）

泾州：长武

元

元分全国为中书省一、行中书省十一。陕西属于行中书省，下设路、府、州、县各级政权。

陕西行中书省

奉元路（治咸宁）：咸宁（长安）、长安、咸阳、兴平、临潼、蓝田、泾阳、高陵、户县、周至、郿（眉县）

同州（大荔）：朝邑（大荔）、白水、合阳、澄城、韩城

华州（华县）：华阴、蒲城、渭南

耀州（耀县）：三原、富平、同官（铜川）

乾州（乾县）：礼泉、武功、永寿

商州（商县）：洛南

延安路（治肤施）：肤施（延安）、甘泉、宜川、延长、延川、安定（子长）、安塞、保安（志丹）

鄜县（富县）：洛川、中部（黄陵）、宜君

绥德州（绥德）：清涧、米脂

葭县（佳县）：神木、吴堡、府谷

兴元路（治南郑）：南郑、城固、褒城、西乡、凤州（凤县）、洋州（洋县）、金州（安康）

凤翔府：凤翔郡治、扶风、岐山、宝鸡、麟游

邠州（彬县）：新平州治（彬县）、淳化

巩昌总帅府

陇州（陇县）：千源州治（陇县）、千阳

广元路

沔州：锋水州治（勉县）、大安（宁强）、略阳

明

明分全国为京师一、布政司十三、都指挥使七。布政司辖道、府、州、县各级政权。都指挥使辖卫所。陕西属于布政司、都指挥使。

关内道

西安府：长安郡治、咸宁（长安）、咸阳、兴平、临潼、泾阳、高陵、户县、蓝田、周至、三原、渭南、礼泉、商州（商县）、镇安、洛南、山阳、商南、同州、朝邑（大荔）、合阳、澄城、白水、华州（华县）、华阴、蒲城、耀州（耀县）、同官（铜川）、富平、乾州（乾县）、武功、永寿、邠州（彬县）、淳化、三水（旬邑）、长武

关西道

凤翔府：凤翔郡治、岐山、宝鸡、扶风、眉县、麟游、陇州（陇县）、千阳

关南道

汉中府：南郑郡治、褒城、城固、洋县、西乡、凤县、勉县、宁羌州（宁强）、略阳。〔兴安州（安康）：平利、石泉、旬阳、紫阳、汉阴、白河〕

河西道

延安府：肤施郡治（延安）、安塞、甘泉、安定（子长）、保安（志丹）、宜川、延川、延长、清涧、鄜县（富县）、洛川、中部（黄陵）、宜君、绥德州（绥德）、米脂、佳县、吴堡、神木、府谷

清

清分置西安、延安、凤翔、汉中、榆林诸府及兴安、商、同、华、耀、乾、邠、鄜、绥德、葭等州，分管各县。

西安府（西安）：长安、咸阳（长安）、咸阳、兴平、临潼、高陵、户县、蓝田、泾阳、三原、周至、渭南、富平、礼泉。〔领州一：耀州（耀县），厅　二：孝义厅（柞水）、宁陕厅（宁陕）〕

延安府：肤施郡治（延安市）、安塞、甘泉、安定（子长）、保安（志丹）、宜川、延川、延长

凤翔府：凤翔郡治、岐山、扶风、眉县、宝鸡、千阳、麟游、陇州（陇县）

汉中府：南郑郡治、褒城、城固、洋县、西乡、凤县、宁羌州（宁强）、勉县、略阳

榆林府：榆林郡治、怀远（横山）、靖边、定边

兴安州（安康）：平利、旬阳、白河、紫阳、石泉、汉阴

商州（商县）：镇安、洛南、山阳、商南

同州（大荔）：朝邑（大荔）、合阳、澄城、韩城。〔注：清雍正十三年升同州直隶州为府，领厅一：潼关厅（潼关）；州一：华州（华县）；县八：大荔、朝邑（大荔）、合阳、澄城、韩城、华阴、蒲城、白水〕

华州（华县）：华阴、蒲城、潼关

耀州（耀县）：同官（铜川）、白水。

乾州（乾县）：武功、永寿

邠州（彬县）：三水（旬邑）、淳化，长武

鄜县（富县）：洛川、中部（黄陵）、宜君

绥德州（绥德）：米脂、清涧

葭县（佳县）：吴堡、神木、府谷

民国时期

民国时期设榆林、关中、汉中三道，分管各县。

榆林道：府谷、神木、榆林、怀远（横山）、定边、绥德、清涧、靖边、米脂、吴堡、佳县、安定（子长）、保安（志丹）、延安、肤施（延安市）、宜川、延长、鄜县（富县）、洛川、宜君、安塞、中部（黄陵）、延川、甘泉

关中道：长安、咸宁（长安）、西安、咸阳、兴平、临潼、高陵、户县、蓝田、泾阳、三原、周至、渭南、富平、礼泉、同官（铜川市）、耀县、大荔、朝邑、平民（大荔）、合阳、澄城、白水、韩城、华阴、潼关、华县、商县、蒲城、洛南、孝义厅（柞水）、凤翔、岐山、宝鸡、扶风、眉县、麟游、千阳、陇州（陇县）、邠州（彬县）、彬县、旬邑、淳化、长武、乾县、武功、永寿

汉中道：南郑、褒城、城固、洋县、西乡、宁强、勉县、略阳、佛坪厅（佛坪）、定远厅（镇巴）、留坝厅（留坝）、汉阴、砖坪（岚皋）、安康、平利、旬阳、白河、紫阳、石泉、宁陕厅（宁陕）、山阳、镇安、商南、凤县

编 后 记

按照中国气象局关于编辑出版《中国气象灾害大典》的统一部署，2000年11月，陕西省气象局成立了以局长崔讲学为主任的《中国气象灾害大典·陕西卷》（以下简称《大典·陕西卷》）编委会，并由翟佑安同志负责编写的组织和协调工作，具体工作由陕西省农业遥感信息中心（《陕西救灾年鉴》编辑部）承担。

2002年11月底，形成了《大典·陕西卷》“气象灾害”部分的初稿，经中国气象局史鉴办公室审阅后，提出了指导性的修改意见。《大典·陕西卷》卷首的绪论和各章的概述由刘子臣同志撰写初稿，李士高同志还专门就“绪论”提出了书面修改意见。刘耀武、梁生俊、许新田同志分别对第四章、第二章和第五章的概述部分拟写了文字修改意见。

2003年6月，《大典·陕西卷》形成初稿，经过编委会讨论修改后，7月中旬印发给吴勇征、刘耀武、李士高、刘子臣、侯明全、梁生俊、雷向杰等七位专家审阅，并于7月底召开了专家座谈会（编委会成员参加）听取修改意见。按照各位专家所提意见，翟佑安、黄存英同志又对全卷进行了认真的文字修改。吕思彰、王玉玲同志承担了本卷的灾情整理和文字录入工作，于仙菊同志参加了“绪论”、“概述”文字录入工作。

在《大典·陕西卷》的编写过程中，吴勇征同志热情地提供了自己多年来记录、积累的各类气象灾害资料，并亲自查阅有关史书，对相关气象灾害进行查实，提出了很有价值的修改意见。

各市气象局和省气象局有关直属单位参加气象灾害补充收集工作的人员有：田培民、张淑玲、杨建博、刘军性、苏建玲、鲁学忠、冯富强、刘晓莉、刘雪梅、王亚娣、李志新、杨荣旺、胡晓黎、石明生、邹洪、杨宝康、王显安、吴文全、景东侠、殷秀菊、刘芳等同志。在此对关心、帮助《大典·陕西卷》编写工作的所有同志表示衷心感谢。

由于编写水平有限，本书错误之处在所难免，敬请读者见谅。

《中国气象灾害大典·陕西卷》
编委会
2004年1月